全国高级卫生专业技术资格考试指导

超声医学与技术

主　审　张　运

主　编　姜玉新　李建初

副主编　田家玮　王金锐　王建华　陈敏华　唐　杰

人民卫生出版社

·北　京·

版权所有，侵权必究！

图书在版编目（CIP）数据

超声医学与技术/姜玉新，李建初主编. —北京：
人民卫生出版社，2022.12（2025.3重印）
全国高级卫生专业技术资格考试指导
ISBN 978-7-117-33252-1

Ⅰ.①超… Ⅱ.①姜…②李… Ⅲ.①超声波诊断-
资格考试-自学参考资料 Ⅳ.①R445.1

中国版本图书馆 CIP 数据核字（2022）第 107993 号

人卫智网	www.ipmph.com	医学教育、学术、考试、健康，购书智慧智能综合服务平台
人卫官网	www.pmph.com	人卫官方资讯发布平台

全国高级卫生专业技术资格考试指导 超声医学与技术

Quanguo Gaoji Weisheng Zhuanye Jishu Zige Kaoshi Zhidao
Chaosheng Yixue yu Jishu

主　　编：姜玉新　李建初
出版发行：人民卫生出版社（中继线 010-59780011）
地　　址：北京市朝阳区潘家园南里 19 号
邮　　编：100021
E - mail：pmph @ pmph. com
购书热线：010-59787592　010-59787584　010-65264830
印　　刷：北京建宏印刷有限公司
经　　销：新华书店
开　　本：889×1194　1/16　印张：39　插页：4
字　　数：1181 千字
版　　次：2022 年 12 月第 1 版
印　　次：2025 年 3 月第 3 次印刷
标准书号：ISBN 978-7-117-33252-1
定　　价：259.00 元

打击盗版举报电话：010-59787491　E-mail：WQ @ pmph. com
质量问题联系电话：010-59787234　E-mail：zhiliang @ pmph. com
数字融合服务电话：4001118166　E-mail：zengzhi @ pmph. com

编　者

(以姓氏笔画为序)

王　勇　中国医学科学院肿瘤医院

王金锐　北京大学第三医院

王建华　解放军总医院第七医学中心

尹立雪　电子科技大学附属医院·四川省人民医院

田家玮　哈尔滨医科大学附属第二医院

宁　彬　首都医科大学附属北京天坛医院

任卫东　中国医科大学附属盛京医院

华　扬　首都医科大学宣武医院

李建初　中国医学科学院北京协和医院

李胜利　南方医科大学附属深圳市妇幼保健院

张喜君　河南省人民医院

杨文利　首都医科大学附属北京同仁医院

陈敏华　北京大学肿瘤医院

赵　博　北京大学第三医院

胡　兵　上海交通大学附属第六人民医院

姜玉新　中国医学科学院北京协和医院

姚克纯　空军特色医学中心

袁建军　河南省人民医院

郭燕丽　陆军军医大学西南医院

唐　红　四川大学华西医院

唐　杰　中国人民解放军总医院

常　才　复旦大学附属肿瘤医院

崔立刚　北京大学第三医院

葛辉玉　北京大学第三医院

谢明星　华中科技大学同济医学院附属协和医院

薛恩生　福建医科大学附属协和医院

戴　晴　中国医学科学院北京协和医院

编写秘书

王亚红　中国医学科学院北京协和医院

陈　程　中国医学科学院北京协和医院

序 一

"国以才立,政以才治,业以才兴。"人才是最活跃的先进生产力,是支撑发展的第一资源和核心要素。党的十九大报告把人才工作作为保证党和国家事业发展的重要举措,强调"人才是实现民族振兴、赢得国际竞争主动的战略资源"。卫生健康人才是国家人才队伍的重要组成部分,是推进健康中国建设的重要保障。

我国每年有数十万卫生专业技术人员需要晋升副高级和正高级职称,这部分专业技术人员是我国卫生健康事业发展的中坚力量,肩负承上启下的重任。为进一步深化卫生专业技术职称改革工作,不断完善职称聘任制,根据国家有关文件规定,我国卫生行业工作人员的高级专业技术资格采取考试和评审结合的办法取得。高级卫生专业技术资格考试有助于促进不同地区的同专业、同职称的医务人员职称与实践能力的同质化和均衡化,有助于推动提高专业技术人员的能力和水平。

为满足卫生行业专业技术人员应试需要,同时也为加强科学、客观、公正的社会化卫生人才评价体系建设,国家卫生健康委人才交流服务中心《中国卫生人才》杂志社与人民卫生出版社共同组织国内权威专家,编写了"全国高级卫生专业技术资格考试指导用书"。本套书的内容包括了卫生行业高年资专业技术人员应掌握的知识,反映了各学科国内外现状及发展趋势,不仅能帮助巩固和提高主治医师及以上职称专业技术人员综合分析疑难案例、开展先进技术应用与临床实践的能力,还可作为职称考试的参考依据之一。

相信本套书的出版不仅能帮助广大考生做好考前复习工作,还将凭借其不断更新的权威知识成为高年资专业技术人员的案头工具书,指导并提高其临床综合服务能力,推进我国卫生健康事业蓬勃发展。

国家卫生健康委人才交流服务中心

序 二

健康是每个国民的立身之本,也是一个国家的立国之基。人民健康是民族昌盛和国家富强的重要标志。习近平总书记在 2016 年全国卫生与健康大会上指出,健康是促进人的全面发展的必然要求,要把人民健康放在优先发展的战略地位,努力全方位全周期保障人民健康。健康中国建设离不开一支高素质、专业化的医药卫生人才队伍。2016 年 10 月中共中央、国务院印发《"健康中国 2030"规划纲要》,要求加强健康人力资源建设,推进健康中国建设,提高人民健康水平。

高层次卫生专业技术人才专业理论基础扎实、临床经验丰富,对医学发展和人类健康发挥了重要作用。根据《关于深化卫生事业单位人事制度改革的实施意见》《关于加强卫生专业技术职务评聘工作的通知》要求,高级专业技术资格采取考试与评审相结合的办法取得。国家卫生健康委人才交流服务中心组织开展高级卫生专业技术资格考试,全国每年考生有 25 万 ~30 万人。《医药卫生中长期人才发展规划(2011—2020 年)》中明确提出要改进卫生人才评价方式,对专业技术人员进行科学合理评价,使其更加符合高级卫生专业技术人才的工作特性和能力要求。

为探索建立适应行业特点的高级卫生人才评价模式,进一步推动高级卫生专业技术资格考试工作,帮助广大考生做好考前复习,国家卫生健康委人才交流服务中心《中国卫生人才》杂志社与人民卫生出版社共同组织行业权威专家编写出版了全国高级卫生专业技术资格考试指导及习题集丛书。丛书编委均为国内各学科的学术带头人、知名专家,以保证内容的权威性。考试指导的编写基于教材而又高于教材,保证本专业教材体系的连贯性、统一性和发展性;基于考试大纲而又高于考试大纲,内容既紧密结合临床工作实际,又体现专业的最新进展,保证内容的科学性和实用性;基于临床而又高于临床,凝聚了专家的临床思维和临床经验,有利于提升高级专业技术资格医师的临床诊疗水平和技能。

衷心希望本套丛书能够帮助我国广大医务工作者不断提升诊疗服务水平,增强人文素养,修炼过硬本领,进而推动我国高层次医学人才队伍建设,满足新时代、新形势下我国人民群众日益增长的健康服务需求,保障人民群众生命安全和健康权益,推进我国医药卫生事业改革与发展,为健康中国建设发挥更积极、更深远的作用。

中国工程院副院长
中国医学科学院北京协和医学院院校长
国家呼吸医学中心主任

人民卫生出版社有限公司
董事长、党委书记

出 版 说 明

根据《关于深化卫生事业单位人事制度改革的实施意见》(人发〔2000〕31号)、《关于加强卫生专业技术职务评聘工作的通知》(人发〔2000〕114号),高级卫生专业技术资格采取考试和评审结合的办法取得,国家卫生健康委人才交流服务中心组织开展高级卫生专业技术资格考试。目前高级卫生专业技术资格考试开考专业共计114个,全国每年参加考试人数近30万,并有逐年增长的趋势。

为进一步指导高级卫生人才评价工作,满足对医学创新理念、高精技术总结的需求,国家卫生健康委人才交流服务中心《中国卫生人才》杂志社与人民卫生出版社共同组织全国的权威专家,编写出版了本套"全国高级卫生专业技术资格考试指导用书"。本套指导用书在介绍基本理论知识和常用诊疗技术的基础上更注重常见病防治新方法、疑难病例综合分析、国内外学科前沿进展,不仅能指导拟晋升高级职称的应试者进行考前复习,还可以帮助医务工作者提高临床综合服务能力。

"全国高级卫生专业技术资格考试指导用书"由各专业知名专家编写,确保了内容的权威性、先进性、实用性和系统性。内容密切结合临床,既满足考生备考的需求,又能指导广大医务工作者提高临床思维能力和处理疑难病症的能力,以高质量的医疗服务助力健康中国建设。

考生在使用本套指导用书时如有任何问题和建议,欢迎将反馈意见发送至邮箱 zcks@pmph.com。

主 审 简 介

张 运

　　教授,主任医师,中国工程院院士。中国医学科学院学部委员,山东大学学术委员会副主任,山东省心血管病临床医学中心主任;兼任亚太超声心动图协会副主席、亚洲心脏病学会名誉主席、国家心血管病专家委员会副主任、中华医学会超声医学分会第八届主任委员、国际动脉粥样硬化学会中国分会副主席、中国心脏学会名誉会长、中国心脏联盟副主席,《中华超声影像学杂志》总编辑、《中华心血管病杂志》《中国循环杂志》副总编辑。主要研究方向为动脉粥样硬化,承担国家"863"计划重大项目、国家"973"计划项目、国家"十一五""十二五"科技支撑计划项目、国家自然科学基金创新研究群体项目及重点项目等 30 余项国家级和省部级科研课题。发表 SCI 收录论文 500余篇,被引用 12 200 余次,主编、参编教材、专著 40 余部。获国家自然科学奖二等奖 1 项,国家科学技术进步奖二等奖 1 项、三等奖 3 项,何梁何利基金科学与技术进步奖 1 项,入选国家"百千万人才工程"首批第一、二层次。获得美国心脏病学院"国际交流奖",亚太心脏协会"学术领袖奖",中华医学会"终身成就奖",国家有突出贡献中青年专家,全国有突出贡献的回国留学人员,全国卫生系统先进工作者,首届中国医师奖,以及全国首届中青年医学科技之星等荣誉称号。

姜玉新

教授,主任医师,博士生导师。国家超声医学质量控制中心主任,第十二届、第十三届全国政协委员,全国政协教科卫体委员会委员;兼任中国医师协会副会长,中华医学会超声医学分会第五、六、九届主任委员,国际妇产超声学会中国分会主任委员,北京医学会副会长,《中华超声影像学杂志》《中华医学超声杂志(电子版)》总编辑。获中华医学科技奖 4 项,教育部科学技术进步奖 3 项,华夏医学科技奖 2 项。曾获卫生部有突出贡献中青年专家、北京市优秀教师、全国医德标兵、北京师德榜样等称号。

李建初

教授,主任医师,博士生导师。中国医学科学院北京协和医院超声医学科主任,北京市超声医学质量控制中心主任;兼任中华医学会超声医学分会候任主任委员、北京医学会超声医学分会候任主任委员、北京医师协会超声专科医师分会会长等。

从事超声临床工作近 30 年,擅长浅表器官(甲状腺、乳腺、阴囊、淋巴结等)、腹部血管、颈部及四肢血管和腹部脏器超声检查。主持国家级、北京市科学基金课题 7 项及院校级课题 3 项,参与基金课题多项。获省部级科学技术进步奖 5 项。发表专业论文百余篇,其中 SCI 收录论文 20 余篇。主编《血管和浅表器官彩色多普勒诊断学》《周围血管和浅表器官超声鉴别诊断图谱》等专著 6 部,副主编著作 8 部。

田家玮

二级教授,主任医师,博士生导师。哈尔滨医科大学附属第二医院医学影像中心主任;兼任中华医学会超声医学分会第七、八、九届副主任委员,中国医师协会超声医师分会第三、四届副会长,中国医疗保健国际交流促进会超声分会副会长,国际妇产超声学会中国分会副主任委员。主持国家自然科学基金项目5项。发表学术论文255篇,其中SCI收录论文86篇。主编教材、专著等20余部。以第一发明人获授权专利4项。获教育部科学技术进步奖二等奖2项,黑龙江省政府科技进步奖7项等。获卫生部有突出贡献中青年专家、全国优秀科技工作者等称号。

王金锐

教授,主任医师,博士生导师。北京大学医学部影像医学与核医学超声学组组长;兼任国家卫生健康委能力建设和继续教育超声医学专家委员会副主任委员,曾任全国高等学校超声医学专业国家卫生健康委"十三五"研究生规划教材评审委员会副主任委员等。主持国家级和省部级科研课题21项,其中9项获省部级科学技术进步奖。发表论文130余篇,主编和主译专著13部,参编专著26部。获卫生部有突出贡献中青年专家称号,全国劳动模范称号。

王建华

教授,主任医师,博士生导师。解放军总医院第七医学中心超声诊断科主任;兼任中华医学会超声医学分会常委兼秘书长、中国医师协会超声医师分会超声心动图专委会副主任委员、中国医院协会医学影像中心分会副主任委员、全军超声医学专委会副主任委员等。从事心血管影像诊断的医疗、教学和科研工作30余年,承担课题多项并获得多项科学技术进步奖,发表论文200余篇。

陈敏华

教授,主任医师,博士生导师。北京大学肿瘤医院超声科首席专家。从事超声诊断及超声介入诊治 40 余年;承担国家卫生健康委、北京市科学技术委员会重大项目及国家"863"计划项目基金项目 8 项,获科学技术奖 14 项。发表论文 300 余篇(其中 SCI 收录论文 40 余篇),主编《肝癌消融治疗专著》《消化系疾病超声学》《中华介入超声学》。获周永昌超声医学教育奖、中华超声杰出贡献奖等。

唐 杰

教授,主任医师,博士生导师。中国人民解放军总医院第一医学中心超声诊断科主任;兼任中国人民解放军超声医学专业委员会主任委员、中国医学影像技术研究会副会长、《中华医学超声杂志(电子版)》总编辑;曾任中国医师协会超声医师分会会长、中国医疗保健国际交流促进会超声分会主任委员、中国医学影像技术研究会超声分会主任委员、中华医学会超声分会常委、北京超声医学学会会长。以第一负责人承担项目 19 项,其中国家自然科学基金项目 7 项。以第一或通讯作者发表论文 300 余篇,其中 SCI 收录论文 51 篇。获军队科学技术进步奖一等奖 1 项、军队医疗成果奖二等奖 1 项;申请国家发明专利 2 项、实用新型专利 1 项。主编专著和教材 6 部,组织制定和出版超声检查指南 4 部。曾获中国医师奖及中央保健工作先进个人、全军保健先进个人、解放军原总后勤部科技银星和优秀教师、解放军联勤保障部队十大服务标兵等。

前　言

科学技术发展日新月异,超声医学作为前沿学科之一,新技术、新方法、新理念不断涌现,尖端超声成像技术和设备不断更新,这对超声专业高级卫生专业技术人才提出了更高的要求。为进一步指导超声专业高级卫生专业技术人才评价工作,促进高级卫生专业技术人才队伍建设,并满足超声专业人才对超声医学创新理念、高精技术知识的需求,国家卫生健康委人才交流服务中心与人民卫生出版社合作,组织全国知名超声医学专家编写了《全国高级卫生专业技术资格考试指导　超声医学与技术》及配套习题集。

本考试指导共分3篇18章,包括总论、各系统超声检查和疾病的超声诊断,以及介入超声和超声新技术介绍等。考试指导的编写以高级卫生专业技术资格考试大纲为基础,根据考试范围和深度进行相关知识点的介绍,同时兼顾超声医学新进展,对超声医学新技术、新成果进行梳理和总结,力求内容紧扣考试大纲、丰富翔实,同时又具有一定的广度、深度和实用性。

配套习题集根据考试大纲和考试指导命题,题量丰富、知识点覆盖全面,病例资料和图片来自编者多年临床工作积累,具有代表性,便于考生加深对疾病知识的理解、掌握和巩固。书末附有两套模拟试卷,有助于考生进行自我综合测试。

在本书付梓之际,向各位严谨负责、付出辛苦努力的编委表示诚挚的感谢!同时,也向对本书提出诸多宝贵意见和建议的专家和医务工作者一并表示衷心谢意!由于本书编写时间短,工作量大,难免存在不妥之处,恳请广大读者给予批评指正(邮箱 jianchu.li@163.com)。

姜玉新　李建初

2022 年 4 月

目　录

第二篇　主要疾病篇

第三篇　主要技术篇

第一章　超声诊断的物理基础

超声成像的物理基础是超声医学工作者必须掌握的基础理论。本章主要介绍与超声医学成像有关的物理基础,包括超声波的概念、基本物理量、在生物组织中的传播特点、超声多普勒效应、人体血流动力学基本知识及生物效应。

第一节　超声波的一般性质

一、超声波的概念

声波在日常生活中是常见的自然现象。人的听觉系统能够感受到超声波长的1/千亿(m),这比一个原子的半径还小的振动。这些自然现象是通过空气传播的空气介质振动而产生的,也就是我们常说的声波,其频率在20~20 000Hz,在人耳的听觉范围之内。但是,人耳对频率的反应能力不尽相同。60岁以上的人多数只能听到16kHz以内的声音,甚至只能听到10kHz以内的声音。

自然界中有部分的噪声是人耳不能听到的,如交通噪声的频率低于人耳听力的下限,只有专门的仪器才能检测,其频率<20Hz,称为次声波。

自然界中还有部分动物的声音频率超出人耳听觉范围(如吠声等),但是狗能听到。1876年Galton发现的狗哨,这种声音频率在20kHz以上,称为超声波。还有蝙蝠和海豚是利用超声波的反射功能来生存的。蝙蝠在黑暗中就是通过鼻和口中发射和接收超声波来判断障碍物的距离和运动速度,从而实现自由飞翔。现代医学中,人们利用超声波的反射性质,即:发射超声波到人体内,就会在组织器官中的各种界面产生反射,通过接收反射回来的超声波信号从而进行超声医学诊断。

自然界中有各种各样的物理波,但根据波的性质(力的作用),通常将波分为两大类,即电磁波和机械波。声波、水波和地震波等属于机械波;X线、红外线、微波等属于电磁波。机械波是由于机械力或弹性力的作用,机械振动在弹性介质内的连续的传播过程,其传播的为机械能量。电磁波是在电磁场中由于电磁力的作用而产生的,是电磁场的变化在空间的传播过程,其传播的是电磁能量。机械波与电磁波的传播方式不同,机械波只能在介质中传播,不能在真空中传播;电磁波可以在介质中传播,也可以在真空中传播。两者的传播速度也不同,机械波比电磁波传播速度要慢得多,如声波在空气中传播速度是340m/s,而电磁波在空气中传播的速度是$3×10^5$km/s。机械波与电磁波相同的地方,就是按其频率可分成各种不同的波(表1-1)。人们能听到的声音是有一定范围的,把20~20 000Hz作为正常健康人能听到声音的极限频率,因为20Hz是人耳能听到的最小频率,20 000Hz是人耳能听到的最大频率,故把高于20 000Hz的声音称为超声波(ultrasound wave)。临床超声诊断所用频域范围通常为1~20MHz。

表 1-1　机械波分类

10~16Hz	20~20 000Hz	1MHz	30MHz	400MHz
次声波	可听见声波		超声波	
红外线	声音	无损探伤	图像诊断	声学显微镜

二、超声波产生的必要条件

（一）声源及波源

人类及动物发出的声音是由于声带振动而产生的,这种振动是一种机械振动。作机械振动的物体称为波源(wave source),能发出声音的物体称为声源(acoustic source)。物体振动是产生声波的根源,即物体振动后产生声波。在超声成像过程中,探头的晶片作机械振动即产生超声,故探头的晶片是声源。机械振动的能量在弹性介质中传播开来,这就形成了机械波。比如超声波,是由超声探头的晶片产生振动,引起耦合剂的振动,耦合剂振动又引起了人体皮肤、皮下脂肪层、肌层及靶器官部位的振动,超声波的能量就这样进入人体。

（二）介质

固体、液体、气体都是弹性介质,是传播超声波的媒介物质,称为介质。声波必须在弹性介质中传播,真空中没有介质存在,故不能传播声波。在医学超声成像中,人体的组织、器官都是介质。介质的声学特性与超声图像的关系密切。

三、超声波的分类

（一）根据质点振动方向

相对于声波的传播方向,质点的振动方向可以不同。如果质点的振动方向和声波的传播方向相垂直,称这种波为横波(transverse wave),比如表面水波。如果质点振动方向与声波传播方向相平行,就称这种波为纵波(longitudinal wave)。在液体和气体中因不存在切变力,故不存在横波,只有纵波。

声波的本质是力的作用。横波是由于切变力的作用产生的,而纵波是由于压力或拉力的作用产生的,纵波可以在固体、液体、气体中传播。在医学超声成像中主要应用纵波,它通过激励电压迫使探头晶片作厚度方向振动,对人体组织施加压力或拉力而产生的。纵波在人体中传播时,使有的部位质点密集,有的部位质点稀疏(图 1-1,见文末彩插)密集与稀疏的部位,产生的声压最大。

（二）根据波阵面的形态

从波源出发,声波在介质中向各个方向传播。在某一时刻介质中周相相同的的各点所组成的面称为波面。声波在介质中的传播过程中,形成的波面有无数个,最前面开始的一个波面即波源,最初振动状态传播的各点组成的面称为波阵面。波面有各种各样的形态,波面是平面的称为平面波,波面是球面的波称为球面波(图 1-2a,b)。

位移

λ

传播方向

图 1-1　超声在人体中的传播方向

（a）平面波　　　　（b）球面波

图 1-2　平面波及球面波

（三）根据发射超声的类型

发射超声可分为连续波和脉冲波两种。连续波目前仅在连续多普勒超声仪中使用；A 型、M 型、B 型及脉冲多普勒超声仪均采用脉冲波。

第二节　超声波的基本物理量

一、波长、频率和声速

波长（λ）、频率（f）和声速（c）是超声波的三个基本物理量，三者之间的关系为：

$$c = \lambda \cdot f \quad 或 \quad \lambda = \frac{c}{f} \qquad （式 1\text{-}1）$$

这一公式适用于电磁波和机械波等所有的波。

波长：声波在介质中传播时，介质中质点在一次完全振动时间内，波所通过的距离。它等于同一波线上相邻周期中两个振动状态相同的点之间的距离，单位为 mm。

频率：单位时间内任一给定点上通过的波次或声源振动的次数，单位为 Hz，1Hz = 1 次/s，1MHz = 1 000 000Hz。

声速：超声波在介质中的传播速度，即单位时间内超声波传播的距离，单位为 m/s。声速反映了振动传播的快慢。

例如：某台超声仪检查肾脏时，发射频率为 3.5MHz，超声波在肾脏中传播的速度为 1 560m/s，求该台超声仪声波的波长？

解：
$$\lambda = \frac{c}{f} = \frac{1\ 560\ 000\text{mm/s}}{3\ 500\ 000\text{Hz}} \approx 0.45\text{mm}$$

由于振动的传播是通过介质中质元间的弹性联系而实现的，故声速必然与介质的性质有关，而与超声波的频率无关。就超声波而言，它在介质中的传播速度除受介质密度（ρ）和弹性（K）影响外，还与温度有关，即 $c = \sqrt{\dfrac{K}{\rho}}$

实际情况下，生物组织的弹性模量难于测量，通常是用直接方法测量组织中的声速的。超声波诊断中有关的各种介质传播时的声速（纵波）见表 1-2。

表 1-2　超声诊断有关的各种介质的声速（纵波）

介质	声速/(m·s⁻¹)	介质	声速/(m·s⁻¹)
空气（0℃）	332	大脑	1 540
肺	333	胎盘	1 541
空气（15℃）	340	角膜	1 550
液体石蜡	1 420	肾	1 560
小脑	1 470	肌肉	1 568
羊水	1 474	肝	1 570
脂肪	1 476	血液	1 570
前房房水	1 495	巩膜	1 630
玻璃体	1 495	晶状体	1 641
体液	1 495.6	有机玻璃	2 720
胎体	1 505	颅骨	3 360
脑脊液	1 522	钢铁	5 800
生理盐水（37℃）	1 534	铝	6 400
软组织（平均值）	1 540		

从表 1-2 得知,通常 $c_固 > c_液 > c_气$。由于研究者采用的方法不同,各种报道的声速稍有出入,但无统计学差别。

超声医学工作者应熟记公式(式 1-1),熟练掌握以下结论:

1. 同一介质的声速只与介质的性质有关,与频率无关。也就是说,超声波不管频率高低在同一介质里传播时声速都相同。例如:探查皮下脂肪层,5MHz 的探头与 15MHz 探头的超声波的声速都是 1 476m/s。

2. 相同频率的超声波在不同的介质中的声速是不同的。例如:2MHz 超声波在颅骨中为 3 360m/s,在大脑组织中为 1 540m/s。

3. 在同一介质内传播时,不同频率的超声波的波长与频率成反比。如:我们常用 3MHz 和 5MHz 的探头在人体软组织中的波长分别为:

3MHz 的超声波在人体软组织中传播时,其波长

$$\lambda = \frac{c}{f} = \frac{1\,540\,000\text{mm/s}}{3\times10^6\text{Hz}} \approx 0.5\text{mm}$$

5MHz 的超声波在人体软组织中传播时,其波长

$$\lambda = \frac{c}{f} = \frac{1\,540\,000\text{mm/s}}{5\times10^6\text{Hz}} \approx 0.3\text{mm}$$

由此可知,频率越高的超声波在同一人体软组织中传播时其波长越短。临床上常用的各种超声频率与波长的关系见表 1-3。

表 1-3　声速 1 540m/s,常用的超声波的频率与波长

频率/MHz	1	1.25	1.5	2.5	3	5	7.5	8	10	12	15
波长/mm	1.5	1.23	1	0.6	0.5	0.3	0.2	0.19	0.15	0.12	0.15

4. 在不同的介质内传播时,相同频率的超声波因声速存在差异,其波长是不一样的。如 3MHz 的超声波在人体软组织($c = 1\,540$m/s)、空气中($c = 340$m/s)及钢铁($c = 5\,800$m/s)中的波长为:

3MHz 的超声波在人体软组织中传播时,其波长

$$\lambda = \frac{c}{f} = \frac{1\,540\,000\text{mm/s}}{3\times10^6\text{Hz}} \approx 0.5\text{mm}$$

3MHz 的超声波在空气中传播时,其波长

$$\lambda = \frac{c}{f} = \frac{340\,000\text{mm/s}}{3\times10^6\text{Hz}} \approx 0.11\text{mm}$$

3MHz 的超声波在钢铁中传播时,其波长

$$\lambda = \frac{c}{f} = \frac{5\,800\,000\text{mm/s}}{3\times10^6\text{Hz}} \approx 1.9\text{mm}$$

5. 人体软组织中超声波速度通常采用 1 540m/s,所以超声波传播 1mm 组织所需的时间为 0.649μs $\left(\frac{1\,000\,000\mu s}{1\,540\,000}\right)$,往返 1mm 需 1.298μs;探测 1cm 深度目标往返需 12.98~13μs;探测 10cm 深度目标往返130μs;成人心脏超声成像时,通常深度不少于 18cm,而对于腹部器官的超声检查,一般在 20cm 深度,故获取一条超声信息线所需要的时间为 234~260μs。探测深度与所需时间见图 1-3。

$$1\,540\text{m/s} = \frac{154\,000\text{cm}}{1\,000\,000\mu s} = \frac{1\,540\,000\text{mm}}{1\,000\,000\mu s}$$

$$1\text{s} = 1\,000\text{ms} = 1\,000\,000\mu s。$$

图 1-3 探测深度与所需时间

二、声压和声强

(一)声压

对于平面波来说,超声波在介质中的传播,介质的质点密度疏密不均,导致平衡区的压力强弱不等,即产生了一个周期性压力变化。声压就是单位面积上介质受到的压力,用 P 表示。

$$P = \rho c v \qquad (\text{式 1-2})$$

这里 ρ 为介质密度, c 为声速, v 为质点振动速度。

声压的单位为微巴(μbar),其关系为:

$$1 \text{dyn/cm}^2(达因/厘米^2) = 1 \mu\text{bar}$$

$$1 \text{nt/m}^2(牛顿/米^2) = 10 \text{dyn/cm}^2$$

$$1 \text{kg/cm}^2 \approx 1.013 \times 10^6 \text{dyn/cm}^2 \approx 1.013 \times 10^6 \mu\text{bar}$$

$$1 \text{bar} = 10^6 \mu\text{bar}$$

声压在日常生活中可以计算出来,例如,在室内大声说话,其声压约 $1\mu\text{bar}$,微风吹树叶声压约 $10^{-3}\mu\text{bar}$。

(二)声强

超声波在单位时间内,通过与声波传播方向相垂直的单位面积上的超声能量称为超声强度,简称声强(声功率)。声强等于能流密度,是衡量超声强弱的一个重要物理量,用 I 表示。

相对于平面波,声强为:

$$I = \frac{P^2}{\rho c} \qquad (\text{式 1-3})$$

声强的单位为 W/cm^2 或 mW/cm^2 或 $\mu\text{W/cm}^2$

$$1 \text{W/cm}^2 = 10^3 \text{mW/cm}^2 = 10^6 \mu\text{W/cm}^2$$

例:人耳对 $f = 1\,000\text{Hz}$ 声波所能忍受最大的声强近似为 1W/m^2,求声压。

解: $I = 1\text{W/m}^2$

$Z = \rho c = 439 \text{kg/m}^2 \text{sec}$

$P^2 = 2\rho c I$

$$P = \sqrt{2 \times 439 \times 1} = 29.6 \text{nt/m}^2$$

对于平面波而言，超声总功率为超声强度和超声通过某截面的面积的乘积

$$W = I \times S \qquad\qquad （式1-4）$$

超声强度大小对超声诊断的安全性是极为重要。有关安全性见生物效应。

三、声特性阻抗

声特性阻抗（acoustic characteristic impedance）是声学中一个非常重要的物理量，表征超声波在不同介质中传播时的特征，用 Z 表示。其定义为介质密度和声速的乘积。即：

$$Z = \rho c \qquad\qquad （式1-5）$$

声特性阻抗 Z 是通过声学公式和电学公式类比得出来的。

我们在声学中得知，声强 $I = \dfrac{P^2}{\rho c}$，在电学中学过，电功率 $I = \dfrac{U^2}{R}$，其中 U 是电压，R 是电阻。由此可以看出，这两个公式很相似。如果把声强 I 类比为电功率 I，声压 P 类比为电压 U，那么 ρc 可以类比为电阻 R，所以声学中把 $Z = \rho c$ 称为声学特性阻抗，它相似于电学中一个无限长、无损耗传输线的特性阻抗。

声学特性阻抗的单位是瑞利。1 瑞利 = 1dyn · sec/cm³ = 1g/（cm² · sec）

kg/m³×m/sec = kg/m² · sec = g/（cm² · sec）= 瑞利。超声医学临床常用的各种介质的 Z，见表1-4。

表1-4　超声医学常用介质的 Z

介质名称	ρ/（g · cm^{-3}）	c/（m · s）	Z/（1×10^5 rayl）
空气（22℃）	0.001 18	344	0.004 07
液体石蜡（33.5℃）	0.835	1 420	1.186
脂肪	0.955	1 476	1.410
羊水	1.013	1 474	1.493
水（37℃）	0.993 4	1 523	1.513
脑脊液	1.000	1 522	1.522
人体软组织（平均值）	1.016	1 500	1.524
生理盐水（37℃）	1.002	1 534	1.537
胎体	1.023	1 505	1.579
肝脏	1.050	1 570	1.648
血液	1.055	1 570	1.656
肌肉（平均值）	1.074	1 568	1.684
晶状体	1.136	1 650	1.874
颅骨	1.658	3 360	5.570

从表1-4可以得出：①介质的密度与声学特性阻抗成正比；②软组织的声阻抗大约是空气声阻抗的3 800 倍，颅骨声阻抗大约是软组织声抗阻的3.6 倍；③人体软组织及实质性器官的声阻抗是各不相同的，但差别较小。

声学特性阻抗对介质的交界面上超声传播特性起决定因素。我们从超声图像所看到的回声强与弱，是入射超声穿过不同的声学界面时，由界面两边介质的声阻抗差的反射强度决定的。

四、声强级及声压级

声强级的定义为两个声强的对比数。声强级是一个无量纲的量。声强级的单位是贝尔(Bel)

$$声强级 \ L_I = \log \frac{I}{I_0} (\text{Bel}) \tag{式1-6}$$

公式中 I 为所求声强，I_0 为参考声强。由于 Bel 这个值过大，所以目前国际上通用 $1\text{Bel} = 10\text{dB}$(分贝)，即 dB 作为声强级单位。

$$声强级 \ L_I = 10 \log \frac{I}{I_0} (\text{dB}) \tag{式1-7}$$

当 $I = 10 \, I_0$，$\therefore$ $L_I = 10 \log \frac{10I_0}{I_0} = 10 \times 1 = 10 (\text{dB})$

$I = 1\,000 \, I_0$，$\therefore$ $L_I = 10 \log \frac{1\,000I_0}{I_0} = 10 \times 3 = 30 (\text{dB})$

$L_I = 10 \log \frac{10^{-4}}{10^{-16}} = 10 \log 10^{12} = 120\text{dB}$

在实际工作中，常常不测量超声强度而是测量回声的振幅(声压)。故不是比较两个声强的大小，而是比较两个声压的大小。

声压级的定义为两个声压的对数比，即：

$$声压级 \ L_p = 20 \log \frac{P}{P_0} (\text{dB}) \tag{式1-8}$$

公式中 P 为所求声压，P_0 为参考声压。式1-8是由式1-7推导出来的，因为 $I = \frac{P^2}{\rho c}$，所以

$$10 \log \frac{I}{I_0} = 10 \log \frac{P^2}{P_0{}^2} = 20 \log \frac{P}{P_0}$$

引起听觉最小所需能量为闻阈 $I_0 = 10^{-12}\text{W/m}^2 = 10^{-16}\text{W/cm}^2$

引起听觉最大所需能量为痛阈 $I = 1\text{W/m}^2 = 10^{-4}\text{W/cm}^2$

例：在放鞭炮处测得空气中声强级为120dB，求该处空气中实际声音强度。

依据 $L_I = 10 \log \frac{I}{I_0} (\text{dB})$，$I_0 = 10^{-16}\text{W/cm}^2$

解：$120 = 10 \log \frac{I}{10^{-16}\text{W/cm}^2}$

$I = 10^{-16}\text{W/cm}^2 \cdot 10^{12} = 10^{-4}\text{W/cm}^2$

实际生活工作中和实验表明：人耳正常听觉范围所需声强为 60~80dB；声强达到 120dB 时，人耳有痛感；声强达到 150dB 时，人耳可被震聋；实验证实，声强达到 160dB 时，老鼠可被震死。

第三节 超声波的传播

由于超声医学诊断与治疗中使用的超声波大多是平面波，所以，超声波在介质中传播时像光线一样，通常遵循几何声学的原则，也就是：①在均匀介质中以直线传播；②遇到两种不同介质的分界面时就会发生反射(reflection)和折射(refraction)。但是，如果物体尺寸很小(如血液中红细胞)，超声波的波长与此物体的尺寸相当甚至还要大时，就会发生散射和绕射现象。

一、反射与折射

超声波在介质中传播时与光一样，当一束平面超声波入射到两个比波长大很多的介质的分界面时，就会发生反射和折射现象（图1-4）。i、r、t 分别表示入射、反射和折射波，θ_i、θ_r、θ_t 分别表示入射、反射和折射角。介质1和介质2的声阻抗分别为 $\rho_1 c_1$ 和 $\rho_2 c_2$。其反射性能受到介质特性阻抗的影响。界面反射是超声波诊断的基础，只要有 1‰ 的声阻抗差异，就会发生反射。

声学的反射与折射定律与光学是一致的。

反射定律：入射角等于反射角，即

$$\theta_i = \theta_r \qquad \text{（式 1-9）}$$

图 1-4　超声波的反射和折射

折射定律：入射角的正弦与折射角的正弦之比等于入射边与透射边介质中声速之比，即

$$\frac{\sin\theta_i}{\sin\theta_t} = \frac{c_1}{c_2} \qquad \text{（式 1-10）}$$

为了保持平衡，介质分界面交点处必须满足以下两个条件：①在介质分界面上两边的总压力应该相等；②在介质分界面上两边质点的速度应该连续。

从条件①可知：
$$P_i + P_r = P_t \qquad \text{（式 1-11）}$$

从条件②可知：
$$v_i \cos\theta_i - v_r \cos\theta_r = v_t \cos\theta_t \qquad \text{（式 1-12）}$$

公式中 P_i、P_r、P_t 分别为入射、反射、折射声压；v_i、v_r、v_t 分别为入射、反射、折射时质点振动速度。式 1-12 中的负号表示反射波与入射波的方向相反。

因为 $P = \rho c v$，所以 $v = \dfrac{P}{\rho c}$ 将其代入式 1-12

$$\frac{P_i \cos\theta_i}{\rho_1 c_1} - \frac{P_r \cos\theta_r}{\rho_1 c_1} = \frac{P_t \cos\theta_t}{\rho_2 c_2} \qquad \text{（式 1-13）}$$

根据式 1-11 和式 1-13，可求得声压的反射系数 r_p 和折射系数 t_p：

$$r_p = \frac{P_r}{P_i} = \frac{\rho_2 c_2 \cos\theta_i - \rho_1 c_1 \cos\theta_t}{\rho_2 c_2 \cos\theta_i + \rho_1 c_1 \cos\theta_t} \qquad \text{（式 1-14）}$$

$$t_p = \frac{P_t}{P_i} = \frac{2\rho_2 c_2 \cos\theta_i}{\rho_2 c_2 \cos\theta_i + \rho_1 c_1 \cos\theta_t} \qquad \text{（式 1-15）}$$

因为 $Z = \rho c$，将其代入式 1-14 和式 1-15

$$r_p = \frac{Z_2 \cos\theta_i - Z_1 \cos\theta_t}{Z_2 \cos\theta_i + Z_1 \cos\theta_t} \qquad \text{（式 1-16）}$$

$$t_p = \frac{2Z_2 \cos\theta_i}{Z_2 \cos\theta_i + Z_1 \cos\theta_t} \qquad \text{（式 1-17）}$$

当超声波是垂直入射，即 $\theta_i = \theta_r = \theta_t = 0$，则 r_p 和 t_p 分别为

$$r_p = \frac{Z_2 - Z_1}{Z_2 + Z_1} \qquad \text{（式 1-18）}$$

$$t_p = \frac{2Z_2}{Z_2 + Z_1} \qquad \text{（式 1-19）}$$

因为 $I=\dfrac{P^2}{\rho c}$，所以同样可求得超声强度的反射系数 r_i 和折射系数 t_i

$$r_i=\frac{I_r}{I_i}=\left(\frac{P_r}{P_i}\right)^2=\left(\frac{Z_2\cos\theta_i-Z_1\cos\theta_t}{Z_2\cos\theta_i+Z_1\cos\theta_t}\right)^2 \qquad\text{（式 1-20）}$$

$$t_i=\frac{I_t}{I_i}=\left(\frac{P_t}{P_i}\right)^2\cdot\frac{Z_1}{Z_2}=\left(\frac{2Z_2\cos\theta_i}{Z_2\cos\theta_i+Z_1\cos\theta_t}\right)^2\cdot\frac{Z_1}{Z_2}$$

$$=\frac{4Z_1Z_2\cos^2\theta_i}{(Z_2\cos\theta_i+Z_1\cos\theta_t)^2} \qquad\text{（式 1-21）}$$

当超声波是垂直入射，即 $\theta_i=\theta_r=\theta_t=0$，则有

$$r_i=\left(\frac{Z_2-Z_1}{Z_2+Z_1}\right)^2 \qquad\text{（式 1-22）}$$

$$t_i=\frac{4Z_1Z_2}{(Z_2+Z_1)^2} \qquad\text{（式 1-23）}$$

从式 1-22 和式 1-23，可以得出：

1. $r_i+t_i=1$，说明入射超声波能量等于反射超声波能量和折射超声波能量之和，符合能量守恒定律。

2. 从反射系数 r_i 得知，反射超声波能量的大小取决于两种介质的声学特性阻抗差。如果声阻抗差越大，则反射的能量越多，折射的能量越少，这就可解释为什么超声波在固体-气体、液体-气体分界面上成像时反射强的原因。例如在水和空气的界面上，其中 $Z_{水}=1.492\text{kg/m}^2\cdot\text{sec}$，$Z_{气}=0.004\ 28\text{kg/m}^2\cdot\text{sec}$，则反射回声的能量比为：

$$r_i=\left(\frac{1.492-0.004\ 28}{1.492+0.004\ 28}\right)^2=0.99$$

由此可以看出，入射超声波能量中有 99% 被反射，因此，超声波从液体或固体向气体中传播几乎是不可能。相反，如果两种介质的声阻抗越接近，则反射能量越少，折射能量越多。软组织的声学特性阻抗彼此非常接近，例如肝-肾超声波检查时，垂直于肝-肾分界面上的入射超声波中反射能量回肝中的部分大约只占入射超声波能量的 6%，其余 94% 折射入肾。如果声阻抗 $Z_1=Z_2$，则 $r_i=0$，$t_i=1$，这种情况下，超声图像就没有反射，只有折射。理论上有下列情况满足 $Z_1=Z_2$ 条件：①材料性质为均匀介质。例如水是一种均匀介质，超声波在水中传播时没有反射，只有折射；超声诊断中常常利用这一特性诊断病变组织是实质性或囊性，同时利用水的特性，如饮水充盈膀胱或充盈胃来观察其后方的组织器官及病变。但有时实质性组织也是较为均匀的，超声图像可能表现为无回声区，若增大增益或调节 TGC 可加以鉴别。②两种介质的声阻抗相等。例如探头的结构中的背衬层与晶片，根据 $r_i=0$，也没有反射，只有折射，这样才能保证背向辐射的超声波全部进入背衬层。

超声波的入射定律、反射定律是超声医学诊断与治疗的理论基础，还应熟记 r_i、t_i 这两个公式。人体组织器官不同界面在垂直入射时的声压反射系数，见表 1-5。

例：试求超声波垂直入射时空气-水，脑脊液-颅骨交界面上的声强反射系数。

已知空气、水、脑脊液、颅骨的声阻抗分别为 $0.000\ 407\times10^5\text{Rayl}$、$1.513\times10^5\text{Rayl}$、$1.522\times10^5\text{Rayl}$、$5.570\times10^5\text{Rayl}$、利用 r_i 公式，可求得：

空气-水界面上

$$r_i=\left(\frac{0.000\ 407-1.513}{0.000\ 407+1.513}\right)^2\approx0.998\ 9$$

表 1-5   人体组织器官不同界面声压反射系数

	水	脂肪	肌肉	皮肤	脑	肝	血液	颅骨
水	0	0.047	0.020	0.029	0.007	0.035	0.007	0.570
脂肪		0	0.067	0.076	0.054	0.049	0.047	0.610
肌肉			0	0.009	0.013	0.015	0.020	0.560
皮肤				0	0.022	0.006 1	0.029	0.560
脑					0	0.028	0.000	0.570
肝						0	0.028	0.550
血液							0	0.570
颅骨								0

脑脊液-颅骨界面上

$$r_i = \left(\frac{5.570 - 1.522}{5.570 + 1.522}\right)^2 \approx 0.325\ 8$$

从所得结果得知,在空气和水的界面上,入射超声波能量中有 99.89% 被反射回来,脑脊液和颅骨的界面上有 32.58% 的入射超声波能量被反射回来。由此可见,超声波从液体(或固体)向气体中传播几乎是不可能。液体或软组织到空气的分界面上有 99.89% 的入射超声能量被反射,在组织到肺的分界面上入射超声能量有 50% 以上被反射,在组织到骨的分界面上有 30% 以上入射能量被反射。这就是为什么超声诊断仪在人体诊断中对含气器官(如肺、胃肠道等)及头颅检查困难的原因。

从计算结果看,液体或软组织和空气界面上有 99.89% 的入射超声能量被反射,这有时称此界面的超声反射为全反射(total reflection),这在理论上不叫全反射。全反射的理论依据由折射定律得知 $\sin\theta_t = \frac{c_2 \cdot \sin\theta_i}{c_1}$,设 $c_2 > c_1$,并不断增大 θ_i 的角度,当 θ_i 达到一定值 θ_{ia},可有 $\sin\theta_t = 1$,即 $\theta_t = 90°$。其理论意义是,这样的折射波沿着界面进行,在第二种介质中没有折射波存在。这种现象称为全反射现象,此时的入射角 θ_{ia} 全反射的临界角。

全反射现象在超声诊断与治疗中是可以遇到的。介入超声诊断或治疗时,有时用生理盐水作为探头和皮肤的耦合剂,则探头-生理盐水界面上发生全反射的临界角为 76°30′。如果液体石蜡作为耦合剂,则探头-液体石蜡界面上发生全反射的临界角为 67°10′(软组织平均声速为 1 540m/s,生理盐水声速 1 534m/s,液体石蜡声速 1 420m/s)。超声波实际应用时,探头的探测角度一般不大于 45°,这样的探测角度不会导致全反射现象。

二、超声波的散射和绕射

(一)散射和绕射

入射超声波在传播过程中,遇到障碍物的界面不大(障碍物大小与波长相近似)或小界面(障碍物大小明显小于波长),前者如胆囊结石,后者如红细胞,超声波与障碍物相互作用后,会使得一部分超声波偏离原来的行进方向传播,这种现象称为超声波的散射(scattering)和绕射(diffraction)(图 1-5、图 1-6)。

散射和绕射的发生有所区别,其主要区别有:①发生散射的条件为障碍物的大小明显小于波长,发生绕射的条件为障碍物的大小与波长相当;②发生散射时,小障碍物又将成为新的声源,并向四周各个方向上发射超声波;发生绕射时,超声波仅绕过障碍物的边缘行进。根据散射发生的条件,散射时探头接收到的散射回声强度与入射角无明显关系。一般来说,大界面上超声波的反射回声幅度较散射回声幅度大数百倍。所以,利用超声波的反射只能观察到器官、病变的轮廓,而利用超声的散射才能显示器官、病变内部回声变化。

波长越长,绕射现象越显著;波长越短,绕射现象越不明显。绕射现象在医学超声诊断疾病时也是常

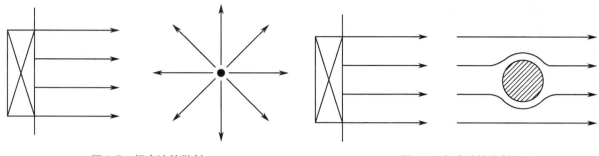

图 1-5　超声波的散射　　　　　　　　　　　图 1-6　超声波的绕射

常遇到的。例如胆囊或膀胱结石,由于结石密度大,超声波与其相互作用,在结石正前面发生反射,在结石边缘就发生绕射,于是在结石后方出现"声影"。但绕射现象是比较复杂的,它与障碍物的大小、超声束直径的粗细直接有关。通常情况下,结石较大时,边缘才发生绕射,结石后方出现声影;当结石太小,则可能发生完全绕射,后方可能没有声影。所以,在诊断结石,不能只以"声影"作为判断结石的依据。因绕射不产生反射,影响分辨力。提高分辨力应用探头频率高的超声波。

（二）背向散射（back scattering）

人体中能够发生超声波散射的物体主要有血液中的红细胞和器官内部的微小组织结构,微小组织结构的大小与超声波波长比较接近或比之更小,超声波的散射对形成软组织的二维超声图像起着重要作用,是超声成像法研究器官病变内部结构的重要依据。标志背向散射的数量和定量参数称为背向散射系数 S_b,定义为:

$$S_b = \frac{微小组织中背向散射的能量}{参考能量 \times 立体角 \times 距离} \qquad （式 1\text{-}24）$$

注:参考能量=脉冲的总能量。

由于血液中的红细胞的直径与超声波波长相比是较小的,所以红细胞为散射体。尽管血液中的红细胞背向散射波振幅比较弱,但它却是研制超声多普勒血流仪的依据,而且是多普勒频移信号的主要组成部分。入射超声束内红细胞的数量越多,散射源就越多,超声探头接收的背向散射信号的强度就越大。血液中红细胞产生的背向散射对多普勒超声成像是极其有用的超声信息。

三、超声波的吸收和衰减

超声波在介质中传播时,超声强度会随着传播距离的增加而减少(或振幅逐渐减少),这种现象称为超声波的衰减(attenuation)。衰减是超声波的一个重要物理特性。导致超声波衰减的因素如下。

1. 超声强度分散　超声波在传播过程中发生反射、折射及散射等现象,从而使原来传播方向上的超声强度减弱。在这种情况下,超声波的总能量并没有减少,而只是分散到别的方向了(图 1-7)。

2. 超声波的吸收（absorption）　超声波的振幅由于"内摩擦"或黏滞性而转变成热能使超声波总能量逐渐减弱,这种现象称为超声波的吸收。吸收的多少与超声波的探头频率、介质的黏滞性、导热性、温度及传播距离等因素有关。超声波的吸收有两种情况,一种是黏滞吸收,另一种是热传导吸收。超声波在介质中传播时,介质的质点沿其平衡位置来回振动,由于介质的质点之间的弹性摩擦作用,使得一部分声能转换成热能,这种现象就是黏滞吸收。通过介质的质点之间的热传

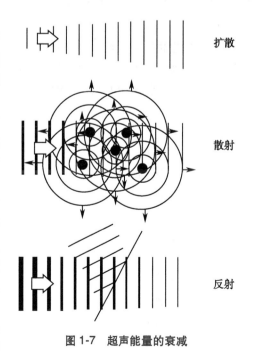

扩散

散射

反射

图 1-7　超声能量的衰减

导,把一部分热能向空中辐射,这种现象就是热传导吸收。黏滞吸收和热传导吸收都会使超声波的总能量减小,从而引起超声波的衰减。从超声波的能量损失来看,衰减指的是超声波的总能量的损失,而吸收则是超声波的能量通过各种方式转变成热能的这一部分的损失。人体组织对超声波的能量吸收系数,见表1-6。

表1-6　人体组织对超声波的能量吸收系数

人体组织介质	吸收系数/(dB·cm⁻¹)	超声频率/MHz
体液(水)	0.002	1.0
血液	0.200	1.0
血浆	0.380	2.0
脂肪	0.600	1.0
玻璃体	0.700	3.0
软组织	0.800	1.0
肝	0.900	1.0
大脑	0.900	1.0
肾	1.000	1.0
肌肉	2.300	1.0
肺	4.800	1.0
颅骨	5.000	1.0

各种原因导致的超声波的衰减是不一样的。弹性摩擦产生的超声波的能量的损失与频率成正比,黏滞吸收和热传导吸收产生的超声波能量损失与频率的平方成正比,而散射使超声波的能量损失与频率的四次方成正比。所以,超声波能量的减少,一般可用下式表示:

$$a = Af + Bf^2 + Cf^4 \tag{式1-25}$$

公式中 f 为频率,A、B、C 分别为各项吸收系数。

从表1-6中可以看出体液(水)的吸收系数最小,所以超声波可在水中传播距离较远。由于超声波能量在传播过程中被人体组织吸收,因此,传播距离会受到一定的限制。颅骨的吸收系数最大,故超声波很难在骨组织中传播。在医学超声中,对于吸收衰减的研究有重要意义。由于不同的组织有不同的吸收特性,因而要根据其吸收特性的变化,了解器官内部组织结构及其病变,才能作出正确的临床诊断。

3. **超声波的衰减系数**　超声波衰减的大小与许多因素有关,如探头的频率、传播的距离、介质的内摩擦力、导热系数、温度等。通常把1MHz频率在介质中传播1cm距离后,超声波能量的损失称为衰减系数,用分贝每厘米每兆赫[dB/(cm·MHz)]表示。人体组织对超声波的能量衰减系数,见表1-7。

表1-7　人体组织对超声波的能量衰减系数

介质	衰减系数/(dB·cm⁻¹)	超声频率/MHz
体液(水)	0.00	1.0
血液	0.18	1.0
软组织	0.70	1.0
脂肪	0.83	1.0
肝	0.90	1.0
肾	1.00	1.0
平滑肌	1.20	1.0
横纹肌	3.30	1.0
骨	5.00	1.0

从表1-7及临床实验得知，人体软组织对超声波的吸收不仅与介质的物理特性有关，而且与其生理状态有关。正常组织与病变组织对超声波的吸收衰减不同，如癌组织对超声波的吸收较大，炎性组织次之，液体（胸腹水、羊水、尿液、前房液和血液）对超声波的吸收最小；肌肉组织的声吸收有所增加；纤维组织和软骨对超声波能吸收大量能量，骨组织对超声吸收能量更大。

人体组织声衰减程度的一般规律：骨>软骨>肌肉>肝脏>脂肪>血液>尿液。组织中含胶原蛋白和钙质越多，声衰减越大；体液中含蛋白的成分越多，声衰减越大。

4. **半衰距** 半衰距是表示超声波衰减大小的另一种参数，其定义为超声波在介质中传播到其超声强度减弱一半的距离，人体常见组织超声参数半衰距值见表1-8，其临床意义与人体组织对超声波的能量衰减系数一致。

表1-8 人体常见组织超声半衰距

介质	半衰距/cm	超声频率/MHz
血浆	100.0	1.0
血液	35.0	1.0
脂肪	6.9	0.8
肌肉	3.6	0.8
脑	2.5	0.8
肝	2.4	1.0
肾	1.3	2.4
颅骨	0.2	0.8

5. **超声衰减的表达式** 超声强度 I_0 与其超声波穿透介质距离 x 的关系为：

$$I_x = I_0 e^{-2\alpha x} \quad \text{或} \quad \frac{I_0}{e^{+2\alpha x}} \qquad (式1\text{-}26)$$

式中 I_x 为距离声源 x 点的超声强度，x 为测定点与声源之间的距离，以厘米（cm）表示，e = 2.718 28……，为自然对数的底。I_0 是 x = 0 处的声强，α 为介质衰减系数，为吸收和散射的总和，即 $\alpha = \alpha_a + \alpha_s$，它几乎随频率呈线性增加。$\alpha$ 与声速有关，与介质有关。$\rho \cdot c$ 小，α 大，吸收多；因空气中 $\rho \cdot c$ 小，所以空气对声吸收最大，因此涂耦合剂越薄越好。

四、超声波的透射

超声成像过程中，声波要通过多层特性阻抗不同的介质传播，称为超声波的透射（transmission）。例如，检查心脏时，超声波在穿过探头和皮肤间的耦合层进入人体后，要透过胸壁的皮肤层、脂肪层、肌层，最后再进入心脏。假定平面超声波垂直入射，通过皮肤层、脂肪层、肌层三层介质，它们的声学特性阻抗分别为 $Z_1 = \rho_1 c_1$、$Z_2 = \rho_2 c_2$、$Z_3 = \rho_3 c_3$（图1-8）。

超声波穿过皮下脂肪层的强度透射系数为：

$$t_i = \frac{4Z_3 Z_1}{(Z_3 Z_1)^2 \cos^2\theta + \left(Z_2 + \frac{Z_1 Z_3}{Z_2}\right)^2 \sin^2\theta}$$

（式1-27）

式中 $\theta = \frac{2\pi L}{\lambda_2} = K_2 L$，L 为皮下脂肪层的厚度，

$K_2 = \frac{2\pi}{\lambda_2}$

图1-8 超声波的透射

下面对几种特殊情况下超声波通过各层介质的传播情况进行讨论。

1. 当皮下脂肪层的厚度 L 比所传播的超声波波长小得多时，即 $L \ll \lambda_2$，而且 $Z_1 = Z_3$ 时，由于 θ 很小，视作 $\sin\theta \approx 0$，$\cos\theta \approx 1$，此时 $t_i = 1$。也就是说假如皮下脂肪足够薄，超声波几乎可以全部通过皮下脂肪层而没有反射。因此，超声在临床诊断中，耦合剂的厚度尽可能薄，过厚的耦合剂层无助于超声波束的穿透，做到把探头与皮肤间的气泡排除即可。

2. 假如介质皮肤层与肌层相同，介质皮下脂肪层的厚度恰好为其中超声波半波长的整数倍数时，即 $Z_1 = Z_3$，$L = n \cdot \dfrac{\lambda_2}{2}(n = 1、2\cdots)$，则 $K_2 L = n\pi$，$\sin\theta = 0$，$\cos\theta = \pm 1$，此时 $t_i = 1$，超声波也可全部透过。

3. 假如 Z_2 比 Z_1 和 Z_3 都小得多，例如中间夹一层空气薄层，则 $\dfrac{Z_1 Z_3}{Z_2}$ 变成很大，式 1-27 的分母变成很大，然而 t_i 变成很小。所以超声在临床诊治中一定要涂上适当的耦合剂，排除体表空气，否则超声波能量不能进入肌层介质。

4. 假如介质皮下脂肪层的厚度为四分之一波长的奇数倍，$L = (2n+1)\dfrac{\lambda_2}{4}$，$n = 0,1,2,\cdots$，而且 $Z_2 = \sqrt{Z_1 Z_3}$，则 $K_2 L = (2n+1)\dfrac{\pi}{2}$，$\sin\theta = \pm 1$，$\cos\theta = 0$。此时 $t_i = 1$，超声波也全部透射过去。在此条件下，对于制造超声波探头是十分有用的。

五、超声波的衍射

超声波在介质中传播的过程中，如遇到声阻抗不同的障碍物时，则超声波声束方向和声强将发生改变，其变化程度与障碍物的大小及声阻抗有关。当障碍物的尺寸 $\geqslant \dfrac{\lambda}{2}$，超声波则在该障碍物表面产生回声反射，在障碍物边缘产生少量绕射。当障碍物的尺寸 $< \dfrac{\lambda}{2}$ 时，超声波可绕过该障碍物而继续行进，此时反射回声都很少，这种现象称为衍射（diffraction）。因此，超声波波长越短，就能发现更小的病变。

超声波在介质中传播过程中发生衍射时，在障碍物（病灶）的后方不出现"声影"区。如 <2mm 的结石可导致两侧衍射声束在其后方相遇重叠，从而抵消结石后方的原"声影"区。

六、超声波的干涉

当两个或两个以上频率相同的声源同时向介质周围传播或在空间相遇时，介质内有些质点因为两个声波的叠加作用，使振幅增强，有些质点则可产生相互减弱作用，这种现象称为超声波的干涉（interference）。超声波干涉的产生一定要频率或波长相同，波峰与波峰相遇或波谷与波谷相遇使振幅加强（图 1-9）；波峰与波谷相遇或波谷与波峰相遇使振幅减弱（图 1-10）。

图 1-9 波的干涉（振幅加强）　　　　　　图 1-10 波的干涉（振幅减弱）

第四节　超声波的能量分布

一、超声场

超声波在弹性介质中传播时,介质中充满超声波能量的空间称为超声场(ultrasound field)。不同的超声波声源,以及不同的传播条件将形成不同的超声场。对于超声医学诊断,被超声扫查的范围,实际上只是超声场的一部分。超声波在传播时与人体组织相互作用的结果决定超声场的状态。

当探头发出超声波后,超声波呈狭窄的圆柱形分布,其直径与探头压电晶体的大小相接近,有明显的方向性,这就叫超声束(ultrasound beam)。对于在声束轴线上声强分布是不均匀的,近探头表面(近场 near field),声强起伏变化较大;在离开表面一段距离后(远场 far field),随着距离增大,声强起伏变化较小。对于非轴线上的声强,在近场区,声强分布不均匀,声束可能较探头直径小,但声束宽度接近相等且平行。在远场区,声强分布虽然均匀,但因声束的扩散角(angle of divergence),声束开始发散,逐渐增宽。声束除了中心的主瓣外,在主瓣旁边还有许多旁瓣。通常,把主瓣与第一旁瓣间没有辐射声波的方向与声束轴线的夹角 θ 称为半发射角或扩散角,表示超声束的集中程度。显然,声束的主瓣限定在 2θ 内,θ 角越大,声束发散越严重;θ 角越小,声束越集中,且方向性越好。

扩散角 θ 的正弦与波长 λ 及晶片半径 a 有关:

$$\sin\theta \approx 0.61\frac{\lambda}{a}$$

（式 1-28）

从式中可以看出,探头的频率越高(λ 越短),半径越大,则 θ 角越小,即声束的指向性越好,其超声波能量大部分集中在轴线方向上。因此,增大超声波的发射频率可改善横向分辨力。

二、超声场表达式

当超声波的发射处于稳态时,该声场可用惠更斯(Huygens)原理来计算。其发射声源的表面可以看成由无数个小的声源组成,每个小的声源均发出一个均匀的球面波(spherical wave)。各波间互相干涉便构成超声束。设 I_0 是探头表面的声强,I_x 是沿中心轴上距探头 x 处的声强,则有:

$$\frac{I_x}{I_0} = \sin^2\left\{\left(\frac{\pi}{\lambda}\right)\left[(a^2+x^2)^{\frac{1}{2}}-x\right]\right\}$$

（式 1-29）

式中 a 为探头的半径。

三、声场的旁瓣对超声医学图像的影响

超声成像中,旁瓣是造成图像伪像的主要影响因素之一,但又不可避免,原因如下。

1. 任何探头都会产生旁瓣,但产生旁瓣的数目与探头直径及发射超声波的波长有关。探头越小,产生的旁瓣就越多。

2. 每个探头的两个边缘都有旁瓣,晶片越多,对图像的干扰就更严重。

3. 旁瓣在介质中传播时,不仅速度与主瓣相同,而且各种传播特性也相同,尽管旁瓣的强度一般比主瓣声束强度小得多,但由于人体内介质特性阻抗不同,有可能造成旁瓣区组织或病变回声高于主瓣声束回声,导致超声图像上出现各种失真现象。

第五节　超声波的分辨力

分辨力是衡量超声波仪性能、质量优劣的最重要的参数指标。一台分辨力高的超声波仪图像清晰,能显示器官内组织或病变的细微结构,这就便于早期发现病变,为临床治疗提供便捷、准确的信息。分辨

力指的是辨别两种物体的能力。超声波的分辨力系指在荧光屏图像上能把两点鉴别开来的最小间距。如用标准检测方法,此两点的最小间距的声波恰好在"-6dB"处分离点上。依声束方向不同可分为纵向分辨力、横向分辨力和侧向分辨力三种。

一、纵向分辨力

纵向分辨力又称轴向分辨力(axial resolution)、距离分辨力或深度分辨力。它指声束穿过介质中辨别位于声束轴线上两点的最小间距。纵向分辨力与超声波的频率成正比。对于连续波超声,其波长就是纵向分辨力的最大理论值,两点间相距小于一个波长就不能分辨。如果是反射型超声,其分辨力理论值不大于$\lambda/2$。由于人体组织内介质特性阻抗差异,实际上达不到理论分辨力的数值,只有2~3个波长。例如3MHz的超声波在人体软组织中的波长为0.5mm,则最大理论分辨力为0.25mm。但由于显示器分辨能力限制,实际纵向分辨力为1.0~1.5mm,是理论分辨力的1/5~1/8倍。纵向分辨力由脉冲长度决定,脉冲长度越小,纵向分辨力越大(同等波数时频率越高分辨力越高)。纵向分辨力与频率之间的关系见表1-9。

表1-9　纵向分辨力与频率的关系(反射型)

频率/MHz	纵向分辨力/mm		
	2个波长	3个波长	最大理论值
1.0	3.0	4.5	0.75
2.5	1.2	1.8	0.30
5.0	0.6	0.9	0.15
10.0	0.3	0.45	0.075
15.0	0.2	0.30	0.05

从表1-9得知,增大超声波发射频率可以提高纵向分辨率。但是,根据式1-1,频率高,穿透深度就降低。现在一般的超声诊断仪,其纵向分辨力均可达到1.0~2.0mm。

二、横向分辨力

横向分辨力(transverse resolution)又称水平分辨力或方位分辨力。指与声束轴线相垂直的直线或平面上,能在荧光屏上被分别显示的两点间的距离。它用声束恰好能够加以分辨的两点间的距离来量度,故认为就等于声束宽度,即与声束的宽窄有关。当声束直径小于两点间的距离时,此两点可以分别显示;当声束直径大于两点间的距离时,则两个点(物体)在荧光屏上显示为一点。通常医学超声诊断仪的横向分辨力不如纵向分辨力,凡横向分辨力好的超声仪器,图像就细腻,微小的结构显示清楚;相反,横向分辨力差的超声仪器,图像欠清晰,回声光点呈横向线条状,使单层结构变为多层结构。医学超声仪器的图像质量主要取决于横向分辨力。横向分辨力由晶片的形状、发射频率、电子聚焦及离探头的距离等因素决定。目前,医学超声仪器横向分辨力可以达2mm以下。为了提高横向分辨力,可以细化声束,也可调整聚焦。

三、侧向分辨力

侧向分辨力(lateral resolution)是垂直于二维扫查切面的相邻两点的识别能力。超声扫查切面具有一定的厚度,这个厚度范围的所有信息(相当于多个二维切面信息)最终显示为一个二维平面上,导致伪像,称为容积伪像。

为了提高侧向分辨力,要在侧向上进行物理聚焦或电子聚焦,1.5维探头可以实现侧向电子聚焦。

四、分辨力的测量

通常采用生物模块来测量超声波的纵向分辨力和横向分辨力。测量分辨力的实图见图1-11。

五、穿透性

提高频率可以改善图像的纵向分辨力和横向分辨力,分辨力的增加将以穿透力的损失为代价。人体器官组织都随超声波探头频率增加而图像衰减也增加。假设衰减系数为 0.5dB/(cm·MHz),则 10MHz 探头可达到的最大穿透性,在一个 80dB 的动态范围大约为 50mm;60MHz 探头可达到最大穿透性约 5mm (图 1-12)。

图 1-11　测量分辨力的实图

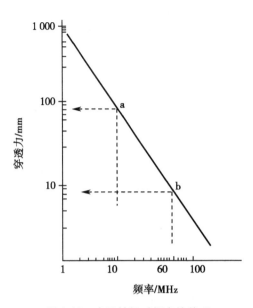

图 1-12　穿透性相对频率的关系

由于人体器官组织对超声的吸收衰减系数不同,故在临床诊断中,要根据患者及器官的特点,对探头频率进行选择。针对不同部位的诊断,可选择不同频率的超声探头。检查心脏时,采用 2~4MHz(相当于波长 0.8~0.4mm,最大穿透深度为 200~100mm)能获取最佳图像;检查腹部时,采用 2~5MHz(波长 0.8~0.3mm,穿透深度 200~50mm),这样在穿透性与分辨力之间求得较好的平衡;检查眼部时,采用 8~20MHz(波长 0.2~0.1mm,穿透深度 40~20mm);经颅超声检查时,通常采用 1~2MHz 探头尚可穿透较薄部位颅骨。

第六节　超声多普勒效应

多普勒效应是自然界中普遍存在的一种现象,Christian·Doppler 是奥地利的物理学家和数学家,1842 年他注意到在地球上观察星星,能看到不同的颜色。推论因为观星者和星球相对移动,光的波长产生改变,即频率发生改变导致星球颜色改变,物理学上称为多普勒效应。

身边的体验很多:在火车站站台,一辆正在行驶的火车发生鸣笛,当从远而近时,人感到鸣笛声由粗变尖,远离人时,则由尖变粗。这种变化是因为火车的声音具有一定的频率,由于火车与人之间发生相对运动,人所接受到的频率与火车鸣笛声的振幅频率不同,即有一个频率的移动(频移现象)。由于声源和收听者之间的相对运动,使接收的频率较原来频率发生变化,这种现象称为多普勒效应(Doppler effect)。在超声波上也是相同的;首先静止反射体的反射波频率是不变的。反射体由近及远移动时,接收到的脉冲信号周期延长,即频率变低。反射体由远及近移动时,接收的信号周期变短,频率升高。这一效应可用于进行多普勒超声诊断。

一、假定收听者(listener)静止

假定收听者(listener)静止即 $v_L = 0$;声源(Source)静止,即 $v_S = 0$;则有

$$f_L = \frac{c}{\lambda} = f_S \qquad f_L = f_S \qquad\qquad (式 1-30)$$

式中 f_L 表示接收的频率，f_S 表示声源的频率。

二、假定收听者以 v_L 的速度运动

声源静止，即 $v_s = 0$。

（一）趋近波源，相当于波速 $c + v_L$

$$f_L = \frac{c + v_L}{\lambda} \qquad \because \quad \lambda = \frac{c}{f}$$

$$\therefore \quad f_L = \frac{(c + v_L)f_S}{c} = \left(1 + \frac{v_L}{c}\right)f_S$$

$$\therefore \quad f_L > f_S \tag{式 1-31}$$

式中说明频率变高了。

（二）远离波源，相当于波速 $c - v_L$

$$f_L = \frac{c - v_L}{\lambda} = \left(1 - \frac{v_L}{c}\right)f_S$$

$$\therefore \quad f_L < f_S \tag{式 1-32}$$

式中说明频率变低了。

三、假定收听者静止

即 $v_L = 0$；波源以 v_s 速度运动。

（一）声源趋近收听者，相当于波长变短了（λ'）

$$\lambda' = \lambda - v_s t$$

$$f_L = \frac{c}{\lambda'} = \frac{c}{\lambda - v_s t} \qquad \because \quad \lambda = c \cdot t$$

$$\therefore \quad f_L = \frac{c}{ct - v_s t} = \frac{c}{c - v_s} \times \frac{1}{t} = \frac{c}{c - v_s} f_S$$

$$\therefore \quad f_L > f_S \tag{式 1-33}$$

式中说明频率变高了。

（二）波源远离收听者，相当于波长变长了（λ'）

$$\lambda' = \lambda + v_s t$$

$$f_L = \frac{c}{\lambda'} = \frac{c}{\lambda + v_s t} = \frac{c}{ct + v_s t} = \frac{c}{c + v_s} \times \frac{1}{t} = \frac{c}{c + v_s} f_S$$

$$\therefore \quad f_L < f_S \tag{式 1-34}$$

式中说明频率变低了。

四、假定收听者以 v_L 速度运动，波源以 v_s 速度运动

（一）相互趋近时，波速 $c + v_L$，波 $\lambda' = \lambda - v_s t$

$$f_L = \frac{c + v_L}{\lambda'} = \frac{c + v_L}{\lambda - v_s t} = \frac{c + v_L}{ct - v_s t} = \frac{c + v_L}{c - v_s} \times \frac{1}{t} = \frac{c + v_L}{c - v_s} f_S$$

$$\therefore \quad f_L > f_S \tag{式 1-35}$$

式中说明频率变高了。

（二）相互远离时，波速 $c-v_L$，波长 $\lambda'=\lambda+v_St$

$$f_L=\frac{c-v_L}{\lambda'}=\frac{c-v_L}{\lambda+v_St}=\frac{c-v_L}{ct+v_St}=\frac{c-v_L}{c+v_S}\times\frac{1}{t}=\frac{c-v_L}{c+v_S}f_S$$

$$\therefore\quad f_L<f_S \tag{式1-36}$$

式中说明频率变低了。

不论是收听者运动、声源运动或两者同时运动，只要是趋近时，频率就变高；远离时，频率就变低。

五、多普勒超声诊断机制

在进行人体血流检测时，探头发射频率作为声源，血液中的红细胞作为收听者，当两者同时以一定的速度运动时，就有：

相互趋近时，$f_L=\dfrac{c+v_L}{c-v_S}f_S$ $\tag{式1-37}$

相互远离时，$f_L=\dfrac{c-v_L}{c+v_S}f_S$ $\tag{式1-38}$

（一）血流方向与声束方向平行

不考虑角度情况下，血流方向与声束方向一致。

当 $v_S=0,v_L=v,f_S=f$，那么入射超声频率 $f_i=\dfrac{c+v}{c}f\cdots\cdots(1)$

当 $v_L=0,v_S=v$，那么反射超声频率 $f_r=\dfrac{c}{c-v}\times f_i\cdots\cdots(2)$

将（1）代入（2）得：$f_r=\dfrac{c}{c-v}\cdot\dfrac{c+v}{c}f=\dfrac{c+v}{c-v}f$

$f_d=f_r-f$ 式中表示发射频率和接收频率之间的变化量。

$$f_d=\frac{c+v}{c-v}f-f=\frac{c+v}{c-v}f-\frac{c-v}{c-v}f=\frac{2v}{c-v}f$$

$\because\ c\geqslant v,v$ 可忽略不计。简化为：

$$\therefore\quad f_d=\frac{2v}{c}f\qquad\qquad v=\frac{f_dc}{2f} \tag{式1-39}$$

（二）超声束与血流方向成角

如果两者方向不一致，超声束与血流方向之间夹角为 θ。

$\therefore\quad\cos\theta=\dfrac{邻边}{斜边}\qquad\qquad\therefore\quad\cos\theta=\dfrac{v_r}{v}\qquad\quad v_r=v\cos\theta\cdots\cdots(1)$

$\therefore\quad v=\dfrac{f_dc}{2f}\qquad\qquad\therefore\quad v_r=\dfrac{f_dc}{2f}\cdots\cdots(2)$

将（2）代入（1）得：$\dfrac{f_dc}{2f}=v\cos\theta$

那么 $\qquad\qquad\qquad\qquad\qquad v=\dfrac{cf_d}{2f\cos\theta} \tag{式1-40}$

式中：v 为血流速度，单位为 m/s 或 cm/s；

$\qquad c$ 为超声波在人体中传播速度，1 540m/s；

f_d 为多普勒频移,单位为 Hz 或 MHz;

f 为超声波的发射频率,单位为 Hz 或 MHz;

$\cos\theta$ 为入射或反射超声束与血流方向之间夹角的余弦函数。

由式 1-40 可以得知:

1. 多普勒效应发生的基本条件是声源与接收者发生相对运动。

2. 多普勒频移 f_d 的大小与发射频率 f,相对运动速度 v 及余弦函数 $\cos\theta$ 成正比。

3. 在 v、c、f 一定条件下,f_d 的大小取决于 $\cos\theta$。当 $\theta=0$ 时,$\cos\theta=1$,f_d 最大;当 $\theta=90°$ 时,$\cos\theta=0$,$f_d=0$。所以,应用多普勒超声仪时,要注意探头的位置,使声束与血流方向的夹角尽可能小。

超声多普勒技术,可以检测人体心血管内血流方向并计算血流速度、血流量等血流动力学的信息。频谱多普勒技术主要用于测量并计算心脏及动、静脉的血流速度、血流量,确定血流方向,确定血流性质如层流或湍流等,获得血流速积分、压力阶差、阻力指数、搏动指数、流速曲线上多种指数等有关血流动力学参数。超声多普勒技术已广泛用于心脏、血管各种疾病的诊断。

第七节　人体血流动力学基本知识

一、理想液体的流动

1. **理想液体**　众所周知,液体具有流动性。实际液体的可缩性是很小的,生物体的体液或血液也是如此。例如水在 10℃ 时每增加一个大气压,体积的减小只不过是原来体积的两万分之一。因此我们可近似认为液体是不可压缩的。另外,液体流动时,在相邻液层之间,总会不同程度地出现内摩擦力,造成液体的黏滞性。但许多常见液体(例如水和酒精)的内摩擦都不明显。

为了简化,提出理想液体模型,即理想液体就是不可压缩的,无黏滞性的液体。由于不考虑上述情况,就不涉及液体内部机械能转化为热能问题,所以理想液体流动时,应遵守机械能守恒定律。

2. **稳定流动**　液体流动时,液体粒子都有它的运动轨迹,在同一时刻,液体粒子在各点的速度和方向并不相同。在液体流动的空间里,我们可以做些曲线,使这些线上任何一点的切线方向和通过该点时的液粒速度方向一致,这些曲线就叫作这一时刻的流线(图 1-13)。

图 1-13　流线

液体在流动时,如果液流中各点的速度都不随时间而变,或者说流线在空间的位置都保持不变,这样的流动就称为稳定流动。例如在图 1-13 所示的流动中,虽然 A,B,C 处液体粒子速度不同,但液体经过这三点的速度都不随时间而改变,也就是说,任何时刻位于 A 点液体粒子的速度总是 v_A,位于 B 点液体粒子的速度总是 v_B,位于 C 点液体粒子的速度总是 v_C,这种流动就是稳定流动,这时流线的形状就不会变化。由于其速度方向始终和流线的切线方向一致,因此就沿着流线运动,流线也就是液体粒子的运动轨迹。由于液体粒子在每点都有确定的流速,因此流线是不会相交的。

由流线所围成的管状体称为流管。流线不会相交,所以流管内液体是不能流出管外的,管外的液体也不能流入管内。如果液体在一根固体管内作稳定流动,则固体管壁也就是流管。

3. **液流连续机制**　液体在流管中流动,流管中取一横截面,把单位时间内流过该截面液体的体积叫作流量。在流管中任意取两个与管轴垂直的截面 S_1 及 S_2(图 1-14)。设液体在这两处的流速分别为 v_1 及 v_2,则在单位时间内流过截面 S_1 的液体体积为 S_1v_1,通过 S_2 的液体体积为 S_2v_2。对于不可压缩的理想液体,在

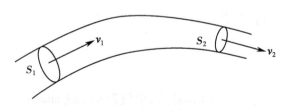

图 1-14　液流连续原理

同一时间内流过两截面的液体体积应该相等。故

$$S_1 v_1 \Delta t = S_2 v_2 \Delta t$$

两边同除以 Δt 得

$$S_1 v_1 = S_2 v_2 \qquad\qquad （式 1-41）$$

或

$$\frac{v_1}{v_2} = \frac{S_2}{S_1}$$

式中所表示的液体性质称为液流连续原理。它指出理想液体在流管内作稳定流动时,液体的流速与流管的截面积成反比。流管粗处流速小,流管细处流速大。

在人体血液循环系统中,血液自心脏流出后,动脉经过多次分支再分支,运输血液经毛细血管到组织,毛细血管直径 7~9μm,虽然十分细小,但数量非常多,总截面积为主动脉的数百倍。血管的截面积自主动脉至毛细血管截面积逐渐增大,到毛细血管达到最大值。随后,毛细血管汇合静脉,经过汇合再汇合,总截面积又逐渐减少。单位时间内流回心脏的平均血流量应等于自心脏所流出的血流量,这样就可用液流连续原理求血流速度或血管截面积,在直径 10mm 的动脉中血流速度为 0.5~1.0m/s,而毛细血管中血流速度少于 1mm/s,这样慢的流速,有利于 O_2 和 CO_2 在毛细血管中的交换。

二、Bernoulli 方程

Bernoulli 方程是理想流体作稳定流动时所遵从的基本定律。它指出了液体在流管内各处的压强、流速和高度之间的关系。下面就根据功能关系来导出这一基本定律。

理想液体在流管中做稳定流动(图 1-15)。先考虑 XY 段内液体的流动,经过时间 Δt 后,它的位置从 XY 流动到 X′Y′。假设流管很细,在任一截面处的液体的压强、流速和高度可以看成是均匀一致的。液体在 X 处的压强为 P_1,流速为 v_1,高度(距离水平参考面)为 h_1;在 Y 处的压强为 P_2,流速为 v_2,高度为 h_2。现在来看在 Δt 时间内,外力对这段液体所做的功,以及由此而引起的机械能(动能和势能)的变化。

对这段液体做功的一种外力就是这段以外的液体在两端对它的作用力(流管壁的压力垂直于液体流动方向,故不做功),在图中以 F_1 及 F_2 表示。设 X 及 Y 处的截面积分别为 S_1,S_2,则有:

$$F_1 = P_1 S_1 \qquad F_2 = P_2 S_2$$

图 1-15　Bernoulli 方程的推导

其中 F_1 和位移 $v_1\Delta t$ 的方向一致,作正功;F_2 和位移 $v_2\Delta t$ 的方向相反,作负功。当液体从 XY 流动到 X′Y′时,F_1 和 F_2 所做的总功为:

$$\begin{aligned} W &= F_1 v_1 \Delta t - F_2 v_2 \Delta t \\ &= P_1 S_1 v_1 \Delta t - P_2 S_2 v_2 \Delta t \end{aligned} \qquad （式 1-42）$$

式中 $S_1 v_1 \Delta t$ 和 $S_2 v_2 \Delta t$ 分别等于在 XX′ 及 YY′ 之间的液体体积,按照液流连续原理,这两个体积是相等的。用 V 表示这个体积,则有:

$$W = P_1 V - P_2 V \qquad （式 1-43）$$

设 XX′ 间液柱质量为 m,那么液柱 XX′ 具有的能量是:

$$\frac{1}{2}mv_1^2+mgh_1$$

液柱 YY′具有的能量是：

$$\frac{1}{2}mv_2^2+mgh_2$$

由于理想液体不存在内摩擦力，可以不考虑耗散内力所做的功，因此外力所作的总功应该等于物体的动能和重力势能的增量。即：

$$W=\left(\frac{1}{2}mv_2^2+mgh_2\right)-\left(\frac{1}{2}mv_1^2+mgh_1\right)$$

$$\therefore\quad P_1V-P_2V=\left(\frac{1}{2}mv_2^2+mgh_2\right)-\left(\frac{1}{2}mv_1^2+mgh_1\right)\qquad（式1-44）$$

移项可得：$P_1V+\frac{1}{2}mv_1^2+mgh_1=P_2V+\frac{1}{2}mv_2^2+mgh_2$

等号两边除以 V，将质量换成密度，则得：

$$P_1+\frac{1}{2}\rho v_1^2+\rho gh_1=P_2+\frac{1}{2}\rho v_2^2+\rho gh_2\qquad（式1-45）$$

式中 $\rho=\frac{m}{V}$，是液体的密度。X 和 Y 两个截面是任意选取的，可见对同一流管的任一截面来说，

$$P+\frac{1}{2}\rho v^2+\rho gh=C\qquad（式1-46）$$

式 1-45 和式 1-46 称为 Bernoulli 方程，这个方程式是数学家 Bernoulli 在 1726 年确立的。它说明对于在流管中任何两截面处，单位体积液体的动能$\left(\frac{1}{2}\rho v^2\right)$、重力势能（$\rho gh$）与压强之和都是相等的。

从公式可知，压强 P 与单位体积液体的动能$\left(\frac{1}{2}\rho v^2\right)$及重力势能（$\rho gh$）具有相似的物理意义，因此把它看成单位体积液体的压强能。而 Bernoulli 方程就说明：在同一流管中任何截面处，单位体积液体的动能、重力势能和压强能三者之和为一常量 C。

Bernoulli 方程是在理想液体作稳定流动这些具体条件下导出的，任何实际液体不可能完全满足这些条件，所以在应用时要注意它的近似性。Bernoulli 方程应用于不易压缩和内摩擦较小的液体（如水）时，是很接近事实的。

在许多情况中，液体常常是在不均匀水平或接近水平的管中流动的（图 1-16），如心血管中血液的流动。Bernoulli 方程可应用于上述情况中的液体的流动，此时（式 1-46）简化为：

图 1-16　水平管内液体的流动示意图

$$P_1+\frac{1}{2}\rho v_1^2=P_2+\frac{1}{2}\rho v_2^2\qquad（式1-47）$$

即：

$$P+\frac{1}{2}\rho v^2=C（常量）\qquad（式1-48）$$

心血管中血液是一种黏性液体，黏性液体流动时由于流体与管壁之间的摩擦，会造成压强的损失，故

式 1-48 必须加以修改。血流通过狭窄处的流动(图 1-17)。设血流由管腔 1 经过狭窄处流到管腔 2,其压强损失为 $\delta\rho$,则 Bernoulli 方程为

$$P_1+\frac{1}{2}\rho v_1^2=P_2+\frac{1}{2}\rho v_2^2+\delta\rho \tag{式 1-49}$$

式中 P_1 和 v_1 为管腔 1 处的血流压强和流速,P_2 和 v_2 为管腔 2 处的血流压强和流速。

速度测量点

管腔1   狭窄段   管腔2

图 1-17 血流经过狭窄管道血流状态变化示意图

在稳定流动时,造成压强损失的原因是黏滞损失 $R(\vec{v})$。由于人体血流是脉动血流,血流喷射是种加速过程,例如舒张期二尖瓣狭窄的射血,收缩期主动脉瓣或肺动脉瓣口狭窄的射血等。获得流体加速度需要力,在狭窄管中血流获得的加速度是由管口两边的压力差得到的,即血流的加速度也造成了压强的损失 $\rho\int_1^2\frac{\Delta\vec{v}}{\Delta t}\Delta\vec{s}$。因此,脉动血流情况下,$\delta\rho$ 由两部分组成

$$\delta\rho=R(\vec{v})+\rho\int_1^2\frac{\Delta\vec{v}}{\Delta t}\Delta\vec{s} \tag{式 1-50}$$

由式 1-49 与式 1-50 可得

$$P_1-P_2=\frac{1}{2}\rho(v_2^2-v_1^2)+R(\vec{v})+\rho\int_1^2\frac{\Delta\vec{v}}{\Delta t}\Delta\vec{s} \tag{式 1-51}$$

将式 1-51 应用于二尖瓣口狭窄,理论估算和实际计算表明,$R(\vec{v})$ 和 $\rho\int_1^2\frac{\Delta\vec{v}}{\Delta t}\Delta\vec{s}$ 的数值较小,可以忽略不计。心脏舒张期血流通过二尖瓣口狭窄处时,狭窄口的左房侧血流速度为 0.2~0.4m/s,狭窄口左室侧血流速度为 1.5~5.0m/s,其血流速度与狭窄口程度成正比。因此,就有 $v_2^2\geq v_1^2$,所以 v_1^2 可以忽略不计。故式 1-51 可简化为

$$P_1-P_2=\frac{1}{2}\rho v_2^2 \quad 或 \quad \Delta P=\frac{1}{2}\rho v_2^2 \tag{式 1-52}$$

血液 $\rho=1.055\text{g/cm}^3$,v 以 m/s 代入,$1\text{mmHg}\approx1\,333\text{dyn/cm}^2$,$1\text{kg/cm}^2\approx1.013\times10^6\text{dyn}$

则

$$\Delta P\approx4v_2^2(\text{mmHg}) \tag{式 1-53}$$

式 1-53 是超声多普勒血流检测常用的简化的 Bernoulli 方程。该方程是一个十分有用的公式,利用它可以求得瓣口狭窄或血管腔狭窄的压力阶差。

三、实际流体的流动

(一) 液体的黏滞性

在实际流体元素流动时都具有黏滞性。Bernoulli 方程只适用于理想液体,对于许多黏滞性很大的实际液体,如甘油、血液等,超出了 Bernoulli 方程的应用范围。由于黏性作用,必须在流体小单元上施加一个力,以克服流体阻力(图 1-18)。

实验表明,血液在心血管腔内是分层流动的,实际液体分层流动示意图(图 1-19)。液体的分层流动

图 1-18　作用力下克服黏滞阻力　　　　　图 1-19　黏滞液体的分层流动

称为片流或层流,在片流的情况下,相邻液层做相对滑动时有相互作用力。这种力的性质类似固体表面间的摩擦力,因此称为内摩擦力。液体的这种性质称为黏滞性。

(二) Poiseuille 公式

十九世纪 Poiseuille 为了研究血管中的血液流动,首先从实验研究了液体在细玻璃中的流动,得出了实际液体在圆管内做定常流动时的定量规律。

1. Stokes 关系式　实际液体在管中作稳定流动时是以不同速度分层流动的。附着在管壁的一层速度为零,在管轴上流速最大。先来研究流速离管轴不同距离处的变化,设实际流体在内径为 r_0 的管中流动,在管中取半径为 r,长度为 L,与管共轴的圆柱流体元(图 1-20)。该体积元左端受的力 $F_1 = P_1 \cdot \pi r^2$,右端受的力 $F_2 = P_2 \cdot \pi r^2$,因为所受的合力 F 为

$$F = (P_1 - P_2)\pi r^2 \qquad\qquad (式 1\text{-}54)$$

图 1-20　圆柱形流体及所受的力

当这个力与该圆柱流体元表面受的内摩擦阻力 F' 相平衡就可以得到定常流动,由于内摩擦力的作用面积 $S = 2\pi r L$,所以

$$F' = 2\pi r L \cdot \tau \qquad\qquad (式 1\text{-}55)$$

定常流动时 $F' = F$

$$2\pi r L \cdot \tau = \pi r^2 (P_1 - P_2)$$

$$\tau = \frac{P_1 - P_2}{2L} r \qquad\qquad (式 1\text{-}56)$$

式 1-4-27 为 Stokes 公式,它说明在一定的压力梯度 $\dfrac{(P_1 - P_2)}{L}$ 下,切应力 τ 与轴距 r 成正比。

2. 圆管中流速、流量、切变率　在圆管中流体的流动随着轴距 r 的增加,流速减小,速度梯度为负值,即:

$$\dot{\gamma} = \frac{\Delta v}{\Delta x} = -\frac{\Delta v}{\Delta r} \qquad\qquad (式 1\text{-}57)$$

将式 1-57 与 Stokes 公式代入 $\tau = \eta \dot{\gamma}$,其中 η 为黏度,$\dot{\gamma}$ 为切变率

$$-\frac{\Delta v}{\Delta r} = \frac{r}{2\eta} \frac{(P_1 - P_2)}{L}$$

$$\Delta v = -\frac{P_1 - P_2}{2\eta L} \cdot r \Delta r \qquad\qquad (式 1\text{-}58)$$

$$\int_{\Delta v} = -\frac{P_1 - P_2}{2\eta L} \int r \Delta r + C$$

定常流动时,流体无径向运动,故 P 与 r 无关。对 r 求积分有

$$v=-\frac{r^2}{4\eta}\cdot\frac{P_1-P_2}{2\eta L}+C$$

$$v=-\frac{P_1-P_2}{2\eta L}\cdot\frac{r^2}{2}+C \qquad\qquad (式 1\text{-}59)$$

C 为积分常数,它可由边界条件确定,当 $r=r_0$ 时,$v=0$,故:

$$0=-\frac{P_1-P_2}{2\eta L}\cdot\frac{r_0^2}{2}+C$$

$$\therefore\quad C=\frac{P_1-P_2}{2\eta L}r_0^2 \qquad\qquad (式 1\text{-}60)$$

将式 1-60 代入式 1-59,得:

$$v=\frac{P_1-P_2}{2\eta L}(r_0^2-r^2) \qquad\qquad (式 1\text{-}61)$$

式 1-61 为一个抛物线方程(图 1-21),这种流动称为 Poiseuille 流动。因为流速 v 是轴对称的,对式 1-61 积分可算出流量:

$$Q=\int_0^{r_0}v2\pi r\Delta r$$

$$=\int_0^{r_0}\frac{P_1-P_2}{2\eta L}(r_0^2-r^2)2\pi r\Delta r$$

$$=\frac{\pi(P_1-P_2)}{2\eta L}\int_0^{r_0}(r_0^2-r^2)r\Delta r$$

$$=\frac{\pi(P_1-P_2)}{2\eta L}\int_0^{r_0}(r_0^2-r^3)\Delta r$$

$$\therefore\quad r^2=-2\left(\frac{2\eta c}{P_1-P_2}\right)\left(v-\frac{P_1-P_2}{4\eta L}r_0^2\right)$$

$$Q=\frac{\pi(P_1-P_2)}{2\eta L}\left(r_0^2\frac{r^2}{2}\Big|_0^{r_0}-\frac{r^4}{4}\Big|_0^{r_0}\right)$$

$$=\frac{\pi(P_1-P_2)}{2\eta L}\left(\frac{r_0^4}{2}-\frac{r_0^4}{4}\right)$$

$$=\frac{\pi(P_1-P_2)}{2\eta L}\cdot\frac{r_0^4}{4}$$

$$\therefore\quad Q=\frac{\pi r_0^4(P_1-P_2)}{8\eta L} \qquad\qquad (式 1\text{-}62)$$

式 1-62 称为 Poiseuille 公式,它表示管子的流量与两端的压强差及管半径的四次方成正比,与管长及黏滞系数成反比。

根据流速公式 1-62,尚可导出最大流速 v_{max} 与平均流速 $\bar{v}$。

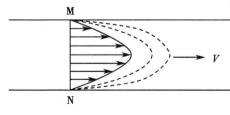

图 1-21　实际流体的速层分布

$$v_{max}=\frac{r_0^4(P_1-P_2)}{4\eta L} \qquad\qquad (式 1\text{-}63)$$

将流量 Q 除以圆管截面积得平均速度 $\bar{v}$。

$$\bar{v} = \frac{Q}{\pi r_0^2} = \frac{r_0^4(P_1 - P_2)}{8\eta L} \qquad (式 1\text{-}64)$$

$$\therefore \quad \bar{v} = \frac{1}{2} v_{max} \qquad (式 1\text{-}65)$$

在稳定层流中,平均流速恰是最大流速之半。在人体静脉血流中,各液层之间的速度快慢呈现规则性逐渐变化,流速分布常为层流状呈抛物线形曲线。血液流动越快,抛物线曲度越大,流速逐渐变慢,抛物线则逐渐变平坦。由于层流的形成,使得血细胞向轴向集中。在人体动脉血流中,由于心脏收缩和舒张的关系,血流失去稳定性,流速分布不符合 Poiseuille 公式的流动规律。动脉系统流速分布的决定因素有血流加速度、血液流经的几何形态、血液的黏度等。

3. 压强差、流量和流阻的关系　将 Poiseuille 公式换一种写法,可有:

$$Q = \frac{P_1 - P_2}{8\eta L / \pi r_0^4}$$

根据电学中的欧姆定律,令 $R = 8\eta L / \pi r_0^4$,则 R 的大小是由液体的黏滞性和管子的几何形状这两方面因素决定的。当管子几何形状一定时,液体的黏滞系数越大则 R 越大;当液体的黏滞系数不变时,管子越长或越细则 R 越大。R 值的大小可以用来代表实际液体流过管子时所表现的阻滞程度。作为一个物理量,称为流阻。

这样 Poiseuille 公式可表示为实际流体在均匀的管子里流过时,其流量 Q 与管子两端的压强差 $(P_1 - P_2)$ 成正比,与流阻成反比。即:

$$Q = \frac{P_1 - P_2}{R} \qquad (式 1\text{-}66)$$

流阻的单位为牛·秒/米^5(N·S/m^5)。

(三)加速度

当心脏收缩时,在动脉系统中,血流在收缩早期产生加速度,在收缩晚期产生减速度(图 1-22)。

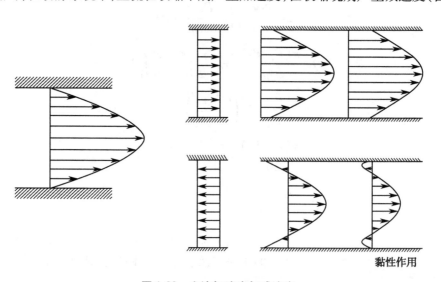

黏性作用

图 1-22　血流加速度与减速度

当血流为稳定流动时,压强差与流阻相平衡,速度分布为抛物线形。当血流加速时,流体的两端压强是逐渐增大,黏性摩擦力的作用不断减弱,边界层越来越薄,出现平坦化的流速分布,呈活塞型;当血流减速时,液体的两端压强差逐渐减小,黏性摩擦力的作用不断增强,边界层越来越厚,近管壁处甚至出现逆向血流,出现尖峰形的流速分布。于舒张期恢复到抛物线形的流速分布。

对于动脉系统,血流的加速度对流速分布的形成起主要作用。舒张期流速分布近似于抛物线形。在收缩早期,血流的加速度使流速分布变为平坦形,在收缩晚期,血流的减速可导致管壁附近的血流逆转。

对于静脉系统,流速分布一般为抛物线形。

(四) 血流容积

是指在单位时间里流经心脏瓣口或大血管某一截面的血流量。流量是指流体小单元在一段时间里通过管腔横截面的体积。由于血管腔是圆形的,利用多普勒超声技术测量血流量的原理为:设血流以均匀的流速 v 流经横截面积为 A 的圆形管腔,那么在时间 t 内,血流在管腔中流经的距离为 $v×t$,而通过管腔的血流量 Q 可近似为一圆柱体,其血流量为

$$Q = \mathrm{A} \cdot v \cdot t \tag{式 1-67}$$

如果流速随时间变化而变化,应引入流速剖面变化血管腔截面积两项变数求解。而不能将瞬时速度 v_i 对时间 t 加以积分,即

$$Q = \mathrm{A}\int_o^t v_i[t]\mathrm{d}t = \mathrm{A}v_i \tag{式 1-68}$$

血流量单位为 mL。

(五) 血流流率

流率是指单位时间里的流体体积。即:

$$q = \mathrm{A} \cdot V \tag{式 1-69}$$

当血流流体匀速流动且流速剖面呈活塞型者,流率等于血管腔横截面积与流速的乘积。在血液非匀速流动时,流率不等于血管横截面积和瞬时流速的乘积。因为在实际测算中,取自多普勒频谱曲线上包络线为流层中的最高流速(即空间平均流),而非空间平均流速。v_{max} 仅代表空间最高流速的时间平均值。

流率的单位常用 ml/s 或 L/min 表示。

(六) 湍流与 Reynolds (Re)

黏性流体的流动有两种基本流动状态:层流(片流)和湍流。在日常生活和自然现象中,我们所遇到的流体运动大多是湍流,例如管道中的水流,血管中的血流,大气的流动等。圆管中的流体作湍流时,液体互相掺混的结果,使截面中部各点的流速几乎都相等,即速度梯度很小,而在管壁处速度却非常大(图1-23)。

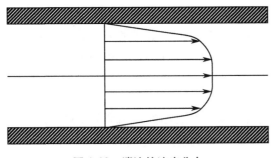

图 1-23　湍流的速度分布

为了了解湍流在什么情况下产生,必须研究临界速度与哪些因素有关。

实验发现临界速度 v_c 与流体的黏滞系数 η、流体的密度 ρ 和圆管的直径 d 有关,即 v_c 是 η、ρ 及 d 的函数。

$$v_c = f(\eta, \rho, d) \tag{式 1-70}$$

应用量纲来分析这个函数应用有怎样的形式。设:

$$v_c = \mathrm{Re}c\eta^\alpha \rho^\beta d^r \tag{式 1-71}$$

其中 Rec 为一个无量纲的常数。v_c 的量纲式为 LT^{-1},η 的量纲式为 $\mathrm{ML}^{-1}\mathrm{T}^{-1}$,$\rho$ 的量纲式为 ML^{-3},d 的量纲式为 L。要使式 1-71 在量纲上成立,应有:

$$-\alpha - 3\beta + \gamma = 1$$

$$\alpha + \beta = 0$$
$$-\alpha = -1$$

故 $\alpha = 1$　　　$\beta = -1$　　　$\gamma = 1$

于是对临界速度 v_c 得

$$v_c = \text{Rec}\,\frac{\eta}{\rho d} \quad \text{或} \quad \text{Rec} = \frac{\rho v_c d}{\eta} \tag{式 1-72}$$

常数 Rec 为临界 Regnolds，它的数值与流体的性质及管径无关。根据实验数据，对各种流体，Rec 约在 1 000 至 1 500 的范围内，若以直径代半径则在 2 000 到 3 000。

相对于 Rec，对于实际情况下的某一流速 v，还引入所谓实际 Regnolds

$$\text{Re} = \frac{\rho v d}{\eta} \tag{式 1-73}$$

这样就可用 Rec 和实际 Regnolds 作为流体在流动时属于层流还是湍流的判断依据。因为流速 v 低于临界速度 v_c 时流动为层流，所以 Re<Rec 时，流动为层流；在 Re>Rec 的情况下，一般为湍流。因此，知道了流速，管径，流体的黏滞系数及密度，就可以求得 Re，比较 Re 和 Rec 的值就能判断流体的流动类型。在相同的条件下，黏滞性小的流体比黏滞性大的流体容易产生湍流。例如水和甘油在同一直径的管子以同一速度流动，由于两者的密度和黏滞系数不同，故实际雷诺数不同，水在该管中的流动为湍流，而甘油则在该管中的流动为层流。

四、复杂管内的液体流动

循环系统是一个非常复杂的血管系统，各部分血管的性质很不相同。一般来说，血管的各种物理特性对血流的影响较大，如血管的弹性，血管壁的粗糙程度，血管狭窄，狭窄后扩张，血管弯曲及分支等。

（一）入口效应

当血液流经横截面积突然变小处，会产生汇聚作用，形成汇聚形的流速截面，例如锥形状管道内血流流速分布（图 1-24）。由于通过管腔的流量不变，面积的缩小必然导致流速的增加，血流获得较大的动能，黏性摩擦力的作用相对较弱，出现平坦形的流速分布逐渐向活塞型改变。这种现象称为入口效应（inlet effect）。

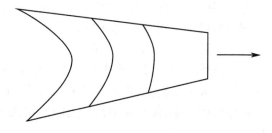

图 1-24　锥形管中顶端速度分布为平坦

在生理情况下，入口效应产生的汇聚形的血流截面积见于动脉分支血流，如当大动脉血流流经小动脉分支时，小动脉入口处出现平坦形流速分布。于舒张期从心房流入房室瓣口的血流以及收缩期从心室流入半月瓣口处的血流也出现平坦形流速分布。在病理情况下，所有的狭窄性病变（心瓣膜狭窄及血管狭窄）均导致汇聚形的血流截面，在狭窄口处形成平坦形的流速分布。

（二）出口效应

当血液流经一个横截面积突然扩大处，会产生扩散现象，形成扩散形的血流截面，称为出口效应（exit effect）。由于通过管腔的流量不变，管腔面积的扩大必然导致流速降低。这种流速下降主要发生于血流的边缘部位，而中心部位的血流仍以原来的速度流动一段距离，因而形成尖峰形的流速分布（图 1-25）。

如果血流扩散速度比较大，则可造成血流与管壁的分离，从而引起涡流（图 1-26）。

出口效应在生理情况下，常见于小静脉回流到大静脉的血流，腔静脉和肺静脉回流入心房的血流以及房室瓣和半月瓣下游的血流。在病理情况下，血流在通过狭窄后扩张，瓣膜反流及房、室间隔缺损分流等，可形成明显的湍流。

图 1-25　锥形管中底端速度分布为尖峰　　　　图 1-26　扩散较大的血流变为湍流

（三）血管壁内表面粗糙

血管壁内表面状态在以下三方面对血流流动产生影响。

1. 血管壁的内表面是黏附有纤维蛋白的,流经此类血管时,其血液表观黏度减少,血液易于流动。

2. 当附着血管内表面的蛋白变质后,将会形成链状分子结构,能使血管表面粗糙,从而增加流经血液的表观度与流阻。

3. 血管壁的内表面带有负电荷,而血液中红细胞膜亦带有负电荷。所以,当血液沿血管表面流动时,同性电荷要产生相互排斥力,从而引起血液表观黏度下降,有利于流量增加。

因此,当血管内皮细胞损伤、变性以及粥样硬化等病理变化,可使血管壁内表面粗糙以及负电荷减少,导致血液表观黏度增加,血流速度减慢,流阻增加,且管壁负电性的降低,又可进一步引起红细胞、血小板黏附其上,易形成血栓。

（四）血管的狭窄

根据液流连续机制及 Bernoulli 方程,在血管狭窄部位流速加快,考虑血管处于水平状态,或势能变化影响很小可以忽略时,该处压强下降,有利于狭窄进一步的发展。在狭窄部位的上游处,血流压力稍有增高。

当狭窄发生在微血管时,还要考虑红细胞在狭窄部位相互的碰撞作用,红细胞在通过微血管狭窄部位前后红细胞会重新分布。

当红细胞进入狭窄部位对在管壁附近流动的红细胞不能够在同一流线上继续运动,它就向主轴方向移动,这因为流经狭窄部位时,可能引起碰撞,从狭缝流出时,它们不能返回到原来的流线上,引起红细胞分布变化。

根据流体力学的理论,可对局部狭窄的血管进行研究。流体在等截面的均匀流管中有一定的压强降落。在狭窄管中,流线沿流动方向先是收缩然后发散,当流线收缩时,流体加速运动,要消耗更多能量,这部分管中的压强要比均匀管大,压强降落的方面与流动方向一致。反之,当流线发散时,流体作减速运动,动能又转换为压强能,压强逐渐增加,压强降落较均匀管小,当流体流动超过一定限度后,压强降落与以前相反,可使管壁附近运动较慢的流体发生倒流,于是出现液流分离。

（五）弯曲血管

人体的血管很少是笔直的,大多数是弯曲的,但弯曲程度又有所不同。在弯曲管中流体除有沿轴线方向的运动外,还有所谓二次流动（图 1-27）。二次流动随血管弯曲程度而有所不同。二次流动的原因,是由于在弯曲管内,当流速较大时,液体受到离心力的作用,中部流体由 A 向 B,即由管内侧向管外侧运动,左右两侧流体回流,而形成管内的旋涡运动,管内能量耗损增加,与直管相比较,压强降低会有所增加。

在弯曲管中,流体的运动是沿轴线的主运动同二次流动合成,实际上是一种螺旋运动。容易使流体在低 Regnolds 下

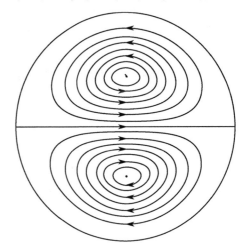

图 1-27　弯曲管内的二次分流

产生湍流。人体主动脉弓模型表明,流体到弧形部分保持层流进入直管后就变成湍流了。

流体通过 S 形管时,Regnolds 不是 2 000,而在 550 时就发生湍流。临床实践证实弯曲的动脉易发生湍流,当流体在弯曲管内流动时,如果 Regnolds 很小,且为层流,则不会发生旋涡区;Regnolds 较大,则管壁的某些特定处发生旋涡(图 1-28)。

图 1-28　虚线部分为弯曲管中的旋涡区

(六)分支血管

分支血管在某些特定部位,亦容易产生旋涡区(图 1-29),血流在正常颈动脉分叉部位血管中流动时,形成的涡流区。肾动脉分叉口起始端的血流分布,注意分叉口两边血流呈涡流区(图 1-30)。

图 1-29　正常颈动脉分叉处血流状况

图 1-30　肾动脉分叉口两侧血流状况

五、动脉血管弹性

人体动脉管壁由内膜、中层和外膜三层构成。中层含有弹力组织和血管平滑肌,是动脉的主要支持层。所以动脉血管具有弹性。血管的流体阻力由血液的黏滞性和血管的几何形状这两方面因素决定的,其大小会随着血管两端压差的增减而改变,流量与压强之间不成直线,而成一定的曲线关系。

动脉特别是大动脉的弹性对血压影响也较明显。血液在血管内流动的动力是血管两端的压强差,而血管内侧及血管外侧的压强差,即跨壁压强是引起血管扩张的动力。只有跨壁压强为正值时血管才会扩张,若血管内外压强相等,那么血管容量就保持不变。血管壁弹性状态的主要标志是受力后的扩张程度、容量扩张度(volume distensibility)与容量增值(ΔV)成正比,与血管跨壁压强增值(ΔP)成反比,即:

$$D = \frac{\Delta v}{\Delta \rho} \qquad (式 1-74)$$

由式 1-74 说明,动脉的弹性越大,容纳脉动性血流的能力就越强。

如果式 1-74 用临床术语表示可改写为:

$$动脉扩张度 = \frac{心搏量}{脉压} \qquad (式 1-75)$$

式 1-75 说明心搏出量不变时,扩张度就越大,脉压越小,反之弹性越差,脉压越大。因此,动脉弹性降低时会引起收缩压的增加,舒张压降低和脉压的增大。动脉弹性改变时由于收缩压和舒张压的变化方向相反,所以平均动脉压基本不变。

六、平均动脉压

收缩压、舒张压和脉压都是血压的重要指标,但对于血液循环来说,平均动脉压具有更重要的意义。因为平均动脉压是血管内平均血流速度的决定因素。所谓平均动脉压就是一个心动压力波动周期的血压平均值。如果动脉压力曲线是正弦波,即升支和降支相同的话,收缩压和舒张压的平均值就是平均动脉压,但实际上并非如此,在每一个心动周期里收缩期要比舒张期短,而且波形也有明显差别。整个心动周期,各瞬时动脉压的总平均值(平均动脉压 $\overline{P}$)等于一个完整周期的压强曲线下的积分面积 $\int_0^t P(t)\Delta t$ 除以周期 T,即:

$$\overline{P}=\frac{1}{T}\int_0^t P(t)\Delta t \qquad (式1-76)$$

第八节　超声的生物效应

尽管诊断超声医学以其可靠的临床安全历史著称,但人们还是早就知道超声医学成像在某种程度上仍会影响生物系统。美国超声医学生物效应委员会描述了两种可能引起超声的生物效应基本机制:热机制及非热机制(机械效应)。国内有不少学者在超声的生物效应方面进行了大量的动物实验和临床探索性工作。

所为超声生物效应,也就是一定强度的超声波(由辐照声强和辐照时间两个因素决定)在生物体系内传播时,通过它们之间一定的相互作用机制(热生物效应、机械生物效应)致使生物体系的功能和结构发生变化。超声波是机械振动在介质中的传播,当它在生物组织介质中传播且辐照剂量超过一定阈值时,就会对生物组织介质产生功能或结构上的影响(效应),这种影响(效应)称为超声生物效应。

一、超声生物效应的机制

(一)机械效应

超声波是一种机械波,其波动过程可用多种参数描述,如频率、波长、波速、质点位移、质点振动速度、加速度及声压等。倘若生物效应的发生与一个或多个上述的力学参数有关,我们便可以把产生的这种生物效应归结为机械(力学)效应。

超声波的机械效应是超声最基本的原发效应,不管超声强度大小均产生此种效应。它的来源包括两个方面:一方面是超声在介质中前进所产生的机械效应,称为行波场中的机械效应;另一方面是超声在介质长波时由反射而产生的机械效应,称为驻波场中的机械效应。行波场中的机械效应基于超声振动使人体组织中各质点受到交替变化的压缩和伸展所产生的正压和负压,由此而得到的巨大加速度,在一般的治疗强度下,人体组织内的压力变化约为±304kPa(3个大气压),如此时的超声频率为1MHz,则每一个细胞所承受的压力变化约为0.4~0.8Pa(4~8mg);驻场波中的机械效应是由反射波和前进波的干涉形成的,可影响人体组织的张力和压力,使机体质点获得更为巨大的加速度,使离体的液体内不同质量的离子获得不同的加速度,质点大的离子落后于质点小的离子,离子之间将会发生相对运动,产生摩擦而形成能量,驻场波的机械效应主要是由运动速度差引起的。

当生物系中的大生物分子、细胞结构处于一个激烈变化着的超声机械场中时,其功能、生理过程甚至结构都会受到影响。尤其重要的是,当辐射声强较高时,声场中的一些二阶声学参量会变得明显起来,这些二阶声学参量主要是辐射压力、辐射扭力、声流等,产生的这些非线性现象对生物效应的产生有重要影响。

超声波所产生的高频振动以及辐射压力可以在生物传输介质中产生有效的搅动和流动,空化气泡所产生的冲击波和射流均能显著影响细胞表面或生物大分子表面,进而影响其他生物学功能。超声振动或辐射压力所产生的超声界面效应也可改变细胞膜的有序过程,进而在细胞代谢水平上产生相应的生物学效应。在超声波产生的振动和压力的作用下,细胞器也可能会被高强度超声波产生的剪切力所破坏甚至粉碎。此外,超声波在生物组织中传播时,其压力和温度的变化可以引起组织化学特征的变化,如化学动力特征和化学通路的变化等。

（二）热效应

1. 热效应的定义　超声波在组织内传播过程中,超声波能量不断被组织吸收而转变为热量,使组织温度升高。当强度为 I 的平面波超声在声吸收系数为 α_a 的介质中传播时,单位体积内,超声作用时间 ts 产生的热量为：

$$Q = 2\alpha_a It \tag{式 1-77}$$

超声在人体组织中传播时,人体组织对超声有较高的衰减,其内部反射回波较弱,因此可近似看成行波。实验研究表明：动物软组织的声吸收系数 α_a 为超声频率 f 的指数函数,它们之间的关系可近似为：

$$\alpha_a = \alpha_0 f^{1.1} \tag{式 1-78}$$

式中,α_0 为一实验常数。

超声波在组织中传播时,可造成组织温度的升高,假设 $\alpha_0 = 0.026$,组织的密度 $\rho = 1.00 \text{g/cm}^3$,比热容 $C_m = 4.14 \text{J/(g·℃)}$,产生的热量不散失,那么辐射时间 ts 后,升高温度可有以下公式表示：

$$\Delta T = \frac{2 \times 0.026}{\rho C_m} It f^{1.1} \tag{式 1-79}$$

如取 $f = 1\text{MHz}$,$I = 1\text{W/cm}^2$,则超声波辐射 1s 引起的温升为 0.012℃。

由此可见,组织温升取决于超声的频率、声强、组织吸收系数等因素。声强越大、频率越高、组织吸收系数就越大,超声能量越容易转化为热量,组织温度上升就越快。超声在人体或其他介质中均可显著产热,产热过程即机械能在介质中转变成热能的能量转换过程,这是内生热的一种。超声作用下热的形式主要是由于以下几点：

（1）超声通过人体时,声能在介质中损耗（吸收）而产热。

（2）超声通过介质时,由疏密交替的压力变化——压缩相位中产热。

（3）不同组织界面上超声能量的反射而产热。

除此之外,在不同组织介质中形成的驻波所引起的质点、离子的摩擦也是产热的原因。

2. 影响超声热效应的主要因素　超声在机体内产热量的大小与许多因素有关。不同剂量超声作用下产热程度不同,剂量越大,产热越多；同一剂量作用下,各种组织对超声能量吸收亦不同,如神经组织比肌肉高约 2 倍（表 1-10）,再如,肌肉与骨及骨髓组织动力黏性的差异也会导致超声温升有所不同,黏性越高吸收能量越多,产热也越多（表 1-11）

表 1-10　不同组织对 1MHz 超声的吸收比值

组织	吸收比值	组织	吸收比值
水	1	脂肪	390
血浆	23	肌肉	663
全血	60	周围神经	1 193

表 1-11　不同强度作用下组织温度升高情况

组织	5W/cm²&1.5min	10W/cm²&1.5min
肌肉	+1.1℃	+2.2℃
骨皮质	+5.9℃	+10.5℃
骨髓	+5.4℃	+10.3℃

其次,不同频率的超声在介质内穿透能力不同,即超声频率与介质吸收超声能力密切相关。频率越高,穿透越浅,吸收越多,产热越高。例如,3MHz 超声较 1MHz 超声的吸收率大 3~4 倍(表 1-12 和表 1-13)。

表 1-12　不同频率超声在肌肉与脂肪中吸收率

频率	肌肉	脂肪
1MHz	0.12	0.04
2MHz	0.24	0.10
3MHz	0.36	0.16
4MHz	0.48	0.30

表 1-13　不同频率超声在血液中的吸收率

频率	0.7MHz	1MHz	2MHz	3MHz	5MHz	7MHz	10MHz
吸收率	0.12	0.18	0.40	0.58	1.25	2.00	3.00

由于超声在机体内吸收产热与介质黏性的频率成正比,因此常用半价层(或半吸收层,即能量一半时介质厚度)表示介质吸收超声的能力。例如,肌肉与脂肪对不同频率的超声有不同的半价层(表 1-14)。

表 1-14　不同频率超声通过肌肉、脂肪时的半价层

频率/MHz	组织	半价层/cm
0.2	肌肉	5.5
0.8	肌肉	3.6
0.8	脂肪	6.8
0.8	脂肪+肌肉	4.9
2.4	脂肪+肌肉	1.5
2.5	肌肉	约0.5

另外,不同治疗方法引起局部组织温升也不同,例如 0.8MHz,4W/cm² 的超声,使用固定法,20s 后 2~3cm 的深度温升 3~4℃;若频率、强度、时间不变,改用移动法时,2cm 的深度的温升只有 0.5℃,3cm 深度则仅升高 0.1℃。用 1.2W/cm²、5min,分别以固定法和移动法作用于正常皮肤,结果前者比后者温升高 1.5℃。

（三）超声热效应的应用

超声波的热效应可使组织温度升高、血液循环加快、代谢旺盛、增强细胞吞噬作用,以提高机体防御能力和促进炎症吸收,还能降低肌肉和结缔组织张力,有效地解除肌肉痉挛,使肌肉放松,达到减轻肌肉及软组织疼痛的目的。超声波的温热效应可以预防和解除小动脉痉挛,增加毛细血管的开放数,促进侧支循环的建立,促进血瘀的吸收;高强度聚焦超声的工作机制主要也是利用超声的热效应,以及高强度聚焦超声穿透性、方向性、聚焦性好的特点,将超声波聚焦于肿瘤,使之瞬间产生 65~100℃ 的高温,致使组织不可逆凝固性坏死,从而杀死肿瘤细胞。

超声的热效应与高频透热或其他温热疗法相比,主要具有以下特点:

1. 超声在组织内的产热是不均匀的,在不同组织的界面上有较多的热生成,如皮下组织与肌肉组织交界处,肌肉组织与骨组织交界处。因此人体内的肌腱、韧带附着处、关节的软骨面以及骨皮质等处产热较多;接近骨组织的软组织比靠近超声探头但远离骨组织的软组织产热要多。这在运动创伤治疗上具有

重要实际意义。

2. 超声在组织内的产热约有 80% 经血液循环带走,平均每秒运走 3%~3.5%;另有 20% 由毗邻组织传导散失。因此,当超声作用于血液循环旺盛的组织器官,如肝、脾、肾脏时,实际上温度并不会有明显升高,只是开始时温度上升较快,随后温度逐渐缓慢,甚至温升低于邻近组织;当作用于缺少血液循环组织如角膜、晶体、玻璃体或血液循环障碍组织时,超声的热效应则会明显加强,从而产生局部热聚积。

(四) 空化效应

空化的定义　空化是强超声在液体介质中引起的一种特有的物理过程。当足够强的超声波作用于液体介质时,若交变声压的幅值 P_m 大于液体中的静压力 P_0,则在声压的负压相中,负压的峰值 $(-P_m)$ 不但可以抵消静压力,还可以在液体中形成局部性负压作用区,当这一负压 $(-P_m+P_0)$ 足以克服液体分子之间的内聚力时,液体被拉断而形成空腔,即产生空化气泡。在声学中,空化的定义为液体中由于某种原因(例如强声波作用)形成局部气体或蒸汽空穴,空穴(气泡)的形成、发展及溃灭的过程叫空化。

超声空化是指超声引起的空化,具体是指液体中的空化气泡在超声作用下产生、生长、崩溃、消亡的周期性过程。根据气泡的动力学行为可将空化分为稳态空化和瞬态空化。

二、超声生物效应的影响

(一) 超声对成人体组织的影响

治疗剂量的超声强度对人体组织有着不同程度的损伤,至于损伤的程度,与频率辐射的时间有关。实验表明,对于 1MHz 脉冲持续期为 7.3s 的脉冲波,强度为 35W/cm^2,只要辐射一次,就可引起致伤的效果。在同样的频率下,脉冲宽度为 10ms 时,即使辐射 120s,也没有引起致伤的效果。

超声对组织的损伤与探头的构造也有一定关系,如矩阵探头,此类探头相当于一个微型计算机,其内有数十个微波束形成器(芯片),芯片需要通电,电流就会产热,使用时间过长,可能会对人体组织产生损伤。

(二) 诊断超声对胚胎及胎儿的影响

1. 对胚胎绒毛形态结构的影响　经腹超声持续辐照,可致妊娠囊收缩,绒毛板呈细锯齿状,变厚,回声增强。辐照 5min 病理组织学变化不明显,辐照>10min 绒毛上皮细胞出现不同程度损坏。经阴道超声辐射时间相同,但病理形态学改变更明显。

2. 对胚胎组织化学的影响　诊断超声辐照孕囊 20min,过氧化氢细胞化学反应为阳性,丙二醛(MDA)值随超声剂量增加而升高,而超氧化物歧化酶(SOD)及谷胱甘肽过氧化物酶(GPX)活性随超声辐照剂量增加而下降。

3. 对绒毛细胞凋亡的影响　诊断超声对孕囊照射 20min 以上可能引起绒毛滋养层细胞 bcl-2 蛋白表达率和 Fas-Fasl 蛋白表达率下降,可能与细胞凋亡增加有关。

4. 对绒毛分子生物方面的影响　诊断超声对孕囊辐射 20min 以上可引起绒毛细胞单、双链 DNA 裂解。经阴道诊断超声对孕囊辐照 10min 以上,DNA 单链、双链断裂,微绒毛扭曲,个别出现断裂、丢失现象,胞质内空泡化明显,粗面内质网扩张。

5. 对胎儿的影响　美国超声生物物理研究所的学者认为,超声在胎儿体内传播过程中产生的次级震动波可被胎儿的内耳结构所接收,该波辐射力能产生一个小范围的"噪声",相当于空气作为介质的 85~120dB。但由于声束聚焦于非常微小的数毫米小点,胎儿可通过调整姿势来避开该"噪声",故对胎儿是否造成危害仍没有结论,但建议超声医学工作者行胎儿检查时要尽量避免把探头直接对准胎儿的耳朵。

(三) 超声生物效应实验研究数据小结

有关不同生物层次上超声生物效应的主要实验结果(表 1-15)。

表 1-15　超声在生物体系的各个层次上引起的生物效应

样品	f/MHz	I_{SPTA}/(W·cm^{-2})	t	效应	层次
小白孕鼠	1	0.35CW	3min	分娩胎儿死亡率增加	整体辐照
小白孕鼠	1	1CW	5min	胎重下降	整体辐照
大白孕鼠		P	20min	仔鼠呈明显致畸	整体辐照
孕猕猴		扇扫B超P	—	仔猴血液学指标有变化,发育下降	整体辐照
脑	1~9	2×10^1~1CW	10μs~10min	致伤阈值剂量 $It^{1/2}=200$W/(cm^2·s$^{1/2}$)	整体辐照
肝	3	2×10^1~3×10^{2}CW	10μs~10min	致伤阈值剂量 $It^{1/2}=300$W/(cm^2·s$^{1/2}$)	整体辐照
幼鼠腰椎	3.5	B超3mW/cm^2,P	15s	超微结构损伤,40天后恢复	组织与器官
	1	200~1CW	10^{-2}~10min	后肢瘫痪阈值剂量 $It^{1/2}=25$W/(cm^2·s$^{1/2}$)	组织与器官
睾丸	1	25P	0.5min	精母细胞早于精原细胞受影响(与离子辐照作用相反)	组织与器官
卵巢	1	5~100CW	0.25~5min	组织损伤	组织与器官
Wilm肿瘤	1	1.5CW		瘤体及重量下降	组织与器官
实验肿瘤	1	8CW		与X线协同作用,使肿瘤退化的X线剂量减小	组织与器官
恶性脑肿瘤	1	3CW		与化疗协同作用增强化疗效果	组织与器官
兔耳伤口	3.6	0.1CW	5min(3次/周)	加速伤口恢复	组织与器官
静脉曲张溃疡部位	3	1CW	10min (4×3次/周)	效果令人鼓舞	组织与器官
小白鼠白血病细胞	1	15	0.17min	有丝分裂期优先瓦解	细胞
Ehrlich腹水细胞	1	1	5min	电泳能力下降	细胞
大白鼠胸腺细胞	1.8	大于1		钾含量立即下降	细胞
蛋白质(分子量<10^4)	1~27			空化时发生降解	大分子
DNA(分子量<10^4)	1	30		无空化时发生降解	大分子

注:I_{SPTA}指空间峰值时间平均值声强,t指辐照时间,CW指连续声波,P指脉冲声波,f指超声频率

三、超声医学的生物安全

医学超声的安全性问题,一直是超声诊断和治疗中最令人关注的问题之一。超声安全性和超声声强、声压、作用时间、作用方式有关,而且还和相关的生物学效应相对应。就目前超声诊断仪器工作所需的超声声能输出强度而言,未见肯定的对患者及超声医学工作者的生物副作用的报告。尽管一些生物效应的存在可能在将来被认为有临床副作用,就目前的数据表明,患者谨慎使用超声诊断仪的利处远远大于其可能存在的潜在危险性。

(一)应用最低能量输出原则

应用最低的有效辐射量(as low as reasonably achievable,ALARA)原则是诊断用超声波仪器使用的指导性原则:超声检查时,应以尽可能低的能量输出获得必需的临床诊断信息,也就是,在能够获得诊断图像的同时尽可能地少暴露在超声波之下,可以将超声波对使用者的生物效应减至最小。由于诊断用超声

波的生物效应阈值尚未确定,所以超声医学工作者有责任对患者接受的总能量加以控制,还必须兼顾患者在超声波下的暴露时间和诊断图像的质量。为了保证诊断图像的质量并限制暴露时间,超声诊断仪提供了在超声检查过程中可操纵的控制键,以使检查结果最优化。

诊断类超声仪所应用的成像模式是由所需的信息决定的。二维及 M 模式成像提供解剖信息,而多普勒成像、彩色能量图及彩色多普勒成像则提供与血流有关的信息。二维、彩色能量图及彩色多普勒等扫描模式将超声能量在扫描区域内分散;而 M 模式或多普勒成像等非扫描模式则将超声能量聚集。了解所用成像模式的特点将使超声仪器操作者能够用有依据的判断来应用 ALARA 原则。使用者可以通过多种系统控制来调整图像的质量,并限制超声强度。控制的方法分为三类,即直接控制、间接控制和接收器控制。

1. 直接控制 应用选择和 Output Power 控制直接影响超声强度。对于不同的检查部位,可有不同范围的允许使用超声强度和能量输出。在任何一项检查开始之前,首先要做的第一件事就是为该项检查选择合适的超声强度范围。例如,对外周血管检查时的超声强度就不适用于对胎儿的检查。有些超声仪能够自动为某一应用选择合适的超声强度范围,而有些超声仪则要求进行手工选择。

Output Power 对超声强度有直接影响。一旦确定了应用类型,就可以使用 Output Power 控制键来增加或降低输出强度,在保证获得高质量图像的前提下,选择最低的输出强度。

2. 间接控制 间接控制指的是对超声强度产生间接影响的控制。成像模式、脉冲重复频率、聚焦深度、脉冲长度及探头选择对超声强度可产生间接影响。

(1) 成像模式:成像模式的选择决定了超声波束的性质。二维是扫描模式,多普勒是非扫描模式或静止模式。一束静止的超声波束将能量聚集在一个位置上,而移动或扫描模式的超声波束则将能量分散在一个区域上,而且超声波束聚集在同一区域的时间比非扫描模式的时间要短。

(2) 脉冲重复频率:脉冲重复频率指的是在某一时间段内猝发超声能量的次数。其频率越高,单位时间内发生的能量脉冲就越多。与聚焦深度、采样容积深度、血流优化、标尺、聚焦数量及扇面宽度控制等因素有关。

(3) 聚焦深度:超声波束的聚焦情况影响图像分辨力。为了在不同的聚焦情况下维持或增加分辨力,就需要改变对该聚焦带的输出。这种输出变化是系统优化的结果。不同的检查部位需要不同的聚焦深度。设置合适的聚焦深度可以提高检查部位的分辨力。

(4) 脉冲长度:脉冲长度是指超声波猝发的开启时间长度。脉冲越长,时间平均强度值就越大,造成温度升高和空化的可能性也越大。在脉冲多普勒中,脉冲长度是指输出脉冲的持续时间。多普勒取样容积大小的增加会使脉冲长度增加。

(5) 探头选择:探头选择对超声强度有间接的影响。组织衰减随频率而变化。探头工作频率越高,超声能量的衰减越大。对于较深的部位,采用较高的探头工作频率会需要使用更高的输出强度进行扫描。要想用相同的输出强度扫描更深的部位,需要采用较低的探头频率。

3. 接收器控制 超声诊断仪操作者可以使用接收器来提高图像的质量。这些控制并不对输出产生影响,接收器控制只影响超声波回声的接收方式。这些控制包括增益、TGC、动态范围和图像处理。相对于输出来说,重要的是在增加输出之前应先对接收器控制进行优化。例如:在增加输出之前,对增益进行优化,可提高图像的质量。

(二) 应用最低能量输出原则的举例

对一个患者的肾脏进行超声扫描,首先选择适当的探头频率,之后就应对输出功率进行调节,从而保证以尽可能低的设置采集图像。在采集图像之后,调整探头的聚焦,并增大接收器增益,以保证探头在继续对其他组织进行扫描时能够获得相同的图像质量。如果单纯增大增益就足以保证图像的质量,那么就应将输出功率调低。

在获取肾脏的二维图像之后,可采用彩色模式对肾脏进行血流成像,与二维图像显示相类似,在增大输出之前,必须对增益和图像处理控制进行优化。

完成了对肾脏彩色血流成像后,应用多普勒控制取样容积在血管中的位置。在增大输出之前,调整速度范围或标尺及多普勒增益,以获得最佳的多普勒频谱。

总之,应用最低的有效辐射量,首先选择合适的探头频率和应用类型;从低的输出能量等级开始;通过调节聚焦、接收器增益和其他成像控制,使图像达到最优;如果此时还不能得到具有诊断价值的图像,才考虑增大输出功率。

(三)声能输出显示

超声诊断仪的声能输出显示包括两个基本指数,机械指数(MI)和热指数(TI)。热指数又由下列指数组成:软组织热指数(TIS)、骨热指数(TIB)、头盖骨颅内热指数(TIC)。三个热指数中的一个指数会显示出来,至于显示哪一个,由超声诊断仪的预设或使用者的选择而定。MI 在 0.0 到 1.9 的范围内,以 0.1 的增量连续显示。三个热指数根据探头和应用类型,以 0.1 的增量,在 0.0 到最大输出的范围内连续显示TIS、TIB、TIC。TIS 用于对软组织进行成像,TIB 用于骨骼或骨骼附近聚焦,TIC 用于颅内或近皮肤的头盖骨进行成像。

1. **机械指数** MI 用于评估潜在的机械生物效应。定义为超声波峰值(膨胀)压力 MPa[按组织衰减系数 0.3dB/(cm·MHz)降低后]除以探头中心频率 MHz 平方根。

MI 值越高,潜在发生机械生物效应的可能性就越大。并不是在某一个特定的 MI 值时就会发生机械生物效应。

2. **热指数** TI 用于向使用者在某些特定假设状况下可能导致身体表面、身体组织内部或超声波束在骨骼上的聚焦点发生温度的上升,定义为总声能输出能量与组织温度升高 1℃所需声能之比。

(1)TIS 评估软组织或相似组织内的温度上升状况。

(2)TIB 评估超声束穿过软组织或液体聚焦于较深体内处骨头或邻近骨头部位的温度上升状况,例如在 4~6 个月胎儿的骨头或其周围的温度上升的可能性。

(3)TIC 评估颅内或近体表头骨等处的温度上升状况。

类似于 MI,TI 为组织温度上升的相对参数,TI 高代表着升高的温度,但只是作为一种可能性并不作为温度已经升高的指示。

(四)声能输出控制

在对超声诊断仪的各种控制进行调整之后,MI 和 TI 值可能会发生改变,尤其对输出功率控制进行调整后,指数的变化尤为明显。

1. **输出功率** 输出功率控制超声诊断仪的超声输出。屏幕上显示出 MI 和 TI 值,并随超声诊断仪对输出功率的调整作出相应的变化。在三同步组合模式中,每个模式都对总的 TI 施加影响,其中会有一个模式成为影响总指数的主要因素。所显示的 MI 取决于峰值压力最高的那个模式。

2. **二维控制**

(1)扇区宽度:减小扇角可使帧频提高,将使 TI 值增大。采用软件控制可以自动将脉冲发生器电压下调,使 TI 值低于仪器的最大值。脉冲发生器电压的降低将导致 MI 值降低。

(2)局部缩放:提高局部放大倍数可提高帧频,将使 TI 值增大,聚焦的数量也将自动增加,以提高分辨力。由于峰值强度可能在不同的深度出现,可能会使 MI 值发生改变。

(3)聚焦数量及聚焦深度:较多的聚焦可能会自动改变帧频或聚焦深度,从而使 TI 和 MI 值均改变。降低帧频会使 TI 值降低。所显示的 MI 值将与具有最大峰值强度的区域相对应。通常情况下,当聚焦深度接近探头的自然焦点时,MI 值将升高。

3. **彩色模式控制**

(1)彩色扇区宽度:较小的彩色扇区宽度将提高彩色帧频和 TI 值。仪器将自动降低脉冲发生器电压,导致 MI 值降低。如果同时启用了脉冲多普勒,其将成为主导模式,TI 值的变化将很小。

(2)彩色扇区深度:扩大彩色扇区深度将自动降低彩色帧频。一般而言,TI 值将随彩色扇区深度的增加而减小。MI 值将与主导的脉冲类型(彩色脉冲的峰值强度)相对应。

(3)彩色标尺:用标尺控制来增大彩色速度范围可能会使 TI 值增大。超声诊断仪将自动调整脉冲发生器电压,其电压降低也将使 MI 值减小。

4. M 模式和多普勒控制

（1）多同步模式：几种模式组合使用将通过不同脉冲类型的合成对 MI 和 TI 产生影响。在同步模式下，TI 是相加的，在两种图像显示时，将显示主导脉冲类型的 TI 值，MI 取决于峰值压力最高的那个模式。

（2）取样容积深度：当多普勒取样容积深度增加时，多普勒的脉冲重频率（PRF）将自动减少。PRF 的增加将导致 TI 值的增加。超声诊断仪将自动降低脉冲发生器电压，其电压降低导致 MI 降低。

（五）超声强度的定义及界值

1. 声场强度的计算　在决定超声波束对人体组织可能会造成的有效作用时，必须计算人体组织上所遭受的强度。因为人体上超声波束的衰减及组织上的超声波强度可能是 10 至 100 倍少于在水中同样位置上的测值。根据临床经验，当超声波束通过人体组织时，衰减的量是由以下三个因素决定：①超声波束路径通过的组织类型；②超声波的频率；③超声波束所传播的距离。

由于这三个因素要获得一个近似的衰减量，美国 FDA 要求按下列公式计算强度：

$$I_{d} = I_{w}\exp^{(-0.23\alpha f z)} \tag{式 1-80}$$

式中 I_{d} 在人体组织上估算的强度；I_{w} 为距离 Z 在水中测量的强度，单位为 cm；α 为衰减系数，用 dB/（cm·MHz）表示；f 为超声波的频率，单位 MHz。

2. 空间平均峰值时间强度（I_{spta}）　凡在脉冲平均强度为最大时，I_{spta} 是整个时间周期上声场点上的超声强度。单位为 W/cm²。

3. 空间平均峰值脉冲强度（I_{sppa}）　凡在脉冲平均强度为最大时，I_{sppa} 是整个脉冲传送时间上声场点上的超声强度。单位为 W/cm²。

4. 最大超声强度（I_{max}）　I_{max} 是脉冲期间在最高振幅时半周期内的时间平均声强。单位 W/cm²。

5. 真实声束声强（$I_{0}b$）。

6. 峰值膨胀压力　是在规定点上振幅的暂存的峰值膨胀压力。单位 Mpa。

7. 脉冲强度积分　是任何一个规定点的任何规定的脉冲的瞬间速率时间积分，规定脉冲中声频压力包络或水下音频信号包络在非零区域内。每个脉冲等于能量密度焦耳。

1987 年 10 月，美国超声医学会（AIUM）批准了其下属的生物效应委员会所提出的报告：对于 MHz 频段的超声波，需要非聚焦的超声波临床应用于胎儿 I_{spta} <94mW/cm²，新生儿头颅 I_{spta} <94mW/cm²，心脏 I_{spta} <430mW/cm²，外周血管 I_{spta} <720mW/cm²，其他应用 I_{spta} <94mW/cm²。

国际电工委员会 IEC1157-92 同样作出了规定，诊断类超声波声强为：$I_{0}b$ <20mW/cm²，I_{spta} <100mW/cm²（其中胎儿 <50mW/cm²，眼球视网膜 <17mW/cm²）。

如果医学超声诊断仪超出了这些限制值，必须公布其声输出的实际值。超声强度超出规定，可能造成若干生物效应，例如女性早熟排卵、胚胎发育不全、胎儿体重减轻、儿童发育迟缓等。值得注意是：当使用彩色多普勒血流成像、组织多普勒成像、谐波成像等超声检测时，I_{spta} 可上升至 500~800mW/cm²，此时必须将 I_{spta} 调低，以获得超声波安全。

8. 超声波辐射时间及波的类型　通常采用脉冲超声波的短波脉冲宽度，其平均峰值超声强度较低，与连续波超声相比，脉冲超声波较安全。

超声波辐射时间过长对生物组织可能产生一定的影响，超声波在临床诊断中一次应 <10min，脉冲波声源可以辐射的时间在 10min 合适；对于特定部位的观察，以 <1min 较为合适，对于早孕的检测，以 <2min 合适。对于妊娠全过程期间超声检查次数应少于 5 次为好。

（姚克纯）

参 考 文 献

[1] 姚克纯. 超声医学基础[M]. 北京：人民卫生出版社，2019：1-16，164-177，209-221.

第二章 多普勒超声及其临床应用

第一节 多普勒效应

奥地利科学家克里斯蒂安·多普勒(Christian Doppler)建立的频率移动理论大量被应用于各种物理波(如光波、电磁波和声波等)观测运动物体运动方向和速度等方面。频移效应被应用于临床血流检测的时间大大晚于该项理论的提出时间。1955 年日本大坂大学学者 Satomura 和 Yoshida 等人开始医用多普勒超声波技术和专用设备的研究工作。而血液中流动的红细胞作为超声波的散射体被利用来检测人体内血液的流动方向和速度。1979 年英国学者 Holen 和挪威学者 Hatle 等人利用已经建立的伯努利方程式并加以简化建立多普勒超声波频谱心脏血流动力学评价方法之后,多普勒超声波成像技术才被临床心脏病诊断广泛采用。

1984 年日本在全球率先生产出商品化的基于脉冲波多普勒技术和相控阵技术的彩色多普勒超声成像仪。此后彩色多普勒超声技术得到了迅速发展,已经成为临床心血管疾病诊断和治疗的主要支柱技术和方法。通过不断的技术改进和方法学完善,至 1998 年多普勒超声波诊断技术已经取代介入性心脏导管技术成为临床最主要的心脏血流动力学和功能评价技术。

目前通过应用超声多普勒频移技术已经不仅能够观察并定量评价心腔和血管内血液流动信息,同时能够观察并定量评价心肌组织的运动信息。上述技术目标的实现为心血管系统的固体和流体力学评价提供了便利条件。超声多普勒技术被广泛地应用于各种心脏疾病的异常血流状态、流量、压力、反流和分流血流观察和量化评价,同时也被广泛应用于各种心肌疾病的心脏功能评价。

一、定义

多普勒效应(Doppler effect)是指物理波源与物理波接收器之间出现相对运动时,物理波的发射频率与接收频率之间出现差异的物理学频率移动效应。两个频率之间的差别称为多普勒频移(Doppler frequency shift)。

当两个频率之间的差值为负值时,为负向频移,代表频率减低;两个频率之间的差值为正值时,为正向频移,代表频率增加。

二、计算方程式

假定超声波接收器和超声波声源发生相对运动,速度为 v,超声波声源的发射频率为 f_0,波长为 λ_0,组织内超声波的声速为 c,超声波接收器接收到的超声波频率为 f,接收波长为 λ。当超声波声源和超声波接收器相对静止时,超声波接收器接收到的超声波频率(f)就是超声波声源发射频率(f_0)。当超声波声源不动,超声波接收器以速度 v 朝向(或远离)声源运动时,超声波接收频率 f 应为:

$$f=(c\pm v)/\lambda_0=f_0\pm vf_0/c(\lambda \text{ 值因变化相对较小被省略})$$

多普勒频移(f_d)则应为:

$$f_d=f-f_0=\pm vf_0/c$$

"+"表示反射超声波的物体运动方向朝向声接收器,频率增加;"−"表示反射超声波的物体运动方向远离声接收器,频率减低。

当超声波接收器的运动方向和超声波传播方向呈夹角 θ 时,计算多普勒频移的速度就不是 v,而是 v 在声束轴线上的投影分量速度 $v\cos\theta$,故:

$$f_d=\pm v\cos\theta \quad f_0/c$$

而当超声波声源接收器不动,声源以速度 v 朝向(或远离)接收器运动,接收频率 f 应为 $f=c/\lambda=c f_0/(c\pm v)=(1\pm v/c)f_0$,多普勒频移 f_d 同样为:

$$f_d=\pm vf_0/c$$

当声源的运动方向和接收器平面方向呈夹角 θ 时,同样多普勒频移 f_d 为:

$$f_d=\pm v\cos\theta \quad f_0/c$$

因此,不论是超声波声源运动,超声波接收器不动或是超声波声源不动,超声波接收器运动,只要相对运动的速度为 v,所产生的多普勒频移是相同的。而 $f_d=\pm v\cos\theta \quad f_0/c$ 也被称为多普勒方程。

利用以上原理,超声波从静止的探头换能器压电晶片发射(负压电效应),再由血流中的红细胞接收和发射,最后返回静止的探头换能器压电晶片(正压电效应)时,在探头发射和接收的超声波频率之间将会出现频移。由于目前反射式超声诊断仪的超声波从发射到接收其行程是一个来回,因此发生的多普勒频移也是单程情况时的二倍,故实际:

$$f_d=\pm 2v\cos\theta \quad f_0/c$$

变换算式后红细胞的速度及血流速度 v 为:

$$v=f_d c/(2f_0\cos\theta)$$

第二节 多普勒频移影响因素

一、发射频率和脉冲波重复频率

超声波换能器晶片在电激励通过负压电效应所能产生的机械振动频率就是超声波的发射频率(transmitting frequency),通常指单位时间内换能器晶片振动的次数。

该频率的高低直接影响到多普勒频移的大小。通常,较低的超声波发射频率能够测得较高的血流速度;反之,较高的超声波发射频率能够测得较低的血流速度或组织运动速度。在临床实际应用中,应当依据观测对象不同的血流速度范围选用不同的超声波发射频率,以获取最为可靠的血流和组织运动速度测量。

超声波的脉冲重复频率(pulse repeat frequency,PRF)是与超声波发射频率完全不同的概念。超声脉冲波重复频率是指单位时间内由电激励造成的换能器晶片振动所发射的超声脉冲波个数。超声脉冲波重复频率的高低也与其所能够检测的血流或组织运动速度范围有关。通常超声波脉冲重复频率越高,其所能检测到的血流和组织运动速度越高;反之,其所能够检测的血流和组织运动速度越低。因此,在临床实践中对高速血流或组织运动速度的检测应当选用较高的超声波脉冲重复频率;而对低速血流或组织运动速度的检测应当选用较低的超声波脉冲重复频率。

上述超声波发射频率和脉冲波重复频率的不恰当使用,均会导致不准确的多普勒频移检测结果。

二、Nyquist 极限与频率混叠

由于现代超声诊断设备均采用反射式成像原理,亦即:通过超声波的发射与接收反射回来的超声波获取回波强度(灰度值)和频率变化(频移值)进行二维灰度和速度成像。从超声脉冲波发射至返回的时间也决定了超声波的探测深度。超声波脉冲重复频率越高,其检测深度越低;反之,超声波脉冲重复频率越低,其检测深度越深。因此,脉冲波多普勒技术检测血流的最大取样深度(R_{max})也是由脉冲重复频率决定的。二者有如下关系:

$$R_{max} = c/2PRF$$

而 PRF/2 被称为尼奎斯特(Nyquist)极限。

当脉冲重复频率小于这一极限值时,所检测的血流速度频谱方向就会发生反转。由于受到尼奎斯特极限的限制,通常脉冲多普勒不能测量高速血流的速度。

三、角度、频移信号强度

超声波声束与血流或组织运动方向间的夹角通常被称为多普勒角(θ)。该角度的大小直接影响接收反射回来的超声波频移值(多普勒效应)的大小。从多普勒频移计算公式可以看出血流速度 v 与超声波声束和血流红细胞运动方向间的夹角 θ 密切相关:

$$当 \theta = 0°时,\cos\theta = 1, f_d 最大$$
$$当 \theta = 90°时,\cos\theta = 0, f_d = 0$$

角度 θ 越大,f_d 越小。因此,在测量血流速度时,必须使超声波声束方向与血流方向的夹角 θ 尽可能小。当该角度增大时,超声波频移值就会变小。当该角度增大至 90°时,超声波频移值将为零。因此,在临床实际应用多普勒超声技术进行血流或组织运动速度检测时,应当尽量使超声波发射的声束方向与主体血流或组织运动的方向平行。当该角度为零时,检测到的血流或组织运动速度才是真实的血流速度或组织运动速度。

在临床实践中,多普勒角度等于零的可能性非常小。因此规定:在进行心脏血流检测时,该角度应当小于 20°;而在进行外周血管血流检测以及腹部器官血流检测时,该角度应当小于 60°。

目前,在多数多普勒超声诊断设备上均具有多普勒的角度校正功能。该功能有助于校正由于超声波声束方向与血流或组织运动速度方向夹角过大所导致的测得速度大大低于真实速度的情况。由速度计算公式可知,在夹角(θ)较大的情况下,角度 θ 轻微变化,$\cos\theta$ 就会有很大的变化,导致计算速度值产生较大的变化。但是在该夹角已经较小的情况下使用这一功能反而会导致所测速度大大高于真实速度。因此,正确使用多普勒矫正功能对血流速度的准确评估至关重要。

取样门的位置和大小、多普勒超声频移信号强度也是影响多普勒频移的重要因素。由于不恰当的多普勒取样门设置未能取到主体血流或组织运动中心较高散射强度频移信号时,由于血流边缘该散射信号强度相对较小,可能会导致显示和测得的速度明显低于真实血流和组织运动速度。因此,在观测血流或组织运动速度频谱时,判断频谱是否饱满完整,频移信号是否足够强,对确定所测血流或组织运动速度是否真实具有重要意义。通常,如果所测得频谱不饱满完整,频移信号强度弱小时测得血流和组织运动速度不可靠。

四、伪像

超声伪像不仅出现在二维灰阶成像领域,也出现在频谱多普勒和彩色多普勒成像领域。最常见的多普勒超声伪像包括以下类型:①多普勒角度过大导致的多普勒频移信号减低或缺失伪像;②前方强回声结构后方回声衰减导致的高密度结构后方多普勒频移信号明显衰减或缺失伪像;③多普勒增益过大或超声脉冲重复频率调节过低导致的多普勒频移信号溢出和频率混叠伪像;④不恰当的过高或过低多普勒频移信号量程设置将导致低速血流的漏检伪像和溢出反转伪像;⑤过高或者过低滤波设置导致的多普勒频

移信号减低或增大伪像;⑥镜面反射、周围组织震颤和高密度结构声振等导致的多普勒频移信号虚像或闪烁等。

上述多普勒频移信号伪像的存在,将干扰对多普勒频移信号的正确判断并有可能导致误诊。例如在囊性占位病变内探及由于周围组织或操作者手臂振动产生的多普勒频移信号虚像,有可能导致诊断者将其误判为实质性占位病变内血流信号。

五、处理方法

针对上述多普勒超声伪像产生的不同原因,采取恰当的处理方法将有助于减少或者消除超声伪像的产生。

在超声波声束与血流或组织运动速度夹角过大时,应当通过调节检测部位和声束方向以减小声束与主体血流方向的角度,避免由于多普勒角度过大导致的多普勒频移信号人为减低或缺失;当被观察血流或组织运动前方有较强回声时,应当通过调节声束方向,避免由于回声衰减所导致的多普勒频移信号减低或缺失;在进行多普勒超声检查时,应当选取恰当的多普勒信号量程、增益、滤波和脉冲重复频率以避免溢出、减低和速度反转等伪像;在进行低速血流观察时,应当选取适当较低的速度量程,同时尤其应当充分注意避免由于高密度组织声振、周围组织振动或操作者手臂振动所产生一系列多普勒频移信号虚像。在观察结构前方或者后方有大界面结构时,应当充分注意有无多普勒频移信号镜面伪像可能。

第三节　多普勒超声的类型

血流多普勒超声检查主要分为彩色多普勒血流成像(color Doppler flow imaging,CDFI)和频谱多普勒技术两大类。频谱多普勒又主要包括脉冲波多普勒(pulsed wave Doppler,PW)和连续波多普勒(continuous wave Doppler,CW)两种类型。

一、频谱多普勒

(一)成像原理

频谱多普勒超声的成像原理是:通过超声探头内置换能器压电晶片在高频电脉冲激励下通过负压电效应产生高频机械振动发射脉冲型或连续型超声波;当超声波遇到血流或运动组织散射或反射回超声波时,超声探头接收该返回超声波信号并检测其频率,通过与原始超声波发射频率进行比较,获取能够反映血流或组织运动速度大小和方向的频率变化信号(频移值)。将该信号经过计算机处理后,以频移值(速度值)时间曲线方式加以可视化呈现,即可得到频谱多普勒成像。

(二)脉冲波多普勒

脉冲波多普勒发射的超声波是脉冲波形的,发射和接收超声信号由同一块压电晶体完成。因此,必须在发射一组脉冲波超声信号并接收反射回来的该组脉冲波超声信号后,才能够发射下一组脉冲波超声信号。该项技术的优势是:可以通过调节时间选通门(反射距离)技术,获取特定深度的多普勒频移信号,通过计算得到该深度特定位点的血流和组织运动速度值和方向。该项技术的缺点是:由于脉冲波多普勒固有的尼奎斯特极限的局限性,不能准确检测到较高速度的血流频移信号。

正常层流状态下,其所获血流速度频谱带宽与取样门大小有关。取样门越大,频谱带宽越宽(获取的血流速度值范围增大);反之取样门越小,频谱带宽越窄(获取的血流速度值范围减小)。当血流状态为湍流时,由于湍流的血流速度分布范围明显增大,其获取的频谱也可异常变宽。

在使用脉冲波多普勒超声进行血流速度检测时,应当注意所谓"增流效应"。

增流效应是指:在脉冲波多普勒超声聚焦区域内,由于脉冲波多普勒超声的作用致使流体速度发生增快的现象。

(三)连续波多普勒

连续波多普勒发射的超声波是连续型的。发射和接收超声脉冲波是分别由两块晶体完成,一块连续不断发射超声波,而另一块连续不断接收反射回来的超声波。因此,其接收到的是整个超声波声束通道上所有血流频移信号的总和。如果超声波透射部分存在两个或两个以上的运动目标时,探头接收到的是两个或多个运动目标产生的多普勒信号的混合信号。

尽管在层流状态下,连续波多普勒也可能获得较宽的频谱频带。因此在取样线上如果存在不同的流体状态,采用连续多普勒技术通常难以区分取样线上不同部位的流体状态并予以量化评价。

所以,连续波多普勒对检测部位没有定位选择能力,也就是说没有距离分辨力。连续波多普勒的脉冲重复频率等于超声发射频率,故尼奎斯特极限频率非常高,通常在百万赫兹以上。因此,连续波多普勒可检测较高速度的血流频移信号。但是如前所述,连续波多普勒虽能测取高速血流的速度但不能准确定位。

这两种频谱多普勒技术的本质差异提示,在临床检查时应根据具体的血流检测目的和需要选择不同的多普勒超声技术种类。

(四)高重复频率脉冲波多普勒

高重复频率脉冲波多普勒在一条取样线上同时设置多个取样门以提高超声波发射和接收的脉冲重复频率并进行多普勒频移信号的多点取样。该项技术能够在一定程度上提高多普勒技术检测较高血流速度的能力并具有一定取样定位能力,但是其仍然是一种脉冲波多普勒技术,必然会受到尼奎斯特极限的限制,不能检测过高的血流速度。

二、彩色多普勒血流成像

(一)成像原理

彩色多普勒血流成像利用多通道选通门技术可在同一时间内获得二维超声灰阶图像上多条取样线上的数百个取样门上的超声波回波信号,结合相控阵扫描对此二维超声灰阶图像上取样门的超声波回波信号进行频谱分析、低频滤波和自相关处理,即可获得二维超声灰阶图像上的速度大小、方向及方向等信息的二维空间分布。该项技术必须同时滤除来自心脏房室壁心肌的低频高振幅多普勒频移信号;获得的血流频移信号必须经由彩色编码显示才能与器官组织的超声波灰阶信号区分开。因此,经频谱分析、低频滤波和自相关技术得到的血流多普勒频移信息,必须被送入彩色处理器,经过编码后再送至彩色显示器与二维灰阶图像融合进行显示。该项彩色多普勒血流成像技术主要包括以下两项技术内容。

1. 运动目标成像技术(MTI) 超声探头发射一次超声波,心脏房室壁和红细胞反射及散射产生超声波回声波。当接收到这两个超声波回声波信号后,探头再一次发射超声波。将第一次和第二次所接收到的超声波回声波相减,便形成第三种波形。

由于红细胞运动速度很快,两次超声波回声波之间频率和强度差别较大;而心脏固体组织结构移动缓慢,两次超声波回声波之间频率和强度差别很小。通过这两种超声波回声波信号相减,保留了红细胞的运动信息而滤除了心脏房室壁的移动信息。在同一方向上反复多次(6~12次)发射超声波,对其变化进行比较和统计分析,即可获得红细胞运动的动态信息。

MTI法实际上是就一种高通壁滤波器,这种滤波器从接收的超声回声波中,只分离出高频低振幅的血流信号成分,而滤去心脏房室壁和瓣膜的低频高振幅信号。但是,该项技术较难完全滤出心脏瓣膜运动所产生的较高频率超声波回声波信号。该较高频率超声波回声波信号,可作为频谱多普勒观察心脏瓣膜开放或者关闭的时相标示。

2. 自相关技术 是彩色多普勒血流成像技术中的又一关键技术。自相关技术用于对比来自同一取样部位的两个连续的多普勒频移信号,获取并分析相位差。在自相关技术中,两个连续的回声波信号不是相减而是相乘。完成一副彩色血流图像显示,必须要在约30ms内对数以万计的取样点的多普勒频移信号进行分析处理,如采用实时频谱分析的方式,计算速度就远远不能满足要求。自相关计算则采用复数乘法对相位信息进行数据处理。

彩色多普勒血流图需要处理的信息量远远大于频谱多普勒图。每帧图像要处理约一万个以上像素。在实时显示时,要在30ms内处理如此多取样点的频谱分析十分困难,因此必须采用一种快速频谱分析的方法来代替传统的快速傅里叶转换(FFT)。

自相关技术是检测两个信号相位差的一种方法。在自相关检测中,多普勒频移信号 $z(t)$ 可被分解成一对正交信号 $x(t)$,$y(t)$,即:

$$z(t) = x(t) + jy(t)$$

自相关检测把这对正交信号分成两路,一路直接送入混合乘法器,另一路通过一个延迟电路后再送入混合乘法器,使延迟电路的延迟时间刚好等于超声波的发射脉冲间隔 T。

在混合乘法器中,对 $\cos\varphi_1$、$\cos\varphi_2$、$\sin\varphi_1$、$\sin\varphi_2$ 四个信号完成如下计算:

$$\cos\varphi_1 \cdot \cos\varphi_2 + \sin\varphi_1\sin\varphi_2 = \cos(\varphi_1 - \varphi_2)$$
$$\sin\varphi_1 \cdot \cos\varphi_2 + \sin\varphi_2\cos\varphi_1 = \sin(\varphi_1 - \varphi_2)$$

于是输出一对正交信号 $\cos\omega_d T$ 和 $\sin\omega_d T$。先求得这一对信号的商 $tg\Delta\varphi = \dfrac{\sin\Delta\varphi}{\cos\Delta\varphi}$,利用反正切函数,即可求得相位相差 $\Delta\varphi$。再由 $\Delta\varphi = \omega_d T$,代入公式即可获得速度值 v。

$$\Delta\varphi = \frac{2\omega_0}{c}T \cdot v_p\cos\alpha$$

自相关器由延迟电路、复数乘法器和积分器组成。通过延迟电路的多普勒信号进入复数乘法器,与未经过延迟电路的多普勒信号相乘。这样,每一个经过延迟的多普勒信号均与前一个未经延迟的多普勒频移信号相乘。

由于血液细胞群流速存在差异,在每一取样门,探头在每一瞬间都将接收若干频移信号,自相关器利用积分器将这些频移信号加以平均以获得平均血流速度。多普勒频移信号是离散化的,可通过自相关器计算血流动态的各有关信息资料,即计算平均多普勒血流速度(v)和速度分散(湍流)数据($\delta2$),平均功率(P)—能量显示。因此,彩色多普勒血流图所显示的是平均血流速度;彩色多普勒能量图所显示的是平均血流功率。

经自相关器计算的血流数据在彩色数字扫描器中再做有关处理,分别输送红、蓝、绿和同步信号 R、G、B,转换为 PAL 制式或 NTSC 制式信号,至主机的彩色监视器上进行 M 型和二维灰阶图像同步融合显示。在此融合成像过程中,由于两种成像方式的频率可能会存在差异,导致血流多普勒频移信号可能会与 M 型和二维灰阶的心脏固体结构图像重叠,造成彩色血流溢出等伪像。

（二）速度标尺与色标方向定义

彩色多普勒血流成像采用彩色编码方式,其将通过自相关技术处理的多普勒频移信号经频率—色彩编码器转换成彩色,实时地叠加在二维灰阶图像上。彩色多普勒血流成像仪采用国际照明委员会规定的彩色图标。

规定用红色表示正向流;用蓝色表示反向流。并用红色和蓝色的亮度分别表示正向流速和反向流速的大小,此外用绿色及其亮度表示血流出现湍流或发生紊乱的程度。

彩色多普勒血流成像有两种输出方式如下。

1. **速度方式**　速度方式用于显示血流速度的大小和方向。血流速度在二维超声中表现为与扫描声线平行和垂直两个分量。在平行线方向以上的血流速度分量朝探头流动,用红色表示;在平行线方向以下的血流速度分量朝探头流动背向探头的流动,用蓝色表示,与扫描线垂直的血流速度分量无色彩显示。血流速度大小以颜色的亮度来显示,流速越快,色彩越亮;流速越慢则色彩越暗;无血流动则不显色。

2. **速度方差方式**　在血液流动过程中,当速度超过所规定的显示范围或血流方向发生紊乱时,彩色血流图像中会出现反向颜色和/或五彩镶嵌斑点,这是方差显示的结果。

在彩色血流成像中,方差大小表示血流紊乱或湍流的程度,即混乱度,用绿色色调表示。湍流的速度方差值越大,绿色的亮度就越大;速度方差值越小,绿色亮度越小。

彩色多普勒血流成像利用三原色和二次色表示血流速度的方向和湍流。如果朝向探头方向运动的红色血流出现湍流,则表现为红色为主,红黄相间的血流频谱。如果湍流速度很快,会出现色彩逆转,显示为以红色为主的五彩镶嵌状的血流图像。背离探头方向的蓝色血流在流速、方向改变后也会出现以蓝色为主的五彩镶嵌状图像。

（三）取样门

由于彩色多普勒血流成像基于脉冲波多普勒技术。因此,取样门的大小直接影响所获取的多普勒超声频移大小和分布。当取样门较大时,相对所获取的多普勒频移信号分布范围会较宽,彩色多普勒血流成像血流彩色斑点会较粗大;相反,当取样门较小时,相对所获取的多普勒频移信号分布范围会较窄,彩色多普勒血流成像血流彩色斑点会较细小。此点技术差异会影响整体的二维彩色多普勒血流成像质量。例如:在观察细小血流状态时,应当选用较小的取样门。

（四）观测深度、帧频与感兴趣区

同理,由于彩色多普勒血流成像基于脉冲波多普勒技术,超声波脉冲重复频率也直接影响到血流的显示深度。在进行不同深度血流检测时应当充分考虑此点技术局限性。当要获取较大深度血流信息时,应当选用较低的超声波脉冲重复频率。但是如前所述,采用较低的超声波脉冲重复频率难于检测较高的血流速度。

因此,在观测深度较大时应当通过调节患者体位和/或超声波探测方向,以获得适当的超声波检测深度,将有助于得到适当和相对正确的血流成像结果。

彩色多普勒血流成像的帧频（时间分辨力）直接影响对快速血流的空间分辨率。当二维彩色多普勒血流成像的帧频较低时,较难准确可靠地观测到快速的血流变化过程。但是,如果采用过高的二维彩色多普勒血流成像帧频,也势必减损血流成像的检测范围和深度。因此,在实际应用中,应当充分平衡这两者间的优点和局限。

二维彩色多普勒血流成像的感兴趣区大小也直接影响血流成像的帧频。感兴趣区越大,二维彩色多普勒血流成像的帧频越低;反之,感兴趣区越小,二维彩色多普勒血流成像的帧频越高。

三、彩色多普勒能量血流成像

彩色多普勒能量图分为功率型（无方向性）多普勒能量图和方向性多普勒能量图两种成像方法。

（一）成像原理

功率型多普勒能量图是对多普勒频移信号的振幅-频移曲线的面积即多普勒信号能量进行彩色编码显示。其具体计算值为接收到的超声波振幅的平方。能量方式表示的是多普勒频移功率的大小。血流速度大小及方向的色彩表达与速度方式不同,通常采用单色色靶进行标示。可以有多种单色色靶选择,以色彩亮度表示功率的大小,功率越大色彩亮度越大;反之,功率越小色彩亮度越暗。

（二）无方向性能量血流成像

无方向性能量多普勒成像技术的优点是能够获取较为低速和细小的血流信息,但其缺点是不能用彩色信号表示血流方向、血流速度及血流状态等信息。血流成像基本不受超声波入射角度的影响。

（三）方向性能量血流成像

方向性多普勒能量图为混合彩色多普勒,即二维彩色多普勒血流成像技术与多普勒能量成像技术的融合。其采用不同的颜色编码表示血流方向,以能量方式显示血流信号,同时以二维彩色多普勒血流成像方式显示血流方向。通过这两种技术的互补,为超声诊断提供更全面、更丰富的血流信息。

四、组织多普勒超声成像

（一）成像原理

组织多普勒成像技术的原理与多普勒血流成像技术原理大致相同,所不同的是采用了不同的处理整体多普勒频移信号的滤波器。心室壁心肌运动所产生的多普勒频移信号的强度（intensity）明显高于心腔内血流所产生的多普勒频移信号强度。前者的频移信号特征为高振幅和低频率;后者的频移信号特征为低振幅和高频率。

通常多普勒血流成像技术采用所谓"高通滤波器"只允许血流所产生的高频率多普勒频移信号通过,并得到进一步的信号处理,从而使多普勒血流成像得以实现。组织多普勒成像技术采用所谓"低通滤波器"并确定了恰当的频率通过阈值,滤除了血流产生的高频信号,只允许心脏组织结构运动产生的低频信号通过,并得到进一步处理,从而实现心脏组织结构的运动信号显示。

已知心室壁心肌等心脏组织结构的运动速度多在 0.20m/s 之内,据此推算确定了低通滤波器的频率通过阈值。

(二)成像模式

通过低通滤波器的多普勒频移信号,经计算机处理后分别以不同的模式显示不同的心室壁心肌运动信息。

这些模式包括速度模式(velocity mode)、加速度模式(acceleration mode)、能量模式(energe mode)和应变模式(strain mode)。其中速度模式能够显示心室壁心肌在心动周期不同时相的速度测值、分布和方向;加速度模式能够显示心室壁心肌在心动周期不同时相的加速度测值、分布和方向;能量和应力模式能够显示心室壁心肌在心动周期不同时相的测值和分布。

组织多普勒成像有三种不同的显示格式用以表达上述四种不同的组织多普勒模式,分别显示从点、线到面上的心肌运动信息。这三种显示格式分别为二维格式、M 型格式和脉冲波多普勒频谱格式。其中二维格式主要用于表现心肌断面上的速度、加速度、能量和张力的分布情况;M 型模式主要用于表现心肌组织在一维结构上的速度时相变化;脉冲波多普勒频谱格式主要用于定量检测局部心肌的运动速度和加速度。

(三)组织多普勒成像彩色编码原则

1. 速度模式　该模式通常均为双向编码。其所显示的速度范围多在 ±0.24m/s 之内,速度分辨率可低至 0.026m/s。可反映心肌运动速度在二维和 M 型显示格式上的分布、方向、测值和时间顺序变化。

2. 加速度模式　该模式为单向或双向编码。可反映心肌运动加速度在二维显示格式上的分布、方向、测值和时间顺序变化。

3. 能量模式　该模式为单向编码。可反映心肌运动能量在二维显示格式上的分布、测值和时间顺序变化。

4. 应变模式　该模式为单向编码。可反映心肌运动张力在二维显示格式上的分布、测值和时间顺序变化。

在实际应用中,可通过选择不同的彩色编码后处理模式和不同的彩色编码,以期突出反映特定速度、加速度、能量和张力范围内的速度、加速度、能量和张力变化情况。

(四)组织多普勒成像的优化调节

1. 帧频的控制　采用尽可能高的帧频是组织多普勒成像技术准确反映心肌组织运动完整信息的关键之一。

由于心肌组织运动速度快、变化大,过低的帧频可漏过一些心肌组织运动信息,从而不能完整地反映心肌运动在整个心动周期各时相内的变化全部过程。目前,某些仪器的最高组织多普勒信息帧频可达到 100 帧/s 以上。通过调节超声波的发射频率、脉冲波重复频率(PRF)和速度检测范围、取样线密度和取样门、调节组织多普勒成像探查深度、选择最小取样框方法,可最大限度地提高组织多普勒成像的帧频。

调节病人的体位,使被观察结构尽可能地靠近探头,以减少探查深度,从而提高组织多普勒成像的帧频,是在检查过程中必然始终注意的环节之一。

2. 图像质量的控制　尽可能地提高被观察结构的图像质量是组织多普勒成像准确反映心肌运动的另一关键因素。组织多普勒成像同样是一种超声技术,其需要尽可能多地获取被观察结构超声波多普勒频移信号。

较差的图像质量可掩盖被观察心肌组织的运动信号。选择不同的取样窗和调节超声波发射频率可改进图像质量。但是由于影响图像质量的因素众多,其中某些因素是经胸壁超声心动图(TTE)技术所无法克服的。因此迫切需要有新的技术和方法来解决这一问题。目前,一些公司和研究机构已将组织多普勒成像技术装备至经食管超声探头和心脏血管腔内超声导管探头,以期最大限度地提高被观察组织结构的超声图像质量并提高对组织结构和运动速度的分辨率。其中心脏血管腔内超声导管探头所具备的组织多普勒成像技术已可实现其所有的显示模式和格式。

3. **声束角度的控制**　组织多普勒成像技术与多普勒血流成像技术相同,尽可能地使超声波束与被观察组织结构运动速度方向平行,是准确检测组织运动速度的另一关键因素。

超声波声束与被观察组织结构运动速度方向之间夹角过大,可以造成组织运动速度被低估,从而不能正确反映速度和加速度的测值和分布及其时相变化。采用不同的取样门和取样角度以及调节病人的体位,有助于准确客观地反映被观察组织的运动信号。在采用多普勒频谱格式进行组织多普勒成像定量检测时,使用角度校正技术可获取更为准确的组织运动信号定量测定。

五、彩色多普勒超声成像与超声造影

超声造影通常是指经静脉注入超声微泡造影剂,进入右心后,穿过肺毛细血管到达左心房、左心室和冠状动脉系统,显示左心腔的轮廓及心肌灌注情况;当造影剂进入主动脉后,可经主动脉分支动脉进入肝、脾、肾等实质脏器,显示上述实质器官的形态轮廓与血流分布以及不同时相(动脉相、静脉相和门脉相等)的器官动态供血状况,可帮助判断实质器官内有无占位性病变等。

超声微泡造影剂可以增强多普勒频移信号。在早期的超声微泡造影剂应用中,多数被应用于增强低弱的血流信号,以获取较为真实的血流信号。例如:用于颅内动脉的血流多普勒频移信号增强。超声微泡造影剂的多普勒频移信号增强效应此后被广泛应用于在心肌血流灌注时增强彩色多普勒能量成像和量化评价。在实质器官的超声造影成像时,常应用短暂高机械指数超声发射,亦即所谓"Flash"技术,在破坏超声造影微泡后突出显示微小肿瘤占位病变的空间位置和形态。

第四节　多普勒超声的临床应用

一、血流成像

多普勒超声的主要初始技术目标就是血流状态标测。在临床实践中,该项技术可以提供包括血流起源、路径分布、血流状态和最终流向等信息。通过,频谱多普勒技术,还能够对特定部位的血流进行定量评价,提供包括:血流速度和方向、血液容量和流量、压力阶差和压力动态变化过程等多方位的量化信息。近期研发的向量速度标测技术还可动态显示血流中存在的涡流并予以量化评价。

(一) 血流状态

在多普勒超声的临床应用中血流状态的评价是最为基本的观测内容。正常血流状态通常指稳流和层流;而异常血流状态通常指湍流和涡流。血流的旋流状态可存在于正常和异常血流状态。

1. **稳流**　稳流是指血流横截面从中心点至边缘的流速完全相同。这是一种理想的流体状态,在现实中由于血液流体自身存在的黏滞阻力以及与边缘结构间存在摩擦阻力,通常会导致流体内部不同程度的流速差异。只有在流体动能巨大,足以忽略上述阻力时,此种稳流状态才会出现。

2. **层流**　层流是指血流横截面从中心点至边缘的流速呈现均匀递减梯度分布。这是一种正常的血流状态。如前所述,此种流体状态是由流体自身以及流体与边界结构间摩擦阻力所导致。采用脉冲波多普勒以较小取样门检测时,血流频谱的频带通常较窄。这一种血流状态通常见于心脏各瓣膜口及心腔内、大动脉及其外周动脉腔内。实质器官的动脉供血,由于其动脉血流阻力通常较小,血液流速分布较大,常形成一种较宽的单向血流速度频带。

通常采用雷诺系数(Re)来反映流体状态。当雷诺系数≤2 000时,一般为层流状态。

3. **湍流**　湍流是指血流主体方向一致,但是在流体内存在不均匀分布的血液流动速度和不同的血流方向。这一种血流状态常见于狭窄的心脏瓣膜口和反流以及狭窄的动脉管腔内。在心腔内的湍流有时也被称为"射流",如二尖瓣狭窄时舒张期的高速过瓣血流。

4. 涡流　涡流是指血液流体的方向和流速大小完全不一致。这一种流体状态常见于射流周边，是一种由于血流水锤效应、血流推挤效应和血流 Venturi 效应综合导致的血液蜗旋运动状态。此一血液运动状态，可以是血液动能损耗的一种形态，也可以是血液动能存储和传输导向的一种形式。同时高速旋转的涡流也可能造成心内膜或血管内皮的损伤，从而导致一系列的与内皮损伤相关的临床事件链。

5. 旋流　旋流是指血液经由一相对较小的孔道进入较大腔室所形成的往返血流状态。这一种流体状态常可见于正常的左心室腔内，当舒张期血流通过二尖瓣口进入相对较大的左心室腔内时，在左心室腔内可形成流入道与流出道的往返血流状态。这一种血流状态也可见于病理状态，如假性动脉瘤时瘤体腔内的血液流进和流出状态。

（二）血流路径与分布

彩色多普勒超声血流成像的最为重要的观察内容就是血流的起始点、流经路径和血流的分布。彩色多普勒超声血流成像能够较为可靠的观察到血流的起始、流经路径和分布以及血流的终点。此点在先天性心脏病或心脏瓣膜病等结构性心脏疾病心腔内异常血流评价时对判断异常分流或反流的起始部位和血流路径是否异常非常重要，有助于上述疾病结构和功能的超声准确诊断。

（三）连续方程式

连续方程式是基于能量守恒原理所建立的血液流量计算公式。其基本的概念是在密闭循环体内，流入量应当等于流出量。例如具体到心脏和血管，二尖瓣舒张期流入左心室的血流量应当等于收缩期经有主动脉口射出的血流量。

$$VTImv \times Amv = VTIao \times Aao$$

其中 VTImv 为舒张期二尖瓣过瓣速度时间积分；Amv 为舒张期二尖瓣口面积；VTIao 为收缩期主动脉口速度时间积分；Aao 为收缩期主动脉口面积。

当上述两个流量存在差异时，通常表明在收缩期存在二尖瓣反流或心室水平分流。因此，这一连续方程式可以被应用于计算二尖瓣的反流量，也可在先天性心脏病的血流量化评价中用于计算分流量。

该技术方法的局限性为：当合并有轻度（Ⅰ/Ⅳ）以上主动脉瓣反流时，测量结果可能会不可靠。

（四）分流

血液分流是指血流经由异常通道（如室间隔缺损、房间隔缺损、动脉导管未闭和动静脉瘘等）进入正常引流腔室以外腔室的血流状态。

分流是一种明显异常的血流状态，会加重异常被引流腔室的血流负荷量，增高被引流腔室的容量和压力负担，同时也会减少正常被引流腔室的血液流量。

彩色多普勒超声血流成像技术能够十分清晰的显示分流的存在、部位以及引流路径。分流血流通常表现为异常血流起源部位的流体会聚成较窄的高速度血流，其可以表现为射流（如室间隔缺损和动脉导管未闭）。通过对血流会聚点的确认，有助于确定分流通道的空间位置和数量。分流两侧腔体内的压力相对平衡，压力差值较小时，分流速度和分流量将会明显减少，可表现为特定短暂时相的分流或者双向以及反向分流。

（五）反流

血液反流是指当心脏或血管瓣膜的结构和功能病变异常时，血流在不同的心动周期时相出现反向流动的现象。

正常心脏和血管的瓣膜均为单向阀门，即只允许心脏和血管内的血流朝向一个方向流动。

反流也是一种明显异常的血流状态。其可以导致受累瓣膜相关腔室的血流量异常增大，增加心脏房室或血管的容量负荷并最终导致压力负荷的增加。与分流血流相同，反流血流在起始部位也存在血流会聚为较窄的高速血流。通过对血流会聚点的确认，有助于确定反流通道的空间位置与数量。

（六）血流会聚

当血流通过狭窄口时，趋向于狭窄口的层流血流将会出现加速现象并形成多个同心"壳"或等速半球。质量守恒定律认为：所有通过这些"壳"的血流最终必将通过狭窄口。因此，在任意"壳"面的血流率将等于最终通过的血流率。对这些血流会聚区域的彩色多普勒血流进行分析,将提供一个渐变准确的距狭窄口任一距离处测量最终通过狭窄口血流量的方法,即:

$$血流1=血流2$$

因此:

$$狭窄口血流率(ml/s) = A_壳 \times V_壳$$
$$= 2\pi r^2 \times V_r$$
$$= 6.28 r^2 \times V_r$$

其中 $A_壳$ 为任一选定壳的面积;$V_壳$ 为任一选定壳面的速度;r 为任一选定壳面距离狭窄口的半径;V_r 为任一选定壳面的血流速度。

在使用此项技术方法时应当注意以下技术细节:

1. 使用局部放大功能优化狭窄口的二维图像。
2. 优化血流会聚区域的彩色血流细节。
3. 向下移动彩色血流基线以减少彩色血流的混叠血流速度。
4. 观察并测取混叠边缘的血流速度 $V_壳$。
5. 测量混叠边缘至狭窄口的半径 r。

通过此方法还可计算狭窄口或反流口的面积:

$$狭窄口或反流口面积(cm^2) = (6.28 r^2 \times V_r)/V_{max}$$

其中 V_{max}:连续波多普勒获取的最大过口血流速度。

这项技术方法可广泛应用于心脏瓣膜狭窄口或房室间隔缺损狭窄口的反流或者分流量计算,以及瓣膜反流有效瓣口面积和缺损面积或反流以及分流量计算。

（七）高速和低速血流观测方法

在进行心血管血流速度测定时,一个非常重要的原则就是应当依据预估的血流速度选用相应的多普勒超声技术和脉冲波重复频率进行测量。

在对高速血流进行测量时,通常应当采用连续波多普勒技术。应当选用适当高的能够包含所测血流最大速度的最大血流速度量程。如果血流速度过快,还应调节血流频谱基线以获得最大的血流测量范围。如果要获取真实的最大血流速度值,通常还需要以不同的声束入射位置和方向进行检测。例如:要获取主动脉瓣狭窄收缩期最大血流速度,常需要利用胸骨上窝或胸骨旁右侧检测区域,以获得最大过瓣血流速度等。

在对低速血流进行检测时,通常应当采用脉冲波多普勒技术。应当选用适当低的能够包含所测低速血流最大速度的最小血流速度量程。如果选用较高的速度量程,将导致所观测低速血流的测量出现较大误差。如果血流速度过慢,还应调节血流频谱基线以获得最大的血流频谱显示范围。在进行低速血流检测时,同时应当特别调节频谱滤波值。过高的滤波设置将滤除拟检测的低速血流信号。对取样门的设置也应当予以高度重视。检测时,应当将取样门放置于血流中心位置,并设置适当的取样门大小。针对不同的检测指标,取样门的大小设置有所不同。例如:获取阻力指数时,取样门应当最小化;获取搏动指数时,取样门应当最大化。

正常心脏和血管血流通常表现为单向搏动性(心腔内和动脉血流,随心动周期波动)血流或单向周期性(静脉血流,随呼吸周期波动)血流。其中动脉血流在外周和实质器官的血流频谱有明显差异。外周动脉表现为所谓三相波频谱,而实质器官供血动脉则表现为所谓单相血流频谱。

二、心肌血流灌注成像

目前临床和基础实验多采用彩色多普勒能量图对心肌或其他人体实质器官的血流灌注进行成像。通过检测超声造影微泡散射回来的多普勒频移能量信号能够较常规超声检测更为敏感的获得心肌或其他人体实质器官的血流灌注相关信息。

该项技术多被应用于心肌缺血或梗死、人体实质器官肿瘤病变的血供状态评价等领域。

三、组织运动成像

1. 心肌收缩功能评价　心肌运动的速度主要由心肌的收缩和舒张产生。心肌收缩功能的异常可直接表现为心肌运动速度大小、方向和分布的异常。组织多普勒显像速度模式为评价这一运动速度的异常提供了一个直观和敏感的方法。

现在采用的评价方法有两种：①M 型显示格式：该方法为半定量方法，只能显示取样线上的一维心肌运动速度分布。②多普勒频谱显示格式：多普勒频谱显示格式常被应用于定量评价某一特定部位长轴方向上的运动速度和方向。目前常用的取样部位为房室瓣环、心室中部和心尖部在室间隔、左心室后壁和前侧壁的相应部位，以确定某一部位心肌收缩期运动的最大速度、速度积分、速度频谱形态和时相等于该部位心肌收缩性能和除极的瞬间关系。目前的研究表明：当心室收缩功能减低时，心肌收缩期运动速度也随之减低，收缩时相可相对延长、速度频谱可表现为多峰形态（正常情况下为单峰）。

由于组织多普勒显像技术仍是一种多普勒技术，其必将受到声束与被观察结构表面之间角度的影响。因此，在心室壁心肌运动速度方向与声束之间角度较大或垂直时，就会造成心脏运动速度被低估或缺失的情况。

2. 心肌舒张功能评价　与心肌的收缩功能相似，心室心肌的舒张功能主要由心室心肌在舒张期的运动速度大小、方向和分布所决定。

采用组织多普勒显像的 M 型和多普勒频谱显示格式，可直接定量或半定量地显示心室壁特定部位舒张期的心肌运动速度大小、方向和分布。心室的舒张功能同样具有方向性（长轴和短轴）。因此，在评价不同方向的心室舒张功能时，在技术上略有不同（如所采用的引导心室二维切面等）。对于评价长轴方向的心室舒张功能，目前最常使用的是房室瓣环的舒张期运动速度频谱。该部位舒张期运动速度频谱的速度测值和方向与心室壁其他部位的心肌舒张期运动速度的测值和方向密切相关。因此可以代表心室心肌长轴方向上的整体舒张功能情况。从理论上讲，由于绝大部分心室心肌均附着于心脏纤维支架中的房室瓣环上，并以此为支点进行舒缩活动。因此，测取该部位的运动速度频谱亦可以反映心室整体在该长轴方向上的功能情况。

在舒张期，房室瓣环运动速度频谱呈负向双峰。正常人其第一峰（Em 峰）高于第二峰（Am 峰）。当心室舒张功能受损时，Em 峰低于 Am 峰；限制性心室舒张功能减低时，Em 峰和 Am 峰均明显减低，Em 峰高于 Am 峰，Am 峰矮小。当二尖瓣口舒张期血流多普勒速度频谱假性正常化时，二尖瓣环的组织多普勒显像舒张期运动速度频谱仍为异常表现，即 Am 峰高于 Em 峰。这一发现对于鉴别心室舒张功能受损时，常规二尖瓣口舒张期多普勒血流频谱的假性正常化具有极为重要的意义。

有研究表明：心室壁心肌舒张期的运动速度与心室舒张末期压力之间有较好的相关性。二尖瓣口血流多普勒频谱 E 峰与二尖瓣环组织多普勒显像运动速度频谱 Em 峰的比值（E/Em）与肺毛细血管楔嵌压（PCWP）之间亦有较好的相关性（$r = 0.87$）。其回归公式为：

$$PCWP = 1.24(E/Em) + 1.9$$

3. 组织多普勒显像在冠心病诊断中的应用　心肌缺血和/或梗死后将会由于心肌细胞功能的丧失和心肌细胞结构的破坏，从而导致局部缺血和/或梗死区域的心肌运动出现异常表现。这一异常的心肌运动在心肌缺血后 15s 就可出现。因此，检测这一心肌的异常运动，可以早期敏感地诊断心肌缺血并确认其部位和范围。

组织多普勒显像技术能够准确地反映心室壁心肌运动的速度、加速度、能量和张力的大小、方向和分布。因此为心肌缺血和/或梗死的确认和量化分析提供了一个新的手段。

（1）心绞痛：心肌缺血的组织多普勒表现可分为若干类型。在急性心肌缺血区域，心肌运动的速度、加速度、张力和能量均明显减低。在二维及 M 型格式上，表现为某一时相的色温减低和/或缺如。在多普勒频谱格式上,心肌缺血区域的运动速度频谱变化,以舒张期 Em 峰的明显减低和/或 Am 峰的相对增高和/或代偿性增高为其主要表现。在慢性心肌缺血区域,心肌运动异常类型依心肌缺血的程度、范围和部位,可表现为速度、加速度、张力和能量减低伴或不伴速度方向异常;速度、加速度和能量增高伴或不伴速度方向异常等若干组合。其中速度、加速度、张力和能量的减低又可分为若干个等级。在二维和 M 型格式上,表现为局限性色温的减低或色温异常增高伴或不伴有速度方向的异常。在多普勒频谱格式上,心肌缺血区域的运动速度频谱变化通常表现为 Em 峰和 Am 峰的减低或增高伴或不伴速度方向异常。

（2）急性心肌梗死:急性心肌梗死的组织多普勒表现主要为小范围急性心肌梗死区域的速度、加速度、张力和能量明显减低。在二维和 M 型格式上各时相内色温明显减低或缺失。在多普勒频谱格式上,舒张期 Em 峰和 Am 峰峰值明显减低,与此同时收缩期 S 峰也明显减低。大范围急性心肌梗死区域可出现心肌运动速度方向的异常。

（3）陈旧性心肌梗死:陈旧性心肌梗死的组织多普勒显像表现主要为陈旧性心肌梗死区域心肌运动速度、加速度、张力和能量的不同程度减低,可伴有速度方向的异常。在二维和 M 型格式上表现为色温减低或缺血伴或不伴有速度方向异常。由于陈旧性心肌梗死部位心肌纤维化变薄,可导致陈旧性心肌梗死部位心室壁着色范围变窄。合并室壁瘤或血栓时表现为:瘤壁的色温明显减低或颜色缺失;血栓通常与附着室壁的颜色相同或不同,但色温较低。在多普勒频谱格式上,陈旧性心肌梗死区域心肌运动速度频谱表现为收缩期 S 峰和舒张期 Em 峰 Am 峰峰值的减低,伴或不伴有速度方向异常。在心肌梗死区域内可检出加速度值相对较高的带状或岛状分布。这一局限性的较高加速度值分布提示该陈旧性心肌梗死区域内仍有心肌存活。在二维格式上,在陈旧性心肌梗死区域周围的相对正常心肌内可检出树枝状的流动色块。采用多普勒频谱格式可检山动脉的血流频谱,提示迂曲增粗、血流速度减低的冠状动脉。

（4）辅助超声心动图药物负荷实验:组织多普勒显像技术能够判断目测法不能区别或确认的心室壁心肌轻微异常运动、小范围异常运动和复杂异常运动。在药物负荷实验中,组织多普勒显像技术还为顿抑心肌的检出,提供了一个可行的方法。在药物负荷实验中,基础图像色温较低或缺失伴或不伴速度方向异常的区域,在一定剂量的药物负荷后,该区域色温增高速度方向转变为正常,则提示该区域心肌为顿抑心肌。对顿抑心肌检测的重要价值在于可为各种冠状动脉手术的术前疗效评价提供参考标准。在正常心肌区域,心肌运动速度在药物负荷后增加。在心肌缺血区域,心肌运动速度在药物负荷前后无显著性差异。

4. 组织多普勒显像评价心律失常　由于组织多普勒显像能够提供心肌运动的速度和加速度在瞬间心室切面上的分布、大小和方向。因此,该技术可被应用于检测由于心肌细胞电兴奋而导致的心肌收缩运动在瞬间心室切面上的变化情况。

心肌电兴奋与组织多普勒显像检测出的心肌收缩运动之间在部位和时相方面有很好的相关性。组织多普勒显像所显示的心肌收缩运动,间接反映了心肌电兴奋的起始部位和分布情况。

由于心肌电兴奋及其诱导的心肌收缩运动是一个非常快速的过程。因此需要一个对心肌收缩运动非常敏感的手段,在心室心肌尚未完全达到有序收缩之前,即能检出心室壁局部的心肌收缩运动。只有这样,才能准确地反映心肌收缩运动的起始位置和随后的全部变化过程。加速度主要由速度和时间这两个因素确定。对速度因素,主要由仪器的两个方面功能决定加速度的检测,其一为对低速度的检测能力,亦即能否反映组织的低速度运动;其二为对低速度的分辨能力,亦即对组织运动的速度变化（速度差）的表现能力。对于时间因素,其主要由仪器采集图像的帧频所决定,亦即较高的帧频不仅可以获得较高的时间分辨力,而且还能够在极短的时间内获得不同的加速度表现。

（1）正常心室壁心肌收缩顺序的检测:正常人心室电兴奋由房室结传入,经结希区、希氏束和左右束支传导至蒲肯野氏纤维系统,从而导致整个心室心肌的机械收缩。由于正常人心肌电兴奋与机械收缩偶联关系正常,因此组织多普勒显像加速度模式所检测到的心室心肌机械收缩起始点和顺序能够反映心室心肌电机械兴奋起始点和顺序。

心室壁心肌加速度起始和分布在传统的舒张末期中具有以下变化过程:①在心电图 P 波终末,有一轻微的心室心肌加速度发生。这一加速度由心房收缩造成,因此这一加速度的分布为整个心室壁心肌,其方向为离心性,以左心室后壁最为明显;②在这一加速度发生后,有一短暂时间,整个心室壁心肌处于相对静止的状态;③在心电图 R 波之前,室间隔上部出现局部心肌的加速度分布,其方向为向心性。对于正常人心室壁心肌加速度起始位置、传导顺序和出现的时相的正确认识将为室性心律失常异位起搏点、预激综合征旁道和束支传导阻滞的检测打下坚实的基础。

(2) 室性心律失常异位起搏点的检测:由于组织多普勒显像技术不仅能够检测心室壁心肌收缩所产生的加速度,与常规灰阶显像技术相结合还可以确认这一局部心肌收缩所产生加速度起始点在心室结构中的具体位置。该技术不仅可以用于单源性的室性心律失常的单个异位起搏点的定位,而且还可以应用于多源性的室性心律失常的多个异位起搏点的定位。

该技术的另一重要临床应用价值为可以区分异位起搏点在心室壁心肌各层次(心内膜下心肌、中层、心外膜下心肌)中的位置。从而弥补了常规心脏电生理检查只能检测异位起搏点在心室结构中位置,而不能检测异位起搏点在心室壁内心肌各层次中位置的缺陷。这一点在决定室性心律失常患者治疗方法方面具有重大意义。

室性心律失常在心室壁的异位起搏点在组织多普勒加速度图像上表现为在正常的心室心肌加速度起始点以外的其他位置的异常初始加速度。该初始加速度的分布范围和加速度值大小不一。其主要由以下两个方面因素决定:①电兴奋与观察时相之间的时间间隔;②异位电兴奋的强度和范围。因此,在电兴奋与观察时相之间的时间间隔固定的情况下,异位的初始加速度分布范围和加速度值能够反映异位起搏点电兴奋的范围和强度。

由于该技术的若干影响因素(尤其是呼吸因素)的干扰以及右心室壁形态的复杂性,对起源于右心室的室性心律失常其检测难度较大。在进行检测时,正确控制呼吸并进行多角度和多切面的观察,是准确检出右心室源异位起搏点位置的技术保障。

(3) 预激综合征旁道的检测:目前临床所采用的检测预激综合征旁道的方法为:在 X 线透视的辅助下采用心内电标测导管插入冠状静脉窦标测预激电位,并根据预激电位与标测电极之间的位置关系推断旁道的位置。该方法为一介入性和放射性的检测方法。与此同时缺乏心室结构与标测导管以及标测导管与消融导管之间的准确位置关系。

因此,长期以来临床血管介入治疗需要一个既能准确检出旁道位置,又能引导消融导管到达旁道位置并提供准确的解剖位置关系,同时还能随时评价消融效果和并发症、确认终止治疗时机以及术后随访的无创性的检测方法。

组织多普勒技术的若干特点能够基本上满足上述要求。首先,组织多普勒显像技术能够正确评价心室心肌的局部收缩运动;其次,该技术能够提供心室解剖结构和功能以及导管在心内确切位置的图像;再次,该技术无创,可在手术前、术中和术后随时随地进行检测。因此,组织多普勒显像技术不仅能够在术前确认旁道位置,而且在术中能够准确引导射频消融导管至旁道位置进行消融治疗并随时评价消融效果、确立终止治疗时机。在术后可以不受限制地进行随访评价。同时可进一步评价射频消融治疗的长期疗效,以及有无旁道残留或多条旁道并存等。

组织多普勒显像应用于预激综合征旁道检测的前提条件是旁道必须是前向传导的,也就是心室心肌必须由旁道前传的电兴奋首先诱导收缩,并在心室壁内心肌产生一个局限性的收缩区域。从目前情况来看,只有显性预激综合征(即 W-P-W 综合征)能够满足这一条件。

(4) 束支传导阻滞的评价:在束支传导阻滞时,被阻滞束支所分布的心室心肌区域其心肌电兴奋和机械收缩的时间将出现延迟。采用组织多普勒显像技术检测束支传导阻滞患者心室心肌的加速度的起始位置及其分布,并与正常人在相同的时相和心室切面进行比较,就可以评价受束支传导阻滞影响的心室壁心肌的位置和范围。

在心室壁心肌运动功能正常时,通过对束支传导阻滞所致局部心室壁心肌机械收缩异常的位置、范围和程度的评价,可以为各种不同类型束支传导阻滞对心室局部或整体功能的影响,提供分类评价的准确依据。但是,在冠心病患者中,其束支传导阻滞往往与心肌缺血和/或心肌梗死合并存在。由心肌缺血和/或梗死导致的心室心肌节段性运动异常,将会干扰组织多普勒显像技术对束支传导阻滞所致心室心肌机械收缩延迟现象的观察。

（5）起搏电极起搏效果的评价：起搏器人工起搏心室心肌将导致心室局部异位的心肌电兴奋和机械收缩。该异位的心室心肌电兴奋和机械收缩起始点与正常的心室心肌电兴奋和机械收缩起始点相比较具有以下特点：①心肌电兴奋直接由起搏电极诱导；②心室心肌电兴奋与机械收缩的起始点往往位于右心室心尖部；③起搏电极所接触到的心肌性质和分布将影响起搏效果；④起搏电极所施放的电刺激脉冲的各种参数的改变将导致异位起搏点心肌电兴奋与机械收缩初始分布范围和加速度值的变化。

将组织多普勒显像技术应用于评价人工异位起搏点的心肌电兴奋和机械收缩状态，能够反映人工异位起搏点的心肌分布和性质以及起搏电极的效能。

5. 组织多普勒显像在心肌疾病中的应用　任何原因所导致的心肌病变，都将使受累的心肌结构和功能发生改变。不同类型的心肌病变，其病变心肌的结构和功能改变也会有所不同。这就为通过评价病变心肌的结构和功能变化，反映心肌病变性质提供了可能。

多普勒血流信号分析和常规的灰阶超声已成为超声波评价心肌病变时心室整体异常血流动力学状态、功能和解剖结构变化的主要手段。但是这些方法所提供的均为心室整体的功能和结构变化，不能进一步评价心肌病变局部的功能和结构异常。

组织多普勒显像技术可以在病理解剖结构的基础之上评价局部心肌病变所导致的功能异常。从而使心肌病变性质的评价成为可能。

（1）肥厚型心肌病的评价：组织多普勒显像在肥厚型心肌病中的主要发现包括：①舒张期局部病变心肌 Em 峰峰值时间延长；②早期心肌舒张的不同步现象；③舒张期室间隔 Em/Am 值的反转；④在所有的收缩时相，局部病变心肌的速度梯度明显减低或反转。在应用组织多普勒显像评价肥厚型心肌病时，应当注意到由于其心肌病变在心室分布的不均匀性，仅对某一两个局部进行分析不能代表整个心室的心肌病变情况。全面的评价应包括肥厚区域和非肥厚区域。

（2）扩张型心肌病的评价：组织多普勒显像在扩张型心肌病中的主要发现包括：①在收缩期病变局部心肌和二尖瓣环的组织多普勒运动速度频谱 s 峰峰值明显减低，峰值时间延长并出现了 s 峰的多峰现象；②多峰现象与心室整体的 EMF 值有明显的相关性；③舒张期局部病变心肌和二尖瓣环的组织多普勒显像运动速度频谱的 Am 峰和 Em 峰峰值均明显减低，但 Em/Am 值未见明显改变。

s 峰峰值的明显减低和峰值时间的明显延长，反映了心肌收缩性能的减低；s 峰多峰现象的出现代表了心室心肌收缩的不均匀性和不协调性。尽管在心室舒张功能明显异常的情况下，Em/Am 值仍未反转，这并不代表心室舒张功能正常。其主要原因可能为心房心肌同样受累，导致 Am 峰峰值亦明显减低所致。

与此同时，由于心室壁心肌在收缩期和舒张期运动的不协调性和运动速度减低，在组织多普勒显像二维和 M 型格式上可出现心室壁心肌运动速度、加速度和张力分布的不均匀性和速度、加速度和张力的减低。

（3）限制性心肌病和心肌淀粉样变的评价：组织多普勒显像在限制型心肌病中的主要发现包括：①采用组织多普勒显像频谱格式所检测到的二尖瓣环运动速度较正常人和缩窄性心包炎患者明显减低。该指标较少受到心室负荷的影响；②与此同时二尖瓣环运动速度频谱 Em 峰的峰值时间较二尖瓣口血流频谱 EM 峰峰值时间短。

组织多普勒显像在心肌淀粉样变中的主要发现包括组织多普勒显像速度模式二维格式上表现为心室壁的中层心肌缺乏心肌运动速度表现，其速度分布呈特征性的所谓"三明治"改变。组织多普勒显像频谱格式发现：与正常人心肌运动速度频谱相比较，淀粉样变心肌运动的峰值速度均较平坦，提示心肌运动的加速度和减速度均有明显减低。与此同时，其峰值速度亦明显减低，减低的幅度与心肌淀粉样变性的程度有一定的相关性。病变心肌局部的 Em/s 值均低于-1.3，在正常人该比值范围为-1.5～-2.0。在淀粉样变的心脏，其心肌舒张中期的与舒张早期运动速度相反的速度表现消失。在舒张晚期，心肌运动速度亦明显减低。必须提出的是，上述改变在心肌淀粉样变的不同阶段可显示不同的表现形式。在心肌淀粉样变早期，可仅仅表现为某一舒张期时相的心肌运动速度减低。心肌淀粉样变的其他组织多普勒显像表现还包括其整体的心脏运动速度高于正常人等。

（4）高血压心脏病的评价：组织多普勒显像在高血压中的主要发现包括：心室壁局部肥厚心肌的多普勒运动速度频谱表现为舒张早期 Em 峰峰值速度减低；舒张晚期 Am 峰峰值速度增高；Am/Em>1.0（正常人群，Am/Em<1.0）。与此同时，局部心肌的等容舒张时间亦明显延长。

组织多普勒显像技术还能为早期轻微左心室舒张功能异常的评价和高血压某些阶段二尖瓣口多普勒血流频谱的假性正常化的鉴别等提供有用的指标。这些指标主要包括等容舒张时间、舒张期峰值速度（Em 峰和 Am 峰）、峰值时间和 Am/Em 值等。

进一步研究速度、加速度和张力在心室壁内心肌组织中的分布和变化情况，将有可能揭示高血压心肌组织结构与功能异常的关系。

6. 组织多普勒显像在限制性心包疾病中的应用　组织多普勒显像在限制性心包疾病中的主要发现包括心室长轴方向上的扩展速度则无明显改变。心室长短轴方向的舒张早期峰值速度和主动脉瓣第二心音距舒张早期峰值速度的时间分别高于和短于正常人组；短轴方向上的舒张期室间隔运动方向向后，在舒张早期峰值速度之前表现为一个尖锐的峰值或舒张早期运动速度频谱为双峰；在长轴方向上右心室前壁、室间隔和左心室后壁在舒张期最大峰值速度之后有一个方向向后的运动速度。

这些组织多普勒显像的特殊表现在任何正常人中均未能发现。因此，这些特殊表现可以作为诊断限制性心包疾病的依据。

7. 组织多普勒显像在心脏移植排斥反应中的应用　在排斥反应时舒张早期心肌运动的峰值速度减低。这一心肌运动峰值速度减低可以在中等程度的心脏移植排斥反应时，采用组织多普勒显像频谱检测出来。

在抗排斥反应有效治疗后，心室心肌舒张早期峰值速度均有回升。在有急性排斥反应的患者其心肌运动速度在收缩期和舒张期均呈持续性减低。其中，中度和重度排斥反应的心室心肌运动速度较轻度排斥反应的心室心肌运动速度明显减低；舒张早期左心室后壁心肌运动速度的减低具有最高的检测心脏移植排斥反应的敏感性。

（尹立雪）

参 考 文 献

［1］CAROL M. RUMACK, STEPHANIE R. WILSON, J. WILLIAM CHARBONEAU, et al. Diagnostic Ultrasound［M］. 3rd ed. Amsterdam：Elsevier, 2007.

［2］HARVEY FEIGENBAUM, WILLIAM F. ARMSTRONG, THOMAS RYAN. Feigenbaum's Echocardiography［M］. 6th ed. Philadelphia：Lippincott Williams & Wilkins, 2005.

［3］王新房. 超声心动图学［M］. 第 4 版. 北京：人民卫生出版社, 2009.

［4］周永昌, 郭万学. 超声医学［M］. 第 5 版. 北京：科学技术文献出版社, 2009.

第三章　超声诊断仪

超声成像技术已广泛应用于临床,发展日新月异。超声诊断仪型号根据工作机制可分为反射型、多普勒型及透射型。B型(B-mode)超声诊断仪是在A型(A-mode)基础上发展起来的,其工作机制与A型有许多相同之处,就不赘述A型超声诊断仪。由于干扰因素较多和实际操作和应用困难,透射型超声设备已不再临床应用。

第一节　超声诊断仪的类型、基本机制及结构

一、B型超声成像仪

(一) B型超声仪成像机制

医学超声波的工作机制与声呐有一定的相似性,其医学超声诊断中应用最为普遍的是回波法,即系统发射脉冲超声波后,超声波由表面到深部透入人体内部,当超声波遇到不同声阻抗和不同衰减特性的器官与组织所构成的声学界面时,便发生反射和透射;透射入器官与组织内部的超声波,再遇到界面时还会再次发生反射和透射;经过运动界面时还将产生多普勒频移。根据所收到的不同时刻反射波的时间间隔和波的强弱,分离出与人体组织学、病理学和解剖学等有关的信息来构成超声图像,就能够了解到所检查器官的大小、位置及其内部的病变等信息。

超声诊断仪通常是以影像的方式将患者被检查部位的诊断信息提供给使用者,也叫超声成像系统。超声成像模式包括二维超声扫描成像、彩色多普勒血流成像、谐波成像、造影成像、三维成像、频谱多普勒分析、二同步、三同步等。超声成像由医学超声成像系统产生,其主要包括主机系统和探头传感器构成。

主机系统主要组成部分包括发射接收控制环节,信号处理环节,后处理/图像处理环节及显示组成。主机系统的发射接收控制部分(子系统)是用来控制探头的工作状态。

超声成像中超声波在人体中的生成和接收是通过超声传感器(探头)来实现的。超声探头由超声系统端控制定向有序的发射超声脉冲信号,并由系统控制聚焦点/段和发射方向。探头同时也实时接收回波信号。超声系统按设定根据有序的延迟来处理所收到的回波信号,并将接收的信号加以处理并转换为数字数据并形成超声数据线,然后将数据线转换成二维或三维图像。

超声波成像主机系统由下图(图3-1,见文末彩插)的主要数据处理环节构成。

其主要环节为发射接收控制、FE-前端信号处理、波束成形、转化、解调、成形、存储、UI控制、模式控制、图像显示、电源、后处理等。

1. 超声信息线　超声信息线的形成是由脉冲波产生。为了采用脉冲超声波来获取图像,需要发射短

图 3-1　超声波成像过程

促的高频超声波以形成超声波束,然后停止发射相当长一段时间(具体时间依探测的深度而定)。

在发射一短促的高频脉冲后,此时超声波束进入人体内,在遇到不同声阻抗组织的两个界面时,部分能量反射,其中的一小部分能量就返回至探头;原发射的超声束的其余部分能量进入深的组织界面上依次产生另外的回声。

从人体内发射回来的超声波能量到达探头,将超声能量转变成电信号,经过放大,处理后显示成一条超声波信息线,表示不同组织界面沿超声波束上的相对位置。

2. 二维超声回声图像　即二维平面图,使超声波束沿身体表面或体腔内作直线或扇形扫描,即使超声波束按照一定的规律不断地改变探测部位,便可获取相应位置的超声信息线,若干条超声信息线组合形成一幅二维超声图像,即可显示人体组织器官的结构空间方位和形态等。

3. 超声图像显示的同步控制　同所扫描的超声波束瞬时位置相应的另一电信号经过处理后,就会产生水平和垂直控制信号,其作用是控制显像管的电子束运动方向使之与返回的超声波束的瞬时位置相重合,经过多次定位的很多超声信息线所组成的一幅完整的图像表示人体组织器官切面超声图像,显示器上所显示的图像与探头扫查的任何瞬时位置保持严格同步。

4. 实时动态扫查成像　二维图像的形成需要一定的时间,其所需时间取决于超声波束在人体组织中的传播速度,探测部位的深度及超声波束穿透一定深度时的扫描速度。

超声在人体软组织中的传播速度为 1 540m/s,探测的深度一般在 18~20cm,形成一条扫描线数所需时间为 234~260μs(即超声在人体中往返的时间)。要产生二维图像就需要超声穿过身体扫描。扫描速度将取决最后的图像会包含多少条超声信息线(超声线密度)。

如每帧图像为 120 入射超声波束线,所需时间为 28.0~31.2ms。

帧速度一般在 30~50 帧/s。

一般可遵循:

最大探测深度(D)×每帧最大超声线数(N)×最大帧速度$(v)=\dfrac{1}{2}c$(声速)。

例如:探测心脏深度 20cm,帧速度 50 帧/s,声速 1 540m/s,那么 $\dfrac{1}{2}c=77\,000$cm/s,则最大超声线 $N=$

$\dfrac{1}{2}c×\dfrac{1}{D}×\dfrac{1}{v}=77\,000$cm/s×$\dfrac{1}{20\text{cm}}×\dfrac{1}{50f/\text{s}}=77$ 线。

显然,超声信息越多,则图像越平滑,但缓慢地扫描心脏运动的心内结构会引起图像的时间失真。因此必须采用高速扫描以获取实时二维的心脏切面超声回声图像。目前,心脏扫描的帧频在 50 帧/s 左右,这样图像稳定而失真很小。所谓高速扫描就是采用数字扫描变换器(digital scan converter,DSC)可以避免由于帧频低而出现的闪烁,并可采用插补处理,增加线密度。

5. **扫描和时间**　超声系统沿着不同方向发射接收超声波形成切面图像。探头阵元不能同时接收发送信号,超声波发射、接收交替工作,交替的频率为脉冲重复频率。

6. **扫查线数**　接收发送信号往返的次数。在超声诊断装置中,形成切面图像大约需要300条扫查线。

7. **脉冲重复频率 PRF**　PRF 是 1 秒钟信号的往返次数,它对成像时间有较大的影响。深部反射,接收信号所需时间长,也就是发出脉冲信号的间隔时间也会长,换句话就是说 PRF 低;如果扫查的深度浅,接收信号需要时间短,则 PRF 高。

例如:PRF 为 3.7KHz 的时候,往返周期由以下公式可以得到:$\dfrac{1}{3\ 700Hz}=270\mu s$

超声波在人体内 1cm 往返约 13μs,所能扫查视野深度值为$\dfrac{270\mu s}{13\mu s}=21cm$

所以扫查中要计算出适应不同视野深度的 PRF 值。

8. **PRF 和帧频率的关系**　帧频率:1 秒钟扫描并显示出几幅图像为帧频率。

例如:扫查线数为 $N=121$ 条,扫查深度 $D=20cm$,扫描一帧图像所需的时间为 T

$$T=N\times\dfrac{2D}{c}=\dfrac{121\times2\times200}{1\ 540\times1\ 000}=31.4ms$$

1 秒钟扫描的帧频数为 R

$$R=\dfrac{1}{T}=\dfrac{1s}{31.6ms}=31.8\ \text{帧}$$

上例说明了帧频与所扫查的深度成反比的关系,即扫查深度大,帧频低,反之亦然。

9. **扫描线与帧频**　对于帧频的影响与很多因素有关。如扫描线减少,帧频变高。

帧频高有两种方法,一种是扫描线密度低,另一种是扫查深度浅。

10. **决定帧频的因素**　扫描线密度、扫描角度和扫查深度。

11. **电子扫描方式探头**　电子扫描方式中,探头前端阵列通过电子开关和延迟电路来控制发射接收,控制方式的不同形成不同的扫描方式。二维成像目前常用的有电子线阵扫描、电子扇形扫描、电子凸型扩展扫描。与其相对应的探头分别为线阵探头、扇扫探头或相控阵探头、凸阵探头。

电子扫描方式的特点:①优点:声束方向和聚焦易于控制;B/M、Doppler 模式较易成像。②缺点:设备复杂,价格高。

(1) 线阵探头:阵元成直线型顺序排列。一个阵元被驱动,阵元的口径相对于波长不十分大,声波成球面状扩展。当多数阵元被驱动形成阵元组,阵元组的所有阵元同时加脉冲电压时,根据惠更斯原理,组成的波面带有声束的方向性。

线阵扫描在一组阵元发射接收信号后,再进行下一组阵元的发射接收工作。线阵扫描方式是通过切换电子开关来驱动不同的阵元组进行扫描,每一回的发射接收信号都会切换电子开关(图 3-2,见文末彩插)。

图 3-2　线阵扫描示意图

（2）凸阵探头：基本与线阵的相同。凸阵探头是把阵元作成凸型排列,工作方式与线阵相同。

（3）相控阵探头：阵元呈直线排列,和线阵探头排列方式相同。扫描时,给不同的阵元设置不同的延迟时间以形成倾斜方向的波面,通过特定的延时来改变声束的方向（图3-3,见文末彩插）。

相控阵探头通过改变阵元与阵元之间的时间差来改变声束的角度的大小。与凸阵扫描、线扫不同,它是驱动所有的阵元工作来形成具有方向的声束。由于帧频的限制,通常阵元数为64个、96个或128个。

12. 超声波的电子聚焦

（1）超声波的电子发射聚焦：在光学中,要使平行的光聚焦的话就要利用透镜使各点的光聚焦在一点上,同样超声脉冲波同时驱动各阵元所形成的波面无法聚焦;但使用延迟线来定时驱动各阵元,中心阵元延迟时间长,两边阵元延迟时间依次减少,最终超声波就会形成电子凹面的聚焦（图3-4,见文末彩插）,但一次发射信号只能在一点上设定聚焦。这就是超声波的电子发射聚焦。

图3-3　扇扫探头示意图

图3-4　超声波的电子聚焦示意图

（2）电子动态接收聚焦（dynamic focus）：在不同深度接收聚焦,为得到从各聚焦点反射回的球面波,在相同的相位接收信号,延迟回路产生相应的延迟。也就是说各阵元接收的信号根据接收到的时间的不同（即深度的不同）产生相应的延迟后进行累加,就会增加接收信号的聚焦性。这就超声波的电子动态接收聚焦。

动态聚焦与数字化技术的关系：现在已不用模拟的延迟电路而用数字延迟电路,这样能够形成非常细的动态聚焦,并且抑制了许多外界的干扰信号,升级容易,延时精准,不易老化导致图像失真。

13. 分辨与声场及动态孔径

（1）分辨力：用超声图像进行更加准确的诊断,分辨力是非常重要的。

例如：现在有两艘船,从现在的位置观察时可以识别这两艘船。但是,随着两艘船靠近,就变得不能识别了（图3-5,见文末彩插）。

超声波诊断仪是用识别两点之间的最小距离的能力来表示分辨力。

距离分辨力有三种：①纵向分辨力;②横向分辨力;③侧向分辨力。

图3-5　分辨力示意图

（2）描述超声成像灵敏度的两个重要参数:对比分辨力与细微分辨力。

对比分辨力:超声诊断仪能够显示出的最小声阻抗差值的能力。

细微分辨力:超声诊断仪能够显示出的最小背向散射信号的能力。

（3）电子动态孔径技术（dynamic aperture）:超声设备中为了提高分辨力有许多方法。电子动态孔径技术就是其中的一种,就是对近场区用较少的阵元组合发射、接收,以缩小近场区的声束;对远场区用较多的阵元组合发射、接收,以增大近场区,减小声束发散,以提高近场区分辨力。为此我们分析一下声场,从阵元发射的超声波从平面波转换成球面波,从而扩散。

当阵元直径一定时,频率越高,声束越不易扩散。所以高频探头分辨力高和这个原因是密不可分的;相反,超声波频率一定时,阵元直径越大,声束越不易扩散（图3-6,见文末彩插）。

图3-6　不同频率声场及不同阵元直径声场

故在接收回波的过程中,随着接收深度的变化驱动的晶片数也随之变化,远场驱动晶片数多,近场驱动晶片数少,这就是电子动态孔径技术（图3-7）。

14. 旁瓣与动态变迹技术（dynamic aperdization）
由声场图可以看出,超声波具有位于中央的主瓣和偏离中央位置的旁瓣,超声波诊断仪利用主瓣在主瓣传播方向进行成像,但同时旁瓣也会在相应的传播方向获得信息并显示在主瓣成像位置上,形成旁瓣伪像。

在超声工程上,与主瓣方向即扫查线对应的阵元为中央阵元,在每一点的接收过程中,中央阵元的增益最大,两边阵元的增益依次减少,从而抑制旁瓣伪像,这一技术称为动态变迹技术（图3-8）。

综上所述,超声波诊断仪的接收是动态变化的,主要由上述的动态接收聚焦技术、动态孔径技术以及动态变迹技术组成。

15. 多点聚焦　发射的超声波在聚焦点附近能够得到分辨力高的图像,但是在声束不聚焦的地方分辨力较差。为了在更宽的领域得到更高的分辨力,超声波要尽可能地细,聚焦范围要尽可能地长,多点聚焦就是这个目的。

图3-7　电子动态孔径示意图

每次发射信号分别在一点形成聚焦。所以随着深度的改变,多次发射信号,然后将聚焦处的接收信号分别存于图像存储器中。把在多处发射聚焦点接收的信号加以合成称为多点聚焦（图3-9,见文末彩插）。

多点聚焦的缺点:在一条扫描线上数次发射接收信号,帧频变低。

16. 衰减与补偿、放大（动态范围）　超声在人体内传播时,振幅对应传播距离即深度呈对数衰减,这样深部传出的信号比较弱,难以接收（图3-10）。因此在超声诊断设备中将接收的信号用对数放大器进行放大,才能够将接收的弱信号和细小差别表现出来（图3-11）。

图 3-8 动态变迹示意图

图 3-9 多点聚焦示意图

图 3-10 振幅随时间或距离变化的示意图   图 3-11 经对数放大器处理后的振幅随距离变化的示意图

这个对数放大器的一个主要参数就是动态范围,通俗地说,动态范围是超声诊断仪能接收到的最小信号(灵敏度)到能解调的最大信号之间的范围。对应深度改变的放大倍数称为灵敏度时间控制(STC)功能,从浅到深呈现均一信号(图 3-12)。

图 3-12　经 STC 处理后的振幅与距离的示意图

有的超声诊断仪还具备侧向补偿增益的功能,从左到右呈现均一信号。

（二）B 型扫描仪的工作机制

电子扫描指的是电子控制下的超声波束形成方法,B 型超声波扫查的方法很多,目前最常用的有电子线阵线性扫查、电子凸阵扇形扫查和相控阵扇形扫查。将多个声学上相互独立的压电晶体相邻排列形成换能器阵列,压电晶体成直线排列的有线阵、相控阵,压电晶体成曲线排列的有凸阵、环阵等。用电子开关切换接入发射/接收电路的晶体,使之分时组合轮流工作,每次仅有接入电路的那一组被激励,同时被激励的独立晶体数不大于系统的物理通道数,由此产生合成超声波束发射并接收。通常产生每束超声波束的压电晶体组合各自不同,当接收到的超声波束填满扫查区域即可处理并形成一帧图像。

1. 电子凸阵扫描方式　电子凸阵扫描与电子线阵扫描的主要差别是凸阵扫描的换能器晶片是均匀分布在曲率半径一定的曲线上,其超声扫查区域为一个扇形。

2. 电子线阵扫描方式　电子线阵扫描形成的波束通常垂直于换能器阵列,其扫查区域是一个宽度与换能器阵列长度相等的矩形或一个上底长度和换能器阵列长度相等的梯形。

3. 相控阵扫描方式　相控阵扫描所采用的相控阵探头中的换能器阵列排列方式和电子线阵一样,都是直线等间隔排列的。两者的主要差别是电子线阵扫描的超声发射波束的方向与阵元排列方向垂直,其超声扫查区域是矩形或梯形区域;相控阵扇形扫描则应用相控技术,对参与超声发射的所有换能器阵元的激励脉冲进行相控制,使每条超声波束与换能器阵列之间存在一定的偏转角度,实现扇形扫描。

（三）B 型超声成像仪的基本结构

B 型超声成像仪的结构(图 3-13)随不同的设计理念而各自不同,主机系统大体上可分为前端、中端、后端和控制器几大模块。传统产品的前端、中端到后端均由硬件电路实现,控制器采用的是单片机或嵌

图 3-13　B 型超声成像仪的基本结构

入式计算机,功能较为单一,性能也不高,对整个系统的控制相对较弱。近年来,随着高性能 PC 平台的推出,软件超声应运而生,后端甚至中端的所有功能都交由主控制器以性能强大的主流架构 CPU+GPU(图形处理器,graphics processing unit,GPU)来承担,其优点是系统构成简单紧凑、升级和维护十分灵活,而且内存管理、显示处理等功能都有现成的资源可以沿用;缺点是对系统的运算处理能力、数据传输能力等有很高的要求,通常功耗很大。

下面我们分别阐述它们的结构组成。

1. 射频获取部分(扫描器)(图 3-14)　中央控制器产生发射时钟延时,从而产生发射聚焦,延时调制在高压发射脉冲上,再通过探头发射声波。发射完成后,诊断仪进入接收阶段,接收的增益、TGC(时间增益补偿)、电子动态孔径技术、动态变迹技术、动态接收聚焦技术等在这里完成,并完成了声束形成器的功能;聚焦后得到的射频信号经检测部分进行解调,得到人体视频信息信号,经对数放大器进行压缩放大,(动态范围的调节正是在此完成的)最终传送到数字扫描转换器(digital scan converter)部分。

图 3-14　扫描器框图

在这里值得一提的是,信号最终会被进行模数 A/D 转换,如果 A/D 转换器放在信号解调以后,即对视频信号进行模数转换,这就是我们常说的模数型超声诊断仪;如果 A/D 转换器放在射频部分,即对射频信号进行 A/D 转换,这就是常说的全数字化超声诊断仪。

M 型及二维灰阶成像技术的电路基本相同,只不过 M 型为单取样线上人体信息随时间的变化描绘;二维灰阶成像为多取样线在相对同一时刻组成的平面图形。

2. 扫描转换器　扫描转换器的主要功能是将各种超声扫描的格式转换为最终显示的 TV 格式。扫描转换器的组成见图 3-15。

(1) 视频信号进入扫描转换器首先进行插补。

(2) 关于插补:二维图像由无数取样线组成,而超声系统只能获得一定量的取样线,为使二维图像连续,在没有取样线的位置上填入相邻取样线的平均值,此为非人体真实信息。

(3) 控制系统针对每一信号产生地址,信号存贮在存储器的相应地址上。

(4) 控制系统读取相应位置的信号,从而实现扫描转换,即超声由上至下扫描,显示由左至右扫描的转换。

(5) 电影回放功能、冻结功能等都是在这里完成的。

3. 显示部分　将从存储器读出的信号转换成相应的显示信号。在灰阶成像中是将振幅信号转换成不同的灰阶,在显像管中显示出不同的亮度(图 3-16)。

字符、标记信号等后处理数据在这里与灰阶信号混合成 TV 信号,经过数模转换,模拟 TV 信号经过视频前置放大器放大后显示在显示器上。由此可见,绝对的全数字化是没有的。伪彩正是在此把不同强度

二维扫描转换概念

图 3-15 扫描转换器框图

二维灰阶显示部分

图 3-16 二维灰阶显示部分框图

的显示信号对应成不同的红、蓝、绿三基色比例,从而产生不同颜色的伪彩。

二、频谱多普勒超声诊断仪的基本机制及结构

(一)基本机制

超声多普勒技术是研究和应用超声波由运动物体反射或散射所产生的多普勒效应的一种技术。它在医学临床诊断中被应用于心脏、血管、血流和胎儿心率的诊断,相应的仪器有超声血流测量仪、超声胎心检测仪、超声血管成像仪以及超声血压计、超声血流速度剖面测试仪等。根据电路的结构,超声多普勒成像大致可分为听诊型、指示记录型、电子快速分析型和显像型四类,每一类中又可分为连续波和脉冲波。

1. 多普勒频谱的血流方向 血流方向能通过频谱资料相对于零基线显示的位置决定。通常血流方向朝向探头被显示在零线(基线)的上面,即正向多普勒频谱,而血流方向背向探头则显示在零线(基线)的下面,即负向多普勒频谱。

在临床检测中,多普勒频谱有时会包括正向和负向的血流信息,需要加以分开并同时作独立处理。由于正向血流信号的频率比发射频率高,可以得到相位领先的输出信号血流信息,而负向血流信号可以得到相位落后的输出信号血流信息。频谱的血流方向相当于探头流向,即使探头固定不动,但由于超声束(取样位置不同)方向的改变,血流信息的曲线显示也不尽相同。

2. 多普勒频移信号的处理 脉冲波多普勒超声的取样容积是一个小时间窗,其内有许多红细胞运动,且所有红细胞的运动速度却不尽相同,在同一时刻,产生的多普勒频移也不相同。因此,散射回来的超声脉冲多普勒信号是一个由各种不同频率合成的复杂信号,它有一定的频宽,如果取样容积内红细胞速度分布小,则频谱窄,反之频谱宽。由于血流脉动的影响,信号频率和振幅必然随时间而变化;所以血

流信息是空间和时间的函数。把形成复杂振动的各个简谐振动的频率和振幅分离出来,形成频谱,称为频谱分析。只有对这种信号经过频谱分析,并加以显示,才有可能对取样部位的血流速度、方向和性质作出正确的诊断。

处理脉冲多普勒超声信号,进行频谱分析,有过零检测和快速傅里叶变换(fast fourier transform,FFT)两种方法。但过零检测技术方法简单,只能大致反映血流速度分布。所以现代的多普勒血流仪都不采用这种方法。目前主要采用 FFT 方法通过微机执行,是把时域信号转换成频域信号的方法。复杂信号通过 FFT 处理,就能鉴别信号中各种各样的频移和这些频移信号的方向,并将复杂的混合信号分解为单个的频率元素。FFT 处理信号能自动实现实时频谱显示和分析。由于超声诊断仪要求获取数据的速度较快,需要利用快速傅里叶变换器 FFT。FFT 器输出的正是我们所需的 FFT 波形,即多普勒频谱图。FFT 处理准确可靠,其频谱分析具有真实的临床价值。

3. 连续波多普勒血流测量 连续波(continuous wave,CW)超声多普勒由于机制简单,电路容易实现,因此最早被用于血流检测。这种方法使用两个独立探头或者孔径分别连续发射和接收超声波,发射波束和接收波束在取样区域重叠。由于整个声场的远场回声声波和近场回声声波叠加在一起,就造成接收探头接收到的信号有非常大的动态范围,因此需要有超大的动态范围的接收和采集电路,才能接收和采集到叠加到近场强发射信号上的远场弱回波信号。该方式不需要使用宽带换能器,因为宽频带的发射信号会让同一个散射子产生多个不同的多普勒频移信号,从而造成多普勒频移检测计算的精度和准确度的损失。

取样区域与收发波束的朝向有关。发射和接收路径间有一个小夹角,且应当有一定的重叠。目前的彩色多普勒超声仪在 CW 模式下会有一个取样线和取样门,实际上取样门很多时候代表着 CW 模式下发射波束和接收波束的交汇位置,理论上是血流信号检测最灵敏的位置。缺点是不能提供距离信息,缺乏空间分辨能力,故不能进行定位诊断。

4. 脉冲波多普勒血流测量 脉冲波(pulsed wave,PW)多普勒测量可以解决连续波多普勒系统无法定位测量血流信号的缺点,能够准确测量某一位置或者区间的血流或者组织的运动速度和方向。脉冲波多普勒测量是利用回波测距机制定量测量多普勒频移的深度信息,它通过超声探头在时间上交替发射与接收超声波。发射机发射一个短脉冲超声波信号后,在发射下个脉冲前,等待接收回波信号。相比于 B 模式成像系统,拍频需要更长的发射脉冲持续时间(最少 4 个周期)。增加脉冲持续时间是为了测量较慢的血流,这是因为这些较慢血流的回波信号频率与发射信号非常接近,增加脉冲持续时长能够更加准确地测量多普勒频移信号造成的回波相移。只有通过一系列的脉冲发射和回波才能准确确定待测组织和血流的多普勒频移,从而得到准确的运动速度。

根据采样目标的深度设定采样的取样容积(sample volume,SV),系统会根据当前模式下设定的声速和取样容积的深度来计算取样容积所对应的回波接收时间窗,接收时间窗的开始时间决定了取样容积的轴向起始深度,窗的持续时间决定了取样容积的长度。窗的参数是可调的,用户可以根据待测目标的大小来控制取样容积的深度和长度,取样长度通常为 1~15mm。

脉冲式多普勒具有距离分辨能力,增加了血流定位探查的准确性;主要缺点是不能测量深部血管的高速血流,高速血流可能错误地显示为低速血流(倒错现象)。

当超声源与反射或散射目标之间存在相对运动时,接收到的回波信号将产生多普勒频移,频移大小与相对运动的速度幅值和方向有关。在医学超声 Doppler 技术中,发射和接收换能器固定,由人体内的运动目标(如运动中的血细胞和运动界面等)产生多普勒频移,由此确定运动速度和方向及其在切面上的分布。

5. 高脉冲重复频率多普勒 高脉冲重复频率多普勒(high pulsed repetition frequency Doppler,HPRF)是在脉冲多普勒技术的基础上,通过提高 PRF,从而提高最大可测 Doppler 频移。它是通过探头发射一组超声脉冲后,在取样容积部位回声返回前,又继续发射一组或多组超声脉冲,这样在一个超声束方向上,沿超声束的不同深度可有一个以上的取样门,这就提高了脉冲重复频率,从而提高了最大可测血流速度。高脉冲重复频率多普勒是介于脉冲式多普勒和连续式多普勒之间的一种技术。

多普勒频移信号包括血流速度的大小和方向、血管深度及内径尺寸、血流速度的二维分布等指标。

脉冲多普勒能测量的多普勒频移信号的范围 F_{dMAX} 为 PRF 的 1/2。F_{dMAX} 为最大检测多普勒频移频率,如果大于这个频率的多普勒频移信号在 PW 频谱结果上会出现波形折返现象,即表现为混叠。

（二）基本结构

脉冲波多普勒是超声探头沿某一固定方向发射并接收超声波,即在一条超声声束线上获取图像,再将这条声束线的射频信号进行正交解调,从而获取视频信号。在这条声束线某一部分取样并采集视频信息,再进行傅里叶变换,从而获取频移信号(图 3-17,图 3-18)。

脉冲多普勒功能图

图 3-17　脉冲多普勒功能框图

多普勒取样信息获取概念

图 3-18　脉冲多普勒取样信息框图

上述多普勒成像技术的发射与接收是在脉冲重复的情况下进行的,具有脉冲重复频率,故此命名为脉冲波多普勒。但它受到尼奎斯特频率极限的限制,即最大可测多普勒频移为 PRF 的 1/2,超出这个值就会出现混叠现象(图 3-19,见文末彩插)。

连续波多普勒是连续地发射和接收超声波的多普勒成像技术,发射和接收分别用不同的晶片,这样最大可测多普勒频移不受尼奎斯特极限限制,但所获得的速度信息是整个超声扫描线上运动物体的频移写照,不具有定位能力。机制框图与脉冲多普勒相同,只是在发射与接收部分有所不同。

图 3-19　脉冲多普勒混叠现象

三、彩色多普勒超声诊断仪的基本机制及结构

（一）基本机制

彩色多普勒血流成像是采用脉冲波超声多普勒与二维超声图像混合成像的系统装置。其机制是利用多道选通技术可在同一时间内获得多个取样容积上的回波信号,结合相控阵扫描对此切面上取样容积的回波信号进行频谱分析或自相关处理,获得速度大小、方向及血流状态的信息;并同时滤去血流迟缓部位的低频信号,再将提取的信号转变为红色、蓝色或绿色的色彩显示。彩色多普勒血流成像不仅可以展现解剖图像,还可以显示在心动周期不同时相上的血流情况。

目前大多数彩色多普勒血流成像设备主要由脉冲多普勒系统、自相关器和彩色编码及显示器等部分组成。人体和血流的反射信号经结构分析和血流分析处理后,可在显示屏上显现黑白的实时二维声像图上叠加彩色的实时血流成像。

1. 彩色多普勒血流成像的主要特点

（1）彩色血流图像需显示在二维图像上,所以二维多普勒血流取样必须与二维图像的信息重合。

（2）二维彩色多普勒要在一条声束的多个水平上取样,即作多次取样;而且相邻两个取样信号所包括的血流信息各不相同,因此二维彩色多普勒目前广泛采用自相关技术作信号处理。

（3）血流图像是叠加在二维图像上的,原二维图像是以黑白显示的。血流必须以彩色显示才能与脏器组织区分开。因此,经频谱分析或自相关技术得到的血流信息必须送入彩色处理器,经过编码后再送彩色显示器显示。

2. 信号输出的显示方式　彩色多普勒的血流成像采用彩色编码的方式,通过自相关技术处理的多普勒频移信号经频率-色彩编码器转换成彩色,实时地叠加在二维黑白图像上。彩色多普勒血流成像仪采用国际照明委员会规定的彩色图。

彩色多普勒血流成像可得到的信息是血流方向、平均速度、能量、分散（方差）等。它们重新组合就成为不同的表现模式,如速度图、能量图、方向能量图、加速度图需根据扫查的目的来选定模式。

目前多用红色表示正向血流;用蓝色表示反向血流,并用红色和蓝色的亮度分别表示正向流速和反向流速的大小;此外用黄色和绿色及其亮度表示血流出现湍流或发生紊乱的程度,彩色多普勒血流成像有三种输出方式。

（1）速度方式:在腹部检查时通常用速度图,速度方式用于显示血流速度的方向。血流速度在二维超声中表现为与扫描声线平行和垂直两个分量。在平行方向上的血流速度分量朝探头流动,用红色表示,背向探头的流动用蓝色表示,与扫描线垂直的血流速度分量无色彩显示。血流速度大小以颜色的亮度来显示,流速越快则色彩越亮,流速越慢则色彩越暗,无流动则不显色。

（2）方差方式:在检查心脏时,血流方向用红和蓝表示,血流速度用色度表示流向的混乱程度,对应混乱状态填加绿色,从而产生从红到黄及从蓝到蓝绿的色度变化。心脏瓣膜狭窄及关闭不全时会产生湍

流等异常血流,因其在高速流动时混乱度大,所以适合使用此种方法以便于发现异常血流。

镶嵌现象:在瓣膜狭窄和关闭不全时,血流混入,流向较乱,这种流动现象称为马赛克现象,也叫镶嵌现象。这是黄色和蓝绿色互相掺杂,看到的血流是镶嵌式的(图3-20,见文末彩插)。

图3-20　镶嵌血流现象

在血液流动过程中,当血流速度超过所能显示的范围或血流方向发生紊乱时,彩色血流图像中会出现绿色斑点,这是利用了方差显示的结果。

在彩色血流成像中,方差大小表示血流紊乱或湍流的程度(即混乱度),用绿色色调表示。湍流的速度方差值越大,绿色亮度就越大;速度方差值越小,绿色亮度越小。

彩色多普勒血流成像利用三原色和二次色表示血流速度的方向和湍流。如果朝向探头方向运动的红色血流出现湍流,则表现为红色为主,红黄相间的血流频谱。如果湍流速度很快,会出现色彩逆转,从而显示为以红色为主、五彩镶嵌状的血流图像。背离探头方向的蓝色血流在流速、方向改变后也会出现以蓝色为主的五彩镶嵌状图像。

(3) 功率方式:功率方式表示多普勒频移功率的大小,即对多普勒信号频率的曲线下面积(功率)进行彩色编码。血流速度及方向的色彩表达与速度方式一致,色彩亮度则表示功率的大小,功率越大,色彩亮度越大;功率越小,亮度越暗。

3. 血流速度信号的获取(自相关技术)　彩色多普勒血流图需要处理的信息量远远大于多普勒频谱图。每帧图像要处理约一万个以上的像素。在实时显示时,在30ms内处理如此多采样点的频谱分析十分困难,因此必须采用一种快速频谱分析的方法来代替FFT,即自相关技术。

从给电车拍摄的照片来看(图3-21,见文末彩插),仅凭一张照片不能看出电车是静止还是运动的;如果连续拍两张照片再看,就知道电车变得小了处于运动状态。如上所示同等状态下对两个以上的信息比较,不仅知道电车的静止和运动,还能知道电车的运动方向,这称为自相关;彩色多普勒血流成像血流信号的检出正是用这一方法。

图3-21　自相关示意图

同上所示,超声探头反复发射并接收信号时,相同深度的信号变化正好对应多普勒频率的相位变化。通过这个变化就可获得速度信息(图3-22,见文末彩插)。

图 3-22　超声获取速度信息示意图

不难理解,采用自相关技术获取的是平均速度。

在同一方向上,利用两次以上的发收信号,可以获得不同深度血流的平均速度;在相同方向上,发收信号的次数越多,所测流速越精确。每条扫描线检查出的速度信息相互连接形成图像,就是彩色多普勒血流图;同一条扫描线大约要有数十次发射接收信号,才能形成一条彩色多普勒成像信息线,所以彩色多普勒成像的帧频要远小于二维灰阶成像。

4. **滤波器**　作为频率信号,可以通过滤波器对速度成像实现筛选显像。滤波器的种类有高通滤波器、带通滤波器、低通滤波器。高通滤波器主要用于显示高速运动的靶标,如显示心腔内的血流运动速度,而心肌的运动速度却不显示。而低通滤波器却相反,能显示低速的心肌组织运动,而不显示心腔内的血流运动信息,这就是组织多普勒成像技术。

5. **彩色多普勒能量图**　利用颜色的亮度来表示多普勒信号的反射强度即能量,这就是彩色多普勒能量图。

由于反射强度不依赖角度,多普勒能量图对角度的依赖性较小;由于来自细小血管的能量很弱,微弱的信号被噪声所掩盖,在滤掉噪声的时候也滤掉了血流信号,所以微小血流不能显示出来。但把多次获取的信号加在一起作平均处理,由于噪声信号的随机性,微小血流信号就能得到显示,从而提高了血流显像的灵敏度。如果把方向信号与之合成成像,即形成了方向性能量图。

彩色多普勒能量图(color Doppler energy,CDE)是一种高灵敏度的彩色超声成像模式,它是以多普勒能量积分为基础的超声成像技术,彩色信号的色彩和亮度代表着多普勒信号能量的大小,与红细胞的数量、血流速度等因素有关。

CDE 以能量作为显示参数,使信号中的随机噪声作为单一背景被显示,提高了对血流的敏感度和信噪比,一般认为其动态范围相比 CDFI 可以提升 10~15dB。在 CDFI 中,当被测血流信号的频偏大于 1/2 PRF 时,CDFI 就会发生信号混叠;当显示的频率超过奈奎斯特极限时,图像的色彩会发生倒转。CDE 是能量积分,不会发生信号混叠;其对探测角度的依赖也较小,特别是对平均速度为零的血流也能显示。在含有丰富小血管的高灌注组织区域中,其中的血细胞运动朝向四周,方向平均速度测量可能为零,传统的 CFDI 就没有血流信号显示;但是这种区域内的多普勒能量一定不是零,可以通过 CDE 显示器官组织血流灌注的彩色成像。当然,不能显示血流方向也是 CDE 的不足之处。

6. **方向能量图**　方向能量图又叫彩色多普勒速度能量图(convergent color Doppler,CCD),是 CDFI 和 CDE 两者优点的结合;CDE 既拥有 CDE 对低速血流的灵敏度,又兼顾了 CDFI 的血流方向性。

在彩色多普勒超声成像系统中,多普勒信号以综合方式获得,根据提取信息的不同产生不同的显示模式,CDFI 提取的是平均速度信息,CDE 提取的是能量信息,CCD 则同时提取多普勒信号的能量和平均速度信息,然后将两种同时被采集的数据进行处理和显示。在信号较弱时,CCD显示的主要是能量信息;当信号逐步增强时,CDE在显示能量信息的同时,开始彩色编码平均流速的信息。CCD具有三种可选的彩色后处理图谱,每一种均具有不同的含义:①方向性能量图:使用彩色束编码能量的信息,朝向探头和背离探头的多普勒能量信息以不同的颜色进行编码;②栅栏图:预设一个边界或标准线,在此标准线以下的能量信息被编码,在标准线以上则将方向的信息和平均流速的信息进行彩色编码;③轮廓图:开始为低水平的多普勒信号编码成能量的信息,当信号逐步增强时则逐渐过渡到能量和平均速度的彩色编码。在这个后处理图谱中,最亮的彩色是高平均流速和高能量的联合,彩色色度的增加与血流量的增加成正比。

7. 彩色组织多普勒成像 彩色组织多普勒成像(tissue Doppler imaging,TDI)显示组织运动的彩色图像,如心肌组织在心脏跳动过程中的周期性运动,其成像机制和处理过程与CDFI几乎相同。其不同之处主要在于血流的速度通常较大,从数十厘米每秒到数米每秒;组织运动的速度较低,如正常心肌收缩的速度为6~24cm/s。在具体的信号处理过程中,CDFI是采用高通滤波器将运动速度较低的组织信息滤掉,保留运动速度较高的血流信息;TDI则相反,采用低通滤波器将运动速度较高的血流信息滤掉,保留较低的运动速度,再按彩色多普勒血流成像相同的彩色编码规则进行彩色显示。

(二) 基本结构

彩色多普勒超声诊断仪的基本结构见图3-23。

图3-23 彩色多普勒功能框图

第二节 超声探头

一、医学超声探头的结构和工作机制

医学超声探头(probe)是医学超声波诊断设备的关键部件之一,它和波束形成器、后处理和显示系统一起构成超声波诊断系统的主要部分。医学超声探头的作用是在系统的激励下产生超声波,超声波在进入人体以后,因人体组织声阻抗的不同而产生反射波,这些带有人体信息的反射波被探头接收,转化成电信号传给系统,用于后处理和显示。可见,超声探头是超声波的发生和接收器件,也就是电-声转换和声-电转换器件,它的核心部分是压电超声换能器(transducer)。探头阵元不能同时接收和发送信号,它是以脉冲重复频率来工作的,超声波发送并接收一次信号后,发送的方向顺时针移动,再次发送接收信号,图像显示方向同样顺时针移动,如此反复,最终形成切面图像。

(一) 基本机制

1. 超声波的发射和接收 换能器把一种能量形式转化成另一种能量形式。超声换能器把电能转化成超声能,反之亦然。即加在换能器上的电压产生超声波,这是超声波的发射过程;反过来,超声波传播至换能器产生电压,这是超声波的接收过程。这和电喇叭把电信号转化成可听声,麦克风把可听声转化成电信号类似。

超声换能器的工作原理是基于压电效应(piezoelectricity)。这个机制中的一些材料(如陶瓷、石英及其他材料)在受力作用变形时将产生电压;反过来,当电压加于其上时,会使其变形(图3-24)。a为压电元件的正常外形,不带电荷。b 为当其受力被压缩时,对应的两表面产生电荷;反过来给其两表面加上相应方向的电荷,压电元件即被压缩。c 为当其受力膨胀时,对应的两表面产生相反的电荷;反之,如果给其两表面加上相应方向的电荷,压电元件即被膨胀。

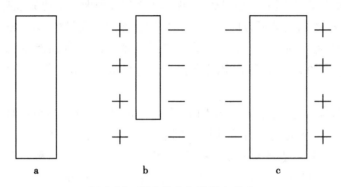

图 3-24 压电效应与逆压电效应

由受力变形而产生电压的效应,称为压电效应;由电压产生变形的效应称为逆压电效应。

利用逆压电效应,在压电元件上加高频电压信号,压电元件随着电信号极性的变化,不断压缩或膨胀,这种振动产生声波,其频率取决于电信号频率;如果在超声频段,即产生超声波。发射超声波即利用了逆压电效应。

利用压电效应,超声波传播至压电元件,压电元件不断地被压缩和膨胀,就产生不断变化的电信号,这就是超声波的接收。接收超声波利用了压电效应。

医学超声探头的压电元件广泛采用多晶陶瓷材料,压电陶瓷较脆,因此探头保养包括避免磕碰、跌落。压电多晶陶瓷的压电性不是天然的,是在高温条件下加强电场极化,然后慢慢冷却形成;在某个特定的温度以上,压电性能会消失,这个温度称为该压电材料的居里温度。正常情况下,随着温度等变化及时间的推移,压电陶瓷的压电性能逐渐减弱,这就是探头的老化现象;因此,探头保养也包括避免高温,在扫查患者的间隙让超声诊断系统处于冻结状态,此时,探头处于非工作状态,可延缓其老化过程。

在医学探头压电材料中,应用最广泛的是压电陶瓷锆钛酸铅(PZT);除此之外,还有钛酸钡($BaTiO_3$)等压电多晶陶瓷、石英(SiO_2)等压电单晶、聚偏二氟乙烯(PVDF)等压电高分子聚合物。近年来,复合压电材料的应用也逐渐增多,纯净波晶体探头已应用于临床。

2. 超声换能器的工作频率 医学超声换能器一般采用压电材料的厚度振动模式。当它工作时,超声波沿厚度方向传播,除非与其接触的介质的声阻抗与其完全相同,否则反射波被反射回来,且反射波与入射波相互叠加。根据声波的叠加原理,当两个波的相位相同时,其合成波振幅最大,振动加强;当两个相位相反时,其合成振幅最小,振动减弱。因此,当压电元件的厚度恰好等于半个波长时,两个方向的超声波同相,振动加强,即产生谐振,该波长对应的频率为基本谐振频率。压电元件的厚度为半波长的奇数倍时也发生谐振,称为高次谐振,对应的频率称为高次谐振频率(三次谐振频率、五次谐振频率等),其他波长对应的两个方向的超声波不同相,尤其是当压电元件的厚度为半波长的偶数倍时,两个方向的波反相,相互抵消,振动最弱。

若压电元件的声波纵波(沿波的传播方向振动的波)传播速度为 c,压电元件的厚度为 L,则当:

$$L=\frac{\lambda}{2}、\frac{3\lambda}{2}、\frac{5\lambda}{2}、\cdots、\frac{(2n-1)\lambda}{2}\qquad n=1,2,3,\cdots \qquad (式3\text{-}1)$$

或者
$$\lambda=\frac{2L}{2n-1}\qquad n=1,2,3,\cdots \qquad (式3\text{-}2)$$

时发生谐振,相应的频率为:

$$f=\frac{c}{\lambda}=\frac{(2n-1)c}{2L}$$ （式3-3）

对于基频,$n=1$,$f=\frac{c}{2L}$ $n=1,2,3,\cdots$

$$fL=\frac{c}{2}$$ （式3-4）

可见,对于一种压电材料而言,其基频和厚度的乘积是常数,称为频率常数,不同材料,频率常数不同。

医学超声换能器,为了产生较强的超声波,为了有更好的接收灵敏度,通常让其工作在基波频率。即通过合理选择压电元件的厚度来得到符合应用需要的工作频率;工作频率越高,厚度越薄。厚度的减小将大幅增加加工制作的难度。

在医学超声成像中,超声波的频率越高,分辨力就越高,但衰减也越快。人体软组织的声衰减大概为$0.3dB/(cm \cdot MHz)$,因此高频超声波的衰减快,穿透深度浅。因此需根据不同的应用目标选择不同频率的超声波。医学超声诊断的常用频率范围为$1\sim20MHz$;随着技术的进步,$60MHz$的探头已经被成功研发并用于实验研究。

（二）阵列探头的结构及功能

早期的超声诊断仪仅有A型超声,其探头的换能器为单元式,压电元件为压电薄圆片;它只产生一束超声波并接收其反射波。后来,为了产生二维超声图像（即B型超声）,人们在超声探头中装入机械微型马达,带动上述压电薄圆片绕垂直于超声波的传播方向旋转一个角度,从而让超声波声束扫过一个扇形区域,这种探头称为机械扇扫探头。它实现了二维扫查,加工也不复杂;缺点是机械定位精度不高,机械部分的稳定性差,也无法动态聚焦,图像质量的提高受限。少数特殊的探头为了获得特定的声场分布,其压电元件还采用球壳圆片形、圆筒形、圆环形等。

现在,医学超声诊断设备的探头普遍采用阵列式,其压电元件为矩形压电薄片的一维阵列,通过电子的方式控制这个阵列中各个矩形压电薄片的发射与接收,实现超声的二维扫描,同时控制波束的聚焦等行为,使图像质量不断提高。二维阵列探头也在不断发展中,它可实现超声的三维扫描,从而显示人体的三维图像。一维阵列式探头有电子线阵（linear array）、电子凸阵（convex linear array）和相控阵（phased array）等几种形式。

无论是单元式探头,还是机械扇扫探头或阵列式探头,其换能器的基本结构都大致相同,主要由压电元件、背衬层、匹配层、声透镜、电极引线等部分组成。

这里需要明确几个概念,通常把切割成一定几何形状的压电材料称为压电元件,把压电元件与其他辅助功能材料及电极引线组成具有较完整压电换能功能的器件称为超声换能器（简称换能器,也称声头）,把换能器、电缆、调谐电路及与系统接口的接插件共同组成的超声诊断系统的完整部件称为超声探头。线阵探头的典型结构见图3-25。

1. **压电元件** 压电元件是超声换能器的核心部件,它完成声-电和电-声的能量转换,实现超声波的发射和接收,因此,其性能决定了换能器的性能,如它的厚度决定了换能器的频率等。压电元件普遍采用锆钛酸铅类压电陶瓷多晶体PZT制成,也被称为晶片。

图3-25 线阵探头结构示意图

首先,压电陶瓷经一个较复杂的过程被烧制出来,然后经过高温高压极化使其具有压电效应。之后根据应用频率的需要,切割成一定厚度的薄片,再在薄片的上下两表面镀金或涂银,作为压电元件的电极。然后根据换能器的设计切割成长方形薄片。最后再沿着长方形的长度方向切割成若干等份,就成了阵列式换能器。

每一等份称为一个阵元(element)(图 3-25)。阵元的上表面为公共电极,可以合并引出;下表面为信号电极,每一阵元都单独引出,使每一阵元都可以单独控制其发射和接收。阵元的上表面为发射接收面,贴有一层或多层匹配层;阵元的下表面贴有背衬层。

如果把一个阵元拿出来单独看,它是一个长方体,其长度方向和阵列的排列方向垂直,一般为 6~13mm。这个尺寸的谐振频率很低,远超过感兴趣范围,不会对超声波产生影响。因此,这个方向尺寸的确定主要是根据设计灵敏度和波束在这个方向聚焦的需要。如前所述,厚度方向的尺寸决定于超声波的频率。阵元的宽度和切割缝的宽度之和是阵元与阵元的间距(pitch),宽度方向的尺寸确定是基于超声诊断系统波束形成的需要,因为这个方向的尺寸和厚度的尺寸可以比拟,其谐振波会对厚度方向的振动产生影响,为了得到振动模式比较单一的超声波,通常需要在这个方向上再等份切割,使其成为相同的几份,每一份称为微元(sub element),每一阵元的两个或多个微元的电极并联在一起,它们同时发射且同时接收,不能单独控制。

2. **背衬层(backing)**　为了提高超声图像的分辨力,需要发射短脉冲超声波;而为了得到较强的超声波,压电元件工作在厚度谐振状态,振动后不易停下来(图 3-26)。

为了使其尽快停止,需要在压电元件的背面贴上背衬层,加大阻尼,从而得到短脉冲(图 3-27)。

图 3-26　厚度谐振状态示意图　　　　　　图 3-27　短脉冲示意图

另一方面,压电元件产生超声波后向前后两个方向传播,向前传播的超声波正是我们所需要的,向后传播的超声波需要尽快衰减掉,以减少反射的杂波影响。因此,背衬层的另一作用是尽快地衰减掉向后传播的超声波。

如果背衬层材料的声阻抗和压电元件的声阻抗相同,压电元件和背衬层之间的界面无超声反射,向后传播的超声波完全进入背衬层,然后被衰减掉,这会得到纯净的短脉冲;但因为后向的超声波能量完全被衰减,换能器的灵敏度较低。如果背衬层材料的声阻抗和压电元件的声阻抗相差太大,大部分向后的超声波被反射回去,少量进入背衬层被衰减,换能器的灵敏度就会大大提高,但脉冲会被加长。所以在实际应用时,根据需要找一个折中点。

3. **匹配层(matching)**　压电陶瓷 PZT 的声阻抗较高,约为 33Mrayls,而人体软组织的声阻抗在 1.5Mrayls 左右。若把压电陶瓷直接贴在人体上,巨大的声阻抗差异将使得压电陶瓷产生的超声波大部分被反射回去,很少部分进入人体,则超声成像无法进行。理论分析表明,在压电陶瓷和人体负载之间加入一层或多层合适的匹配层,超声波将有效地进入人体,实现对人体组织及器官的检查。

所谓合适的匹配层,其要求有三个方面:①超声衰减系数要低,尽量减少能量损失;②厚度为 1/4 波长的奇数倍,一般为减少衰减,厚度采用 1/4 波长,称为 1/4 波长匹配;③特定的声阻抗,对于单层匹配层来说,其声阻抗应为:

$$Z = \sqrt{Z_0 Z_L} \qquad\qquad (式 3\text{-}5)$$

对于双层匹配来说,第一匹配层的声阻抗为:

$$Z_1 = \sqrt[4]{Z_0^3 Z_L} \qquad\qquad (式 3\text{-}6)$$

第二匹配层的声阻抗为:

$$Z_2 = \sqrt[4]{Z_0 Z_L^3} \qquad\qquad (式 3\text{-}7)$$

匹配层层数越多,制作难度越大,因此,一般采用双层匹配结构。

超声波的频率越高,波长越短,匹配层就越薄。假定某种匹配层的超声波传播速度为 2 000m/s,对于 2MHz 的超声波,1/4 波长为 0.25mm;对于 10MHz 的超声波来说,1/4 波长为 0.05mm;对于 50MHz 的超声波来说,1/4 波长为 0.01mm。这里可以看出随着换能器频率的提高,制作难度越来越大。

4. 声透镜(lens)　阵列探头的阵元发出或接收超声波,在阵列排列的方向上是通过电子聚焦的方式收敛波束,也就是控制一组阵元的发射或接收时机,使它们的超声波在空间合成并叠加成收敛的波束,从而提高图像的侧向分辨率。在与此平面垂直的方向上,波束的收敛靠声透镜聚焦实现,它的机制是超声波在经过声速不同的介质界面时发生折射,使折射的波束收敛汇聚。一般选用声速小于人体声速的材料作为声透镜材料,此时声透镜是凸的柱面;探头设计时,通过简单的计算可以得到一定聚焦深度对应的凸面曲率半径。可见对于某一探头来说,聚焦深度是固定的;如腹部凸阵探头的聚焦深度一般为 70mm。

部分探头的压电元件被做成曲面(凹面),在这个方向上发出和接收超声波是聚焦的,无须声透镜,其声窗表面是平的。

声透镜是探头的最外层也是接触人体的部分,因此需选用人体安全材料,耐磨性要好。因为声透镜材料通常为高分子材料,探头保养中应包括用湿软布及时清理透镜表面的耦合剂等。

5. 电极引线　每个阵元的信号电极都单独引出,公共电极合并引出。所有阵元的引线阻抗应尽可能相同。

凸阵探头与相控阵探头的结构和线阵探头的类似。其中凸阵探头的阵元不是在一条直线上,而是排列在一个圆弧上(图 3-28),这样扫描的图像是扇形,显著增加了视场范围。

相控阵探头的阵元做得更窄,为 1/2 波长,整个探头接近方形;其发出的超声波可以透过肋骨间隙,用于心脏检查。相控阵的电子扫查方式不同于线阵和凸阵,线阵和凸阵的阵元发射和接收的时间延迟仅根据波束聚焦确定,而相控阵在此基础上增加了波束方向控制延迟,使扫描线在一个角度内旋转,得到扇形图像。这增加了系统的复杂程度,对探头的制作精度要求更高。

(三)超声探头主要声学特性

1. 频率特性　探头阻抗频率特性是指探头阻抗随频率变化的特性。发射频率特性指探头发射状态的频率特性。

2. 动态特性　指探头的脉冲响应的动态特性。

3. 发射系数　探头的发射声波声场在空间的分布状态,主要衡量指标为其方向性和声束宽窄大小。材料发射系数大则发射效率高,有利于超声波的发射效率。

4. 吸收系数　材料的接收系数大则接收效率高,有利于探头回波接收效率。

(四)探头的主要规格和性能参数

1. 探头的主要规格参数

(1)类型:如电子凸阵、电子线阵、电子相控阵,详见本

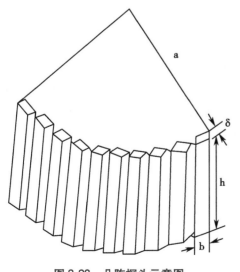

图 3-28　凸阵探头示意图

章探头的分类。

（2）半径（凸阵）：指凸阵探头的所有阵元排列所在的圆弧的曲率半径，如 10mm 的腔内探头，20mm 的心脏微凸探头，40mm、50mm 或 60mm 的腹部探头等。

（3）阵元数：所有能独立控制的阵元数目，如低档探头的 80 阵元，中档探头的 128 阵元，高档探头的 192 阵元、256 阵元等。

（4）标称频率：探头设计的中心工作频率，如 3.5MHz 的凸阵探头、7.5MHz 的线阵探头、6.5MHz 的腔内探头等。

（5）阵元间距：阵元与阵元的距离，一般为 0.1~0.6mm。

（6）视场：对于凸阵或相控阵探头来说，是扇形图像的张角（扫查线扫过的张角），如 70 度等；对于线阵来说，是图像的宽度（扫查线扫过的宽度），如 38mm 等。

（7）聚焦深度：声透镜的聚焦距离，如 70mm 等。

2. 探头的主要性能参数

（1）灵敏度（sensitivity）：灵敏度是反映超声换能器电-声和声-电的转换效率的重要性能参数，可以通过它的测量方法来理解其含义。其测量方法是，首先测量阻值与电源内阻相同的负载两端的峰值电压 Vpp_0；然后用该电源激励换能器，将换能器放入水中，使其声束垂直入射于一全反射面，用该换能器接收反射信号，测量该反射信号的峰值电压 Vpp，忽略水的声衰减及其他损耗，可以认为反射信号 Vpp 是换能器电-声和声-电两次转换得到的。则换能器的灵敏度 S：

$$S = 20\lg\frac{Vpp}{Vpp_0}$$　　　　　　　（式 3-8）

其单位是分贝，如某个换能器的灵敏度是 -50dB。

（2）频带宽度（band width）：频带是换能器响应的频率范围，频带宽度表明它的宽度（简称带宽），有绝对值和百分比两种表示方法。在换能器的频谱曲线中，最大幅值对应的频率记为 f_{max}，比最大幅值低 6dB 对应的两个频率记为 f_h 和 f_l，则换能器的中心频率（central frequency）记为 f_c：

$$f_c = \frac{f_l + f_h}{2}$$　　　　　　　（式 3-9）

绝对频带宽度为：$(f_h - f_l)$，相对频带宽度为：

$$\frac{(f_h - f_l)}{f_{max}} \times 100\%$$　　　　　　　（式 3-10）

这也称为 -6dB 带宽，常用的还有 -20dB 带宽，计算方法类似。

（3）余响（ring down）：超声图像的轴向分辨力是由换能器发出的脉冲长度决定的，余响越短越好（当然极限是一个周期，再短只能提高频率），衡量脉冲长度的性能参数就是余响。

（4）互耦（crosstalk）：阵列式换能器的各个阵元是独立控制的。当一个阵元受激励振动发射超声波时，与其临近的阵元虽未受激励，但也从受激振动阵元耦合得一定的能量做微小振动，并发射超声波，这就是互耦。互耦对图像是不利的，尤其对相控阵来说，互耦需要控制在一定范围之内。

（5）一致性：阵列式换能器希望所有阵元的性能一致，其中最重要的是各阵元灵敏度的变化范围和阵列位置偏离。好的换能器中阵元灵敏度的差异在 2dB 之内，阵列位置偏离在 20μm 左右（取决于频率）。

二、超声探头的分类及其临床应用

随着微电子、高分子聚合物材料的迅速发展，超声探头技术、材料性能及制作工艺都有了很大改进和提高，使高质量的实时超声成像得以应用。

（一）超声探头的分类

1. 根据扫描方式

（1）机械式（机械扇扫）探头：探头前端将阵子像摇篮一样摇动,形成扇状扫描;构造简单且设备便宜,但使用寿命短。

（2）机械式（环阵扫描）探头：将探头阵子放到马达上,使之旋转呈放射状扫描;供尿道、直肠等腔内使用。

机械扫描方式探头的特点：

①优点:构造简单,设备便宜,易于做成高频探头。

②缺点:B/M 模式成像和多普勒成像很难,焦点可变性差。

（3）手动扫描方式探头：利用手来进行超声扫描线位置的变化。

（4）电子扫描方式探头：电子扫描方式中,探头前端阵列通过电子开关和延迟电路来控制发射接收,不同的控制方式形成不同的扫描方式;扫描方式大体分三种,即线扫、扇扫、凸型扩展扫描。与其相对应的探头分别线阵探头、扇扫探头或相控阵探头、凸阵探头。

电子扫描方式的特点：

①优点:声束方向和聚焦易于控制;B/M、Doppler 模式较易成像。

②缺点:设备复杂,价格高。

2. 根据探头的构造机制 ①电子相控阵探头;②电子凸阵探头;③电子线阵探头;④机械扇形或相控阵探头;⑤频谱多普勒探头;⑥导管探头;⑦显微镜探头;⑧矩阵探头。

3. 根据探头发出脉冲长度

（1）单频探头：即单一频率探头,发射时标称频率的振幅最强,即声强最强,接收回声信号的频率也是标称频率;采用长脉冲。

（2）变频探头：同一探头可变换 2~5 种频率,如 2.0MHz、2.5MHz、3.0MHz、3.5MHz、4.0MHz;采用长脉冲。

（3）宽频探头：采用短脉冲,发射的频带很宽。

4. 根据探头阵元的空间排列和维数

（1）1 维阵元探头：包括 1 维相控阵、1 维凸阵、1 维线阵。常规探头阵元数有 80 阵元、96 阵元、128 阵元;256 阵元和 512 阵元高密度探头也属于 1 维阵元探头。

（2）1.5 维阵元探头：128×8 阵元,即 1 024 阵元;主要用于腹部检查。

（3）2 维阵元探头（矩阵探头）：50×60 阵元（3 000 阵元）,用于实时心脏三维成像。

5. 根据探头制作的材料 ①压力陶瓷探头;②压力薄膜探头;③压力厚膜探头;④压力单晶体探头;⑤复合材料探头;⑥微机械加工的电容式探头;⑦微机械加工的压力式探头;⑧纯净波晶体探头。

6. 根据临床用途

（1）体表探头（用于经体表皮肤探查）。

（2）腔内探头（经体腔探查,如食管探头、直肠探头、阴道探头、尿道探头、内窥镜探头、腹腔镜探头、鼻腔探头）。

（3）血管内探头。

（4）心内探头。

（5）术中探头。

（6）穿刺探头（目前探头均配有穿刺导向装置,原在探头中央有圆形或楔形孔的穿刺探头已不生产使用了）。

（二）超声探头的临床应用

1. 经颅超声检查 选用电子相控阵或机械扇形扫描探头,频率≤2.0MHz;宽频探头应具备谐波技术。

2. **眼超声检查** 选用电子线阵探头,频率5.0~12.0MHz或6.0~18.0MHz,具有自然组织谐波成像及造影谐波成像技术。

3. **颈部超声检查** 选用电子线阵探头,频率5.0~12.0MHz,具有自然组织谐波成像及造影谐波成像技术。

4. **心脏超声检查** 选用电子相控阵或机械扇形扫描探头,频率2.0~5.0MHz,具有自然组织谐波成像及造影谐波成像技术。选用矩阵探头(2维阵元探头)用于实时心脏三维成像,探头频率1.0~5.0MHz,具有造影谐波成像技术。

5. **腹部超声检查** 选用电子凸阵探头,频率2.0~6.0MHz,具有自然组织谐波成像及造影谐波成像技术。选用1.5维阵元探头,频率2.0~5.0MHz,具有自然组织谐波成像及造影谐波成像技术。

6. **妇产科及盆腔超声检查** 选用电子凸阵探头,频率2.0~5.0MHz,具有自然组织谐波成像及造影谐波成像技术。选用容积凸阵探头,频率2.0~5.0MHz,具有自然组织谐波成像及造影谐波成像技术。选用小半径电子凸阵探头,频率5.0~9.0MHz,具有自然组织谐波成像及造影谐波成像技术。

7. **外周血管超声检查** 选用电子线阵探头,频率5.0~12.0MHz,具有自然组织谐波成像及造影谐波成像技术。

8. **浅表组织及器官超声检查** 选用电子线阵探头,频率5.0~12.0MHz或6.0~18.0MHz,具有自然组织谐波成像及造影谐波成像技术。

9. **腔内超声检查** 选用专用腔内超声探头(小半径电子凸阵),频率5.0~9.0MHz或6.0~18.0MHz,具有自然组织谐波成像及造影谐波成像技术。

10. **血管内超声检查** 选用电子相控阵或机械扇形扫描探头,频率20.0~40.0MHz。

11. **心腔内超声检查** 选用电子相控阵或机械扇形扫描探头,频率5.0~10.0MHz。

12. **术中超声检查** 选用电子"T"线阵或"I"微凸阵探头,频率5.0~9.0MHz。

第三节 超声仪器控制面板的操作和调节

一、系统通用控制功能

(一)系统特性

1. 扫描方式

(1)电子线阵扫描。

(2)电子凸阵扫描。

(3)电子扇形扫描。

(4)机械扇形扫描。

(5)相控阵扇形扫描。

(6)环阵相控扫描。

2. 显示方式

(1)B型(灰阶二维)。

(2)B/M型。

(3)M型。

(4)Doppler型。

(5)B/Doppler型。

(6)M/Doppler型。

(7)CDFI型(彩色二维及彩色M型)。

(8)三功同步型(三功能显示模式)或四功同步型(四功能显示模式)。

3. 灵敏度控制

（1）增益（二维、M 型、M/Doppler 型、彩色血流成像）：调节各型图像的接收增益。顺时针旋转控制键可提高增益；逆时针旋转控制键则减低增益。接收增益（gain）是对探头接收信号的放大，其值越大，图像的相对亮度越大，同时噪声信号也会被同时显示出来。所以要有一个适当的值，通常应放在中间位置为佳。其值的调节要与发射功率以及时间增益补偿 TGC 的调节联系起来考虑。

（2）功率输出：调节超声功率输出，按压此控制键增加或减少声功率输出；此可由热力指数和机械指数值的增减反映。发射声功率（accoust power 或 transmit power）可优化图像并允许用户减少探头发射声束的强度，可调范围为 0~100%，通常调节时屏幕同时显示 TIS 热力指数和 MI 机械指数；功率越大，穿透力强，但是图像也会显得较粗。（注意：产科检查以及眼睛检查值应越低越好）

（3）时间增益补偿（TGC）：与深度对应，可分段调节，滑动控制，每处滑动控制调节特定深度的二维和 M 型图像、接收增益。当滑动控制设在中央时，将全部图像指定一均匀的增益默认曲线。屏幕上 TGC 曲线不对应于 TGC 滑动控制线位置。彩色多普勒和能量成像不受 TGC 滑动控制的影响，这些模式假定一平坦的 TGC 曲线。

（4）帧率或帧频（frame rate）：又称帧数。在单位时间内成像的幅数，即每秒成像的帧数。按压下标键和此键可改变二维图像帧数，确保系统不在冻结状态。当系统处于冻结状态时，不能改变余辉、动态范围或帧率。帧数越多，图像越稳定而不闪烁，但帧数受到图像线密度、检查脏器深度、声速、扫描系统制约。帧频调节可以优化 B 模式时间分辨力或空间分辨力，以得到更佳的图像。时间分辨力和空间分辨力二者是矛盾的，其一为高，另一值则为低。目前高档彩色多普勒超声诊断仪要求：电子扇形探头（宽频或变频）在 85°角，18cm 深度时，在最高线密度下，帧率>60 帧/s；而在彩色血流成像方式下，85°角，18cm 深度时，在最高线密度下，帧率≥15 帧/s。电子凸阵探头（宽频或变频）在全视野，18cm 深度时，在最高线密度下，帧率≥30 帧/s；而在彩色显示方式下，全视野，18cm 深度时，在最高线密度下，帧率≥10 帧/s。

提高彩色多普勒帧频的方法：减小扫描深度、减小彩色取样框、降低彩色灵敏度（扫描线密度）、增加 PRF、应用高帧频彩色处理、应用可变 2D 帧频。

4. 动态范围

动态范围（log compression 或 dynamic range）是指最大处理信号幅度（A_1）和最小处理信号幅度（A_2）比值的对数。

$$信号动态范围 = 20 \log \frac{A_1}{A_2}$$

$$20dB \text{ 相当于 } \frac{A_1}{A_2} \text{ 为 } 10 \text{ 倍}$$

$$40dB \text{ 相当于 } \frac{A_1}{A_2} \text{ 为 } 100 \text{ 倍}$$

$$60dB \text{ 相当于 } \frac{A_1}{A_2} \text{ 为 } 1\,000 \text{ 倍}$$

$$80dB \text{ 相当于 } \frac{A_1}{A_2} \text{ 为 } 10\,000 \text{ 倍}$$

$$100dB \text{ 相当于 } \frac{A_1}{A_2} \text{ 为 } 100\,000 \text{ 倍}$$

$$120dB \text{ 相当于 } \frac{A_1}{A_2} \text{ 为 } 1\,000\,000 \text{ 倍}$$

所以，一台仪器动态范围为 100dB 就相当大了。显然，动态范围越大，接收强信号和弱信号的能力就越强，这是衡量仪器性能优劣的一个重要指标。

由于显示器的亮度动态范围一般只有 30dB 左右,所以接收的回声信息必须经过对数压缩才能与显示器的动态范围相匹配。

改变动态范围设定,确保系统不在冻结状态。动态范围可以从 0~100dB 选择,高档仪器可进行微调或分档调节。一般动态范围设置在 60~80dB 可获得较好的图像。

动态范围控制着信号的显示范围,其值越大,显示微弱信号的范围越大,反之则越小。增加动态范围会使图像更加平滑细腻;减小动态范围会增强图像对比度,丢失信息。如要实现静脉血管内红细胞的自发显影,就要把动态范围增到足够大。

5. 灰阶参数

(1)二维 B 型 256 级。

(2)M 型 256 级。

(3)多普勒 256 级。

6. 图像处理

(1)二维灰阶图形。

(2)三维彩色能量造影及灰阶显示。

(3)彩阶图形。

(4)多普勒灰阶图形。

(5)动态范围。

(6)彩色图形。

(7)动态移动差异。

7. 数字化信号处理

(1)选择性动态范围。

(2)自动系统频带宽度调节。

(3)患者最佳化选择性接收频带宽度。

(4)软件控制的频带宽度、滤波和频率调节。

(5)并行信号处理及多波束取样。

8. 图像修改

(1)实时或冻结二维图像的局部和全景。

(2)多达数倍的二维图像修饰。

(3)高分辨力局部放大。

(4)多达数倍的 M 型局部放大。

(5)彩色及二维余辉。

9. 程序化

(1)应用方案与探头最优化。

(2)组织特异成像患者最优化。

(3)通过应用方案和探头设定的用户条件快速存储。

(4)在屏幕上程序化内设和外设的硬件拷贝设施。

10. 图像显示

(1)上/下方位。

(2)左/右方位。

(3)局部放大及位移。

11. 自动显示   自动显示日期、时间、探头频率、帧率、动态范围、体表标志、显示深度、聚焦位置、各种测量数据、多普勒取样深度和角度、灰阶刻度等。

12. 测量与计算功能   距离、面积、周长、速度、时间、心率/斜率、容积、流量、心排血量、可选择钝角、可选择的 $d:D$ 比值、可选择的缩窄直径百分比、可选择的缩窄面积百分比。

13. 设备用途及临床选项　成人心脏、腹部、妇科与产科、儿童/胎儿心脏、外周血管、前列腺、骨关节肌肉、浅表组织与小器官、组织谐波成像、经食管心脏、经颅多普勒及脑血管。

（二）监视器模块

视频监视器的控制影响亮度、对比度、背景色彩以及光栅的亮度。按压控制键时,屏幕上显示提供有关亮度、对比度、背景色彩以及光栅的亮度相对水平的信息。这些屏幕显示保留在屏幕上直至暂留时间结束,通常是末次按键后 3s。欲恢复监视器的控制设置到系统赋值设定,请同时按压增加降低控制键。目前,高档彩色多普勒超声仪要求视频监视器大小为 17″以上,具备高分辨力逐行扫描的纯平或液晶彩色显示器。

1. 亮度　调节全部屏幕的光线输出。

2. 对比度　调节屏幕上明亮部分与黑暗部分间光线输出的差别。对比度调节要适当,长期使用高对比度会损伤屏幕。

3. 背景色彩　选择屏幕的背景颜色,从中可选择数种彩色背景。

4. 光栅亮度　调节指示控制面板的光栅的亮度。

5. 活动性　高档仪器视频监视器可被倾斜、旋转及升降。

二、超声成像模式选择及操作概要

超声仪主要的成像控制键均位于控制面板,也有一些成像控制位于 MENU 控制键。

（一）二维成像

二维成像显示解剖结构的切面。显示在二维成像中解剖的形态、位置和动态均为实时的。高分辨力、高帧频、差异性线密度设定、多种扇扫宽度,以及多幅成像处理技术的应用有助于优化二维成像。

二维成像也应用于指示探头进行 M 型、多普勒、彩色和能量成像。在 M 型局部放大中,二维成像允许操作者定位欲放大的感兴趣区。在多普勒成像中,二维成像提供取样门宽度、部位、深度,以及多普勒角度校正的参照。在彩色和能量成像中,二维成像提供彩色显示的参照。结合使用二维显示,滚动多普勒显示可提供血流方向、速度、性质及时相等信息。对于正常与异常血流动力学和时相的理解,可使超声医师应用多普勒显示进行病理诊断。

1. 二维图像深度调节　按深度(DEPTH)控制键可增加或减少二维图像显示深度。二维图像、深度标尺、深度指示和帧频将随二维图像深度的变化而变化。

二维图像深度范围可依所使用探头不同从 2~36cm 变化。

2. 二维图像增益和 TGC 调节

（1）旋转二维增益控制钮,可改变整体二维图像的总增益,TGC 时间增益补偿曲线移动可反映二维增益的改变。

（2）向左推动 TGC 控制杆,可降低二维图像特点区域 TGC 的总量,该区域 TGC 与控制杆的上下位置相对应。

3. 聚焦深度和数量调节　聚焦是运用声学或电子学的方法,在短距离内使声束及声场变窄,从而提高侧向分辨力。数字式声束形成器采用连续动态聚焦,可改变孔径,A/D≥8~12bit。聚焦深度标尺右侧的三角形符号可显示聚焦带位置。使用 ZONES 可改变聚焦带数目及聚焦带之间的距离或伸展。使用 FOCUS 控制键可在深度标尺上移动聚焦带从而预定其位置。

按 FOCUS 控制键,可将聚焦区标志沿深度标尺向顶部或向底部移动,直至使用者感兴趣的深度。

按 ZONES 控制键,增加/减少聚焦带底数量并改变聚焦带之间的距离。

焦点数目和位置:增加发射焦点数目或移动焦点区域可以加强特定观察区域的图像观察;但是焦点数目增加会降低图像帧频;在扫描静止的组织时,焦点数目可增多,但扫查动态运动的组织时,焦点数目越少越好,心脏扫查,焦点数目为一点聚焦最佳。

4. 二维图像局部放大（ZOOM）的调节　转动轨迹球可纵览观察感兴趣区。按 ZOOM 控制键,可放大图像或使放大的图像按比例缩小。

5. 二维灰阶图像（gray maps）选择与调节　将回声信号的幅度转化为光点亮度,以一定的灰阶等级来表示检查结果,使图像富有层次。根据仪器的控制灰阶可从 64~256 级不等。高档灰阶标尺模式定位显示在图像的右侧,描绘灰阶分布;它对应于 2D/M 型 MENU 中选择的 Chroma 或用下标键加 2D Maps 键可获得五种灰阶图形,并依选择的临床选项不同有别。选择灰阶图像有利于临床选项的二维图像优化。

6. **彩阶图形选择**　彩阶是将回声信号的幅度调制光点亮度,以一定的灰阶等级来表示检查结果的显示方式,使图像富有层次。根据仪器的控制灰阶可从 64~256 级不等。高档仪器灰阶标尺模式定位显示在图像右侧,描绘灰阶分布;它对应于 2D/M 型 MENU 中选择或用下标键加 2D Chroma 键选择伪彩阶图形有数种。

7. **选择余辉水平**　余辉(persistence)是一种帧平均功能,可消除二维图像的斑点。余辉设置越高,被平均用来形成图像的帧数越多,应用 2D/M 型 MENU 或下标键加 2D P 可获得低、中、高三种余辉设置。改变余辉必须确保图像是实时动态。叠加或余辉是在目前显示图像上叠加以前图像的信息,分时间叠加和空间叠加。在高叠加的情况下,图像平滑细腻,但如果患者或探头移动将会导致图像模糊。心脏叠加值为低或无最佳。

8. **二维图像扇扫宽度和倾斜度**　按 SEC WIDTH 键,扩大扇扫宽度或缩小扇扫宽度,帧频也随之改变。

用轨迹球来调节扇扫倾斜角。对于某些特殊探头,图像顶端会出现一个扇扫宽度的显示符号。该符号表示操作者使用了多大的宽度所形成的图像。

9. **双幅显示**

(1) 获取二维图像后,按 DUAL 键,二维图像便缩小并移至荧光屏的一侧。

(2) 按 UPDATE 键显示第二个二维图像并轮换更新图像。图像方向标志闪烁,表明该幅图像是实时动态。

(3) 彩阶、灰阶图和余辉水平控制可用来改变双幅显示的两幅图像。

(4) 冻结及其他二维控制可用来改变活动的图像。

(5) 可以同时跨越两幅图像来进行测量,但要求两幅图像使用相同的放大比例、扇扫宽度和图像标尺。

10. **二维电影回放系列**

(1) 二维检查过程中按 FREEZE 键。此时帧频数显示即变为帧计数,它表示电影回放系列当前显示帧的序列数。

(2) 向左或向右转动轨迹球,可移动电影回放的序列数。

11. **组织谐波成像**　根据所选患者情况,尤其是在显像困难的患者中,利用 OPTIMIZE 控制键(优化功能键)调整图像质量。心脏探头状态下按 THI 键,可对图像进行常规和组织谐波两种状态优选,而腹部探头则有多种谐波状态可选,系统将自动改变系统内参数设置。

12. **边缘增强(edge ehancemant 或 preprocessing 或△)**　超声系统把接收信号进行高通滤波,从而使接收波形"尖锐化",提高了边缘的对比分辨力。其值越高,图像越对比度分辨力越高;其值越低,图像越平滑。

13. **灰阶曲线(gray maps 或 postprosessing)**　重新安排不同的灰阶对应不同的图像信号幅度,使图像美观,但不能增加真实信息。

14. **变频键**　上下调节可以改变频率大小以改善图像的穿透率或分辨力。

15. **线密度(line density)**　与帧频调节相近,调节可以优化二维图像。

(二) 多普勒图像

1. **脉冲多普勒显示**

(1) 按 Doppler 控制键,显示屏上出现多普勒显示方式。

(2) 用轨迹球移动取样线和取样门至二维图像上所要求获得多普勒信号的位置。

(3) 按 UPDATE 控制键,即可在二维和多普勒两种显示模式之间选择。

2. 静态连续多普勒显示

（1）确定仪器装有连续波形探头。

（2）按 SCANHEAD 键,用轨迹球选定笔式探头。选定探头和组织特征预制后,仪器将自动开始静态连续多普勒显示。

（3）欲退出静态连续多普勒显示,选择另外一个探头即可。

3. 脉冲多普勒取样门深度　在多普勒成像过程中,可根据需要用轨迹球移动取样门深度标记和取样线。取样门标记随深度改变而改变。移动取样门标记时,多普勒显示停止更新。完成取样门定位后多普勒图像将自动更新显示。

4. 多普勒增益　旋转 DPGAIN 钮即可改变多普勒总增益。

5. 脉冲多普勒取样门大小　在脉冲多普勒中,沿超声束有一特定宽度或长度被取样,称为取样门（sample volume 或 gate size）。取样门控制显示速度所在的位置,取样门越小,所测速度越准确。取样门位于超声束取样门深度上,其值以毫米显示在图像注释区的右侧。操作者可改变取样门宽的位置和大小,用轨迹球改变取样门位置。SV SIZE 控制键改变取样门大小,当取样门标记移至血管腔外时不能获得多普勒数据。

6. 壁滤波　用于多普勒、彩色和能量成像中消除血管壁或心脏壁运动的低频而高强度的噪声。壁滤波既能消除心脏壁活动的可闻及的巨大噪声,又能敏感保留基线附近的灰阶信息,这样的壁滤波是最理想的。FILTER 控制键用于改变壁滤波值,设置分为低、中、高。最大滤波设置在彩色和能量成像中可获得。提取多普勒信号,滤除血管移动等引起的额外噪声,提高信噪比。滤波设置为 125Hz 适用于血管,250Hz 适用于大血管,500~1 000Hz 适用于心脏。

按 FILTER 键,增加或减少壁滤波。显示屏上壁滤波值也随之改变。

消除混叠的方法:减少深度、PRF 增加、增大 Scale 标尺、改变基线位置、降低探头频率、连续多普勒（CW）。

7. 多普勒显示的标尺单位选择及标尺调节　按 SCALE 控制键,增加或降低多普勒显示比例。

8. 选择多普勒显示的灰阶图像　多普勒灰阶图可通过 Doppler Gray Maps 子 MENU 或通过下标键加 Dop Maps 改变。灰阶图的选择取决于个人的偏好。在每一种应用中,所选择的多普勒灰阶图将优化显示多普勒数据,一般仪器有多种灰阶图可供选择。

9. 调节多普勒功率输出　多普勒实时动态时,按 OUTPUT 控制键可增加或减少仪器多普勒功率输出。

10. 多普勒扫描速度调节　扫查速度（sweep speed）:控制多普勒频谱速度在屏幕上的显示时间。按 SELECT 键改变扫描速度,共有三种扫描速度供选择,即慢、中、快。连续按 SELECT 键选定一种扫描速度。

11. 多普勒反转调节　按 INVERT 键,即可使多普勒显示反转,同时多普勒显示比例也将改变。超声医师应该熟悉这些变化并要了解其对多普勒的值,多普勒显示的正或负所产生的影响。再按 INVERT 键,多普勒显示恢复正常。

12. 多普勒基线的调节　按 BASELINE 键,基线上移或下移。基线调节是多普勒速度为零的一条直线。通常基线以上信号为朝向探头,基线以下信号为背向探头,按 INVERTI 翻转键,可进行翻转。如果有混叠现象,调节基线或标尺。

13. 多普勒显示格式的选择

（1）按 MENU 中的 Doppler 键。

（2）用轨迹球将光标移至 Doppler MENU 上 Display（显示）处。

（3）按 SELECT,直至所要选择的显示格式出现于 MENU 中。共有三种选择,即小、中、大。

（4）操作者选择的显示格式将用于多普勒图像的显示。

（5）用轨迹球将光标移至 Close 关闭。

14. 倾斜角度的调节　仅限于线阵探头。其多普勒彩色和能量成像与其他探头有所不同,超声束的指向对于获得很有意义的图像是非常必要的。为适应这种情况,多普勒声束的方向可进行调节。STEER

（倾斜）控制键允许在探头依赖性的多种可能设置中调节指定声束角度。线阵探头的超声束与倾斜角度校正控制无关。

按住 STEER 键可改变线阵多普勒成像的倾斜角度。

15. 取样门角度校正的调节　角度校正是调节多普勒标尺计算余弦角（多普勒角度）。当多普勒标记活动时的任何时候这种控制均可被激活，其范围是−70°～+70°，间距 2°。通过选择不同的成像窗口可建立血流方向和检查声束间可接收的夹角。角度校正可校正取样线和血流方向不平行所导致的误差。采用不同的患者或用不同的机器来进行检查时，一定要用相同的角度校正设置值。

16. 多普勒回放

（1）多普勒成像过程中，按 FREEZE 键。

（2）用轨迹球回放多普勒序列：向左旋转轨迹球，频谱右移，显示以前的多普勒信息，向右转轨迹球，频谱左移，显示新近的多普勒信息。

（3）在双功模式中欲选择回放二维与多普勒图像时，按 SELECT 键，显示轨迹球 MENU。

用轨迹球选定其功能：二维电影回放和多普勒回放。再分别按二维回放和多普勒回放方法进行显示。

17. 速度量程（velocity scale、PRF 或 velocity range）　其实它是在调节脉冲重复频率，以确定最大显示血流速度 PRF/2。此键针对所检查脏器的血流速度范围做相应调整，保证血流的最佳充盈状态。增加标尺以探测高速血流，避免产生混叠，降低标尺以探测低速血流，易于分析。

18. 伪彩的运用　在多普勒信号微弱时，如增加增益，噪声信号背景较强，不利观察血流信息，这时可打开较亮的伪彩，降低增益，抑制噪声背景。这时微弱血流信号可清晰可见。

（三）彩色血流成像及彩色能量成像

在彩色血流成像中，彩色与速度和方向有关，而能量成像中，彩色与血细胞固有的动力和能量有关，此信息被用于在二维灰阶显示上叠加彩色图像。彩色血流成像提供有关血流方向、速度、性质和时相等信息，有助于定位紊乱的血流，还有助于放置脉冲多普勒频谱分析的取样门。能量成像在比多普勒和彩色脉冲重复频率低范围内生效，因此对于血细胞运动更敏感。

1. 二维彩色图像及彩色能量图的获取

（1）按彩色或能量控制键，键旁的指示灯亮，随之彩色或能量取样框出现在二维图像上。

（2）用轨迹球和 SELECT 键来移动取样框的位置和调节其大小。

（3）再按一次彩色和能量图键，关闭彩色或能量图像。

2. 二维彩色及能量取样框的位置与大小的调节　取样框大小表示显示的彩色血流成像范围。按 SELECT 键选择彩色或能量图取样框位置和大小。用轨迹球建立所需要的彩色和能量图取样框位置与大小；取样框的高度和宽度均可以用轨迹球来调节。调节时，尽量使之和采样组织或血管大小接近（太大降低彩色帧频），以取得满意的血流显示效果。

3. 彩色及能量图声能输出调节　按 OUTPUT 控制键增加或减少声能输出。

影响彩色灵敏度的调节因素：彩色增益（color gain）、输出功率（out put）、脉冲重复频率（PRF）、聚焦（focus）。

4. 二维彩色及能量增益调节　旋转 COL GAIN 钮即可改变二维彩色或能量图取样框的总增益（TGC 控制钮不直接影响二维彩色图像增益）。

5. 彩色及能量图的反转调节　按 INVERT 控制键，即可在代表血流方向是否朝向探头的两种主色彩间进行转换或控制能量图色标。图像右侧的彩色标尺反映彩色编码的变化。

6. 二维彩色及能量图壁滤波的调节　按 FILTER 键，增加或减少壁滤波，显示屏上壁滤波值也随之改变。共有低、中、高三种设定。

多普勒工作频率：低频通常可得到更好的多普勒和彩色充盈度，并会产生更少的彩色多普勒伪像。

7. 二维彩色及能量标尺调节　按 SCALE 键，加大或减少彩色或能量显示标尺范围。Nyquist 值、帧频和脉冲重复频率将随二维彩色速度范围或能量的变化而变化。

8. 彩色及能量优先阈值的调节　彩色优先权(priority)是二维图像与彩色多普勒图像均衡方案的调节。增加 priority,彩色多普勒信息增多,二维信息减少;减小 priority,彩色多普勒信息减少,二维信息增多。在彩色不充盈时,可增加 priority。显示微小血流时,此设置值要高。

在彩色或能量成像中,灰阶标尺上彩色对黑白回声优先显示,阈值决定了在其上二维回声幅度将被系统显示为灰阶阴影。如果图像中特定的回声密度没有超过此阈值,则将指定此点为彩色值或彩色能量值;升高比例将在明亮的回声部分显示彩色。此阈值有助于控制二维图像上不需要的彩色,并有助于确定血管壁内的颜色。

按 PRIORITY 键,可提高或降低回声幅度阈值,优先选择标志将随之改变显示彩色或能量/灰阶标尺阈值。

9. 二维彩色及能量图灵敏度的调节
(1) 按 MENU 中彩色键或能量键。
(2) 用轨迹球移光标至 Sensitive 处。
(3) 按 SELECT 键,改变灵敏度设定:低、中、高和最高。
(4) 连续按 SELECT 键,直至所需的灵敏度设定出现。
(5) 轨迹球移光标至 Close 处关闭。

提高彩色多普勒对慢速血流成像的能力:降低彩色速度范围(PRF)(1 500Hz 或更少)、降低彩色壁滤波(50Hz 或更少)、提高彩色灵敏度(线密度)、提高彩色优先权。

10. 动态活动分辨的调节　动态活动分辨(DMD)时彩色和能量成像中的一种活动伪像抑制特性,与壁滤波接近。壁滤波仅被设置为滤过特定频率范围内伴有组织壁运动信息的速度信号。DMD 在进行任何滤过之前先测量进入信号,然后适应性滤过反射组织壁运动的频率信号使血流得到良好显示。

11. 彩色或能量图余辉(persistence)水平的调节　余辉能平均彩色或能量帧频,使高速血流或高速能量维持在二维图像上。余辉能更好地探测短暂性射流,为判断有无血流提供良好基础,并能显示更鲜明的血管轮廓。

12. 彩色标尺基线的调节　按 BASELINE 键,升高或降低彩色标尺上的基线位置,并改变基线上下的彩色值。

13. 能量标尺的调节　按 SCALE 键,加大或降低能量显示范围。帧频和 PRF 将随之而变化。

14. 二维彩色及能量图像的线密度调节　利用彩色或能量 MENU 中的线密度,可调节二维/彩色或二维/能量的线密度比值,有多种设置具有探头依赖性。

选择线密度设置时,应综合考虑彩色叠加范围,二维扇扫宽度以及帧频率。

15. 二维彩色显示模式的选择
(1) 按 MENU 中彩色或能量键。
(2) 用轨迹球移光标至 Mode 处。
(3) 按 SELECT 键,直至显示需要的模式。通常有单纯速度模式、速度方差模式、加速度模式及能量模式等。
(4) 用轨迹球移光标至 Close 处。
(5) 按 SELECT 键,关闭彩色 MENU。

16. 彩色标尺单位的选择
(1) 按 MENU 中彩色键。
(2) 用轨迹球移光标至 Units 处。
(3) 按 SELECT 键来循环显示彩色标尺单位,通常有速度和频率两种设置。
(4) 选定一种单位后,用轨迹球移光标至 Close 处。
(5) 按 SELECT 键,关闭彩色 MENU。

17. 彩色图形及能量图形的选择　彩色标尺模式位于图像的一侧,用彩色描绘血流速度图形。在彩色标尺的每一端均有速度或频率单位的数据,该数据指示 Nyquist 极限。SCALE 控制键用于改变彩色重复频率及所差速度或频率的显示范围。在彩色 MENU 中 Units 选择切换显示速度和频率单位,此外,要注意由黑区或基线分割的彩色标尺。基线代表被壁滤波滤过的速度范围并且随着彩色壁滤波设定的改变而变化:基线以上的彩色通常代表朝向探头的血流,而基线以下的彩色代表背离探头的血流。

能量成像彩色标尺用色彩描绘能量图形,色彩可通过选择不同图形而改变,其彩色标尺从顶端到底端是连续的。能量成像注重血流的能量而不是方向。

18. 使用三同步功能显示模式

(1) 二维成像时按彩色控制键,彩色成像开始。

(2) 按频谱控制键,多普勒显示。

(3) 按 Doppler MENU 控制键,出现 Doppler MENU。

(4) 用轨迹球按亮二维 Update。

(5) 按 SELECT 控制键。

(6) 按亮 Simul。

(7) 再按 SELECT 键。

(8) 选择 Close 或按 Doppler MENU 键移除 MENU,三同步功能显示模式开始。

19. 能量图背景的选择　背景能关闭能量叠加中的彩色背景,由此可观察能量叠加中的灰阶信息。对于每一像素,要么显示灰阶信息,要么显示能量信息,这种显示状态可能产生边缘伪像或闪烁伪像。混合(blend)设置可在能量信息和灰阶信息之间产生平滑过渡,从而降低边缘或闪烁伪像。当选择 blend 为背景时,灰阶和色度将联合产生像素。能量数据的显示有赖于彩色优先权(priority)控制设置,其显示结果是血管边缘混合到灰阶组织周围,这种混合增强了灰阶彩色过渡图像的视觉稳定性。blend 可在特定临床应用中增强小血管的空间分辨力,可改善图像质量并有助于解剖定位。

20. 能量图显示模式的调节　从能量 MENU 键中可获得显示条目,能通过特殊滤波选择提供边缘增强功能。通常有正常(nrm),地势图(topo),和高分辨力(res)三种设置。nrm 设置产生一种能和背景特征一起应用的能量显示:blend(混合)、tint(浅色)和 solid。topo 设置产生一种能增强小血管视图和能量显示,尤其适合观察器官小血管,如肾脏;对能量图上呈垂直方位的血管效果尤佳;当选择 topo 时,能量背景将关闭。res 设置产生一种增强小血管分辨力的能量显示,类似于 topo。

21. 彩色叠加(color persistence)　把一段时间内的彩色多普勒信息叠加到现有帧上显示更多的信息。高设置会使血流较为充盈,关掉之,可显示真实信息,尤其在心脏的扫查中,此设置要低。

22. 彩色血流编码图　选择不同的彩色标尺图,以取得不同流速下令人满意的血流显示效果。

(姚克纯)

第四章 超声临床诊断基础

超声医学的飞速进展已经使许多新技术不仅很快应用于临床,而且性能越来越完善,普及速度越来越快。如彩色多普勒成像已经完全普及,组织谐波成像、超声造影、三维成像、弹性成像等新技术集成于许多高端超声诊断仪器。但是,二维声像图诊断技术,依然是现代超声影像医学的主体。因此,超声科医师,特别是高级职称的超声专科医师必须首先通晓二维灰阶超声的临床诊断基础,掌握获取高品质图像的正确扫查和质量控制方法,熟悉正常声像图及其变异,理解各种超声技术的基本应用原则、影响因素及相关限制。不仅能够识别并避免超声伪像,而且还要学会如何诱发和利用超声伪像。对于超声医学的相关新技术及其应用进展,也应熟悉。此外,坚实而宽泛的医学基础和临床知识、正确的诊断思维也是得出正确超声诊断结论所必需的。

第一节 超声检查适应证

随着超声仪器功能的不断提升,探头技术的进步,超声工作者经验的积累,超声检查的应用范围拓展迅速。目前,超声诊断几乎覆盖了人体全身各个部位,有些部位和器官,超声是首选的影像检查方法。如唾液腺、甲状腺、心脏、肝脏、胆囊、产科、乳腺、浅表淋巴结、外周血管等;而有些部位和器官的适应证较少,如骨骼、肺、胃肠道、成人颅脑等。此外,在某些特殊情况下,超声是最便捷而有效的工具,如急诊超声、床旁超声、介入超声、术中超声等。随着超声分子影像学的进展和多模态超声造影剂的研发,未来必将有更多的超声诊断和治疗技术问世。因此,可以说超声束能传播的部位,几乎都是超声检查的范围,这些部位的病变都是超声检查的适应证或成为超声精准诊断和治疗的靶目标。

一、常规超声

1. **弥漫性病变** 实质性器官的急、慢性炎症、肿大、纤维化等。
2. **局限性病变** 组织和器官的局限性炎症、囊肿、结石、异物、肿瘤、外伤等,空腔器官穿孔。
3. **体腔积液** 腹腔、胸腔、心包腔等。
4. **产科** 早孕、胎儿发育评估或畸形诊断、胎盘或羊水异常等。
5. **心脏疾病** 各种先天性心脏病、瓣膜疾病、心内膜炎、冠心病、心肌病、心包疾病、心脏肿瘤等,包括这些疾病引起的心脏形态结构和功能评价。
6. **血管疾病** 动脉硬化斑块、狭窄或闭塞、动脉瘤、动静脉畸形、血栓、创伤等。

二、介入超声诊断或治疗

1. 超声引导下穿刺抽吸细胞学检查或组织学活检。

2. 超声引导经皮穿刺囊肿、脓肿或积液抽吸、置管引流等。

3. 超声导向消融治疗(化学、物理)、局部注药等。

4. 穿刺造瘘、造影等。

5. 超声导向神经阻滞麻醉、疼痛治疗、血管穿刺、异物取出等。

三、手术中超声

1. 定位或寻找小病灶。

2. 引导切除,如颅脑、肝内深部小病灶的切除。

3. 活体肝移植时供体肝的监视切除。

4. 体表或经食管超声引导球囊扩张术、分流封堵或栓堵术、支架或滤器植入术等。

5. 手术效果的即刻评估,如血管吻合后是否通畅、植入物位置是否正确,心脏手术术中监测和术后结构和功能评估等。

6. 超声引导取卵、绒毛膜活检、减胎及针对胎儿的介入性诊断或治疗等。

四、器官功能评价

1. 心脏功能评价(包括负荷试验)

2. 胆囊收缩功能评价

3. 胃肠蠕动功能的观察

4. 肌肉的收缩功能评价

5. 阴茎勃起功能评价

五、血流灌注特征评估

利用超声微血管成像或超声造影对病变或器官的组织血流灌注特征进行评估。

六、实质性器官或组织病变的硬度评估

利用超声弹性成像技术获取组织的硬度参数,以增加诊断信息。

七、超声在医学研究中的应用

1. 超声介导的分子生物学研究。

2. 超声辅助药物靶向递送和控释。

3. 多模态超声微泡的研发、诊断和治疗应用。

4. 光声成像和治疗等。

第二节　检　查　方　法

一、常规超声检查

无论任何形式的超声检查,二维声像图是超声诊断的基础。经体表扫查是获取人体切面声像图的常规检查方法。正确的扫查方法,不仅有利于显示器官或病变的解剖部位及毗邻关系,而且能充分凸显组织及其病变的声像图特征,减少伪像,使声像图所表现的诊断信息丰富而清晰,有助于提高超声诊断的准确度。

(一)检查前患者准备

除下列几种情况外,通常检查前无须特殊准备。

1. 消化系统(胆道、胃肠道、胰腺等)检查　需空腹,前一天晚餐后禁食,必要时检查前饮水 500~

1 000ml 充盈胃腔,不仅便于显示胃黏膜及胃壁、十二指肠病变,而且将胃作为声窗可以清楚显示其后方的胰腺、肠系膜淋巴结、血管等。对胰腺的显示尤为有效。

2. 泌尿系统(输尿管和膀胱)、前列腺、早孕、妇科肿块及盆腔深部病变的经腹超声检查均应充盈膀胱。

3. 经阴道检查通常需要排空膀胱。

（二）超声仪器准备

1. 探头选择 根据检查的部位、器官的不同选择探头及使用频率。通常成人心脏和腹部器官检查使用 1.0~5.0MHz 探头,浅表器官用 5.0~15.0MHz 探头,婴幼儿心脏及腹部检查用 5.0~8.0MHz 探头。颅脑及肥胖者可选用 1.0~3.0MHz 探头。

2. 仪器的优化 基础使用条件包括总增益、近场抑制、远场补偿或时间深度增益控制(TGC)、动态范围、聚焦区调节。以图像清晰、结构显示清楚为原则。

某些功能或新技术的应用,操作者应了解其技术机制,特别注意根据这些技术的原理对仪器进行优化调节,如多普勒、弹性成像等(参阅相关章节)。

3. 扫查范围和深度需根据探测部位的深度选择 原则是使声像图包含尽可能多诊断信息的同时,图像足够大。

4. 多普勒功能的设置(见第二章)

5. 某些新技术和特殊功能的使用和优化 随着超声仪器功能的完善和新技术的研发,不同制造商的超声仪器不同程度都采用了超声医学的最新技术,但是其商业称谓、设置和调节方式各不相同。如声束偏转技术,就有多种名称。在使用这些技术时,必须了解其对声像图的有利方面和可能造成的不良影响。如声束偏转融合技术可以使图像感觉更细腻美观,病变侧壁显示更清楚,但是不利于病变声影的显示,还可能使显示微钙化的能力明显下降。又如组织谐波成像,可以有效提高声像图信噪比,但是却影响近场和深部图像的分辨力。弹性成像的应用更需根据其成像原理充分优化成像条件,否则,会严重影响检查的可重复性,甚至会干扰诊断。

6. ALARA 原则 AIUM 解释为:在确保获得所需的诊断信息的前提下,采用尽可能低的声输出功率和尽可能短的辐照时间。特别是对胚胎、胎儿和新生儿的超声检查,必须分别采用不同系列的辐照时间和声输出指数(MI、TI),确保扫查的安全性。

（三）患者体位

患者体位因检查脏器及部位的不同而定。以能够清楚显示目标器官的组织解剖结构和病变特征为宜。在需要时,采用多种体位,以利于从不同方位和切面观察病变的声像图表现及其与周围组织的关系。常用体位有如下几种:

1. 仰卧位 是超声检查的最常用体位。绝大多数头颈部、腹部器官及肢体血管等检查都可在这一体位完成。

2. 侧卧位 除了更方便对某些器官扫查外,还可以达到使目标器官轻微移动或避开肠管、肺气等干扰,增加扫查窗口。左侧卧位常用于检查心脏、肝右后叶、胆总管、右肾、右肾上腺;右侧卧位常用于检查脾、左肾及左肾上腺;饮水后检查胰头部也非常有效。

3. 俯卧位 常用于检查双侧肾脏。

4. 坐位或半坐位 常用于空腹饮水后检查胃、胰腺和胸腔积液。

5. 站立位 常用于检查内脏下垂、疝、下肢静脉功能等。

6. 胸膝卧位 在卧位显示胆总管困难时,采用此体位可能有效,如疑有胆总管下段结石或肿瘤。

（四）扫查途径

1. 直接扫查 经体表检查多采用探头直接与被检查部位的皮肤接触。

2. 间接扫查 当病变过于表浅时,在探头与被检查器官的表面皮肤间放置厚度 2cm~3cm 的声匹配胶垫或水囊,使病变处于探头的聚焦区,以提高病变区的分辨力。现在高频探头的近场分辨力显著提高,已经较少使用。

（五）扫查部位

通常超声探头应放置在距被检查器官或病变解剖部位最近处的体表。但是，往往需要在多个不同部位从不同方向和角度扫查。遵循的原则是：

1. 便于获得器官或病变的空间解剖结构和内部回声特征。

2. 选择的部位能够避开骨骼与气体的影响。如心脏前方有肋骨、胸骨，外侧及外上有肺覆盖。所以采用肋间、心尖、剑下、胸骨上不同部位作为声窗扫查。肝、脾、肾脏前后外侧受肋骨，顶部被肺气覆盖，所以除肋间检查外，还需在肋缘下检查。

3. 干扰和伪像最少。尽量选择能够使探头声束与被检查目标界面垂直的部位扫查，以增加回声强度，减少伪像。

（六）扫查方法

超声诊断中操作方法和技巧十分重要，目的是根据人体解剖特点，避开各种影响超声传播的因素（如骨骼、气体等），将欲扫查目标及其与周围组织的相互关系显示清楚，并根据扫查部位和探头的方位、声束指向判断目标的空间解剖位置和回声特征，尽可能多地收集可供诊断分析的可靠信息。训练有素的扫查技巧可以准确而快捷地显示所需观察目标的清晰图像和对诊断有价值的图像特征，而影响诊断的伪像最少，有助于诊断的伪像明显（如声影、彗星尾征、快闪伪像等）。

1. **固定部位扫查** 不同器官的解剖部位及周围组织性质限定了对其超声扫查的声窗。在某一部位及某一声束扫描方位可以显示某一结构，如胸骨左缘第三肋间声束沿心脏长轴扫描，显示左室长轴切面；探头在右侧第七肋间腋前线向内侧倾斜，是显示胆囊及肝门部结构的较理想部位；经颞部扫查，能够较清晰地显示大脑中动脉的彩色血流信号。

2. **顺序滑行法** 在无骨骼或气体遮挡的部位，如颈部、四肢、乳腺等检查时，探头可在皮肤上纵、横或倾斜方向缓慢滑行，获取组织的连续性系列结构，迅速建立器官的空间解剖位置和回声特征。

3. **扇形扫查法** 探头保持不移动，侧向摆动探头，获取序列切面，形成空间解剖概念。此法为最常用的扫查方法之一。

4. **旋转扫查法** 以病变区为中心旋转探头获取不同切面的声像图，以确定病变的解剖部位、大小、形态及其与周围组织的关系。

5. **追踪扫查法** 常用于长管状结构或长条状病变的扫查，如血管、胆管、肠管病变的检查。寻找病变的来源、范围及其与周围结构的关系。对血管检查，需要加用彩色多普勒判断管腔内的血流状态。

6. **加压法** 在腹部检查中，遇被检测物表面有肠气遮挡时，用探头逐渐加压的方法驱散气体以显示后方结构。如经腹部检查肝外胆管、胰腺、肾脏等经常应用加压扫查。此外，也常用加压法评估实性肿物的可压缩性和囊性物的张力。

7. **双侧对比扫查** 对人体成对器官，比较双侧的声像图特征有助于发现病变或判断其功能异常，如肌骨、唾液腺等。

8. **诱发试验** 实时动态成像是超声扫查优于其他影像检查的最大优势。在超声扫查过程中，充分发挥和利用这一优势可以发现静态成像难以显示的许多结构和功能异常。如瓦氏动作、牵拉试验、挤压试验、主动运动等。

二、扫查模式

（一）二维灰阶超声扫查

二维灰阶超声是最基础的扫查方法，显示病变后，必要时再进行其他模式的进一步检查，以获取更多的诊断信息。

（二）M 型超声检查

M 型超声检查通常在二维切面图上选定检查部位，以取样线定位进行取样，显示该部位组织运动随时间变化的曲线。

（三）超声多普勒检查

超声多普勒检查血流,声束与血流平行时散射信号最强,声束与血流夹角<20°,测量血流速度误差较小。心内血流检测时,应选择适当切面,尽可能使夹角<20°。血管检查时应使夹角<60°。若声束与血流方向夹角较大,多普勒信号明显低时,需要调整入射角度,或使用线偏转（linear steering）功能减小夹角。

1. **频谱多普勒（包括 PW 和 CW）分析**　　在二维声像图上取样,原则同上。使用 CDFI,将取样门置于感兴趣的血流部位显示其速度频谱,是获取血管内局部血流信息并对其参数特征进行定量分析的最常用方法。

2. **彩色多普勒成像**　　在二维声像图基础上,叠加显示彩色血流图。不同供应商的彩色多普勒超声仪器性能差别很大。尽管供应商对仪器在不同器官的使用条件进行过预设置,供使用时方便调用,但是,由于受检对象及其检查部位千差万别,实际使用中这些预设不可能对每一个受检者都是最佳的,必须根据扫查中的遇到的实际情况对仪器的使用扫查参数进行优化调节,达到个体化的最佳扫查状态,才能有效获取感兴趣部位的真实血流信息。超声医师和临床医师都要清楚,由于技术限制,彩色多普勒成像所反映的组织血流信息有很大的局限性,任何仪器都毫无例外,只是程度不同而已。例如,同一个病人使用不同仪器可能有不同的血流丰富程度显示,即使使用同一仪器,也可能因为不同的扫查设置,出现不同的血流特点。因此,在分析彩色多普勒血流信息时要注意这些影响因素,特别是利用彩色多普勒半定量组织血管密度并用于相互比较时,必须在同一仪器、完全相同的使用条件下获取的信息才可能具有可比性。

3. **能量多普勒**　　在理论上,这一技术不受声束与血流方向夹角的影响,显示小血管的敏感性更高,但是同样存在诸多影响因素。

4. **组织多普勒**　　多用于心脏检查,获取心肌或瓣环随心动周期的运动信息。

（四）谐波成像（见第十八章）

1. **自然组织谐波成像**　　能更有效地抑制基波回声噪声,使二维图像更清晰。但是可能使聚焦区近侧和深部组织分辨力受到影响,分辨力下降。

2. 超声造影(增强超声成像)

（五）弹性成像（见第十八章）

1. 基于力-应变的弹性成像(静态弹性成像)

2. 基于剪切波传播速度的弹性成像(动态弹性成像)

（六）三维超声成像（见第十八章）

主要用于显示病变或器官的空间结构关系和形态。图像的细微分辨力将明显下降。

（七）其他技术

目前,各超声仪器制造商推出很多有效的新技术。如微血管成像、速度向量成像、应变/应变率成像、"萤火虫"技术、ET(血管壁弹性评价)等。这些新技术能够提供更加丰富的诊断信息。

最近,部分高端超声仪器植入了胎儿、盆地等智能测量软件,使检测更为规范而便捷。

三、其他扫查方法

经体腔扫查包括经食管、阴道、直肠、内镜超声等。由于避开了气体干扰,使用特殊的高频探头贴近目标扫查,所以显著提高了分辨力。经体腔扫查时,必须清楚探头的方位才能准确判定图像显示的解剖切面。

血管内超声是使用末端装有超声晶片的导管对血管壁进行扫查,获取血管壁和血流动力学的精确信息,被视为评价血管的金标准。

术中超声是手术中用特殊探头在器官表面扫查,寻找或定位病变、引导或监视手术过程,以提高手术成功率,减少损伤、增加手术的安全性。

第三节 基本扫查切面和声像图方位识别

声像图即超声断层图（ultrasonotomography），反映人体不同部位切面解剖结构的回声特征。因此，正确的超声断层扫描方法是获取清晰而准确的人体切面声像图的最基本要求。

超声不同于 CT 和 MRI，后二者为标准的横切面，并经过计算机进行重建获得矢状切面和冠状切面。而超声的切面非常灵活多变，其随意性和实时性可以在瞬间从不同角度显示多个有利于显示器官解剖结构及其回声特征的切面声像图，这一方面成为超声成像的巨大优势，而另一方面也给图像信息的交流带来困难和麻烦，也因此给临床医师阅读声像图造成困惑。但是，确定基本的扫查切面和统一的图像方位仍然是必须的，而且必须标注体位和探头位置。这对信息传输、共享和交流有重要意义。

（一）腹部及浅表器官的基本扫查切面

监视器显示的声像图方位不仅与扫查体位（仰卧位、侧卧位、俯卧位）有关，而且和探头位置及其声束扫查平面的方向有关。因此，在多数情况下，需要在声像图标记探头的体表位置（body mark），并以此识别声像图的方位，同时结合声像图显示的组织结构回声特征，才能正确判断对应的人体解剖切面。常用超声扫查切面探头的体表参考位置如下：

1. 横切面 声束扫查平面与身体长轴垂直的系列切面。需要标明切面的水平，如剑突水平、脐水平、髂前上棘水平、耻骨联合上缘等。

2. 矢状切面 声束扫查平面与人体冠状面垂直的系列切面。需要标明切面的经过的体表位置，如腹部正中线、锁骨中线、腋前线、肩胛线等。

3. 冠状切面 声束扫查平面与人体矢状面垂直的系列切面。

4. 斜切面 超声检查的最大特点是扫查切面的随意性。切面由能够清楚显示病变的部位和特征而定，不是机械的固定切面。在实际扫查过程中，不同部位和角度的斜切面反而是最常用的成像切面。这些切面往往与身体斜交，不能与标准的矢状切面或横切面一致。如沿右侧或左侧肋间斜切面，沿门静脉长轴的切面，沿胆囊长轴的切面，沿胰腺长轴切面等。必须根据探头位置结合声像图显示的器官回声特征识别其解剖切面。其原则是至少在二个切面显示病变的部位和特征。

（二）心脏扫查的基本切面

1. 胸骨旁长轴切面 探头垂直置于胸骨旁第三肋间，声束平行于左心室长轴扫查，显示左心室的长轴切面（包括右室流出道、室间隔、左心室、二尖瓣、主动脉瓣、升主动脉和左心房）。

2. 左心室短轴切面 心前区垂直于心脏长轴的系列切面，包括心尖水平、乳头肌水平、腱束水平、二尖瓣水平和心底部短轴切面。

3. 心尖部长轴切面 探头置于心尖部，声束指向心底部扫查，包括心尖四腔切面、心尖二腔切面和心尖五腔切面。

（三）声像图方位的识别

在分析声像图之前，首先要明确声像图是从体表哪一个部位扫查获得的图像，进而确认是哪一个器官的解剖切面，显示的是器官哪一个结构的切面。

关于超声切面图像方位的辨认方法，国内外学者的看法基本一致。总的来说，腹部实时超声横切面与 CT 横切面完全一致；其他切面包括矢状切面、冠状切面等则采用经协商统一的标准（美国超声医学会 AIUM 1976 年 8 月）。例如将横切面声像图理解为，患者仰卧位，检查者从患者足底朝其头端方向观察；将纵切面图理解为患者仰卧位，检查者总是从患者的右侧向其左侧观察。现在通用的声像图方位如下：

1. 腹部和浅表器官声像图

（1）横切面（仰卧位，与 CT 相同）：声像图上方代表患者腹侧；下方代表患者背侧。声像图左侧代表患者右侧（R）；右侧代表患者左侧（L）。

（2）纵切面：仰卧位上方代表腹侧，下方代表背侧；俯卧位上方代表背侧，下方代表腹侧（少用）。声像图左侧代表患者头侧(H);右侧代表患者足侧(F)。

(3) 冠状切面:

1) 右侧腹部冠状切面:声像图上方为右侧;下方指向左侧;声像图左侧为头侧;右侧为足侧。

2) 左侧腹部冠状切面:声像图上方为左侧;下方指向右侧;声像图左侧为头侧;右侧为足侧。

(4) 斜切面:如果斜切面声像图接近于横切面(例如沿胰腺长轴的切面),则按上述横切面规定进行识别;如果斜切面角度过大,声像图接近于纵切面,则应按纵切面规定识别。

2. 心脏声像图

(1) 胸骨旁长轴切面:图像右侧为心底部,左侧为心尖部;上、下分别为前、后。

(2) 心脏短轴切面:图像左为患者的右、图像右为患者的左;上、下代表前、后。

(3) 心尖长轴切面:①心尖四腔切面:图像的前、后分别为心尖与心底,左、右为患者的右、左;②心尖五腔切面:图像的前、后分别为心尖与心底,左、右分别为患者的前、后;③心尖二腔切面:前、后同五腔切面,左、右分别为患者的左前和右后。

必须强调的是,超声扫查的途径取决于病变位置,扫查切面不仅与病变位置有关,而且取决于病变形状和需要显示的相关结构。扫查时探头在不断移动,扫查角度也在随时变化,加之扫查范围的局限,超声切面在绝大多数情况下不是 CT 和 MRI 显示的标准切面,需要结合探头在体表的位置和声像图显示的组织结构判断其显示的真实人体切面。

必须牢记的判断原则是:在默认设置下(即不激活上下和左右翻转键),显示器的上方永远是探头的近侧,下方是探头的远侧;显示器的左侧是探头的方位标记侧,右侧是探头无标记侧。

第四节　人体组织的回声表现

人体声像图是由人体器官组织构成的大界面反射和小界面散射回声组成。其回声强度大小不同,差别可高达 120dB。超声仪器将回声强度以灰阶(明暗)层次显示于屏幕,并在一侧显示相对应的灰阶标记。先进的超声仪器可以提供的灰阶层次高达 256 级以上,但肉眼能够分辨的灰阶仅 8~10 个。根据临床超声诊断和声像图描述的需要,对人体组织回声的强度进行分级,以反映正常或病变组织的回声规律及其声像图特征。

一、回声特征的描述

(一) 回声强度的表述

对于组织回声强度的表述,国内尚未完全统一。常用的表述术语为:

1. 高水平回声(high level echo),也可称为强回声(hyperechoic,echogenic)。

2. 中等水平回声(medium level echo),亦称等回声(isoechoic)。

3. 低水平回声(low level echo),也可称低回声(hypoechoic,echopenic)。

4. 无回声(echo-free,anechoic)。

为了更客观而准确地对组织回声强度特征进行简洁的描述,我国部分学者主张根据人眼可分辨的回声强度(灰阶),结合监视器屏幕的灰阶标记,将达到亮度饱和(标记的最亮端)并且有声影的回声称为"强回声(strong echo)",反射系数在 50% 以上;将与灰阶标记中间相等的回声称为"等回声";强回声与等回声之间的称为"高回声(hyperechogenicity)",反射系数 20%~50%,回声高,但没有明显声影;将灰阶标记的最暗端称为"无回声";间于等回声和无回声之间者称为"低回声";或将较低回声更暗的亮度称为"弱回声(dark hypoecho,weak echo)",如淋巴结、肾髓质等。基于灰阶声像图灰阶标志定义的这些描述是人眼睛容易分辨和判断的 6 个阶级的灰度,这些术语可能更客观而简洁,更便于表述的规范和交流。

在实际描述中,也有将接近于无回声的弱回声用"极低水平回声"来描述,高水平回声用很强、较强、稍强回声来形容。人体组织的回声强度见表 4-1。

表 4-1　回声强度的表述

表述	人体组织
极高水平回声/强回声	骨骼、结石（钙化）、胸膜/肺组织
高水平回声/高回声/较强回声	多数器官的包膜、囊肿壁、肾窦、肝血管瘤
中等水平回声（等回声）	肝、脾实质、甲状腺、乳腺、睾丸实质
低水平回声（低回声）	肌肉、皮下脂肪、肾髓质
极低水平回声/弱回声	淋巴结、软骨、液体内的组织碎屑
无回声	正常的胆汁、尿液、脑脊液、囊液、玻璃体

需要指出的是，声像图表现的"强回声""等回声"和"低回声"是界面声阻抗差的反映，都是相对的。在多数情况下，是以与被观察的组织或器官回声比较而言。并且与仪器的性能和调节有关，如探头频率、动态范围、增益、组织谐波的使用等。

（二）回声分布

1. **回声均匀**　组织或病变的绝大部分为分布均匀、回声相近的点状回声，如正常肝脏、脾脏等。期间可有管状或局限性不均匀回声。均匀的回声可有随深度增加的强度衰减，较深的组织回声较低，如重度脂肪肝等。

2. **回声不均匀**　组织或病变的绝大部分为分布不均匀、强度差别大的点片状、线状回声，也可称为杂乱回声。对不均匀回声的描述，要突出回声特征，如以实质性为主，还是液性为主；高回声为主还是低回声为主。内部存在有特征性的回声都要描述，如伴有声影的强回声、彗星尾征、快闪伪像等，这些特征对诊断有很大帮助。

（三）回声形态

1. **点状回声**（echogenic dots）　是小界面散射回声的集合，成细点状。
2. **斑状回声**（echogenic spot）　也称回声斑。呈直径<0.5cm 的较高回声小斑片。
3. **结节状回声**（echogenic nodule）　通常指直径≤3cm 的小团块。
4. **团块状回声**（echogenic area）　也称回声团，通常将直径>3cm 者称为团块。多为正常组织内局限性病变的构成的回声。
5. **线状或带状回声**（echogenic band）　回声线或回声带。大小和强度相近的回声点或斑密集排列成线状。
6. **环状回声**（echogenic rung）　也称回声环。大小和强度相近的回声点或斑密集排列成环状。

二、人体组织的声像图表现

1. 均质性液体如胆汁、尿液、羊水、体腔内的漏出液为无回声。血液通常呈无回声或弱回声。某些非常均质的组织如透明软骨、小儿肾锥体，可以表现为无回声，改用较高频率探头或增加动态范围又可呈弱回声。

2. 液体内混有血细胞或组织碎屑等微小散射体，使回声增多，则由无回声（或接近无回声）变成弱回声，如囊肿合并感染、体腔内渗出液、妊娠中晚期的羊水、脓液等。内部原本极少界面的均匀组织，如果发生病变或纤维化、钙化等。

3. **人体组织回声强度的一般规律**　骨骼>肾窦>胰腺>肝、脾实质>肌肉>肾皮质>肾髓质（肾锥体）>血液>胆汁和尿液。

组织回声强弱的实质是组织内部不同成分的多少和声特性阻抗差别的大小。如皮下脂肪层内纤维结缔组织成分较少，呈低水平回声；但是肾周脂肪囊、网膜、肠系膜脂肪组和多数脂肪瘤内的成分复杂，呈高回声。

皮肤组织呈高水平回声。回声强度以表皮组织（表皮-凝胶界面）较强，真皮次之。

4. 病理组织中,单纯的炎症水肿可因水分增加和组织成分相对减少而回声减弱;肝组织纤维化或细胞内脂肪浸润可使其回声增高。结石、钙化回声最强,纤维化次之,大块瘢痕回声反而降低。肝内小血管瘤、肾脏的血管平滑肌脂肪瘤多呈高回声;典型的淋巴瘤回声最弱,甚至接近无回声,但是用高频率探头扫查,淋巴瘤内会出现明显的弱回声。

5. 某些组织的回声强度还与声束的入射方向、声束经过的组织形态、声特性阻抗、界面特性有关。如肾脏、肌肉和肌腱可因各向异性产生的伪像而回声改变(减低或增高);胰腺回声可因其前方腹直肌透镜效果而高低不均匀;子宫、前列腺回声由于前方充盈膀胱内尿液的低衰减特性而明显增强,而高衰减瘢痕组织或高反射界面后方的组织回声明显减弱。因此,对某一局部组织的回声特征判断,必须综合分析才能客观准确。

6. **组织声衰减特性对回声强弱的影响**　水的衰减系数几乎为 $0dB/(cm \cdot MHz)$。可以认为无衰减。因此,组织内含水分愈多,声衰减愈低,其后方组织的回声相对较高。但是,血液因为血细胞对声束的散射和蛋白对声能的吸收,比尿液、胆汁、囊液等衰减程度相对较高,声像图表现为其后方回声增强程度远不及尿液、胆汁显著,某些黏液性囊肿的后方可能不出现回声增强。

人体不同组织的声衰减比较:骨骼、钙化、结石>瘢痕、软骨、肌腱>肝脏、肾脏、肌肉、脑>脂肪、血液>尿液、胆汁、囊液、胸腔积液、腹水。

根据人体组织对声能的衰减特性,可以提供分析正常或异常声像图的重要参信息,对复杂的声像图表现做出正确解读。

第五节　声像图的分析方法

对于任何器官和组织病变进行声像图分析之前,必须了解患者的病史,仔细询问临床症状;回顾前次超声检查表现;查看已有的影像和实验室检查结果。有手术史的患者,尚需了解手术方式和结果,特别是有无器官部分切除、腔道吻合、植入物等;视情况进行必要的体检。

分析声像图首先需要确定解剖位置,通常要 2 个以上不同的切面声像图,依据其显示的解剖关系建立空间定位,而后观察其形态和回声特征。

一、正常人体器官的回声特点

人体组织和器官均有其各自的回声特征。熟悉并掌握人体正常解剖及其组织的回声特征,是识别有无异常或病变的基础。

(一) 皮肤、皮下组织、肌肉和骨骼

1. **皮肤**　皮肤(包括耦合剂-表皮界面和真皮)呈整齐的条带状高回声,厚度均匀,它和下方的皮下组织分界清晰。

2. **皮下结缔组织**　皮下脂肪通常呈低回声,其间有纤细的不均匀高回声分隔,为纤维组织分隔。

3. **肌肉组织**　肌肉整体回声低于肌腱和皮下组织,其中肌束表现为低回声,肌束外周包绕的肌束膜、肌外膜、肌间隔及薄层纤维脂肪组织,均呈较强的线状或条状高回声。纵切面轻度倾斜于肢体长轴,二者互相平行,排列有序,成羽状、带状或梭形。横切面,每条肌肉略呈圆形、梭形或不规则形,肌束呈低回声,肌束间可见网状、带状及点状强回声分隔。肌肉中较大的血管呈管状无回声。实时超声可见肌肉的运动。肌肉收缩时,肌束直径增加,长度缩短,回声强度常减低。

4. **肌腱、韧带**　正常肌肉回声较低,纵切面肌束膜、肌外膜和肌间的纤维脂肪组织呈平滑的细线状或条束状高回声,与肌肉平行分布;横切面呈网状结构。肌腱的回声较肌肉回声高,呈排列细密的束状发生病变时,这种特征性的声像图被破坏。双侧对比扫查,容易发现回声异常。

5. **骨骼和软骨**　骨膜(骨表面)与骨骼界面呈连续的线条状强回声,其后方伴有明显的声影。软骨一般位于骨骺端关节表面,呈薄层弱回声或无回声。

当以上各层组织由于炎症、外伤、肿瘤等发生病理改变时,通过声像图观察并注意左右两侧对应部位进行比较,容易发现病变。

（二）心脏和血管（见第五章、第十一章、第十四章）

（三）实质性器官

1. **大小和形态**　实质性器官各自均有典型的外形和相近的大小。如95%正常人肝脏在锁骨中线处自膈肌向下的右叶斜径<15cm。超过15cm提示肝增大。肝脏增大时边缘常变钝;肝硬化时失去右叶与左叶和尾叶的正常比例,表面不平滑,呈结节状。肝尾叶异常增大提示肝静脉或肝段下腔静脉狭窄。又如正常肾脏冠状切面似"蚕豆"形,大小约11cm×5cm×4cm;包膜呈细线样回声,完整,光滑。脾脏切面呈新月形,厚度<4cm。若形态失常、外形增大或缩小,提示先天性变异或存在病变。

2. **内部回声**　由于人体器官各自的组织成分不同,其回声各具特点。如正常肝脏为中等回声的均质脏器,回声较肾脏略高而低于胰腺的回声,与脾脏回声类似或稍低。由于镰状裂隙引起的回声衰减使尾叶回声稍低。弥漫性回声增高或减低可见于脂肪肝、慢性肝炎、肝硬化等;局限性异常回声见于肿瘤、脓肿、增生和外伤等。正常肾脏皮质回声略高于肝脏,髓质为低回声,肾窦为高回声。肾脏实质弥漫性回声增高可见于慢性肾炎、肾萎缩等;局限性回声异常见于肿瘤、脓肿、外伤等。

3. **实质器官回声的衰减特性**　衰减特性取决于实质器官组织成分。衰减的增加或减少提示组织成分的改变或分布异常。如典型的脂肪肝出现明显的声衰减,后方回声减低;而水肿则使衰减减小,内部透声好,后方回声较正常增高。

4. **血管的分布**　每一器官都有其供血特点。如肾动脉分支为段动脉,段动脉再分支为叶间动脉,沿髓质边缘进入皮质,在皮质和髓质分界处吻合成弓状动脉,而后发出细小的小叶间动脉进入皮质。这种有序血管分布的紊乱和破坏提示肾脏存在肿瘤或其他局限性病变。又如肝脏的动脉和门静脉双重供血特点及肝静脉的引流分布,不仅是肝脏病变解剖定位的参考标志,而且是诊断某些肝脏疾病的重要线索。应根据器官血管的解剖,辅以CDFI,从不同的切面上观察其分布,注意血管壁回声是否正常;有无异常变细、增宽、不规则等征象。必要时使用频谱多普勒测定血流动力学信息。

5. **毗邻关系**　正常器官的毗邻关系固定,并构成特定的声像图切面。如胆囊颈总是指向门静脉右支;胰腺的前方为胃,后方上方为脾静脉,头部被十二指肠包绕,尾部与脾脏和左肾上腺相邻。器官病变常波及毗邻组织或脏器,产生压迫变形、移位、浸润等。毗邻关系的变化对判断病变的存在及其程度有重要价值。

（四）空腔器官

胆囊、膀胱、胃肠是腹部典型的空腔器官,其内容物的来源和性质各不相同,流入道和流出道各具特点。因此,其超声扫查方法和声像图表现也有较大差别。对于含气的胃肠,需要使用特殊的检查前准备和扫查方法。但是对它们的声像图分析,有其遵循的共同原则。

1. **单纯含液器官**　如胆囊和膀胱,需要在自然充盈状态下检查。而含气的胃肠道,需人为地使其充盈对比剂(如水、显影剂等),以排除干扰,建立良好的声窗。观察的内容有:

（1）大小和形态:正常空腔器官在适度充盈状态下,保持其固有的正常形态和大小。异常增大或缩小可能是自身病变所致,炎症、功能障碍等;也可能是脏器之外的原因使然。如正常胆囊呈长茄子形,长径通常<8.0cm～10.0cm,横径<3.5cm～4.0cm。异常增大可能是流出受阻(胆总管狭窄、梗阻),也可能是长期禁食、使用减痉挛药物或某些全身疾病的表现;胆囊缩小可能是先天性、慢性炎症性萎缩,也可能是重症肝炎等原因导致的胆汁充盈减少。

（2）壁回声:(单纯含液空腔脏器充盈时,壁具有相似的声像图特征:回声清晰、平滑,厚度均匀;利用高分辨力的超声仪器,能分辨胆囊壁、膀胱壁的结构。当部分排空时,厚度和层次结构格外明显。要注意观察壁的厚度有无变化,结构是否连续,是否有肿物、结石等异常征象。

（3）内部回声:正常内部呈无回声。当内部有回声,提示病理状态,应当改变体位,观察回声的变化。

（4）后方回声:含液器官后方回声增强。当后方回声过强时,会影响厚壁结构的显示。要调节TDC抑制其后方回声强度。

（5）功能评估:利用脂餐试验可以观察胆囊排空功能和胆总管远端梗阻;利用排尿后残余尿量测定

推断尿路阻塞和膀胱排空功能。此外,利用实时动态观察,可以评估胃蠕动功能、盆底肌肉功能等。

心脏是特殊的空腔器官,对其功能的检测是超声检查的最重要内容之一(见第五章)。

2. 含气胃或肠管的声像图　尽管胃肠道由于腔内含有气体和实质性内容物严重干扰超声检查,但是胃、小肠、结肠也具有各自的声像图特点。特别是在液体充盈的情况下,其声像图特征与单纯含液空腔器官相似。

(1) 经腹超声检查:在胃肠道含气和内容物时,仅可以辨认出层次清晰的其前壁,并可见正常的蠕动。若用液体充盈胃肠腔(禁食后饮水或清洁灌肠)驱散胃肠气体后高频探头扫查,则可显著改善胃和十二指肠的声像图质量,更加清晰地显示胃或肠壁的层次。一旦胃壁或肠壁出现异常增厚、层次破坏或蠕动异常,应考虑有无肿瘤、炎症等病变。

(2) 正常胃肠道以张力低,壁柔软,加压扫查易变形为重要特征。胃窦部或乙状结肠在排空状态下壁较厚,可能被误认为肿瘤,充盈后恢复正常特征。这与腹部炎性包块、胃肠肿瘤的声像图有明显区别。

(3) 胃肠腔出现异常扩张和液体积聚伴蠕动异常(亢进或消失)提示梗阻;剧烈腹痛伴腹腔内出现游离气体回声提示穿孔或腹膜炎;肠壁增厚呈"假肾征",提示肿瘤。

(五) 浅表器官

甲状腺、腮腺,浅表淋巴结,乳房,阴囊等器官需要使用高频探头扫查,它们各有其声像图特征(见相关章节),对这些小器官进行声像图分析,应注意双侧腺体的形态、大小、边界回声、内部回声,有无弥漫性或局限性回声异常,是否有肿物(结节),血供特征等。还要注意腺体或肿物与相邻器官如气管、颈部血管的关系等。

(六) 肌肉、关节和骨骼

近年来,超声在肌肉、骨关节的应用进展迅速。由于允许使用高频超声实时成像,不仅具有很高的空间和对比分辨力,而且可以在运动过程中对其功能和病变进行实时评价,显示了诸多突出优势,已经成为许多肌骨、肌腱、韧带等疾病的首选诊断方法。

(七) 其他应用

随着超声设备的不断研发和许多新技术的应用,超声仪器的体积越来越小,造价越来越低,使用越加方便,而功能却更加强大和完善。现在,无论在发达国家或发展中国家,均被广泛用于器官的解剖成像、血流检测及许多生理和病理生理学方面的评价。特别在急诊、重症监护、麻醉、介入性诊断和治疗方面发挥了极其重要的作用。超声影像技术几乎达到临床各科无所不用的程度。近40年的应用实践证明,综合权衡临床应用的有效性、便捷性、安全性、成本及对病人的负面影响等因素,超声在影像方法中,是最佳的选择。这使超声不仅成为所有影像学诊断方法中应用范围最广、使用频率最高、普及速度最快的一项基础检查技术,而且正在向功能评价、靶向治疗等更广阔的领域发展。对于提高和改善医疗保健质量做出了巨大贡献。目前超声设备已经普及,有医疗服务的场所几乎都有超声仪器的程度。

二、异常回声

(一) 位置异常

如内脏转位、异位肾、胸骨后甲状腺等。

(二) 形态异常

1. 先天性　主要为器官的先天性变异。

(1) 正常变异(功能正常):如肝左叶长径增大、驼峰肾等。

(2) 代偿性:如肝左叶缺如,右叶代偿性增大;一侧肾缺如对侧肾体积增大。

(3) 病理性(功能异常):如融合肾、多囊肝、环状胰腺等。

2. 后天性　多数为病理性。

(1) 外伤(包括手术):功能可能正常,也可能异常。

(2) 代偿性:如一侧肾切除对侧肾代偿性增大;肝叶切除后剩余肝叶体积增大等。

(3) 病理性:如高血压引起左心室肥厚;房间隔缺损引起右心房、右心室扩大,肝大,脾大,较大肿瘤等。

（三）回声异常

1. 弥漫性　如重症肝炎引起的弥漫性肝脏回声减低；脂肪肝引起弥漫性回声增高；慢性肾炎时，肾皮质回声增高等。

2. 局限性　局限性回声异常多数为病理性，其中以肿瘤最为重要，其次为炎症。以其回声特征，大致可以分为囊性、实性和混合性三大类型。每一类型都有良性或恶性。

（1）囊性：在超声诊断术语中，"囊性"意指任何内含液体的结构，不特定指囊肿。囊肿是囊性回声中最常见的病变。根据其内部回声，又分为单纯性囊肿和复杂性囊肿。单纯性囊肿是指囊壁薄而均匀，无实性结节；囊液透声好，内部无回声；后方回声增强。复杂性囊肿是指病变具有囊性的主要特征，即有明确的壁，内部以液体为主。但是不完全具备单纯囊肿的特征。如囊壁较厚或不均匀、有实性回声（钙化、软组织、沉积物等）、薄厚不均匀的分隔等。复杂囊肿有恶性的可能。

（2）实性：完全实性或以实性成分为主（占75%以上）。局限性实性回声病因复杂如肿瘤、炎症、瘢痕、钙化等。其声像图特点是内部有回声。但是，注意内部有回声者不一定都是实性的。

（3）混合性：病变内既有液体无回声，也有实质性回声。可为肿瘤（包括实性肿瘤坏死液化、含实性成分较多的囊性肿瘤）、脓肿、血肿等。

囊肿与实性肿物可以根据二者的声像图特点加以区别（表4-2）。

表4-2　囊肿和实性肿物的声像图特征

	囊性	实性
边界回声	清晰而光整，多数有囊壁回声	无囊壁回声，少数可见假包膜回声较清晰或欠清晰，有包膜者可光滑、整齐
内部回声	无回声为主，可有分隔	有回声为主（增强，减弱或等回声）
后方回声	多数增强	增强不明显甚至有衰减
侧壁回声失落	常有	较少，有包膜者可有
CDFI 或超声造影	无血流	有血流

典型的囊肿和实性肿物容易鉴别。但是如果囊肿合并感染或出血，内部可以出现回声。部分囊肿的囊液内蛋白含量较多，可能后方回声增强不明显。有的淋巴瘤呈圆形、椭圆形，边界清晰、平滑整齐，内部回声极低，有时酷似囊肿声像图。部分实性肿瘤因有假包膜，其边界清晰、光滑，呈圆形，可有轻度后方回声增强等。因此，对病变囊性和实性的鉴别尚需对声像图进行综合分析才比较可靠。

对于肿物良、恶性的鉴别，必须结合临床病史和其他检查结果综合判断。声像图表现为典型的囊性肿物，通常属于良性。声像图上所见实性肿物或结节，其形态特征如外形、边界、内部回声、后方回声、毗邻关系，是否有周围浸润及肿瘤转移征象，对于临床诊断和鉴别可能提供一定的帮助。彩色多普勒和超声造影、弹性成像还可进一步提供血供特征和质地硬度方面的诊断信息。

（四）血管和血流异常

1. 异常血管

（1）先天性：动静脉瘘表现为扩张的动脉和静脉间连续的高速血流信号，阻力很低。彩色多普勒成像对脏器血管供应变异的诊断有较大帮助。血管瘤呈高回声或低回声软组织团块，可压缩，超声造影见内部为流速极低的静脉血流，廓清明显延迟。

（2）后天性：动静脉瘘也可以由后天性原因引起；血管狭窄后的侧支循环血管等。

2. 血流异常

（1）血管狭窄：动脉狭窄表现为血管局部狭窄，血流速度明显增快，呈"马赛克"状，其近端血流阻力指数增大，远端血流速度变低、阻力指数减小、加速时间延长、加速度减慢；静脉狭窄引起远端静脉扩张、血流速度明显减低，侧支静脉血管形成。

（2）血栓：引起近端阻力增加，远端血流灌注减少。

（3）动脉瘤：扩张的血管腔内出现涡流。

（4）肿瘤新生血管：超声造影呈动脉早期快速增强，提前廓清。

第六节　超声伪像

声像图伪像（artifact），也称伪差，是指声像图中回声信息的增添、减少或失真（王威琪，1988），即超声显示的图像与其相应切面之间存在的任何不相符表现，皆属伪像。伪像可能严重干扰声像图，产生假性异常或掩盖病变，误导对图像的正确解释，造成不利影响。但有时可以帮助超声医师鉴别某些结构或确认某些病变。产生伪像的原因是声束在人体内传播的过程中，其固有的物理性质与人体的复杂界面、仪器的性能、扫查者的技术因素等综合作用导致的图像失真。它表现为实物切面结构在图像上的移位、变形、消失、垒叠或切面外回声的添加等，有的容易觉察和识别，有的不易或无法识别。通常称谓的伪像只是可识别的伪差。明白各种超声伪像的成因，对正确解释图像或规避有害伪像、诱发有用伪像至关重要。

一、超声伪像产生的物理基础

（一）人体声学界面的复杂性

人体器官及其切面的组织结构非常复杂，不同的组织如脂肪、肌肉、骨骼、含液器官等的声阻抗（密度×声速）和衰减系数有很大的差别。这些组织构成异常复杂的声学界面，其中有规则的，但更多的是排列无序的不规则界面。而入射声束的反射和折射有明显的角度依赖性，不可能使声束与每一界面的夹角一致。这一方面造成组织相同，而回声强度不同；另一方面造成声束方向的偏移（折射）。

（二）声束固有的物理性质

尽管超声仪器在不断进步，成像技术在不断改进，但是，超声成像的基础是超声波的基本物理原则。超声声束在人体内传播的过程中，其固有的物理性质（反射、折射、散射、衰减、扩散等）在复杂的声学界面中会表现无遗。特别是遇到足够大的倾斜界面时，不仅其回声强度和方向发生改变，而且其继续传播的方向也发生改变。而仪器无法对其识别和校正，导致回声的方位和强度明显失真。

（三）仪器性能的限制和信息处理的失真

超声仪器的设计和性能（发射、聚焦、接收、旁瓣、信号处理等）不可能达到理想的水平。声场中不仅有主瓣，还会有无法消除的旁瓣，聚焦声束也有一定的厚度。这必然引起扫查切面内组织的重叠显示。

为了实现超声图像的解剖定位，超声仪器的成像设计基于如下设定：

1. 人体组织平均声速为 1 540m/s（所有的软组织、液体、甚至骨组织都一样）。

2. 发射声束呈理想的直线传播，反射体的空间位置由初始发射声束回声时间的长短和偏转角度决定。

3. 人体各种组织的声衰减相同，一律按衰减系数 1dB/（cm·MHz）进行深度增益补偿，并可用 DGC 人为地进一步调节，使得正常图像的远近强度显示均匀一致——给人视觉"无衰减"的假象。

然而，上述设置在人体器官组织这一复杂介质中实际都是不能满足的，而仪器只能按预定的设计成像，无法完全矫正异常复杂的声学界面对声波传导及其反射回声的影响。

此外，对探头接收的异常复杂而微弱的回声信号，仪器需要经过过滤、转换、放大等一系列处理，最后变成图像视频信号显示在荧光屏上。这一过程，同样会丢失很多真实信息，引入虚假信息。故超声图像中不可能没有伪差。常见超声伪像的原因见表 4-2。

（四）操作者的技术因素

操作者的技术也是产生伪像不能忽视的因素，特别是使用多普勒成像、弹性成像等功能时，更需注意。如仪器优化不合理，扫查位置和方向选择不当等，都可能产生更多甚至严重的人为超声伪差或伪像。如果超声诊断医师缺乏超声成像的基础理论，对仪器功能设置的操作没有足够的理解，不但不能有效减少伪像，而且有增加伪像的可能，甚至严重误导诊断。

二、常见超声伪像

（一）灰阶超声伪像

1. **混响**　也称多次反射伪像。发生于靠近探头的平滑大界面与探头表面之间。声束垂直地发射到平滑的高反射性界面时，反射回来的声波遇到探头表面，再由探头表面反射到同一界面，如此来回反射。每一次往返的回声都会在这一界面的远侧成像，逐渐向远侧延伸，直至完全衰减。在声像图上特征性地表现为平滑界面远侧等距离排列的多条回声，其强度依次递减。多次反射的名称由此而来。由于多次反射影响声束向深方传播，在混响后方可能形成边界模糊的声影（dirty shadow）。最常见于以下情况：

（1）充盈液体的空腔器官：如膀胱和胆囊前壁，使原本不该有回声的液体内出现回声，以致可能掩盖前壁的小病变。

（2）气体与软组织界面：如肠管外腹膜壁层下的多重反射，是腹膜游离气体的特异性超声征象，此征象强烈提示腹腔内有游离气体；而正常肺表面应该出现的典型"气体多次反射"消失或显示不清，提示肺实变或不张；这些征象具有诊断意义。

（3）光滑的大界面远侧：如肝包膜或脾包膜的后方可能因为多重反射的叠加而回声增强或结构模糊，可能掩盖病变的显示，或使较小的无回声囊性病变酷似实质性肿瘤。

（4）强反射体的多重反射：如接近体表的金属异物，可能显示在与实物等距离的部位，造成异物位置的误判。

使用组织谐波成像能够有效抑制多次反射伪像，降低多次反射伪像的干扰，获得清晰的图像。

2. **"彗星尾"**　出现于体内小的强反射体之后。如胆囊壁内的结晶体、眼球内的异物、植入的人工瓣膜等，其后产生很长的强回声，并随距离增加而逐渐收缩、减弱，呈"V"形，似"彗星尾"状而得名。对彗星尾伪像的形成机制目前尚不完全清楚。一种解释是也属于混响，即声波在小的强反射体内部反复往复反射（内部混响），同时也向探头反射，在声像图上构成自反射体向深方延伸的逐渐衰减的高回声束，放大图像仔细观察，可以发现密集的短弧状回声。另一种解释是构成小强回声界面的介质受到脉冲声波的激励后发生震荡，好似敲响的钟，或敲击后的音叉。这些很强的震荡紧随被激励的反射体返回到探头，在声像图上形成反射体深方的强回声束，并逐渐衰减直到消失。

3. **振铃伪像（ring-down artifact）**　声像图表现为自反射体后方向深方延伸的高回声束，逐渐增宽，不衰减，常发生于气体后方。对振铃伪像的最初解释如同彗星尾，因此将二者统称为"彗星尾征"。但有趣的是振铃伪像不发生于结石和钙化。也不是所有的气体都产生振铃伪像。Avruch 通过实验发现振铃伪像是分布在液体内的微小气泡集聚成最稳定的"泡沫四面体"，才会被声波激励而产生共振。由于共振的能量较大，且持续时间较长，因而会形成不衰减的高回声束。最典型的例证是肺泡内渗出增多时出现的"B"线，是肺水增多的佐证。除了微气泡外，只要与发射声波产生共振的反射体，都会形成振铃伪像。

4. **镜面伪像（mirror image artifact）**　镜面伪像的成因类似于多次回声伪像。后者是声脉冲在探头与皮肤之间多次往复反射，而镜面伪像是额外的回声（伪像）来自人体自身内部。即内部的反射体在光滑大界面的另一侧成像。其产生的原理与光学中的镜像原理相同。当扫描声束遇到高反射界面（如膈肌顶部与含气肺的界面）时，声波在该界面的反射回声又在人体内的界面产生反射，并返回到同一高反射界面，该高反射界面将携带的信息沿原路返回到探头，被探头接受成像，由于其往返增加的时间正好等于人体内界面与该光滑大界面之间声波传导时间的二倍，因此在声像图上形成以该反射界面为对称轴的图像（虚像）。镜面伪像的典型例子是膈下肝实质或脾实质回声对称地出现在膈上方。如肝内的肿瘤除了正常显示在膈下外（实像），同时以膈肌为对称轴，在膈上显示。又如，高度充盈的膀胱，其前壁及前壁前方的组织以光滑的后壁为对称轴显示在盆腔内。由于声波被反射，后壁后方的子宫和直肠不能显示，酷似盆腔大囊肿。与混响伪像不同，镜面伪像不但几乎不能对诊断提供有用帮助，反而对正常成像造成干扰，应该设法避免。

5. **折射伪像**　产生折射伪像的原因是声束遇到两种相邻声速不同的组织所构成的倾斜界面时，由于折射使透射的声束发生方向改变,造成界面回声在声像图上的位置偏移,亦称棱镜效应。如经腹壁横切面扫查时,声束通过腹直肌与腹膜外脂肪层时,由于声波的折射发生传播方向改变,使腹主动脉可能形成重复(2个)伪像。折射引起的声束方向偏移除了引起反射体的位置偏离,还可能使透射声能减少,导致后方的实质脏器回声减低。如肝脏横切时,钝圆形的尾状叶常出现回声减低区,容易误认为肿瘤。

回声失落现象的发生也与折射有关。当入射声束与界面夹角达到足够大时,因折射而偏移的声束所产生的回声将不能返回到探头(回声失落)。如囊肿的侧壁、有明显包膜的肿瘤可出现侧壁声影;细管状结构(胆管、胰管、导尿管等)的横切面,声像图呈现无侧壁的"小等号"("＝")等。

6. 声影　意指后方回声显著减少或消失的声像图表现。产生声影伪像的原因有:①显著的声衰减,见于结石、瘢痕、软骨等衰减系数很大的介质;②声阻抗差很大的界面,如骨骼、气体等;③入射声束与较光滑的界面夹角过大,造成全反射,如囊肿的侧壁声影。这些因素使其后方的入射声能显著减小,回声显著减低甚至消失,后方组织机构几乎不能显示,类似物体遮挡光线形成的影子,谓之"声影"。

声影对于诊断有其积极的一面,利用声影有助于判辨人体组织或的异物的升学特征,发现结石、识别肿瘤有无包膜等。如胆囊内充满结石合并胆囊萎缩时,胆石本身的强回声有时不显著。此时仔细寻找来自胆囊窝的声影和"WES"征对诊断有重要价值。某些非均质性的肿瘤如乳腺导管内癌、畸胎瘤内的毛发球或骨骼常有明显的声影;有包膜的囊性或实性肿物常伴有侧边声影,无包膜的实性肿物不会伴有侧边声影。这些表现能够对诊断和鉴别诊断提供重要信息。而不利的影响是较宽的声影遮挡了后方组织的回声,造成漏诊。如大量胆囊结石的声影可以完全掩盖胆囊癌的回声。

7. 后方回声增强　当介质声衰减值低于假定声衰减值时,出现后方回声增强。例如,囊肿后壁及其后方组织回声显著增强。胆囊、膀胱、饮水后充盈的胃,以及胸腹水等均有类似的现象。透声性好的囊肿后方回声增强,还因为囊肿的"凸透镜"效果使穿透过囊肿的声束产生汇聚,回声增强。

对于无回声囊肿,后方回声增强的程度与液体的性质有关,含蛋白多的囊液后方回声增强较低。

8. 声束厚度伪像(beam width artifact)　亦称为断层厚度伪像(slide artifact)、声束宽度伪像。尽管通过聚焦的扫描超声声束可以在聚焦范围内变得较细,但是仍然有一定的厚度,在非聚焦区内(近区和远区)内更加明显。因此,超声扫描所获取的声像图,是一定厚度体层内组织回声信息在厚度方向上的叠加。扫描声束越厚,回声叠加的横向信息越多,横向分辨力越低。声束厚度伪像在声像图中很常见,如小囊肿内或大囊肿近囊壁处出现低水平回声,是由于一定厚度的声束同时通过囊肿及其周围的实性组织。在超声导向下对小病变穿刺时,贴近病变但不在病变内的穿刺针若同时在声束厚度内,二者在声像图上重叠显示为穿刺针在病变内,这种伪像常对操作者产生误导。

9. 旁瓣伪像　探头发射的声束除了声轴方向的主瓣,周围尚有旁瓣。超声扫查在主瓣回声进行成像同时,旁瓣也会产生回声,并与主瓣回声叠加。由于旁瓣回声很弱,通常并不会对主瓣成像造成可以被觉察的干扰。但是当这些旁瓣遇到强回声界面时,其回声将被探头接收,叠加在主瓣回声内。由于旁瓣距声轴较远,其回声往往是远离主瓣切面外的强回声结构,常表现为同一扫查深度内的"披纱样"模糊回声。令人难以解释其来源。这种伪像在使用质量低劣的超声设备时可能更为明显。如在胆囊、膀胱和囊肿的后壁,常见模糊的低水平回声,有时酷似腔内"沉积物"。当旁瓣回声较强时,可能掩盖胆囊或膀胱壁的病变。较大的胆囊或膀胱结石、含气的肠管、宫内节育器、骶骨胛等常引起旁瓣伪像。

改变探头位置,调整聚焦点区的深度或聚焦点的数量,加用组织谐波技术可以减少旁瓣伪像干扰。

10. 声速伪差或伪像　超声仪器的成像和测量都是按照人体软组织的平均声速(1 540m/s)设计的。对于一般肝、脾、肾、肌肉等软组织,超声成像和测量都不会产生明显影响,可以忽略不计。但是,对于声速过慢或过快的组织,可能造成不可忽视的影响。

如脂肪的声速较慢,肝内或腹膜后较大脂肪瘤等肿瘤在声束方向上的成像假性变长,使其后方肝脏的包膜回声向后移位,产生中断的伪像;若脂肪瘤靠近边缘,产生边界伸入横膈或腹壁背侧的假象。同时导致声束方向的测值过大。而角膜、晶状体、骨骼等声速过快的组织,如果利用普通仪器测量,会导致测值小于真实值,造成误导。因此,进行胎儿长骨测量时,应使声束与长骨尽可能垂直,进行眼科晶体的测量,应使用眼科专用超声仪器。

(二) M 型成像伪像

在 M 型成像时,发射声束固定,显示的是声束内反射界面在声束方向上随时间的位移。当声束外的反射体随呼吸或心脏舒缩进入声束内时,同样会被反射成像,形成伪像。如心底部 M 型成像时,房-室交界处随心动周期进出声束,形成"C"型凹陷伪像。此外,由于声束倾斜,可造成心室内径和室壁厚度测量的高估。

声束内界面的多重反射,也会形成伪像。如肺 M 型超声显示的"沙滩征""平流征"等,都是这类伪像。

(三) 超声多普勒伪像

临床常用的超声多普勒有脉冲多普勒(pulse Doppler)、彩色多普勒血流成像(CDFI)、多普勒能量图(CDE 或 DPI)。与灰阶超声相似,上述引起二维灰阶超声伪像的原因都可能引起不同程度的多普勒超声伪像。认识多普勒超声伪像,理解其产生的原因,对正确应用多普勒功能,合理解释多普勒超声表现至关重要。

1. 脉冲多普勒伪像

脉冲多普勒频谱伪像主要有两种类型,一是频率混叠,二是频谱缺失。

(1) 脉冲多普勒混叠:是指 PRF 等于或小于多普勒频移的 2 倍时,频移谱线峰出现在基线的另一侧,即最高速度的血流频移发生方向倒错。类似于高速转动的车轮在达到某一速度时,看似发生倒转。这种伪像外观似一个被截断的锥,位于基线另一侧但顶点朝上。尽管常与其上面的低速部分频移谱重叠,但是容易识别,通常不会引起诊断困难。在仪器设置正确的情况下,出现混叠伪像提醒超声医师在取样门处有血管存在狭窄的可能。消除混叠伪像的方法是:①提高 PRF,即增加检测速度范围;②降低多普勒发射频率,即使用低频声束检查;③适当增加声束与被检查血管的角度;④调节基线的位置,使基线移向血流方向的背侧;⑤使用高重复频率脉冲波多普勒(HPRF)功能,在一条取样线上同时设置多个取样门以提高超声波发射和接收的脉冲重复频率;⑥使用连续波(CW)多普勒。

(2) 频谱缺失:脉冲多普勒的另一类伪像是有血流而无血流频移显示,使超声医师不能判断血管内是否有血流存在。其原因是:①声束与血管的夹角过大时,$\cos\theta$ 值很小或等于零(90°),使血流速度在声束方向的分速度过小或无分速度。探头声束与血流方向夹角过大时,频谱和 CDFI 均无血流信号显示,即使大血管如主动脉也无例外。通常至少应将角度调整在 60°以下。若 θ 角为 60°,频移降低 50%,θ 角大于 60°,θ 角的轻微变化都将引起 $\cos\theta$ 值显著变化,使频移值发生严重误差,结果不可信。可见,利用 Doppler 技术测定血流速度,调整取样线与血流夹角极为重要。宜保持 $\theta<30°$ 并加以校正,误差较小。②血流速度过慢,低于 CDFI 所能检测的最低速度;③滤波设置过高,使低速血流信号被滤掉;④多普勒增益设置过低,弱信号不能显示;⑤检测的血管位置距探头过远。对上述成因进行调整,可以提高对低速血流信号的显示能力。

除了上述二类伪像外,由于脉冲多普勒的取样声束也有其超声传播时固有的物理特性,因此,在理论上,灰阶声像图出现的某些伪像也可能成像在多普勒图像中。其中较重要的有:

(3) 基线对称的频谱:多普勒频谱对称地显示在基线的另一侧。对其成因有如下的两种解释:①当声束与血管的角度过大时,其宽度或旁瓣将同时接收到一侧朝向声束的血流和另一侧背向声束的血流,致使基线二侧同时显示方向相反的对称血流频谱。这种伪像在使用相控阵探头时容易出现。②声束与血管角度足够大时,多普勒频谱在光滑的血管壁产生反射,形成以基线为对称轴的镜面伪像。减小声束与血管的夹角,能够有效地消除这种伪像。

2. 彩色多普勒伪像　彩色多普勒超声伪像的表现复杂,原因较多,有声学特点固有的限制,但是更多的是仪器使用条件设置不当等人为的因素。大致可归纳为有血流的部位无彩色血流信号、无血流的部位出现彩色信号、彩色信号混叠、彩色信号的颜色或其色度(shade of color)改变、彩色外溢等五类。较重要伪像的包括:

(1) 彩色信号衰减伪像:在原本血流分布一致的区域显示彩色血流信号分布不均,表现为浅表血供多,深方血供少,或器官深部血流较难显示。如甲状腺功能亢进症时,甲状腺深方的血流信号较浅方明显减少,产生浅部多血供(血管)、深部少血供(少血管)或无血供(无血管)的错觉。其原因为多普勒频移信号来自微弱的红细胞背向散射。它通过组织时,距离越长,衰减亦愈多。可见探头频率越高,衰减伪像越明显。适当降低多普勒频率或选用频率较低的探头,可以改善深方血流的显示。此外,将聚焦区置于取样门(感兴趣区)水平、提高取样门深度的彩色增益也能提高深方的彩色血流检测敏感性。静脉注射微量声学造影剂,能够显著提高彩色血流信号的显示,但是会严重影响脉冲多普勒频谱。

(2) 有血流无彩色:壁滤波(filter)和检查速度设置过高或彩色增益过低都会严重降低低速血流信号的灵敏度,使低速血流信号不能显示。

(3) 闪烁(clutter rejection)伪像:心脏或大血管搏动、呼吸、肠管蠕动或肠管内容物的流动等引起周围组织震动,其频率正好在多普勒频移的范围内,而且强度较大,如肝左叶近膈面、高速血流周围的组织、患者说话等,都可以引发与血流无关的彩色信号显示,其诱因明确,容易确认。闪烁伪像在能量多普勒成像时更为明显,这与能量多普勒对弱信号较敏感有关。由于人体生理活动产生的振动无时不在,所以使用常规方法消除闪烁伪像相当困难。利用造影谐波成像有助于消除闪烁伪像。这是因为造影提取的非线性谐波信号的频率远远超过了组织机械运动产生的多普勒频移信号频率。

(4) 镜面反射伪像:彩色多普勒镜面伪像的发生机制与二维成像和脉冲多普勒相同。表现为以高反射性界面为对称轴的彩色"倒影"。如以颈动脉后壁为对称轴,深方又出现一条并行的颈动脉彩色血流信号(虚像)。镜面反射伪像可能对深方的血流显示造成遮挡,或误认为存在血流。减小声束与血管的夹角可能有助于减弱彩色镜面伪像。

(5) 快闪伪像(twinkling artifact):多见于肾盂、输尿管、膀胱表面有结晶的不光滑尿路结石。快闪伪像的成因可能为声束遇到不光滑的尿路结石界面时,其反射声波发生相位改变,并在粗糙的小界面间来回反射,由于相位的差频与在多普勒频移的频率范围内,所以在结石表面显示为很高频率的彩色噪声,并向声束入射方向延伸。快闪伪像对于发现和确认不典型尿路结石有很大帮助。快闪伪像为何在胆结石较少见的原因,目前还没有确切的解释。

(6) 混叠(aliasing)伪像:表现为彩色血流信号呈多色镶嵌的"马赛克"(mosaic)状,亦称"彩色镶嵌",使血流方向、速度表达错乱,甚至检查者完全不能识别血流的方向。其成因与脉冲多普勒混叠伪像相同。仪器设置不当(如过分降低脉冲重复频率)和使用不正确(如采用较高多普勒频率的探头)都会产生彩色混叠伪像。在设置正确的情况下,混叠处的血流速度最快,提示存在血管狭窄。

(7) 血流速度伪像:与脉冲多普勒频谱一样,彩色多普勒血流成像提取的也是血流在声束方向的速度分量,所以也取决于声束(取样门)与血流方向的角度。探头声束与血流方向夹角过大时,频谱和CDFI均显示为低速血流,甚至无血流信号显示,即使大血管如主动脉也无例外。因此,CDFI取样区内的血流会因其与声束角度的不同而速度各异,造成伪像。

常规CDFI彩色血流(幅度)显示对角度依赖性过大,易产生血管内"无血流"或"流速不均"伪像。采用多普勒能量图CDE(color Doppler energy)也称DPI(Doppler power imaging)方法,可以显著改善血流检查的敏感性。

(8) 彩色血流信号"外溢":如果彩色增益、彩色优先过高,或脉冲重复频率(PFR)、滤波设置过低,常引起彩色血流信号从血管腔内"外溢"的伪像。甚至使伴行的动脉和静脉混为混为一体,严重时会掩盖血管内的血栓或血管壁的斑块。针对其产生原因,可以减少或消除彩色外溢伪像。

(9) 开花伪像(blooming artifact):静脉注射微泡造影剂,血液内的微泡强散射可以使彩色血流信号显著增强,特别是不断破裂的微泡会产生强大的声流。致使彩色血流信号的强度显著增强,呈开花状,无法分辨血管形态和血流方向。开花伪像可以显示血管较多的肿瘤,目前很少使用。

(四) 超声造影伪像

1. **衰减伪像**　由于超声造影微泡的强散射特点,其必然会发生很强的衰减,以致远场回声明显减弱,不可误认为灌注不足。

2. **聚焦伪像**　超声造影微泡的谐振强度(谐波振幅)依赖于受辐照的声强。由于声场内声强的不均匀性,聚焦区的声强最高,因此,其间的谐波强度也最高,可能造成灌注多的假象。

衰减伪像和聚焦伪像会严重干扰感兴趣区时间强度曲线(TIC)的定量结果,进行组织血流灌注定量分析时必须予以考虑。

3. 饱和   当血池内的造影微泡浓度达到一定值后,增强强度与微泡浓度不成线性关系。结果会出现:①微泡浓度增加,TIC 曲线不再上升;②在人眼无法分辨显示屏上的亮度差别,宛如人裸眼无法看到日食时太阳被遮挡的部分暗影。如对肾脏肿瘤使用偏大剂量的造影剂,高亮度就会掩盖增强的细微差别,可能无法识别肿瘤的假包膜和内部的囊性变这些最重要特征。

（五）弹性成像伪像（见第十八章）

第七节　超声诊断常用术语与报告书写

（一）回声的部位、大小和形态

对于异常回声,首先要明确并写出其解剖部位。如左肾上前段、肝脏右前叶下段(S_5)、第二腰椎水平右侧腹膜后等。而后描述其大小和形态。

（二）回声的强度

声像图是组织界面反射和散射回声共同组成,回声强度是介质内界面声阻抗差大小与界面密集程度的反应。因此,对其确认的表述术语应限于声学范畴(见本章第一节),不可用"光点""光团"等描述。

（三）回声的分布

通常按回声分布均匀程度来描述,是组织内部结构是否均一的反应。如"均匀"反应组织结构均一,界面较少而小,以散射回声为主,如肝脏、脾脏;"不均匀"反应组织内部组成复杂,界面多而大,如肾窦、乳腺等。对某一特征的回声分布,还可以用"密集""稀疏""散在"等来形容。例如乳腺肿块内的微钙化强回声点,可以用"散在""密集"或"簇状"来描述,后者对诊断乳腺癌具有较高特异性。在肿块内的血流信号,可用稀疏散在的彩色信号表述,代表血管稀少。

（四）边界和边缘

边界通常指病变(特别是肿瘤)与正常组织的分界是否清晰可见或模糊不清。边缘是指脏器的包膜、囊肿壁、病变的外缘回声特征,是否整齐、平滑,是否有"侧边声影",是否成角、呈"毛刺"状等,有无增强抑或减低的晕环等。

（五）内部回声

是重点描述的内容。包括回声强度及其分布是否均匀、有无钙化强回声或液性无回声等。

（六）后方回声

有无增强或减弱(衰减);还可引自超声伪像的常用术语,如"声影""后方回声增强"等。

（七）病变内血流信号

病变内有无血流信号,血管来源,进入病变的部位,血流多少及分布,阻力指数等。如颈部肿大淋巴结,血流从门部进入或从周边进入。病变血供的特征可能为疾病诊断的重要信息。

（八）对毗邻组织的影响

挤压、浸润、包绕等。

（九）质地评估

探头加压是否变形,即质地的软硬。必要时使用弹性成像功能评价其弹性特征。后者目前主要用于乳腺、甲状腺等表浅器官肿瘤的评价。

（十）活动性

探头或用手推压有无移动,有无随体位改变的运动。

（十一）功能评价

如脂餐试验、残余尿量测定等。

（十二）心脏和血管的血流动力学评价和描述

既要有直接的数据信息，如时相、速度、加速度、加速时间等特征，又要有相关的间接征象。

（十三）超声造影

规范的描述术语为"增强"和"消退"，应以时相分别描述其增强模式、程度和持续时间。增强方式有"均匀性增强""不均匀性增强""自周边向中央增强""自中央向外周增强"等；增强程度的分级应与器官自身为参照，分为"高增强""等增强""低增强""无增强"。如动脉期自周边向中央呈不均匀高增强，晚于延迟期缓慢消退。

（十四）声像图的某些形态特征

1. **靶征（target sign）或（bull's eye sign）**　主要指声像图表现为中央高回声周围低回声的肿物，形似"靶环"，多见于转移性肝肿瘤。

2. **假肾征**　是胃肠肿瘤的特征性声像图表现。增厚的胃肠壁包绕肠内容物，表现为周围较厚的低回声包绕中央强回声区，酷似肾脏的横切面声像图，谓之"假肾征"。

3. **彗星尾征**　为内部混响所致。多见于胆囊壁内胆固醇结晶或微小结石，甲状腺胶样囊肿内的结晶体、体内金属异物，宫内节育器，胆管内或脓腔内的微气泡等，在声束的激励下产生强烈的"内部混响（internal reverberation）"，表现为自反射体向深方延伸的强回声带，逐渐衰减消失，酷似彗星尾。

4. **套袖征**　肠套叠时套入部肠管纵切面的特异性声像图表现，形状似套袖。其横切面似同心圆，称"同心圆征"

5. **飞鸟征**　肾上腺肿瘤与肝脏和肾脏构成的声像图，似飞鸟展开的双翅。也称"海鸥征"。

6. **越峰征**　腹膜后肿瘤患者做呼吸动作时，肠管在肿瘤前方滑过的征象。对鉴别肿瘤的位置有帮助。

7. **低回声晕征**　肝脏肿瘤周围的薄层低回声带，可能为组织水肿的表现。是恶性肿瘤的征象。

8. **脂液分层征**　囊腔内脂肪液与水质囊液分层的声像图表现。是畸胎瘤的特异性征象。

9. **双泡征**　胎儿十二指肠闭锁的声像图征象。

10. **平行管征**　胆管梗阻时扩张的胆管与伴行门静脉形成的征象。

类似的形象特征描述还有很多，是公认的惯用术语，简洁、形象而实用。但是不可随意杜撰。

（十五）描述声像图的注意事项

1. 突出对诊断和鉴别诊断有重要价值的声像图表现，特别是具有特征性的阳性表现。

2. 对鉴别诊断有价值的阴性结果也要描述。如乳腺肿瘤内未见微小钙化征象；复杂囊肿内未见血流信号等。

3. 要注意描述临床医师关心的问题。如胰腺癌对周围血管的影响；腹主动脉瘤对腹腔动脉、肾动脉的影响等。因为这些内容对临床的抉择有重要指导或参考价值。

4. 忌用"B超""彩超"等不规范的口语，可以统称为"超声表现（ultrasound findings）"，或分别称为"二维超声（声像图）""灰阶超声""彩色多普勒超声"等规范术语。

（十六）超声报告的书写规范

超声诊断报告是患者进行超声检查所得的最后结果，是临床诊治的重要参考依据之一，又是法律纠纷处理中的参考资料，所以必须认真客观地详细描述检查内容，供临床医师参考。遇到危急病例（危急值）必须按流程及时与送检临床医师通报并有严格的送达和回复的时间、人员记录。

一份高水平的超声报告不仅在一定程度上反映了该医院和超声学科的诊疗水平，而且为临床、科研和教学提供了丰富的影像学信息和素材，同时也是医生执业能力、知识水平的标志之一。尽管目前尚缺乏统一的报告书写模板，但是下述的基本原则必须遵循。

1. **超声报告的书写原则**　报告必须使用统一的、科学的、规范的超声医学术语。确保超声诊断报告的科学性、客观性、针对性、系统性、真实性。要特别注意回答临床的关注。尽量使用目前已经推荐使用的结构性报告模式和报告数据系统，如乳腺 US BI-RADS、肝脏 US LI-RADS 系统。数据储存要标准化和国际化，符合医学大数据收集的要求，便于检索和追溯。

2. **超声报告的内容**　对于超声检查所获取的图像描述，要遵循准确、简练的原则。描述内容和顺序通常为:部位(解剖定位)、大小、形态、边界(清楚与否)、边缘(有无包膜等)、总体回声强度、内部回声特点、后方回声、血管分布及血流特征、与周围组织的关系(或对周围组织的影响)等。必要时简要描述临床医师关心的相关内容,如淋巴结大小、有无转移征象等。对鉴别诊断有用的阴性所见也要描述。

3. 超声诊断

(1)超声诊断的思维方法:超声检查所获得的形态学、组织声学特征和功能信息,只是超声诊断的影像学依据。而超声诊断必须结合患者的病史(包括既往史、症状、体征)和其他检查(影像、实验室)结果进行综合分析。这是一个复杂的逻辑思维过程。这一过程需要融入超声医师相关的宽泛基础理论(声学、医学)、临床知识和丰富的经验积累。通过与超声信息的关联、比对、甄别、排除和萃取,对超声表现给予客观的合理解释,得出最可能的印象诊断。这一思维过程是否正确,取决于多种因素,而最终将直接影响到超声诊断的正确性。一个正确的诊断,不是光靠超声表现能够决定的。

(2)超声诊断结论:超声诊断属于医学影像学诊断,它不同于病理组织学诊断。超声诊断的结论,应当根据综合分析印象的可信程度,对结论进行较肯定、可能、不确定等不同层面的分级加以描述。

1)病变定位诊断:即病变的解剖部位或器官、组织的定位,确定某一器官的哪一部位有异常。如心脏的二尖瓣、肝脏的外叶上段、肾脏的上极/下极或皮质/肾窦等。超声对于病变的解剖部位或器官、组织的定位诊断具有高度准确性,因而容易肯定诊断。当遇到不能确定的情况时,可进行大概描述。如肾上腺区,左/右附件区,肝门部等。

2)病变特征的诊断:应区分为弥漫性或局限性,囊性(或含液性)、实性,或混合性。超声对病变物理性质的判断通常也是准确的。

3)良性或恶性的诊断:只有在具有高度特异度超声表现的情况下,通过综合判断,超声才可提示肯定而明确的诊断。例如胆囊结石、死胎、肝囊肿、肾囊肿等。必须强调,由于大多数疾病的超声表现是非特异的,因而,在提示病理诊断时,要特别谨慎。可以是肯定的,也可以是不确定的。如"胆囊颈部结石""右肾下段实性团块,恶性可能性大""甲状腺左叶低回声结节,性质不确定"。还可以描述为"疑似"或"可能"的。如"肝右叶上段实性病变,可疑血管瘤,局限性脂肪肝不除外"。必要时,可以提出进一步的诊断建议,如穿刺活检,CT检查、甲状腺功能检查等。也可以提出随访建议。

在超声检查报告中,诊断结论是临床医师最关注的部分,是临床诊断和处理的重要参考信息,甚至可能承担法律责任,如对胎儿致死性畸形的诊断,关系到是否终止妊娠,一旦误诊,后果严重。因此,超声诊断应严格遵循科学、客观的原则,写成"提示"或"可能"更为恰当。

(王金锐)

参 考 文 献

[1] HARALD L,ELISABETTA B. WHO manual of diagnostic ultrasound[M]. 2nd ed. Malta:Gutenberg Press Ltd,2011:29-45.

[2] 辻本文雄(日)著. 王建华,李美兰,主译. 腹部超声精细讲解:切面解剖、扫查方法与疾病解读[M]. 第3版,北京:人民军医出版社,2015:5-67.

[3] MCGAHAM JP,GOLDBERG BB. Diagnostic ultrasound[M]. 2th ed. Philadelphia:Lippincott Raven,2008:19-36.

[4] SANDERS RC,HALL-TERRACCIANO B. Clinical Sonography:A Practical Guide[M]. 5th ed. Baltimore:Wolters Kluwer,2016:106-118.

[5] DIANE M. KAWAMURA,TANYA D. Nolan. Diagnostic Medical Sonography:Abdomen and Superficial Structures[M]. 4th ed. Philadelphia:Lippincott Williams & Wilkins,2017.

[6] 罗燕,卢强,李明星,主译. 超声诊断学:腹部及表浅器官[M]. 北京:人民卫生出版社,2018:1-13.

[7] 唐杰,姜玉新. 超声医学[M]. 北京:人民卫生出版社,2009:1-125.

[8] 张武. 现代超声诊断学[M]. 第2版. 北京:科学技术文献出版社,2019:38-52.

[9] 曹海根,王金锐. 实用腹部超声诊断学[M]. 第2版. 北京:人民卫生出版社,2006:16-35.

[10] 姜玉新,王志刚. 医学超声影像学[M]. 北京:人民卫生出版社,2010:1-30.

第五章　心脏疾病

第一节　概　述

一、正常心脏及大血管的解剖

（一）心包

1. 心包　是包裹心脏和出入心脏的大血管根部的圆锥形纤维浆膜囊,分内、外两层,外层为纤维心包,内层是浆膜心包。纤维心包由坚韧的纤维性结缔组织构成,上方包裹出入心脏的升主动脉、肺动脉干、上腔静脉和肺静脉的根部,并与这些大血管的外膜相延续,下方与膈中心腱相连。浆膜心包位于心包囊的内层,又分脏、壁两层。壁层衬贴于纤维性心包的内面,与纤维心包紧密相贴。脏层包于心肌的表面,称心外膜。浆膜心包的脏、壁两层在出入心脏的大血管根部互相移行。

2. 心包腔和心包窦　浆膜心包脏、壁两层之间潜在的腔隙称心包腔,内含少量浆液起润滑作用。浆膜心包脏、壁两层反折处的间隙称心包窦,包括心包横窦(主动脉、肺动脉后方与上腔静脉、左心房前壁前方之间的间隙)、心包斜窦(左心房后壁、左右肺静脉、下腔静脉与心包后壁之间的间隙)及心包前下窦(心包前壁与膈之间的交角处)。心包前下窦位于心包腔的前下部,由心包前壁移行至下壁所形成。人体直立时,该处位置最低,心包积液常存于此窦中,是心包穿刺常用部位。从剑突与左侧第7肋软骨交角处进行心包穿刺,恰可进入该窦。

（二）心脏和大血管

1. 心脏　是一个中空的肌性纤维性器官,形似倒置的、前后稍扁的圆锥体,周围裹以心包,斜位于胸腔中纵隔内,约2/3位于正中线的左侧,1/3位于正中线的右侧。前方为胸骨体和第2~6肋软骨,后方平对第5~8胸椎,两侧与胸膜腔和肺毗邻,上方连接出入心脏的大血管,下方为膈肌。心脏的长轴自右肩斜向左肋下区,与身体正中线构成45°角。心脏被房室间隔分为左、右两半心,左、右半心由房室瓣分成左心房、左心室和右心房、右心室4个心腔。心脏在发育过程中出现沿心脏纵轴的轻度向左旋转,故左半心位于右半心的左后方。

（1）右心房:位于心脏的右上部,壁薄而腔大,由前部的固有心房和后部的腔静脉窦构成。

1）固有心房:由原始心房衍变而来,其内面有许多大致平行排列的肌束,称为梳状肌。梳状肌之间心房壁较薄,肌束在心耳处交错呈网状。

2）腔静脉窦:由原始静脉窦右角发育而成,内壁光滑,无肌性隆起,内有上、下腔静脉口和冠状窦口。上腔静脉口位于腔静脉窦的上部,下腔静脉口位于腔静脉窦的下部,其前缘有下腔静脉瓣(Eustachian瓣)。冠状窦口位于下腔静脉口与右房室口之间,窦口后缘有冠状窦瓣(Thebesian瓣)。

3）房间隔:分隔左、右心房并构成右心房内侧壁的大部。房间隔右侧面中下部有一卵圆形凹陷,称为卵圆窝,为胚胎时期卵圆孔闭合后的遗迹,此处薄弱,是继发孔型房间隔缺损的好发部位,也是从右心房进入左心房心导管穿刺的理想部位。房间隔前上部的右心房内侧壁,由主动脉窦向右心房凸起而成主动脉隆凸。Todaro 腱为下腔静脉口前方心内膜下可触摸到的一个腱性结构,它向前经房间隔附着于中心纤维体(右纤维三角),向后与下腔静脉瓣相延续。右心房的冠状窦口前内缘、三尖瓣隔瓣附着缘和 Todaro 腱之间的三角区,称 Koch 三角,其前部心内膜深面为房室结,其尖对着膜性室间隔的房室部。右心房的前下部为右房室口,右心房的血液由此流入右心室。

(2) 右心室:位于右心房的前下方、胸骨左缘第 4、5 肋软骨的后方。右心室壁较薄,约为左心室壁厚度的 1/3。右心室腔被一弓形肌性隆起(室上嵴)分成后下方的流入道(窦部)和前上方的流出道(漏斗部)两部分。

1) 右心室流入道(即固有心腔):从右房室口延伸至右心室尖。室壁有许多纵横交错的肌性隆起(肉柱),故腔面凸凹不平。基部附着于室壁,尖端突入心室腔的锥体形肌隆起,称乳头肌。右心室乳头肌分前、后、隔侧 3 群:前乳头肌尖端发出腱索呈放射状连于三尖瓣前、后瓣,后乳头肌发出腱索多数连于三尖瓣后瓣,隔侧乳头肌位于室间隔右侧面中上部,发出腱索与隔瓣相连。前乳头肌根部有一条肌束横过室腔至室间隔的下部,称隔缘肉柱(节制束),形成右心室流入道的下界,有防止心室过度扩张的功能。右心室流入道的入口为右房室口,呈卵圆形,其周围由致密结缔组织构成的三尖瓣环绕。三尖瓣基底附着于该环上,瓣膜游离缘垂入室腔。瓣膜被 3 个深陷的切迹分为 3 片近似三角形的瓣叶,按其位置分别称前叶、后叶和隔叶。三尖瓣环、瓣叶、腱索和乳头肌在结构和功能上是一个整体,称三尖瓣复合体,它们共同保证血液的单向流动。

2) 右心室流出道:又称动脉圆锥或漏斗部,位于右心室前上方,内壁光滑无肉柱,呈锥体状,其上端借肺动脉口与肺动脉主干相通。肺动脉口周缘有 3 个彼此相连的半月形纤维环(肺动脉环),环上附有 3 个半月形的肺动脉瓣。动脉圆锥的下界为室上嵴,前壁为右心室前壁,内侧壁为室间隔。

(3) 左心房:位于右心房的左后方,构成心底的大部。其前方有升主动脉和肺动脉,后方与食管相毗邻。左心房可分为前部的左心耳和后部的左心房窦。

1) 左心耳:覆盖于肺动脉干根部左侧及左侧冠状沟前部。形态狭长,边缘有几个深陷的切迹。其内壁也因有梳状肌而凹凸不平,但梳状肌没有右心耳发达且分布不均。

2) 左心房窦:又称固有心房,腔面光滑,其后壁两侧各有一对肺静脉开口,其前下部借左房室口通向左心室。

(4) 左心室:位于右心室的左后方,呈圆锥形,锥底被左房室口和主动脉口所占据。左心室壁厚约是右心室壁厚的 3 倍。左心室腔以二尖瓣前叶为界分为左后方的左心室流入道和右前方的流出道两部分。

1) 左心室流入道:位于二尖瓣前叶的左后方,其主要结构为二尖瓣复合体,包括二尖瓣环、瓣叶、腱索和乳头肌。其入口为左房室口,其周围的致密结缔组织环为二尖瓣环,二尖瓣基底附于二尖瓣环,游离缘垂入室腔。瓣膜分为前叶和后叶,前、后叶借助腱索附着于乳头肌上。左心室乳头肌较右心室者粗大,分为前、后两组。前乳头肌位于左心室前外侧壁的中部,发出 7~12 条腱索连于二尖瓣前、后叶的外侧半和前外侧连合;后乳头肌位于左心室后壁的内侧部,以 6~13 条腱索连于两瓣叶的内侧半和后内侧连合。

2) 左心室流出道:又称主动脉圆锥,为左心室的前内侧部分,位于室间隔上部和二尖瓣前叶之间,室间隔构成流出道的前内侧壁,二尖瓣前叶构成其后外侧壁。此部室壁光滑无肉柱,缺乏伸展性和收缩性。流出道的下界为二尖瓣前叶下缘平面,上界为主动脉口,其周围的纤维环上附有 3 个半月形的瓣膜,称主动脉瓣。每个瓣膜相对的主动脉壁向外膨出,半月瓣与主动脉壁之间的袋状间隙称主动脉窦。通常根据有无冠状动脉的开口,将主动脉瓣及其相应的窦称为右冠瓣(窦)、左冠瓣(窦)和无冠瓣(窦)。

2. 大血管

(1) 主动脉:从左心室发出,分为升主动脉、主动脉弓和降主动脉。升主动脉位于上纵隔,长约50mm,上行于右侧的主肺动脉和左侧的上腔静脉之间。主动脉根部稍膨大,位于主肺动脉和右心耳之间,有三个主动脉窦,前面的两个主动脉窦内分别发出左、右冠状动脉主干。相当于胸骨右缘第二肋软骨处,主动脉转向左后上方,形成主动脉弓。从主动脉弓向上分别发出无名动脉、左颈总动脉和左锁骨下动脉。主动脉弓到达第四胸椎左侧时,向下延伸成为降主动脉,其中位于胸腔内的部分为胸主动脉。主动脉弓和胸主动脉周围有气管、食管、脊柱、无名静脉、胸导管、胸腺、胸膜、肺脏、左迷走神经和喉返神经等组织结构。

(2) 主肺动脉:起自右心室圆锥部,根部与主动脉根共同位于心包内,位置高于主动脉根。肺动脉瓣口朝向左后上方,几乎与主动脉瓣口成直角。主肺动脉起始于升主动脉左前方,随后斜向左上后方行至升主动脉左侧。在主动脉弓下方,主肺动脉分成左、右肺动脉。右肺动脉较长,几乎呈直角从主肺动脉发出,在升主动脉和上腔静脉之后行向右侧肺门。左肺动脉较短,与主肺动脉之间构成较大的角度。主肺动脉分叉可偏左肺动脉处,附近有动脉韧带与主动脉弓相连。

(3) 腔静脉:分为上腔静脉和下腔静脉。上腔静脉位于上纵隔右前部,由左、右头臂静脉在右第 1 胸肋结合处后方合成,沿第 1~2 肋间隙前端后面下行至第 3 胸肋关节高度汇入右心房。下腔静脉由双侧髂总静脉汇合而成,收集下肢和腹腔组织器官回流血液,沿脊柱右侧上行穿膈肌汇入右心房。

(4) 肺静脉:包括左上肺静脉、左下肺静脉、右上肺静脉和右下肺静脉四支,分别收集左、右肺脏的血液后汇入左心房。

(三) 心脏纤维骨架

1. **概述** 心脏纤维骨架位于房室口、肺动脉口和主动脉口的周围,由致密结缔组织构成,质地坚韧而富有弹性,提供了心肌纤维和心瓣膜的附着处,在心肌运动中起支持和稳定作用。人的心脏纤维骨架随着年龄的增长可发生不同程度的钙化甚至骨化。

2. **构成** 心脏纤维骨架包括左、右纤维三角、4 个瓣纤维环(肺动脉瓣环、主动脉瓣环、二尖瓣环和三尖瓣环)、圆锥韧带、室间隔膜部和瓣膜间隔等。

(1) 右纤维三角:位于二尖瓣环、三尖瓣环和主动脉后瓣环之间,向下附着于室间隔肌部,向前逐渐移行为室间隔膜部,略呈三角形或前宽后窄的楔形。因右纤维三角位于心的中央部位,又称为中心纤维体。

(2) 左纤维三角:位于主动脉左瓣环与二尖瓣环之间,呈三角形,体积较小,其前方与主动脉左瓣环相连,向后方发出纤维带,与右纤维三角发出的纤维带共同形成二尖瓣环。

(3) 4 个瓣纤维环:二尖瓣环、三尖瓣环和主动脉瓣环彼此靠近,肺动脉瓣环位于较高平面,借圆锥韧带(又称漏斗腱)与主动脉瓣环相连。主动脉瓣环和肺动脉瓣环各由三个弧形瓣环首尾相互连接而成,位于 3 个半月瓣的基底部。主动脉左、后瓣环之间的三角形致密结缔组织板称瓣膜间隔,向下与二尖瓣前叶相连续,同时向左延伸连接左纤维三角,向右与右纤维三角相连。

(四) 心壁

心壁由心内膜、心肌层和心外膜组成,其中心肌层是构成心壁的主要部分。

1. **心内膜** 是被覆于心腔内面的一层滑润的膜,由内皮和内皮下层构成。内皮与大血管的内皮相延续,内皮下层位于基膜外,由结缔组织构成,其外层较厚,靠近心肌层,为较疏松的结缔组织,含有小血管、淋巴管和神经以及心传导系的分支。心瓣膜是由心内膜向心腔折叠而成。

2. **心肌层** 为构成心壁的主体,包括心房肌和心室肌两部分。心房肌和心室肌附着于心脏纤维骨骼,被其分开而不延续,故心房和心室可不同时收缩。心房肌较薄,由浅、深两层组成。浅层肌横行环绕左、右心房,深层肌为左、右心房所固有,呈袢状或环状,一部分环形纤维环绕心耳、腔静脉口和肺静脉口以及卵圆窝周围。当心房收缩时,这些肌纤维具有括约作用,可阻止血液逆流。心房肌具有分泌心钠素的功能。心室肌较厚,尤以左心室为甚,一般分为浅、中、深 3 层。浅层肌斜行,在心尖捻转形成心涡,并转入深层移行为纵行的深层肌,上行续于肉柱和乳头肌,并附于纤维环。中层肌纤维环行,分别环绕左、右心室,亦有联系左、右心室的"S"形肌纤维。

3. **心外膜** 即浆膜性心包的脏层,包裹在心肌表面。其表面被覆一层间皮(扁平上皮细胞),间皮深面为薄层结缔组织,在大血管与心脏连通处,结缔组织与血管外膜相连。

（五）心脏瓣膜

1. 三尖瓣及其瓣器　三尖瓣位于右心房与右心室之间,由三个瓣叶组成,其与三尖瓣环、腱索和乳头肌构成三尖瓣瓣器。

（1）三尖瓣环:呈三角形,是心脏纤维骨架的组成部分,有三尖瓣叶基底部附着。三尖瓣环隔叶附着处横跨膜部间隔,将其分隔为心房和心室两部分。膜部间隔为三尖瓣环前端,中部靠近心房侧有冠状静脉窦开口和房室结,位置十分重要。三尖瓣环前缘与右冠状动脉毗邻,相互平行,相当于右房室沟。三尖瓣环上缘靠近右心耳基底部,有时与窦房结动脉毗邻。

（2）三尖瓣叶:三尖瓣的三个瓣叶分别称为前叶、后叶和隔叶。前叶最宽大,是三尖瓣的主要部分,通常呈半月形或四边形。后叶最小,位于三尖瓣环的后下方或背侧。隔叶位于三尖瓣环内侧,部分基底部附着于右心室后壁,大部分通过腱索附着于室间隔的右心室面。

（3）腱索和乳头肌:右心室内有三组乳头肌,通过相应的腱索与三尖瓣叶相连。前组乳头肌位于右心室前壁中下部,最粗大。室间隔右心室面有许多较粗大的肌束与本组乳头肌相连(调节束)。起自前组乳头肌的腱索,主要连接三尖瓣前叶,少部分连接后叶。后组乳头肌较细小,起自右心室膈面,其腱索主要连接三尖瓣后叶。圆锥乳头肌位于室上嵴下缘、隔瓣和前瓣交界处下方,其腱索连接三尖瓣隔叶及前叶。

2. 二尖瓣及其瓣器　二尖瓣位于左心房、室之间,由两个瓣叶组成,其与二尖瓣环、腱索和乳头肌构成二尖瓣瓣器。

（1）二尖瓣环:位置靠后,前方是主动脉瓣,是心脏纤维骨架的组成部分,为二尖瓣叶基底部附着处。二尖瓣环前内侧 1/3 为左、右纤维三角,有二尖瓣前叶基底部附着,同时与主动脉瓣的左冠瓣后半部分及无冠瓣有纤维连接。其余二尖瓣环呈马蹄形,由纤维组织构成,有二尖瓣后叶基底部附着。二尖瓣环与三尖瓣环在中心纤维体处相互连接。二尖瓣环径随心脏收缩舒张而变化。

（2）二尖瓣叶:分前叶和后叶两部分。两个瓣叶的面积基本相似,但形状不同。前瓣叶显得宽大,是二尖瓣的主要部分,位于前内侧,靠近室间隔,其基底部附着于二尖瓣环的前内侧 1/3,与主动脉瓣有纤维连接。后瓣叶相对较小,位于三尖瓣环的后侧,其基底部附着于二尖瓣环圆周的 2/3。两个瓣叶之间分别形成前交界和后交界,前交界与左冠状动脉靠近,后交界与房室结和希氏束毗邻。瓣叶一般分为三部分:①附着于瓣环的基底部,也称附着瓣环部;②借腱索连于乳头肌的边缘部,表面粗糙,为瓣叶相互对合的接触部分,故称粗糙部或边缘接触部;③介于上述两者之间呈半透明状的部分,称为中间部或透明部。

（3）腱索和乳头肌:有两组乳头肌,有相应的腱索连于二尖瓣叶。前外侧组乳头肌位于左心室前外侧,左心室前壁的中下 1/3 处,多数为单个乳头肌,少数为两个乳头肌或有两个乳头的单个乳头肌。后内侧组乳头肌位于室间隔与左心室后壁交界之间,多数为多头的乳头肌。两组乳头肌分别发出多条腱索呈扇形连接二尖瓣前叶和后叶的前后两角。

3. 主动脉瓣及其周围结构　主动脉瓣口平面朝向右上前方,与正中矢状面之间有约 45° 夹角,与肺动脉瓣口平面之间几乎垂直。主动脉口附近有主动脉瓣叶、主动脉瓣环、主动脉窦、升主动脉根部和主动脉瓣下组织等。

（1）主动脉窦:也称 Valsalva 窦,系主动脉根部与主动脉瓣相对应的主动脉管腔呈壶腹状向外膨出,形成向上开口的袋状小腔。其下界为主动脉瓣环,上界为主动脉嵴的主动脉壁起始部,其向下延伸至主动脉瓣环部分即主动脉窦壁。另外,圆锥间隔肌组织的一部分也参与构成右冠窦壁。根据窦内有无冠状动脉的开口,将无冠状动脉开口者称无冠窦,有左、右冠状动脉开口者称为左、右冠窦。冠状动脉开口部位一般在窦的中部,但位置可出现较大的变异。

（2）主动脉瓣环:为致密的纤维组织环状索条,由主动脉瓣基底部附着,系三个弧形环相互连接而成,弧形的顶部和底部不在同一平面。

（3）主动脉瓣:由三个半月形瓣叶组成,基底部附着于主动脉瓣环,瓣叶与向外呈壶腹状膨出的主动脉窦壁共同形成开口向上的袋状主动脉窦。三个瓣叶的大小一般相等,位置以左冠瓣最高,无冠瓣最低。游离缘在心室舒张期相互合拢关闭,每个瓣叶游离缘的中部增厚,形成游离缘结节,称补隙结节,以保证瓣膜紧密关闭。

（4）主动脉瓣下组织：二尖瓣前叶基底部直接与主动脉瓣左冠瓣及无冠瓣基底部相延续。一般在主动脉左冠瓣后半部及无冠瓣基底部下方为较致密的纤维组织，向下延续连接二尖瓣前叶，共同构成左心室流入道及流出道的分界。由于上述结构的紧密关系，其中某个瓣叶发生严重钙化等病变，均可延及附近其他瓣叶。主动脉瓣下没有完整的圆锥肌肉组织，仅在主动脉瓣下前半周有心肌组织，即肌部室间隔前上方和左心室侧壁的部分心肌组织，该部分心肌肥厚时可导致主动脉瓣下狭窄。

4. 肺动脉瓣 肺动脉瓣位于肺动脉根部，由三个半月形瓣叶组成，分别称为左叶、右叶和前叶，附着于肺动脉瓣环。肺动脉瓣环与右心室漏斗部心肌相连，其中左叶所附着瓣环与漏斗部隔束相延续，右叶所附着瓣环与漏斗部壁束相延续。左、右叶所附着瓣环的内 1/2 与主动脉壁相毗邻，左、右瓣叶之间的交界处，正对主动脉瓣左、右瓣叶的交界处，但两个交界处并不完全处于同一水平面，肺动脉瓣交界处稍高，两者之间有圆锥韧带连接。

二、正常心脏及大血管的生理

（一）心动周期

心动周期指心脏一次收缩和舒张构成的一个机械活动周期，其长短和心率有关。在一个心动周期中，心房和心室的机械活动均可分为收缩期和舒张期，其活动依一定次序和时程先后进行，左、右两个心房和心室的活动周期同步。心房、心室有一共同的舒张期，二者的收缩期都短于舒张期，心室收缩时间长于心房收缩时间。由于心室在心脏泵血活动中起主要作用，故通常心动周期是指心室的活动周期。心动周期可作为分析心脏机械活动的基本单元。

1. 心室收缩期 心室收缩期可分为等容收缩期和射血期 2 个时相。

（1）等容收缩：心房收缩结束后，心室开始收缩，室内压迅速升高，当室内压高于房内压时房室瓣即关闭。此时由于室内压尚低于动脉压，半月瓣仍处于关闭状态。从房室瓣关闭至主动脉瓣开启之间的这段时间称等容收缩期，历时约 0.05s。此期间左心室内压力急剧升高，心室形态发生变化，但容积并未出现改变。

（2）射血期：当心室收缩使室内压升高并超过动脉压时，血液冲开半月瓣进入动脉，称射血期。射血期又可分为快速射血期和缓慢射血期。

1）快速射血期：在射血早期，由于心室肌强烈收缩，由心室射入主动脉的血液速度快、流量大，血流量约占总射血量的 2/3，心室容积明显缩小，室内压继续上升达峰值。此期历时约 0.1s。

2）缓慢射血期：快速射血期结束后，随着心室内血液减少及心室肌收缩强度减弱，心室内压自峰值逐渐下降，射血速度减慢。从主动脉压最高点至主动脉瓣关闭之间的时间间期为缓慢射血期。

2. 心室舒张期 心室舒张期包括等容舒张期和心室充盈期，后者又分为快速充盈期、缓慢充盈期和心房收缩期 3 个时相。

（1）等容舒张期：左心室开始舒张，主动脉瓣已经关闭，心室压仍高于心房压，二、三尖瓣尚未开放，左心室内压力迅速下降，但容积未出现明显变化，历时 60~80ms。

（2）心室充盈期：随着心室继续舒张和室内压继续下降，当室内压低于心房压时，血液冲开房室瓣进入心室，心室容积增大，称心室充盈期。

1）快速充盈期：心室充盈初期，血液快速流入心室，在此期间进入心室的血液量约占总充盈量的 2/3，是心室充盈的主要阶段，历时约 0.11s。

2）缓慢充盈期：快速充盈期之后，随着心室内血液不断充盈，房-室间压力梯度逐渐减小，血液以较慢的速度进入心室，心室容积进一步增大，二尖瓣处于半关闭状态，历时约 0.22s。

3）心房收缩期：在心室舒张的最后 0.1s，下一个心动周期的心房收缩期开始。心房收缩将少量血液射入心室，使心室充盈量进一步增加 10%~30%。

（二）心脏泵功能

心脏的主要功能是泵出血液以满足机体新陈代谢的需要，对心脏泵血功能的评定，通常用单位时间内心脏射出的血量作为指标。

1. 心脏输出量

（1）每搏输出量和射血分数：一侧心室在一次心搏中射出的血液量称每搏输出量，简称搏出量。在静息状态下，正常成年人左心室舒张末期容积约为125ml，收缩末期容积约50ml，两者之差即搏出量，约为75ml。搏出量占心室舒张末期容积的百分比称为射血分数。在正常状态下心搏出量始终与心室舒张末期容积相适应，射血分数保持稳定，维持在约60%左右，心室功能减退、心室异常扩大等情况可导致射血分数降低。

（2）心输出量和心指数：一侧心室每分钟射出的血液量称为每分心输出量，简称心输出量。心输出量等于心率与搏出量的乘积。左、右心室的心输出量基本相等。心输出量与机体的新陈代谢水平相适应，可因性别、年龄及其他生理情况的不同而变化。以单位体表面积计算的心输出量，称为心指数。

2. 影响心输出量的因素　心输出量等于搏出量与心率的乘积，凡是影响搏出量和心率的因素均可影响心输出量。在心率恒定的情况下，心室的搏出量取决于心肌纤维缩短的程度和速度。

（1）影响心肌收缩的因素：包括前负荷、后负荷和心肌收缩能力。

1）前负荷（容量负荷）：指肌肉收缩前所负载的负荷，用心室舒张末期容积表示。前负荷使肌肉在收缩之前处于某种程度的被拉长状态，使肌肉具有一定的长度，称初长度。心室舒张末期容量决定心肌纤维收缩之前的初始长度。当静脉回流量在一定范围内增加时，心室舒张末期容积和心肌初长度增加导致心肌收缩力增强和心搏出量增多。

2）后负荷：指心肌收缩时遇到的负荷（动脉血压）。当心率、心肌初长度和心肌收缩能力保持不变时，动脉血压升高使得等容收缩期压力升高、等容收缩期延长以及射血期缩短、搏出量减低；同时使得心室舒张末期容积增加、心肌收缩力增强使下一次搏出量有所恢复。

3）心肌收缩能力：指不依赖前、后负荷而是通过心肌本身收缩强度和速度的改变影响每搏输出量的能力，影响因素包括：胞浆中的 Ca^{2+} 浓度、被活化的横桥数目、横桥周期中各步骤速率、肌凝蛋白/肌动蛋白 ATP 酶活性以及儿茶酚胺水平。

（2）心率对心输出量的影响：在一定范围内心率增加可使心输出量增加，但心率过快会引起心室充盈时间和充盈量降低，最终导致心搏出量减低；心率过快还会导致心肌耗氧量明显增加，心肌缺氧会导致心肌收缩力减低。

（三）正常心内压与心内血液循环

在整个心动周期中，由于心房和心室的有序收缩和舒张导致心房、心室和大动脉之间产生压力阶差，加上心脏瓣膜单向血流导向作用，从而推动血液有序流动以完成心脏的泵血功能。以左心系统为例说明如下：①心房收缩期：心房压>心室压<主动脉压、血流由心房流入心室；②心室收缩期：等容收缩期时，心房压<心室压<主动脉压，血液不进不出、容积不变；快速射血期时，心房压<心室压>主动脉压，血流由心室射入主动脉；缓慢射血期时，心房压<心室压<主动脉压，血流由心室流入主动脉；③心室舒张期：等容舒张期时，心房压<心室压<主动脉压，血液不进不出、容积不变；快速充盈期时，心房压>心室压<主动脉压，血液由心房进入心室；缓慢充盈期时，心房压>心室压<主动脉压，血液由心房进入心室。

（四）心脏自身血液供应

1. 冠状动脉循环的解剖特点　冠状动脉循环是指心脏自身的血液循环，由动脉和静脉系统构成。冠状动脉将动脉血输送到心脏各部，冠状静脉将静脉血收集回流到右心房。其解剖特点包括：①血管走行：冠状动脉的主干在心脏外表面走行，小分支常以垂直于心脏表面的方向穿入心肌并在心内膜下层分支成网，这种分支方式使冠状动脉血管在心肌收缩时易受压迫；②毛细血管丰富：与心肌纤维1:1相伴，交换面积大，交换速度快；③缺乏有效的功能吻合支：因吻合少而细，难以迅速建立新的侧支循环。

2. 冠状动脉循环的血流特点

（1）途径短、流速快。

（2）血压较高、灌注压大。

（3）血流量大，冠状动脉血流量占心输出量的4%~5%。

（4）动-静脉氧差大：耗氧量高，对氧的提取率高。

（5）血流量随心动周期波动：心肌的节律性收缩对冠状动脉血流量的影响较大，左心室主要在舒张期得到血液供应。因此，动脉舒张压的高低及舒张期的长短对冠状动脉血流量的影响很大。

3. 冠状动脉血流量的调节

（1）心肌代谢水平：在运动、精神紧张等情况下，心肌活动增强、耗氧量增加或心肌组织氧分压降低，均可导致心肌代谢产物腺苷等浓度增加而引起冠状动脉扩张、血流量增加以适应心肌对氧的需要。

（2）神经调节：心脏迷走神经的直接作用是使冠状动脉舒张，但又能使心脏活动减弱和耗氧量降低，继发性引起冠状动脉收缩，二者的作用可互相抵消。心脏交感神经的直接作用是使冠状动脉收缩，但是由于心脏活动加强、代谢加速，代谢产物可引起继发性冠状动脉舒张，交感神经的缩血管作用被掩盖。

（3）激素的调节：肾上腺素、去甲肾上腺素、甲状腺素、血管紧张素Ⅱ和大剂量的血管升压素均能影响冠状动脉血流量，后二者可使冠状动脉收缩、血流量减少。

三、超声检查技术

（一）二维超声心动图检查方法和正常值

1. 患者准备

（1）经食管超声心动图检查应禁食和禁水8小时以上。

（2）不能配合检查的儿童需要镇静后接受检查。

2. 体位　一般采用左侧卧位，胸骨上窝检查时需取肩部垫高的仰卧位，剑突下检查时应取膝关节并拢蜷曲的仰卧位。

3. 仪器　一般采用带有相控阵探头的彩色多普勒超声仪，成人一般采用频率为1.0~5.0MHz的探头，婴幼儿和儿童则采用5.0~10.0MHz的探头。

4. 常用标准切面及观测内容

（1）胸骨旁左心室长轴切面：探头置于胸骨左缘3~4肋间，探测平面与右胸锁关节至左乳头的连线基本平行。主要观测：①左心房、左心室及右心室大小以及心腔内有无异常回声；②右心室前壁、室间隔与左心室后壁厚度、运动方向和幅度；③主动脉根部（主动脉瓣环、主动脉瓣窦、升主动脉起始部）形态和内径；④主动脉瓣形态和启闭情况；⑤二尖瓣形态及其开放和关闭情况；⑥心包有无积液或占位病变；⑦冠状静脉窦大小。

（2）胸骨旁大动脉短轴切面：探头置于胸骨左缘2~3肋间，扫描平面与左心室长轴相垂直，平行于左肩和右肋弓的连线。主要观测：①主动脉瓣：包括瓣叶数目、活动度、瓣口面积、有无赘生物附着等；②主动脉根部和主动脉窦有无窦瘤、夹层动脉瘤等；③左、右心房大小以及其内有无肿瘤、血栓等；④房间隔连续性是否完整；⑤右心房、右心室流出道有无增宽或狭窄；⑥肺动脉瓣、肺动脉主干及其左、右分支。

（3）胸骨旁二尖瓣水平左心室短轴切面：探头置于胸骨左缘3~4肋间，自左心室长轴顺钟向旋转90°，大约与左肩至右肋的连线平行。主要观测：①二尖瓣前后叶的形态与活动并测量二尖瓣口面积；②左心室基底部心肌室壁运动幅度和收缩期增厚率；③双侧心室的压力和容量负荷评估。

（4）心尖四腔心切面：探头置于心尖搏动处，指向右侧胸锁关节。主要观测：①各房室腔大小、形态；②室间隔、房间隔的连续性；③二、三尖瓣位置、形态、活动度；④肺静脉和左心房延续关系；⑤心包、心腔内有无异常回声；⑥测量心功能。

（5）剑突下四腔切面：探头放置剑突下，声束向上倾斜，取冠状面的扫描图像可获剑突下四腔切面。此切面所显示的房间隔与声束方向近于垂直，不易引起回声失落，是观察房间隔是否存在缺损的理想切面。

（6）主动脉弓长轴与短轴切面：探头置于胸骨上窝、指向心脏，探测平面通过主动脉弓长轴，可依次显示升主动脉远端、弓部、头臂支和降主动脉近端，弓部之下为右肺动脉短轴。如旋转探头90°，横切主动脉弓，此时除显示主动脉横断面外，尚能观察肺动脉干分支处及右肺动脉长轴。

5. 二维图像测量及正常值

（1）测量方法

1）心腔或大血管内径和厚度测量：取样线应与双侧解剖结构界面垂直。与声束方向平行或近于平行的距离的测量采用从回声前缘测到回声前缘的方法，与声束方向垂直或近于垂直的距离的测量采用从黑白界面测到黑白界面的方法，面积的测量均采用黑白界面的描绘法。

2）运动幅度的测量：测量两点间的垂直距离。

3）心室舒张末期和收缩末期确定：选取心动周期中心室内径最大的一帧图像为舒张末期，选取心动周期中心室内径最小的一帧图像为收缩末期。

（2）常用测量参数正常参考值范围

1）主动脉：瓣环内径（24.0±2.5）mm

2）肺动脉：瓣环内径（20.2±2.9）mm、主干内径（22.5±2.5）mm

3）左心房：前后径（28.9±4.3）mm（男）、（28.1±3.9）mm（女）

横径：（31.7±3.6）mm（男）、（30.5±5.1）mm（女）

长径：（44.0±9.1）mm（男）、（43.0±6.3）mm（女）

4）左心室：前后径（52.1±2.0）mm（男）、（49.6±1.6）mm（女）

横径：（47.0±3.6）mm（男）、（41.0±6.3）mm（女）

长径：（81.27±7.48）mm

5）右心房：横径：（35.8±5.7）mm（男）、（31.9±6.9）mm（女）

长径：（46.4±4.9）mm（男）、（43.5±4.7）mm（女）

6）右心室：前后径≤25mm、横径 26.0~32.8mm、长径 50.6~65.5mm。

7）室壁厚度：室间隔和左心室后壁厚度 7~11mm、右心室前壁厚度≤5mm。

（二）M 型超声心动图检查方法和正常值

1. 检查方法　M 型超声心动图取样线选择一般在二维超声图像基础上进行，即先应用二维图像对心脏的结构和活动进行观察，而后根据需要选定取样线，依次显示和观察取样线上组织结构的运动轨迹，并进行必要的数据测量。

2. M 型超声心动图常用波群及其意义

（1）心底波群（4 区）：解剖结构自前至后依次为胸壁、右心室流出道、主动脉根部及左心房，可观察右心室流出道有无增宽或狭窄、主动脉宽度和主动脉瓣活动以及左心房大小。

1）主动脉根部曲线：心底波群中有两条明亮且前后同步的活动曲线，上线代表右心室流出道后壁与主动脉前壁，下线代表主动脉后壁和左心房前壁。两线在收缩期向前，舒张期向后。曲线上各点分别称 U、V、W、V'，UV 段为上升支，代表心脏收缩时主动脉根部前移；UV（或 VU）段为下降支，代表心脏舒张时主动脉后移。

2）主动脉瓣曲线：主动脉根部前、后壁两条强回声曲线之间可见六边形盒样结构的主动脉瓣活动曲线。收缩期两线分开，舒张期则迅速闭合成一条直线。上方曲线代表右冠状动脉瓣，下方曲线代表无冠状动脉瓣。收缩期主动脉瓣开放，曲线分离处称 K 点，位于心电图 R 波及第一心音之后，相当于射血期开始。T 波之后，心脏舒张，主动脉瓣关闭，射血期结束，前后两条曲线闭合，此点称 G 点，恰当第二心音处。

（2）二尖瓣波群：在胸骨左缘 3~4 肋间探测可见一组较特异波群，其内有一活动迅速、幅度较大的曲线，为二尖瓣前叶。以此为标志，可向前或向后逐层识别其他解剖结构。由于二尖瓣在这些结构中特异性最强，故命名为二尖瓣波群。

1）二尖瓣前叶曲线（3 区）：正常人呈双峰，曲线上各段依次命名为 A、B、C、D、E、F、G。A 峰位于心电图 P 波之后，相当于心房收缩所致的心房收缩期；E 峰位于心电图 T 波之后，相当于心室舒张所致的心室快速充盈期；C 点相当于第一心音处、二尖瓣关闭；D 点在第二心音后等容舒张期末、二尖瓣开放。

2）二尖瓣后叶曲线（2a区）：收缩期二尖瓣前叶和后叶合拢，在曲线上形成共同之CD段。舒张期瓣口开放，后叶与前叶分开，形成与二尖瓣前叶活动方向相反，幅度较小，呈倒影样单独活动的后叶曲线。

（3）心室波群（2b区）：解剖结构依次为胸壁、右心室前壁、室间隔、左心室腔（及其腱索）与左心室后壁。由于心腔大小与室壁厚度等均在此测量，故称为心室波群。

（4）肺动脉瓣波群：通常为后瓣曲线，收缩期肺动脉瓣开放，曲线向后；舒张期瓣膜关闭，曲线向前。

3. **M型超声测量正常值** M型超声测量主要应用于2a区心室波群，常规测量参数包括右心室舒张末期前后径、室间隔和左心室后壁舒张末期厚度、左心室舒张末期和收缩末期内径，正常值范围可参照二维超声心动图相关数值。

（三）多普勒超声检查方法和正常值

1. **检查方法** 多普勒超声包括彩色多普勒血流成像（CDFI）、组织多普勒成像（TDI）和频谱多普勒技术3种，后者又分为脉冲波多普勒（PW）和连续波多普勒（CW）2种。CDFI主要用于观察心脏和大血管内血流的起源、方向、路径、时相、流速、性质等信息；TDI主要用于观察和测量心肌运动速度，定量评价心肌的收缩和舒张功能；PW主要用于对心脏或血管局部血流进行定位测量；CW主要用于测量异常的高速血流。

2. **检查注意事项** 应根据观测的血流方向或室壁运动方向选择合适切面，使声束方向与血流方向或室壁运动方向间的夹角尽可能小于20°以保证血流显示及速度测定的准确性。一般而言，二尖瓣口或三尖瓣口血流的检测以心尖四腔心切面为首选，主动脉瓣口或左心室流出道的检测以心尖五腔心切面为首选，肺动脉瓣口或右心室流出道血流的检测以大动脉短轴切面或右心室流出道长轴切面为首选。

3. **各瓣口正常多普勒超声表现**

（1）二尖瓣口血流（心尖四腔心切面）

1）CDFI：舒张期红色为主血流由左心房经二尖瓣口流入左心室。

2）PW：将PW取样容积置于二尖瓣口可探及舒张期正向、双峰、窄带频谱。第1峰为E峰，为舒张期左心室快速充盈所致；第2峰较低，为A峰，为舒张晚期左心房收缩所致。正常参考值：E峰为60~130cm/s，50岁以下成年人E峰>A峰。

（2）三尖瓣口血流（心尖四腔心切面）

1）CDFI：舒张期红色为主血流由右心房经三尖瓣口流入右心室。

2）PW：将PW取样容积置于三尖瓣口可探及舒张期正向、双峰、窄带频谱。第1峰为E峰，为舒张期右心室快速充盈所致；第2峰较低，为A峰，为舒张晚期右心房收缩所致。正常参考值：E峰为30~70cm/s，50岁以下成年人E峰>A峰。

（3）主动脉瓣口血流（心尖五腔心切面）

1）CDFI：收缩期蓝色为主血流由左心室经主动脉瓣口射入主动脉。

2）PW：将PW取样容积置于主动脉瓣口可探及收缩期负向、单峰、窄带频谱，上升支速率略大于下降支速率。成人主动脉瓣口收缩期峰值流速正常参考值范围为90~170cm/s。

（4）肺动脉瓣口血流（胸骨旁大动脉短轴或右心室流出道长轴切面）

1）CDFI：收缩期蓝色为主血流由右心室经肺动脉瓣口射入肺动脉。

2）PW：将PW取样容积置于肺动脉瓣口可探及收缩期负向、单峰、窄带频谱。成人肺动脉瓣口收缩期峰值流速正常参考值范围为50~100cm/s。

（5）正常肺静脉血流（心尖四腔心切面）：

1）CDFI：红色为主血流由肺静脉进入左心房。

2）PW：将PW取样容积置于肺静脉内可探及三相波频谱。第1峰为收缩期S波，第2峰为舒张期D波，正常时S>D，S、D波均为正向波；第3波在心电图P波后出现，呈一负向低振幅a波，系左心房收缩导致少量血液反流入肺静脉所致。

四、心脏功能测定

（一）左心室功能测定

左心室收缩功能测定包括左心室整体收缩功能和左心室壁节段局部收缩功能评价两部分。本节涉及左心室整体收缩功能测定，室壁节段收缩功能评价请参照冠状动脉硬化性心脏病相关章节。评价左心室收缩功能常用的参数包括容积参数、左心室等容收缩期压力最大上升速率、主动脉血流动力学指标、左心室心肌应变和扭转参数、左心室收缩同步性评价等。

1. 左心室收缩功能测定

（1）左心室容积参数和射血分数：作为泵血器官，左心室射血分数（LVEF）是临床最常用的评价指标，一般通过测量左心室收缩末期和舒张末期容积、并应用下述公式计算求得：LVEF（%）=左心室每搏量/左心室舒张末期容积×100%=（左心室舒张末期容积-左心室收缩期末容积）/左心室舒张末期容积×100%。超声测量左心室容积的方法包括 M 型超声、二维超声、多普勒超声和三维容积测量技术。采用 M 型和二维超声测量左心室容积时，通常将左心室假设为几何体模型，如长椭圆体和各种圆柱、圆锥体组合等。测量相关径线再依据假定的几何模型用不同公式计算出左心室收缩末期和舒张末期容积，从而求出各种容积参数，如每搏量、LVEF、心搏指数、心排血量等。

1）常用方法：

①M 型超声：在胸骨旁左心室长轴切面上将 M 型取样线放置在二尖瓣腱索水平以获取 M 型心室波群曲线（即 2b 区），测量左心室收缩末内径、舒张末期内径，根据公式容积（V）=D^3 或 Teicholz 公式 $V=\left[\dfrac{7.0}{2.4+D}\right]D^3$ 计算左心室舒张末期容积和收缩末期容积。由于计算所依据的内径仅为一个切面的内径，同时在计算容积时对心脏的形态又进行了几何假设，所以 M 型超声所测左心室容积参数只适合心脏形态结构没有改变、同时不伴节段性室壁运动异常的患者。

②二维超声：同样是基于假设心脏形态为椭圆形或圆锥体的基础上，在心尖四腔心切面测量心室的长径和横径并计算收缩末期和舒张末期容积参数。

面积长度法：是心血管造影术测定左心室容积的经典方法。在超声上常用而且简便可靠的方法是单平面测定法，即在心尖四腔心、心尖两腔心或心尖左心室长轴切面上测量左心室面积（A）和左心室长轴（L），按下列公式求出左心室容积：$V=8A^2/3\pi L$。

椭圆公式法：同样取心尖四腔心切面测出左心室长径（L）和左心室短轴径（D），按椭圆体体积公式 $V=\pi/6LD^2$ 计算左心室容积。

Simpson 法则（又称圆盘相加法）：按 Simpson' 法则，将左心室按长轴方向分为一系列等距离的小圆柱体，这些圆柱体的体积之和即左心室容积：$V=\pi/4H\Sigma D1D2$，式中 H 为圆柱体高度，$D1$ 和 $D2$ 为圆柱体横截面上两条正交的直径。由此可见，圆柱体的数目越多，计算获得的左心室容积就越接近实际。但由于二维超声获取左心室短轴切面的数目受到声窗的限制，常采用下列方法对 Simpson 法进行修正：a. 单平面 Simpson 法：在心尖四腔心或两腔心切面上描绘心内膜轮廓，测量左心室长径，计算机软件可沿左心室长轴将左心室自动等分为数十个圆盘，依据公式 $V=\pi/4H\Sigma D^2$ 计算左心室容积，式中 D 是与左心室长径垂直的左心室短径。在形态正常的左心室，单平面 Simpson 法具有较高的准确性，但在左心室严重变形的患者，其准确性降低。b. 双平面 Simpson 法：在心尖四腔心切面基础上增加一个与之正交的心尖两腔心切面，采用 Simpson 法则计算左心室容积。这种方法是目前所有二维超声计算左心室容积公式中最准确和实用的方法。c. 改良 Simpson 法：将左心室视作一个圆柱体（从心底到二尖瓣水平）、一个截头圆锥体（从二尖瓣水平到乳突肌水平）及一个圆锥体（心尖到乳突肌水平）的体积之和，设它们的长度相等，代入以下公式可求出左心室容量 V：

$V=Am\times L/3+(Am+Ap)/2\times L/3+Ap/3\times L/3$，其中 Am 为二尖瓣水平短轴左心室面积，Ap 为乳突肌水平短轴左心室面积，L 为左心室长径。

③实时三维容积成像：使用三维容积探头技术采集容积图像，并应用左心室三维容积计算机分析软

件自动处理可获得左心室容积和其他参数。由于本方法不需要对左心室进行任何几何图像假设的近似计算,因此对于任何形态的左心室均能够准确地计算左心室容积。研究表明,三维超声测量左心室容积的准确性高于二维超声技术。

④多普勒测定法:多普勒测定左心室每搏量和心排血量的原理是以刚性管道横截面积以及腔内流体的流动速度为基础测算获得。目前临床最常用的方法是主动脉瓣环血流测定法:①在胸骨旁左心室长轴切面测量收缩期主动脉瓣环内径并计算出瓣环面积(AAO);②在心尖五腔心切面将 PW 取样容积至于瓣环水平获取收缩期血流频谱,包络频谱可获得收缩期流速积分(SVI);③心搏量 = AAO×SVI。

2) 常用参数及其正常值范围:

①左心室舒张末容积指数 = 左心室舒张末容积/体表面积:正常范围 $70±20ml/m^2$

②左心室收缩末容积指数 = 左心室收缩末容积/体表面积:正常范围 $24±10ml/m^2$

③左心室每搏量:正常范围 60~120ml

④心搏指数 = 每搏量/体表面积:正常范围 $40±7ml/m^2$

⑤心排血量 = 每搏量×心率:正常范围 3.5~8L/min

⑥心脏指数 = 心排血量/体表面积:正常范围 $2.7~4.2L/m^2$

⑦左心室射血分数的正常值为 67±8%。在静息状态下 LVEF <50% 是诊断左心室收缩功能减低的标准。

(2) 新检测方法:虽然左心室容积参数和 LVEF 是目前临床最常用的评价心室收缩功能的指标,但其容易受心室前、后负荷以及心率等因素的影响,同时二维或三维超声的图像质量严重影响测定结果的准确性。随着超声新技术的临床应用,一些新的检测方法正逐步应用于临床。

1) 二尖瓣环位移测定法:左心室心肌的运动包括长轴和短轴方向的运动以及旋转运动,其与心肌纤维的复杂走行有关。研究表明,在心室收缩过程中房室环的移动在整个心室射血中发挥着主要作用。由于房室环位移的测定简便易行、不受患者图像质量影响,因此通过测量房室环位移评价心室整体功能的研究一直备受关注。目前,常用测量方法包括 M 型超声测定二尖瓣环位移、TDI 测定二尖瓣环收缩期运动速度和超声斑点跟踪成像测量二尖瓣环位移等。二尖瓣环位移测定不仅可作为评价左心室整体收缩功能的评价指标,而且还可作为患者预后评估的方法,尤其在图像质量欠佳的患者更具有实用价值。

2) 左心室压力最大上升速率:在心室等容收缩期,左心室腔内只有压力变化而没有容积变化。单位时间内左心室内压力上升速度越快,反映左心室心肌收缩力越强,此速率用 dP/dt_{max} 表示。临床上可以应用有创心导管技术直接测定,也可通过二尖瓣口收缩期反流的连续多普勒频谱计算获得。dP/dt_{max} 的正常值为 1 650mmHg/s±300mmHg/s(219kPa/s±40kPa/s)。

3) 左心室应变、应变率和扭转:应用超声斑点跟踪成像技术不仅可以获取心肌在轴向、径向和圆周方向的应变和应变率参数,同时还能获取心室扭转参数,为全面评价心室收缩功能提供了崭新的手段。

4) 左心室收缩同步性评价:左心室作为一个整体,各室壁节段收缩的同步性对于左心室整体收缩功能至关重要。因此,左心室收缩同步性评价和 LVEF 一样,是衡量左心室收缩功能是否正常的重要指标之一,尤其是对慢性心力衰竭拟行再同步化治疗的患者。目前临床评价左心室收缩同步性多采用组织多普勒成像技术,主要指标有:①各节段达到收缩峰值速度的时间标准差(Ts-SD),其正常值<33ms;②达峰速度最大差值,其正常值<100ms。

2. 左心室舒张功能 在心动周期中,心室舒张期包括心室主动舒缓抽吸的心室松弛期以及被动充盈的心室顺应期,其相应的舒张功能也分别称为心室的松弛性和顺应性。松弛期是主动耗能过程,任何影响心肌能量代谢的病理过程均可影响心室的松弛功能。顺应期是心室在血流惯性和心房收缩压力作用下的被动充盈过程,当心室发生肥厚或纤维化等可能导致心肌僵硬度增加的病理改变时,必然影响到心肌的顺应性。

临床上心室舒张功能评价的金标准是有创性心导管检查,常用参数包括表示心肌松弛性的心室内压力下降速率($-dP/dt$)和心室等容松弛时间常数(Tau)以及代表心室顺应性的容积/压力曲线($\Delta V/\Delta P$)。虽然目前超声心动图尚不能直接测定上述参数,但合理应用超声心动图检测方法仍然能够为临床心室舒张功能评价提供有效参考。常用的检测方法包括二尖瓣口舒张期血流频谱检测、二尖瓣环舒张期运动速度测定、左心房大小测定和三尖瓣收缩期反流速度测定。

(1) 检测方法和参数

1) 二尖瓣口舒张期血流频谱检测:由于二尖瓣口血流频谱反映了舒张期左心室和左心房之间的压力变化,因此,测量二尖瓣口舒张期血流参数可以间接判断左心室舒张功能。主要检测参数包括舒张早期峰值流速 E、E 峰减速时间 DT、心房收缩期峰值流速 A、E/A 比值。正常情况下,二尖瓣口 E/A>1,DT 在 160~240ms。当舒张早期松弛性受损时,左心室压力下降缓慢、充盈减少,舒张晚期充盈量相对增加,导致 E/A<1 和 DT 延长。当舒张功能进一步受损、左心室顺应性减低导致左心房压升高时,二尖瓣口压差增加导致左心室充盈模式呈"假性正常"。如果左心室顺应性进一步减低、左心房压显著增高,则导致二尖瓣口血流频谱呈现"限制性充盈",表现为 E 峰高尖、A 峰低矮甚至消失,E/A>2 和 DT>160ms,往往是舒张功能严重受损的表现,并提示患者预后不良。

2) 二尖瓣环舒张期运动速度测定:应用组织多普勒成像技术可以测量二尖瓣环的运动速度,对于左心室整体舒张功能评价提供有价值的诊断信息。二尖瓣环舒张期频谱呈双峰,e' 和 a'。正常情况下,e' 大于 a,e'/a'>1。当舒张功能减低时,e' 减低,e'/a'<1。不同于二尖瓣口血流频谱的是,在"假性正常"和限制性充盈时 e' 依然是减低的,是反映左心室松弛性的敏感性和特异性指标。

3) 左心房最大容积指数测量:获取二尖瓣开放前 1~2 帧心尖四腔心和两腔心切面以显示左心房最大长径和横径,应用圆盘法或面积长度法计算左心房容积,以体表面积校正后获得左心房最大容积指数。

4) 三尖瓣峰值反流速度测定:在胸骨旁或心尖四腔心切面,应用彩色多普勒血流成像显示三尖瓣收缩期反流束并引导 CW 取样线以获取三尖瓣峰值反流速度。

(2) 左心室舒张功能综合评价

1) 左心室射血分数正常时,舒张功能评价指标包括:①二尖瓣环 e' 减低(室间隔侧 e'<7cm/s、侧壁 e'<10cm/s);②平均 E/e'>14;③左心房最大容积指数>34ml/m²;④三尖瓣峰值反流速度>2.8m/s。如果其中 3 项或以上指标阳性则提示左心室舒张功能异常;如果 3 项或以上指标阴性,则提示左心室舒张功能正常;当出现 2 项指标阳性时不能得出结论,需要参照其他临床资料判断。

2) 在左心室射血分数减低的患者和射血分数保留的心肌病变患者,左心室充盈压评估和舒张功能分级标准如下:①如果 E/A≤0.8 且 E≤50cm/s,提示左心房压正常、Ⅰ级舒张功能异常;②如果 E/A≥2,提示左心房压升高、Ⅲ级舒张功能异常;③如果 E/A≤0.8、E>50cm/s 或 E/A>0.8~<2.0 时,需要进一步评估如下 3 个指标:平均 E/e'>14、左心房最大容积指数>34mL/m² 和三尖瓣峰值反流速度>2.8m/s。如果其中 2 或 3 个指标阳性,提示左心房压升高、Ⅱ级舒张功能异常;如果 2 或 3 个指标阴性,提示左心房压正常、Ⅰ级舒张功能异常。

(二) 右心室功能测定

1. 右心室收缩功能测定

(1) 右心室面积变化分数(RVFAC):在心尖四腔心切面分别测量舒张末期和收缩末期右心室面积,采用公式 RVFAC=(舒张末期右心室面积-收缩末期右心室面积)/舒张末期右心室面积×100% 求得。研究证明,RVFAC 和磁共振所测右心室 EF 显著相关,同时是心力衰竭、猝死、卒中、心梗或肺栓塞后死亡率的独立预测因子。RVFAC<35% 是诊断右心室收缩功能减低的标准。

(2) 右心室容积测定和右心室射血分数(RVEF):由于右心室并非规则的几何体,而且流出道和流入道也不在同一平面,尤其在疾病状态下其形态更是可出现多种变化,因此,超声测定右心室容积十分困难。与左心室容积测定类似,右心室容积测定虽然已经提出多种几何体假设,但准确性均不高,因此未能在临床得到广泛应用。实时三维超声心动图不依赖于心室几何形状的假设,测量的右心室容积和磁共振技术所得结果有高度的一致性,有望为临床评价右心室容积提供可靠的检测手段。虽然二维超声在测定右心室容积上误差较大,但计算射血分数时收缩末和舒张末容积的测量误差倾向于相互抵消,故测量右心室射血分数的准确性高于右心室容积。同理,实时三维超声理论上应该是测量右心室射血分数的可靠方法。

(3) 三尖瓣环位移测定(TAPSE):M 型超声测量三尖瓣侧壁瓣环收缩期最大位移可以评价右心室长轴方向上的收缩功能,在不存在节段性室壁运动异常时亦可作为右心室整体收缩功能指标。由于本方法简单、易行,可重复性较好,推荐其作为临床常规评价右心室收缩功能的指标。其正常值为 16mm,如果 TAPSE<16mm 则提示右心室收缩功能减低。

(4) 三尖瓣环收缩期运动速度:组织多普勒技术测定的三尖瓣侧壁瓣环收缩期最大速度 s' 是独立评价右心收缩功能的敏感指标,当 s'<10cm/s 时提示右心室收缩功能减低。

2. 右心室舒张功能测定

(1) 常用参数和测量方法:常用参数包括三尖瓣口舒张早期和房缩期血流速度比值(E/A)、E 峰减速时间(DT)、三尖瓣口舒张早期 E 峰和三尖瓣环舒张早期运动速度 e' 比值(E/e')、右心房大小。测量这些参数时应注意:①在呼气末采取;②采集连续 5 个心动周期并取其均值;③三尖瓣存在显著反流时不适合。

(2) 右心室舒张功能异常的评价标准:①E/A<0.8 提示右心室松弛异常;②E/A 在 0.8~2.1,且 E/e'>6 或肝静脉呈现舒张期血流为主时提示假正常化;③E/A>2.1 且 DT<120ms 提示限制性充盈障碍。

(王建华)

第二节 心脏瓣膜病

一、二尖瓣狭窄

(一) 临床与病理

二尖瓣狭窄(mitral stenosis,MS)最主要病因为风湿性病变,瓣叶交界处粘连、融合,瓣叶增厚、畸形,瓣膜开放面积缩小而形成狭窄,病变亦可累及腱索及乳头肌。二尖瓣狭窄舒张期左心房血液排出受阻、左心房压力增高、左心房扩大、肺静脉回流障碍致肺淤血,并可发展成肺高压、右心衰竭。左心房血流淤滞,易致血栓形成。正常二尖瓣开口面积为 4.0~6.0cm²。当瓣口面积<1.5cm²,可出现明显症状,表现为劳力性或夜间阵发性呼吸困难、端坐呼吸、咳嗽,肺淤血时可咯血。左心房血栓脱落时,可出现相应栓塞症状。本病女性多于男性,患者双颊暗红,呈二尖瓣面容。心尖区可闻及舒张中晚期杂音,当闻及开瓣音,则提示以单纯的狭窄为主。亦可有房颤表现。

退行性瓣膜钙化已成为老年二尖瓣狭窄患者的首要病因,常见于患有高血压、动脉粥样硬化的老年患者。与风湿性病变主要累及瓣尖不同,老年退行性瓣膜钙化、瓣叶增厚或钙化以瓣叶根部明显,少数情况下累及瓣叶。二尖瓣装置先天性发育异常所致的二尖瓣狭窄少见。系统性红斑狼疮的炎症病变、浸润性病变、类癌性心脏病以及药物等所致的二尖瓣狭窄偶见。二尖瓣狭窄可单独存在,亦可合并二尖瓣反流和/或其他瓣膜病变。

(二) 超声表现

1. M 型及二维图像特征 二尖瓣瓣叶增厚,回声增强,瓣口狭窄而致开放受限,在瓣体尚柔软时,前叶可出现舒张期"气球样"变,M 型超声表现为前、后叶开放幅度降低,后叶与前叶呈同向运动,EF 斜率减慢,呈平台状曲线,即"城墙样"改变。短轴观舒张期瓣口面积缩小,呈"鱼口样"改变。病变严重者常致瓣下结构的腱索及乳头肌明显增厚、钙化,此时瓣叶活动僵硬。交界区粘连融合是鉴别风湿性与退行性二尖瓣狭窄的重要特征之一。合并二尖瓣反流和/或其他瓣膜病变时出现相应的改变。

2. **继发改变**　左心房扩大,左心房腔内血流瘀滞,可形成附壁血栓,合并房颤时双心房增大,亦易形成血栓。血栓多附着于左心耳或左心房后侧壁,少数附于房间隔上,超声图像表现为上述部位形态多样的稍强或低回声团附着。经食管超声心动图(TEE)检出血栓特异性高。左心室大小可在正常范围,或因充盈不足而偏小。合并二尖瓣关闭不全伴左心室容量负荷过重时,左心室扩大。肺动脉内径增宽。

3. **CDFI**　二尖瓣口舒张期左心室侧见五彩镶嵌的射流束,左心房侧可见血流汇聚区。频谱多普勒见典型全舒张期、正向、双峰的宽带频谱,峰值流速增快。二尖瓣狭窄左心房压力增高,可导致肺静脉高压,继而出现肺高压。

4. **三维超声心动图**　实时动态观察二尖瓣的立体形态结构,对瓣叶几何形态显示更具优势,对瓣口面积测量更为准确,与二尖瓣口解剖面积的相关性更高。三维超声可重建二尖瓣狭窄跨瓣血流束的三维形态,可客观揭示该异常血流束的立体轮廓、截面、分布与动态变化。

5. **二尖瓣狭窄程度定量**

(1) 二尖瓣跨瓣压差:依据改良 Bernoulli 方程 $\Delta P = 4V^2$,可测得二尖瓣口跨瓣压差,常用峰值、舒张末期及平均跨瓣压差表示。狭窄程度越重,跨瓣压差越高。跨瓣压差受跨瓣血流量、心率、心输出量及瓣口反流等多因素影响。

(2) 瓣口面积

1) 二维超声直接测量瓣口面积:在二尖瓣水平心室短轴切面上,直接勾画测得的瓣口面积代表瓣口解剖面积。

2) 压差减半时间法:利用经验公式 MVA = 220/PHT,可测量自然二尖瓣狭窄的瓣口面积,PHT 法多用于单纯二尖瓣狭窄,该公式不适用于计算人工瓣的瓣口面积。应用连续多普勒获取二尖瓣血流频谱,PHT 为峰值压差降至其一半压差时所需的时间。沿频谱下降斜坡描绘后,超声仪可自动计算出 PHT 和 MVA。心率、主动脉瓣反流、左心房顺应性、左心室舒张功能等可影响 PHT 测值。

3) 连续方程法:连续方程法所测二尖瓣口面积为有效瓣口面积而非解剖瓣口面积,测值较心导管测值低,但相关性良好。测量二尖瓣狭窄瓣口面积的连续方程如下:MVA = AOA×TVI$_{AO}$/TVI$_{MV}$,式中 MVA 为二尖瓣口面积(cm^2),AOA 为主动脉瓣口面积(cm^2),TVI$_{AO}$ 为主动脉瓣口血流时间速度积分(cm),TVI$_{MV}$ 为二尖瓣口血流时间速度积分(cm)。该方法不适用于合并二尖瓣反流或主动脉瓣反流患者。

4) 彩色多普勒近端血流汇聚(PISA)法:血流汇聚法评价二尖瓣狭窄严重程度,受下列因素影响,如瓣口形状、增厚度、钙化度、合并反流、操作手法、仪器条件等。经胸超声检查时,可在心尖左心长轴切面、两腔切面或四腔切面上测量。TEE 检查时,左心房内血流汇聚区显示清晰,适宜进行定量研究。计算方法为:

$$MVA = Q/V$$

$$Q = 2×\pi×R^2×AV×\alpha/180$$

式中 MVA 为二尖瓣口面积(cm^2),Q 为二尖瓣口最大瞬时流量(ml/s),V 为二尖瓣口最大流速(cm/s),R 为心动周期中最大血流会聚区红蓝交错界面至二尖瓣口(两瓣尖连线)的距离,AV 为 Nyquist 速度(cm/s),α 为二尖瓣前后叶瓣尖的夹角。

直接描绘法和压差减半时间法适用于所有瓣膜狭窄评估,为 ASE 指南分类的一级推荐方法,其中直接描绘法为首选的评估方法。连续方程法和 PISA 法为二级推荐方法,适用于临床上有特殊需要的瓣膜狭窄评估。二尖瓣狭窄程度定量评估参见表 5-1。

表 5-1 二尖瓣狭窄程度的定量评估

	MVA/cm²	MG/mmHg	PG/mmHg	PHT/ms	PAP/mmHg
轻度狭窄	>1.5	<5	<10	90~150	<30
中度狭窄	1.0~1.5	5~10	10~20	150~220	30~50
重度狭窄	<1.0	>10	>20	>220	>50

* 适用于窦性心律,且心率 60~80 次/min 的患者
MVA:二维平面法测二尖瓣口面积;MG:平均跨瓣压差;PG:峰值跨瓣压差;PHT:压差减半时间;PAP:肺动脉压力

（三）鉴别诊断

1. 左心室容量负荷增大的疾病 室间隔缺损、动脉导管未闭、二尖瓣关闭不全、贫血等疾病状态下,左心室容量负荷增加,多普勒超声表现为二尖瓣口舒张期血流明亮、流速加快,但瓣口血流宽阔通畅、且为层流,结合上述疾病的特征性声像图可以鉴别。

2. 左心功能不全的疾病 扩张型心肌病及冠心病等患者中,左心室功能减退,二尖瓣开口幅度减小,但血流速度明显减慢,离散度小,仍具层流特点。结合二维图像的观察均可以进行鉴别。

3. 先天性二尖瓣狭窄 少数二尖瓣狭窄为二尖瓣装置先天性发育异常所致。临床较常见先天性二尖瓣狭窄包括"降落伞样"二尖瓣畸形、双孔二尖瓣、二尖瓣瓣上狭窄环等,根据相应的声像图特征可行鉴别。

4. 相对性二尖瓣狭窄 部分主动脉瓣关闭不全患者,舒张期来源于主动脉瓣的偏心性反流血流束,可直接冲击二尖瓣前叶,导致二尖瓣前叶开放受限,形成相对性二尖瓣狭窄。仔细观察二尖瓣装置形态及频谱多普勒形态改变,可资鉴别。

5. 二尖瓣机械性狭窄 二尖瓣装置形态结构正常,但由于左心房内存在异常占位性病变,且活动度较大,舒张期达二尖瓣口,阻塞二尖瓣口致相对狭窄,最常见病变如左心房黏液瘤。

（四）临床价值

超声心动图诊断二尖瓣狭窄特异性高,价值如下:①二尖瓣狭窄定性诊断;②二尖瓣狭窄定量评估;③心脏结构功能与合并症评价;④瓣膜形态学评估;⑤术中监测,术后疗效评价及随访。

二、二尖瓣关闭不全

（一）临床与病理

二尖瓣关闭不全(mitral insufficiency,MI)为各种原因所致二尖瓣装置解剖结构或功能的异常,造成收缩期血流反流入左心房。二尖瓣关闭不全的病理生理和临床表现取决于反流量、左心室功能状态和左心房顺应性。多数慢性、轻中度二尖瓣关闭不全患者可保持长期无症状。由于左房容量增加,压力升高,久之导致左心室容量负荷过重,左心室失代偿,功能减退,心排出量降低等症状,引起左心衰竭。导致二尖瓣关闭不全的病因繁多,以风湿性瓣膜病变最常见,其他常见病因有二尖瓣脱垂、腱索断裂、乳头肌功能不全或断裂、二尖瓣赘生物或穿孔、二尖瓣退行性病变、二尖瓣先天性畸形等。

（二）超声表现

1. 二维图像特征 相应的二尖瓣、腱索或乳头肌的器质性病变,或二尖瓣环扩大引起的瓣叶对合不良。风湿性病变者见瓣膜增厚,回声增强。腱索断裂瓣叶可出现连枷样运动,导致重度关闭不全。二尖瓣脱垂者两叶不能闭合,收缩期瓣叶脱向左心房侧,出现不同程度的反流。感染性心内膜炎者可检出附着在瓣膜上的赘生物。

2. CDFI 收缩期二尖瓣口左心房侧出现蓝色为主的五彩镶嵌反流束。反流束是二尖瓣关闭不全的特征性表现,是诊断二尖瓣反流最直接根据。二尖瓣前叶病变为主者,反流束为朝向左心房后壁的偏心血流;两叶对合不良者,反流束朝向左心房中央;而后叶病变为主者,反流束偏向左心房前侧。频谱多普勒见收缩期二尖瓣口左心房侧出现高速、充填湍流频谱。

3. 其他征象 左心房、左心室扩大;晚期右心也可扩大;乳头肌功能不全等缺血性心肌病中,可见相

关室壁的局部运动异常。晚期患者左心功能有不同程度的减低。

4. TEE 为经胸检查方法的重要补充,有利于识别引起反流的各种解剖结构异常,对二尖瓣病变的诊断准确率更高。经食管三维超声心动图对二尖瓣病变的形态显示更为直观,对病变的定位及范围判定更为准确,故在二尖瓣关闭不全术中监测方面的应用更具优势。

5. 二尖瓣关闭不全的定量评估

(1) 彩色反流束半定量评估:临床常用反流束长度分级法,即反流束局限在二尖瓣环附近为轻度,达左心房中部为中度,达左心房顶部为重度。依据最大反流束面积进行分级标准为:反流束面积$<4cm^2$为轻度,介于$4\sim10cm^2$为中度,$>10cm^2$为重度;根据反流束面积与左心房面积的比值进行分级:比值$<20\%$为轻度,$20\%\sim40\%$为中度,$\geq40\%$为重度。半定量评估反流程度虽存在局限性,但因其简单、直观、重复性好,测量误差小,仍得到临床广泛应用,尤适用于同一患者的对照评估。

(2) 反流分数的测定:根据连续方程的原理,无二尖瓣反流时,主动脉瓣口血流量应等于二尖瓣血流量,存在单纯二尖瓣反流时,主动脉瓣口血流量加上二尖瓣反流量为全部左室心搏量,亦即收缩期二尖瓣反流量应为舒张期二尖瓣前向血流量与收缩期主动脉瓣前向射血量的差值。反流分数用公式表示为:

$$RF = (MVF - AVF)/MVF$$

$$= 1 - AVF/MVF$$

RF为反流分数,MVF为二尖瓣口舒张期血流量,AVF为主动脉瓣口收缩期血流量。该方法有较高的准确性。轻度反流者反流分数$<30\%$,中度反流者为$30\%\sim49\%$,重度反流者$\geq50\%$。

(3) PISA法测定反流量:根据反流口的左心室侧形成血流汇聚区的大小可定量计算二尖瓣反流量(Q)及二尖瓣有效反流口面积(EROA)。计算公式为:

$$Q = 2 \times \pi \times R^2 \times AV$$

$$EROA = Q/V\mathrm{max}$$

式中Q为反流量(ml),EROA为二尖瓣有效反流口面积(cm^2),R为血流汇聚区半径(cm),AV为Nyquist速度(cm/s),$V\mathrm{max}$为二尖瓣反流峰值流速(cm/s)。所测反流量实为每秒的峰值反流量,并非每搏实际反流量。根据反流量对反流程度进行分级的标准为:轻度$<30ml$,轻至中度$30\sim44ml$,中至重度$45\sim59ml$,重度$\geq60ml$。EROA是处于反流最大流速时的理论面积,与实际的解剖反流口面积并非同一概念,前者较后者约大0.16倍。根据EROA对反流程度进行分级的标准为:轻度$<0.20cm^2$,轻至中度$0.20\sim0.29cm^2$,中至重度$0.30\sim0.39cm^2$,重度$\geq0.40cm^2$。

(4) 反流束起点宽度(VC):是彩色多普勒成像中反流束最窄的部位,位于彩色血流汇聚区反流束起点处。选取心尖四腔或胸骨旁长轴切面,测量时采用局部放大、窄取样框,减小取样深度,取样线与瓣膜对合线或射流方向相互垂直。测量时Nyquist界限以$40\sim70cm/s$为宜,连续检测$2\sim3$个心动周期,并尽可能从两个相互垂直的正交切面进行测量取平均值。VC评估二尖瓣反流程度的标准为:$<0.3cm$为轻度反流,$\geq0.7cm$为重度反流,介于两者之间的$0.3\sim0.69cm$为中度反流。

(5) 生理性反流:一般认为反流信号微弱,范围局限,反流束长度$<1.5cm$,反流面积$<1.5cm^2$,反流速度$<1.5m/s$,所占面积与左心房面积之比$<3.5\%$,占时短暂$\leq0.1s$,起始于收缩早期,一般不超过收缩中期,或占时不超过收缩期的60%。同时无瓣膜形态活动异常或心腔大小改变者为生理性反流。有学者提出以每搏反流量$\leq5ml$属生理性反流。

(6) 重度二尖瓣反流的评估指征:包括伴随重度二尖瓣形态学破坏,如腱索或乳头肌断裂;瓣膜对合时出现明显缝隙;反流束进入左心房上部,甚至折返回起始处附近,肺静脉血流频谱出现收缩期负向倒流波;二尖瓣反流束起点处宽度$\geq0.7cm$,反流束面积/左心房面积$>40\%$(中心性反流),反流量$\geq60ml$,反流分数$\geq50\%$。二尖瓣反流程度的评估应采用多个参数综合判断,而不是依赖于单一指征,二尖瓣反流严重程度各参数的半定量评估见表5-2。

表 5-2　二尖瓣反流程度评估

参数	轻度反流	中度反流	重度反流
左心大小	正常	正常或增大	增大
二尖瓣形态	正常或异常	正常或异常	异常/连枷瓣/乳头肌断裂
反流束长度	局限在二尖瓣环附近	达左心房中部	达左心房顶部
反流束起点处宽度/cm	<0.3	0.3~0.69	≥0.7
反流束面积	小,中心性(通常<4cm² 或左心房面积的20%)	不定(4~10cm² 或左心房面积的 20%~40%)	大的中心性反流(通常>10cm² 或左心房面积的40%)或左心房内偏心性贴壁涡流
肺静脉血流	收缩期为主	收缩期回流减少	收缩期逆流
有效反流口面积/cm²	<0.20	0.20~0.39	≥0.40
反流束容积/ml	<30	30~59	≥60
反流分数/%	<30	30~49	≥50

（三）鉴别诊断

二尖瓣反流的定性诊断并不困难,罕见碰到需要与之鉴别的病变。极少数情况下,需要与位于二尖瓣口附近的主动脉窦瘤破入左心房以及冠状动脉左心房瘘鉴别,这两种疾病表现为主动脉窦和冠状动脉结构形态异常,左心房内见双期或以舒张期为主的异常血流。

（四）临床价值

超声心动图是无创明确诊断二尖瓣关闭不全的最佳手段和首选方法。可用于:①明确定性二尖瓣关闭不全;②评估二尖瓣关闭不全的严重程度;③鉴别二尖瓣关闭不全的病因;④确定心脏结构功能的改变;⑤术中监测、术后疗效评价及随访。

三、二尖瓣脱垂

（一）临床与病理

二尖瓣脱垂（mitral valve prolapse,MVP）是各种原因引起的二尖瓣一个或两个瓣叶在收缩中、晚期或全收缩期部分或全部脱向左心房,超过二尖瓣瓣环水平。多数伴有二尖瓣关闭不全,少数无明显反流。各种病因导致二尖瓣装置异常所致的脱垂占60%,如风湿病变、感染性心内膜炎、心肌梗死等;无明显病因者占30%。原发性二尖瓣脱垂主要是二尖瓣叶、腱索或瓣环等发生黏液样变,导致瓣叶增厚或冗长、腱索过长或断裂、瓣环扩张等引起的脱垂。继发性脱垂原因常为瓣环与室壁的大小比例失调、二尖瓣环扩张或发生继发损害、腱索断裂或乳头肌功能失调等所致。

二尖瓣脱垂多单独发生,但也可同时累及其他瓣膜,并发三尖瓣、主动脉瓣及肺动脉瓣脱垂分别约占40%、10%及2%。二尖瓣脱垂的血流动力学改变类同于二尖瓣关闭不全。患者可长期无症状,最常见的症状为心悸、胸痛、气急。心前区听诊闻及收缩中晚期喀喇音是其特点。较易合并继发性房间隔缺损、房室通道缺损及心律失常等。

（二）超声表现

1. M 型及二维图像特征　左室长轴切面是二尖瓣环的高点平面,为诊断二尖瓣脱垂的标准切面。二维超声诊断二尖瓣脱垂的标准为收缩期二尖瓣一个和/或两个瓣叶脱向左心房侧,超过瓣环连线水平2mm 以上,伴或不伴有瓣叶增厚。其中,瓣叶厚度≥5mm 者称为"典型"二尖瓣脱垂;瓣叶厚度<5mm 者称为"非典型"二尖瓣脱垂。从短轴切面观,正常二尖瓣口收缩期闭合成线,舒张期开放呈圆形或椭圆形,而脱垂的瓣叶表现为在收缩期局部呈圆隆状,为多余的瓣叶褶皱所致。二尖瓣 M 型曲线表现为收缩中、晚期或全收缩期 CD 段呈"吊床样"改变,与 CD 二点间的连线距离大于 2mm。

左心房增大,左心室也因容量负荷过重而增大。继发于心脏其他病变时,二维超声心动图可见相应的超声表现,如腱索断裂引起的二尖瓣脱垂,可导致"连枷样"二尖瓣,瓣叶活动度明显增加。

2. **CDFI**　二尖瓣脱垂伴二尖瓣反流彩色多普勒显示收缩期二尖瓣口左心房侧出现蓝色为主的反流束;彩色反流束的形态与走向有助于判断脱垂的部位。前叶脱垂或以前叶为主的双瓣叶脱垂,反流束起自瓣口,沿后叶瓣体及左心房后壁行走,反流程度重时,可见反流束沿左心房顶部折返行走;后叶脱垂或以后叶为主的双瓣叶脱垂时,反流则沿前叶瓣体及左心房顶部行走,反流程度重时亦可折返。双叶对称性脱垂时,反流束的方向为中心性。多普勒频谱可显示二尖瓣反流的收缩中晚期或全收缩期高速湍流频谱。

3. **三维超声**　对瓣叶脱垂的部位、范围、程度及动态变化显示清楚,图像形态逼真,立体感强。经食管探头能近距离对二尖瓣环及瓣叶进行真正意义的多平面、全方位扫查。此外,术中 TEE 能即时评价二尖瓣整形术或换瓣术的手术效果。

4. **二尖瓣叶命名法**　在超声对二尖瓣脱垂的具体定位诊断中有着重要意义。Carpenter 依据相应的解剖切迹将后瓣的三个扇叶分别命名为:P1、P2、P3。P1 是指邻近前外侧联合的扇叶,接近左心耳部,P2是指位于中央部的中间扇叶,P3 是指邻近后内侧联合的扇叶。前瓣也相应分为 A1、A2、A3 三部分。由于后叶存在解剖切迹,因此后叶脱垂的发生率较高,约占67% ,且以 P2 脱垂为主,而前后叶脱垂与单独前叶脱垂只分别占23%和10% 。二尖瓣短轴切面及其非标准切面可观察二尖瓣前后瓣的相应部位,三维超声特别是经食管三维超声能清楚显示瓣叶脱垂的具体部位与范围,能对二尖瓣病变具体部位做出精确定位。

（三）鉴别诊断

1. **假性二尖瓣脱垂**　对心尖四腔观上瓣叶与瓣环之间的最大垂直距离不超过 5mm 者,长轴观上不超过 2mm 者,检查如无其他异常发现,说明无二尖瓣脱垂,应定期复查,观察瓣叶的位移程度有无加重。各种原因所致的大量心包积液、心包填塞者,左心室腔受压,腱索相对过长可致二尖瓣叶脱垂。但此类患者在心包积液消除后,脱垂的瓣叶又可恢复至正常位置。

2. **其他病因所致二尖瓣关闭不全**　其他如风湿性心脏病、二尖瓣先天性发育异常所导致的二尖瓣关闭不全,在超声心动图上有其特征性的改变,可与原发性二尖瓣脱垂相鉴别。

（四）临床价值

超声心动图对诊断二尖瓣脱垂具有很高的敏感性和特异性。可用于:①二尖瓣脱垂的定性诊断;②二尖瓣脱垂的定位评价;③二尖瓣反流严重程度判断;④二尖瓣脱垂的病因鉴别;⑤确定心脏结构功能的改变;⑥术中监测、术后疗效评价及随访。

四、主动脉瓣狭窄

（一）临床与病理

主动脉瓣狭窄（aortic valve stenosis, AS）主要见于风湿性心脏病、主动脉瓣二瓣化畸形并瓣膜钙化和瓣膜退行性病变。正常主动脉瓣口面积约 $3.0cm^2$,当瓣口面积减少 1/2 时,瓣口两端的压力阶差明显上升,左心室收缩压代偿性升高,出现血流动力学意义上的梗阻,可导致心室壁肥厚,左心室舒张功能受损,严重的心肌肥厚可使左心室舒张末压上升,从而导致左心房、肺静脉压力升高,临床上出现呼吸困难、心绞痛、晕厥甚至休克。

风湿性心脏病患者因炎性细胞浸润,纤维增生,钙质沉积,主动脉瓣的正常解剖结构破坏,增厚卷缩,瓣叶交界部位粘连融合,致主动脉瓣开口缩小,呈一小的三角形或圆形开口,常同时存在程度不等的关闭不全,多在青年和成年出现症状与体征。二瓣化畸形并钙化是成人与老年人单发主动脉瓣狭窄的常见病因。出生时常无明显狭窄,但由于瓣叶畸形,出生后开闭活动可致瓣叶受损,纤维化及钙化,最终形成狭窄。青少年时期钙化发展较慢,中老年期进展迅速。多伴有中度的主动脉瓣关闭不全。主动脉瓣退行性病变患者的主动脉瓣纤维化、钙化,主要发生在瓣叶根部及瓣环处,狭窄程度一般为轻至中度。在欧美,因主动脉瓣狭窄而换瓣的患者中,约50%病因为二瓣化畸形并钙化,其次为瓣膜退行性病变。然而在世界范围,最常见病因还是风湿性心脏病。

（二）超声表现

1. M型及二维图像特征　主动脉瓣M型曲线见瓣叶回声增强,开放幅度减小,主动脉壁M型曲线主波低平,重搏波不明显。主动脉瓣叶不同程度增厚,回声增强,活动受限,开口间距减小。主动脉根部短轴切面见瓣口开放面积减小。

主动脉瓣二叶畸形时,大动脉短轴切面最常见右冠瓣和左冠瓣融合,形成大的前瓣和小的后瓣,或右冠瓣和无冠瓣融合,形成大的右瓣和小的左瓣,左冠瓣和无冠瓣融合少见。收缩期瓣叶开放呈"鱼口"状,闭合时如有融合界嵴存在则形似三叶瓣。长轴切面多见瓣叶不对称,开放呈"穹顶"状,可合并舒张期瓣叶脱垂。儿童和青少年可仅有狭窄而无明显钙化,但成人患者一般可见明显钙化。主动脉瓣退行性病变钙化多见于瓣叶中部和瓣膜交界处。风湿性瓣膜狭窄特征表现为瓣膜交界处融合,瓣口开放呈三角形,瓣叶增厚和钙化多见于瓣叶边缘,并通常伴有风湿性二尖瓣病变。主动脉瓣叶的钙化程度分为①轻度:少量强回声斑伴少许声影;②中度和重度:广泛瓣叶增厚、回声增强伴明显声影。对于经胸超声图像质量欠佳的患者,经食管探查对主动脉瓣叶数目的显示更为清晰,对病变的判断更为准确。

主动脉根部内径增宽,病程长、狭窄重者升主动脉扩张。左心室壁向心性肥厚,其厚度≥12mm。早期左心室不大,左心室舒张功能可降低,收缩功能正常范围。病变晚期左心室增大,失代偿时左心室收缩功能降低。

2. CDFI　显示主动脉瓣口收缩期出现五彩镶嵌状的高速射流信号。连续多普勒记录到收缩期高速射流频谱,频谱形态为单峰曲线,其上升支速度变缓,峰值后移,射血时间延长。

3. 主动脉瓣狭窄程度评估　Bernoulli方程公式可计算狭窄主动脉瓣口面积: $A_{AV} = A_{LVOT} \times TVI_{LVOT} / TVI_{AV}$ 。 A_{AV} 为主动脉瓣口面积, A_{LVOT} 为左心室流出道出口处,即主动脉瓣环下方的面积,假设左心室流出道出口为圆形,则 $A_{LVOT} = \pi D^2 / 4$,D为左心室流出道收缩期内径。 TVI_{AV} 、 TVI_{LVOT} 分别为主动脉瓣口和左心室流出道出口处收缩期血流速度积分,在心尖五腔图上通过频谱多普勒测量。主动脉瓣狭窄程度分级详见表5-3。

表5-3　主动脉瓣狭窄程度分级

分级	峰值血流速度/ ($m \cdot s^{-1}$)	平均跨瓣压差/ mmHg	瓣口面积/ cm^2
轻度	2.6~2.9	<20	>1.5
中度	3.0~4.0	20~40	1.0~1.5
重度	>4.0	>40	<1.0

评估主动脉瓣狭窄程度时应注意:

（1）左心室收缩功能不全可降低主动脉瓣口峰速和压差,形成低速低压差性主动脉瓣狭窄,表现为瓣口面积<1.0cm²,左心室EF值<40%,平均跨瓣压差<30~40mmHg。

（2）左心室肥厚导致左心室容积变小,每搏输出量变小,瓣口面积一定时其瓣口峰速和压差要小于预期值。

（3）未控制的高血压会影响瓣膜狭窄程度评估。

（4）重度主动脉瓣反流时由于收缩期跨瓣血流量增加,瓣口面积一定时其瓣口峰速和压差要大于预期值。

（5）重度二尖瓣反流使跨主动脉瓣血流减少,导致主动脉瓣口峰速和跨瓣压差降低。

（6）高心输出量患者,如血液透析、动静脉瘘、甲亢等,主动脉瓣口峰速和压差增加,应注意鉴别。

（三）鉴别诊断

1. 主动脉瓣下狭窄和主动脉瓣上狭窄　主动脉瓣下狭窄可观察到主动脉瓣瓣下纤维隔膜、纤维肌性隔膜或肥厚的室间隔基底部伸向左心室流出道,造成左心室流出道的狭窄,主动脉瓣正常或轻度增厚,但开口间距和开放面积无缩小,彩色多普勒显示收缩期血流加速源于主动脉瓣下狭窄发生的部位。主动脉瓣瓣上狭窄可见升主动脉,通常是窦管交界部的局限性狭窄,主动脉瓣开放正常,彩色多普勒可显示起源于升主动脉狭窄段的高速射流。

2. 导致主动脉血流量增多的疾患 见于主动脉瓣反流、动脉导管未闭、主动脉窦瘤破裂等,由于主动脉血流量明显增多,引起主动脉瓣口的射流速度增快,但主动脉瓣开放正常,彩色多普勒所显示的主动脉血流为一宽阔明亮的血流带而非窄细的射流束。

（四）临床价值

超声心动图为目前临床上无创性评价主动脉瓣狭窄的首选方法,能清楚显示狭窄瓣膜的瓣叶形态和活动度,明确狭窄程度并提供病因诊断信息。超声心动图评估主动脉瓣狭窄患者手术时机的选择也具有重要的指导意义,但临床决策需综合考虑,尤其是症状表现。当患者出现心绞痛、晕厥与心力衰竭症状时,具有明确手术指征时,需立即手术。对于无症状患者,可进行随访,当跨主动脉瓣口压差>50mmHg 或主动脉瓣口面积<0.75cm^2 时,也应考虑予以手术治疗。

五、主动脉瓣上狭窄

（一）临床与病理

主动脉瓣上狭窄(supravalvular aortic stenosis)是指冠状动脉开口以上的主动脉狭窄,属于先天性主动脉疾病的一种,较罕见。先天性主动脉瓣上狭窄有三种发病形式:①家族性,有家族史且呈常染色体显性遗传倾向;②散发性;③Williams 综合征的一种表现。根据瓣上狭窄的形态不同可分为三型:①沙漏样狭窄:狭窄位于主动脉窦管交界处水平,局部管壁纤维肌性增厚并向管腔内突出,形成环形缩窄,形似沙漏状,也称壶腹样狭窄,最常见;②隔膜样狭窄:主动脉嵴水平有纤维膜状结构突向腔内,中心为狭窄的小孔,主动脉外径正常;③整个升主动脉弥漫性发育不良,管壁增厚、管腔狭窄,常累及头臂动脉近段。其中前二型属局限性狭窄,第三型为弥漫性狭窄。

主动脉瓣上狭窄常合并冠状动脉扩张或冠状动脉开口狭窄、主动脉瓣纤维化增厚并主动脉瓣关闭不全。外周肺动脉狭窄亦是常见的合并畸形,少见的畸形有左锁骨下动脉和颈动脉开口狭窄、主动脉缩窄、室间隔缺损和二尖瓣关闭不全等。

主动脉瓣上狭窄导致左心室和主动脉之间存在压差、左心室排血受阻、左心室心肌肥厚,最后发生左心衰竭。合并冠状动脉病变可导致并加重心肌供血不足,合并肺动脉狭窄时右心室压力上升,右心室肥厚。心脏杂音通常是婴幼儿的首发表现,其他临床表现包括头晕、胸痛、晕厥甚至猝死。Williams 综合征则合并精灵样面容、智力障碍。

（二）超声表现

1. 二维图像特征 胸骨左缘左室长轴切面或高位胸骨左缘主动脉长轴切面是诊断主动脉瓣上狭窄的重要切面。局限性狭窄时,应对主动脉根部,包括主动脉瓣环、主动脉窦部、窦管结合部及升主动脉近段进行详细观察及测量。主动脉瓣环为纤维结构,内径保持的相对恒定,正常主动脉瓣环内径为(13±1)mm/m^2,主动脉窦部是主动脉根部内径最大的部位(19±1)mm/m^2,向上逐渐变细,窦管结合部内径稍大于瓣环(15±1)mm/m^2,升主动脉与窦管结合部内径相近。

沙漏样狭窄者主动脉窦管结合部管壁增厚、回声增强,向内隆起,主动脉外径明显减小,同时管腔狭窄,明显小于主动脉瓣环内径,然后逐渐增宽,形似沙漏状;隔膜样狭窄者主动脉窦管结合部前壁和/或后壁分别见线状强回声向管腔内突出,其间有小孔,孔径小于主动脉瓣环内径。弥漫性狭窄时,整个升主动脉全程内径均变细,管壁增厚,常累及主动脉弓及头臂动脉分支。

注意必须同时对主动脉瓣和冠状动脉近段作出评价。部分患者主动脉瓣增厚,回声增强。可伴有冠状动脉扩张或开口狭窄。左心室壁有不同程度的肥厚,为对称性。狭窄近段主动脉窦部扩张,远端扩张不常见。

2. CDFI 显示狭窄区及其远端见湍流信号,合并主动脉瓣反流者可见反流血流信号。多普勒超声心动图多采用心尖五腔切面进行测量,狭窄远端血流速度升高,根据主动脉瓣上狭窄处压差(PG)来评估狭窄程度可供参考:极轻度 PG<25mmHg,轻度狭窄 PG 25~50mmHg,中度狭窄 PG 50~75mmHg,重度狭窄 PG≥75mmHg。但对于多发狭窄和弥漫性的长管状狭窄,狭窄程度的判定则根据二维超声心动图对管径的准确测量。

（三）鉴别诊断

需和主动脉瓣狭窄及主动脉瓣下狭窄鉴别,主要鉴别点是狭窄累及的部位和范围,当合并上述病变时要仔细甄别,防止漏误诊。可结合其他影像学手段如心脏 CT 血管造影(CTA)及心导管检查明确诊断。

（四）临床价值

明确主动脉瓣上狭窄的病变类型、累及范围和狭窄程度,诊断其他合并畸形,评估血流动力学改变及监测随访。

六、主动脉瓣下狭窄

（一）临床与病理

主动脉瓣下狭窄(subvalvular aortic stenosis)占先天性心脏病的 0.3%~1.0%。25%~50% 的主动脉瓣下狭窄合并其他先天性畸形,最常见的包括室间隔缺损、动脉导管未闭、主动脉弓缩窄、主动脉瓣二瓣化畸形等。

根据病变形态可分为:①隔膜型主动脉瓣下狭窄:主动脉瓣下存在纤维性或纤维肌性隔膜凸向左心室流出道造成狭窄,约 50% 合并主动脉瓣反流。依据隔膜的特点又分为纤维膜样狭窄(Ⅰ型),纤维组织薄膜紧贴于主动脉瓣下,膜中心有 4~12mm 小孔。纤维肌性膜样狭窄(Ⅱ型),隔膜位置较 Ⅰ型低,常距瓣下 1~3cm,组织结构除纤维成分外尚有肌性组织。②肌肥厚型主动脉瓣下狭窄,又分为孤立性狭窄:主动脉瓣下局限性肌肥厚,凸向左室流出道造成梗阻;弥漫性狭窄:环形肌肥厚,从主动脉瓣环下方开始一直向下延伸 10~30mm 长的管状狭窄,致左心室流出道呈隧道状,左心室壁肥厚明显。

病理生理与主动脉瓣狭窄一致,均导致左心室射血受阻,左心室代偿性肥厚。由于收缩期左心室压明显升高,常导致二尖瓣功能性反流。主动脉瓣下狭窄引起的湍流可冲击主动脉瓣使主动脉瓣叶增厚、变形,导致主动脉瓣关闭不全。由于左心室心排血量减少,主动脉内压力下降,外周动脉供血减少,导致多脏器缺血,如心、脑血管供血不足。

（二）超声表现

1. 二维图像特征 隔膜型者于主动脉瓣下左心室流出道内见凸向流出道腔内的线状回声,一端附于室间隔,另一端附于二尖瓣前叶根部,也可表现一端附着的线状回声。线状回声的中间部位则为隔膜的中心孔。左心室长轴观,由于该线状回声与声束方向平行,可能只显示隔膜的一部分。肌肥厚型者瓣下流出道的前壁与后壁均有肥厚的肌束凸向左心室流出道内,其间为狭窄的流出道腔。左心室流出道内径与主动脉根部内径之比<0.8。

主动脉瓣可正常或增厚,收缩期瓣叶呈半关闭状态,有时与主动脉瓣狭窄时瓣叶开放受限难以鉴别。左心室弥漫性肥厚,严重者心腔变小。

2. CDFI 通过狭窄处血流束变细,远端呈五彩镶嵌的湍流信号。脉冲多普勒显示最大血流速度出现于主动脉瓣下水平,随着取样容积移向主动脉瓣水平,速度逐渐减低。连续多普勒于心尖五腔切面取样时显示负向实填的湍流频谱,隔膜型呈固定性狭窄频谱:波形对称圆钝;肌肥厚型狭窄呈动力性狭窄频谱:波形呈"匕首样"改变,收缩中晚期峰值速度后移。通过频谱可测量狭窄处的最大流速及压差,评估狭窄程度。目前尚无明确的主动脉瓣下狭窄程度的分级标准,临床一般以左心室流出道压差>50mmHg 为手术指征之一,左心室流出道压差较大的患者其术后复发的可能性较大。合并主动脉瓣和二尖瓣反流者可显示反流信号和湍流频谱。

（三）鉴别诊断

1. 主动脉瓣狭窄　主动脉瓣下狭窄时常合并主动脉瓣增厚，同时在高速血流的冲击下，主动脉瓣常出现震颤，有时在二维超声上可显示主动脉瓣收缩期不能完全贴壁的征象，易误认为主动脉瓣狭窄。因此，应细观察主动脉瓣口有无血流再次加速，以确定是否合并主动脉瓣狭窄。主动脉瓣狭窄时频谱曲线是典型的固定性狭窄，与隔膜型瓣下狭窄波形类似，需仔细观察鉴别。而肌肥厚型则呈动力性狭窄波形，易与主动脉瓣狭窄相鉴别。

2. 二尖瓣反流　主动脉瓣下狭窄时由于左心室收缩压明显升高，常合并二尖瓣功能性反流，应用连续多普勒在心尖五腔切面测量左心室流出道速度时，易将流出道的射流和二尖瓣的反流频谱混淆。检查时应将取样线通过左心室流出道，并尽量避开二尖瓣反流信号。等容舒张期和等容收缩期存在反流，但无射血通过主动脉瓣，因此二尖瓣反流要比左心室流出道射流持续时间更长。对于同一患者，二尖瓣反流的峰速常常高于左心室流出道射流峰速，这也有助于二者的鉴别。

（四）临床价值

超声心动图可明确主动脉瓣下狭窄的病变类型、累及范围和狭窄程度，评估左心室功能与合并畸形，术中监测膜性狭窄及环形肌切除术及术后随访评估。

七、主动脉瓣关闭不全

（一）临床与病理

主动脉瓣关闭不全（aortic insufficiency，AI）继发于各种病因所致的主动脉瓣和/或主动脉根部病变。在主动脉瓣病变中，风湿性瓣膜病、主动脉瓣退行性钙化是较常见的病因。在主动脉根部病变中，长期高血压导致的主动脉增宽、主动脉夹层、Marfan 综合征等是较常见的病因。风湿性主动脉瓣关闭不全的主要病理改变是瓣叶增厚、瘢痕及钙化形成，导致瓣叶挛缩、变形，边缘向主动脉窦侧卷曲，瓣叶不能完全闭合，因多有瓣叶交界处粘连，故常合并狭窄。主动脉瓣退行性病变多见于 50 岁以上人群，表现为瓣叶增厚、挛缩及钙化形成，钙化明显时亦可伴狭窄。主动脉瓣关闭不全引起左心室容量负荷增加、左心室舒张末期容积增加，病程初期心功能正常，晚期失代偿时可出现心功能不全。

（二）超声表现

1. M 型及二维图像特征　M 型曲线提示左心室内径增大，主动脉增宽，搏动明显，重度主动脉瓣关闭不全时主动脉瓣叶闭合线呈现为双线，中间存在缝隙。当主动脉瓣反流束朝向二尖瓣前叶时，二尖瓣前叶舒张期可出现快速扑动波。

二维超声显示主动脉瓣叶增厚，回声增强，严重关闭不全时可见闭合处明显的缝隙。左心室腔增大，代偿期室壁活动增强，晚期失代偿时室壁活动减弱，心功能下降。

2. CDFI　舒张期左心室腔内起自主动脉瓣的五彩镶嵌反流束。当主动脉瓣的三瓣叶同时受损，反流束朝向左心室流出道的中央；如病变主要累及右冠瓣，则反流束朝向二尖瓣前叶；如以左冠瓣或无冠瓣受损为主，反流束则朝向室间隔。在心底短轴切面上，CDFI 可更清楚显示反流束的起源位置，如起自三瓣对合处的中心，或相邻两瓣叶对合处。如为瓣叶穿孔，则反流束起于瓣膜回声中断处。频谱多普勒可在主动脉瓣口探及舒张期反流频谱，在左心功能代偿期其反流峰速度多大于 4m/s。

3. 反流程度的评估　临床常用反流束在左心室腔内的形态及其范围，对反流程度进行半定量分析：轻度主动脉瓣反流束为细条状，局限于主动脉瓣下；中度反流束长度超过二尖瓣前叶瓣尖水平；重度反流束可充填整个左心室流出道，长度可达心尖部。另外，在胸骨旁左心室长轴切面上，通过测量主动脉瓣下反流束宽度与左心室流出道宽度比值，亦可半定量评估反流程度。压差降半时间（PHT）是一项简单评价反流程度的参数，PHT>500ms，左心室大小正常者为轻度反流；PHT<200ms，降主动脉全舒张期逆流，左心室稍增大或显著增大者为重度反流；介于两者之间者为中度反流。主动脉瓣反流程度的评估见表 5-4。

表 5-4　主动脉瓣反流程度评估

参数	轻度反流	中度反流	重度反流
反流束宽度与左心室流出道内径的比值（主动脉瓣下 1cm 内）	中心性反流,<25%	中心性反流,25%~64%	中心性反流,≥65%
反流束起点宽度/cm	<0.3	0.3~0.6	>0.6
降主动脉内逆向血流	无	不定	有
反流束容积/ml	<30	30~59	≥60
反流分数/%	<30	30~49	≥50

（三）鉴别诊断

主动脉瓣关闭不全的反流束应与二尖瓣狭窄的射流束鉴别,前者起源于主动脉瓣口,主动脉瓣有增厚、瓣叶对合处存在缝隙等改变,反流的最大流速一般大于 4m/s,后者起源于二尖瓣口,可见二尖瓣增厚、开口间距和开放面积减小,射流的最大流速一般不超过 3m/s。

（四）临床价值

超声心动图是诊断主动脉瓣关闭不全并进行半定量评估的首选方法。

八、主动脉瓣脱垂

（一）临床与病理

主动脉瓣脱垂(aortic valve prolapse,AVP)是主动脉瓣关闭不全的一种特殊类型,是不同病因导致主动脉瓣部分瓣叶舒张期脱入左室流出道,超过瓣环连线水平,致瓣叶对合错位,引起主动脉瓣关闭不全。常见继发性病因有感染、外伤、结缔组织病以及 Marfan 综合征等。主动脉瓣脱垂可伴有不同程度的主动脉瓣反流,其血流动力学改变与临床表现类同于主动脉瓣关闭不全。

（二）超声表现

1. M 型及二维图像特征　M 型曲线显示左心室内径增大,主动脉增宽,主动脉瓣关闭线偏心,当主动脉瓣反流束朝向二尖瓣前叶时,二尖瓣前叶舒张期可出现快速扑动波。脱垂的主动脉瓣舒张期呈"吊床样"脱入左室流出道,超过瓣环连线水平,瓣尖对合错位,严重关闭不全时可见闭合处有明显的缝隙。主动脉瓣受损严重时,脱垂的主动脉瓣叶可呈连枷样运动,瓣叶活动幅度较大,舒张期脱入左心室流出道内,收缩期又返回主动脉腔内。左心室可有扩大,左室流出道增宽,代偿期室壁活动增强,晚期失代偿时室壁活动减弱,心功能下降。

2. CDFI　主动脉瓣脱垂时反流束通常为偏心性,如右冠瓣脱垂时,反流沿二尖瓣前叶行走,左冠瓣或无冠瓣脱垂时,反流束沿室间隔行走。

（三）鉴别诊断

同主动脉瓣关闭不全。

（四）临床价值

二维超声心动图可显示主动脉瓣脱入左室流出道的典型征象,是首选的诊断方法。如经胸超声图像质量不佳时,经食管超声心动图可提供主动脉瓣的脱垂部位、范围和程度的重要诊断信息。

九、三尖瓣狭窄

（一）临床与病理

后天性三尖瓣狭窄(acquired tricuspid stenosis)的主要病因为慢性风湿性心脏病,常合并有二尖瓣或/和主动脉瓣病变。正常三尖瓣口面积为 6~8cm²,轻度减小不致引起血流梗阻,<2cm² 时方引起明显的血流动力学改变。舒张期由右心房流入右心室的血流受阻,造成右心室充盈障碍,右心输出量减低,右心房压力升高,超过 5mmHg 时体循环回流受阻,出现颈静脉怒张、肝大、腹水和水肿等。由于常合并反流,右

心房压可进一步升高。

风湿性三尖瓣狭窄的病理改变表现为瓣叶增厚、纤维化及交界处粘连,瓣口面积减小,同时影响瓣叶闭合,引起关闭不全。少见病因包括类癌综合征、瓣膜或起搏器心内膜炎、起搏器引起的粘连、狼疮性瓣膜炎和良恶性肿瘤导致的机械性梗阻。

(二)超声表现

1. M 型及二维图像特征 三尖瓣 M 型曲线显示前叶活动曲线斜率减慢,典型者类似"城墙"样改变。三尖瓣增厚,回声增强,可见钙化斑,瓣尖尤为明显,瓣膜开放受限,开口间距≤2cm。在类癌综合征患者,可见瓣叶明显不能活动,称为"冻结"现象。右心房增大,下腔静脉可增宽。

2. CDFI 舒张期三尖瓣口见窄细血流束,一般显示为明亮的红色,狭窄较严重时呈五彩镶嵌状,频谱多普勒记录到舒张期湍流频谱,频谱形态与二尖瓣狭窄相似,E 波下降斜率减低,但流速较低,一般不超过 1.5m/s(正常三尖瓣流速为 0.30~0.70m/s),E 波峰速吸气时升高,呼气时下降。

(三)鉴别诊断

与导致三尖瓣血流量增多的疾患相鉴别,后者可见明显的三尖瓣关闭不全、房间隔缺损等,因三尖瓣口流量增大,舒张期血流速度可增快,但三尖瓣活动幅度不受限,开口间距>2cm,且通过瓣口的是宽阔明亮的血流带,而非狭窄的射流束。E 波的下降斜率正常或仅轻度延长。此外,右心功能不良时,三尖瓣活动幅度可减小,EF 斜率延缓,但无瓣叶的增厚粘连,三尖瓣口不会探及高速射流信号,可与三尖瓣狭窄鉴别。

(四)临床价值

超声心动图是诊断三尖瓣狭窄的首选检查方法。由于三尖瓣狭窄的超声图像不如二尖瓣狭窄典型,检查者需提高警惕,避免漏诊。

十、三尖瓣关闭不全

(一)临床与病理

三尖瓣的器质性病变或功能性改变均可导致三尖瓣关闭不全(tricuspid insufficiency,TI)。器质性三尖瓣关闭不全的病因可为先天畸形或后天性疾病所致,在后天性疾病中,风湿性瓣膜病是主要病因,其次可由感染性心内膜炎、外伤、瓣膜脱垂综合征等所引起。近年来,由于静脉吸毒、置入起搏器及机械肺通气引起的三尖瓣关闭不全有上升趋势。风湿性心脏病、感染性心内膜炎等疾患累及三尖瓣时所产生的病理解剖学改变与二尖瓣相似。导致功能性三尖瓣关闭不全的病因中,以右心室扩大、三尖瓣环扩张引起的最为常见,其次可继发于任何合并肺动脉高压和右心室高压的心脏病,如二尖瓣狭窄或关闭不全、先天性左向右分流型心脏病、肺心病等。功能性三尖瓣关闭不全时,瓣叶并无明显病变,瓣环发生继发性扩张,乳头肌往心尖和外侧移位,致瓣叶闭合不良。

三尖瓣关闭不全时,反流使右心房压力增高并扩大,周围静脉回流受阻引起腔静脉和肝静脉扩张,出现肝淤血增大、腹水和浮肿等体静脉淤血症状。在舒张期,右心室同时接受腔静脉回流的血液和反流入右心房的血液,容量负荷过重而扩张,严重者将导致右心衰竭。

(二)超声表现

1. 二维图像特征 三尖瓣环扩张,三尖瓣活动幅度增大,收缩期瓣叶不能完全合拢,有时可见对合错位或缝隙。风湿性心脏病时,三尖瓣叶轻度增厚、回声增强,活动较僵硬,有时可合并三尖瓣狭窄。如为二尖瓣、主动脉瓣风湿性病变导致肺动脉高压引起的功能性关闭不全,则瓣叶形态无明显改变。三尖瓣有赘生物附着时见蓬草样、絮状或带状杂乱疏松的强回声,呈"连枷样"运动。三尖瓣脱垂时可见瓣叶收缩期脱入右房侧,超过三尖瓣环连线水平,或呈"挥鞭样"活动。右心房、右心室增大。三尖瓣反流程度较重者下腔静脉及肝静脉可见增宽。

2. CDFI 显示收缩期右心房腔见起自三尖瓣口的反流束。在肺动脉压力正常或右心衰竭患者,反流束主要显示蓝色,中央部色彩鲜亮,周缘渐暗淡。继发于肺动脉高压且右心室收缩功能良好者,反流速度较快,呈现五彩镶嵌的收缩期湍流。在三尖瓣口可记录到清晰的负向实填反流频谱,最大反流速度常在 2~4m/s。此外,在三尖瓣关闭不全较重时,通过瓣口的血流量增加,流速亦增快,故三尖瓣口舒张期频谱中 E 峰值增高。

3. 三尖瓣反流的定量评分 根据反流束在右心房内的分布范围,临床一般采用 Omoto 三级分法对反流程度进行半定量评估:①Ⅰ级:轻度,反流束自三尖瓣口到达右心房的 1/2 处。②Ⅱ级:中度,反流束超过右心房的 1/2 处,占据大部分右房腔。③Ⅲ级:重度,反流束到达右心房顶部,腔静脉与肝静脉内亦见反流信号。轻度三尖瓣反流,肝静脉频谱与正常人相似,但中重度反流时,受右心房内反流血液的影响,收缩期负向 S 峰变为正向的收缩期反流频谱,D 峰仍为负向,但峰值增大。上、下腔静脉血流频谱与肝静脉血流变化相似。

也可用反流面积/右心房面积来判定反流程度,<20% 为轻度,20%~40% 为中度,>40% 为重度。但应当注意,如彩色增益调节不当、声束与反流束夹角过大或心律失常等因素的均可影响测量准确性。

（三）鉴别诊断

1. 生理性与病理性三尖瓣反流的鉴别 主要鉴别点是生理性反流无心脏形态及瓣膜活动的异常。其次,频谱多普勒显示生理性三尖瓣反流持续时间较短,多发生于收缩早期,不超过收缩中期,反流束局限于瓣环附近,反流压差<30mmHg。

2. 器质性与功能性三尖瓣反流的鉴别 鉴别的关键点是三尖瓣本身有无形态学的改变,器质性三尖瓣反流瓣叶有原发性病变,如增厚、脱垂、赘生物形成等,功能性三尖瓣反流时瓣叶形态可保持正常,但瓣环扩张。器质性三尖瓣反流压差极少>30mmHg,而功能性反流压差常>30mmHg。

（四）临床价值

超声心动图诊断三尖瓣关闭不全的敏感性与特异性高,可判断病因,评估反流程度,为治疗前后提供随访依据。通过三尖瓣反流压差估测右心室收缩压,在临床上已得到十分广泛的应用。

十一、肺动脉瓣关闭不全

（一）临床与病理

肺动脉瓣关闭不全(pulmonary valve insufficiency)多是由于肺动脉瓣环扩大、肺动脉主干扩张引起的相对性关闭不全。最常见病因为各种原因所致的肺高压,其他病因包括感染性心内膜炎、肺动脉瓣狭窄、法洛四联症术后、马方综合征等,特发性肺动脉扩张也可导致。关闭不全导致右心室容量负荷增加,合并肺高压时,右心室射血的室壁张力增加,右心室压力负荷增加,加重右心室扩大和肥厚。肺动脉瓣关闭不全患者的症状通常与原发病有关,当存在肺高压时,可出现呼吸困难,气短等症状。许多无器质性心脏病的人群中常见轻微或轻度、无血流动力学意义的肺动脉瓣反流。

（二）超声表现

1. M 型及二维图像特征 继发于肺动脉高压的 M 型肺动脉瓣曲线"a"凹低平或消失,肺动脉瓣收缩中期关闭或出现切迹。二维超声显示肺动脉扩张,右心增大,右心室壁肥厚。出现相应的原发病表现。

2. CDFI 右心室流出道内可见五彩镶嵌的反流束,记录到舒张期正向实填的湍流频谱。通过肺动脉瓣反流频谱测量肺动脉舒张压,亦可从三尖瓣反流频谱估测肺动脉收缩压。

3. 肺动脉瓣反流程度的评估 根据反流束在右心室流出道的位置分布可半定量反流的严重程度。Nanda 提出的评判标准为:反流束宽度与右心室流出道的比值<50%,提示为中度反流,>50% 提示为重度反流。右心室内反流束长度<4cm 为轻中度反流,>4cm 为重度反流。

（三）鉴别诊断

肺动脉瓣生理性反流时间短、速度低、反流束分布范围局限于瓣口附近,反流束距瓣环距离通常小于1cm。应排除引起肺动脉瓣反流的心脏形态结构的异常。

（四）临床价值

超声心动图诊断肺动脉瓣反流的敏感性和特异性高。可用于:①明确肺动脉瓣关闭不全;②评价肺动脉瓣反流的程度;③肺动脉高压的估测;④鉴别肺动脉瓣关闭不全的病因。

十二、感染性心内膜炎

（一）临床与病理

感染性心内膜炎（infective endocarditis，IE）是致病微生物导致的瓣膜和心血管内膜等结构的炎性病变。其特征性的损害是赘生物形成。多数出现于心脏瓣膜，少数见于心房和心室心内膜，极少数发生于大动脉内膜。赘生物总是发生在喷射的低压侧，如二尖瓣反流时左心房面；动脉瓣反流时主动脉瓣的心室面、室间隔或受到反流冲击的二尖瓣前叶；室缺时的右心室心内膜、室上嵴、三尖瓣隔叶，偶可见于肺动脉瓣；动脉导管未闭的肺动脉外侧壁。赘生物大小差别很大，通常与微生物种类、病变部位等有关，真菌性或金葡菌感染者赘生物多较大。新鲜的赘生物相当松脆，易破裂脱落，随时间逐渐纤维化、钙化，表面由内皮组织覆盖。

IE 多伴有各种心血管基础病变。儿童患者常见于先天性心脏病，如室间隔缺损、动脉导管未闭、主动脉瓣先天性畸形等。在发展中国家，风湿性心脏病是成人 IE 患者的主要易感因素。而发达国家，瓣膜退行性变、血管内装置以及人工瓣膜成为主要病因，静脉毒品滥用者发生 IE 的比例也逐渐升高，易累及三尖瓣。部分患者发病时未见明显的心血管基础病变，尤其是急性患者。

IE 导致心血管组织破坏和赘生物形成可引起特殊的病理生理改变：

1. 栓塞　赘生物较大时可阻塞瓣口造成瓣口狭窄，脱落则造成栓塞，栓塞部位出现梗死性或化脓性病变，导致相关脏器的组织破坏和功能障碍，以脾、肾、冠状动脉和脑血管最常见。

2. 瓣膜破坏　包括瓣膜变形、穿孔、瓣膜瘤、腱索乳头肌断裂等。瓣膜破裂可程度不等，有的破口较小，严重者出现大面积的瓣叶穿孔，二尖瓣赘生物如侵犯乳头肌，可导致腱索和乳头肌断裂，造成血流动力学严重障碍。主动脉瓣反流冲击二尖瓣前叶，产生继发感染灶，从而破坏二尖瓣的内皮及纤维体，局部瓣膜组织破坏、薄弱呈瘤样膨出，形成二尖瓣瓣膜瘤（mitral valve aneurysm），由于左心室压力较高，故该瘤总是突向左心房，收缩期显著。瘤体可完整，也可有不同程度的破裂。

3. 脓肿形成　多数急性和部分亚急性 IE 可形成主动脉瓣和二尖瓣的瓣周脓肿，以主动脉根部脓肿最多见。少数患者瓣周感染扩散还可累及室间隔、心肌等。

4. 其他　严重的主动脉瓣赘生物，尤其是发生于左、右冠瓣者，可阻塞或栓塞冠状动脉，造成心肌梗死。局部感染破坏动脉中层，可造成菌性动脉瘤，破坏主动脉窦壁，可形成 Valsalva 窦瘤。心血管脓肿或动脉瘤破入附近的心血管腔，可形成窦道或瘘管，多数从主动脉根部破入右心室或左、右心房。病变累及心包者可导致急性心包炎，累及传导系统者可引起传导系统功能障碍。

IE 病变程度轻者只有赘生物形成，无心脏结构破坏。重者常扩展到瓣膜以外组织，可伴有致命性的心脏结构破坏。主动脉瓣和人工瓣的 IE，病变常扩展到瓣周组织引起脓肿、心传导组织的破坏、瘘道形成、人工瓣撕裂及瓣周反流、化脓性心包炎等。

（二）超声表现

1. 赘生物　典型特征为黏附在瓣叶、腱索或房室心内膜表面，形态不规则的中等强度回声，大小不一，数目不等，形态变异较大，可呈绒毛状、蓬草样、带状或团块状等。附着于瓣叶上的赘生物可与瓣叶一同运动，通过短小的蒂与瓣叶相连者有较大的活动度。

二尖瓣是 IE 最常累及的瓣膜，赘生物可累及二尖瓣的前叶或后叶，或两叶同时累及。赘生物多附着在二尖瓣的左心房面，较大或带蒂的赘生物可于收缩期进入左心房，舒张期摆入左心室。主动脉瓣赘生物常累及一个或相邻两个瓣膜，多附着在瓣叶的瓣体或瓣缘的心室面，偶尔可附着于左室流出道内室间隔的基底部。较大或带蒂的赘生物可于舒张期进入左室流出道，收缩期摆入主动脉。三尖瓣赘生物往往比左心系统的赘生物大，且向外生长，舒张期随三尖瓣进入右心室，收缩期返回右心房内。肺动脉瓣赘生物多附着于肺动脉瓣的右心室面，随瓣叶启闭而活动，常阻塞瓣口引起右心室进入肺动脉的血流受阻。人工瓣膜，尤其是金属瓣，由于其回声强，内部组织分辨率较低且后方伴有声影，常掩盖了赘生物，因此人工瓣膜赘生物的诊断比自然瓣膜者更困难，经食管超声检查有助于诊断。

2. 瓣膜继发性改变　IE 易引起瓣膜局部组织损害甚至穿孔，造成瓣膜反流，超声可显示瓣体的连续中断及瓣叶的闭合不良;炎症也可侵及房室瓣下的腱索和乳头肌使之断裂,引起瓣膜脱垂或"连枷样"运动;主动脉瓣赘生物亦可导致主动脉瓣脱垂;人工瓣膜发生 IE 时,可导致瓣周漏;二尖瓣少数较大的赘生物舒张期可堵塞瓣口导致瓣口狭窄,超声可显示相应的特征性变化。

3. 并发症　瓣周脓肿表现为瓣环周围大小不等、形态各异的无回声区或回声异常的腔隙,其周围常可见瓣膜赘生物,形成窦道或瘘管时可见无回声区与相应的腔室相通。少数脓肿可位于瓣叶体部或心肌内。二尖瓣瘤表现为前叶瓣体向左心房侧突出形成瘤样结构,该结构收缩期和舒张期始终存在,以收缩期更明显,瘤体破裂时可见瘤体回声的连续中断。IE 可引起瓣膜破坏穿孔、腱索乳头肌断裂及大血管心腔间或心腔间穿孔或瘘道形成,从而导致瓣膜反流,大血管心腔间或心腔间的分流。

4. TEE　能更清晰地显示二尖瓣及主动脉瓣的结构,发现瓣膜的器质性改变、赘生物及各种并发症。经胸超声对二尖瓣位人工瓣赘生物及瓣周漏的诊断存在局限性。而经食管超声声束方向与经胸壁超声正好相反、且分辨率更高,能更清晰显示左心房侧的血流及瓣膜结构,因此对人工瓣膜 IE 诊断有独到的价值。

（三）鉴别诊断

1. 赘生物与瓣膜钙化　瓣膜钙化多见于老年人或风湿性心脏病患者,通常为无活动的强回声斑,赘生物患者常有发热病史,赘生物随瓣叶启闭而活动,除后期钙化表现为强回声外,一般回声相对较弱。

2. 赘生物与原发瓣叶小肿瘤　附着在瓣叶上的肿瘤可为黏液瘤、纤维弹性组织瘤等,通常为单发,形态较规则,常为圆形或类圆形。赘生物多为多发,且形态不规则。需结合临床症状、体征及密切观察病情演变加以鉴别,瓣叶肿瘤在短期内大小不会有明显变化,而赘生物在治疗过程中大小可有变化。必要时须依靠手术证实。

3. 二尖瓣瓣膜瘤与二尖瓣脱垂　均表现为二尖瓣前叶呈瘤样突向左房侧,但二尖瓣脱垂只在收缩期出现,而二尖瓣瓣膜瘤收缩期和舒张期始终存在。

（四）临床价值

临床价值:①判断基础心脏疾病;②诊断感染性心内膜炎;③诊断感染性心内膜炎的并发症;④预后判断、风险预测和手术时机选择。

十三、心脏人工瓣

（一）临床与病理

人工瓣主要有机械瓣和生物瓣两种。机械瓣主要有倾斜蝶瓣(如 Medtronic Hall 瓣)、双叶蝶瓣(如 St. Jude 瓣)等;生物瓣有同种异体瓣,以猪瓣、牛瓣或牛心包等组织作为生物材料的瓣等。机械瓣由金属结构组成,不存在瓣叶组织变性和钙化等,但需要长期抗凝治疗防止血栓形成;生物瓣结构接近于自然瓣,血栓发生率低,但易出现瓣叶组织变性、钙化或撕裂等,通常寿命为 10~15 年。

人工瓣组成:①瓣环(瓣架):环的外周用于与生理位置的瓣环进行缝合固定,环内腔为血流的通道。②瓣叶:为生物组织或人造材料制成的活瓣,随心动周期开启和关闭。与自然瓣膜不同,除最初应用的球笼瓣外,所有机械瓣均存在一定程度的反流使瓣叶关闭,其瓣口面积小于正常的自然瓣膜。不同类型和大小的人工瓣有不同的血流动力学特征和启闭活动,如倾斜瓣(单叶)开放时有一大和一小两个开口,如果其开放角度<60°,就会产生较高的跨瓣压差,但开放角度过大,则反流量会增大。双叶瓣开放时有中央两枚瓣叶的夹缝口和两侧半月形大开口,双叶瓣中央部夹缝处流速比两侧开口部的高。St. Jude 瓣的梗阻最轻,跨瓣压差最小,但由于瓣叶的关闭不同步,其反流成分较大。生物瓣有一个中央性开口,瓣口血流特征与自然瓣相似,较小型号的瓣膜跨瓣压可在 19~20mmHg,存在明显梗阻现象。

（二）超声表现

1. 机械瓣　可显示附于二尖瓣口水平的心壁上的支架强回声,倾斜蝶瓣的瓣叶在收缩期呈一字形,与支架回声的连线平行,将瓣口封闭;舒张期瓣叶一端向前,移向左心室侧,另一端向后,移向左心房侧。舒张期双叶蝶瓣的瓣叶略呈两条平行直线,收缩期双蝶叶呈"倒八字",双侧瓣叶开放角度对称。胸骨旁左心长轴切面是观察主动脉瓣位人工瓣的常用切面,可见位于主动脉瓣位的支架强回声,但瓣叶活动的显示比较困难,可从心尖长轴切面或五腔心切面观察。

CDFI 可直接显示瓣口的血流,观察正常人工瓣的反流;频谱多普勒可测量人工瓣口舒张期血流速度,判断跨瓣压差有无增大。

2. 生物瓣 二尖瓣位生物瓣可在左心长轴切面和心尖四腔图上清楚显示两个强回声架脚,轮廓清晰光滑,附着于左心后壁及主动脉根部的后壁上,非标准切面可显示瓣架的三个架脚的回声,呈"品字"形排列。在瓣架中央可见纤细的生物瓣瓣叶活动,与自然瓣叶相同。对于胸骨旁心底短轴切面来说,当增益调至适当水平而且扫查平面位置得当时,生物主动脉瓣叶及其开口可以清楚显示,应注意观察瓣膜运动和厚度是否正常。正常瓣叶的厚度不应超过 3mm。多普勒超声心动图与自然瓣基本一致。

3. 人工瓣狭窄

(1) 跨瓣压差的评价:大多数正常人工瓣常有一定程度的血流受阻造成瓣口流率增高及跨瓣压差增大,从而使人工瓣的跨瓣压差的分析较为复杂。例如,生物瓣的跨瓣压差主要取决于其型号的大小,较小型号的瓣膜,跨瓣压较高,存在明显梗阻现象。在分析多普勒测量资料时必须考虑换瓣部位的不同、瓣膜类型和型号大小的不同。跨瓣压差不仅与瓣口面积有关,而且还与跨瓣的流率有关。单纯跨瓣压差不能确定狭窄程度,评估时尚须测量其流率。高流率如贫血、发热、反流量增加等,跨瓣压差可达人工瓣狭窄时的水平。评估二尖瓣位人工瓣时,瓣叶狭窄时 PHT 延长,而跨瓣流率增加时 PHT 并不延长。

(2) 人工瓣有效瓣口面积:可根据连续方程计算二尖瓣口和主动脉瓣口面积;根据压差减半时间来评估人工二尖瓣口有效面积。当不存在显著二尖瓣或主动脉瓣反流时,连续方程测定主动脉位或二尖瓣位机械瓣有效瓣口面积的公式为:

$$EOA_{MP} = (CSA \times TVI)_{LVOT} / TVI_{MP}$$

$$EOA_{AP} = (CSA \times TVI)_{LVOT} / TVI_{AP}$$

EOA_{MP},EOA_{AP} 分别为二尖瓣和主动脉瓣人工瓣有效面积;CSA 为 LVOT 的横截面积,在主动脉瓣瓣环外缘测量 LVOT 的直径而计算出面积;TVI_{MP},TVI_{AP} 分别为连续多普勒测定的二尖瓣和主动脉瓣人工瓣血流流速积分。220/PHT 是根据自然二尖瓣测算所得出的公式,尚未证实能可靠测定人工瓣有效瓣口面积,但可应用于同一患者的随访检查。

二尖瓣位人工瓣狭窄时瓣膜活动受限,舒张期前向血流峰速度增加,舒张期平均跨瓣压差增大,压差减半时间延长以及有效瓣口面积减小。二尖瓣位人工机械瓣的各参数正常值为舒张期瓣口峰速度≤2.5m/s,平均跨瓣压差<8.0mmHg,有效瓣口面积≥1.8cm²。二尖瓣位生物瓣平均舒张期跨瓣压差≥14mmHg,有效瓣口面积≤1.1cm² 则提示瓣口狭窄,主动脉瓣位生物瓣平均舒张期跨瓣压差≥30mmHg,有效瓣口面积≤1.0cm² 则提示瓣口狭窄。表 5-5 可供参考。

表 5-5 二尖瓣位人工瓣狭窄评价指标

	峰值速度/ (m·s⁻¹)	平均压差/ mmHg	EOA/cm²	TVI_{PMV}/TVI_{LVO}	PHT/ms
正常	<1.9	≤5	≥2.0	<2.2	<130
可疑狭窄	1.9~2.5	6~10	1.0~2.0	2.2~2.5	130~200
提示显著狭窄	≥2.5	>10	<1.0	>2.5	>200

EOA:有效瓣口面积,TVI_{PMV}:二尖瓣位人工瓣血流流速积分,TVI_{LVO}:左心室流出道血流流速积分,PHT:压差减半时间

(3) 多普勒速度指数(DVI)的测量:DVI 是左心室流出道 TVI 与跨主动脉瓣位人工瓣 TVI 的比值,约等于两部位血流速度比值。该比值受瓣膜尺寸影响小,如不存在狭窄,两者的比例应接近于 1;随着狭窄程度增加,主动脉瓣射流速增加而左心室流出道流速维持不变。DVI<0.25 高度提示瓣膜梗阻。表 5-6 可供参考。

表 5-6　主动脉瓣位人工机械和生物瓣狭窄评价

	峰值速度/ (m·s⁻¹)	平均压差/ mmHg	EOA/cm²	DVI	AT/ms
正常	<3	<20	>1.2	≥0.30	<80
可疑狭窄	3~4	20~35	0.8~1.2	0.25~0.29	80~100
提示显著狭窄	>4	>35	<0.8	<0.25	>100

EOA:有效瓣口面积,DVI:多普勒速度指数,AT:加速时间

（4）人工瓣狭窄的形态学改变:机械瓣狭窄通常由血栓或赘生物形成所致,经胸超声检出率较低,经食管检查优于经胸超声心动图,可以清晰观察人工瓣瓣叶活动和开放程度,可见光滑的瓣膜或瓣架上出现团块样回声附着。血栓性阻塞位置不同可以造成人工瓣的狭窄,亦能主要表现为反流。生物瓣血栓形成少见。生物瓣狭窄时瓣膜增厚,瓣口开放幅度减小。文献报道瓣膜厚度≥3mm,瓣膜开口<7mm,支持生物瓣狭窄的诊断。心脏腔室大小在原有基础疾病改变上出现相应变化。

4. 人工瓣反流

（1）正常反流:正常机械瓣均有少量反流存在。经食管超声可发现接近100%机械瓣存在一定程度反流。人工瓣的正常反流的特点是反流持续时间短,彩色血流色彩单一、深暗,不易显示,通常易与异常反流区别。人工瓣反流有其特征性,如 St. Jude 瓣,可同时显示3条反流束,最多可同时显示4条反流束。Medtronic-Hall 瓣典型者显示一条中央性大的反流束起自碟瓣中央孔,依据探头方向不同,有时未见反流束,有时可显示1~2条小的周边反流束。Bjork-Shiley 瓣则显示两条小反流束起自碟瓣和瓣架间的小缝隙。

（2）瓣周漏:指存在于缝合环和周围瓣环组织之间反流,大多由于瓣周组织剔除过多或瓣周组织薄弱,或由于缝线原因等造成。彩色多普勒血流成像可以显示起源于瓣架之外的瓣周反流束。瓣周漏与跨瓣反流的鉴别往往较困难,但以下标准有助于诊断瓣周漏:①反流常起源于缝合环之外,而不是穿过瓣膜本身;②虽不能确定反流起源于缝合环之外,但明显不是通过前向血流所经过的途径;③反流束近端加速区位于人工瓣之外。通常 TEE 有助于确定显著人工瓣反流起源位置。

（3）跨瓣反流:病理性跨瓣反流常见于生物瓣置入和主动脉瓣自身移植,病变原因是瓣叶撕裂和连枷,或是瓣叶增厚、皱缩,亦可见于机械瓣运动失常。跨瓣性反流有时是中央性的,但多数为偏心性,并沿邻近左心房壁走行,因而空间分布常难以显示,其容量难以确定。超声心动图可以确定生物瓣撕裂或连枷瓣的存在,经食管超声检查可提高诊断的敏感性和准确性。

（4）反流的定量:主要根据反流束的长度、宽度、面积等方面进行定量分析。对于人工二尖瓣反流,反流仅至左心房中部为轻度反流;超过左心房中部但未影响肺静脉血流为中度反流;如造成收缩期肺静脉内或左心耳内血流逆流即为重度反流。降主动脉内逆流则表明存在重度人工主动脉瓣反流。

（5）正常与病理性人工瓣反流的鉴别:①反流束形状:机械瓣病理性反流最常见于瓣周漏,其反流束通常是偏心的;②反流束的速度分布:典型 St. Jude 瓣和 Bjork-Shiley 瓣反流为低速血流,仅在近瓣处出现倒错;③反流束的位置:确认反流束起自瓣环之外时,则高度提示瓣周漏;④反流的严重程度:半定量评估反流的程度,借以鉴别正常与异常反流。正常的反流束色彩单一,病理性反流为多彩的湍流信号。

5. 人工瓣赘生物形成与瓣周脓肿　人工瓣感染性心内膜炎的特征亦为赘生物形成,可发生在早期即术后3个月,也可发生在晚期。人工瓣赘生物在超声心动图上表现为附着于瓣膜上的不规则回声团块。当赘生物很小时,通常表现为不连续的、不规则的、固定的回声团块;当赘生物增大时,有一定活动度。偶尔可见赘生物向周围扩展并累及邻近结构,向上可延伸至左心房或主动脉瓣位人工瓣的缝合环。人工瓣心内膜炎可能导致瓣周脓肿,表现为在缝线环附近或与其相邻的心肌内存在不与心血管腔相通的低回声区或无回声区。提示脓肿的间接征象是人工瓣摇荡、Valsalva 窦瘤形成、主动脉根部前壁增厚≥10mm、或

与间隔相邻的瓣周结构增厚≥14mm 等。在人工瓣心内膜炎时,瓣环脓肿的形成常会造成人工瓣撕脱和瓣周漏。

经胸超声心动图检测人工瓣的赘生物敏感性不高,TEE 可提高对赘生物的检出率。由于人工瓣的特殊性,超声心动图在检测人工瓣心内膜炎方面有一定的局限性,即使超声未探测到赘生物,也不能排除感染性心内膜炎的可能。

（三）临床价值

超声心动图是评估人工瓣的最有效手段。必须强调瓣膜置换术后 3 个月内检查,以建立基准多普勒参数作为随访的参考。其目的是:①评价人工瓣形态及功能;②评价人工瓣功能异常及其病因;③术后随访。

（谢明星）

第三节　冠状动脉粥样硬化性心脏病

一、解剖概要

冠状动脉是供应心肌的动脉血管。在正常情况下,冠状动脉有左、右两支,分别开口于升主动脉的左、右冠状动脉窦。

（一）左冠状动脉

左冠状动脉主干内径 4~5mm,长 5~20mm,从升主动脉发出后,在肺动脉主干后方向左下方走行,在肺动脉主干和左心耳之间沿左侧房室沟向前下分为前降支和回旋支。

1. **左前降支**　为左冠状动脉主干的延续,沿前室间沟下行,再绕过心尖切迹到达心脏后壁,在后室间沟下 1/3 处与右冠状动脉的后降支相吻合。前降支发出左圆锥支、斜角支、左室前支、右室前支和室间隔前支等分支,供血区域有主动脉和肺动脉主干根部、部分左心房壁、左心室前壁、部分右心室前壁、大部分心室间隔(上部和前部)、心尖区和前乳头肌等。

2. **左回旋支**　从左冠状动脉主干发出后,沿左房室沟前方紧贴左心耳底部向左向后走行,再经心脏左缘下行到达膈面。左回旋支发出的分支变异较多,主要分支有数支左缘支、左室后侧支和沿左房室沟的房室支。房室支有时(约占 10%)较长,并从其末端发出后降支和房室结动脉。30%的左回旋支尚发出窦房结动脉。左回旋支的供血区域有左心室侧壁和后壁、左心房,有时还供血到心室膈面、前乳头肌、后乳头肌、部分心室间隔、房室结、房室束和窦房结。

（二）右冠状动脉

自右冠状动脉窦发出后贴近右心耳底部、沿右房室沟向外向下走行,到达房室沟的心室、心房及心房间隔与心室间隔后方交接处时分成两支。右后降支在后心室间沟走向心尖区,另一支较小的房室结动脉转向上方。右冠状动脉的主要分支有右圆锥支、右房支、窦房结支、右室前支、右室后侧支、后心室间隔支、后降支和房室结动脉等。右冠状动脉供血区域包括右心房、窦房结、右心室流出道、肺动脉圆锥、右心室前壁、右心室后壁、心室间隔下 1/3 和房室结。右冠状动脉占优势者尚供血到部分左心室和心尖部。

二、血供关系

（一）冠状动脉血供特点

心室不同节段的心肌接受冠状动脉不同分支的血液供应。当冠状动脉因粥样硬化性病变导致血管狭窄和/或痉挛时可引起其供血区域的心肌节段缺血而导致节段性室壁运动异常,超声通过检测心室壁异常运动的节段来推测冠状动脉病变部位。

（二）左心室壁节段划分

左心室壁节段划分方法包括 20 节段法、16 节段法和 17 节段法。

1. **20 节段划分法** 在长轴切面将左心室均分为三段,即基底段、中间段和心尖段;在基底段和中间段短轴切面,将室壁每隔 45°划分一段,各分为 8 个节段;在心尖段短轴将室壁平分为 4 个节段,共计 20 段。这种方法可以构成一球面的左心室节段系统,像一个靶图,将异常节段标在靶图中,又称牛眼图,可以很容易显示异常节段室壁占整个室壁的比例,估测病变范围和程度。

2. **16 节段划分法** 长轴切面把左心室壁分为基底部、中部和心尖部三部分,基底部和中部的短轴切面分为前壁、近前壁间隔壁、近下壁间隔壁、下壁、近下壁侧壁、近前壁侧壁各 6 个节段,而心尖部短轴分为前壁、后间隔、下壁、侧壁 4 段,共计 16 段。这种划分法与冠状动脉血供分布密切结合,又使各段容易在超声心动图两个以上的常规切面中显示出来。近下壁侧壁和心尖下壁为冠状动脉供血重叠区,近下壁侧壁可由右冠状动脉或左回旋支供血,心尖下壁可由左前降支或右冠状动脉供血。因此,在分析判断心尖下壁的供血冠状动脉时,如果心尖下壁运动异常同时伴有下壁基底段和中间段的运动异常,则考虑为右冠状动脉供血节段;如果伴有室间隔或左心室前壁的运动异常,则考虑为左前降支的供血节段。

3. **17 节段划分法** 20 节段和 16 节段划分法均不包括心尖顶部,即没有心腔的真正心尖部心肌。随着超声评价心肌灌注技术的应用,美国心脏病学会建议心脏影像学检查方法统一采用 17 段心肌分段方法,即:在 16 节段划分法的基础上把心尖单独作为一个节段。17 节段划分法主要应用于评价心肌灌注或不同成像方法之间的比较研究。

三、病理和临床

（一）病理和病理生理

1. **病理** 冠状动脉粥样硬化性心脏病（简称为冠心病）病理基础是冠状动脉发生粥样硬化性病变,其发生和进展复杂而缓慢,与血管内皮损伤、内膜通透性增加、局部脂质沉积、结缔组织和平滑肌细胞增殖、炎性细胞浸润等病理改变有关,逐渐在动脉管壁形成以大量泡沫细胞和脂质成分为主的粥样硬化斑块。随着病变发展,斑块内可出现出血、坏死、纤维组织增生和钙质沉积等改变,严重时导致管腔狭窄或闭塞。

2. **病理生理** 冠心病的发生、发展和转归与粥样硬化斑块的性质和冠状动脉的张力密切相关。当粥样硬化病变相对稳定时,小于50%的管径狭窄通常不产生冠状动脉血流量的减少,超过75%的狭窄多在心肌需氧量增加或冠状动脉痉挛时才导致心肌缺血和心绞痛的发生;狭窄超过90%时静息状态下也可发生心肌缺血。如果粥样硬化病变部位发生斑块破裂、血栓形成、局部形成夹层或血肿、血管痉挛等不稳定性改变,则会导致冠状动脉血流一过性或持续性中断,临床表现为不稳定性心绞痛、非 ST 段抬高型心肌梗死和急性心肌梗死,即急性冠状动脉综合征。冠状动脉粥样硬化引起冠状动脉血流量降低、心肌血氧供需失衡而导致心肌组织缺血。一过性心肌缺血时会发生一系列病理生理改变,依次表现为灌注减低、代谢异常、舒张功能异常、收缩功能异常、心电图异常和心绞痛发作,而急性持续性心肌缺血将导致心肌梗死。心肌梗死时,由于心肌组织出现坏死、纤维化等病理改变,可发生室壁破裂、室间隔穿孔、乳头肌断裂、室壁瘤等严重并发症。严重心肌缺血和/或长期供血不足可导致心肌组织广泛缺血坏死和功能异常,最终导致缺血性心肌病,表现为心脏扩大和心力衰竭。

（二）临床表现

WHO 将冠心病的临床表现分型如下:

1. **心绞痛型** 指由于冠状动脉供血不足,心肌急剧、暂时缺血与缺氧所引起的、以发作性胸痛或胸部不适为主要表现的一组临床综合征。

2. **无症状性心肌缺血型** 又叫无痛性心肌缺血或隐匿性心肌缺血,指确有心肌缺血的客观证据(心电活动、左心室功能、心肌血流灌注及心肌代谢等异常),但缺乏胸痛或与心肌缺血相关的主观症状。

3. **心肌梗死型** 指冠状动脉出现粥样硬化斑块或在此基础上血栓形成,导致冠状动脉的血流急剧减少或中断,使相应的心肌出现严重而持久的急性缺血,最终导致心肌的缺血性坏死,属冠心病的严重类型。

4. 猝死型 指心脏骤停的发生是在冠状动脉粥样硬化的基础上,发生冠状动脉痉挛或微循环栓塞导致心肌急性缺血、局部电生理紊乱而引起暂时的严重心律失常(特别是心室颤动)所致。

5. 缺血性心肌病型 指由于长期心肌缺血导致心肌局限性或弥漫性纤维化,从而产生心脏收缩和/或舒张功能受损,引起心脏扩大或僵硬、充血性心力衰竭、心律失常等一系列临床表现的综合症。

四、超声检查方法

(一)冠状动脉病变的超声检测

1. 血管内超声 是将无创的超声诊断技术和有创的心导管技术结合起来提供血管壁组织结构和血管腔几何形态评价的新技术。该技术利用导管将一高频微型超声探头导入血管腔内进行探测,再经超声成像系统来显示血管组织结构和几何形态的解剖信息。血管内超声不仅可准确测量管腔及粥样斑块的大小,而且可提供血管壁和粥样斑块的大体组织信息,在冠心病的诊断、介入治疗方案选择以及疗效评估方面具有重要价值。

(1)冠心病诊断方面:①明确冠状动脉造影不能确定的狭窄:冠状动脉造影怀疑存在狭窄,需要进一步确认是否有必要进行冠状动脉重建时;或冠状动脉造影结果和临床表现不符合时,可借助血管内超声进行诊断。②评价心脏移植术后的冠状动脉病变:心脏移植术后由于免疫排斥反应导致血管内膜弥漫性增生,但常规冠状动脉造影常显示正常,而血管内超声检查可检测内膜增生的程度。③观测冠状动脉粥样硬化的进展和消退:在冠状动脉粥样硬化的早期,由于冠状动脉重塑现象的存在,冠状动脉造影常常显示为正常,而血管内超声检查可提供冠状动脉粥样硬化的进展情况,反映冠心病的一级和二级预防措施对冠状动脉粥样硬化病变的治疗效果。④评价血管壁的张力和顺应性:血管内超声可连续地、直接地监测血管活性物质对冠状动脉血管张力的影响。利用这一特性,可以对不同程度冠状动脉粥样硬化状态下的血管内皮功能的变化进行研究,并观察各种药物及介入性治疗对冠状动脉血管张力的影响。

(2)冠心病介入治疗方面:①指导确立最合适的治疗方案:根据血管内超声检查的回声强度的不同,可将粥样斑块分为富含脂质的低回声斑块(软斑块)和富含纤维成分的高回声斑块(硬斑块)两种,根据不同的病变情况可选择与之相适应的治疗方案。②正确选择器具的大小:一般情况下器具大小的选择是以冠状动脉造影上的正常节段为参考的。由于冠状动脉重塑等原因,半数以上冠状动脉造影显示正常的节段存在粥样斑块,这就使得根据冠状动脉造影选择的器具型号偏小。根据血管内超声选择合适的器具进行治疗,可在不增加并发症的前提下提高最小管腔直径,从而减少再狭窄的发生率。③确定介入性治疗的终点:对于正常的冠状动脉,冠状动脉造影和血管内超声所测管腔的径线基本一致,但对存在粥样硬化尤其是在介入性治疗所致斑块破溃或夹层形成等情况下,二者常不一致。虽然冠状动脉造影上显示了满意的扩张效果,但血管内超声却仍显示有较多的斑块残存,需进一步扩张或安装支架。不少研究表明:按血管内超声所测管腔的大小决定治疗终点,可获得更大的最小管腔直径(MLD),并使得再狭窄的发生减少。④确定网状支架的位置及扩张效果:网状支架的应用虽然减少了介入性治疗的近期及远期并发症,但支架内再狭窄的发生率可高达25%~45%及以上,而其中相当一部分并不是真正的支架内再狭窄,而是支架置入时所谓的"亚理想置入"造成的。造成亚理想置入的常见原因包括扩张不充分、支架的型号偏小、支架从病变部位滑脱、支架的变形等。由于冠状动脉造影不能辨认支架置入部位的狭窄是否为亚理想置入所致,因此,对于支架内再狭窄病例,应行血管内超声检查以确定其狭窄的具体原因及相应的治疗方案。

2. 经胸超声 二维超声心动图可清晰显示左、右冠状动脉的起始部以及左冠状动脉的前降支和回旋支,彩色多普勒冠状动脉血流成像技术可探测心肌内冠状动脉血流,尤其是对左前降支远端血流的显示有较高的成功率,可作为冠状动脉造影的重要补充。

(二)缺血心肌的超声检测

冠心病导致的主要病理改变是受累心肌血流灌注减低和室壁运动异常,应用心肌增强技术可观察缺血心肌的灌注状态,而应用超声新技术可对室壁运动异常进行定量评价。

1. **心肌声学造影（MCE）**　将心肌增强剂经周围静脉注入后可产生大量微泡,微泡直径 $4\sim6\mu m$,流变学特性与红细胞相似,可通过肺循环进入左心。结合 MCE 新技术,可清晰地显示心肌灌注状态,用于检测心肌缺血程度和范围、评估冠状动脉狭窄程度、评价心肌梗死再通治疗后心肌再灌注效果以及评价心肌存活性为血运重建术适应证的选择提供信息等。

（1）MCE 目测分析:通过 MCE 获得心肌灌注图像,根据心肌组织回声增强效果分为 $0\sim3$ 级,心肌正常灌注区域明显增强,而缺血心肌组织局部增强减弱。

（2）MCE 定量分析:微泡对比剂进入冠状动脉循环后迅速产生心肌增强并达到峰值,随后逐渐消退。测定心肌内微泡充盈的速度可生成时间-强度曲线,两者之间的关系符合公式 $y = A(1-e^{-\beta t})$,其中 y 为某一时间的视频强度,A 为峰值强度,反映局部组织能蓄积的最大微泡数量,即局部微血管密度;β 为曲线上升平均斜率,代表微泡的充盈速度,反映的是局部血流速度;两者的乘积（$A\times\beta$）反映局部心肌血流量（MBF）,缺血心肌的（$A\times\beta$）值减低。

2. **室壁运动分析**　冠心病导致的心肌缺血主要表现为节段性室壁运动异常,其评估方法如下:

（1）目测法:多采用美国超声心动图学会推荐的室壁运动记分法:①将左心室分为基底段、中段和心尖段,基底段、中段各分为 6 个节段而心尖段再分为 4 个节段;②每个节段依据室壁运动情况分派一个分数:正常为 1 分;运动减弱为 2 分;无运动为 3 分;矛盾运动为 4 分;室壁瘤为 5 分;③将室壁各节段计分之和除以所观察的室壁节段数,得到室壁运动计分指数（WMSI）。WMSI 为 1 时表示室壁运动正常,>1 则室壁运动异常,WMSI 越高,提示室壁运动异常程度越严重。

（2）组织多普勒成像（TDI）:通过测量心肌各节段在长轴方向上的运动速度和位移等参数进行定量评价,常用的检测指标包括收缩期峰值速度 s、舒张早期峰值速度 e 和舒张晚期峰值速度 a。即使短暂的心肌缺血亦可导致缺血节段 s 和 e 降低、e/a 倒置和等容舒张期延长。另外,TDI 测量二、三尖瓣环运动速度（Sa、Ea 和 Aa）可反映左、右心室的整体收缩和舒张功能,尤其是二尖瓣环舒张早期运动速度减低是早期诊断心肌缺血的敏感指标。

（3）超声斑点跟踪技术（STI）:通过定量评价心肌的纵向应变、径向应变、圆周应变以及心室的扭转运动,客观、准确地评价室壁节段运动。研究表明,二维 STI 测量的心肌纵向及径向应变对冠心病及心肌梗死具有早期诊断价值,三维 STI 所测纵向应变和面积应变与心肌梗死面积大小密切相关,而左心室整体纵向应变可以预测急性心肌梗死后左心室功能的改善程度,为患者预后评估提供客观依据。

（4）实时三维成像技术:可以同步测量左心室各节段的局部心搏量和局部射血分数,定量分析缺血所致节段局部收缩功能异常;可同步显示左心室壁 17 个节段在心动周期中的容积变化曲线,从而测量各节段收缩期达到最小容积的时间。正常情况下,左心室各节段收缩期达到最小容积的时间是一致的。当左心室存在不同步收缩时,功能障碍节段达到最小容积的时间延迟,各节段收缩期达到最小容积的时间会产生差异,其程度可用收缩不同步指数（SDI）来表示,这些新参数为心肌缺血的定量评价提供了敏感指标。

3. **负荷超声心动图**

（1）原理:通过运动或药物等方式增加心脏负荷时心肌耗氧量增加,如果冠状动脉狭窄导致冠状动脉血流储备减低时将不能提供足够的血氧供应而导致心肌缺血,心肌缺血时发生一系列病理生理改变,依次为灌注异常、代谢异常、舒张功能异常、节段性室壁运动异常、ECG 缺血改变和胸痛。因此,负荷超声结合超声心肌增强技术和室壁运动定量分析技术可以早期、敏感地发现负荷状态下心肌缺血导致的灌注异常以及心肌收缩和舒张功能的异常,为确立冠心病诊断提供依据。

（2）种类:分为运动负荷试验和非运动负荷试验两类,运动负荷试验包括踏车试验及平板试验,非运动负荷试验包括药物试验、起搏试验、冷加压试验、过度换气试验等,其中药物试验又包括多巴酚丁胺试验、腺苷试验、双嘧达莫试验等。

（3）多巴酚丁胺负荷试验

1）原理：多巴酚丁胺是异丙肾上腺素衍生物，是人工合成的儿茶酚胺类药物，具有较强的 β_1 受体兴奋作用，即正性肌力作用。经研究证实，静脉滴入 $1\sim2min$ 后开始生效，$8\sim10min$ 达高峰，血浆半衰期约 $2min$，停药后 $5\sim10min$ 作用消失。静脉注射 $2.5\sim10\mu g/(kg\cdot min)$ 时可使心肌收缩力增强，心输出量增加，左心室充盈压、肺毛细血管楔压和中心静脉压下降，以此可检出存活心肌。当应用 $20\mu g/(kg\cdot min)$ 以上时可使心率增快，血压增高，心肌需氧量增加，流向狭窄冠状动脉的血流量减少，使该血管供血的心肌缺血，从而检出缺血的心肌。

2）剂量及用法：起始浓度为 $5\mu g/(kg\cdot min)$，每 $3min$ 递增至 10、20、$30\mu g/(kg\cdot min)$，最大剂量为 $30\sim50\mu g/(kg\cdot min)$。经超声心动图各切面观察每一剂量及终止后 $5min$ 的室壁运动，并记录血压、心率及 12 导联心电图。

3）终止试验标准：多巴酚丁胺达峰值剂量；达到目标心率；出现新的室壁运动异常或室壁运动异常加重；出现心绞痛；心电图 ST 段下降 $\geq2mV$；频繁室性期前收缩或室速；收缩压 $\geq220mmHg$，或舒张压 $\geq130mmHg$，或收缩压比用药前降低 $\geq20mmHg$；出现不能耐受的心悸、头疼、恶心、呕吐等不良反应。若出现室壁运动异常可诊断为冠心病。

4）结果分析：以往对多巴酚丁胺负荷试验结果的判定多采用对节段心肌功能视觉评价，以计算室壁运动记分指数（WMSI）为评判标准，带有明显的主观性和经验依赖性，当图像质量较差时，不同观察者之间得出的结论差异明显，诊断准确性较低。随着超声新技术的开展，在多巴酚丁胺负荷超声心动图基础上结合多种新方法以提高诊断的准确性，主要有：①与 MCE 结合可增强对心内膜边界的辨认，有助于提高室壁运动异常诊断的准确率；同时可观察心肌灌注以了解缺血心肌部位和范围，实现了室壁运动分析和心肌灌注的同步评价，使得缺血心肌的检出更加客观和准确；②与 TDI、STI 等室壁运动定量分析技术相结合，克服了目测法评价室壁运动的主观性和操作者依赖性，增加了试验结果的客观性和准确性。

（三）存活心肌的超声检测

1. **存活心肌**   是指顿抑心肌和冬眠心肌。顿抑心肌指严重短暂的心肌缺血缓解后受损心肌功能延迟恢复的状态，而冬眠心肌指长期低血流灌注使受损心肌收缩功能适应性减低以维持细胞活性。二者共同特点是心肌代谢存在、心肌细胞膜完整、具有收缩储备、对正性肌力药物有收缩增强的反应。

2. **评价的意义**   冠心病实施冠状动脉血运重建治疗的前提是患者具有存活心肌，血运重建后心肌缺血状态得到改善，代谢和功能逐渐恢复，患者生活质量和预后改善。对无存活心肌的患者实施冠状动脉血运重建治疗不仅不能改善患者的预后，而且增加治疗的风险。因此，临床评价患者是否存在存活心肌具有重要价值。

3. **评价方法**   超声评价存活心肌的常用方法包括小剂量多巴酚丁胺负荷试验和心肌声学造影技术。

（1）小剂量多巴酚丁胺负荷试验超声心动图：起始浓度为 $2.5\mu g/(kg\cdot min)$，每次递增 $2.5\mu g/(kg\cdot min)$ 至 10 或 $15\mu g/(kg\cdot min)$，每个剂量维持 $5min$。也有应用多巴酚丁胺 3、5、$10\mu g/(kg\cdot min)$，每个剂量维持 $5min$ 的方法。小剂量多巴酚丁胺负荷超声的注意事项包括：①心肌梗死患者对小剂量多巴酚丁胺耐受性好，多数患者不出现副作用；②必须注意观察室壁运动的改变，尤其是心肌梗死节段，但对正常节段也应注意观察，因部分患者有多支血管病变，在负荷后也可能出现新的室壁运动异常；③在试验过程中，应注意有无室性心律失常和心肌缺血表现；④禁忌证为心肌梗死后，病情不稳定，仍有心肌缺血表现者；有频发严重心律失常者；左心室腔内血栓者；高血压控制不佳者；不能耐受多巴胺类药物者；⑤结果评价：出现以下改变有利于诊断存活心肌，如：a. 收缩活动减弱的节段负荷后较前增强；b. 无收缩活动的节段负荷后出现收缩变厚、位移增加；c. 收缩减弱的节段在小剂量时较前改善，但随着剂量增加，出现收缩活动再次减弱。

（2）心肌声学造影（MCE）：心肌微循环的完整性是 MCE 检测存活心肌的基础。微循环的完整性包括解剖结构的完整以及功能状态的完整,后者即微循环扩张储备功能的完整性。在冠状动脉缺血及再灌注过程中,心肌微循环的有效灌注是确保心肌存活的先决条件,MCE 即通过评估心肌的灌注和微血管的完整性来识别存活心肌。如果心肌声学造影表现为正常均匀显影或部分显影则提示为存活心肌,而坏死心肌由于局部微血管的破坏,再灌注后出现无复流现象,MCE 表现为灌注缺损。

（四）心肌梗死并发症的超声检测

心肌梗死或缺血导致各种并发症发生时,常引起心脏形态和功能发生明显改变,常规超声心动图一般能够较准确地检测到相应改变而确立诊断,特殊情况下也可应用心肌对比剂增强等技术确立诊断,如心尖部附壁血栓的诊断。

五、超声表现

（一）缺血心肌的超声表现

1. **二维超声** 缺血心肌节段表现为运动幅度减低。

2. **定量技术** TDI 表现为缺血心肌节段收缩期和舒张早期运动速度减低;STI 显示缺血区域应变值减低。

3. **负荷超心动图** 负荷状态下新出现的室壁运动减低或原有室壁运动异常的加重。

4. **心肌声学造影** 缺血区对比剂增强缓慢、增强程度减低,定量参数 PI 和（A×β）减低。

5. **心肌缺血** 可导致乳头肌功能不全,引起二尖瓣脱垂和关闭不全的超声表现。

6. **长期慢性心肌缺血** 可引起左心甚至全心扩大,室壁运动普遍减低,心室收缩和舒张功能减低,常合并二、三尖瓣关闭不全。

（二）梗死心肌的超声表现

1. **急性心肌梗死** 梗死节段室壁厚度和回声正常,收缩期出现运动减低或消失,室壁增厚率减低,而非梗死区室壁运动可代偿性增强。

2. **陈旧性心肌梗死** 梗死节段室壁变薄、回声增强,室壁运动消失或呈反常运动;由于左心室重构,常可见左心室扩大和形态异常。

3. **心肌声学造影** 梗死区对比剂充盈缺损、周边缺血区对比剂增强程度减低。

4. **左心室功能** 一般常合并左心室收缩和舒张功能的异常,功能异常程度与梗死面积密切相关,梗死面积较大时常合并左心室形态改变和整体收缩和舒张功能的减低。

（三）心肌梗死并发症的超声表现

1. **乳头肌功能不全或断裂** 乳头肌断裂时可见二尖瓣活动幅度增大、瓣叶呈连枷样活动,左心室内可见乳头肌断端回声;乳头肌功能不全时二尖瓣收缩期呈吊床样脱入左心房;CDFI 可显示二尖瓣大量反流;常合并左心扩大和室壁运动增强。

2. **室间隔穿孔** 室间隔回声中断,常临近心尖部,缺损周边室壁运动消失;CDFI 可显示过隔室水平左向右分流。

3. **假性室壁瘤** 室壁连续性突然中断,与心腔外囊状无回声区相通,瘤颈较小,收缩期左心室腔变小而瘤腔增大,CDFI 可见血流往返于心室和瘤腔之间。

4. **室壁瘤** 局部室壁明显变薄、回声增强,收缩期室壁向外膨出,呈矛盾运动。

5. **附壁血栓** 左心室心尖部无运动或矛盾运动,心尖部探及团状或带状的血栓回声,活动度小,新鲜血栓回声近似心肌,陈旧性血栓可回声增强。

（四）冠心病的超声鉴别诊断

1. 冠心病导致的心肌缺血应该注意和其他冠状动脉病变导致的心肌缺血鉴别,如:冠状动脉起源异常、冠状动脉瘘和川崎病等,主要依据病史和冠状动脉病变情况确定。

2. 冠心病心肌缺血或梗死合并心脏扩大和心功能不全时,应注意与扩张型心肌病、酒精性心肌病等鉴别。冠心病所导致心脏扩大和心功能不全多为节段性室壁运动异常,而扩张型心肌病和酒精性心肌病所致左心室运动异常多呈普遍降低,而注意询问病史和参照冠状动脉造影等临床相关资料有助于鉴别。

3. 心肌梗死并发症的鉴别诊断　心肌梗死并发二尖瓣关闭不全、室间隔穿孔、附壁血栓等并发症时,应注意和其他原因(如瓣膜病、先心病、心肌病等)导致的类似超声表现相鉴别,紧密结合病史和其他临床资料有助于鉴别。

六、临床价值

随着超声心动图技术的不断发展和完善,超声检查不仅可以提供形态学和血流动力学信息,而且可同时提供心肌血流灌注和功能的评价,极大拓宽了其在临床诊疗中的应用。与其他影像学技术(如:放射学和核医学)比较,超声具备无创、费用低、便于移动等优势,在心血管疾病的诊断方面有独到的诊断价值。

1. 血管内超声对冠状动脉硬化斑块的评估在冠心病患者的介入诊疗中具有重要指导意义,是冠状动脉造影技术的重要补充。

2. 经胸超声心动图能够对心脏形态和功能进行全面评价,在心肌梗死及其并发症的诊断以及心脏功能评价中是首选的影像学手段。

3. 负荷超声心动图在缺血心肌诊断、存活心肌评价中具有重要价值,尤其在结合心肌局部功能定量评价新方法(如 TDI、超声斑点追踪成像等)基础上,能够进一步提高其诊断效能。

4. 心肌声学造影在缺血心肌诊断、存活心肌评价中具有一定的实用价值。

(王建华)

第四节　主动脉疾病

一、主动脉夹层

主动脉夹层动脉瘤(dissective aortic aneurysm)是指主动脉壁中层血肿和内膜剥脱伴撕裂,以动脉夹层样改变为特征的特殊动脉瘤,具有高度危害性,其发病率为 0.005‰~0.02‰,男女之比约为 2∶1,可发生于任何年龄段,50 岁以上多见。

(一)病因

高血压是最常见的病因,主动脉内膜和中层的病变导致主动脉壁胶原及弹性组织退化、断裂、囊性变,或中层营养血管破裂形成壁内血肿的病变均可导致主动脉内膜撕裂,血液从破裂处进入主动脉中层,沿血管走行方向分离内中膜而形成夹层。其他的病因有 Marfan 心血管病变,动脉粥样硬化、梅毒性主动脉炎、主动脉脓肿、创伤等。

内膜剥脱和撕裂发生的部位可发生于主动脉全程各部,严重者可延至颈动脉、肾动脉及髂股动脉等。相对而言,升主动脉更易受累,其次是主动脉弓及降主动脉。大多数主动脉夹层发生于主动脉瓣上 5.0cm 处的升主动脉和左锁骨下动脉处的降主动脉起始部。

(二)分型

1955 年 DeBakey 根据内膜撕裂的部位及夹层累及的范围,可将主动脉夹层分为三型。

1. DeBakey Ⅰ型　破口位于升主动脉或主动脉弓部,内膜撕裂累及升主动脉、主动脉弓和降主动脉全程,部分患者可延至髂动脉或颈动脉等远位。

2. DeBakey Ⅱ型　破口位于升主动脉,但局限于升主动脉,少数累及部分主动脉弓。

3. DeBakey Ⅲ型　破口位于左锁骨下动脉远端,累及局限胸降主动脉(DeBakey Ⅲa 型)或同时累及腹主动脉(DeBakey Ⅲb 型)。

另外一种常用的分型方法是 Stanford 分型,内膜撕裂累及升主动脉,无论范围如何,统称为 Stanford A 型;内膜撕裂仅累及降主动脉,称为 Stanford B 型。

（三）临床表现

急性主动脉夹层临床表现为剧烈而持续样前胸和后背疼痛，伴瘤体破裂者可导致休克和猝死，是最凶险的急诊疾病之一。而慢性主动脉夹层的患者疼痛可能不明显或不剧烈，一小部分患者可表现为游走性疼痛，多数患者伴有长期高血压史。如病变累及大的分支，则引起相应器官的缺血。伴有局部压迫时可出现咳嗽和吞咽困难等症状。近端的主动脉夹层需要立刻手术，但远端的夹层如未出现持续性疼痛或明显危害重要器官的临床症状，可药物治疗。

（四）超声检查技术

患者取仰卧位、侧卧位，充分暴露胸部。升主动脉段和胸主动脉段主要在胸骨旁切面探查，主动脉弓可在胸骨上窝探查，腹主动脉在剑突下及腹部探查。声窗良好的受检者，特别是婴幼儿可用经胸超声清晰显示主动脉全程及主要分支。

根据夹层发生的部位和范围，选择能够探测到主动脉结构的相关切面，如胸骨旁左室长轴切面、主动脉根部短轴切面，胸骨上窝主动脉弓长轴和短轴切面等，DeBakey Ⅰ型和Ⅲ型时还需要显示胸主动脉和降主动脉的长轴和短轴切面，并做连续扫查。当经胸切面不清楚时，可选择经食管超声心动图检测胸主动脉长、短轴切面。

（五）超声表现

1. **二维超声表现**　主动脉增宽，撕裂的内膜回声呈线状或条索状，随心动周期摆动。撕裂的内膜将主动脉分为真腔和假腔。部分患者可观察到入口及出口，部分经胸检查也可显示，内膜回声连续中断，断端呈"飘带样"运动。部分患者的假腔内可有的血栓形成，或由于血流淤滞而出现"云雾样"的自主回声反射，伴有血栓的假腔形态多不规则。

2. **多普勒超声**

（1）频谱多普勒：脉冲波取样容积设置于破口处时，可探及收缩期血流从真腔进入假腔（速度较高），舒张期血流从假腔进入真腔（速度较低）的双向血流频谱。真腔内血流速度较高，假腔内血流速度较低。

（2）彩色多普勒血流显像（CDFI）：可直接显示真腔内、假腔内和破口处血流，一般真腔的血流相对较快，颜色较亮，假腔的血流相对缓慢，颜色较暗淡。收缩期血流从真腔流入假腔，舒张期从假腔流入真腔，部分患者可有多个破口处的血流沟通。当伴有主动脉瓣关闭不全时，左室流出道内可探及瓣下反流。

3. **夹层动脉瘤真腔与假腔的鉴别**　假腔一般较宽，形态可不规则，假腔中常可见自发显影或附壁血栓；真腔一般较窄，形态相对规则。收缩期真腔管径和面积增大，假腔管径和面积减小，游离的内膜向假腔方向运动。收缩期真腔内血流速度较快，假腔内血流速度缓慢。入口处收缩期血流从真腔流入假腔，速度较高，舒张期血流从假腔流入真腔，速度较低；出口处收缩期血流从假腔流入真腔，速度较低。

4. **经食管超声**　对于图像质量欠佳的患者，可弥补经胸超声心动图的不足。改变探头深度、方向及角度可显示主动脉不同节段的长轴和短轴切面及不同水平内膜撕裂情况，内膜常呈螺旋状或套叠样上升，呈漂浮状。短轴切面可清晰显示破口的位置、大小及真、假腔的大小。具有很高的敏感性。

5. **实时三维超声心动图**　三维超声尤其是经食管三维超声心动图能从不同的方向和角度观察内膜撕裂的部位、方向和程度，更直观地显示夹层的空间结构，为诊断主动脉夹层提供了更为客观准确的方法，具有广泛的临床应用前景。

（六）鉴别诊断

1. **与动脉管腔内的多重反射伪像相鉴别**　经食管超声心动图诊断主动脉夹层一般不难，但经胸超声检查时，常由于患者的透声条件不好，在增宽的主动脉形成伪像，需多切面仔细观察。

2. **与假性动脉瘤相鉴别**　假性动脉瘤是动脉管壁破裂形成的，表现为动脉管壁不连续，形成扩张的有搏动的无回声囊腔、瘤内呈弱回声的附壁血栓。CDFI可显示进出瘤颈的往复血流、瘤腔内的涡流及血栓内的缝隙样血流。

（七）临床价值

主动脉夹层起病急,病死率较高,因此早期诊断具有重要作用。超声心动图能很清晰地显示动脉结构和内膜撕裂,对早期诊断、分型及判定破口位置等具有很大的临床价值,是临床诊断主动脉夹层的首选方法。但少数患者经胸超声图像质量较差,显示撕裂的内膜有困难,此时应选择经食管超声心动图检查。但对于远端夹层诊断仍有一定的局限性,应结合其他影像学检查方法。主动脉CTA断层扫描可观察到夹层隔膜将主动脉分割为真假两腔,重建图像可提供主动脉全程的二维和三维图像。

二、主动脉缩窄

主动脉缩窄(coarctation of the aorta,COAo)是指主动脉局限狭窄或较长段的管样缩窄性病变,可发生于主动脉的任何部位,约90%的缩窄发生在左锁骨下动脉远端,动脉韧带处的主动脉峡部。主动脉缩窄常合并动脉导管未闭、室间隔缺损、二瓣化主动脉瓣等其他畸形。

主动脉弓由升段、水平段和峡部构成。升段为升主动脉的延续,口径较粗,水平段位于弓的中部,口径逐渐变细,峡部向下连接胸主动脉,是口径最小的部位,也是主动脉缩窄的好发部位。多数健康人峡部的内径应该大于其升主动脉近心端内径的50%,水平段远端和近端分别大于60%和70%,峡部与胸主动脉的夹角应大于90°,见图5-1。

图5-1 主动脉弓结构示意图

（一）分型

主动脉缩窄的分型方法有多种。1903年Bonnet根据主动脉发生的部位不同可分为导管前型及导管后型;1948年Edwards等从解剖观点建议分为缩窄和管状发育不良两型;Siew等经综合分析,将主动脉缩窄分为3型(图5-2):

1. 主动脉缩窄合并动脉导管闭合 主动脉折叠形成管腔腰形狭窄,缩窄部位常位于动脉韧带附近,缩窄部位主动脉管腔内常常会有圆顶样隔膜,其上有针孔样孔隙。缩窄远端的主动脉管腔常扩张,常合并主动脉瓣二瓣化畸形。

2. 主动脉缩窄合并动脉导管未闭 婴幼儿常见,缩窄位于主动脉峡部与动脉导管和降主动脉动脉之间连接处。缩窄可位于导管前、导管旁及导管后。缩窄部位常表现为凸向主动脉腔的隔板样结构,在缩窄部位形成一缩窄环。

图5-2 主动脉缩窄的分型(A为主动脉缩窄合并动脉导管闭合;B为主动脉缩窄合并动脉导管未闭;C为管状发育不良。)

3. 管状发育不良　病变范围广泛,狭窄较长,累及一段主动脉弓。

（二）临床表现

临床表现与缩窄的部位及程度有关。婴儿型早期出现呼吸困难和口唇发绀。成人型早期无症状,随后出现类似高血压的临床症状,如头疼、胸闷、气短等。而缩窄的远端血液供应不足,出现缺血的症状。

（三）超声表现

1. 二维超声表现　胸骨上窝主动脉长轴切面显示主动脉局限性狭窄或管腔弥漫狭窄。主动脉缩窄的诊断标准:头臂动脉与左颈总动脉之间血管内径小于(等于)升主动脉内径的 60%;左颈总与左锁骨下动脉之间的血管内径小于(等于)升主动脉内径的 50%;或左锁骨下动脉开口后的降主动脉内径小于(等于)升主动脉内径的 40%。狭窄前升主动脉内径正常或扩张,狭窄后主动脉亦可扩张。

合并其他畸形:动脉导管未闭、主动脉瓣二瓣化畸形、室间隔缺损等。

2. 多普勒超声表现

（1）CDFI:缩窄处血流速度加快,显示血流汇聚,呈五彩镶嵌状,缩窄后血流为可见五色镶嵌的湍流,并向主动脉降部延伸。

（2）频谱多普勒:连续多普勒在缩窄部位探及收缩期高速湍流频谱。缩窄越重,跨缩窄处压差越大,血流峰速越高,持续时间越长,可持续至舒张期,甚至全心动周期。但在重度狭窄时,由于狭窄处血流过少,压差反而下降。

（3）腹主动脉血流频谱:腹主动脉呈现缺血频谱:加速支上升缓慢,峰值减低并后移,持续时间长,呈收缩舒张双期频谱。

3. 经食管超声心动图　可清晰显示缩窄部位,评价缩窄远端扩张情况及并发症。

（四）鉴别诊断

与主动脉弓离断相鉴别。主动脉弓离断主动脉近端与远端之间无沟通,CDFI 显示无血流通过,主动脉弓离断患者多合并室间隔缺损及动脉导管未闭。

（五）临床价值

超声心动图检查时应常规扫查胸骨上窝主动脉长轴切面,以避免漏诊。超声心动图可以明确缩窄的部位,程度,合并畸形等,但局限性在于声窗、图像质量及整体结构的显示,CTA 三维重建可更好的显示主动脉的空间结构。

三、主动脉瘤（真性、假性）

主动脉瘤(arotic aneurysm)是指主动脉壁向外呈瘤样病理性扩张膨出的病变,其扩张内径是相应正常主动脉内径的 1.5 倍以上。常见病因是动脉硬化,其次为创伤、感染、中层囊性坏死、梅毒及先天性异常等引起。

（一）病理

主动脉瘤的基本病理改变是动脉壁中层弹力纤维损坏、变性、断裂、形成瘢痕组织、动脉壁失去弹性,在血流冲击下逐渐膨大,形成动脉瘤。根据动脉瘤的结构,可分为三类:①真性动脉瘤:指局部主动脉壁的全层呈瘤样扩张突出,动脉瘤壁与主动脉壁延续;②假性动脉瘤:动脉瘤壁由纤维组织、血块机化物、动脉壁等共同组成。多由外伤及感染等原因,血液从破损动脉壁口外流,在动脉周围形成血肿,此后,血肿的内表面被内皮覆盖,形成瘤壁,内腔仍无血管相通;③夹层动脉瘤:由于血流从撕裂的内膜口向疏松的中层流入,使中层撕开,形成一个假血管腔,假腔的另一端又再破入血管腔内,形成一个血流通道。

（二）临床表现

主动脉瘤的临床表现取决于病变部位,病因及合并症情况。动脉瘤较小可无症状,瘤体较大时可压迫周围组织而产生症状:如主动脉瘤压迫气管和支气管可引起咳嗽、气急、肺炎和肺不张;压迫食管引起吞咽困难;压迫胸骨可引起胸痛等。主动脉瘤破裂,也可是该病首发的症状,血液流入纵隔障、胸膜腔、气管支气管或食管,均可致命。病变累及主动脉根时可产生主动脉瓣关闭不全,严重时出现左心衰竭。腹主动脉瘤还可表现为中上腹或脐周出现搏动性包块,包块处有时可听到收缩期杂音。

（三）超声表现

1. 真性动脉瘤

（1）二维超声图像：病变段主动脉局限性扩张，多呈梭形或纺锤形。当动脉某段一侧管壁受损，该侧呈局限性囊状扩张，横径增宽明显，前后径增大可不明显。并发附壁血栓时，在管壁上见一片低实质回声块，自内壁向管腔突出。当瘤体较大时，可显示缓慢血流形成"云雾状"血液流动回声。

真性动脉瘤诊断标准：①腹主动脉最宽处外径较相邻正常段外径增大1.5倍以上；②最大径（外径）>3.0cm。符合以上两标准之一可诊断。

在检查时要主要观察动脉瘤的大小，观察有无附壁血栓以及血栓的位置。确定动脉瘤的部位，判断是否累及主动脉的分支。

（2）频谱多普勒：动脉瘤内呈低速涡流，狭窄处呈高速血流。

（3）CDFI：瘤腔内收缩期呈现流速缓慢暗红色或暗蓝色，瘤体较大时，显示瘤体内有红、蓝相间的涡流或漩流。

2. 假性动脉瘤

（1）二维超声图像：主动脉旁显示厚壁无回声区，其壁回声由外向内，回声强度逐渐减弱，与主动脉壁不连续，搏动不明显。瘤体大，开口小，瘤壁不光滑。

（2）频谱多普勒：取样容积置于腹主动脉破口处可获得双向特征性的频谱，即全收缩期高速血流和全舒张期反向中速血流信号。

（3）CDFI：显示收缩期高速射流呈镶嵌色彩经破口进入瘤体，舒张期转换色彩从破口再流回主动脉，瘤体内可形成红、蓝相间的漩流。

3. 夹层动脉瘤（见本章第一节）。

（四）鉴别诊断

真性动脉瘤与假性动脉瘤的鉴别：真性动脉瘤的瘤壁与主动脉壁有延续；而假性动脉瘤的瘤壁由血栓及周围软组织构成。真性动脉瘤的开口较大，最大直径几乎就是瘤体的最大内径；假性动脉瘤瘤壁的破口一般较小。CDFI可见假性动脉瘤瘤壁破口处血流往返于主动脉与瘤腔之间；而真性主动脉瘤显示瘤腔内呈漩流或涡流。

（五）临床价值

超声检查可为临床诊断提供动脉瘤的形态和血流动力学资料，对瘤体波及范围判定和瘤内有无血栓诊断，以及动态随访观察均有重要价值。心血管造影可明确诊断，显示主动脉瘤的部位、性质、大小和程度，但瘤体内血栓无法诊断，并影响主动脉瘤诊断的准确性。CT和MRI可检出主动脉瘤的部位、大小及形状等，有重要意义。

（任卫东）

第五节　心　肌　病

1995年，WHO/国际心脏联合工作组（ISFC）将心肌病定义为伴有心功能障碍的心肌病变，分为扩张型心肌病（dilated cardiomyopathy，DCM）、肥厚型心肌病（hypertrophic cardiomyopathy，HCM）、限制型心肌病（restrictive cardiomyopathy，RCM）、致心律失常型右心室心肌病（arrhythmogenic right ventricular cardiomyopathy，ARVC）和未定型心肌病五种类型。但是，近年来心肌病的相关研究取得了显著进展，特别是心肌病分子遗传学领域取得了突破性进展，一些心肌病的病因已经明确，并发现了新的心肌病类型。2006年美国心脏病协会（AHA）重新定义心肌病为一组临床表现为多种多样的具有结构异常和/或电异常心肌疾病，由多种原因通常是遗传原因造成，常表现为心室异常肥厚或扩张，也可正常。分类仍然沿用了原发性和继发性的分类，原发性心肌病分为遗传性心肌病、获得性心肌病和混合性心肌病三种类型，继发性心肌病是指心肌的病变是全身多器官病变的一部分。因此，心肌病的概念中纳入了一大类遗传性心肌病，不仅包括了有明显形态学异常的心脏病，还包括了新近发现的表现为原发性心律失常，而无结构改变的疾病。2007年1月,中华医学会心血管病学分会和《中华心血管病杂志》发表了"心肌病诊断与治疗建议",建议从临床实用出发,注意到国外分类动向和致病基因研究的现状,仍建议采用1995年WHO/ISFC心肌病五大类分类标准。病毒性心肌炎演变为扩张型心肌病属继发性,左室心肌致密化不全(noncompaction of ventricular myocardium,NVM)纳入未定型心肌病。

一、扩张型心肌病

扩张型心肌病(dilated cardiomyopathy,DCM)是一类既有遗传又有非遗传原因造成的复合型心肌病,主要特征是左心室、右心室或双心室明显扩大,心室收缩功能减低,伴或不伴有充血性心力衰竭。本病常伴有心律失常,病死率较高。

(一)病理

DCM的主要特点是心脏扩大,心室壁在一定程度上先增厚继而变薄,心脏质量增加。心腔扩大以两侧心室最为明显,心房表现为不同程度的扩大。心肌色泽较正常苍白,呈松弛状态,质软。组织学上为心肌细胞减少、肥大、变性,心肌纤维化及核变形,无明显的炎性细胞浸润。可呈现广泛的间质和血管周围纤维化,尤多累及左室心内膜下。心腔内可有附壁血栓附着,以左室心尖部最常见。

(二)临床表现

多数以进行性加重、反复发作的心力衰竭症状为主,最早出现的症状仅为疲倦无力,随后可表现为胸闷、气短、呼吸困难、不能平卧。主要体征:心尖区可闻及Ⅲ级全收缩期杂音,叩诊心界向左明显扩大。

(三)超声表现

1. 二维超声心动图

(1)四个心腔均明显增大,以左心室、左心房为著。左心室呈球形增大,室间隔向右心室侧膨凸,左心室后壁向后凹。

(2)左心室各壁厚度相对变薄,室壁增厚率降低<25%。

(3)各室壁运动幅度明显减弱。

(4)附壁血栓:多见于左室心尖部,单发或多发的形态各异回声团。血栓回声水平可根据形成时间不同而不同,随时间推移回声水平逐渐增高。

2. M型超声心动图

(1)室间隔及左心室后壁运动幅度明显减低,左室后壁振幅≤7mm,室间隔振幅≤3mm。

(2)左心室、右心室明显增大,二尖瓣前后叶开放幅度小,形成"大心腔,小开口",呈"钻石样"改变,E峰至室间隔距离(E-point septal separation,EPSS)明显增大,一般>20mm。

(3)左心室收缩功能明显减低,左室射血分数(EF)及左室短轴缩短率(FS)明显降低。

(4)主动脉振幅明显减低,呈低平状,主动脉瓣开放小,关闭速度减慢。

3. 彩色多普勒血流成像(color Doppler flow imaging,CDFI)

(1)各瓣口血流色彩暗淡,呈均匀的暗淡血流。

(2)合并多瓣膜反流,最常见于二、三尖瓣,合并二尖瓣反流占100%。反流为相对性的,因此反流束较局限。

4. 频谱多普勒超声心动图

(1)二尖瓣口血流频谱

1)病变早期,A峰增高、E峰减低,E/A<1为可逆性。

2)伴有较严重的二尖瓣反流时,二尖瓣E峰正常或稍增高,A峰减低,E/A>1,呈"假性正常化"的频谱;但组织多普勒频谱表现为Am>Em,以资鉴别。

3)终末期发生严重心力衰竭时,出现"限制性"充盈异常,即E峰呈高耸的尖峰波,A峰明显减低或消失,E/A>1.5~2.0,此时为不可逆性舒张期功能不全。

(2)主动脉瓣口血流峰值流速(Vmax)减低,射血时间(ET)缩短,射血前期(PEP)延长,PEP/ET比值增大。

5. 组织多普勒（tissue Doppler imaging，TDI）　左心室各壁段心肌 TDI 频谱 Em 及 Am 均明显减低，Am>Em。

（四）鉴别诊断

1. 缺血性心肌病　缺血性心肌病（ischemic cardiomyopathy，ICM）为心肌长期供血不足，组织发生营养障碍和萎缩，纤维组织增生所致。与 DCM 共同点为两者临床特点均表现心力衰竭，超声均表现为心脏扩大，心肌收缩运动减弱。两者鉴别要点，见表 5-7。

表 5-7　DCM 与 ICM 的鉴别

鉴别点	DCM	ICM
病史	无明确病史	有心绞痛和心肌梗死病史
心脏形态	心脏呈普大型，左心室呈球形增大	心脏增大多以左心室、左心房增大为主
室壁运动	弥漫性运动减弱	有明显节段性运动异常
心肌回声	一般无明显改变	急性梗死区回声减低；陈旧梗死区纤维化回声增强
心脏功能	以收缩功能减低为主	以左心室舒张功能障碍为主
心肌超声造影	心肌灌注正常	局部心肌灌注充盈缺损
冠状动脉造影	正常	多支冠状动脉病变

2. 酒精性心肌病　患者有长期大量饮酒史。临床表现及超声表现与 DCM 基本一致，超声图像很难区别。可出现室间隔及左心室后壁对称性轻肥厚，心肌内出现异常散在的斑点状回声，但都缺乏特异性。戒酒及心肌营养性治疗各心腔可逐渐恢复至正常范围。

3. 围生期心肌病　围生期心肌病（PPCM）在超声心动图上基本上与扩张型心肌病（DCM）无法鉴别，主要依靠病史。PPCM 发病时间局限在妊娠最后 3 个月或产后 6 个月内，既往无心血管系统疾病病史。而 DCM 则无任何明确病史。DCM 一般表现为全心扩大，室壁运动弥漫性减弱，合并二尖瓣、三尖瓣反流。PPCM 一般情况下以左心室增大为著，而且增大程度不如扩张型心肌病明显。PPCM 在治疗后心功能会有明显改善，心腔变小。

（五）临床价值

目前尚仍不能凭借超声检查来明确诊断扩张型心肌病，金标准仍是心内膜心肌活检。超声只能采用排除法，要除外冠心病、高血压心脏病失代偿期、特异性心肌病等，还要注重结合病史。此外，超声心动图通过定期观察心脏形态及心功能等多项指标，作为评价疗效和疾病转归的有效方法，为临床提供重要参考。

二、肥厚型心肌病

肥厚型心肌病（hypertrophic cardiomyopathy，HCM）是一种常染色体显性遗传疾病。2014 年欧洲心脏病学会（ESC）提出 HCM 是指并非完全因心脏负荷异常引起的左心室室壁增厚。常可发生心律失常及早年猝死。

（一）病理

左心室壁非对称性肥厚，以室间隔为主，致心腔狭小，左心室流出道狭窄。心脏体积增大，质量增加，根据有无左心室流出道收缩期压力阶差分为梗阻性和非梗阻性肥厚型心肌病。偶尔可见左心室对称性肥厚。显微镜下见心肌肥厚和肌束排列明显紊乱，形成特征性的"螺蜗样"构形，细胞内肌原纤维结构排列紊乱。纤维化明显，形成肉眼即可观察到的瘢痕。

（二）临床表现

早期临床表现多样，绝大多数无症状或症状较轻，常在体检中发现。最常见的症状是劳累性呼吸困难（90%）和乏力，1/3 患者可有劳累后胸痛。可伴有心悸、心律失常，最常见的持续性心律失常是房颤。

部分患者有晕厥及晕厥前驱症状。主要体征:胸骨左缘 4~5 肋间可闻及收缩中期或晚期喷射性杂音,向心尖方向传导,可伴有收缩期震颤,见于有左心室流出道梗阻者。

（三）超声表现

1. 肥厚型梗阻性心肌病

（1）二维超声心动图

1）左心室壁非对称性心肌肥厚:左室心肌某节段或多个节段室壁厚度>15mm,以室间隔(IVS)增厚最为多见,可呈团块状,厚度一般为 19~30mm,左心室后壁(LVPW)厚度正常或轻度增厚,IVS/LVPW>1.5 以上。

2）肥厚的心肌回声增强、粗糙、不均匀,呈斑点状或毛玻璃样改变。

3）左心室短轴:乳头肌肥厚,位置前移。

4）左心房不同程度增大。

（2）M 型超声心动图

1）二尖瓣前叶 EF 下降速率减慢,E 峰常与室间隔相撞。二尖瓣瓣体和腱索收缩期膨向室间隔,二尖瓣 C-D 段呈多层弓背样隆起,称为 SAM 现象(systolic anterior motion,SAM)。

2）左心室流出道狭窄<20mm。此系肥厚的室间隔突入左心室流出道和二尖瓣前叶收缩期前向运动所致。

3）主动脉瓣收缩中期提前关闭,右冠瓣呈"M"型,无冠瓣呈"W"型,出现收缩中期半关闭切迹。

4）肥厚的室间隔收缩运动减低或低平,左心室后壁收缩运动增强,总体心肌收缩力增强。

5）左心室射血分数(EF)增高。疾病晚期,收缩力下降,EF 减低。

（3）彩色多普勒血流成像(CDFI)

1）左心室流出道内收缩早期充满五彩镶嵌的细窄血流束,狭窄越重,色彩混叠越严重。彩色血流最窄的部位即为左心室流出道梗阻部位。

2）多合并二尖瓣反流。

（4）频谱多普勒超声心动图

1）左心室流出道收缩期流速加快,频谱为负向高速充填状射流,呈"匕首样",左室流出道内压力阶差>30mmHg 时提示有梗阻。

2）二尖瓣口血流频谱 A 峰增高,E 峰减低,A 峰>E 峰。

（5）组织多普勒(DTI)室间隔二尖瓣环水平及肥厚的心肌组织多普勒频谱均 Am>Em。

2. 肥厚型非梗阻性心肌病

超声心动图表现:

（1）室间隔及左心室后壁非对称性或对称性肥厚。

（2）左心室流出道内径正常(>40mm)。

（3）左室流出道收缩期充满蓝色血流,血流速度正常,左室流出道内压力阶差<30mmHg。

（四）鉴别诊断

1. 高血压心脏病

（1）有高血压病史。

（2）超声表现:室间隔与左心室壁增厚,一般为向心性、对称性,室间隔厚度/左室后壁厚度<1.3。增厚的心肌内部回声均匀。早期室壁振幅正常或增高,晚期呈离心性肥厚,振幅减低。左心房内径增大,左心室内径多正常。无 SAM 现象及主动脉瓣收缩中期提前关闭现象。

2. 主动脉瓣及主动脉狭窄性病变 包括主动脉瓣先天性狭窄(包括主动脉瓣二瓣化)、主动脉瓣下狭窄、主动脉瓣上狭窄、主动脉缩窄、老年性及风湿性狭窄(详见相关章节)。超声表现均见左心室壁对称性肥厚。亦可见主动脉瓣的相应改变。

3. 尿毒症性心肌病

（1）有尿毒症病史。

（2）超声表现：心肌回声粗糙，增强，强弱不均，内部呈点、片、条状强回声光点，心内膜回声也明显增强呈"蛋壳征"。多伴有不同程度的心包积液。室壁厚度和心腔大小的改变同高血压心脏病。

4. 甲状腺功能减退性心肌病　有引起左心室肥厚明确的相关疾病病史，实验室检查：甲状腺相应抗体明显增高。超声表现：为左心室壁均匀一致性的对称性肥厚，常合并不同程度的心包积液。

（五）临床价值

超声心动图是诊断肥厚型心肌病的首选检查方法，优于其他影像学检查方法，敏感性和准确性高。超声检查能够明确室壁肥厚的部位、程度，提供分型依据。根据彩色多普勒和频谱多普勒可判定左心室流出道有无梗阻及其程度，从而为临床制订治疗方案提供重要依据。

三、限制型心肌病

限制型心肌病（restrictive cardiomyopathy，RCM）是一种特殊类型的心肌病，比较少见。

（一）病理

心室内膜和内膜下纤维组织增生，心内膜明显增厚，心室壁硬化，心室腔缩小或闭塞。

（二）临床表现

临床表现以发热、全身倦怠为初始症状，逐渐出现心悸、呼吸困难、水肿、颈静脉怒张等心力衰竭症状，与缩窄性心包炎极其相似，有人称之为缩窄性心内膜炎。

（三）超声表现

1. 二维超声心动图

（1）心内膜增厚，最厚可达数毫米，回声增强，致左心室腔收缩期及舒张期变化不明显。

（2）双心房明显增大，可有附壁血栓。

（3）心室通常减小，心室腔变形，长径缩短。以心尖部显著，心尖部由僵硬的异常回声占据，导致心尖部闭塞。

（4）室壁可有一定增厚，回声不均匀，心肌可呈浓密的点状回声。

（5）二尖瓣及三尖瓣可增厚、变形，固定于开放位置，失去关闭功能。

2. M 型超声心动图　心室波群可显示心内膜增厚，心肌增厚，室壁运动幅度减低，心室腔变小。

3. 彩色多普勒血流成像

（1）二尖瓣与三尖瓣均见轻度-中度反流。

（2）二尖瓣与三尖瓣血流充盈时间较短，持续时间短。

4. 频谱多普勒超声心动图

（1）二尖瓣、三尖瓣血流频谱改变 E 峰高尖，A 峰明显减低，E/A>2.0。二尖瓣、三尖瓣血流频谱不随呼吸变化或变化不明显。

（2）肺静脉血流频谱改变早期肺静脉舒张波（D）和收缩波（S）峰值速度增高，晚期 S 波降低甚至缺如，逆流波（AR）增高（>35cm/s），时限延长，连续出现于整个心房收缩期。

5. 组织多普勒（TDI）　限制型心肌病各时相心肌运动速度减低，尤以舒张早期运动速度减低显著，舒张早期峰速度与收缩期峰速度比值 VE/VS<1.3（正常 VE/VS=1.5~2.0）。

（四）鉴别诊断

临床上主要须与缩窄性心包炎鉴别。两者鉴别要点是：限制型心肌病主要表现为心内膜增厚；而缩窄性心包炎心包增厚、钙化，心包积液明显多于限制型心肌病。

（五）临床价值

超声心动图检查可观察限制型心肌病的心内膜情况及心腔变化，测量二尖瓣及三尖瓣口血流频谱，对诊断本病有重要的临床价值。同时观察心包情况及血流频谱的变化特征与缩窄性心包炎相鉴别，为临床治疗提供依据。但目前，超声心动图检查仍缺乏明确诊断限制型心肌病的特征性改变，所以要确诊该病还需心导管检查、CT、MRI 甚至心内膜心肌活检等其他检查方法。

四、致心律失常型右心室心肌病

致心律失常型右心室心肌病（arrhythmogenic right ventricular cardiomyopathy，ARVC）旧称为致心律失常型右心室发育不良（arrhythmogenic right ventricular dysplasia，ARVD），又称"羊皮纸心"，是一种原因不明的心肌疾病，病变主要累及右心室，是一种常染色体显性遗传的家族性疾病。

（一）病理

右心室心肌被脂肪或纤维组织所代替，早期呈典型的区域性，通常表现为局限性右心室病变，可逐渐进展为弥漫性，偶可侵及左心室，最终导致左心功能不全。

（二）临床表现

本病的症状有心悸及晕厥，并有猝死的危险。患者多以室性早搏、室速来就诊，病变发生于右心室游离壁，所以室性早搏常伴右束支传导阻滞。听诊大多数患者无明显异常发现，少数可出现 S_3 或 S_4，亦可闻及 S_2 心音宽分裂。

（三）超声表现

1. 二维及 M 型超声心动图

（1）右心室弥漫性或局限性增大，严重者局部瘤样膨出，右心室流出道增宽，心尖部增宽，右心室舒张末径/左心室舒张末径>0.5。

（2）受累右心室壁明显变薄（1~2mm），运动明显减弱，肌小梁排列紊乱或消失，右心室节制束异常，构成"发育不良三角区"，未受累心肌厚度正常。

（3）病变区域室壁运动明显减弱，局部可发生矛盾运动，形成室壁瘤。部分病例右心室心尖可见附壁血栓形成。

（4）右心室收缩功能减低，以射血分数减低为著，左心功能可正常。

（5）右心房常明显扩大。

2. 彩色多普勒血流成像与频谱多普勒超声

（1）多数患者会出现三尖瓣不同程度反流，一般为轻度~中度。

（2）部分患者三尖瓣频谱 A 峰>E 峰。

3. 组织多普勒 ARVC 患者瓣环水平组织多普勒 Em 峰<Am 峰。QTVI 显示 ARVC 患者右心室壁各节段 VS、VE、DS 明显降低，且峰值时间后移，VE/VA<1。

（四）鉴别诊断

ARVC 须与右心室心肌梗死相鉴别，后者有明确的胸痛病史，右心室梗死区变薄，非梗死区厚度正常；梗死区运动明显减弱或消失，冠状动脉造影显示相应冠状动脉狭窄或闭塞。

（五）临床价值

ARVC 是一种有家族遗传倾向的心肌病，通常表现为室性心律失常，并常有猝死的危险，因此早期诊断、对亲属进行体检非常重要。目前对右心室的评价仍很困难，需要联合使用不同的超声心动图技术或不同的影像学检查方法。

五、心肌致密化不全

心肌致密化不全（noncompaction of ventricular myocardium，NVM）是先天性心肌发育不良的罕见类型，是由于正常心内膜在胚胎时期发育停止，正在发育过程中的心肌小梁压缩不全，心肌呈海绵状。本病有家族倾向，被纳入未定型心肌病。

（一）病理

由于正常心内膜在胚胎时期发育停止，正在发育过程中的心肌小梁压缩不良，心肌呈海绵状，导致的一种先天性心肌病。NVM 属于心室发育不良的特殊类型，主要累及左心室，亦可累及右心室，不合并心内其他畸形。病理特征是心室肌小梁突出以及肌小梁之间呈现较深的隐窝状，后者与左心室腔相交通。病变区域室壁运动明显减弱,局部可发生矛盾运动,形成室壁瘤。

（二）临床表现

一般无明显临床表现,常以渐进性左心功能减退、室性心律失常和心内膜血栓形成、体循环栓塞等为特征,临床症状和体征酷似扩张型心肌病。

（三）超声表现

1. 二维超声心动图

（1）心室腔内见多发突入腔内的肌小梁和肌小梁间深陷的隐窝,呈网络样交织。病变多累及左心室中下段,以心尖部、侧壁为主,室间隔基底段基本正常。

（2）病变处心内膜呈节段性缺失。病变区域外层的致密心肌变薄,运动幅度减低。收缩末期非致密化心肌层与致密化心肌层之比>2。

（3）受累室壁运动弥漫性减低。

（4）左心房、左心室增大。

（5）左心室收缩和舒张功能均减低。

2. 彩色多普勒血流成像及频谱多普勒超声

（1）肌小梁隐窝内可见暗淡的血流信号,并与心腔内血流相通,但不与冠状动脉循环交通。

（2）常伴二尖瓣、三尖瓣反流。

（3）二尖瓣血流频谱 A 峰>E 峰。

（四）鉴别诊断

1. 扩张型心肌病（DCM）　左心室内膜光滑,缺乏深陷的隐窝,有时 DCM 者在心尖部也有轻度增粗的肌小梁。但心肌致密化不全见多发突入腔内的较粗大肌小梁及隐窝,呈网络样交织。

2. 肥厚型心肌病（HCM）　室壁局部明显肥厚,内见粗大的肌小梁,但肌小梁间无深陷的隐窝,室壁增厚是两者的重要鉴别点。

3. 心内膜弹力纤维增生症　表现为心内膜增厚、光滑连续,且该病多见于婴幼儿,而心肌致密化不全患者的病变处心内膜呈节段性缺失,伴明显隐窝。

（五）临床价值

心肌致密化不全如早期诊断,积极采取内科治疗措施和对症治疗,对改善患者的预后具有重要的意义。出现症状后再检查治疗则预后较差,而超声心动图是诊断无症状性孤立性心肌致密化不全的准确而可靠的方法。MRI 检查优于超声检查。

（田家玮）

第六节　心包疾病及心脏占位性疾病

心包腔是壁层心包与脏层心包之间的腔隙,正常心包腔内有少量淡黄色液体润滑着心脏表面,一般不超过 50ml。心包对心脏及邻近器官有一定的保护作用,限制心脏因容量负荷过重而过分扩张;心脏收缩时,心包腔内的负压有助于心房的充盈。此外,心包还具有防止肺部和胸腔的炎症向心脏蔓延的作用,并可保护肺不受心脏搏动时的撞击。

心包疾病包括心包积液,急性、亚急性、慢性心包炎,缩窄性心包炎,心包缺如及心包肿瘤等,其发病率较高,临床表现和预后与心包疾病的病因、种类有关。除了心包完全缺如和部分性缺损等先天性畸形外,大多数心包疾病属于后天性病变,病因和病理解剖较复杂,临床表现比较隐匿,容易漏诊及误诊,但紧密结合临床和其他检查方法,心包疾病往往可明确诊断,尤其是超声心动图是十分重要的无创诊断方法,可准确诊断各种心包疾病。

一、心包积液

心包积液（pericardial effusion,PE）是最常见的心包疾病,为任何原因引起的心包腔内液体量的增多。

心包积液往往是心包炎的最主要表现之一,但心包炎并非必然有心包积液。根据病程心包积液可分为急性(<6周)、亚急性(<6个月)与慢性(>6个月)三种类型。

（一）病理

心包积液可分为漏出性、渗出性、脓性、血性、乳糜性、胆固醇性等种类。各种病因引起的心包炎都可产生血性渗出液,但以结核病及肿瘤最多见。充血性心力衰竭和肝硬化时心包积液为漏出液。

（二）临床表现

心包积液的临床表现与病因、积液性质、积液量以及积液产生的速度等因素有关。急性心包炎患者可有发热、气急、周身不适、乏力、心前区疼痛,咳嗽、深呼吸及平卧位时加剧。心包摩擦音是纤维蛋白性心包炎重要的特异性体征,而且随着心包积液量的增加而减轻或消失。急性大量积液者表现为心尖搏动减弱或消失、心率快、心音弱而遥远。亚急性或慢性心包炎可出现颈静脉怒张、肝颈回流征阳性、肝大、水肿和腹水等。心包积液引起的血流动力学变化与心包腔的压力有关,一般心包压塞出现于较快出现的大量心包积液时,但短时间内产生的较小量(200~300ml)积液也可引起心包压塞,这是由于心包不能适应积液量的突然变化而导致心包腔内压力迅速上升。如果积液急剧增加或大量积液(>1 000ml)时引起急性心脏压塞时,可引起明显的血流动力学异常和急性循环衰竭的临床表现,进而导致心脏停搏,是心脏创伤的急速致死原因。心包压塞通常发生于心脏外伤,心脏或大血管根部破裂、心包恶性肿瘤、尿毒症等情况。

（三）超声表现

1. 二维超声心动图

（1）直接征象心包积液的直接超声征象是心包腔内出现无回声区。

1）少量心包积液(<100ml):无回声区一般仅局限于左心房室沟和左心室后壁的后方,宽度在0.5~0.8cm,心脏的前方、侧方以及心尖部通常不出现无回声区。

2）中等量心包积液(100~500ml):左心室后壁的后方出现较宽的无回声区,同时在心脏的前方、侧方、右心室前壁前以及心尖部的心包腔,出现无回声区,宽度在1.0cm左右,右心室前壁搏动增强。

3）大量心包积液(>500ml):心脏四周均可见较宽的无回声区,宽度>2.0cm,心尖部亦见较多无回声区。整个心脏在心包腔内明显摆动,犹如"蛙泳状",室壁搏动受限。

4）大量心包积液或积液急速增加:左心室后壁后方出现的无回声区宽度达到3.0cm以上者可出现心脏压塞的征象,表现为右心室前壁舒张期塌陷征,也可右心房侧壁收缩期塌陷,但心脏压塞并非均与心包积液量有关,部分心脏压塞系心包内积液量短期内明显增加所致,其心包积液总量并不很多。

（2）间接征象

1）漏出液或浆液性渗出性心包积液的无回声区多均匀一致,随体位变动的暗区的位置变化较大。

2）纤维素性心包积液多在无回声区内出现绒毛状、絮状回声,甚至多发分隔,尤其结核性者,可见脏层心包附有飘摆的多条"水草样"纤维素。

3）化脓性心包积液或血性心包积液的无回声区透声不良,可出现密集细小的点状回声,甚至不规则团块状回声。

2. M型超声心动图

（1）少量心包积液时见左心室后壁后出现三角状无回声。

（2）中等量心包积液时,左心室后壁后及右心室前壁前均见较宽的无回声区。

（3）大量心包积液时上述部位无回声区在2.0cm左右,M型可出现"荡击波"征。

3. 彩色多普勒血流成像 心包积液时,一般不引起明显血流动力学异常。

4. 心脏声学造影 心包积液一般容易诊断,不需进行声学造影检查,但如解剖结构不易分清,对心包积液有疑问者,可借此法进一步明确诊断。

（1）经周围静脉注射造影剂:心包积液在右心室前壁之前发现,如有可疑而不能确定时,可注射造影剂,此时右心室腔内充盈密集的云雾影,勾画出右心室前壁内膜面的轮廓。如果在其前侧无液性暗区,说明无心包积液,如果在右心室前壁与胸壁之间仍有液性暗区,则心包积液的诊断即可成立。

（2）心包腔内直接注射造影剂:在某些患者心包积液为血性物,如其血红蛋白较高时,甚至使穿刺者不能分辨抽出物为心包积液抑或血液。如针尖位于心腔时,注射后造影剂可以顺流而行,在相应的心房、心室、大动脉内出现云雾影。而当穿刺针尖位于心包腔内时,则见造影剂在心外膜之外的液性暗区内扩散,进而环抱心脏。

（四）鉴别诊断

1. 心包脂肪垫　心包脂肪垫多位于右心室前壁前的心包膜内外,厚度多<0.8cm,回声一般较低,其回声无完整规则的边缘,动态观察时其厚度变化不大。

2. 胸腔积液　左心房后方降主动脉是鉴别诊断的标志。于左室长轴切面左心房后方可见降主动脉横断面,心包积液的液性暗区出现于降主动脉前方,而胸腔积液出现于降主动脉后方。

胸腔积液较多时,也可在心脏的后侧方出现无回声区,但在壁层心包膜之外,将探头沿液性暗区走行至左腋中线时,可显示其与胸腔液体相连续,同时其他心脏部位未见无回声区。

（五）临床价值

二维超声是诊断心包积液的最佳方法,敏感性强,不仅能够及时提供定性诊断,而且能够对积液量、积液部位和性质进行评估,还能够准确定位穿刺点或进行超声引导下穿刺治疗。

二、缩窄性心包炎

缩窄性心包炎(constrictive pericarditis,CP)多继发于急性或慢性心包炎。发病年龄以20~30岁最多,男性多于女性,最常见病因为结核性(约占50%),其次为非特异性、化脓性、创伤性疾病和累及心包的恶性肿瘤。

（一）病理

心包缩窄部位多发在左、右心房室环及右心室前壁、左心室侧后壁。增厚、僵硬及缩窄的心包压迫心脏和大血管根部,限制了心脏的舒张,致心排血量减少,出现代偿性心率增快;同时心房内压增多,残余血量增多,导致两心房不同程度地扩大。

（二）临床表现

由于右心室舒张期充盈受限,静脉回流受阻,静脉压升高,引起颈静脉怒张、肝大、腹水、胸腔积液和下肢水肿,而左心室舒张受限引起肺循环淤血,出现呼吸困难、肺水肿等。

（三）超声表现

1. 二维超声心动图

（1）两心房明显增大、心室相对变小。左心室长轴切面上因左房增大,左心房与左心室后壁连续处心包表面形成的夹角<150°。

（2）心包增厚、局部回声增强、僵硬,呈"蛋壳"样改变,严重者出现钙化,可见明显增强的带状强回声。尤以房-室瓣环部位为著,可于四腔心切面显示心脏外形为"葫芦形"。当伴有少量心包积液或夹有干酪样物时,形成"三明治"样改变。

（3）下腔静脉和肝静脉均增宽,下腔静脉宽度>2.4cm。

2. M型超声心动图　室间隔在舒张早期突然后向运动出现切迹,也称室间隔"弹跳征"或"跳跃征",这是由于舒张早期心包压力迅速升高造成的;左心室后壁舒张中晚期运动平直。

3. 彩色多普勒血流成像（CDFI）　通常无特异性表现,由于心房扩大、房室环扩张,可导致二尖瓣、三尖瓣相对性反流。收缩期左、右心房内见来源于二尖瓣、三尖瓣口的少量反流。

4. 脉冲多普勒超声心动图

（1）二尖瓣口舒张期充盈受限,舒张早期E峰速度加快,晚期减慢,E/A比值明显增大,吸气时左心室等容舒张期延长,峰值流速减低。

（2）二尖瓣和三尖瓣口E峰速度随呼吸改变显著,二尖瓣口E峰吸气时较呼气时下降≥25%,而三尖瓣口E峰吸气时较呼气时增加≥40%。二尖瓣和三尖瓣血流E峰减速时间缩短≤160ms。

5. 组织多普勒超声心动图　缩窄性心包炎患者心肌运动速度减低或正常,二尖瓣环TDI频谱中舒张早期左心室充盈波 Ea 或 e' 速度常显著升高。

（四）鉴别诊断

临床上主要需与限制型心肌病鉴别。两者鉴别要点是：限制型心肌病主要表现为心内膜增厚，而缩窄性心包炎心包增厚、钙化；另外，二尖瓣、三尖瓣口舒张期血流频谱的呼吸相改变可作为诊断缩窄性心包炎的主要依据。

组织多普勒超声检测显示缩窄性心包炎患者心肌运动速度减低或正常，而限制型心肌病患者 Ea 速度降低，Ea<8cm/s 提示限制性心肌病可能，而且心肌速度阶差（MVG）平均值低于正常人及缩窄性心包炎患者。

（五）临床价值

超声心动图对缩窄性心包炎的诊断有较重要的价值。结合患者病史资料，综合评价超声图像表现，往往能够确立诊断，但不如 CT、MRI 敏感、准确。

三、心包肿瘤

心包肿瘤非常罕见，原发性良性心包肿瘤可能从胚胎残余发展而来，包括畸胎瘤（最常见）、心包囊肿、脂肪瘤、血管瘤、平滑肌纤维瘤、分叶状纤维性息肉等良性肿瘤。原发性恶性心包肿瘤多为间皮细胞瘤和肉瘤，分布广泛，常浸润组织。继发性肿瘤远较原发性肿瘤多见，其中以体内诸器官恶性肿瘤转移到心包为常见，如乳腺癌、霍奇金病、白血病和恶性黑色素瘤等，恶性肿瘤直接蔓延到心包，常见为支气管肺癌、乳腺癌、纵隔恶性肿瘤等。

（一）临床表现

心包肿瘤早期无症状，晚期症状有胸部疼痛、发热、干咳和气急。体征上，较早期有心包摩擦音，以后心包渗液，出现心脏压塞。症状有颈静脉怒张、脉压减小、心音减弱、肝大等，病情迅速加重。

（二）超声表现

1. 二维超声心动图上可见心包局部明显增厚，突出于心包内的低回声或强回声团块。弥漫性分布的心包肿瘤使心包脏层及壁层回声强且不均匀，凹凸不平。心包间皮瘤充满整个心包腔，呈网状交织的杂乱回声连接两层心包膜。血管瘤回声较弱。

2. 基底部一般较宽，无蒂，回声致密，不均匀，边界清晰，亦可不清晰，无活动性。

3. 心包腔内可出现少许无回声区。所累及的室壁舒缩活动受到限制。当团块为无回声区并呈外膨状时，多为心包囊肿。

根据反复发作心包渗液，特别是血性渗液而缺乏炎症性病变的病史和症状，结合心脏超声检查，一般可做出诊断，如心包穿刺液中检出肿瘤细胞则可确诊。身体其他部位有原发肿瘤而伴发心包渗液症状者，应考虑继发性心包肿瘤。

四、心脏肿瘤

心脏肿瘤（cardiac tumor）包括原发性肿瘤（primary cardiac tumor）和继发性肿瘤（secondary cardiac tumor），是指发生在心腔、心肌、心内膜、瓣膜或心包内的良性或恶性肿瘤。

心脏原发性肿瘤罕见，尸检显示其发生率仅为 0.05%，而继发性转移瘤的发生率则可高达 1%。原发性心脏肿瘤中约有 75% 为良性肿瘤，恶性肿瘤占 25%，几乎所有脏器和组织的各种类型的恶性肿瘤均可以转移至心脏和心包，心包的转移性肿瘤较心肌者更为常见，而心肌的转移性肿瘤以壁内者为多。

（一）心脏原发性良性肿瘤

心脏原发性肿瘤大多为良性，最常见的是黏液瘤，其次是横纹肌瘤、纤维瘤、脂肪瘤、畸胎瘤和淋巴管囊肿等。

1. 黏液瘤

（1）病理：黏液瘤（myxoma）是最为常见的心脏良性肿瘤，约占 50%，发病年龄以 30~50 岁多见，性别无明显差异，但亦有文献报道女性多于男性。最常见于左心房，约占 75%，其次为右心房，占 20% 左右，发生于心室和瓣膜者甚为少见。多发者可于同一心腔内多处发生,亦可在不同心腔内发生。

肿瘤大多起源于房间隔卵圆窝邻近的原始间质细胞,瘤体具有宽窄不一的瘤蒂,大多数与房间隔卵圆窝部相连,也可发生在心房前后壁、心耳或瓣膜。心室黏液瘤可起自游离壁或室间隔,可有蒂或无蒂。肿瘤大小不等,呈息肉状或分叶状,质软易碎,容易破裂、脱落和出血。

(2) 临床表现:患者主要为劳累后心悸、气急、胸闷,类似二尖瓣狭窄的症状。本病进展较快,最终发生心力衰竭。患者表现为颈静脉充盈、怒张、下肢水肿、肝脾大,甚至有腹水征。瘤栓脱落入体循环可引起脑、肾、肺、肠系膜及下肢动脉栓塞。瘤体较小且蒂短者,可没有任何临床症状。

(3) 超声表现

1) 二维超声心动图(以左心房黏液瘤为例)

①心腔内出现较强或低回声光团,呈云雾状,瘤体活动度大,舒张期可突入房室瓣口或部分突入左心室或右心室,收缩期回纳入心房腔内,形态可发生改变。可有血栓附着。

②蒂可长可短,宽窄不一。常附着于房间隔左心房面卵圆窝的边缘,也可见于左心房前、后壁及心耳内,少数无蒂,瘤体与心房壁直接连接。

③左心房均有不同程度扩大。

2) M 型超声心动图

①心底波群:左心房中可见异常团块状回声,收缩期出现或变大,舒张期消失或变小;左心房内径增大。

②二尖瓣波群:心脏舒张期肿瘤脱入二尖瓣口时,在二尖瓣前后叶之间舒张期出现团块状较强回声,收缩期消失。二尖瓣前后叶开放时呈方形波,但仍呈镜像运动。DE 段出现窄小缝隙。EF 斜率减慢,但并非所有患者均有此征象。

3) 彩色多普勒血流成像(CDFI):舒张期仅在瘤体与二尖瓣前或后叶间的间隙出现明亮的红色花彩血流束。部分影响二尖瓣收缩期关闭时可见收缩期左心房内出现蓝色为主蓝色花彩反流信号。

4) 频谱多普勒超声心动图:舒张期二尖瓣口流速增快,仍呈双峰,E 峰后下降斜率减慢,频谱类似于二尖瓣狭窄。

(4) 鉴别诊断:左心房肿瘤常与左心房血栓、胸段降主动脉、异常增大的冠状静脉窦、食管裂孔疝等相鉴别;右心房肿瘤常与下腔静脉口、右心房血栓、希阿里网及下腔静脉瓣相鉴别。

(5) 临床价值:超声心动图可清楚显示肿瘤形态、大小、瘤蒂长短、附着部位、活动度和毗邻关系情况,并准确判断肿瘤梗阻导致的血流动力学改变,有助于鉴别多种心腔内占位性病变,是首选检查方法。对特征明显的黏液瘤几乎可以作出肯定的病理诊断。

2. 横纹肌瘤

(1) 病理与临床:横纹肌瘤在婴儿和儿童中最常见,90% 为多发性,约 75% 的患者发生在 1 岁以内。产前诊断的心脏肿瘤约 60% 为横纹肌瘤。多生长于心室壁和室间隔。横纹肌瘤还可同时与先天性心脏病,如房间隔缺损、法洛四联症、左心发育不良综合征等并存。

肿瘤多位于左心室和右心室心肌内,瘤体呈灰白色,直径数毫米至数厘米。肿瘤细胞形似蜘蛛,又有蜘蛛细胞之称。临床上,肿瘤大者可向心腔突起,引起阻塞症状。

(2) 超声表现

1) 于左心室和右心室心肌内或室间隔内出现单个、多个略强回声或等回声团块,呈圆球状或椭圆状。

2) 肿瘤内部回声均匀,境界清晰,与正常心肌有界限,边缘规整,随心脏的舒缩运动,有一定的活动幅度。

3) 肿瘤大小不等,大的可侵占心腔空间,甚至占据整个心腔,使心腔容量减少,位于房室瓣环处者可以部分阻塞二尖瓣或三尖瓣口。

3. 纤维瘤

(1) 病理与临床:心脏纤维瘤属于良性的结缔组织瘤,多见于婴儿和儿童,其在儿童的发病率仅次于横纹肌瘤。常位于左心室或室间隔内。多为单发,无包膜,大小不一,通常<1.0cm,大者直径有时可达10.0cm。临床上,主要影响心脏收缩功能和心腔内血流,可引起左、右心室流出道阻塞症状及充血性心力衰竭。

(2)超声表现

1)肿瘤多附着在瓣膜的支持结构上。带有小蒂的"海葵"征是其典型表现。

2)肿瘤多呈圆形、椭圆形或边界不规则,可以是单发或多发,回声较心肌强,易被误认为瓣膜赘生物。

4. 脂肪瘤

(1)病理与临床:心脏脂肪瘤为良性肿瘤,但较少见,最常发生于房间隔(脂肪瘤样房间隔肥厚)。心脏脂肪瘤起源于心外膜或心包的脂肪,并含有周围结缔组织成分,可以生长到相当大,但心肌内的脂肪瘤常较小且有完整包膜,也有生长于二尖瓣或三尖瓣上。有症状的患者可行胸部 X 线片、二维超声心动图、胸部 CT 及磁共振检查。应积极采取手术治疗,腔外型脂肪瘤可直接切除,腔内型脂肪瘤在体外循环下切开右心房直视切除,缺损部位以涤纶补片修复。

(2)超声表现

1)发生于心室者,在心室内可见回声稍强的团块,呈圆形或椭圆形,与室壁的附着面较大,活动度较小。

2)位于流出道附近的脂肪瘤可造成流出道的梗阻,利用彩色多普勒和频谱多普勒可观察脂肪瘤对流出道的梗阻程度。

5. 错构瘤 错构瘤是一种比较少见心脏肿瘤,多为良性,少数为恶性。同济医科大学附属协和医院曾报告 1 例 36 岁男性患者,临床诊断为风心病或心肌病。超声心动图检查于左心室近心尖部可见一实质性异常反光团,大小为 3.0cm×4.0cm,附着于近心尖部的左室游离壁,可沿左心室的纵轴方向轻微活动。超声诊断为左心室腔内实质性肿瘤,经手术及病理检查证实为错构瘤。

(二)心脏原发性恶性肿瘤

心脏原发性肿瘤中恶性肿瘤甚少见,占25%,主要为横纹肌肉瘤、纤维肉瘤、恶性血管内皮瘤、恶性间皮瘤、黏液肉瘤及淋巴肉瘤等。好发年龄为 30~50 岁,儿童中少见。肿瘤可侵犯心肌、心内膜和心包,绝大多数发生在右心房。

由于心腔内肿瘤可引起心脏腔室的梗阻并产生相应的症状和体征。心脏肌肉广泛地被肿瘤组织所替代,可导致心肌收缩无力,从而产生心力衰竭。肿瘤细胞浸润至心脏传导系统,可引起心律紊乱,房室束或其束支传导阻滞,可导致患者猝死。肿瘤累及心外膜或心包可产生血心包和心脏压塞征。

患者可出现胸痛、昏厥、发热、恶病质、全身不适,充血性左心和/或右心衰竭等症状,瘤栓脱落可产生体循环动脉栓塞、肺栓塞,可致肺动脉高压。

1. 横纹肌肉瘤

(1)病理与临床:在心脏原发性恶性肿瘤中,肉瘤约占95%,其中以横纹肌肉瘤为多见。病情进展迅速,表现多样,可在心脏任何部位发病,可因局部浸润、心腔阻塞、远处转移(最常见为肺部转移)而致患者死亡。

(2)超声表现

1)无特异性,可显示心腔增大或者正常。

2)心腔内出现实质性低回声团块,边界欠清晰,多数无蒂,活动度小。

3)向周围浸润性生长,基底宽,肿瘤附着处基本固定不动。可伴心包积液。

4)CDFI 显示团块内部常见较丰富血流信号。

2. 纤维肉瘤

(1)病理与临床:纤维肉瘤可位于任何心腔,但多起源于右心系统,发生于右心房者占半数以上。可起源于心脏各层,但起源于心内膜或心包膜者,远较心肌为多,但均很快浸润心脏全层。

(2)超声表现

1）右心房增大,可见低或略强回声团块,周边不光整,与右心房壁关系密切,无明显蒂及包膜。

2）向心脏内生长者,多数基底较宽,少数有蒂,可阻塞三尖瓣口造成血流梗阻征象,或阻塞上腔或下腔静脉入口。

3）向心腔外生长者,侵犯心外膜,可引起血性心包积液。起源于心肌的肿瘤可同时向心腔内外生长,易引起心律失常。

3. 恶性血管内皮瘤

（1）病理与临床:恶性血管内皮瘤实属罕见,恶性血管内皮瘤是一种组成细胞呈内皮细胞分化的恶性肿瘤,最常发生于右心系统。

（2）超声表现

1）多在右心房近房室沟处出现结节状或分叶状低回声或略强回声团块。

2）心包腔内多见无回声暗区(积液)。

3）右心室巨大肿块累及肺动脉主干、胸壁,甚至包绕右冠状动脉。

4）右心房、右心室增大。

4. 恶性间皮瘤

（1）病理与临床:恶性间皮瘤起源于心内淋巴内胚层和中胚层间皮细胞,大多数表现为弥漫性生长。临床上多发生于胸膜,可累及心包和纵隔,原发的心包间皮瘤尤为罕见。多侵及壁层和脏层心包,使心包广泛增厚并常蔓延至包括浅层心肌在内的邻近组织,部分可转移至局部淋巴结。心包间皮瘤的发生与石棉、玻璃纤维等暴露有关。

（2）超声表现

1）心包膜壁层和脏层广泛增厚。

2）可见团块状回声,压迫邻近组织,团块回声不均匀,边界欠清晰。

3）心包腔内可见液性暗区,透声差。

（三）转移性心脏肿瘤

其他部位恶性肿瘤转移至心脏者少见,可从邻近器官的恶性肿瘤直接浸润而来,如支气管癌、胃癌、食管癌和纵隔肿瘤等,但大多数经血行转移而来。

1. 病理与临床　继发性心脏肿瘤是原发性心脏肿瘤的 20 多倍,转移性肿瘤最常累及心包,其次为心肌,再次为心内膜。恶性肿瘤患者出现进行性加重的心律失常、心脏增大、心力衰竭时应怀疑本病。然而 90% 以上患者没有心脏方面的表现。肺、气管、纵隔和乳腺等胸部恶性肿瘤可以局部浸润心包引起心包积液;肺癌还可侵犯肺静脉、左心房造成二尖瓣阻塞样临床表现;白血病、淋巴瘤和多发性骨髓瘤等常累及心肌;肝癌或其他肝转移肿瘤主要累及下腔静脉和右心房。

2. 超声表现

（1）心腔内,尤其是右心房内出现较高或低回声团块,形态不规则,大者可阻塞三尖瓣口。

（2）可见肿瘤组织依血流方向自上、下腔静脉侵入右心房、右心室。

（3）肿瘤与该处血管及心壁组织境界清楚,无紧密粘连,瘤体无包膜。

（4）剑下四腔心切面可确定转移瘤的原始起点和播散途径,并同黏液瘤进行鉴别。

3. 鉴别诊断

（1）心腔内血栓多发生于其他心血管病的基础上,通常有不同的病史和临床表现,超声表现显示血栓回声常为多层线状,基底宽,随房室壁运动而动,振幅小。

（2）赘生物通常出现于瓣膜或心内膜上,活动度大,多随瓣膜活动,回声不均匀,较大的赘生物难以与心脏肿瘤相鉴别,需要结合临床表现和其他辅助检查。

（3）心血管腔内其他团块异物、房间隔瘤、瓣膜钙化以及异常增大的下腔静脉瓣、异常肌束、假腱索等先天性畸形或变异,有时也需要鉴别,但超声方面常有比较特殊的表现。

4. 临床价值　通过超声检查,结合临床表现等,可对心脏肿瘤的性质进行提示性诊断。良性肿瘤的形态多数较规则,内部回声均匀,多有蒂,活动度往往较大,一般不伴有心包积液;恶性肿瘤的形态多呈不规则形,内部回声减低、不均匀,多数无蒂,活动度极小,常伴有心包积液。

虽然超声心动图容易发现心脏肿瘤,但除黏液瘤之外,对其他心脏肿瘤较难术前作出准确的病理诊断,一般常在术后肿瘤标本或尸检解剖中得到正确的病理诊断。

五、心腔内血栓

心腔内血栓并不是一个独立的疾病,常作为心脏疾病的并发症而存在,主要的危害是可导致体循环或肺循环栓塞,严重者可危及患者生命。

（一）超声表现

1. 心腔内可见异常团块状回声附着,左心房血栓多附着于左心房侧后壁及左心耳内,心室血栓多附着于心尖部。

2. 血栓多为边界清晰的圆形、椭圆形或不规则形,一般基底部宽,无蒂,随房壁或室壁而动。

3. 血栓回声受形成时间长短影响,早期血栓呈低回声,机化血栓呈高回声,机化不全血栓呈不均匀回声。

4. 经食管超声心动图(TEE)对左心耳或左心房内血栓显示的敏感性高于经胸超声心动图。

（二）鉴别诊断

1. 左心房黏液瘤当观察左心房内血栓时,应注意与左心房黏液瘤相鉴别。左心房黏液瘤较为常见,在探查左心房血栓时尤其应注意。

2. 左心房云雾影在探查左心房血栓时应注意与左心房内浓密的云雾影相鉴别,尤其是新近形成的血栓更应注意二者的鉴别。云雾影又叫自发性对比回声,可发生于心脏的任何部位。左心房云雾影的超声表现为弥散于左心房内呈漩涡样缓慢流动的微细点状回声,其形态不固定,实时显像观察较易鉴别。

3. 左心室正常结构当观察左心室血栓时,应注意与左心室正常结构如乳头肌、腱索及异位肌束等鉴别。异位肌束又称假腱索。异位肌束不与二尖瓣相连,可位于乳头肌与室间隔之间,游离壁与游离壁之间,亦可连接于游离壁与室间隔之间。可为单个,可为多个,回声较强,有的较纤细,有的较粗大,二者亦可同时并存。

（三）临床价值

超声心动图是诊断心腔内血栓的首选方法,不仅可以检出血栓还可以动态观察血栓的转归。尤其是TEE 对临床诊疗具有很重要的指导意义。如房颤电复律或射频消融术前、二尖瓣球囊扩张术前,都须常规行 TEE 检查,以防止心腔内血栓的脱落造成栓塞。

（田家玮）

第七节　先天性心脏病

一、概述

（一）先天性心脏病的分类

先天性心脏病临床上有多种分类方法,根据患者的病理生理变化及临床表现可分为发绀型和非发绀型,根据血流动力学特点可分为无分流型和有分流型等。

1. 非发绀型

（1）无分流:先天性房室瓣及半月瓣病变,如伞形二尖瓣、三尖瓣下移畸形、二叶式主动脉瓣、单纯肺动脉瓣狭窄;流入道及流出道梗阻病变,如二尖瓣瓣上环、右心室流出道狭窄、主动脉瓣下狭窄;主动脉缩窄;矫正型大动脉转位等。

（2）左向右分流:常见畸形有房间隔缺损、室间隔缺损、动脉导管未闭;少见及复杂畸形有部分型心内膜垫缺损、主动脉窦瘤破入右心房和右心室、冠状动脉—右侧心腔瘘等。

（3）左向左分流:主动脉窦瘤破入左心腔(少见)、冠状动脉—左侧心腔瘘等。

2. **发绀型**　右向左分流：常见畸形有法洛四联症、法洛三联症、右心室双出口；少见畸形有完全型大动脉转位、永存动脉干、完全型肺静脉异位引流、单心室、三尖瓣闭锁、肺动脉瓣闭锁等。

先天性心脏病有几十种，本节介绍20余种先天性心脏病。

（二）系统诊断法

复杂型先天性心脏病往往在心房、心室和大动脉水平上发生不同方向的旋转、移位，并按不同顺序排列组合，同时合并多种畸形，故传统的诊断方法极易造成误诊和漏诊。对复杂型先天性心脏病，应采用系统诊断法（systematic approach）进行系统性和逻辑性的分析，才能正确诊断。系统诊断法又称为顺序节段诊断法（sequential segmental approach），1972年由美国van Praagh教授等最先提出，经不断改进和完善，如今已成为超声诊断先天性心脏病遵循的原则。系统诊断法是将整个心脏结构简化为三个节段（即心房、心室、大动脉）和两个连接（心房与心室的连接、心室与大动脉的连接），再按以下五个步骤进行诊断，包括：①心房位置；②心室襻的类型；③心房与心室的连接关系；④大动脉关系；⑤心室与大动脉的连接关系。

正常情况下心房正位（右心房在右，左心房在左），心室右襻（右心室在右侧，左心室在左侧），房室连接一致（左心房与左心室连接，右心房与右心室连接），主动脉与左心室连接，肺动脉与右心室连接。

对复杂型先天性心脏病而言，在常规胸骨左缘切面检查的基础上，剑突下区、胸骨右缘区、胸骨上窝区检查尤为重要，应作为常规检查部位。此外，经食管超声心动图亦可弥补经胸超声心动图的不足之处，近年发展的实时三维超声也有助于先天性心脏病诊断。

（三）右心声学造影

右心声学造影是辅助诊断先天性心脏病的一项重要和不可缺少的方法。彩色多普勒超声对显示先天性心脏病左向右分流非常敏感而且直观，目前已基本取代了右心声学造影。在复杂心血管畸形不能判断心房位置或确定心内是否存在低速右向左分流时，右心声学造影仍有不可取代的诊断价值：彩色多普勒血流成像可能漏诊心内存在的低流速右向左分流，而右心声学造影可以非常敏感地发现此分流，并有助于肺动静脉瘘、永存左上腔静脉等少见先天性心脏畸形的诊断。右心声学造影剂微气泡直径较大，经外周静脉注入后不能通过肺部毛细血管进入肺循环，只能在右心系统显影，当心房、心室和大动脉水平存在右向左分流时，则在相应水平的左心腔、主动脉出现造影剂微气泡。

关于右心声学造影剂，本节介绍目前在心脏检查中常用的几种右心声学造影剂。

1. **二氧化碳微气泡**　通常由5%碳酸氢钠加各种弱酸制剂（如维生素C、盐酸、维生素B_6等），临时配制而成。通常取左上肢建立外周静脉通道，小儿取成人配制剂量的$1/3\sim1/2$推入，严重发绀及心力衰竭患者应慎用。

2. **含空气的高糖微气泡**　根据不同的制备工艺分为声振微气泡（sonicated microbubbles）和手振微气泡（hand-agitated microbubbles）声学造影剂。声振微气泡制作的微气泡直径较小，微泡大小较均匀，右心声学造影效果优于二氧化碳微气泡，并经动物实验和临床多年应用，证明安全、有效。手振微气泡法经过实验研究和多年的临床应用，不需声振仪、效果肯定，制作方便易行、安全、适合在各级医院使用。

3. **含空气的自体血及生理盐水振荡微气泡**　1ml空气、1ml自体血以及8ml生理盐水经过快速振荡产生微气泡，经左肘静脉弹丸式注射，右心可快速显影。配合vasalva动作，可有效地判断右向左的分流。这种方法需要注意vasalva动作吐气的压力要足够高，如果用压力计测量，应该达到40mmHg及以上。优点是微气泡相对细腻，右心显影持续时间长。

（四）先天性心脏病肺动脉压评估

在无右心室流出道或肺动脉狭窄的患者，右心室收缩压等于肺动脉收缩压。用连续波多普勒计算肺动脉压方法如下：

1. **三尖瓣反流压差计算肺动脉收缩压（PAPS）**　取心尖四腔心切面，用彩色多普勒超声（CDFI）显示三尖瓣反流束方向及起点，再用连续波多普勒测得最高反流速度（V），根据简化Bernoulli方程（$\Delta P=4V^2$），压差（PG）mmHg$=4V^2$，PAPS$=$PG$+$RAP（mmHg）。

2. **心室水平分流计算法** 存在室间隔缺损时,左向右分流的峰值速度换算成压差(ΔP)代表两心室之间的压差。即室缺分流压差(ΔP)=左心室收缩压-右心室收缩压,而左心室收缩压(LVSP)相当于肱动脉收缩压(SBP),右心室收缩压(RVSP)相当于肺动脉收缩压(PAPS)。

即:$PAPS(mmHg) = RVSP = SBP - \Delta P$

3. **大动脉水平分流计算法** $PAPS(mmHg) =$ 肱动脉收缩期血压-动脉导管收缩期分流压差

4. **肺动脉瓣反流法计算肺动脉舒张压（PAPD）** 正常情况下右心室舒张压接近零,因此肺动脉瓣反流压差相当于肺动脉舒张压。

5. **肺动脉高压程度判断** 正常肺动脉压:收缩压(PASP)<30mmHg。

6. **临床意义** 以上方法计算的肺动脉收缩压与心导管检查结果相关性良好。

（五）先天性心脏病超声检查时的注意事项

先天性心脏病类型复杂,检查时应注意以下各项:①先天性心脏病中婴儿较多,其心脏体积较小,胸壁亦较薄,故在检查时最好选用频率较高的探头,分辨率更高;②适当控制近场增益,清晰地显示心脏前侧结构如右室前壁、肺动脉瓣等;③注意心脏的解剖位置,大动脉的走向、直径、毗邻关系及有无转位等;④注意心脏的形态和各房室腔大小、瓣膜的形态及活动,判断心脏前、后负荷的情况;⑤观察心脏结构是否连续完整:注意有无房、室间隔缺损和动脉导管未闭,是否伴有大动脉的骑跨、转位等;⑥需要从胸骨旁、剑突下、胸骨上窝、锁骨上窝等多个位置探查,同时变换扫描方向、扫描平面,反复对比观察、多次测量以期获得更多和更准确的信息。检查中除发现主要病变之外,要特别注意寻找与之伴随的次要病变,综合判断以避免因遗漏某些结构异常而导致误诊;⑦心脏声学造影在先天性心脏病诊断上有重要价值,可较容易发现右向左分流,尤其是对低流速右向左分流价值更高;左向右分流者,经静脉注射右心声学造影剂亦可显示出负性显影区。

二、房间隔缺损

房间隔缺损(atrial septal defect,ASD),简称房缺,是最常见的先天性心脏病之一,发病率占先天性心脏病的18%左右。本病可单独存在,也常合并其他心血管畸形。合并二尖瓣狭窄时,称为鲁登巴赫综合征(Lutembacher syndrome)。房缺患者一般较晚出现肺动脉高压,多数为轻至中度,很少出现重度肺动脉高压,部分较小的房缺在出生后一年内可自行闭合,未闭合或较大的缺损需治疗,包括外科治疗和介入封堵治疗。

（一）病理与临床

根据缺损的解剖特征,将房缺分为以下类型(图5-3,见文末彩插):①继发孔型房间隔缺损:又称Ⅱ孔型房间隔缺损,约占房间隔缺损的70%,缺损多位于房间隔中部卵圆窝部位及其周围;②原发孔型房间隔缺损:又称为Ⅰ孔型房间隔缺损、部分型心内膜垫缺损。后者常常伴有二尖瓣、三尖瓣位于同一水平,二尖瓣前叶可异位附着于室间隔之上,常合并二尖瓣前叶裂;③静脉窦型房间隔缺损,分为上腔型及下腔型两种,常合并肺静脉异位引流;④冠状静脉窦型房间隔缺损:又称为无顶冠状静脉窦综合征;⑤复合型房间隔缺损:以上四型房缺中两型或两型以上同时存在;⑥单心房:房间隔完全缺如或仅残留2~3mm的残端;⑦筛孔型房间隔缺损;⑧卵圆孔未闭:卵圆孔一般在生后第1年闭合,若大于3岁的幼儿卵圆孔仍不闭合称卵圆孔未闭,成年人中约有25%的卵圆孔不完全闭合。另外显著的心房扩大可导致已封闭的卵圆孔再次开放,称为卵圆孔重开。

正常情况下左心房压高于右心房压,当房间隔缺损时,心内血流即产生心房水平的左向右分流。此时右心室不仅要接受上、下腔静脉流入右心房的血液,同时还要接受由左心房分流入右心房的血液,导致右心容量增加,右心系统扩大。严重的病例后期可出现肺动脉高压,当右心房压力大于左心房压力时,出现心房水平的右向左分流。

听诊时胸骨左缘2、3肋间可闻及较柔和的2~3/6级收缩期杂音,肺动脉瓣区第二心音增强或亢进,其发生机制是由于右心室射入肺动脉血流增多,肺动脉瓣相对狭窄,以及肺动脉压力升高,肺动脉瓣关闭速度增快所致。

A. 原发孔型　　　　　　　　　B. 继发孔型

C. 上腔静脉型　　　　　　　　D. 下腔静脉型

图 5-3　房间隔缺损分型

（二）超声表现

1. 二维及 M 型超声

（1）直接征象：房间隔回声中断，继发孔房间隔缺损在四腔心切面、主动脉根部短轴切面及剑突下两房腔切面均显示房间隔中上部回声中断，若房间隔缺损处上下断端均能显示，则为继发孔中央型；若房间隔缺损处上端（心房顶部侧）无房间隔残端显示，通常为腔静脉型，剑突下切面，有助于上腔型或下腔型房缺的鉴别。若房间隔残端小，多为混合型房缺；若完全未见到房间隔回声，则为单心房。

（2）间接征象：右心房、右心室增大，右心室流出道增宽。特别对儿童患者，间接征象对提示房间隔缺损病变的存在有重要意义。由于右心室容量负荷过重，M 型超声心动图多表现为室间隔与左心室后壁呈同向运动。

2. 多普勒超声　CDFI 显示房间隔缺损部位穿隔血流束，左向右分流者，血流束呈红色，由于分流速度不高，湍流可不明显。当合并有重度肺动脉高压时，缺损部位 CDFI 可显示右向左蓝色分流束或分流不明显。频谱多普勒在房间隔中断区及右心房侧显示连续性双期正向（左向右）分流频谱，位于基线上方，分流峰速度位于收缩晚期和舒张期。由于心房压力较低，分流速度一般在 1.0~1.5m/s。显著的右心室容量负荷过重可导致三尖瓣口、右心室流出道和肺动脉瓣口血流速度增快，肺动脉口血流速度可达 2m/s。

3. 经食管超声心动图（transesophageal echocardiography，TEE）　经胸超声检查图像不清晰者可以采用 TEE 检查，TEE 可以提高对小房缺和腔静脉型房缺的诊断准确率，TEE 可以清晰显示房缺断端与上腔静脉、下腔静脉、冠状静脉窦的关系，有助于对房缺术式的选择。另外 TEE 对卵圆孔未闭的诊断较经胸超声心动图敏感。

4. 实时三维超声可以显示房间隔缺损的部位、空间形态学特征及与周围心内结构的毗邻关系。

5. 超声心动图在 ASD 介入封堵治疗中的应用　ASD 封堵术是先天性心脏病介入治疗中的主要部分之一，ASD 封堵成功与否与术前正确选择病例、选择合适的封堵器以及术中监测等有着密切的关系。超声心动图可以直观地显示 ASD 及其封堵器情况，已经成为 ASD 检测、术中监测和术后随访的常规检查方法。

超声心动图选择 ASD 封堵治疗的适应证：①年龄通常>3 岁。②继发孔中央型 ASD 位于房间隔的中央部，相当于房间隔卵圆窝的部位，四周均有残余房间隔结构。③ASD 断端距上腔静脉、下腔静脉、二尖瓣瓣环、心房顶部的间距>5mm。④心房水平为单纯左向右分流或以左向右为主的分流。⑤房缺直径≥5mm，≤36mm。⑥不合并必须外科手术的其他心脏畸形。

超声心动图不仅能显示封堵术后右心房、右室逐渐减小、三尖瓣和肺动脉瓣血流速度逐渐降低的动态变化过程,还能定期随访观察封堵器的位置和形态有无明显变化以及心房水平有无残余分流,极少数房缺封堵器周围可在一定时间内有极少量的残余心房水平分流。

（三）鉴别诊断

1. 肺动脉瓣狭窄　　肺动脉瓣狭窄时超声心动图可表现为右心房、右心室增大,但 CDFI 房间隔处无分流显示,肺动脉内收缩期血流速度较房间隔缺损者明显增加,流速>2.5m/s 有助于鉴别。

2. 卵圆孔未闭　　中央型小房缺应与卵圆孔未闭鉴别,典型卵圆孔未闭在剑突下切面或 TEE 可见房间隔回声中断处的断端不在一条直线上,原发隔与继发隔呈错位状或夹层状。心内一般为左向右分流,CDFI 显示的分流束可沿着未闭的等号样卵圆孔呈现"夹层状"血流信号。

3. 上腔静脉汇入右心房血流　　CDFI 检查时需要注意不要把流入右心房的上腔静脉血流误认为分流信号,采用频谱多普勒超声有助于鉴别,上腔静脉的频谱图血流速度与形态随呼吸改变,与心动周期无关,而房缺的分流频谱速度及形态在每个心动周期一致,并且不受呼吸影响。

（四）临床价值

95% 以上的房间隔缺损通过常规经胸超声心动图检查可以明确诊断,但小房缺、冠状静脉窦型房缺、部分腔静脉型房缺在经胸超声心动图检查时可能表现不典型而易漏诊。不能确诊者应做 TEE 检查。

除定性诊断外,超声心动图还可以定量评估心房水平分流程度和肺动脉高压,有助于房缺患者的术前治疗方案的选择、术中实时监测和手术后疗效的评估,尤其是在介入性房间隔缺损封堵术前、术中和术后中能发挥重要临床价值。

三、室间隔缺损

室间隔缺损(ventricular septal defect,VSD),简称室缺,即室间隔一个或多个部分发生缺失,导致左右心室间存在异常交通。室间隔缺损占先天性心脏病的 20%～25%,是常见的先天性心脏病之一。室间隔缺损可单独存在,也可作为复杂畸形的一部分。

（一）病理与临床

室间隔缺损的病理分型方法很多,从解剖学和外科学的角度,一般分为以下类别(图 5-4,见文末彩插):

	膜周部		流出道(嵴上)		膜周部或流出道
	流入道		流出道(嵴下)		肌部

图 5-4　室间隔缺损分型

1. 膜周型室间隔缺损　局限于膜部的室间隔缺损罕见,它常常向肌部室间隔延伸,累及肌部室间隔的一部分,因此称为膜周型室间隔缺损。此类型的室间隔缺损最常见,大约占室间隔缺损的80%,临床上有时可见室间隔膜部呈囊状向右室突出,囊壁上有一个或多个孔构成左右两心室之间的交通,称为室间隔膜部瘤样缺损。另外,也有学者认为先天性左心室-右心房通道是一种特殊类型的高位膜部室间隔缺损,位于二尖瓣前瓣和三尖瓣隔瓣之间。

2. 肌部室间隔缺损　肌部室间隔缺损周边均为肌性组织,根据累及的部位可以分为:肌部流入道室间隔缺损、肌小梁室间隔缺损、肌部流出道室间隔缺损。其中,肌部流出道室间隔缺损以室上嵴为界,室上嵴下方缺损称为嵴下型肌部流出道室间隔缺损,室上嵴上方缺损称为嵴上型肌部流出道室间隔缺损。

3. 双大动脉干下型室间隔缺损　此型缺损的上缘由主动脉瓣环和肺动脉瓣环的纤维连接所构成,缺损所在的位置最高,值得注意的是,不应将此型室间隔缺损与流出道肌部室间隔缺损相混淆,前者缺损的上缘为肺动脉瓣环,但缺损周围并非有完整的肌性组织包绕,而后者的缺损上缘及周围均为肌性组织。

4. 混合型室间隔缺损　当上述三种类型的室间隔缺损,有两型以上同时存在时,称为混合型室间隔缺损。

单纯室间隔缺损的大小多数在5~10mm,可小至2mm,缺损一般为单个,少数为多个,缺损可呈圆形、椭圆形,缺损残端边缘增厚。

VSD的主要血流动力学改变是心室水平的左向右分流。典型体征是在胸骨左缘3、4肋间闻及响亮粗糙的全收缩期杂音伴震颤。室间隔缺损较小时,临床可无明显症状。缺损较大时,早期表现为左心室容量负荷过重,随着病情的发展,长期持续的肺血流量增加,发展为肺动脉高压,导致双向分流或右向左分流,最终发展为艾森门格综合征(Eisenmenger syndrome)。临床上出现严重发绀,预后差。

（二）超声表现

1. 二维超声

(1) VSD直接征象及超声分型:①直接征象:两个以上切面二维超声显示室间隔连续性中断,断端回声增强;②超声分型:大动脉根部短轴切面,12点至肺动脉瓣之间室间隔连续性中断,为肌部流出道室间隔缺损或干下型室间隔缺损。肌部流出道室间隔缺损又分为嵴下型肌部流出道室间隔缺损及嵴上型肌部流出道室间隔缺损。干下型室缺的缺损上缘位于肺动脉瓣下,无肌性组织回声,肌部流出道室缺位于主动脉根部短轴12点方位,与肺动脉瓣之间有肌性组织回声。三尖瓣隔瓣基底部至主动脉根部短轴12点钟处为膜周部室缺。远离主动脉瓣的室缺为肌部室缺。

干下型室缺主要以右心室流出道切面和主动脉根部短轴切面显示;嵴下型室缺以胸骨旁五腔及左心室长轴切面显示更为确切,缺损上缘紧邻主动脉瓣;单纯膜部型室缺多在5mm以下,显示切面主要是心尖及胸骨旁四腔心切面;肌部室间隔缺损位置通常较低。

(2) 心脏形态学变化:小室缺(<5mm)患者,各心腔大小正常。室缺较大的患者,左心室增大,左心房也可增大,室壁运动增强;随着病情的发展,右心室也可增大,合并肺动脉高压时,右心室壁肥厚。

2. 多普勒超声　室间隔回声中断处,CDFI显示左向右五彩镶嵌的穿隔血流信号,分流束的位置也有助于室缺的分型。频谱多普勒在分流处探及高速全收缩期湍流,左向右分流时,其分流速度可高达3~5m/s。当出现右向左分流时,CDFI分流束显示为蓝色信号。

3. 室间隔缺损合并艾森门格综合征　超声特征多为大室缺合并重度肺动脉高压。二维超声显示右心房、右心室增大,右心室肥厚。由于室缺范围大,主动脉与室缺不在同一平面,主动脉前壁有少许骑跨征象。CDFI在室缺部位显示双向穿隔分流。肺动脉及分支明显增宽,肺动脉瓣M型曲线图显示收缩中期提前关闭,呈"W"曲线,a波变浅或消失。

4. 超声在室间隔缺损介入和外科手术治疗中的应用　超声心动图不仅在室间隔缺损术前可辅助介入医师正确选择合适的病例及封堵器大小,术中实时监测并引导封堵操作,在术后随访封堵器位置、有无残余分流以及心脏房室大小。TEE由于具有不干扰手术视野的优点,能在室间隔缺损外科修补术中实时监控修补效果。

超声选择室间隔缺损封堵治疗的适应证:①患者的年龄在3岁以上。②缺损的部位为膜部,部分嵴内型及肌部缺损。③缺损口大小,膜部或膜周部缺损口 3~16mm,嵴内型 4~6mm,肌部 2.5~14mm。④缺损残端距主动脉瓣及三尖瓣的距离>2mm,嵴内型 VSD 残端距肺动脉瓣距离>3mm,肌部 VSD 残端距心尖室间隔的距离>5mm。⑤心室水平左向右分流。⑥无病理性主动脉瓣反流或中度以上三尖瓣反流。

室间隔缺损介入封堵术的禁忌证有干下型、隔瓣下型 VSD,部分嵴内型和部分肌部 VSD。上述类型室间隔缺损可进行外科修补术。

（三）鉴别诊断

1. 室间隔缺损合并主动脉瓣脱垂　较大的室间隔缺损常合右冠状动脉瓣脱垂,CDFI 除显示室间隔右心室面的收缩期分流外,在主动脉瓣下、左心室流出道也可显示有不同程度的舒张期反流。另外,脱垂的瓣膜可部分遮盖室间隔缺损口,从而导致低估室间隔缺损的大小。

2. 主动脉右冠窦瘤破入右心室流出道　主动脉右冠窦瘤破入右心室流出道多数合并存在室间隔缺损,由于右冠窦瘤常从室缺处破入右心室,窦瘤瘤体往往遮盖室间隔缺损口,经胸二维超声容易漏诊。检查时应注意改变探头声束方向,多切面扫查窦瘤位置和范围,显示出被窦瘤遮盖的室间隔缺损口。

3. 其他　二维超声心动图对小的肌部室间隔缺损容易漏诊,但可以通过彩色多普勒超声观察到血流穿过室间隔缺损的部位,从而对肌部室间隔缺损做出诊断。对合并有复杂畸形的室间隔缺损,如果缺损口分流不明显,可能会漏诊。实时三维超声和 TEE 有助于进一步清晰显示室间隔缺损的立体形态及与周围心内结构的毗邻关系。

（四）临床价值

超声可以对室间隔缺损进行分型诊断。对小至 2mm 的左向右分流的室缺,多普勒超声亦可敏感地显示分流的方向、流速以及左右心室的压差。

超声不仅可以显示室间隔缺损的合并畸形,如房间隔缺损、动脉导管未闭等,还能进一步评估室间隔缺损所导致的一些并发症,如主动脉瓣反流、感染性心内膜炎等。

超声不仅有利于在术前为患者选择最佳的治疗方案,辅助介入医师和外科医师选择合适的病例及封堵器,同时能实时监测并引导室间隔缺损的介入和手术治疗,术后还能定期随访室间隔缺损封堵器和外科补片的位置及其有无残余反流。

值得注意的是,由于心肌解剖结构的特殊性,超声可能漏诊一些多发的小室缺,特别是位于心尖部肌部小室缺。

四、动脉导管未闭

动脉导管未闭(patent ductus arteriosus,PDA)亦是最常见的先天性心脏病之一,发生率占先心病的10%~21%,仅次于房间隔缺损与室间隔缺损。可单独发生,也可合并其他畸形。易见于母亲在妊娠早期有风疹病史者(20%~50%),早产儿发病率较高。一般认为,出生 1 年后动脉导管仍未闭合者,应诊断为PDA,因 PDA 具有发生感染性心内膜炎的危险性,不论其粗细,均应尽快进行专科评估和选择合理的治疗方案进行治疗。

（一）病理与临床

动脉导管是胎儿期的正常通道,出生后闭锁成为动脉韧带。动脉导管在出生后一段时间内未闭时,由于主动脉压力在收缩期及舒张期均高于肺动脉压,所以主动脉内的血液持续性经未闭的动脉导管流向肺动脉(大动脉水平左向右分流),造成肺循环血流量明显增加,进而导致左心回心血量增加,左心房、左心室因容量负荷加重而扩大。导管粗大者病程晚期肺动脉压升高,可产生右向左分流,逐渐发展成为艾森门格综合征(Eisenmenger syndrome)。

未闭的动脉导管位于主动脉峡部小弯侧,一端连在肺动脉主干末端或左肺动脉根部,另一端连接左锁骨下动脉开口远端的降主动脉前侧壁。动脉导管的长短、粗细不一,多数长 5~10mm。按其形态一般可将未闭的导管分为 5 种类型:①管型,最多见,约占 80% 以上,导管管径粗细一致;②漏斗型,导管主动脉端较肺动脉端更宽;③窗型(缺损型),少见,导管短而粗,主动脉与肺动脉呈窗型相通,类似于主动脉与肺动脉之间的间隔缺损;④动脉瘤型,中间明显膨大,形成动脉瘤状;⑤哑铃型,中部细,两端粗,此型较少见。

动脉导管细小时可无临床症状,导管直径达 1cm 者多有临床症状,可出现活动后心悸、气促、疲劳等,也可反复出现呼吸道感染。典型体征是心界向左下扩大,胸骨左缘第 2 肋间闻及收缩期及舒张期连续性杂音伴收缩期震颤,肺动脉高压时连续性杂音不典型,可表现为单纯的收缩杂音。

(二)超声表现

1. 二维及 M 型超声

(1)直接征象:主动脉根部短轴切面肺动脉分叉处或左肺动脉根部有管道与后方的降主动脉相连,二维超声可显示导管的形态、粗细及长度。胸骨上窝主动脉弓长轴切面上,左锁骨下动脉对侧管壁回声失落,并有管道与肺动脉远端相通。

(2)心脏形态学变化:未闭的动脉导管直径在 5mm 以下、或部分年龄较小者,心脏各腔室大小测值可在正常范围内。未闭的动脉导管较大者,左心房、左心室增大,肺动脉增宽,也可出现室间隔与左心室后壁运动幅度增强等表现。合并肺动脉高压时,右心室、右心房增大,右心室壁增厚,肺动脉及分支增粗。

2. 多普勒超声　无明显肺动脉高压时,在整个心动周期中主动脉压显著高于肺动脉压。CDFI 显示为降主动脉血流经导管进入肺动脉的连续性五彩镶嵌血流信号。当未闭的导管内径较小时,二维超声有时可以无阳性发现,但 CDFI 能较敏感地显示 3mm 左右的未闭动脉导管的细小分流。频谱多普勒在肺动脉远端或动脉导管开口处显示收缩与舒张连续性分流,分流速度可达 4m/s 以上。当出现肺动脉高压时,两动脉之间压差减小,分流速度下降,可表现为纯净的红色或蓝色层流信号,甚至出现肺动脉血流分流入降主动脉。

(三)鉴别诊断

1. 肺动脉瓣狭窄　初学者需注意动脉导管未闭与肺动脉瓣狭窄的鉴别。动脉导管未闭时降主动脉起始段和肺动脉主干内可显示五彩镶嵌的 CDFI 湍流,连续多普勒超声可进一步证实为收缩和舒张期连续性湍流;而肺动脉狭窄是肺动脉瓣口和瓣上均可探及收缩期湍流。肺动脉瓣狭窄的血流频谱表现为基线下方收缩期的填充频谱,而动脉导管未闭的血流频谱则表现为基线上方的双期连续性分流频谱。胸骨上窝主动脉弓切面可以进一步鉴别肺动脉狭窄和动脉导管未闭。

2. 肺动脉瓣反流　肺动脉反流的 CDFI 血流束往往在肺动脉瓣口周围,频谱多普勒为舒张期湍流。胸骨上窝主动脉弓切面也可进一步鉴别肺动脉瓣反流和动脉导管未闭。

3. 其他　动脉导管未闭还需与主动脉-肺动脉间隔缺损、Valsalva 窦瘤破裂、冠状动脉-肺动脉瘘等鉴别。上述病变与动脉导管未闭一样,能产生连续性湍流,但是主动脉-肺动脉间隔缺损的位置多在主动脉瓣上 5~10mm,二维超声和 CDFI 异常血流束的位置能发挥一定的鉴别诊断作用,而且患者的病程进展快、上呼吸道感染、心衰等临床症状重。Valsalva 窦瘤破裂伴有主动脉窦部解剖结构的异常,如主动脉窦瘤的膜状膨出,窦瘤破口的 CDFI 血流位置也与典型的动脉导管未闭不一样。部分冠状动脉-肺动脉瘘与动脉导管未闭较难鉴别,需要结合冠状动脉造影进行鉴别诊断。

(四)临床价值

二维超声和多普勒超声联合运用对动脉导管的诊断可以达到很高的诊断准确率。然而,因患者肺气干扰重、胸壁脂肪层较厚导致超声图像不清楚;或者 PDA 同时合并肺动脉高压时,肺动脉和主动脉之间的压差较小,一部分患者无论频谱多普勒和 CDFI 均无法在降主动脉起始段、肺动脉分叉靠近左肺动脉起始段探及异常血流。

超声心动图在动脉导管未闭封堵术前、术中和术后均有重要临床意义。术前超声能实时观察动脉导管未闭的位置、大小、形态及其与周围结构的关系;测量其长度、导管主动脉侧和肺动脉侧内径及导管最窄处内径,观察分流方向和时相,评估肺动脉压力。术中观察肺动脉位置以及其对周围结构有无影响,有无残余分流等。术后超声可动态随访封堵器的位置及有无残余分流情况。

五、心内膜垫缺损

心内膜垫缺损(endocardial cushion defects,ECD)是一组包括不同程度的低位房间隔,部分流入道室间隔和房室瓣的发育不完全造成的心脏畸形,又称房室管畸形或房室共同通道,占先天性心脏病的2%~5%。

（一）病理与临床

病理解剖一般分3型（图5-5,见文末彩插）:①部分型心内膜垫缺损。也称为单纯原发孔型房间隔缺损,或原发孔房间隔缺损合并房室瓣裂;②完全型心内膜垫缺损。原发孔型房间隔缺损及室间隔缺损同时存在,融合成为一大缺损。依据共同瓣的形态及腱索附着位置分为:A型,约占75%,共同瓣可分为二尖瓣与三尖瓣,各自有腱索附着在室间隔缺损的顶端或两侧;B型,少见,共同瓣可分为二尖瓣与三尖瓣,腱索不附着在室间隔上,而附着在室间隔右心室侧;C型,共同房室瓣无二、三尖瓣之分,腱索呈漂浮状,约占25%;③过渡型心内膜垫缺损。即存在原发孔房间隔缺损和较小的室间隔流入道部缺损,与完全型心内膜垫缺损不同的是未形成共同房室瓣,二尖瓣、三尖瓣独立存在,可以合并瓣裂。

①部分型心内膜垫缺损　　　②完全型心内膜垫缺损　　　③过渡型心内膜垫缺损

图5-5　心内膜垫缺损分型模式图

部分型心内膜垫缺损血流动力学变化主要为心房水平左向右分流,以右心容量负荷增加为主,有房室瓣裂时则合并房室瓣反流。完全型心内膜垫缺损四个心腔血流相通,导致左、右心容量负荷均增加。

体格检查:心脏扩大,心尖部可闻及二尖瓣关闭不全的收缩期杂音,肺动脉高压明显者则出现肺动脉第二心音亢进或分裂。

（二）超声表现

1. 部分型心内膜垫缺损

（1）二维超声:①房间隔下部回声中断。这是二维超声诊断部分型心内膜垫缺损的直接征象,在所有四腔心切面上,均可显示缺损的部位在房间隔下端近十字交叉处,其下界达房室瓣上缘。②二尖瓣前叶裂。二尖瓣水平短轴切面示舒张期二尖瓣前叶连续中断。③右心房、右心室增大,右心室流出道增宽。

（2）多普勒超声:CDFI显示低位心房水平左向右分流,频谱多普勒可记录到舒张期为主的双期连续性分流。伴有二尖瓣反流,反流程度与房室瓣裂的程度有关。

2. 完全型心内膜垫缺损

（1）二维超声:①四腔心切面房室连接处十字交叉结构消失,这是原发孔房间隔缺损与流入道室间隔缺损共存时出现的超声表现。回声中断范围一般较大,常在15mm以上。②二尖瓣与三尖瓣为共同房室瓣,分为"前共同瓣"和"后共同瓣"。在四腔心切面通过调整声束,前共同房室瓣可呈"一"字形,共同房室瓣开放时,可见四个房室腔相通,四个心腔均扩大,一般以右心房、右心室增大为主。③分型诊断:若共同房室瓣可以区分为二尖瓣与三尖瓣的成分,则为A型或B型,若房室瓣腱索分别附着在流入道室间隔缺损的顶端,则为A型;若共同房室瓣腱索经室缺伸入对侧右心室内（称之为骑跨）则为B型;若共同房室瓣无二尖瓣和三尖瓣之分,无腱索与室间隔相连,呈漂浮状,则为C型。

（2）多普勒超声:CDFI表现为心房水平及心室水平的左向右分流;二尖瓣、三尖瓣收缩期反流。

（3）完全型心内膜垫缺损常合并肺动脉瓣狭窄、继发孔房间隔缺损、单心房及大动脉转位等先天性发育异常,二维及多普勒超声有相应的图像特征。

3. 过渡型心内膜垫缺损　过渡型心内膜垫缺损兼有完全型、部分型心内膜垫缺损特征,与完全型心内膜垫缺损不同的是未形成共同房室瓣,二尖瓣、三尖瓣独立存在。瓣下仅有很小的室间隔缺损。

4. 左心室-右心房通道（left ventricular-right atrial canal）　是指膜部室间隔的心房部有缺损而产生左心室和右心房间的交通。归类尚不统一,有人将之归入部分房室管畸形。可在心尖四腔心切面上,三尖瓣隔叶上方与二尖瓣前叶下方十字交叉处探及局部回声中断。彩色多普勒血流成像可见从左心室直达右心房的以蓝色为主的五彩镶嵌穿隔血流信号。

（三）鉴别诊断

1. 冠状静脉窦明显扩张　在四腔心切面上可出现类似房间隔下部回声缺失的表现,鉴别要点是在其他任意一个切面均可观察到房间隔下部存在。

2. 部分型心内膜垫缺损　存在二尖瓣裂时,反流通过原发孔房缺流入右心房时,需注意与左心室-右心房通道鉴别。

3. 完全型心内膜垫缺损　常合并肺动脉瓣狭窄、大动脉转位、肺动脉闭锁、右心室双出口、动脉导管未闭等,需要根据顺序节段诊断法和超声图像特征综合判断进行鉴别诊断。

（四）临床价值

超声在诊断和区分部分型心内膜垫缺损（原发孔房缺）和完全型心内膜垫缺损中具有重要临床价值,结合频谱和彩色多普勒超声观察房室水平的分流情况和瓣膜的反流特征,判断房室瓣有无瓣裂,进一步明确心内膜垫缺损的类型。其中,有无室间隔缺损是准确诊断部分型心内膜垫的关键步骤,尤其是伴有室间隔膜部瘤时,判断瘤壁有无缺损或破口非常重要。

除了诊断与确认分型以外,超声心动图还可正确检出其合并的其他心血管畸形。超声心动图可对该疾病进行外科术中监测,评估手术效果以及术后随访。

六、主动脉窦瘤破裂（Valsalva 窦瘤）

主动脉窦瘤破裂（ruptured aortic sinus aneurysm,RASA）又称乏氏窦瘤破裂,占先天性心脏病的1.6%~3.6%,男性多于女性。少数后天性主动脉窦瘤可由动脉硬化、感染性心内膜炎、主动脉夹层及创伤等原因破坏主动脉窦壁组织引起。

（一）病理与临床

主动脉窦瘤一般认为系主动脉基底部中层弹力纤维先天缺陷引起该处结构较薄弱,出生后由于主动脉窦受到主动脉内高压血流冲击,窦壁逐渐变薄呈瘤样扩张,称为主动脉窦瘤。窦瘤好发于右冠状动脉窦,占69%~90%;其次为无冠状动脉窦,占15%~26%;左冠状动脉窦极为少见,占1%~5%。主动脉窦瘤的破口一般为一个,少数患者可有多个破口。窦瘤破裂最常见为右冠状动脉窦瘤破入右心室和右心室流出道,其次是无冠状动脉窦瘤破入右心房。偶见主动脉窦瘤破入室间隔、左心或破入心包腔。

30%~60%的先天性主动脉窦瘤合并室间隔缺损,10%患者伴有主动脉瓣发育异常,如主动脉瓣二叶瓣畸形、主动脉瓣脱垂等。

主动脉窦瘤未破裂时不引起血流动力学改变。若主动脉窦瘤破入右心房和右心室时,由于主动脉收缩压和舒张压均高于右心压,因此该处可探及主动脉窦部到右心的双期连续性湍流。听诊在胸骨左缘第3肋间有响亮、粗糙的连续性杂音。当破入心包时,可立即造成心脏压塞,导致猝死。由于解剖结构上的缺陷和室间隔缺损分流的虹吸作用,易造成主动脉右冠状动脉窦（瓣）脱垂和关闭不全。临床易与动脉导管未闭、冠状动脉-肺动脉瘘等先天性心脏病混淆。

（二）超声表现

1. 右冠状动脉窦瘤破裂　左心室长轴切面和右心室流出道切面显示右冠状动脉窦呈袋状扩大,并伴有连续中断;窦瘤多破入右心室流出道,向右心室流出道膨出;常合并有室间隔缺损,膨凸的右冠状动脉窦可能全部或部分遮盖室间隔缺损区,导致室间隔缺损漏诊或低估室缺大小;主动脉窦部增宽;左心房、左心室增大。多普勒超声显示主动脉右冠状动脉窦血流呈五彩镶嵌状通过窦瘤破口向右心室分流,频谱多普勒呈连续性湍流。右冠状动脉窦瘤破入右心房的优选切面是大动脉短轴,该切面有助于区分右冠状动脉窦瘤还是无冠状动脉窦瘤。

2. 无冠状动脉窦瘤破裂　无冠状动脉窦扩大,多破入右心房,呈乳头状或窦道状破入右心房下部、三尖瓣隔瓣根部,左、右心室扩大。

3. 左冠状动脉窦瘤破裂　左冠状动脉窦扩大,一般破入左心房或左心室流出道。主动脉根部切面可显示窦瘤大小及破口部位。左心房、左心室扩大。

（三）鉴别诊断

1. 右冠状动脉瘘　右冠状动脉瘘时,冠状动脉呈管状或腊肠样扩张,管壁增厚如同主动脉壁。而右冠窦瘤呈袋状或不规则扩张,壁薄;右冠状动脉瘘在其异常扩张的结构近端无湍流,而右冠状动脉窦瘤破裂在窦瘤破口处,可记录到连续性湍流。

2. 室间隔膨出瘤合并室缺　室间隔膨出瘤合并室缺时,左心室长轴切面室间隔膨出瘤位于主动脉根部下方,而右冠状动脉窦瘤在任何切面均位于主动脉根部;右冠状动脉窦瘤破裂入右心室时呈连续性湍流,而室间隔膨出瘤合并室缺的湍流仅发生在收缩期。

（四）临床价值

超声对右冠状动脉窦瘤破裂的诊断准确率较高,对合并存在的室间隔缺损,由于窦瘤遮挡较易出现漏诊。无冠窦瘤破裂和左冠状动脉窦瘤破裂发生率较低,超声表现不如右冠状动脉窦瘤破裂典型,需要注意鉴别诊断。主动脉窦瘤破裂病情进展迅速,临床症状明显,一旦明确诊断应尽快手术治疗。

七、主动脉口狭窄

先天性主动脉口狭窄(aortic stenosis. AS)是指从左心室流出道至升主动脉之间任何部位出现的梗阻,占先天性心脏病的 3%～6%。其中先天性主动脉瓣狭窄是最常见的畸形。

（一）病理与临床

根据梗阻部位的不同,病理上可分为主动脉瓣狭窄、主动脉瓣下狭窄和主动脉瓣上狭窄。主动脉瓣狭窄多为二叶瓣畸形,其次为三叶瓣、单瓣、四叶瓣,瓣膜增厚、瓣口狭窄;主动脉瓣下狭窄多为主动脉瓣下室间隔突向左心室流出道的膜性狭窄或肌性狭窄;主动脉瓣上狭窄位于主动脉嵴部(即主动脉窦与升主动脉结合部)。

该畸形的基本血流动力学变化是收缩期左心室和主动脉之间存在压差,导致左心室排血受阻,临床上可出现心、脑血管供血不足表现。听诊在胸骨左缘 2,3 肋间隙闻及收缩期喷射性杂音,粗糙,向颈部传导,常伴震颤。

（二）超声表现

1. 主动脉瓣狭窄

（1）二维超声:显示瓣膜回声增厚、增强,瓣叶开放受限,向主动脉腔膨出;瓣叶数目异常,多为二叶瓣畸形,可合并瓣膜关闭不全,经食管超声有助于确诊瓣叶数目;室间隔和左心室后壁对称性肥厚,成人患者其厚度>11mm。

（2）多普勒超声:在主动脉瓣口及升主动脉内,CDFI 呈五彩镶嵌状,频谱多普勒记录到收缩期高速射流信号。当合并主动脉瓣关闭不全时,左心室流出道记录到舒张期湍流信号。

2. 主动脉瓣下狭窄

（1）二维超声:膜型狭窄,在主动脉瓣下 1cm 左右处有隔膜样回声,呈圆顶状,突向左心室流出道,一端与室间隔相连,另一端游离或附着在主动脉根部;肌型狭窄,主动脉瓣下的左心室流出道前缘有弓状向心突起的增厚回声;左心室壁弥漫性对称性肥厚。

（2）多普勒超声:左心室流出道狭窄部及远侧 CDFI 呈五彩镶嵌状,频谱多普勒超声呈收缩期湍流频谱,流速达 2m/s 以上。

3. 主动脉瓣上狭窄

（1）二维超声：在主动脉瓣上有两条孤立的线状回声，分别自主动脉前后壁向管腔突起；升主动脉起始部局部管壁增厚，向腔内突出；升主动脉细小；左心室壁对称性肥厚。

（2）多普勒超声：狭窄部及远端 CDFI 呈五彩镶嵌状，频谱多普勒呈收缩期射流。

（三）鉴别诊断

主动脉口狭窄可引起左心室壁显著肥厚，需要注意与肥厚型心肌病鉴别；主动脉瓣下狭窄常合并存在室间隔缺损，检查时需要注意室间隔右心室面是否存在分流信号。经胸超声对主动脉瓣叶数目的判断有时存在困难，经食管超声可以清晰地显示主动脉瓣叶数目及开口情况，有助于诊断。

（四）临床价值

超声可以对主动脉口不同部位的狭窄做出准确诊断，流速越高、压差越大表示狭窄程度越重。

八、先天性主动脉弓异常

先天性主动脉弓异常主要包括主动脉缩窄与主动脉弓离断。先天性主动脉缩窄（coarctation of the aorta，CoA）95% 以上发生在降主动脉的起始部（也称主动脉峡部）。少数病例发生在左颈总动脉与左锁骨下动脉之间，或左锁骨下动脉开口处。主动脉缩窄占先天性心脏病的 1.6%～8%，常伴有其他心血管畸形或作为复杂畸形的一部分，亦可单独存在。

主动脉弓离断（interruption of aortic arch，IAA）是指升主动脉或主动脉弓与降主动脉之间连续中断的一种先天性心血管畸形。发病率占先天性心脏病的 1%～4%。该畸形临床不易诊断，大部分 IAA 患儿死于新生儿期，存活患者几乎均合并有动脉导管未闭、室间隔缺损。

（一）主动脉缩窄

1. 病理与临床 通常根据是否合并动脉导管未闭将主动脉缩窄分为以下两型：①单纯型，相当于导管后型，临床最常见，约占 90%，多见于成年人。缩窄位于动脉导管或导管韧带之后，狭窄范围较局限，侧支循环通常较丰富，文献认为较少合并心内其他畸形。②复杂型，相当于导管前型，约占 10%，多见于婴儿期，缩窄位于发出动脉导管之前的主动脉，多呈管状发育不良，病变范围较广泛，可累及左锁骨下动脉，侧支循环不充分，常合并粗大的未闭动脉导管，也常合并二叶式主动脉瓣、室间隔缺损等其他心血管畸形。

复杂型主动脉缩窄由于右心室到肺动脉的未氧合血液通过未闭的动脉导管进入降主动脉后供应身体下半部分，因此，上、下肢血压相差不显著，但下半身有发绀，并可引起右心室肥大、早期出现肺动脉高压及心力衰竭。单纯型主动脉缩窄位于导管韧带之后，下半身的血流通过锁骨下动脉和胸主动脉间的侧支循环供应，故上、下肢血压有明显差异，上肢高血压，下肢低血压，或股动脉搏动减弱、消失是本病的重要体征。听诊在胸骨左缘 2，3 肋间可闻及收缩期杂音。

2. 超声表现

（1）二维超声

1）直接征象：胸骨上窝主动脉弓长轴降主动脉起始部内径局限性缩小，该处管壁增厚，回声增强。有的缩窄部位较长，部分患者可呈隔膜样狭窄。缩窄段远心侧的降主动脉内径多有扩张。若合并动脉导管未闭，在胸骨旁大动脉短轴和胸骨上窝通过调整声束方向可显示动脉导管直接与扩张的降主动脉相连。

2）间接征象：升主动脉常增宽，室间隔、左心室壁可增厚。

（2）多普勒超声

1）CDFI：缩窄部位血流束明显变细，色彩明亮，呈五彩镶嵌状。狭窄远端血流呈扩散状。若合并存在动脉导管未闭，未闭导管处 CDFI 多为层流双向分流。

2）频谱多普勒：在狭窄处记录到收缩期高速射流频谱，速度>2m/s，频谱峰值后移。通过测量狭窄部位的峰值血流速度和压差，有助于评价狭窄程度。腹主动脉内血流速度多减低，频谱形态异常，表现为正常腹主动脉的三相波消失，变为单相低阻的血流频谱，类似肾动脉的血流频谱。

3. **鉴别诊断** 需与主动脉弓离断鉴别,详见主动脉弓离断节。

4. **临床价值** 超声心动图可作为术前检查主动脉缩窄位置及程度、术后评价治疗效果的首选方法。明确主动脉狭窄部位、内径和长度有助于临床手术方式选择。术后需要注意复查主动脉有无再狭窄和锁骨下动脉窃血综合征的发生、动脉瘤的形成。

(二) 主动脉弓离断

1. **病理与临床** 根据离断的部位不同分为 A、B、C 三种类型:①A 型:离断位于左锁骨下动脉开口远端,降主动脉与未闭动脉导管相连,常伴有室间隔缺损和严重的肺动脉高压,此型最常见,占 40%~70%;②B 型:离断位于左颈总动脉与左锁骨下动脉之间,占 30%~55%;③C 型:离断的部位位于右头臂动脉与左颈总动脉之间,很少见,占 1%~5%。

多数患者在出生后 1 年内死亡,成活患者多伴有较丰富的侧支循环或合并粗大的动脉导管未闭、室间隔缺损。临床表现可有发绀、收缩期杂音,但非特异性。

主动脉弓离断导致双心室负荷增加,左、右心室不同程度的扩大。肺动脉常呈瘤样扩张,伴有不同程度肺动脉高压。

2. **超声表现**

(1) 二维超声

1) 胸骨上窝切面主动脉弓降部显示困难或弓部曲线较直、较长,主动脉弓以下为盲端,无降主动脉连接,盲端处为纤维组织强回声。或主动脉弓与降主动脉同时显示,但平面关系错位且不连续。

2) 分型:A 型,显示与升主动脉相连接的有无名动脉、左颈总动脉、左锁骨下动脉三支大动脉;B 型,左锁骨下动脉起始于降主动脉;C 型,升主动脉正常的上升弧度消失,几乎直接垂直向上延伸,并发出右头臂动脉。

3) 合并存在动脉导管未闭和室间隔缺损。动脉导管较粗,室缺多为干下型。

(2) 多普勒超声 升主动脉与降主动脉间无血流通过,由于动脉导管较粗,导管处可以表现双向或右向左蓝色层流信号,或五彩镶嵌血流信号。

3. **鉴别诊断** 需注意与主动脉缩窄鉴别。鉴别要点:①主动脉缩窄患者,二维超声检查主动脉弓及分支显示完整,主动脉弓与降主动脉较容易同时显示,其间由狭窄段相连接,降主动脉有狭窄后扩张。而主动脉弓离断患者,主动脉弓与降主动脉之间呈盲端。两者不容易在同一平面显示,降主动脉无扩张。②主动脉缩窄患者,CDFI 显示主动脉弓与降主动脉血流连续,在缩窄部位和缩窄远心端呈明显五彩镶嵌表现,频谱多普勒呈高速收缩期射流信号。而主动脉弓离断患者在盲端处无 CDFI 血流信号显示,降主动脉血流来自动脉导管。

CTA 对于主动脉缩窄与主动脉弓离断具有重要的诊断和鉴别诊断意义,能清晰全面地显示二者的位置、范围、与降主动脉起始段的关系等。

4. **临床价值** 超声心动图已成为诊断该病的一种较为准确的无创检查方法。对手术治疗后的患者,超声心动图有助于评价主动脉弓与降主动脉的血流通畅情况,了解吻合血管或移植血管的功能以及合并的心血管畸形的修复情况。

九、主动脉-肺动脉间隔缺损

主动脉-肺动脉间隔缺损(aortopulmonary septal defect,APSD),又称为主-肺动脉窗(aortic-pulmonary window)。其特征为升主动脉与主肺动脉直接交通。主-肺动脉间隔缺损是罕见的先天性心脏血管畸形,发生率仅占先天性心脏病的 0.15%~0.6%。

(一) 病理与临床

该畸形是由于胚胎期动脉干发育过程中主动脉和主肺动脉之间分隔出现障碍,造成部分间隔异常融合所致。

病理解剖一般分为 3 型:①Ⅰ 型(近端型),最多见,缺损位于主动脉与肺动脉近端,紧邻半月瓣上方;②Ⅱ 型(远端型),缺损位于升主动脉远端的左后壁与右肺动脉起始部之间;③Ⅲ 型(完全缺损型),主动脉与肺动脉之间的整个间隔几乎完全缺如,缺损多累及肺动脉分叉处。

由于缺损位于主动脉和肺动脉之间,其病理生理学及血流动力学改变与窗型动脉导管未闭极为相似,但 APSD 的血液是从升主动脉经过缺损到肺动脉干所形成左向右分流。由于分流量大,易形成阻力性肺动脉高压。

APSD 的临床表现、症状和体征不典型,易与其他具有心前区双期杂音的先心病相混淆,加之其病理生理改变与动脉导管未闭基本相似,临床易误诊为动脉导管未闭,但患者的临床症状出现时间早,症状较重。

（二）超声表现

1. 二维超声

（1）直接征象:胸骨左缘双动脉长轴及高位升主动脉长轴切面,探及升主动脉与主肺动脉之间的间隔回声失落,其缺损大小通常超过 10mm。回声缺失范围、部位与分型有关。

（2）分型:Ⅰ型,大血管短轴切面显示主动脉左壁与肺动脉主干近端相通;Ⅱ型,缺损在升主动脉的远端;Ⅲ型,主动脉与肺动脉之间的整个间隔几乎完全缺如。

（3）间接征象:左心室扩大、室间隔与左心室后壁运动幅度增大。左心房增大,主动脉与肺动脉增宽。合并肺动脉高压者,右心室增大、室壁增厚。

2. 多普勒超声　ASPD 缺损处 CDFI 呈五彩镶嵌血流信号,并延及主动脉和肺动脉内。当缺损过大时,由于湍流程度轻,可能不出现五彩镶嵌征象。缺损很大时,分流虽然呈连续性,但分流速度相对低,也可呈层流。

3. 右心声学造影　注射造影剂后,缺损处肺动脉侧出现负性显影可确诊存在主动脉至肺动脉的左向右分流。当主动脉内有造影剂微泡出现,则表明存在肺动脉高压。

（三）鉴别诊断

1. 窗型动脉导管未闭（PDA）　存在 APSD 时,胸骨旁大动脉短轴及长轴切面显示升主动脉与主肺动脉较之 PDA 增宽更显著,且右肺动脉内径比左肺动脉内径宽,血流速度也增快。此外两者缺损的部位也明显不同,APSD 位于升主动脉与主肺动脉之间,而 PDA 位于降主动脉与主肺动脉远端分叉处。胸骨上窝主动脉弓长轴切面是鉴别两者的重要切面,在该切面 APSD 缺损位于肺动脉短轴的右侧,而窗型 PDA 位于肺动脉短轴的左侧。

2. 共同动脉干　Ⅲ型主-肺动脉间隔缺损应注意与共同动脉干鉴别,共同动脉干仅有一组半月瓣,无右心室流出道;而 APSD 有明确的主动脉瓣和肺动脉瓣,有右心室流出道,鉴别较容易。

（四）临床价值

临床几乎不能准确诊断该畸形。超声心动图对本病的无创确诊具有重要的作用。本病多数患者分流量大,肺动脉高压出现早,因此一经确诊宜及早手术治疗。

十、冠状动脉瘘

先天性冠状动脉瘘(coronary artery fistula,CAF)是指左右冠状动脉的主干或分支与任何一个心腔或近心腔大血管之间存在的先天性异常通道。冠状动脉瘘占先天性心脏病的 0.26% ~ 0.4% ,男性多于女性。

（一）病理与临床

先天性冠状动脉瘘(CAF)一般认为与胚胎发育期心肌窦状间隙未退化有关。根据瘘入腔室的不同,冠状动脉瘘可分类如下:①冠状动脉引流入右心系统,占多数,约 60% 左右。多数引流入右心室,其次为右心房、肺动脉、冠状静脉窦、上腔静脉。②冠状动脉引流入左心系统,约占 40% 。多数引流入左心室,其次为左心房。冠状动脉瘘以单发畸形多见,少数合并其他心血管畸形。

冠状动脉瘘的血流动力学改变取决于瘘入的部位和瘘口的大小,引流心腔的压力越低,瘘口的直径越大,分流量越多。引流入右心系统和左心房的冠状动脉瘘呈连续性分流。引流入左心室的冠状动脉瘘,由于左心室收缩压与动脉压基本一致,收缩期无分流,分流仅发生在舒张期,血流动力学改变与主动脉瓣关闭不全相似。

主要体征是在胸骨左、右缘 2~5 肋间有连续性杂音(引流入右心系统)或舒张期杂音(引流入左心室),可伴震颤。一旦确诊,多主张早期治疗。

（二）超声表现

1. 二维超声

（1）冠状动脉主干和/或分支扩张,病变的冠状动脉几乎均存在不同程度的内径扩张,左或右冠状动脉起始部扩张多见,内径大于 6mm,多数大于 8mm,严重扩张时直径可达 2cm 以上。

（2）部分病例可追踪观察到迂曲增宽的冠状动脉引流腔室的瘘口。二维超声能否显示瘘口,主要与是否瘘入腔室以及瘘口的大小有关,左心室瘘瘘口多位于左心室后壁基底部,瘘入右心系统的瘘口位置较复杂,二维超声直接确定瘘口位置较困难,需要多切面、多角度进行扫查。

（3）间接征象主要有主动脉根部增宽,左心房、左心室有不同程度扩大。

2. 多普勒超声

（1）在扩张冠状动脉的起始处血流速度不高,CDFI 较少出现五彩镶嵌表现。瘘管内常呈五彩镶嵌湍流表现,用 CDFI 追踪瘘管,可提高瘘入腔室和瘘口位置的显示率。

（2）右心系统瘘口和左心房瘘口频谱多普勒呈连续性湍流信号,流速>2m/s,左心室瘘口呈舒张期湍流信号,收缩期无分流。其分流特征的差异与主动脉和瘘入腔室的压力阶差有关。

3. 经食管超声（TEE）　TEE 不仅能清晰地显示冠状动脉近端的扩张情况,由于多平面 TEE 可调节超声扫查的角度,较经胸超声检查能更清晰地追踪扩张冠状动脉的走行和瘘入腔室的位置。

4. 超声在冠状动脉瘘封堵治疗中的应用　超声检查时应注意从受累冠状动脉开口至瘘入心腔的全程观察,注意瘤样扩张的血管段有无血栓形成,尤其要注意血管是否存在狭窄段及狭窄程度,以及瘘口直径,以保证心导管顺利将封堵器送达瘘口处。

冠状动脉瘘闭合或封堵治疗后,增大的心腔可缩小或恢复正常,但扩张的冠状动脉内径仍明显扩张,极少数的病例在扩张的冠状动脉窦口盲端可有血栓形成。治疗成功的病例,瘘口处的分流消失。

（三）鉴别诊断

1. 先天性冠状动脉瘤　表现为冠状动脉的一段或多段呈瘤样扩张,但与心脏各房室和大血管无交通。彩色多普勒检查在心腔内无异常血流信号,心脏各腔室一般无扩大。

2. 川崎病　本病可引起冠状动脉主干扩张或瘤样改变,结合病史,一般较容易鉴别。

3. 左冠状动脉起源于肺动脉　①右冠状动脉主干代偿性增宽,直径一般在 1cm 内;②主动脉根部短轴切面反复检查不能探及左冠状动脉开口;③左冠状动脉起自肺动脉根部的左后侧,成人患者 CDFI 可检测到左冠状动脉细小的血流束因压力逆流入肺动脉。

（四）临床价值

对典型冠状动脉瘘,超声心动图检查较容易诊断,并基本可以取代冠状动脉造影。若冠状动脉瘘细小,可发生漏诊。多发瘘口病例,若瘘口相距较近,检查不全面也可能会误诊为单个瘘口。详细的超声检查对临床选择治疗方式有参考价值。冠状动脉造影对于冠状动脉瘘的诊断和鉴别诊断具有重要意义。

十一、肺静脉异位引流

肺静脉异位引流(anomalous pulmonary venous connection,APVC)又称肺静脉异位连接。是指肺静脉一支或多支乃至全部肺静脉未与左心房相通而与右心房或体静脉连接,其中完全型肺静脉异位引流(total anomalous pulmonary venous connection,TAPVC)占新生儿发绀型先天性心脏病的 1.5%~3%,部分型肺静脉异位引流(partial anomalous pulmonary venous connection,PAPVC)较完全型肺静脉异位引流多见。

（一）病理与临床

正常肺静脉分为左上、左下及右上、右下肺静脉,分别连接左心房,或汇合后再与左心房连接,当肺静脉不与左心房连接,而是经体静脉回流入右心房或直接回流入右心房称肺静脉异位引流。完全型肺静脉异位引流根据其引流途径分为 4 种类型:①心上型（Ⅰ型）,较常见,最常见的连接方式是共同肺静脉干与左位垂直静脉连接后上行入左无名静脉,然后经右上腔静脉入右心房,或共同肺静脉干与近心段上腔静脉直接连接。②心内型(Ⅱ型),常见,引流途径有:共同肺静脉干经冠状静脉窦入右心房;共同肺静脉干直接开口于右心房或左、右肺静脉分别开口于右心房。③心下型(Ⅲ型),少见,又称为膈下型,共同肺静脉干经垂直静脉下行并穿过膈肌食管裂孔进入腹腔,经腹主动脉和下腔静脉前方汇入门静脉或下腔静脉,最后回流到右心房。④混合型(Ⅳ型),少见,指同时存在上述两种类型以上的肺静脉异位连接方式。

部分型肺静脉异位引流常见连接方式为:右肺静脉连接到右心房;右肺静脉连接到上腔静脉;左肺静脉通过垂直静脉连接到左无名静脉;左肺静脉与冠状静脉窦连接。

肺静脉异位引流患者多合并有房间隔缺损或卵圆孔未闭,在完全型肺静脉异位引流中房间隔交通是维持患者生存所必需,同时该畸形也可与其他复杂心血管畸形合并存在。

（二）超声表现

1. 二维超声

（1）完全型肺静脉异位引流共同征象:多切面观察左心房壁回声完整,在左心室长轴和四腔心的左心房后上方可见增粗的共同肺静脉干。患者几乎均伴有房间隔缺损超声征象。右心房、右心室扩大。

（2）完全型肺静脉异位引流分型:①心上型,胸骨上窝部位容易检查到增粗的上腔静脉和无名静脉,同时可以发现位于左侧的垂直静脉与无名静脉连接,形成一特征性"静脉弓"。②心内型,左心室长轴切面可见冠状静脉窦(CS)扩大,左心房后上方的共同肺静脉干开口于此,或右心室流入道切面共同肺静脉干直接引流入右心房内。③心下型,两侧肺静脉汇合为一下行静脉,经膈肌食管裂孔下行。剑突下横切面可见腹主动脉与下腔静脉中间有一圆形异常血管(即下垂直静脉)。

（3）部分型肺静脉异位引流:正常情况下右心房仅有上腔静脉、下腔静脉和冠状静脉窦的开口,而且位置较固定,如果发现其他血管在右心房的开口要考虑肺静脉异位引流入右心房。左肺静脉引流到左无名静脉者,显示上腔静脉内径增宽,引流至下腔静脉则表现下腔静脉增宽。左肺静脉引流至冠状静脉窦时,左心室长轴切面在左心房室沟处显示冠状静脉窦扩张,常合并存在房间隔缺损。

2. 多普勒超声　心尖四腔心切面 CDFI 追踪观察,左心房后外侧的共同肺静脉干与右心房直接交通或与扩张的冠状静脉窦相通。心上型肺静脉异位引流,CDFI 显示垂直静脉为迎向探头方向的红色血流信号,频谱多普勒在垂直静脉内检测到位于基线上方的静脉频谱。

3. 右心声学造影　经左上肢静脉注入造影剂后,在右心房、右心室显影的同时,造影剂在心房平面进入左心系统显影,表明为心房平面存在右向左分流,右心声学造影在评价完全型肺静脉异位引流并房缺患者心房平面右向左分流时较 CDFI 更为敏感。

4. 经食管超声　肺静脉位于心脏的后方,距食管较近,经食管超声心动图有利于肺静脉开口的显示,可以作为经胸超声显示不满意者的补充检查。

（三）鉴别诊断

部分型肺静脉异位引流和部分型三房心的鉴别诊断有一定难度,特别是在合并其他复杂畸形时。当存在冠状静脉窦增宽时需要与永存左上腔静脉鉴别。永存左上腔静脉在胸骨上窝切面可以显示位于降主动脉左侧的左上腔静脉。

（四）临床价值

多数情况下超声心动图对完全型肺静脉异位引流能够做出准确的诊断和分型,若合并多种复杂畸形可能会漏诊或误诊;部分型肺静脉异位引流时,如果四支肺静脉显示不全时可发生漏诊;超声还可以明确有无肺静脉引流梗阻和肺动脉高压程度;手术后可以准确评价肺静脉的引流情况及其在左心房的吻合口处有无狭窄。

十二、三尖瓣下移畸形与闭锁

三尖瓣下移畸形又称 Ebstein 畸形(Ebstein anomaly),本病是一种较少见的三尖瓣先天性畸形,发病率占先天性心脏病的 0.5%~1%。

三尖瓣闭锁(tricuspid atresia,TA)是指三尖瓣包括瓣下装置缺如或发育不全,右心房与右心室之间无直接交通的一种少见先天性心脏畸形。据统计,三尖瓣闭锁发病率在发绀型先心病中居第三位,仅次于法洛四联症和大动脉转位。

（一）三尖瓣下移畸形

1. 病理与临床　由于胚胎时期三尖瓣发育异常,三尖瓣隔瓣和后瓣附着点下移至右心室的心内膜上面,下移的三尖瓣将右心室分为近瓣环的无功能的"房化右心室"和近心尖的功能右心室。下移的瓣叶及瓣下结构常伴程度不等的畸形,瓣膜短小或部分缺如,正常瓣下结构消失。前瓣虽正常附着在三尖瓣环上,但瓣叶宽大、冗长。常见的合并畸形有卵圆孔未闭,继发孔房间隔缺损。

临床表现主要取决于三尖瓣畸形的程度以及合并的畸形,大多数患者因三尖瓣对合不良而出现反流,使右心室排血量下降,肺动脉血流量减少。右心房明显扩大变薄,且压力较高,若合并房缺,可因心房压力的变化产生右向左分流导致发绀。

2. 超声表现

（1）二维超声

1）四腔心切面显示房化右心室与右心房合并显示为一巨大的右心房腔,功能右心室内径缩小。隔瓣位置下移、发育不良,三尖瓣前叶仍位于瓣环处,瓣叶冗长,活动幅度增大。三尖瓣关闭不良,关闭点位置下移。

2）正常情况下三尖瓣隔瓣附着部位略低于二尖瓣前叶,如果二者距离在成人患者超过1.5cm,便可以做出诊断。儿童采用隔瓣下移的毫米数与体表面积平方米之间的指数来判断,若下移指数 $\geq 8mm/m^2$,多具有诊断价值。

3）右心室流入道切面显示三尖瓣后叶附着点下移,与前叶附着点不在同一平面。

（2）实时三维超声:显示三尖瓣前叶篷帆样改变,三尖瓣对合不良。

（3）多普勒超声:CDFI右心房和房化右心室内可见收缩期源于三尖瓣口的蓝色反流束,反流束起源明显低于正常三尖瓣环。

（4）GOSE分级及评分:GOSE指数为心尖四腔切面右心房加房化右心室的面积(a)与功能右心室面积(b)加左心房室面积(c)的比值,即a/(b+c),比值越大,手术效果及预后越差。

GOSE分级:比值<0.5为1级;0.5~0.99为2级;1.0~1.49为3级;≥1.5为4级。GOSE4级的患者只能接受双向格林手术,不宜进行三尖瓣成形术。

3. 鉴别诊断　无发绀者需与继发孔型房间隔缺损鉴别,发绀者需与法洛三联症鉴别,三尖瓣附着位置正常与否有助于鉴别。

4. 临床价值　对三尖瓣下移畸形可以提供房化右心室大小,三尖瓣关闭不全程度,有助于手术方案的制定。

（二）三尖瓣闭锁

1. 病理与临床　病理特征为三尖瓣瓣叶未发育或发育不全而融合成一肌性或纤维性隔膜,患儿均合并存在房间隔缺损(或卵圆孔未闭),存活患儿多数合并有室间隔缺损或动脉导管未闭。

由于三尖瓣闭锁,右心房与右心室之间无直接通路,体静脉血入右心房后经房间隔缺损到左心房,与肺静脉血混合后到左心室,动脉血氧饱和度下降,混合血再通过室间隔缺损到达肺动脉。动脉血氧饱和度下降,患者出生后即有发绀,伴肺动脉狭窄者发绀较重。大多数患儿在婴幼儿时期死亡。

2. 超声表现

（1）二维超声:右侧房室瓣口呈肌性隔膜或带状强回声,未见正常三尖瓣结构及启闭活动。双心房、左心室增大,右心室腔明显缩小。房间隔回声中断,若合并存在室间隔缺损,缺损断端偏向右侧。

（2）多普勒超声:CDFI显示右侧房室瓣区无跨瓣血流,心房水平右向左分流,心室水平左向右分流。

3. 鉴别诊断　本病应与左心室型单心室共同房室瓣相鉴别。如房室瓣的部位位于心腔中部,房室瓣开放时朝向整个心腔,应考虑单心室的可能性。房室瓣位于左心房与左心室之间,而右心房与右心室之间无交通,则应考虑为三尖瓣闭锁的可能性。

4. 临床价值　超声心动图能确诊三尖瓣闭锁,并能观察到三尖瓣闭锁的合并畸形。

十三、肺动脉闭锁

肺动脉闭锁(pulmonary atresia)指右心室与肺动脉之间没有直接连通的先天性畸形,占先心病的0.2%~2%。

(一)病理与临床

病理上先天性肺动脉闭锁又分为伴有室间隔缺损的肺动脉闭锁、室间隔完整的肺动脉闭锁(单纯肺动脉闭锁)两种类型。肺动脉闭锁大多为肺动脉瓣及其近段主干闭锁,形成一个纤维化的条索或隔膜。室间隔完整型,房间隔交通为右心的唯一出口,肺血的主要来源是未闭的动脉导管或侧支循环。室间隔缺损型,肺部循环多数来自升主动脉、主动脉弓、降主动脉和未闭动脉导管。主动脉增宽且骑跨,可合并存在房间隔缺损或大动脉转位。

由于肺动脉闭锁,血液不能从肺动脉排出,须通过房间或室间交通将体静脉回流的血液自右心系统引流到左心系统,以维持体循环,右向左分流将导致机体缺氧和发绀。患者出生后即出现进行性缺氧和发绀,大多数患儿在出生后6个月内死亡,存活到1岁以上多数合并有巨大房缺和粗大的动脉导管。

(二)超声表现

1. 二维超声

(1)多个切面不能探及活动的肺动脉瓣,主肺动脉近心端呈条索状或团块状回声,远心段可显示肺动脉管腔。

(2)可有房间隔连续中断或室间隔中断。

(3)右心房皆有扩大,多数右心室发育不良,呈壁厚腔小改变。

(4)因存在心房水平右向左和大动脉水平左向右分流,左心容量负荷过重,表现有左心房、左心室增大。存活患儿在肺动脉远端均显示有未闭动脉导管或侧支血管。

(5)主、肺动脉排列关系正常或异常。

2. 多普勒超声　室间隔缺损型 CDFI 显示心室水平右向左分流,室间隔完整型显示心房水平右向左分流;主肺动脉远段可探及源于未闭动脉导管的花色血流束,可见分流进入肺动脉后直达肺动脉闭锁处折返(背离探头-蓝色),或于主动脉弓与肺动脉分支周围见源于侧支血管的纤曲走行的细小连续性分流信号。部分病例在肺动脉近心端无血流信号显示。

(三)鉴别诊断

1. 法洛四联症　两者表现相似,但本病肺动脉近心端呈条索状,不能探及跨肺动脉瓣的前向血流,仅有未闭动脉导管的连续性分流。

2. 永存动脉干　左右心室与一条大动脉干相连接,动脉干骑跨于室间隔之上,右心室流出道缺如,从大动脉干发出主肺动脉或左、右肺动脉。

(四)临床价值

二维超声能明确显示肺动脉近心段的闭锁、室间隔缺损及增宽骑跨的主动脉,结合多普勒超声显示肺动脉近段无血流,远段来自导管的分流可以明确诊断。

十四、三房心

三房心(cor triatriatum)是指左心房或右心房内存在一纤维肌性隔膜结构,将心房分为两个房腔,可分为左侧三房心和右侧三房心,通常为左侧三房心,右侧三房心约占三房心患者的8%,本节主要讨论左侧三房心。三房心是一种少见的先天性心脏病,仅占先心病的0.1%~0.4%。

(一)病理与临床

胚胎发育时期,肺总静脉的吸收障碍或原始左心房发育不良,未能使肺静脉融合并入左心房壁,而演化为一纤维隔膜,将左心房一分为二,分成固有左心房及副房腔。

固有左心房(真房腔)是位于隔膜下部的左心房部分,接受来自副房或心房水平分流的血液,固有左心房的压力一般不高,也称为低压腔。副房腔是指位于隔膜上部的左心房腔,接受部分或全部肺静脉回流的血液,副房腔常因血流排出受阻,出现类似二尖瓣狭窄的血流动力学变化,腔内压力升高,也称高压腔。

临床上依据有无分流与分流方向分为以下三型:①无分流型,房间隔完整,左心房内的隔膜有交通口,若孔口狭小,可产生类似二尖瓣狭窄的血流动力学改变。②左向右分流型,在副房侧有房间隔缺损,隔膜上有孔,但孔径较小,由于副房为相对高压腔,故来自肺静脉的血流由副房分流到右心房,即房间隔缺损处左向右分流。③发绀型,相对少见,与前两型不同之处是隔膜完全封闭且存在两个房缺。副房腔血流经过副房侧房间隔缺损进入右心房,与来自体静脉的血流混合后再经固有左心房侧房缺进入低压腔的固有左心房。血流动力学与完全型心内型肺静脉异位引流类似,患者有明显发绀。

亦有学者主张按肺静脉引流部位将三房心分为完全型三房心和不完全型(部分型)三房心。完全型三房心副房接受全部四支肺静脉的回流血;不完全型三房心副房只接受部分肺静脉回血。

（二）超声表现

1. 二维超声

（1）左心房内隔膜回声,左心室长轴切面自主动脉后壁处向下延伸至左心房后壁中上部。四腔心切面,左心房隔膜横跨左心房腔将左心房分为两个腔,与肺静脉入口相连的为副房腔,与二尖瓣和左心室相连的为真房腔。

（2）隔膜回声可以是连续完整的,也可以有一个孔口或两个孔口呈不连续回声(隔膜孔口),隔膜回声距二尖瓣环较远。

（3）多合并有房间隔缺损,房间隔回声中断。

（4）左心房、右心室增大。

2. 多普勒超声　纤维隔膜上有交通口者,CDFI在固有房和副房交通口可以检测到血流信号,在心尖四腔心切面显示隔膜孔口处和真房侧出现五彩镶嵌射流束。交通口可以在隔膜中央,也可以在边缘部。存在房间隔缺损时,心房水平可以检测到分流信号。副房房间隔缺损处通常为左向右分流束,固有房侧房间隔缺损处通常为右向左分流束。频谱多普勒在隔膜孔口处可探及舒张期血流频谱,流速一般≥1.4m/s。其峰值速度估测的跨瓣压差可以推测隔膜的阻隔程度和固有左心房与副房间的压力阶差。

3. 右心声学造影　左心房三房心的副房通常无造影剂显影,当存在副房侧房间隔缺损时,右心房可出现负性显影(副房血流经房间隔缺损分流入右心房)。当存在固有房侧房间隔缺损,固有房可见造影剂回声(右心房血流经房间隔缺损进入固有房腔)。

4. 经食管超声　经食管超声诊断三房心的优势在于探头紧邻心房,对心房异常隔膜及其毗邻关系的显示明显优于经胸超声检查,有助于确定隔膜孔口大小、鉴别诊断其他畸形造成的左心房隔膜回声。

（三）鉴别诊断

1. 房间隔缺损合并肺静脉异位引流　房间隔缺损合并肺静脉异位引流时,在左心房可出现肺静脉所致的膜样回声,但经多切面观察,此膜样回声与肺静脉相连,有助于鉴别。

2. 二尖瓣瓣上隔膜　是指在二尖瓣上的左心房部分出现环状隔膜样结构,附着于二尖瓣瓣环水平或稍上方,中部存在大小不等的交通口,造成类似于二尖瓣狭窄的血流动力学改变。二尖瓣瓣上隔膜在左心房内亦可出现隔膜样高回声,但三房心隔膜位于卵圆窝和左心耳之上,二尖瓣瓣上隔膜位于两者之下,其超声特点为:三房心的左心房内隔膜回声距二尖瓣较远,二尖瓣形态多正常;二尖瓣瓣上隔膜几乎附着在二尖瓣根部(环部),多伴有二尖瓣发育异常。

（四）临床价值

完全型三房心,超声心动图检查一般较容易诊断。对部分型三房心的详细解剖结构的判断有时存在一定的困难。

十五、双腔右心室

（一）临床与病理

双腔右心室(double chambered right ventricle,DCRV)又称为右室双腔心,其特征是右室漏斗部下方存在异常肥厚肌束将右心室分成两个腔,即近端为高压腔(流入道部),远端为低压腔(流出道部)。本病少见,属于右心室腔梗阻畸形,占先天性心脏病的 1.5%~2.6%。

其胚胎学起源目前认为是由于心腔胚胎发育时心室肌吸收障碍,由肥大肌束和纤维组织增生形成狭窄环,将右心室分成两个腔,环上为漏斗部(低压腔),环下为流入道部(高压腔)。梗阻部位于右心室体部或漏斗部下方,形成右心室中部梗阻,肥厚肌束远侧的心室壁及漏斗部无异常。

病理分型根据肥厚肌束的形态分为隔膜型和肌束型,若根据是否合并其他畸形可分为单纯型 DCRV 和复合型 DCRV。隔膜型为外周厚中央薄的纤维肌性或膜性环状狭窄,中间有圆形狭窄孔道作为血流交通,为真性双腔右心室。肌束型为自室上嵴发出的一条或多条异常肥厚肌束,跨越右心室腔向右心室前壁和心尖方向延伸,与右侧的心室漏斗皱襞之间留有裂隙,血流只能从裂隙通过,异常肌束有进行性肥厚的倾向。

DCRV 可独立存在,但多数合并有室间隔缺损。室缺绝大多数为膜周型,多数与近侧的高压腔相通,少数为漏斗部室缺与远侧低压腔相通。少数患者合并有肺动脉瓣狭窄,动脉导管未闭等。

由于异常肥厚肌束横跨在三尖瓣口至肺动脉瓣口的血流通路上,造成三尖瓣与肺动脉瓣之间的血流受阻,引起不同程度的右室流出道梗阻,产生右心室阻力负荷过重,肥厚肌束三尖瓣侧右室腔压力高于肥厚肌束远侧右室腔压力。右心室体部梗阻在成年早期进展迅速,大多数患者在 30~50 岁进展为严重的右心室流出道梗阻。

该病的临床表现差别较大,主要与右心室腔梗阻程度、合并室缺大小以及是否合并其他心脏畸形有关。突出症状是有不同程度活动后心慌气短,单纯型 DCRV 患者症状出现较晚。体检在胸骨左缘 3~4 肋间有响亮粗糙的喷射性收缩期杂音及震颤,传导较广泛,肺动脉第二心音正常或减弱。典型胸部 X 线片见右室流出道有局限性凹陷;心导管选择性右心室造影右室流入道与流出道之间出现充盈缺损是本病的特征性表现;重症患者心电图有电轴右偏、右心室肥厚或双室肥厚。DCRV 矫治术主要是疏通右室腔,解除血流梗阻。

(二)超声表现

1. 二维超声心动图

(1)直接征象:胸骨旁大动脉短轴、右室流出道长轴及四腔心切面显示右室内异常粗大的肌束,大动脉短轴及右室流出道长轴切面相当于 11~12 点方位右室前壁和室间隔的心肌局部呈楔形肥厚或舌状肥厚凸向右室腔,两者相对形成狭窄交通口。狭窄部位直径多为 5~13mm,平均 8mm 左右,严重者交通口仅 2~4mm。二维超声可直观地显示右心室异常肌束的存在并将右心室分为近三尖瓣(流入道部分)的高压腔和近肺动脉瓣(流出道部分)的低压腔。

异常肥厚的肌束起始点在心底短轴切面多靠近三尖瓣环的室间隔自上斜行向下止于右室前壁,在胸骨旁四腔心切面该异常肥厚的肌束自右心室前壁近中部伸向右室腔,止于室间隔上中部。

合并有室缺者,缺损部位一般位于紧邻三尖瓣的高压腔,少数为漏斗部室缺与远侧低压腔相通。

(2)间接征象:由于右心室阻力负荷过重,肥厚肌束近端的高压腔右心室壁明显增厚,肌束远端的低压腔右心室壁正常,右心房扩大。

合并有室缺时,双心室增大。

2. 彩色多普勒及频谱多普勒超声

(1)CDFI:可直观地显示狭窄处高速射流束及狭窄后低压腔内出现五彩镶嵌湍流信号,血流束通过狭窄口后迅速扩散,血流束能准确地显示狭窄口的位置及大小。当狭窄严重并伴室缺时,产生心室水平右向左分流。梗阻较轻并室缺时,可有心室水平左向右分流。

(2)频谱多普勒超声:在异常肌束狭窄口的右室流出道侧检测到高速收缩期射流。通常采用 CW 测量三尖瓣最大反流速度估测高压腔压力以判断狭窄程度(正常情况下右心室收缩压为 15~25mmHg),最大血流速度及压力阶差越大,提示梗阻越严重。

(三)鉴别诊断

重度 DCRV 合并大的室间隔缺损时易与法洛四联症(TOF)相混淆,其鉴别点:①TOF 有明显漏斗部狭窄,圆锥间隔前移,而 DCRV 的右心室流出道和肺动脉瓣一般正常;②TOF 的室上嵴位置偏高,而 DCRV 的室上嵴位置正常;③TOF 的整个右心室壁肥厚,而 DCRV 的右室壁肥厚局限于梗阻肌束近端右心室流入道部。

胸骨旁主动脉短轴异常肌束狭窄口位于主动脉圆周 11~12 点钟相对部位即为双腔右心室;超过 12 点钟提示狭窄部位在室上嵴之上,即右室流出道或肺动脉瓣狭窄所致,这是鉴别是否为双腔右心室的主要依据。

（四）临床价值

1. 二维超声可检出本病的特征性结构异常,即右室流入道及右室流出道远端之间的异常肌束,确定异常肌束位置及狭窄交通口部位、大小以及肌性隔膜厚度。

2. 多普勒超声可确定狭窄交通口部位,探测狭窄处高速血流频谱形态、速度及压差,有助于梗阻程度判断。一般认为多普勒超声评估的右心室梗阻压差>50mmHg 或出现自觉症状,则应尽早手术治疗。

3. 可检测合并的其他心血管畸形,如室间隔缺损、肺动脉瓣狭窄等。

十六、法洛四联症

（一）临床与病理

法洛四联症(tetralogy of Fallot,TOF)是一组复合先天性心血管畸形,首先由法国学者 Fallot 于 1888 年详细报道并描述其病理解剖。在发绀型先天性心脏病中法洛四联症占首位(约 50%),占先天性心脏病的 10%~14%。

法洛四联症的胚胎学基础是圆锥动脉干发育异常,动脉干分隔不对称,漏斗部发育不良,圆锥间隔前移,室间隔未能与心内膜垫融合等。其主要病理解剖包括四部分:

1. **肺动脉口狭窄**　包括漏斗部狭窄、肺动脉瓣狭窄、肺动脉主干及分支狭窄。漏斗部狭窄为典型法洛四联症的必备特征,约 80% 以上的患者有肺动脉瓣狭窄。肺动脉瓣上狭窄包括肺动脉瓣上局限性狭窄、主肺动脉发育不良、分支狭窄或一侧肺动脉分支缺如(通常为左肺动脉缺如)。

根据肺动脉口狭窄程度,可将法洛四联症分为三种类型:

（1）Ⅰ型(轻型四联症):肺动脉瓣狭窄伴轻度漏斗部狭窄,肺动脉主干及分支发育尚好。临床发绀不明显,心室水平分流以左向右为主。

（2）Ⅱ型(典型四联症):较重的漏斗部狭窄、肺动脉瓣狭窄,伴有一定程度的肺动脉主干发育异常。心室水平为双向分流或右向左分流,患者有严重的发绀,此型最多见。

（3）Ⅲ型(重型四联症):漏斗部或肺动脉严重发育不全导致肺动脉近似闭锁,心室水平为右向左分流,患者有严重的发绀,病情危重。

2. **室间隔缺损**　法洛四联症的室间隔缺损是由于圆锥室间隔移位,与处于正常位置的窦部室间隔未能对合而形成,缺损位置以膜周嵴下型最常见(约占 85% 以上),约 10% 患者的室间隔缺损位于双动脉瓣下,缺损上缘为肺动脉瓣,后上缘为主动脉瓣。

3. **主动脉骑跨**　圆锥部室间隔向前移位,导致主动脉右移,主动脉无冠瓣远离二尖瓣前叶根部,主动脉增宽骑跨于室间隔缺损处,骑跨程度多数在 50% 左右,有学者认为如骑跨率超过 75% 则应归于右室双出口。主动脉的骑跨程度与右室流出道的发育程度和漏斗部室间隔的偏移程度有关。

4. **右室壁肥厚**　为继发性改变,呈向心性肥厚,室间隔增厚。

法洛四联症可合并其他心血管畸形,如卵圆孔未闭、房间隔缺损、动脉导管未闭、右位主动脉弓、永存左上腔静脉、冠状动脉起源异常等。

（1）血流动力学改变:主要取决于肺动脉口狭窄程度。由于存在室间隔缺损和主动脉骑跨,右心室静脉血通过室间隔缺损处进入左心室及主动脉,引起发绀。分流量与方向主要与肺动脉狭窄程度有关。长期的慢性低氧血症导致患者红细胞增多和肺动脉侧支血管增粗,以补偿动脉血氧饱和度的减低。

（2）临床表现:发绀,约 75% 的患儿在出生后 3 个月内出现发绀,哭闹或运动后加重。喜蹲踞,肺动脉严重狭窄患儿生长和发育迟缓。轻型四联症患者至成人也可无明显发绀。查体在胸骨左缘 2~3 肋间闻及收缩期喷射性杂音,肺动脉第二心音减弱或消失。有杵状指(趾)。重型四联症患者多数在2岁以内死亡,右向左分流量少者,可生长至成年。本病经手术治疗,预后多良好。

(3) 辅助检查:胸部X线肺血管纹理细小,心腰凹陷,右心室增大,心尖上翘,呈"靴型心"。心电图表现电轴右偏和右心室肥大,可伴有不完全性右束支传导阻滞。外周血检查红细胞及血红蛋白代偿性增多,血液黏稠度增加。

(二) 超声表现

1. 二维超声心动图　胸骨旁左心室长轴切面显示右心室内径增大,右心与左心的比例增大,右室游离壁和室间隔增厚(肺动脉口狭窄所致)。主动脉增宽,主动脉与左心房的比例增大。主动脉右移、前壁与室间隔不在同一平面,骑跨于室间隔残端之上,骑跨程度以骑跨率表示:骑跨率=(主动脉前壁内侧面至室间隔左室面的距离/主动脉内径)×100%,也可采用目测初步估测骑跨程度。还可显示室间隔缺损,范围较大,表现为室间隔与主动脉前壁连续性中断,室间隔断端在主动脉前后壁的中间形成主动脉骑跨。

胸骨旁大动脉短轴切面、剑突下右心室流出道长轴切面有助于明确右心室流出道、肺动脉瓣、肺动脉主干及左右肺动脉狭窄和发育情况。

法洛四联症患者中几乎都有漏斗部即右室流出道狭窄。右室流出道切面,可显示漏斗部异常增厚的肌束或隔膜,室壁肥厚,可评估右室流出道的狭窄程度及狭窄类型。右室流出道局部明显变窄,在狭窄远端与肺动脉瓣之间可见到相对较宽的第三心室。

二维超声心动图还可测量肺动脉瓣环、肺动脉主干以判断狭窄程度。测量左、右肺动脉内径,计算McGoon比值(左、右肺动脉直径之和/降主动脉穿膈肌处直径)有助于评价远端肺动脉发育情况,当McGoon比值≥1.5时说明肺动脉远端发育良好;McGoon比值<1.5,则患儿死亡率明显升高。右室流出道、肺动脉主干及分支梗阻和发育情况是超声诊断的难点,也是决定临床治疗方案的最重要信息。因此应采取剑突下右室流出道长轴、胸骨旁肺动脉长轴、心底大动脉短轴及胸骨上窝等多切面综合扫查以明确右室流出道和肺动脉发育情况。

由于法洛四联症可合并冠状动脉异常,应常规观察冠状动脉起源及走行情况。

胸骨上窝主动脉弓长轴切面对于观察左右肺动脉发育情况,是否合并残存左上腔静脉非常重要。少数患者伴有右位主动脉弓,应常规在胸骨上窝部位检查以明确主动脉弓走行。

法洛四联症最常见的合并畸形有卵圆孔未闭、房间隔缺损、残存左上腔静脉、动脉导管未闭等,检查时需注意。

2. 彩色多普勒及频谱多普勒超声　胸骨旁左室长轴及大动脉短轴切面于室间隔回声中断处可见红、蓝双向分流,由于左、右室压力阶差小,分流一般为层流。左室长轴及心尖五腔心切面可显示来自左、右心室两股血流束(蓝色)分别进入主动脉,这有助于与右室双出口鉴别。

右室流出道切面可见狭窄处五彩镶嵌的湍流信号,肺动脉主干及分支亦可见类似湍流信号。由于法洛四联症有右室流出道以及肺动脉瓣的狭窄,连续多普勒检测的血流频谱可能包括了右室流出道和肺动脉的高速射流,典型右室流出道狭窄的频谱图呈"倒匕首"状。

由于左、右心室的压差不明显,室缺水平分流速度较低,多数情况分流速度均在2.0m/s以下。典型的法洛四联症室缺部位频谱多普勒表现为舒张晚期和收缩早期的正向频谱及收缩中、晚期和舒张早、中期的负向频谱。

肺动脉发育不良的重型法洛四联症患者,胸骨上窝切面CDFI可以观察到增粗的侧支循环血管,其多普勒频谱图呈连续性低阻动脉血流。

3. 右心声学造影　二维超声结合CDF可以对绝大多数法洛四联症明确诊断,不需做右心声学造影检查。只有在需要进一步了解心房位置、心房水平有无右向左分流等情况下才考虑右心声学造影。

另外,超声判断法洛四联症的严重程度,一般是根据左室大小、主动脉骑跨程度、室缺大小、肺动脉粗细及肺动脉射流速度。轻型法洛四联症患者左心室舒张期内径大于主动脉内径,一般肺动脉发育较好,主动脉多属轻度骑跨,CDFI显示有明确的左向右分流。重型法洛四联症患者左心室较小,主动脉内径与左室舒张期内径比值一般为1:1,CDFI显示室间隔缺损处以右向左分流为主。准确测量法洛四联症患者肺动脉粗细有一定的难度,相当一部分人由于肺部气体干扰,肺动脉外侧壁难以显示清楚,通过左心室大小间接判断肺循环血流具有一定的可行性,因为在无二尖瓣和主动脉瓣病变的情况下,左心室大小主要决定于肺循环的血流量。

（三）鉴别诊断

1. 右室双出口　左室长轴切面显示主动脉增宽骑跨、大室缺、右心室增大肥厚,可貌似法洛四联症。鉴别点:右室双出口骑跨率>75%;主动脉瓣与肺动脉瓣在同一水平;CDFI 于心尖五腔心切面显示主动脉大部分接受右心室血流。

2. 永存动脉干　鉴别点:心底部仅见一条明显增粗的大动脉,紧贴右室前壁,各个切面观均不能显示右室漏斗部和大动脉交叉。

（四）临床价值

超声心动图是诊断法洛四联症的最佳手段和首选方法。可用于:

1. 测量室间隔缺损大小,主动脉骑跨程度,右室流出道及主肺、左右肺动脉分支内径。
2. 计算 McGoon 比值,评估远端肺动脉发育情况。
3. 计算左心室内径与主动脉内径的比值,评估法洛四联症的严重程度。
4. 明确合并的心血管畸形。
5. 术中监测、术后疗效评价及随访,评估患者右心功能。

十七、法洛三联症

（一）临床与病理

法洛三联症(trilogy of Fallot)是指较严重的肺动脉口狭窄伴有卵圆孔未闭或继发孔型房间隔缺损和右心室肥厚的综合征,法国学者 Fallot 首先报道此解剖畸形。法洛三联症占先天性心脏病的 4% ~ 6%。

肺动脉口狭窄多数为单纯肺动脉瓣狭窄,以三叶肺动脉瓣狭窄常见;少数为瓣膜狭窄合并漏斗部狭窄,右室流出道局限性狭窄或管状狭窄。肺动脉主干可有不同程度的狭窄后扩张。左、右心房的交通大多数为卵圆孔未闭,约25%为继发孔型房间隔缺损;右心室肥厚是继发性改变,表现为右室游离壁、隔束和壁束肥厚增粗。

1. 血流动力学改变　肺动脉瓣狭窄在本病的血流动力学中起主导作用。轻度肺动脉瓣狭窄时,心房水平出现左向右分流或无明确分流。肺动脉瓣狭窄较重时,卵圆孔开放或房间隔缺损产生右向左分流。心房水平分流量的大小和分流方向取决于两侧心房之间的压差和心房水平交通口的大小。上述血流动力学改变导致右室壁增厚,右心增大。轻度肺动脉狭窄伴有房间隔缺损的患者,可诊断为"房间隔缺损合并肺动脉轻度狭窄"。

2. 临床表现　发绀出现的时间较晚,在儿童或成年期才出现。约1/3患者无发绀或剧烈运动后才出现发绀。患者易发生上呼吸道感染,易疲劳,可出现活动后心累。胸骨左缘第2肋间可闻及3/6级以上粗糙的收缩期杂音,肺动脉第二心音减弱。部分患者有杵状指(趾)。胸部 X 线片检查右心房、右心室扩大,肺动脉段突出(伴有右室流出道狭窄者,肺动脉段可不突出),肺血减少。心电图显示电轴多右偏,右心室肥厚。外周动脉血氧饱和度减低。

（二）超声表现

1. M 型及二维超声心动图

（1）右心扩大、右心室肥厚:胸骨旁左室长轴切面、右室流出道切面及心尖四腔心切面显示右心房、右心室增大,右室流出道增宽,右心室游离壁增厚,可伴有室间隔增厚。

（2）房间隔中部回声中断:胸骨旁四腔心和剑突下双心房切面较容易显示房间隔中部回声中断。若房间隔缺损较小或考虑有卵圆孔未闭,可行经食管超声心动图检查以明确诊断。

（3）肺动脉狭窄:主要表现为肺动脉瓣增厚,回声增强,瓣叶开放受限。M 型超声心动图肺动脉瓣曲线 a 波加深、大于 5mm。若合并右室流出道狭窄、肺动脉主干狭窄则有相应的超声改变。

2. 彩色多普勒及频谱多普勒超声　由于肺动脉狭窄程度不同,CDFI 在房间隔中断处可观察到以下分流改变:①左向右分流;②未发现分流;③间歇性左向右(红色)或右向左(蓝色)分流;④右向左分流。

法洛三联症患者,肺动脉内呈五彩镶嵌湍流表现;三尖瓣心房侧可检测到收缩期蓝色反流束。

频谱多普勒超声:心房水平可探及低速分流频谱,根据频谱在基线上下方的位置,可明确分流方向。结合同步心电图,可判断心房水平分流发生的时相。

肺动脉内可探及全收缩期负向高速湍流,流速一般达 3m/s 以上,狭窄越重流速越快。根据收缩期最大瞬时压差估测肺动脉瓣狭窄程度。

3. 右心声学造影 当房间隔回声中断处 CDFI 未发现过隔分流或间歇性右向左分流,需要进一步明确有无右向左分流时,右心声学造影有助于明确诊断。最直接的表现是经外周静脉注射右心声学造影剂后,随即左心房、左心室顺序出现造影剂微泡。

四腔心、右室流出道、大动脉短轴切面是诊断法洛三联症的主要切面。超声检查需要明确房间隔缺损大小、分流方向,判断肺动脉狭窄部位及程度。对于心房水平 CDFI 分流显示不明确的患者,右心声学造影有助于明确诊断。

（三）鉴别诊断

1. 单纯肺动脉瓣狭窄 当法洛三联症患者房间隔缺损较小或 CDFI 在房间隔缺损处未检出分流或分流不明确时,易误诊为单纯肺动脉瓣狭窄。右心声学造影有助于鉴别。

2. 单纯房间隔缺损 当法洛三联症患者肺动脉瓣狭窄较轻,无明显右心室肥厚,心房水平为左向右分流时,易误诊为单纯房间隔缺损。鉴别点:根据肺动脉内血流速度来区别,单纯房间隔缺损的肺动脉血流速度一般小于 2.5m/s,而法洛三联症的肺动脉流速一般在 3m/s 以上。

（四）临床价值

1. 二维和多普勒超声对大多数法洛三联症能够做出明确的诊断。

2. 少数病例可能误诊为单纯肺动脉狭窄或单纯房间隔缺损,右心声学造影可明确诊断。

十八、大动脉转位

大动脉转位(transposition of the great arteries,TGA),又称大动脉错位,是指主动脉、肺动脉相互位置关系异常并与形态学心室连接关系不一致的一组复杂先天性心血管畸形。根据形态学心房与形态学心室的连接关系将大动脉转位分为两种:房室连接一致,心室与大动脉连接不一致者,称为完全型大动脉转位(complete transposition of great arteries,TGA);房室连接以及心室与大动脉连接均不一致者,称为矫正型大动脉转位(corrected transposition of great arteries,cTGA)。

（一）完全型大动脉转位

1. 临床与病理 完全型 TGA 是指主动脉发自形态学右心室,肺动脉发自形态学左心室,主动脉通常位于肺动脉的右前方。本病是婴幼儿常见的发绀型先天性心脏病,占先天性心脏病的 5% ~ 8%。

完全型 TGA 是由于胚胎期圆锥部发育异常,包括圆锥干扭转、分隔和吸收异常,以房室连接一致和心室大动脉连接不一致为基础,合并大动脉特殊的相互位置关系和漏斗部形态结构等异常。心脏位置多数为左位心,少数为右位心或中位心;心房多数为正位,心室多数为右襻;上下腔静脉、肺静脉与左右心房的连接关系正常;主动脉位于肺动脉前方,以右前方居多。最常见的类型为 D-TGA,即心房正位、心室右襻、大动脉右转位(SDD 型)。

冠状动脉通常起源于位置靠近肺动脉的两个主动脉窦,右冠状动脉起源于位置靠前的右冠窦,左冠状动脉起源于左冠窦。完全型 TGA 患者约 21% 可发生冠状动脉变异,包括单支冠状动脉、右冠状动脉发出回旋支、两支冠状动脉均起源于右冠窦等。

大多数 TGA 患者合并其他心血管畸形,常见有室间隔缺损、肺动脉瓣狭窄,动脉导管未闭、房间隔缺损以及左室流出道狭窄。其他合并畸形有卵圆孔未闭、主动脉缩窄、房室瓣异常、肺静脉异位引流、左心室发育不良等。

完全型 TGA 患者体循环与肺循环形成独立的平行循环,即静脉血由右心房、右心室进入主动脉,经全身循环后再回到右心房;左心房血液由左心室进入肺动脉,经肺循环后由肺静脉回流入左心房。两个循环之间只能通过心房、心室或大动脉水平分流相沟通,交换的血流量取决于交通口的数量、大小、位置及流经肺循环的血流量。若体-肺循环间分流量少,则体循环血氧饱和度低,缺氧明显,易导致酸中毒,患儿难以存活。伴有较大的室间隔缺损时,心室水平双向分流,导致肺血流量增多,体循环血氧饱和度升高,发绀改善,但早期即可出现肺动脉高压和心力衰竭。足够大的房间隔缺损及粗大动脉导管未闭亦可引起肺血流量增多。伴有肺动脉狭窄及室间隔缺损时,其血流动力学类似法洛四联症,引起明显低氧血症。

临床表现:不伴有室间隔缺损或室间隔缺损较小的患者,出生后不久即出现发绀和呼吸困难,吸氧后无明显改善,自然存活时间短。伴有较大室间隔缺损患者,症状出现较晚,出生时发绀不明显,数周或数月内可有心力衰竭表现,易发生肺部感染。伴有室间隔缺损及肺动脉狭窄的患者,症状出现较迟,发绀较轻,出现心力衰竭也较少,自然存活时间较长。

体征:发绀、呼吸困难、心动过速。伴较大室间隔缺损者在胸骨左缘第3、4肋间可闻及收缩期杂音。伴有肺动脉狭窄者胸骨左缘第2、3肋间可闻及收缩期喷射性杂音。

2. 超声表现

(1) 超声检查步骤:明确心房与心室、心室与大动脉的连接关系是诊断完全型 TGA 的关键。

超声观察的重点内容包括:大动脉起源及相互关系;房室连接顺序;房、室间隔的连续性,室间隔缺损的位置和大小;动脉圆锥位置,肺动脉瓣下有无梗阻;二、三尖瓣位置;冠状动脉开口;是否存在动脉导管未闭和其他心内畸形。

检查步骤如下:

1) 判定内脏位置:正常降主动脉位于脊柱的左前方,下腔静脉位于脊柱的右前方,并与右侧的肝脏相连,最后汇入右心房。内脏反位时,下腔静脉、肝脏及右心房位于左侧,左心房和降主动脉位于右侧。

2) 判定心房:正常时与下腔静脉相连的是右心房;四条肺静脉与左心房相连,左心耳窄而长。下腔静脉缺如或异位连接时,先判定左心房;完全性肺静脉异位引流时,先判定右心房。

3) 判定心室:与二尖瓣相连的是左心室,与三尖瓣相连的是右心室。在心尖四腔心切面上,三尖瓣隔瓣附着点较二尖瓣前瓣低。右心室侧壁三尖瓣前瓣较长,左心室侧壁二尖瓣后瓣较短。心室短轴显示右心室内三尖瓣口呈花瓣状启闭,左心室内二尖瓣口呈鱼嘴状启闭。右心室内膜面比左心室粗糙,肌小梁粗大,有调节束。

4) 判定心房-心室连接:根据对心房、心室的判定,明确房室连接是否一致。完全型 TGA 多数为心房正位、心室右襻,房室连接一致。

5) 判定大动脉:主动脉根部有冠状动脉发出,向上走行后弯曲呈弓状,有头臂动脉、左颈总动脉及左锁骨下动脉发出。肺动脉主干较短,随即分为左右肺动脉,肺动脉分叉处呈人字形。

6) 判定心室-大动脉连接:正常主动脉发自形态左心室,肺动脉发自形态右心室。完全型 TGA,主动脉发自右心室,肺动脉发自左心室。

7) 判定大动脉关系:正常肺动脉位于主动脉左前方,包绕主动脉根部短轴。完全型 TGA,这种正常关系消失,主、肺动脉呈平行走行,主动脉通常位于肺动脉右前方。

(2) 二维超声心动图

1) 心房-心室连接关系正常:心尖四腔心切面显示二尖瓣前叶及三尖瓣隔叶附着位置正常,左心房经二尖瓣与左心室连接,右心房经三尖瓣与右心室连接。心室短轴切面可观察瓣膜开闭形态等。

2) 心室-大动脉连接关系异常:左心室长轴切面显示两大动脉平行排列,主动脉位于前方,完全起自右心室。大动脉短轴切面显示主动脉位于肺动脉前方,可为正前、右前或左前方。心尖五腔心切面、剑突下五腔心及双动脉长轴切面可显示主动脉完全起自右心室,肺动脉完全起自左心室,主、肺动脉平行走行。

3) 合并畸形:合并室间隔缺损者还可能合并肺动脉狭窄。其他合并畸形如房间隔缺损、动脉导管未闭、主动脉缩窄、房室瓣发育异常等。

4) 冠状动脉起源和走行可正常或异常:在大动脉根部短轴切面寻找冠状动脉开口,注意有无起源和走行异常。

（3）彩色多普勒及频谱多普勒超声：主要用于检测体-肺循环间的异常通道和肺动脉狭窄。当伴有室间隔缺损，收缩期左心室的血液部分进入肺动脉，部分经过缺损处进入前位的主动脉。当伴有肺动脉狭窄时，收缩期血液大部分进入主动脉。舒张期由于右心室的压力高于左心室，出现右向左分流。由于两心室间压力阶差较小，不论是左向右分流，还是右向左分流速度均较低。也可检出房间隔缺损、动脉导管未闭的分流。当肺动脉狭窄时，肺动脉内收缩期血流束变窄，呈多色镶嵌；峰值血流速度及跨瓣压差增大。

（4）实时三维超声心动图：通过旋转、切割功能，实时三维超声可实现从任意角度观察大动脉空间位置及其与心室的连接关系。主动脉行程长、肺动脉行程较短，旋即分为左右两支。如合并室间隔缺损，可从各个角度观察缺损残端。

（5）经食管超声心动图：对于经胸超声探查不满意的患者，经食管超声可清晰显示心房、心室、大动脉之间的连接关系。但对心内复杂畸形，尤其是发绀明显的患者，经食管超声检查有较大风险，应谨慎使用。但在外科矫治术中，经食管超声可作为实时引导手术和评估手术效果的主要手段。

（6）超声造影：对大动脉位置异常、室间隔缺损较小、图像显示不清晰的患者，可从周围静脉注射声学造影剂，观察有无分流及分流量大小。在肺动脉瓣狭窄较重的患者，有时很难探及肺动脉的血流频谱，注射造影剂后，可增强显示血流频谱的运动曲线。

3. 鉴别诊断　完全型 TGA 应与大动脉位置关系异常的其他先天性心脏病相鉴别。

（1）Taussig-Bing 综合征：Taussis-Bing 综合征是右心室双出口一种特殊类型，是指主动脉完全起源于右心室，肺动脉下室间隔缺损，肺动脉大部分起源于右心室，肺动脉圆锥与二尖瓣直接连接，而主动脉与二尖瓣之间无纤维连接。Taussig-Bing 综合征可合并主动脉下圆锥狭窄，常有主动脉缩窄，而极少伴肺动脉狭窄。该畸形易误诊为完全型 TGA，当合并肺动脉狭窄时，鉴别更为困难。关键在于明确室间隔缺损类型，仔细测量肺动脉骑跨率，大于 75% 时为右室双出口，小于 75% 时为完全型 TGA。

（2）矫正型 TGA：两者鉴别点包括：①完全型 TGA 房室连接一致，而矫正型 TGA 房室连接不一致；②完全型 TGA 多为大动脉右转位，矫正型 TGA 多为大动脉左转位；③完全型 TGA 血流途径异常，矫正型大动脉血流途径正常。

（3）大动脉异位（malposition of the great arterics，MGA）：MGA 患者大动脉相互位置关系异常，但大动脉与心室的连接关系正常，主动脉仍然连接形态学左心室，肺动脉连接形态学右心室。MGA 的房室连接一致或不一致，前者血流途径正常，后者类似于完全型 TGA。

4. 临床价值　超声心动图可以明确完全型大动脉转位的诊断。

（1）根据心脏节段分析法，可明确形态学心房的位置，心房-心室的连接、心室-大动脉的连接是否一致。

（2）可检测体-肺循环间的异常通道和肺动脉狭窄。

（3）可检测其合并的其他畸形如房间隔缺损、动脉导管未闭、主动脉缩窄、房室瓣发育异常等。

（4）可检测冠状动脉的起源以及走行是否正常。

（5）经食管超声心动图可用于术中检测。经胸超声心动图可用于术后评估及随访。

（二）矫正型大动脉转位

1. 临床与病理　矫正型 TGA 特指同时存在心房与心室连接不一致以及心室与大动脉连接不一致的心脏畸形。体静脉回心血通过右心房，经二尖瓣口入形态学左心室（功能右心室）后进入肺动脉；肺静脉氧合血回到左心房，经三尖瓣口入形态学右心室（功能左心室）后进入主动脉，循环生理仍维持正常。本病比较少见，约占全部先天性心脏病的 1%，多伴发室间隔缺损、肺动脉狭窄、三尖瓣发育畸形等。

矫正型 TGA 形态学右心室承担体循环，形态学左心室承担肺循环。最常见的类型是 SLL，即心房正位、心室左襻、大动脉左转位；IDD 少见，即心房反位、心室右襻、大动脉右转位。矫正型 TGA 约 80% 合并室间隔缺损，多位于肺动脉瓣下或膜周部；50% 可合并肺动脉瓣狭窄；90% 可合并三尖瓣结构异常，尤其是室间隔完整者,表现为三尖瓣下移畸形或三尖瓣环扩大,瓣叶、乳头肌缩短等。其他心内合并畸形有房间隔缺损、动脉导管未闭、主动脉缩窄、单支冠状动脉等。

矫正型 TGA 的冠状动脉解剖与正常相反,右侧的冠状动脉发出左前降支和回旋支,而左侧冠状动脉分支和走行相当于正常的右冠状动脉。

尽管有房室连接不一致,若无伴随心血管畸形,矫正型 TGA 患者含氧低的腔静脉血最终仍进入肺动脉,而含氧高的肺静脉血仍进入主动脉,血流动力学与正常人无异。

伴有室间隔缺损者,血流动力学改变与单纯室间隔缺损相似,也为体循环向肺循环分流,其分流量与室间隔缺损大小及体循环压力有关。同时伴有室间隔缺损与肺动脉狭窄者,室间隔缺损通常较大,血流动力学改变与法洛四联症相似。如仅存在三尖瓣关闭不全,则类似于结构正常心脏伴二尖瓣关闭不全的血流动力学改变。

临床表现取决于是否伴有其他心血管畸形。如伴有室间隔大缺损,则有肺充血和肺动脉高压的表现。合并其他心血管畸形或心律失常者有相应的体征。

2. **超声表现**

(1) 二维超声心动图:运用心脏节段分析法明确内脏-心房、心房-心室、心室-大动脉的连接关系;明确有无其他心血管畸形;明确冠状动脉的起源和走行;明确三尖瓣的功能状态。

1) 心房-心室连接关系异常:心尖、胸骨旁或剑突下四腔心切面根据二、三尖瓣附着位置,确定右心房经二尖瓣与左心室连接,左心房经三尖瓣与右心室连接。

2) 心室-大动脉连接关系异常:就最常见的 SLL 型而言,心尖五腔心切面与剑突下双动脉长轴切面显示主动脉从右心室发出,肺动脉从左心室发出。探头置于大动脉根部,可见主动脉位于肺动脉的左前方。

3) 合并畸形:胸骨旁左心室长轴、大动脉短轴和四腔心是显示室间隔缺损的常用切面,表现为室间隔连续性中断。合并房间隔缺损时,四腔心切面显示房间隔连续性中断。当合并肺动脉狭窄时,大动脉短轴切面显示肺动脉瓣可为二叶瓣畸形,瓣叶增厚、回声增强,开放受限,呈穹隆状,肺动脉可见狭窄后扩张,合并肺动脉主干及分支狭窄时内径减小。

(2) 彩色多普勒及频谱多普勒超声:伴有室间隔缺损时,彩色多普勒于收缩期可探及心室水平左向右五彩镶嵌色的高速血流,连续多普勒显示收缩期高速湍流频谱。伴有房间隔缺损时,彩色多普勒显示心房水平左向右红色过隔分流束。伴有肺动脉狭窄时,连续多普勒于肺动脉内探及收缩期高速湍流。伴有三尖瓣异常时,可探及不同程度的三尖瓣反流。

(3) 超声造影:经周围静脉注射右心声学造影剂后,矫正型 TGA 右心房、解剖左室及肺动脉顺序显影。若未合并其他心血管畸形,左心房、解剖右室及主动脉内无造影剂充盈。如合并有其他心血管畸形,则根据合并畸形的不同出现相应改变。

3. **鉴别诊断**

(1) 完全型 TGA:二者均有心室-大动脉连接不一致,鉴别关键点在于判断房室连接是否一致,如连接一致为完全型 TGA,反之则为矫正型 TGA。此外,矫正型 TGA 多为左转位,而完全型 TGA 多为右转位。

(2) 大动脉异位:大动脉异位患者房室连接可能一致也可能不一致,二者鉴别要点是心室-大动脉的连接关系,大动脉异位的心室-大动脉连接一致,而矫正型 TGA 的心室-大动脉连接不一致。

(3) 孤立性心室反位与孤立性心房反位:均存在房室连接不一致,但心室-动脉连接一致是其与矫正型 TGA 的鉴别点。

4. **临床价值**　超声心动图是诊断矫正型 TGA 的首选无创性检查方法。①矫正型 TGA 患者若不合并肺动脉口狭窄,其临床症状可以不典型,甚至有些患者在成年后才被发现。②超声心动图在诊断矫正型 TGA 时除判断心房-心室-大动脉连接关系外,更为重要的是检出合并的心内畸形,因为这些畸形的种类和严重程度,直接决定了外科治疗术式选择。

十九、永存动脉干

（一）临床与病理

永存动脉干（Persistent truncus arteriosus，PTA），又称共同动脉干或共同主动脉-肺动脉干。心底仅发出单一动脉干，此大动脉干下仅有一组半月瓣，体循环、肺循环和冠状动脉血液均来自此动脉干，几乎均合并有干下型室间隔缺损。本病占先天性心脏病的 0.5%~3%。

PTA 是由于原始心管的心球间隔发育缺陷，原始动脉干未能正常分隔发育成主动脉和肺动脉，原始动脉干间隔完全缺如或部分存在。患者的心脏位置及各节段关系多数属于正常，多为左位心，内脏心房正位，心室右襻，房室连接关系正常。除室间隔缺损外，合并畸形有右位主动脉弓、冠状动脉口畸形、动脉导管未闭、房间隔缺损、房室管畸形等。

根据肺动脉的起源，PTA 通常分为以下四型。

Ⅰ型：约占 47%，左右肺动脉通过一个短的肺动脉总干起自于永存动脉干。

Ⅱ型：约占 25%，左右肺动脉分别自永存动脉干后方发出，两者开口较靠近。

Ⅲ型：约占 17%，左右肺动脉分别自永存动脉干，两者开口间距较远。

Ⅳ型：约占 11%，左右肺动脉均缺如，肺循环由起自降主动脉的支气管动脉等供给。目前多数心脏中心将此型归类于Ⅳ型肺动脉闭锁。

血流动力学改变：与肺循环阻力、肺循环血流量、肺动脉病理解剖结构及共同动脉瓣狭窄或关闭不全程度等有关。PTA 接受来自左心室的动脉血和右心室的静脉血，体循环系统的血氧饱和度降低。当肺循环阻力在出生后降至正常或接近正常，肺血流量将明显增加，易引起心室扩张和心力衰竭，但多数发绀不明显。相反，当肺循环阻力在出生后保持较高水平，或伴有肺动脉口狭窄、肺动脉发育不良等，则肺血流量可变化较小或仅轻度增加，患者一般不出现明显的心衰，但容易出现发绀，尤其是体力活动时。

临床表现：一般出生后即出现较明显症状。呼吸急促，喂养困难，发育不良，甚至出现心力衰竭等症状。有轻度或中度发绀。查体可有心脏扩大，心尖搏动增强，胸骨左缘可触及收缩期震颤并闻及全收缩期杂音。心电图示双心室肥厚，多以左心室肥厚为主。胸部 X 线片示心影增大，以左心室增大为著。多有肺血管纹理增多及肺动脉高压表现。

（二）超声表现

1. 二维超声心动图　胸骨旁左心室长轴切面显示动脉干骑跨于室间隔之上以及干下室间隔缺损；心尖四腔心切面显示房室连接关系；心尖五腔心切面及剑突下五腔心切面可观察到动脉干骑跨程度、动脉干上有无主肺动脉及左、右肺动脉发出；胸骨上窝主动脉弓长轴切面有助于观察动脉干与肺动脉关系，并可观察有无合并主动脉弓离断、主动脉缩窄及右位主动脉弓等畸形。

2. 彩色及频谱多普勒超声　显示动脉干接受来自左、右心室的血流，心室水平双向过隔分流，舒张期动脉干瓣反流可进入右心室；主肺动脉或左、右肺动脉血流源于动脉干，其血流频谱为连续性频谱。

（三）鉴别诊断

1. 主-肺动脉窗　主-肺动脉窗是半月瓣以上升主动脉和肺动脉之间的异常交通，多位于升主动脉左后外壁或其后壁，与相邻的肺动脉右前外壁或右肺动脉前壁相通。患者有两组动脉瓣，胸骨旁左心室长轴切面、大动脉短轴或胸骨上窝主动脉弓长轴确定主动脉壁和肺动脉主干之间的连续性；而 PTA 患者动脉干骑跨于室间隔之上以及干下室间隔缺损，仅有一组动脉瓣。

2. 肺动脉闭锁合并室间隔缺损　自身肺动脉存在，肺血流通过未闭的动脉导管供应；自身肺动脉不存在，肺循环完全依赖于粗大的体-肺侧支。超声显示困难，肺动脉主干内径很细或仅见共汇和细小的左右肺动脉，可见合并的动脉导管未闭和/或粗大的体-肺侧支。

（四）临床价值

1. 二维超声结合多普勒技术是诊断 PTA 的最佳方法。

2. 可明确动脉干骑跨程度、动脉干上有无主肺动脉及左、右肺动脉发出。

3. 可明确 PTA 的分型。

4. 可观察有无合并主动脉弓离断、主动脉缩窄及右位主动脉弓等畸形。

二十、单心室

（一）临床与病理

单心室(single ventricle,SV)是一组少见的复杂心血管畸形,指心脏只有一个有功能的主心室腔同时接受两个心房或共同心房的血液,可伴有或不伴有残余心腔,多合并大动脉转位、肺动脉狭窄、房间隔缺损等。单心室发生率占先天性心脏病的 1%~4%。

主心室腔多较大,残余心腔本质上为缺少流入道的心室,与主心室腔间经球室孔相通,一般没有心房和房室瓣口与之连接。主心室腔或残余心腔与大动脉的连接关系可分为单出口或双出口,绝大多数单心室合并大动脉转位。

根据主心室腔的形态特征,单心室可分为三种类型:

1. 左心室型 最常见,占 60%~80%。主心室腔为形态左心室,位于后下方;残余心腔为缺少流入部的右心室,位于前上方,多数为输出腔。心室大动脉的连接关系多不一致,通常为左位型大动脉转位。

2. 右心室型 较少见,主心室腔为形态右心室;残余心腔为缺少流入部的左心室,多位于主心室腔左侧后下方。心室大动脉连接关系多见主心室腔双出口。

3. 未定心室型 罕见,只有一个心室腔,左、右心室窦部均未发育,心室结构特征不典型,室间隔缺如,无残余心腔。心室大动脉连接关系多为心室双出口。

血流动力学改变:单心室的病理生理改变取决于单心室腔内体循环和肺循环血流混合程度,以及从单心室到肺动脉和主动脉的排血阻力。无肺动脉狭窄时,血液在心腔内不完全混合,左心房血液进入主心腔后较多地流向主动脉,右心房血液进入主心腔后较多地流向肺动脉,患者发绀较轻;合并肺动脉狭窄时,肺血减少,来自左、右心房的血液在主心腔内混合较均匀,患者发绀较重,血流动力学类似于法洛四联症。

临床表现:与患者的病理生理状态有关,主要有发绀、缺氧和心力衰竭。多数自幼即有症状,常患感冒、肺炎,还可出现进食困难、呼吸困难和发育迟缓等。可有营养不良,部分患者有发绀、杵状指(趾);多数有心界扩大、心尖搏动弥散、心率加快等。心电图和胸部 X 线检查缺乏特异性;多层螺旋 CT 及心血管造影检查可确定单心室的病理解剖、心腔大血管连接排列关系以及合并畸形。

（二）超声表现

1. 二维超声心动图 采用节段分析法,确定单心室的心脏位置、心房内脏位置、房室连接、主心室腔类型、心室大动脉连接、大动脉的位置关系以及合并畸形等。要点是确认室间隔有无缺如,观察主心室腔的形态学特征,确定单心室类型为形态左心室或形态右心室;寻找有无残余心腔,观察有无大动脉与之相连接;观察房室瓣的发育情况;辨认大动脉与心室的连接关系:正常心室-大动脉连接;大动脉转位(判断转位类型);心室双出口;心室单出口;确定有无肺动脉狭窄。

胸骨旁长轴切面及心尖四腔切面均可显示单一主心室腔,室间隔回声缺如,多数有残余心腔。两组房室瓣者,在心室短轴切面显示两个房室瓣口向主心室腔开放;一组共同房室瓣者,瓣膜开放时仅显示单一房室瓣口。

（1）左心室型:主心室腔为形态左心室,常位于后下部;残余心腔位于主心室腔的右前或左前方,经球室孔与主心腔相通;常伴有大动脉转位,大多为左位型大动脉转位。主动脉一般起源于残余心腔,位于左前方,肺动脉多起源于主心室腔,位于右后方。

（2）右心室型:主心室腔为形态右心室,常位于前上部;残余心腔多位于主心室腔的后下方,经球室孔与主心腔相通;常伴有大动脉转位,大多为心室双出口,两条大动脉均起源于主心室腔;多数合并单心房和完全性肺静脉畸形引流。

（3）未定心室型:单一心室腔,多个切面检查均未发现残余心腔,大多数为心室双出口。

2. 彩色多普勒及频谱多普勒超声 彩色多普勒可显示血流方向,通常双心房血液均汇入主心室腔内,心室腔内血流呈混叠状态;可显示主、肺动脉血流束起源;伴有肺动脉狭窄者,肺动脉内血流显示五彩镶嵌色,连续多普勒测及高速湍流频谱;合并房室瓣反流者,在心房侧可探及五彩镶嵌色反流束。

（三）鉴别诊断

1. 单纯的巨大室间隔缺损 主心室腔内粗大的乳头肌可能被误认为是残余室间隔,二维超声多切面扫查可明确是粗大乳头肌还是残余室间隔。

2. 三尖瓣闭锁 部分三尖瓣闭锁患者的右心室发育极差,易与仅有一组房室瓣的左心室型单心室相混淆,二维超声观察心室腔形态以及是否有室间隔有助于鉴别。

（四）临床价值

超声心动图是诊断单心室的首选检查影像手段。

1. 二维超声心动图可检出单一心室及其形态,明确单心室的病理分型。

2. 可明确心室大动脉连接及大动脉的位置关系,明确大动脉转位的类型,并可明确是否有肺动脉狭窄。

3. 可检出合并畸形。

二十一、左心发育不良综合征

（一）临床与病理

左心发育不良综合征(hypoplastic left heart syndrome,HLHS),是一组少见而严重的心血管畸形,包括左心腔狭小、二尖瓣和/或主动脉瓣闭锁或严重狭窄、升主动脉和主动脉弓发育不良,动脉导管开放等一系列病变。HLHS约占先天性心血管畸形的1.5%。

本病病因不详,可能与卵圆孔在胚胎早期狭窄或闭合有关,或孕早期和/或中期出现的主动脉瓣狭窄;部分患者伴有基因缺损或染色体异常。

通常心脏位置、房室连接、心室与大动脉连接关系正常。心脏外形增大,心尖由右心室构成,右心房、右心室肥厚扩大。左心系统明显发育不良,左心室腔狭小甚至仅为一裂隙,左心室壁及心内膜增厚。多伴有卵圆孔未闭,少数伴有Ⅱ孔型房间隔缺损。二尖瓣环、瓣膜、乳头肌均小,乳头肌数目及附着位置异常,腱索短小或缺如,瓣叶增厚,瓣口狭小或闭锁。主动脉瓣多有先天性发育异常,瓣叶小而厚,有严重狭窄或瓣缘融合形成盲端。升主动脉细长狭小,甚至呈线样,内径多数仅为2~4mm;由于有来自未闭动脉导管的逆向血流,主动脉弓在无名动脉发出后内径相对较宽,但仍低于正常。主动脉缩窄亦很常见,偶有主动脉弓离断。所有患儿均有粗大动脉导管未闭,肺动脉增宽。

血流动力学改变:胎儿时期右心同时接受来自体循环和肺循环的血液,动、静脉血液在心房水平经卵圆孔或房间隔缺损混合,经三尖瓣入右心室,在肺动脉水平通过未闭动脉导管分流入降主动脉,部分逆流至主动脉弓甚至升主动脉。主动脉瓣闭锁时,完全依靠逆向血流至主动脉弓及升主动脉,供应冠状动脉血流,所以主动脉和肺动脉的血氧饱和度基本相等。出生后,由于肺血管阻力降低,右心室血液进入体循环减少,在动脉导管开放的情况下,患儿的生存依赖于体循环与肺循环阻力的平衡。如果主动脉及二尖瓣闭锁的患儿动脉导管关闭,将迅速出现休克、代谢性酸中毒、肺水肿等致患儿死亡。如仅有主动脉及二尖瓣狭窄,降主动脉血液部分来自动脉导管的右向左分流,升主动脉内仍可由左心室的前向血流供应。冠状动脉起源多正常,在二尖瓣狭窄合并主动脉瓣闭锁时,可出现左心室内窦状隙与冠状动脉相通。

临床表现:患儿在出生数小时至数天内出现严重症状,面色苍白、呼吸困难、心动过速、发绀、循环衰竭、酸中毒。体征:周围脉搏微弱,肝大,单一亢进的第二心音,可闻及2~3/6级收缩期杂音或无杂音。肺部可闻及啰音。心电图显示电轴右偏,右心房肥大,右心室肥厚。胸部X线片显示心影增大,外形如球状,肺纹理增多,肺淤血水肿。

（二）超声表现

1. 二维超声心动图

（1）胸骨旁左心室长轴切面:极小的左室腔与扩大的右室腔形成鲜明对比。左室腔位于右心室后方,由心肌组织环绕呈球形而不延伸至心尖。常见左心室心内膜回声增强,原因是由心内膜弹力纤维增生所致;左心房通常较小。主动脉狭小,从左心室发出;若升主动脉内径<5mm可诊断发育不良;主动脉瓣环窄小,瓣膜增厚或闭锁;二尖瓣环窄小,瓣叶闭锁或增厚、隆起,腱索粗短或缺如,瓣叶直接与乳头肌相连。右心房、右心室及三尖瓣口明显扩大;右心室壁肥厚、搏动增强,右心室功能是预测手术预后的重要指标。主动脉闭锁时,室间隔缺损很少见。在二尖瓣闭锁而主动脉瓣开放时,伴有室间隔缺损的情况较多,主动脉瓣及升主动脉发育不良的程度较轻。左心室长轴切面以下几个测量指标可协助诊断:从二尖瓣后瓣环到左室心尖的距离<25mm,二尖瓣环径≤6mm,升主动脉内径<5mm。

（2）胸骨旁短轴切面:主动脉短轴切面可观察到狭小的主动脉根部以及闭锁或增厚的主动脉瓣叶,增厚的主动脉瓣呈二瓣(45%)、三瓣(30%)、单瓣(25%)或无正常形态。肺动脉明显增宽,动脉导管未闭,且动脉导管大多较肺动脉分支粗。

心室短轴切面显示左心室为一小的圆形结构,室壁及心内膜增厚,收缩时形似肉球,左心室面积<1.5cm^{2}有助于诊断。而明显增大的右心室形似半圆,失去原有的月牙形状,该切面也可观察右心室的功能。

（3）心尖四腔及五腔心切面:右心增大并顺钟向旋转,占据心尖,其收缩期的缩短情况可为增强、正常或减低。左心室在常规标准切面很难探查到,将声束偏向后下及侧面可显示极小的左心室腔及增厚的心内膜。四腔心切面是显示二尖瓣的最佳切面,二尖瓣增厚、形态不规则,开放幅度减小或完全闭锁,有时可见二尖瓣瓣叶直接与乳头肌相连。可测量二尖瓣瓣环径。五腔心切面可显示左室流出道、瓣环狭小及瓣叶活动度减小或闭锁的主动脉瓣、细小的升主动脉。

（4）剑突下切面:剑突下切面首先主要探查房间隔,测量房间隔缺损或卵圆孔未闭的大小。心房水平的交通越大对患儿的存活越有利。通常由于左心房压力升高,房间隔呈瘤样突向右心房。当房间隔完整并伴有二尖瓣闭锁而无肺静脉异位引流时,左房主静脉开放,起源于左心房,并与上腔静脉、颈内静脉、左位上腔静脉相通。另外,需要判断房间隔缺损的大小及分流量,剑突下切面测量房间隔缺损的间距小于同一切面房间隔长径的1/2,分流速度大于2m/s,并有肺静脉增宽,则为限制性房间隔缺损,可致肺静脉压升高,影响后期手术。其次,需要清晰显示主动脉根部和升主动脉的狭窄情况。该切面也可观察发育不良的左心室及增粗的上、下腔静脉,也有助于诊断肺静脉异位引流。左心发育不良综合征合并肺静脉异位引流的发生率约6%左右,可合并任何类型的肺静脉异位引流。

（5）胸骨上窝切面:胸骨上窝切面是必不可少的,可观察到细小的升主动脉,有的患儿整个主动脉弓均发育不良,延至导管前及导管后的降主动脉均呈细长扭曲状。动脉导管粗大。

2. 多普勒超声心动图 主动脉瓣及二尖瓣狭窄时,可见主动脉瓣及二尖瓣前向血流加速呈花色;瓣膜闭锁时,无跨瓣血流。多普勒可确定有无三尖瓣及肺动脉瓣的反流以及反流程度,瓣膜功能对右心功能很重要。

心房水平分流在剑突下切面判断,该切面对有无肺静脉异位引流也很有帮助。

升主动脉内存在逆向血流,说明体循环完全依赖动脉导管右向左分流的血流;如升主动脉内存在前向血流,说明体循环部分依赖动脉导管右向左分流的血流。从左心室经主动脉瓣进入主动脉的前向血流应与升主动脉内收缩早期的一过性的低速前向血流相鉴别,后者是由于闭塞主动脉的活塞作用或在收缩期冠状动脉内的逆向血流入升主动脉引起。胸骨上窝切面或高位胸骨旁大动脉短轴切面,对动脉导管血流的探查也很重要,通常动脉导管在收缩期为右向左分流,舒张期为左向右分流,说明肺动脉阻力较低,如舒张期无左向右分流则提示肺动脉舒张压增高。胸骨上窝短轴切面声束向下可显示左心房及四支肺静脉。

3. 手术后随访 Norwood术后观察。

（1）Ⅰ期手术:离断主肺动脉,远端缝合关闭,近端与切开及加宽的升主动脉吻合,建立右室-体循环的通道,锁骨下动脉-肺动脉人工血管交通(Blalock-taussig shunt,B-T shunt)成为肺循环的来源,房间隔造孔或扩大术。如有主动脉弓发育不良则需行修复术。观察新建的主动脉各段有无梗阻、反流及程度;锁骨下动脉-肺动脉人工血管是否通畅,多普勒超声显示为花色高速血流,连续性频谱;三尖瓣反流情况;肺动脉分支有无扭曲;主动脉弓各段有无梗阻,如压差>50mmHg 要考虑梗阻存在。

(2) Ⅱ期手术:阻断锁骨下动脉-肺动脉人工血管交通,行上腔静脉-肺动脉吻合术,超声可判断吻合口是否通畅,多普勒超声显示该通道为蓝色血流,低速静脉频谱。

(3) Ⅲ期手术:即改良 Fontan 术,主要观察下腔静脉与肺动脉之间的人工血管交通是否通畅,多普勒超声显示该通道亦为蓝色血流,低速静脉频谱。

(三)鉴别诊断

左心发育不良综合征的超声心动图较具特征性,不易与其他疾病混淆。轻度病变患儿需与 Shone 综合征相鉴别。Shone 综合征为左心系统多处梗阻性病变,包括降落伞样二尖瓣畸形、二尖瓣瓣上环、二尖瓣单一乳头肌、主动脉瓣下隔膜或肌性狭窄及主动脉缩窄,但该病无左心室发育不良。

(四)临床价值

超声心动图是诊断左心发育不良综合征的重要检查手段。

1. 可观察双心室的大小,尤其是左心腔狭小及右心室增大。

2. 可观察升主动脉和/或主动脉弓降部的发育不良。

3. 可判断主动脉瓣和/或二尖瓣闭锁或重度狭窄,三尖瓣和肺动脉瓣是否有反流。

4. 测量动脉导管的内径以及血流分流方向。

5. 检出合并的畸形。

6. 评估 Norwood 手术疗效。

附　右心发育不良综合征

(一)病理与临床

右心发育不良综合征(hypoplastic right heart syndrome,HRHS)是指右心室的结构发育不良,尤其是心室小梁部发育不全或者不发育,心肌组织被脂肪纤维组织所取代;但右心室的流入道、小梁部和流出道三个部分均存在。HRHS 是一种少见的发绀型先天性心脏畸形,约占先天性心脏病的 2.7%,男性多于女性。孤立性右心室发育不良(isolated hypoplastic right ventricular)主要是指右心室小梁部不发育,三尖瓣和肺动脉瓣无严重畸形。

根据 HRHS 的主要畸形可分为三大类:

Ⅰ类,肺动脉瓣闭锁:多合并三尖瓣发育不良、瓣环小,开放受限;常合并动脉导管未闭。

Ⅱ类,三尖瓣闭锁:又可分为三型(1 型,大血管位置正常,合并肺动脉狭窄或闭锁以及室间隔缺损;2 型:右位型大动脉转位,合并肺动脉狭窄或闭锁以及室间隔缺损。3 型:左位型大动脉转位,合并肺动脉或肺动脉瓣下狭窄,主动脉瓣下狭窄或主动脉缩窄)。

Ⅲ类,三尖瓣狭窄:可合并肺动脉狭窄。

孤立性右心室发育不良的主要形态学改变:主要或仅累及小梁部,三尖瓣及右室流出道发育基本正常,右室腔缩小;右室小梁部严重发育不全时,剩余的流入道及流出道可呈"香肠状"。当三尖瓣受累时,瓣环及瓣叶发育小,形态大致正常;三尖瓣跨瓣压差不增高,据此可与三尖瓣狭窄所致的右心室腔缩小相鉴别。右室流出道不受累及,肺动脉发育无异常,但可表现为肺动脉管径偏细,因右心室容量负荷减少所致。

孤立性右心室发育不良的血流动力学改变:HRHS 患者如有肺动脉瓣闭锁或发育不良时,右心室腔的一部分或多个部分可能闭合,严重时右心室可能只有流入道部分;三尖瓣闭锁或发育不良时,右心房扩大。由于右心室发育不全,左心室承担两个心室的功能,容量负荷增加,同时存在缺氧、左心室心肌纤维化、左心室肥厚及功能减低。孤立性右心室发育不良表现为右室腔缩小、充盈受限、室壁顺应性降低、右心房扩大;如果三尖瓣发育异常,则有三尖瓣反流。当合并房间隔缺损或卵圆孔未闭时,出现心房水平右向左分流,患者出现发绀。

孤立性右心室发育不良的临床表现:出生时绝大多数患儿发育良好,但随后迅速出现发绀、呼吸急促、缺氧发作,生长发育迟缓。胸骨左缘可闻及 2~4/6 级收缩期杂音。血气分析显示为代谢性酸中毒,低氧血症,高血钾。心电图示右心房或双心房肥大,左心室肥厚及电轴左偏,部分有房室传导阻滞。胸部 X

线片示心影可变小、正常或增大;肺纹理可增多、正常或减少。孤立性右心室发育不良的心血管造影基本征象包括:①右心腔狭小,右心室三部分结构均存在,小梁部及流入道发育不良常见,右室流出道可有或无狭窄;②肺动脉瓣环小,伴或不伴肺动脉瓣狭窄,肺动脉细小;③三尖瓣环小,三尖瓣环与二尖瓣环的比值<0.7;④右心房扩大,心房水平右向左分流,左房室提前显影;⑤左房室增大,主动脉增宽。

（二）超声表现

1. 二维超声心动图　　胸骨旁左心室长轴及短轴,心尖及剑突下四腔心等切面均显示右心室腔狭小,有时仅存一团实体肌肉,三尖瓣环较小。右心房明显扩大。右室流入道、小梁部和流出道全部或部分发育不良。常与肺动脉瓣和/或三尖瓣狭窄或闭锁相伴行。左房室增大,主动脉增宽。多合并房间隔缺损或卵圆孔未闭。

2. 彩色多普勒及频谱多普勒超声　　三尖瓣和/或肺动脉瓣闭锁,三尖瓣和/或肺动脉瓣区无跨瓣血流;三尖瓣和/或肺动脉瓣狭窄,相应瓣膜口前向血流束细窄呈五彩镶嵌色。合并房间隔缺损或卵圆孔未闭时,心房水平出现右向左分流。合并室间隔缺损时,心室水平出现分流。合并动脉导管未闭时,大血管水平出现分流。

（三）鉴别诊断

右心发育不良综合征需要与重度法洛三联症相鉴别。重度法洛三联症的肺动脉瓣狭窄严重,而三尖瓣发育正常;右心室腔相对缩小,应仔细分析心室腔缩小是由于心肌肥厚还是右心室发育不良所致;注意右心室各部分发育情况。

（四）临床价值

超声心动图对本病的诊断有很大的帮助。

1. 可以观察右心室大小,右室流入道、小梁部、流出道三部分的发育情况,尤其可以了解三尖瓣及肺动脉瓣发育不全或闭锁的情况。

2. 还可了解室间隔的完整性,大动脉关系,心房及大动脉水平分流情况。

3. 可发现合并的其他心血管畸形。

二十二、心脏位置异常

（一）病理与临床

心脏位置异常(malposition of heart)分为原发性和继发性两种。原发性是由胚胎发育畸形所致,继发性是由邻近组织病变所致。正常心脏位于胸腔正中纵隔内,2/3 在中线左侧,1/3 在中线右侧;右心房在右侧,左心房在左侧;右心室在右前方,左心室在左后方,心尖指向左前下方。本节讨论原发性心脏位置异常,可分为胸外心脏和胸内心脏位置异常两大类。

1. **胸外心脏位置异常**　　胚胎发育早期,心脏原基位于咽区。随着躯干发育,心脏下移位于膈上,双侧胸骨原基(胸骨极)发育。胎儿第 9 周,胸骨极会合为一,心脏完全位于闭合的胸腔中。如果心脏下移过程受阻,心脏就可能停留在颈部;若下移过度,则可能疝至胸腹部或进入腹部。如果心脏在胸骨极会合之前疝出胸腔,则位于胸外。胸外心脏十分罕见,发病率 5.5/100 万~7.9/100 万,可以是单独的解剖异常,也可合并简单或复杂的心血管畸形。

根据胸外心脏位置的不同,常分 4 种类型:①颈型(cervical):心脏出现于颈部,极少见,多为死胎。②胸型(thoracic):指心脏位于胸壁之外,心尖朝上对准下颌跳动,胸腔较小;多伴有胸骨缺损、心包缺如、脐膨出或腹直肌分离。根据其表面是否有皮肤覆盖分为被覆型和裸露型两种。被覆型的心包可完整或部分缺如,裸露型的心脏直接暴露于体外,心包完全缺如。③胸腹型(thoracoabdominal):心脏的一部分位于胸腔内,一部分位于腹腔内。伴有胸骨下部缺损或裂开,膈肌前部半月形缺口,脐膨出和/或腹直肌分离,心包膈面缺失、心脏由膈肌的缺口突出上腹部。胸腹型常合并前膈膜、上腹壁及心包的缺损以及胸骨裂开、心内畸形,并称 Cantrell 五联征。④腹型(abdominal):心脏位于膈肌以下的腹腔内,多伴有膈肌缺损、心包缺如。

2. **胸内心脏位置异常**　　系胚胎早期原始心管发育障碍和旋转异常所致。根据心脏在胸腔内的空间位置以及心脏轴线(心底与心尖连线)的指向,一般分为 3 种情况:

（1）右位心（dextrocardia）：心脏大部分位于右侧胸腔，心尖指向右，发病率为 0.01%~0.02%。右位心又可分为镜像右位心和右旋心。镜像右位心（mirror-imging dextrodia）又称反位心脏（situs inversus），指心脏轴线指向右下，心尖位于右侧胸腔，全内脏反位，心脏各腔室和大动脉的位置与正常心脏呈镜像左右倒置。镜像右位心常单独作为一种心脏位置异常存在，但近年发现其合并心血管畸形达 40%~50%。右旋心（dextroversion）又称孤立性右位心，心脏轴线指向右，内脏位置正常，心房、心室和大动脉的位置、关系正常，即心房正位，心室右袢。右旋心合并心内畸形的发生率是 80%~90%。

（2）左位心（levocardia）：心脏大部分位于左侧胸腔，心脏轴线指向左下，心尖朝向左侧，可分为正位左位心和左旋心两种。正位左位心（levocardia-situs solitus）指心脏斜置于两肺之间的中纵隔，2/3 居正中线之左，1/3 居右，心尖朝向左前下方，内脏和心房正位，心室右袢，房室连接一致，大血管位置关系正常。左旋心（levoversion）又称孤立性左位心，心房反位，内脏完全或不完全转位或不定位，心室左袢，房室连接一致，心尖指向左侧。左旋心发病率为 1/22 000，在先天性心脏病中占 0.4%~1.2%，多合并复杂的心血管畸形。

（3）中位心：心脏位于胸腔正中，心脏轴线居中，心尖指向前下方，室间隔几乎呈前后位，左右心室并列，心房和心室的位置可正常或反位，内脏可以是正位、反位或不定位。中位心在新生儿中的发病率为 0.02‰，男女发病率比例 11:5，中位心多伴复杂心脏畸形并伴水平肝、多脾（两侧均为双叶肺）或无脾（两侧均为三叶肺）综合征。

临床表现：胸外心脏往往合并其他心血管畸形，预后极差，约 1/3 的患病胎儿在出生前已死亡，其余多在出生后短期内死亡。胸内心脏位置异常无合并心血管畸形者，无血流动力学改变，无临床症状；如果合并其他心血管畸形，出现相应症状。镜像右位心和左旋心多合并有腹腔内脏反位，胃泡鼓音在右侧扣击，肝浊音界在左侧扣击。右位心者，心浊音界位于右侧心腔，心尖搏动在右锁骨中线附近。合并其他心血管畸形者，可听到相应的心音变化和心脏杂音。左旋心多合并有其他心血管畸形，通常为复杂畸形。

（二）超声表现

1. 镜像右位心　主要超声特征是探头于胸骨左缘探查不能获得相应的标准心脏声像图，置于胸骨右缘对应位置则可获得相应的左室长轴及心尖四腔心图像。上腹部超声检查下腔静脉位于脊柱左侧，降主动脉位于脊柱右侧。右侧胸骨旁、心尖及剑突下探查显示，心脏大部分位于右侧胸腔并伴有内脏反位，左房左室在心脏右侧，右房右室在心脏左侧；房室连接关系正常，心尖指向右，心脏长轴由左上至右下。

2. 右旋心　主要超声特征是心脏大部分位于右侧胸腔，但无内脏反位。上腹部超声检查降主动脉位于脊柱左侧，下腔静脉位于脊柱右侧，肝脏、脾脏位置正常。心房正位，房室连接关系正常，心尖指向右。探头置于胸骨右缘及右侧心尖区显示，左房左室在左侧，右房右室在右侧。

3. 左旋心　主要超声特征是心脏大部分位于左侧胸腔，合并完全或不完全的内脏转位。上腹部超声检查显示下腔静脉位于脊柱左侧，降主动脉位于脊柱右侧。剑突下四腔心切面显示心尖指向左侧；胸骨左缘心尖四腔观，左房左室在心脏右侧，右房右室在心脏左侧。左旋心多伴有严重的心血管畸形。

4. 中位心　探头置于胸骨下缘正中为可获得清晰的四腔心图像，四腔心切面显示心尖指向正中。上腹部超声检查显示下腔静脉、腹主动脉与脊柱的关系可正常。

5. 胸外心脏　主要超声特征是胸腔内不能探及心脏声像图，在体表搏动包块的部位采取相应的切面进行扫查显示为心脏。胸外心脏多合并复杂畸形。

（三）鉴别诊断

心脏位置异常主要是要分清楚各种位置异常的类型以及其合并的心血管畸形。

1. 胸外心脏位置异常患者通常为婴幼儿，临床视诊可以发现搏动性包块，超声检查使用儿童心脏探头，直接将探头置于胸外心脏处探查。由于胸外心脏突出体表，必要时在胸外心脏处放置一水囊，通过改善声窗进行检查。

2. 对于胸内心脏位置异常患者，首次超声检查，在胸骨左缘常规部位探测不到心脏标准切面或心脏不显示时，要考虑到心脏位置异常的可能，应将探头移至右胸骨旁探测，必要时采取右侧卧位和平卧位剑突下进一步检查,并要明确心尖朝向、腹腔内脏、腹主动脉和下腔静脉的位置关系。确定心房位置有两种方法:①根据内脏的位置:右心房与内脏的左右关系通常是协调的。内脏位置正常者,心房一般为正常的左右关系;反之,则右房位于左侧。如果内脏不定位,以及合并有复杂心血管畸形时,则右房位置难以确定,应进行右心声学造影。②根据下腔静脉引流:下腔静脉几乎均引流至右房,因此,下腔静脉若位于左侧,提示心房反位。

3. 合并的心血管畸形的具体诊断标准,参见第五章。

（四）临床价值

超声心动图诊断心脏位置异常具有不可替代的临床地位。

1. 明确心脏在人体中的具体位置及其毗邻关系,明确心脏位置异常的类型。

2. 根据下腔静脉、腹主动脉以及内脏位置明确心房的位置。

3. 根据心室的形态以及其附着的瓣膜,辨别清楚左心室和右心室以及其相互位置关系。

4. 明确房室连接、大动脉连接关系。

5. 检出合并的心血管畸形如室间隔缺损、房间隔缺损、大动脉转位等。

二十三、主动脉—左室隧道

（一）病理与临床

主动脉—左室隧道(aortic-left ventricular tunnel,ALVT)是指位于主动脉瓣膜旁侧,连接主动脉根部与左心室的异常交通,是在升主动脉与左心室之间存在的与主动脉瓣平行的一个独立通道。本畸形十分罕见,约占先天性心脏病的 0.12%。常见的合并畸形为主动脉瓣二叶式畸形、主动脉瓣狭窄或关闭不全;少部分合并有肺动脉狭窄、室间隔缺损、动脉导管未闭、房间隔缺损等。

主动脉—左室隧道的胚胎发病原因仍未确定。Somerville 等认为是远端心球结合不完全,主动脉瓣环自纤维支架分离;Tuna 等认为是因右冠窦部位主动脉根部支撑不良引起;Levy 等提出是异常的冠状动脉与心肌窦状间隙的交通,隧道的主动脉部分是弹力纤维,左室部分是胶原组织和内皮细胞。

隧道起自主动脉止于左心室,其主动脉端口绝大部分位于右冠状动脉开口的上方。根据隧道起始部位的不同分为 2 种:①隧道发自主动脉右冠窦与右室漏斗部相邻处,经主动脉瓣环前方进入左心室;②隧道发自主动脉左冠窦,经肺动脉后方和左心房前方下行进入左心室。

Hovaguimian 等将主动脉—左室隧道分为 4 种类型:①Ⅰ型:单纯隧道,主动脉端口呈裂隙状,直径一般<8mm,无主动脉瓣变形;②Ⅱ型:隧道主动脉端口呈卵圆形,直径一般>10mm,隧道心外部分呈瘤样,伴或不伴主动脉瓣脱垂;③Ⅲ型:隧道心室内间隔部分呈瘤样,伴或不伴右室流出道梗阻;④Ⅳ型:为Ⅱ型和Ⅲ型的组合。

血流动力学改变:主要引起左心室容量负荷过重。收缩期血液经主动脉瓣口及主动脉-左室隧道流向主动脉,舒张期血液经主动脉-左室隧道流入左心室。根据隧道大小的和左心室舒张期分流量的多少,引起不同程度的心脏肥大、升主动脉扩张、主动脉瓣关闭不全和充血性心力衰竭。

临床表现:约 60% 的患者在出生后一年内出现充血性心力衰竭症状,极少数患者直至成年而不表现症状。体征与主动脉瓣关闭不全者非常相似。可出现水冲脉,心界向左侧扩大,胸骨左缘第 2、3 肋间闻及双期杂音。心电图示电轴左偏,左心室肥厚劳损,可有非特异性的 ST-T 段改变。胸部 X 线片示两肺野淤血,左心室增大,上纵隔影增宽。升主动脉造影可确诊,如果患者的主动脉-左室隧道发自主动脉右冠窦,舒张期见造影剂于右冠窦前上方形成圆弧形致密影,并经此入左心室;如隧道发自主动脉左冠窦,造影剂于主动脉根部向左侧形成条索状致密影,继而在主肺动脉后方入左心室。

（二）超声表现

1. 二维超声心动图

（1）直接征象:多数患者隧道位于右冠状窦前方,胸骨旁左心室长轴切面可见一条管状无回声区贯穿主动脉前壁在室间隔上部主动脉瓣环下方进入左室流出道。通道位于左冠窦的患者,在胸骨旁左心室长轴切面可见到一条管状无回声区贯穿主动脉后壁,紧贴二尖瓣前叶的前方在主动脉瓣环下方开口入左室流出道。在胸骨旁大动脉短轴切面也可显示主动脉右冠窦或左冠窦旁裂隙状或卵圆形的异常通道，异常通道与冠状动脉开口互不相连。

（2）间接征象：主动脉窦部扩张；主动脉瓣脱垂或关闭错位；左心室扩大，室壁肥厚。

2. 彩色多普勒及频谱多普勒超声　彩色多普勒显示舒张期血液经主动脉-左室隧道反流入左心室，异常通道内可探及五彩镶嵌彩色血流；收缩期左心室血液经主动脉瓣口及主动脉-左室隧道同时进入升主动脉。主动脉弓探查，可见舒张期逆向血流。若合并主动脉瓣关闭不全，则可见舒张期主动脉血液经主动脉瓣口反流入左心室。将脉冲多普勒取样容积置于主动脉-左室隧道中，可探及收缩期和舒张期方向相反的血流频谱。

（三）鉴别诊断

应注意与主动脉窦瘤破裂、冠状动脉瘘以及单纯主动脉瓣反流相鉴别。

1. 主动脉窦瘤破裂多位于冠状动脉开口下方，血流由破裂口通过，无管道样征象。

2. 冠状动脉瘘引流入左心室时，病变冠状动脉近端显著增粗、迂曲。

3. 单纯主动脉瓣反流，仅有瓣膜本身形态、结构和活动的病变声像，无管道样征象，反流始自主动脉瓣下。

（四）临床价值

主动脉—左室隧道的发现主要依赖于超声心动图。

1. 二维超声可显示隧道开口、形态并追踪其走行，隧道与冠状动脉互不相通。

2. 彩色多普勒可于舒张期在主动脉根部探及起源于主动脉至左心室的五彩镶嵌血流。

3. 超声心动图可检出间接征象　主动脉窦部扩张，主动脉瓣脱垂或关闭错位，左心室扩大，室壁肥厚。

二十四、主动脉瓣二瓣化畸形

（一）病理与临床

主动脉瓣二瓣化畸形（bicuspid aortic valve，BAV）是指主动脉瓣呈两叶，两个瓣叶大小相等或不等大，瓣叶不等大者较大瓣叶部分有瓣膜融合成"嵴"形结构。BAV 可分为先天性和获得性两种类型，二者主动脉窦的数目不一样。

先天性主动脉瓣畸形绝大多数是 BAV，BAV 的发病率在正常人群中占 1%～2%，男女发病比例约 3~4∶1。

先天性 BAV 的形成可能与胚胎发育过程中由于动脉干的内膜隆起发育不良及胚胎期胎儿的神经脊细胞畸变，造成主动脉瓣瓣叶发生分离障碍有关。根据瓣膜融合的方式 BAV 可分为 5 型：①1 型：左、右冠瓣融合成一个大瓣（RL 型融合），大瓣有一个"嵴"，两个瓣叶呈前后位排列，冠状动脉均从前窦发出。②2 型：两个瓣叶大小相等，前后排列，冠状动脉均从前窦发出。③3 型：右冠瓣和无冠瓣融合成一个大瓣（RN 融合），大瓣有一个"嵴"，两个瓣叶呈左右排列，冠状动脉分别从不同的窦发出。④4 型：左冠瓣和无冠瓣融合成一个大瓣（LN 型融合），大瓣有一个"嵴"，两瓣叶呈左右排列，冠状动脉分别从不同的窦发出。⑤5 型：两个瓣叶相等，左右位排列，无"嵴"，冠状动脉分别从不同的窦发出。临床数据显示 RL 型融合最为常见，RN 型融合次之，LN 型融合最为少见。只有约 5% 的二瓣化的主动脉瓣，其两个瓣叶大小相等，即所谓"真二瓣化"；95% 的 BAV 患者其两个瓣叶的大小是不对称的。在非对称的二瓣化中，75% 的患者大瓣有一个"嵴"；大瓣 80% 为 RL 型融合，其余是 RN 型融合，LN 型融合者很少。BAV 可合并其他心血管畸形如主动脉缩窄，主动脉弓离断，室间隔缺损和肺动脉瓣二瓣化等。

随着经导管主动脉瓣置换术（TAVR）的广泛开展，2019 年 6 月《美国心脏病学会杂志心血管影像》子刊发表了多中心性研究：根据 TAVR 术后转归，将 BAV 分成了三联合型和二联合型，二联合型又分为有"嵴"型和无"嵴"两个亚型。冠状窦融合的 BAV 患者 TAVR 术后永久起搏器植入率要高一些。

成年 BAV 患者的主动脉瓣狭窄一般是瓣叶钙化所致，钙化出现的年龄在 40 岁左右。BAV 患者合并主动脉瓣关闭不全的比例大约为 13%，大多是青年男性，常合并瓣叶脱垂。原因可能是瓣膜自身病变，也有可能是主动脉根部扩张,瓣环扩大所致。如果 BAV 合并感染性心内膜炎,致病微生物和局部炎症也可以损害主动脉瓣,导致主动脉瓣关闭不全。

成年 BAV 患者约有 50% 合并主动脉扩张,涉及主动脉根部、升主动脉、主动脉弓以及降主动脉上游的扩张;部分合并主动脉瘤和主动脉夹层。BAV 患者主动脉夹层的发病率是正常人群的 9~10 倍。主动脉病变的原因可能与主动脉瓣上方的异常血流有关,包括主动脉瓣关闭不全时增强的血流冲击或主动脉瓣狭窄时的高速血流导致的狭窄后扩张,或与主动脉壁本身的组织结构异常有关。

BAV 的发病有家族倾向。其一级亲属中,此病的发生率为 9%,因此美国心脏协会建议对一级亲属进行超声心动图筛查。家族遗传趋势和部分基因变异密切相关。血流动力学改变:BAV 患者不管升主动脉是否有扩张,管腔内的血流总是呈涡流状。BAV 患者不管是否伴有主动脉瘤或主动脉瓣狭窄,主动脉内均存在非对称射流流态。经 BAV 瓣膜射出的血流流向严重偏离瓣膜孔口中轴方向,RL 型融合瓣膜的血流流出方向朝向无冠瓣一侧倾斜,出口流速比正常瓣膜高出 71%,血流峰值切应力是正常瓣膜的 1.7 倍,但主动脉弓及降主动脉内血流速度正常。

临床表现差异大,从出现心力衰竭的重度主动脉瓣狭窄的新生儿到无症状的严重瓣膜病变的老年患者。主动脉瓣疾病的症状主要有活动后心慌气短、心绞痛、黑矇等。体格检查表现为主动脉瓣狭窄或者反流出现的相对应的体征。胸部 X 线片显示心胸比正常或扩大,主动脉段正常或突出,肺血正常。心电图示部分患者有左室高电压伴 ST-T 改变。

（二）超声表现

1. 二维超声心动图 胸骨旁大动脉短轴切面可以很好地显示主动脉瓣叶的数目,形态及排列方向,大瓣是否有"嵴";可显示主动脉窦为两个窦还是三个窦,这有助于区分是否为主动脉瓣二瓣化畸形;同时可很好地显示冠状动脉的起源;显示主动脉瓣是否于舒张期脱入左室流出道。

胸骨旁左室长轴切面还可准确测量主动脉瓣环径,主动脉窦部、窦管交界处及升主动脉内径,窦部高度。准确评估主动脉根部解剖形态有助于经皮主动脉换瓣术的术前准备,有利于给外科医师提供患者是否有手术指征。当患者升主动脉内径>4.0cm 时,应根据患者的家族史情况以及升主动脉扩张的程度来确定检查的间隔时限;当升主动脉直径>4.5cm 时,每年应进行一次检查评估。升主动脉发生夹层或者破裂的平均直径是 5.9cm。2016 年 AHA/ACC 指南建议对无症状的 BAV 患者,主动脉窦或升主动脉直径>5.5cm,或主动脉窦或升主动脉直径>5.0 同时有主动脉夹层的易患因素(主动脉夹层的家族病史,或直径每年增长≥0.5cm)的患者,需要手术干预重建主动脉窦部或置换升主动脉。对于 BAV 患者因主动脉瓣重度狭窄或关闭不全需行瓣膜手术,如果升主动脉直径>4.5cm 需同时行升主动脉置换。

2. 彩色多普勒及频谱多普勒超声 胸骨旁左心室长轴切面及心尖五腔心切面均可显示主动脉瓣前向加速的射流,测量前向血流速度,最大跨瓣压差、平均跨瓣压差,评估主动脉瓣狭窄的程度。狭窄程度的分级详见相应章节。也可显示主动脉瓣反流的五彩镶嵌的花色血流,并可测量反流紧缩口的宽度,评估反流程度。主动脉反流程度的分级详见相应章节。部分主动脉二瓣化畸形伴有明显的偏心性反流,反流束通常沿二尖瓣前叶走行或沿室间隔走行。

（三）鉴别诊断

1. 风湿性心瓣膜病 单纯主动脉瓣的增厚钙化,部分患者有右冠状与左冠瓣交界融合,容易误认为是主动脉瓣二瓣化畸形。胸骨旁大动脉短轴切面仔细观察主动脉窦的数目有助于鉴别。

2. 升主动脉瘤 需仔细探查主动脉瓣的形态数目,单纯的升主动脉瘤患者主动脉瓣为三叶。主动脉瓣二瓣化畸形患者的主动脉弓及降主动脉内径通常正常。

3. 主动脉夹层 主动脉二瓣化畸形合并主动脉夹层的发病率是正常人群的 9 倍。

4. 主动脉瓣脱垂 主动脉二瓣化畸形常常伴有明显的偏心性反流,反流束通常沿二尖瓣前叶走行或沿室间隔走行。二维超声于胸骨旁大动脉短轴切面仔细辨认主动脉瓣的形态数目排列以及主动脉窦的数目,如图像欠清晰,可做经食管超声心动图明确诊断。

5. Bland-White-Garland 综合征 是指主动脉二瓣化畸形合并左冠状动脉异常起源于肺动脉,常常伴有右冠状动脉扩张,走行迂曲,左右冠状动脉丰富的交通支。由于肺动脉压力低,出现"窃血现象",常伴有心肌损害,易引起劳力性心绞痛、心律失常和猝死。胸骨旁左室长轴切面,大动脉短轴切面仔细观察左、右冠状动脉的起源。如显示不清,则需要做 CTA 明确诊断。

（四）临床价值

经胸超声心动图是诊断 BAV 的首选影像学方法。

1. 可以清楚地显示主动脉瓣的数目、形态、回声、启闭情况。

2. 可对主动脉瓣二瓣化畸形引起的血流动力学改变进行定量或半定量评估,为临床选择相应的治疗方案提供影像学依据。

二十五、先天性主动脉瓣狭窄

（一）病理与临床

先天性主动脉瓣狭窄(valvular aortic stenosis,AS)是由于动脉干内膜隆起发育不良所造成的。包括单瓣化畸形、二瓣化畸形、三瓣畸形及四瓣畸形,以二瓣化畸形最常见。主动脉瓣狭窄发病率占先天性心脏病的 2%～5%。

1. **单瓣化畸形**　少见,整个主动脉瓣为一个有孔的隔膜,孔可能位于隔膜的中心或偏向一旁,瓣口狭小,血流动力学影响明显。

2. **二瓣化畸形**　最常见,约占70%。主动脉瓣只有两个瓣叶和两个主动脉窦,多数一个瓣叶较大,另一个较小。瓣叶可为左右排列或前后排列,其中左前右后排列者约45%,右前左后排列者约32%,前后排列者较为少见,约14%。舒张期关闭时类似于"一"字形,收缩期开放时类似于"橄榄球"形。二瓣化畸形在青年或成年后易发生钙化,出现关闭不全和/或狭窄,随年龄增长,钙化加重。

3. **三瓣畸形**　较少见,主动脉瓣仍由三个瓣叶组成,瓣叶等大或不等,瓣交界处粘连,瓣叶增厚,活动受限,收缩期呈穹隆状开放。

4. **四瓣畸形**　极少数患者出现四瓣化,甚至四个以上瓣叶畸形。

除单瓣化主动脉瓣畸形外,多数患者在出生时主动脉瓣通常没有明显狭窄,随着年龄增长,主动脉瓣容易出现瓣交界处融合,瓣叶钙化。长期主动脉瓣狭窄,左心室后负荷增加及升主动脉血流异常,导致左心室肥厚和升主动脉狭窄后扩张等病理改变。主动脉瓣狭窄可合并其他心血管畸形,如动脉导管未闭、主动脉缩窄或离断、室间隔缺损、主动脉瓣下狭窄及左心发育不良综合征等。

血流动力学改变:主要取决于狭窄程度。正常成人主动脉瓣口面积 $\geqslant 3.0cm^2$。当瓣口面积 $\leqslant 1.0cm^2$ 时,跨瓣压差显著增高,左心室收缩压明显升高。长期主动脉瓣狭窄导致左心室压力负荷增加,左心室壁进行性肥厚。相应地出现左心房扩大,左心房压力增高,肺循环压力增高。久之,左心室失代偿,进而扩张,最终发展为左心室衰竭。左心室壁增厚、心室收缩压升高增加心肌氧耗,左心室舒张期压力增高压迫心内膜下冠状动脉,也引起冠状动脉灌注压降低,导致心肌缺血。

临床表现:狭窄轻者没有明显症状,多在体检时发现。狭窄较重者有症状,活动时加重,婴幼儿可出现烦躁不安、面色苍白、厌食,呼吸困难。大龄儿或成人常见活动后呼吸困难、心悸,少数可出现晕厥、心绞痛及心力衰竭等。收缩期喷射性杂音在胸骨左缘 2、3 肋间隙最响,粗糙,向颈部传导,常伴震颤。

（二）超声表现

1. **二维超声心动图**　二维超声能直观地显示主动脉瓣数目、形态及开闭情况。胸骨旁大动脉短轴切面是评价主动脉瓣叶形态结构的最佳切面。当瓣叶数目显示不清楚时,需适当调整探头角度或采用经食管超声心动图检查。主动脉瓣狭窄常伴升主动脉狭窄后扩张,注意探查升主动脉情况。明确狭窄程度,评价左心室收缩及舒张功能。除外其他合并的心内畸形。

（1）二瓣化畸形:呈左前右后排列或右前左后排列者,舒张期关闭时类似于倾斜的"一"字形,收缩期开放时只有两个瓣叶在活动,其形态类似于"橄榄球"形;呈前后排列者,舒张期关闭时呈"一"字形,收缩期开放时类似于"鱼嘴"样。当主动脉瓣呈左右排列时,于胸骨旁左心室长轴切面可见单一主动脉瓣舒张期呈圆弧状凸向左室流出道,前后排列者仍可见两个瓣叶,关闭线常常不对称。瓣叶增厚、钙化,容易发生感染性心内膜炎。

（2）单瓣化畸形:收缩期主动脉瓣在开放时呈偏心圆状,其形态似两个重叠的"环"形,小环为主动脉瓣口,大环为主动脉壁;关闭时其关闭线似"泪滴状",无瓣叶交界线。胸骨旁左心室长轴切面显示主动脉瓣收缩期呈拱形开放。

（3）三瓣畸形:主动脉瓣叶等大或不等大,开放呈圆形,狭窄严重时呈三角形,关闭呈"Y"字形。胸骨旁左心室长轴切面显示主动脉瓣增厚,收缩期呈穹隆状开放。

（4）四瓣畸形:主动脉瓣叶可等大或不等大。开放时形似方形,关闭时呈"十"字形。

2. 彩色多普勒及频谱多普勒超声　彩色多普勒血流显像在左心室长轴切面及心尖五腔心切面可见收缩期经狭窄瓣口到升主动脉内的五彩镶嵌色的高速血流;连续波多普勒在狭窄处可探及负向高速湍流频谱,峰值流速一般 3~5m/s,并可估算跨瓣压差,并判断其狭窄程度(表5-8)。

表 5-8　先天性主动脉瓣狭窄程度的判断

程度	峰值流速/m·s^{-1}	平均压差/mmHg	瓣口面积/cm^2
轻度	2.6~2.9	<20	>1.5
中度	3.0~3.9	20~40	1.0~1.5
重度	≥4.0	>40	<1.0

（三）鉴别诊断

先天性主动脉瓣狭窄需与主动脉瓣下狭窄、瓣上狭窄及肥厚型心肌病相鉴别。

1. 主动脉瓣下狭窄时有瓣下隔膜或肌性肥厚。

2. 主动脉瓣上狭窄时有瓣上隔膜或窦管交界呈环状狭窄。

3. 肥厚型心肌病左室壁不对称性增厚,左室流出道狭窄,梗阻型者伴 SAM 征阳性。

4. 此外还需与风湿性主动脉瓣狭窄相鉴别,后者多同时伴有二尖瓣病变。

（四）临床价值

超声心动图是主动脉瓣狭窄的首选检查手段。

1. 能直观地显示主动脉瓣数目、形态及开闭情况。

2. 升主动脉内可探及五彩镶嵌色的高速血流及频谱,测量速度及平均跨瓣压差,判断其狭窄程度。

3. 可检出升主动脉的狭窄后扩张,左室壁及室间隔肥厚。

4. 可发现合并的其他心血管畸形。

5. 可对外科手术及经皮主动脉瓣置换手术进行术前术后评估。

二十六、肺动脉瓣狭窄

（一）病理与临床

肺动脉瓣狭窄(pulmonary valve stenosis,PVS)几乎均源于先天性畸形。正常的肺动脉瓣为三叶瓣。先天性肺动脉瓣狭窄可见于三叶瓣、两叶瓣、单瓣或瓣叶发育不良者。肺动脉瓣狭窄也可以是复杂先天性心脏病的一个组成部分,也可与肺动脉狭窄合并存在,例如 Noonan 和 Williams 综合征。后天获得性肺动脉瓣狭窄极其罕见,类癌综合征是最常见病因,其主要表现为肺动脉瓣狭窄合并关闭不全,且以肺动脉瓣关闭不全为主。肺动脉瓣狭窄可分单纯型、发育不良型及危重型。

单纯型肺动脉瓣狭窄指肺动脉瓣环发育正常,瓣叶结构完整,不同程度的瓣叶增厚、瓣交界粘连,活动受限,呈穹隆状。瓣交界处粘连、融合可致功能性二叶式瓣甚至单瓣畸形。占全部肺动脉狭窄的

75%~80%。部分肺动脉瓣轻度狭窄患者,狭窄远端肺动脉主干可表现为扩张。

发育不良型肺动脉瓣狭窄指肺动脉瓣环发育不良,瓣叶可呈单叶或二叶式畸形,瓣叶无增厚或显著增厚呈结节状,瓣口狭窄形态不规则,肺动脉主干扩张程度不一。常有家族史,亦可见于 Noonan 综合征等。

危重型肺动脉瓣狭窄包括右心室发育正常的肺动脉瓣中度狭窄、伴右心室发育不良/室间隔完整的肺动脉瓣重度狭窄或几近闭锁等一系列病变。由于右心室壁继发性肥厚、漏斗部心腔变窄,可导致右心室心尖闭锁伴三尖瓣狭窄。

血流动力学改变:主要表现为右心室排血受阻,压力增高,右心室因长期压力负荷增加而肥厚,最终失代偿而扩大,甚至衰竭。一般依据右心室收缩压力高低来判断病情轻重,右心室收缩压<50mmHg 为轻度狭窄;>50mmHg 但未超过左心室收缩压为中度狭窄;超过左心室收缩压为重度狭窄。右心室压力越高,则表明肺动脉瓣狭窄越重,肺动脉瓣跨瓣压差越大。由于肺动脉瓣狭窄,从右心室射入肺动脉的血流加速,在肺动脉内产生喷射性涡流,导致主肺动脉狭窄后扩张。

临床表现:主要取决于肺动脉瓣狭窄的程度和合并畸形,大多数无症状的患者可存活到成年,狭窄严重者,病变多呈进行性,预后较差。轻中度狭窄患者,早期多无明显症状,可出现活动时呼吸困难、易疲倦;严重狭窄者可因剧烈活动导致晕厥甚至猝死。第一心音多正常,肺动脉瓣区第二心音减弱或消失,胸骨左缘第二肋间隙闻及响亮的收缩期喷射样杂音,传导广泛至整个心前区,常伴震颤。轻度肺动脉瓣狭窄者,心电图正常或仅有电轴右偏。中度狭窄者,可出现右束支传导阻滞或右心室肥厚。重度狭窄者,80%有右心室肥厚、劳损。胸部 X 线片显示肺动脉段突出,或呈瘤样扩张。轻中度狭窄者,肺血管纹理可正常或减少,心脏影多正常。严重狭窄者,肺血管纹理减少,心影增大,以右心室增大为主。

（二）超声表现

1. 二维超声心动图 胸骨旁右室流出道长轴切面、大动脉短轴切面及剑突下右室流出道长轴切面均可显示肺动脉瓣增厚、交界处粘连,开放受限呈穹隆状;主肺动脉及左肺动脉狭窄后扩张。右心室壁肥厚,右心房扩大。肺动脉瓣短轴切面可显示肺动脉瓣叶数目。

2. 彩色多普勒及频谱多普勒超声 彩色多普勒血流显像于主肺动脉内可观察到血流沿动脉外侧壁走行并折返形成红色涡流。频谱多普勒在肺动脉内可探及收缩期负向高速湍流频谱。通过测量肺动脉前向血流的峰值流速以及跨瓣压差可判断其狭窄程度:峰值流速<3m/s,PG<36mmHg(轻度);峰值流速 3~4m/s,PG 36~64mmHg(中度);峰值流速≥4m/s,PG≥64mmHg(重度)。

（三）鉴别诊断

1. 肺动脉瓣下狭窄 右室流出道呈肌性管状狭窄或膜性狭窄,血流在右室流出道处加速,彩色多普勒显示变细的五彩镶嵌色血流束。

2. 肺动脉瓣上狭窄 肺动脉瓣狭窄的患者,收缩期瓣叶呈穹隆状开放,如果穹隆顶恰好位于窦管交界水平,有时被误诊为肺动脉瓣上狭窄。二者的鉴别之处在于肺动脉窦管交界处内径有无变窄,如果有变窄,则为肺动脉瓣上狭窄。另外,从主肺动脉到左、右肺动脉分叉处或左、右肺动脉内的管腔狭窄均属于肺动脉瓣上狭窄,血流在上述部位加速,彩色多普勒显示细窄的五彩镶嵌血流束。

3. 房间隔缺损 房间隔缺损由于心房水平左向右分流,肺血流量增多,导致肺动脉瓣口相对狭窄,肺动脉血流速度加快,收缩期峰值流速可超过 3m/s,需仔细检查肺动脉瓣的形态、启闭活动有无异常,避免误诊为肺动脉瓣狭窄。

4. 室间隔缺损 干下型室间隔小缺损,收缩期分流血流直接进入肺动脉瓣口,肺动脉血流速度明显加快,有时被误为肺动脉瓣狭窄,应仔细辨认高速血流的起源,同时需仔细检查肺动脉瓣的形态、启闭活动有无异常。

5. 动脉导管未闭 肺动脉狭窄时,彩色多普勒血流显像显示收缩期肺动脉内红色涡流,有时被初学者误为动脉导管未闭,应注意相鉴别。动脉导管未闭患者在没有合并肺动脉高压的情况下,表现为左心增大,连续多普勒显示为肺动脉内典型的阶梯状血流频谱。

（四）临床价值

二维超声心动图结合多普勒超声是评估肺动脉狭窄的重要影像学工具。

1. 可探测肺动脉瓣的形态、数目及开闭活动,确定肺动脉瓣狭窄的分型。

2. 可评估肺动脉瓣狭窄的程度。

3. 可检出合并的心血管畸形。

4. 可对肺动脉瓣狭窄外科手术或者介入手术进行术前评估,术后观察疗效。

二十七、右室双出口

（一）临床与病理

右心室双出口（double-outlet right ventricle,DORV）指主动脉和肺动脉均发自形态学右心室,左心室的唯一的出口是室间隔缺损;同时房室瓣与半月瓣间纤维连接中断,代之以肌性圆锥结构。DORV 占先天性心血管畸形的 1%~5%。

胚胎初期,圆锥动脉干与右心室相连。随着胚胎的发育,圆锥动脉干旋转并分隔成两条大动脉,如果圆锥动脉干旋转不充分,主动脉瓣下的圆锥组织吸收不完全,使两个大动脉仍与右心室相连,即形成 DORV。大部分 DORV 的主动脉和肺动脉下均有肌性圆锥,故称为双圆锥;但二尖瓣与主动脉瓣间的圆锥组织存在与否并非诊断 DORV 必备的条件。目前认为只要两大动脉（主、肺动脉）的任何一条完全发自右心室,而另外一条的大部分发自右心室,则为 DORV。

临床多根据室间隔缺损的位置对 DORV 进行分型。

①Ⅰ型:主动脉瓣下室间隔缺损。在 DORV 中最常见,室间隔缺损位于室上嵴后下方,距主动脉较近,而距肺动脉较远,二者之间隔以肌性流出道。约 1/2 的患者合并有肺动脉口狭窄,此时其血流动力学改变与法洛四联症相似。

②Ⅱ型:肺动脉瓣下室间隔缺损。此时主动脉完全发自右心室,肺动脉大部分（>50%）发自右心室,是 DORV 的特殊类型,称之为 Taussig-Bing 综合征,其血流动力学与完全型大动脉转位相似。若同时合并肺动脉口狭窄,则其血流动力学改变接近法洛四联症。

③Ⅲ型:双动脉下室间隔缺损。此型较为少见,室间隔缺损位于两大动脉下,主、肺动脉同时接受两侧心室射血。

④Ⅳ型:远离两大动脉室间隔缺损。室间隔缺损位于三尖瓣隔瓣下,距离主、肺动脉均较远,左向右分流的氧合血与右心室静脉血混合后,射入两大动脉,临床表现为发绀。

除室间隔缺损部位及有无肺动脉口狭窄以外,两大动脉排列关系也是决定患者血流动力学特点的重要因素。

DORV 中两大动脉排列关系主要有:①主、肺动脉平行排列,主动脉位于肺动脉右侧,约占 64%;②主动脉位于肺动脉右前方,约占 26%;③主动脉位于肺动脉左前方,约占 7%;④主动脉位于肺动脉右后方,约占 3%。

临床表现:患者症状与体征取决于室间隔缺损部位、两大动脉排列关系以及有无肺动脉口狭窄。可类似大的室间隔缺损、法洛四联症、大动脉转位等,如气促、多汗、发绀、发育落后,有反复呼吸道感染和婴儿期充血性心力衰竭。

（二）超声表现

1. M 型及二维超声心动图　M 型超声心动图可观察房室大小、心脏结构的连续性和瓣叶的活动。结合心电图及彩色多普勒可以用来评估室间隔缺损处的分流方向。

二维超声心动图是诊断 DORV 的主要方法,其主要检查切面包括胸骨旁左心室长轴、右室流出道长轴、大动脉根部短轴、心尖四腔心和五腔心切面,剑突下流出道长轴切面等,有时为了判定两大动脉关系,需选择非标准切面。辨别主动脉与肺动脉的标志为:主动脉根部短轴切面显示左、右冠状动脉起源,主动脉长轴显示主动脉分支发出较晚;肺动脉根部短轴不能显示冠状动脉起源,肺动脉长轴显示肺动脉分支发出较早,左右肺动脉基本对称,呈"人"字形。辨别左右心室的标志为三尖瓣隔瓣根部附着点比二尖瓣前瓣低,右心室心尖部有粗大的调节束。

DORV 的扫查遵循先天性心脏病节段分析法,二维超声主要表现如下:

(1)大动脉起源与走行异常:胸骨旁左心室长轴切面、心尖五腔心切面、剑突下双心室长轴切面均可显示两条大动脉完全或一条 75% 以上起源于右心室。二者空间位置关系多变,可为正常位、平行位、右转位、左转位及前后位等,常见的是主动脉位于肺动脉右侧。

(2)室间隔缺损:胸骨旁左心室长轴切面、心尖五腔心和四腔心切面均可见室间隔回声中断,且室间隔缺损是左心室唯一的出口。Ⅰ型和Ⅱ型患者,可见一条大动脉骑跨室间隔;若将室间隔残端作一延长线,可见此线将该动脉大部分划入右心室。Ⅲ型患者室间隔缺损紧邻两大动脉下,而Ⅳ型患者的室间隔缺损位于三尖瓣隔瓣下,与两大动脉距离较远,此时不能依据骑跨率诊断 DORV。

(3)圆锥组织:DORV 患者常见二尖瓣与主动脉瓣之间纤维连接消失,代之以肌性圆锥组织。超声表现为左心室长轴切面显示二尖瓣前瓣与主动脉瓣之间团块状回声。部分患者此圆锥组织不明显,部分患者双动脉下均可见圆锥组织,故不应将圆锥存在与否视为 DORV 必需。

(4)肺动脉口狭窄:约 1/2 的患者合并有肺动脉口狭窄。大动脉短轴切面,若患者两大动脉关系正常,则表现与法洛四联症相似。若两大动脉排列关系发生变化,则尽量选择大动脉长轴切面进行观察,此时需同时评估右心室流出道有无狭窄及严重程度。

2. 彩色多普勒及频谱多普勒超声　通过彩色多普勒判定 DORV 的心内及大血管血流途径。室间隔上部缺损时,距主、肺动脉较近,过隔分流束多直接进入大动脉。当主动脉的开口与过隔分流束方向一致时,分流束主要进入主动脉;当肺动脉开口与过隔分流束方向一致时,分流束主要进入肺动脉。低位的室间隔缺损距主、肺动脉较远,其分流束不直接进入大动脉,而是首先进入右心室。

过隔分流束的色彩取决于分流速度,如果速度低,以红色为主;如果速度高,表现为多色镶嵌。分流束可出现在收缩期和舒张期,以收缩期为主。分流束的宽度与室间隔缺损的口径相同。当伴有肺动脉口狭窄时,可显示右室流出道或肺动脉内出现的高速湍流。

3. 实时三维超声心动图　实时三维超声心动图能从立体角度判断两大动脉起源、排列及走向。还可以用于了解室间隔缺损的大小及其与大动脉关系,确定有无合并肺动脉口狭窄及其严重程度。

4. 经食管超声心动图　DORV 在经食管超声心动图中的表现同经胸超声检查。由于经食管超声心动图克服了肺气干扰等因素,成像质量更佳。尤其是在合并有其他心血管畸形,如房间隔缺损、瓣膜畸形、冠状动脉变异等时,经食管超声探查具有优越性。

（三）鉴别诊断

1. 室间隔缺损合并艾森门格综合征　主动脉瓣下型室间隔缺损的 DORV 容易与该病相混淆,二者超声表现极为相似;鉴别的关键点是观察主动脉的骑跨程度,并判断主、肺动脉的位置关系。

2. 法洛四联症　DORV 伴肺动脉口狭窄与法洛四联症临床上均可表现为严重发绀,超声心动图检查鉴别较困难。

鉴别点:

(1)DORV 患者的主动脉位置更加前移,如骑跨率>75%,则应考虑为 DORV。

(2)大多数 DORV 患者,主动脉与肺动脉平行排列。大动脉短轴切面,主动脉和肺动脉呈双环形自右心室发出。少数患者主动脉可位于肺动脉右前或左前方。法洛四联症的患者,尽管漏斗部前移,但在大动脉短轴切面,右室流出道从前方环绕主动脉的征象仍然存在,无双环征。

(3)DORV 患者,室间隔缺损与大动脉的关系并不固定,可位于主动脉瓣下、双大动脉瓣下或远离两条大动脉;而法洛四联症的患者,室间隔缺损位于主动脉瓣下。

3. 完全型大动脉转位　Taussig-Bing 综合征患者,肺动脉骑跨于室间隔之上,如扫查切面不当,可能低估骑跨程度,从而误诊为完全型大动脉转位。合并肺动脉口狭窄的患者,肺动脉瓣环径显著减小,骑跨程度难以准确判定,与完全型大动脉转位的鉴别十分困难。

鉴别点:

(1)完全型大动脉转位患者,主动脉多位于肺动脉右前方,而DORV患者主动脉和肺动脉多呈并行排列,主动脉位于肺动脉右侧。

(2)完全型大动脉转位患者,肺动脉起自于形态学左心室,而Taussig-Bing综合征患者,肺动脉骑跨于室间隔之上。

4. 单心室 单心室为解剖上只有一个具有流入部、小梁部及流出道的主心室腔。流入道与两组或者一组共同房室瓣相连,接受来自双侧心房的血流。当两条大动脉共同连接于一个心室,且心室腔内有粗大乳头肌结构时,容易误诊为伴有大室间隔缺损的DORV。但单心室为心室双入口,两组房室瓣均开口于主心室腔,残余心室腔内无房室瓣活动,其肌部室间隔延长线也不在两组房室瓣间。而DORV两心室腔各对应一组房室瓣,即使室间隔缺损较大,其延长线也在两组房室瓣之间。

(四)临床价值

1. 二维超声心动图和彩色多普勒能够明确DORV的病理解剖及血流动力学改变,从而做出正确诊断。

2. 在确定房室连接及大动脉关系、室间隔缺损位置以及是否合并有肺动脉口狭窄方面,超声心动图有独特优点。其中室间隔缺损位置与两大动脉的关系是制定手术方案最重要的条件,在诊断报告中应明确。

3. 若将彩色多普勒与实时三维超声以及右心声学造影等检查技术结合,可提高对DORV合并畸形的检出率。

(郭燕丽 唐 红)

第八节 其他心脏疾病

一、心内膜弹力纤维增生症

心内膜弹力纤维增生症(endocardial fibroelastosis,EFE)或心内膜纤维弹性组织增生症,1740年由Lancusi首次报道,1943年Weinberg和Himelfarb将其命名为心内膜弹力纤维增生症。

(一)病理与临床

心内膜弹力纤维增生症的病理改变主要为心内膜胶原纤维和弹力纤维增生,左心室内膜受累严重,呈弥漫性增厚,白色,表面较光滑,其他结构如腱索、乳头肌、瓣膜也可受累;心腔扩大,室壁增厚,重量增大。镜下可见致密的弹力纤维及胶原纤维呈平行排列。弹力纤维染色阳性。本病预后差,患儿通常有明显的心力衰竭症状,70%~80%发生在1岁以内,为婴儿期常见心力衰竭的原因之一。青春期和成人罕见,预后较差,病死率高。

EFE的确切病因不明,可能与下列因素有关:①感染,主要是病毒感染,尤其是腮腺炎病毒、柯萨奇和埃可病毒;②先天发育畸形,主要伴随左心系统发育不良的病变;③胶原纤维或结缔组织发育障碍;④自身免疫性疾病;⑤染色体异常及基因突变;⑥心肌缺血、缺氧;⑦机械或血流动力学的改变可引起心室壁压力增加,使心腔内膜承受压力增加,刺激心内膜增厚。

EFE分型方式有如下几类:

1. 根据超声心动图可分为:①原发性,约占55%,指不伴有其他先天性心脏畸形;②继发性,约占45%,指伴发于某些先天性畸形,如左心发育不良综合征、主动脉瓣狭窄、主动脉瓣闭锁、二尖瓣闭锁或冠状动脉起源异常等。

2. 根据左心室大小可分为:①扩张型,左心室明显增大;此型最多见,约占95%;②缩窄型,左心室腔小,发育差;而右心房、室扩大,心肌增厚;左、右心室心内膜均增厚;此型少见,主要见于新生儿。

3. 根据受累心室不同可分为:①左心室型;②右心室型;③双心室型。

4. 根据临床表现、病程特点和充血性心力衰竭的程度可分为:①暴发型,偶有,年龄多在 6 周内的婴儿突然出现心力衰竭、心源性休克甚至猝死;②急性型,常见,年龄在 6 周至 6 个月之内,起病较快,呼吸困难于 1~2 周内加重,常并发肺炎,若未经适当治疗患儿多于 2~3 周内死于心力衰竭,少数患儿可获缓解;③慢性型,约占 1/3,发病稍缓慢,年龄多在 6 个月以上,进展缓慢,迁延 3 个月至数年不等。经治疗可获缓解并存活至成年。也可为急性型起病,因治疗不充分而演变成慢性型。

EFE 的主要临床表现有气短、呼吸困难、咳嗽等心力衰竭症状,常伴有喂养困难、多汗。心动过速,心音减弱较常见、可闻及第三心音或奔马律,如伴有明显的二尖瓣反流,可闻及收缩期杂音。部分患儿可出现各种心律失常,其中心室颤动是患儿猝死的重要原因之一。扩大的心腔内易生成附壁血栓,如血栓脱落可引起体循环栓塞性病变。

(二) 超声诊断

1. 二维超声表现　主要应用切面有胸骨旁左心室长轴、短轴切面,包括瓣口水平、乳头肌水平和心尖水平,心尖四腔、三腔和两腔切面等。

(1) 心内膜明显增厚,回声增强,是 EFE 的特征性改变,厚度多大于 2~3mm,与心肌界限明显,多位于左心室的下壁、后壁和后室间隔部位,范围一般较广,从心底到心尖部,短轴显示大于 1/3 或 1/2 圆周径。

(2) 左心室左房扩大,左心室呈球形扩大,室间隔明显呈弧形膨向右心室侧,可伴有不同程度的左心室壁向心运动减弱和/或心肌运动不协调。少数病例可出现左心室腔内附壁血栓,多位于心尖部,可单发或多发,大小不等,形状不规则,可伴有活动度。左心房增大程度一般不如左心室明显。

(3) 二尖瓣改变:二尖瓣前后叶可轻度增厚,回声增强,前叶活动幅度明显减小,由于左心房、左心室扩大,二尖瓣环扩张,二尖瓣前后叶对合不良,可导致二尖瓣反流。

(4) 左心室收缩和舒张功能减低,心脏收缩功能的明显减低常常伴随 EFE,EF 值多在 45% 以下,减低的程度与病变的程度密切相关。心脏的舒张功能也同时受累,表现为不同程度的减低,严重者可表现为限制型。

2. 多普勒超声表现

(1) 频谱多普勒:由于左心室舒张压升高,左心室充盈受到明显限制,二尖瓣口血流频谱 E 峰表现为高尖形态,减速时间缩短,<130ms,充盈时间亦明显缩短,A 峰明显低小或消失。主动脉瓣口血流速度减低常伴随明显的左心室收缩功能减低,如有三尖瓣反流或肺动脉瓣反流,可间接估测肺动脉压力。

(2) CDFI:左心室长轴切面和短轴切面可显示由于二尖瓣病变所引起的轻至中度的二尖瓣反流,左心室腔内血流缓慢,主要在心尖部,是血栓形成的血流动力学基础。

(3) 组织多普勒:组织多普勒可定量评价左心室局部心肌的功能和运动协调性,有研究显示 EFE 心内膜弹力纤维增生症患儿治疗前左心室存在收缩和舒张的不同步性。

3. 合并畸形　EFE 患儿亦可合并其他心内畸形,如二尖瓣病变、室间隔缺损、动脉导管未闭、主动脉弓畸形、冠状动脉异常以及心肌病变等。

(三) 鉴别诊断

1. 病毒性心肌炎　急性期或未治愈的心肌炎患者可表现为左心室扩大,室壁运动减低,与 EFE 有相似的超声心动图改变,主要鉴别点在于前者无明显心内膜增厚和回声增强。同时心肌炎患者各年龄组均有发病,而 EFE 多见于 1 岁以内的小儿。

2. 扩张型心肌病　也表现为左心室扩大,室壁运动减低,与 EFE 有相似表现,但无心内膜异常改变,继发者可有明确的病因。

3. 心内膜心肌纤维化症　病理特征为心内膜和心肌一同弥漫样纤维化改变,心脏超声表现为心内膜和心肌均回声增强,两者无明显的界限。通常以右心室型受累为主,亦可为双心室型。

（四）临床价值

超声心动图检查是临床早期明确诊断和进行鉴别诊断首选的方法,同时可以评价 EFE 的治疗效果和预测其转归。

二、高血压心脏病

高血压心脏病（hypertensive cardiopathy）是由于长期高血压使左心负荷逐渐加重,左心室逐渐肥厚和扩张而形成的器质性心脏病。我国高血压定义为未使用降压药物的情况下收缩压≥140mmHg 和/或舒张压≥90mmHg。2017 年,美国心脏病学会等 11 个学会提出新的高血压诊断（≥130/80mmHg）和治疗目标值（<130/80mmHg）。高血压常伴有心、脑、肾及视网膜等器官功能性或器质性改变的全身性疾病。高血压的心脏改变主要是左心室肥厚和冠状动脉粥样硬化。

（一）病理与临床

在高血压初期,为了克服后负荷的增加,左心室收缩代偿性增强以维持足够的心排血量,但长时间可导致左心室心肌及间质细胞肥大,肌纤维增粗,冠状动脉储备降低,毛细血管相对密度下降等改变。早期出现心肌重塑现象,即向心性重塑,发生向心性肥厚,最后发生容量负荷增加引起离心性肥厚。随着心室壁增厚,胶原沉积,心脏顺应性逐渐下降,首先出现左心室舒张功能减低。随着左心室壁肥厚进一步发展,增加了心肌耗氧量,导致心肌缺血,进而使得心肌组织破坏和纤维化,最终收缩功能受损,出现心力衰竭。所以临床上左心室收缩功能常经历代偿期、维持正常范围和失代偿三个阶段。

高血压患者血压长期持续性增高可导致左心室重构,而左心室重构不仅是心血管病发病率和死亡率的预测指标,也是发生心血管事件的独立危险因素。Gauna 将高血压性性脏的心脏形态分为 4 个类型（图 5-6）：①正常构型,左心室壁相对厚度及左心室质量指数均正常；②向心性重构,左心室壁相对厚度增加而左心室质量指数正常；③向心性肥厚,左心室壁相对厚度及左心室质量指数均增加；④离心性肥厚,左心室壁相对厚度正常及左心室质量指数增加。

| 正常构型 | 向心性重构 | 向心性肥厚 | 离心性肥厚 |

图 5-6　高血压心脏病的心脏形态类型

大多数患者起病隐匿,早期可无明显自觉症状或仅有轻度不适。随病程进展,左心室功能逐渐减退,患者可出现心慌、气短等症状,劳累后加重,合并冠心病则出现心绞痛症状。出现心力衰竭可有乏力、咳嗽、呼吸困难,甚至端坐呼吸症状。体格检查早期可有心尖搏动增强或抬举样,心尖搏动位置向左下扩大,有时主动脉瓣第二心音增强,并可闻及舒张期杂音及各种心律失常,如心房纤颤、期前收缩等。在心力衰竭阶段,肺部可闻及湿啰音及哮鸣音,并可出现双下肢水肿。

（二）超声表现

1. 二维超声表现　高血压初期,左心室收缩增强,此时一般无明显的左心室心肌肥厚。随着病程的延长,左心室心肌出现肥厚。

向心性肥厚：左心室长轴及短轴切面可观察到左心室壁均匀性增厚,心肌回声正常或略增强,向心性运动增强或正常。少数也可出现轻度不规则性肥厚,以室间隔增厚明显,但室间隔与左心室后壁厚度之比<1.3。左心房常增大,左心室大小正常或减小,心肌收缩正常或增强。右心系统多无明

显变化。

离心性肥厚：当心肌收缩功能失代偿时左心室腔扩大，引起离心性肥厚，最终发展为左心室心力衰竭。此时二维超声表现为左心腔扩大，左心室心肌肥厚，室壁运动可正常或普遍减低。右心腔也扩大。

高血压患者心内血流速度加快，高速冲击瓣膜，瓣膜逐渐增厚，弹性减低，部分患者可出现二尖瓣腱索断裂，二尖瓣中、重度的反流。详见相关章节。

2. 左心室舒张功能测定　早期心脏收缩呈高动力型，主动脉血流峰值速度增快，心搏出量、射血分数正常。当左心室肥厚舒张期顺应性下降时，表现为二尖瓣口舒张早期 E 峰血流速度减低，A 峰血流速度加快，E/A<1.0；随着舒张功能的进一步减低，左心室及左心房充盈压升高，使二尖瓣口 E 峰升高，A 峰减低，出现假性正常化，E/A>1.0；随着左心室及左心房充盈压进一步升高，E 峰高尖，减速时间缩短，A 峰明显减低，E/A>2.0，出现左心室限制型充盈障碍表现。

对于二尖瓣口频谱假性正常化的患者，可应用组织多普勒成像（tissue Doppler imaging，TDI）鉴别。采用 TDI 测量二尖瓣环舒张期速度，如果二尖瓣环舒张早期速度 E' 与舒张晚期速度 A' 之比<1.0，则提示为假性正常化。

近年来，研究显示舒张早期二尖瓣口血流速度与 TDI 检测二尖瓣环运动速度之比 E/e' 可准确评估左心室舒张功能，该指标与心导管测量左心室舒张末压高度相关。E/e'<8，提示左心室舒张末压正常；8<E/e'<14，需结合其他舒张功能指标；E/e'>14，提示左心室舒张末压明显升高，肺毛细血管楔压>20mmHg。

3. 左心室局部收缩功能的测定　二维斑点追踪成像技术（speckle tracking echocardiography，STE）是一项可用来评价心肌局部功能的超声新技术。研究表明部分高血压患者尽管左心室整体射血分数正常，但心肌局部功能受损，STE 可早期评价高血压患者心肌收缩功能减低。

（三）鉴别诊断

1. 肥厚型心肌病　肥厚型心肌病的心肌为非对称性增厚，肥厚程度一般比高血压患者室壁肥厚更明显，而且心肌回声紊乱，增强，呈颗粒样。少数肥厚型心肌病也表现为左心室心肌均匀性增厚，可结合有无高血压病史进行鉴别。

2. 左心室流出梗阻　左心室流出梗阻所致心肌肥厚超声表现与高血压所致心肌肥厚相同，扫查是否存在左心室流出道梗阻、主动脉瓣狭窄、主动脉缩窄等增加左室后负荷的疾病加以鉴别。

（四）临床价值

研究表明左心室心肌肥厚是高血压患者心血管病事件中重要的独立危险因素，超声心动图能够明确左心室肥厚的类型、左心室的功能情况，并检测其并发症，尤其是二尖瓣腱索断裂、瓣膜反流等，具有重要的临床意义。

三、肺动脉栓塞

肺动脉栓塞（pulmonary embolism，PE）是外源性或内源性栓子阻塞肺动脉或其分支引起的肺循环和呼吸功能障碍的临床和病理生理综合征（简称肺栓塞）。肺栓塞是许多疾病的一种严重并发症，亦有部分为原发性，起源于肺动脉，也称肺动脉血栓形成。

（一）病理与临床

易患因素包括：①深部静脉血栓史；②心脏病，约 40% 肺栓塞患者合并各种心脏病；③卧床史；④肥胖；⑤妊娠；⑥手术及血液高凝状态等。90% 的栓子为血栓，最常见为下肢深静脉及盆腔静脉血栓，其余为体循环或右侧心腔的赘生物、癌栓、脂肪栓、羊水栓、空气栓等。

根据肺动脉栓塞的发病时间和阻塞程度分为 4 型，结果如下。

1. 急性大面积栓塞　急性发作，栓塞阻塞肺动脉的面积>50%。

2. **急性小面积栓塞**　急性发作,栓塞阻塞肺动脉的面积<50%。

3. **亚急性大面积栓塞**　时间超过数周,栓塞阻塞肺动脉的总面积超过 50%。

4. **慢性栓塞**　指病史长达数月以上,病情逐渐加重,出现慢性肺动脉高压,或大面积肺栓塞患者存活而仍遗留中等以上肺动脉部分栓塞者,一般总面积超过 50%。

栓子堵塞肺血管后,受机械、反射或体液因素影响,肺循环阻力增加、肺动脉压升高,进而出现右心功能不全,右心房压增高,体循环回流障碍。右心排血量下降,继发引起左心排血量减少,血压下降。

肺栓塞临床表现特异性较低,病情轻重差异很大,轻者累及 2~3 个肺段,可无任何症状,重者可发生休克或猝死。相对典型的症状为呼吸困难、胸痛、晕厥、烦躁和咳嗽。体格检查可发现窦性心动过速、心律失常、颈静脉充盈和发绀等。

（二）超声表现

1. **二维超声表现**

（1）直接征象:栓子位于肺动脉主干或左、右肺动脉近心端者,大动脉短轴切面显示肺动脉主干及左、右肺动脉增宽,肺动脉主干或分支内探及团块或血栓样回声,可确定诊断。超声对于位于左、右肺动脉远端栓子的检出具有一定局限性,对可疑肺栓塞的患者应通过多切面仔细观察肺动脉内回声情况。

（2）间接征象:主要表现为右心增大,尤以右心室增大显著,慢性期出现右心室壁增厚。室间隔偏向左心室侧,呈"D"字形,室间隔与左心室后壁同向运动。肺动脉增宽。慢性期出现右心室壁肥厚,三尖瓣环扩张伴少至中等量的反流。下腔静脉增宽,吸气时不塌陷。超声心动图虽然不能根据间接征象明确诊断肺栓塞,但能为其诊断提供有力的证据,具有重要的鉴别作用。

2. **彩色多普勒成像（CDFI）**　如果栓子位于肺动脉近心端,CDFI 能够直接显示局部血流变细或消失,可伴有局部血流速度加快。如果栓子位于左、右肺动脉远端,CDFI 可表现为局部血流充盈缺损。

另有部分患者超声心动图表现无明显异常,可能与起病时间较短,栓塞累及面积较小有关。因而超声心动图表现正常的患者并不能排除肺动脉栓塞的诊断。

3. **下肢深静脉超声检查**　由于大多数的栓子来源于下肢深静脉血栓,因而对于可疑患者进行下肢深静脉超声检查具有重要意义。

（三）鉴别诊断

肺栓塞的临床表现不同,需要鉴别的疾病也不同。出现肺动脉高压的表现时需要与引起右心增大的疾病相鉴别,包括房间隔缺损、肺心病、肺静脉异位引流等。出现肺部表现时需与其他肺部疾病相鉴别。临床较难鉴别的疾病包括急性心肌梗死、主动脉夹层等。

（四）临床意义

肺动脉栓塞的影像学检查方法有超声心动图、肺动脉造影、MRI、核素肺灌注扫描、通气显像等。超声心动图如果直接观察到肺动脉内栓子可确定诊断,但对肺动脉远端的栓子难以发现,对肺动脉栓子检出有限。超声心动图观察肺动脉栓塞的间接征象更为重要,超声表现有间接征象的,应该结合血浆 D-二聚体、肺动脉造影、MRI、核素肺灌注扫描、通气显像等检查进一步明确诊断。

四、肺高血压

肺高血压(pulmonary hypertension,PH)是不同病因所导致的以肺循环血压升高为特点的一组临床病理生理综合征,各年龄均可发病,严重者可引起右心衰竭甚至死亡。诊断标准为:足月儿出生 3 个月后,在海平面地区,安静状态下右心导管检查测定的肺动脉平均压(pulmonary arterial mean pressure,PAMP)≥25mmHg 可定义肺高血压。轻度肺动脉高压:肺动脉收缩压(pulmonary arterial systolic pressure,PASP)

30~40mmHg；中度肺动脉高压：PASP 40~70mmHg；重度肺动脉高压：PASP≥70mmHg。

肺高血压的分类方法并不统一，2013年在法国尼斯举行的第五届世界肺高压论坛对PH的分类进行了更新，见表5-9。

表5-9 2013年尼斯会议肺高血压临床分类

1. 肺动脉高压
   （1）特发性肺动脉高压
   （2）遗传性肺动脉高压
      1）骨形成蛋白受体Ⅱ（*BMPR2*）基因突变
      2）*ALK-1*、*ENG*、*SMAD9*、*CAV1*、*KCNK3* 基因突变
      3）未知基因突变
   （3）药物和毒物诱导
   （4）相关因素所致
      1）结缔组织病
      2）HIV 感染
      3）门脉高压
      4）先天性心脏病
      5）血吸虫病
         ①肺静脉闭塞病和/或肺毛细血管瘤
         ②新生儿持续肺高血压
2. 左心疾病所致的肺高血压
   （1）左心室收缩功能障碍
   （2）左心室舒张功能障碍
   （3）心脏瓣膜疾病
   （4）先天性/获得性左心流入道/流出道梗阻和先天性心肌病
3. 呼吸系统疾病或缺氧所致的肺高血压
   （1）慢性阻塞性肺疾病
   （2）间质性肺疾病
   （3）其他同时存在限制性和阻塞性通气功能障碍的肺疾病
   （4）睡眠呼吸障碍
   （5）肺泡低通气综合征
   （6）慢性高原病
   （7）肺发育性疾病
4. 慢性血栓栓塞性肺高血压
5. 多因素所致的不明机制的肺高血压
   （1）血液系统疾病：慢性溶血性贫血、骨髓增生性疾病、脾切除
   （2）全身性疾病：结节病、肺组织细胞增生症、淋巴管肌瘤病
   （3）代谢性疾病：糖原贮积症、戈谢病、甲状腺疾病
   （4）其他：肿瘤性阻塞、纤维性纵隔炎、慢性肾衰竭、节段性肺高血压

（一）临床表现

1. **症状** 先天性心脏病所致的肺高血压的临床表现取决于病变性质和分流量的大小。分流量小的房间隔缺损、室间隔缺损、动脉导管未闭患者，一般临床症状不明显。大量左向右分流，肺血流量增多，肺血管收缩，肺动脉压逐渐升高。临床上出现呼吸急促、喂养困难、消瘦、多汗、反复呼吸道感染等症状。随着年龄的增长，长期大量的左向右分流使肺小动脉内膜增生、中层肥厚、部分管腔闭塞，肺血管阻力及肺动脉压明显升高，左向右分流逐渐减少。当右心室压力接近或超过左心室压力时，出现双向分流或右向左分流，称为艾森门格综合征。出现活动后心慌、气短加重、发绀等，晚期可出现咯血、晕厥、心绞痛等。

2. **体征** 常见的肺动脉高压体征有右心室抬举性搏动，肺动脉瓣关闭音明显增强，肺动脉瓣区闻及收缩期喷射性杂音及喷射音。随着肺血管阻力的不断升高，左向右分流量减少，原来的收缩期杂音减弱或消失，继而出现发绀、杵状指等。右心衰竭时可出现颈静脉怒张、肝大、腹水及下肢水肿等。

（二）超声表现

1. **M型超声心动图** M型超声心动图技术可以比较准确地记录肺动脉瓣随心动周期变化的轨迹，用来评估肺动脉高压。

肺动脉高压时 a 波减低，当 a 波波幅>2mm，提示肺动脉平均压多为正常。a 波消失是重度肺动脉高压的表现，肺动脉平均压一般>40mmHg。但 a 波受多种因素影响，其波幅与肺动脉平均压相关性较差。肺动脉高压时右心室未能保持高于肺动脉压力，出现收缩中期半关闭；随后右心室加强收缩，再次超过肺动脉压力，出现收缩后期再开放。肺动脉血流曲线表现为"W"字形，即收缩中晚期顿挫。

2. **二维超声表现** 二维超声心动图技术可以显示心脏的断层结构，通过观察心腔大小、瓣膜的活动情况及房、室间隔的完整性诊断心血管疾病，并可用来判断肺动脉高压的存在。

肺动脉高压时右心室后负荷增加，逐渐可出现右心室增大及肥厚；由于右心室压力升高，室间隔凸向左心室，导致左心室等容舒张时间间期变化，左心室舒张功能障碍。室间隔凸向左心室，提示右心室压力与左心室压力比值>0.5。

3. **多普勒超声表现** 左向右分流型先天性心脏病患者早期多为左向右分流，此时分流表现为明亮的红色（血流朝向探头）或蓝色（血流背离探头）；出现严重肺动脉高压时，心室或大动脉水平出现双向分流，分流色彩变暗或红蓝相间；出现右向左分流时，分流信号色彩逆转，呈蓝色或红色。

应用频谱多普勒超声可以测得心内分流或瓣膜反流的速度，根据简化 Bernoulli 方程可定量估测心腔间的压差或跨瓣压差，定量计算肺动脉压力。

（1）根据三尖瓣反流、肺动脉瓣反流估测：根据简化 Bernoulli 方程（$\Delta P=4V^2$，V 为最大反流速度）可求得跨三尖瓣压差（图5-7，见文末彩插）。若无右心室流出道梗阻，PASP 与右心室收缩压（right ventricle systolic pressure，RVSP）相似，即：PASP = RVSP = 右心房压（right atrium pressure，RAP）+三尖瓣跨瓣压差（ΔP）。其中右心房压估计为5mmHg，若三尖瓣反流明显，下腔静脉扩张，估计为 10mmHg，右心衰竭时为 15mmHg。也可根据下腔静脉塌陷指数估测右心

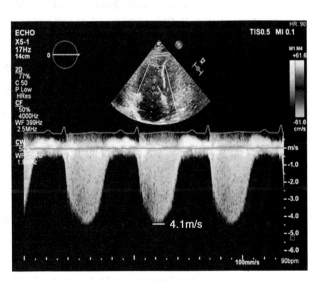

图5-7 三尖瓣反流频谱

房压力，如果吸气时塌陷指数>50%，RAP 一般小于 10mmHg，塌陷指数<50%时 RAP 多大于 10mmHg，如果下腔静脉明显扩张，RAP 一般大于 20mmHg。Berger 等为简化运算，认为可应用公式 PASP = $4V^2$×1.23 估算 PASP（V 为最大反流速度）。

如果仅有肺动脉瓣反流,胸骨旁心底大动脉短轴切面,以连续多普勒(CW)获取肺动脉瓣反流频谱,将频谱按时间分三等份,即舒张早、中、晚三期,测量舒张早期肺动脉瓣最大反流压差,即为肺动脉平均压(PAMP)。测量舒张晚期肺动脉瓣反流最小压差,即为肺动脉舒张压(PADP)。经验公式:PAMP=(PASP+2PADP)/3。

三尖瓣反流频谱显示反流峰值速度为4.1m/s,计算$\Delta P = 4 \times 4.1 m/s \times 4.1 m/s \approx 67 mmHg$。

(2) 根据动脉导管分流估测:根据动脉导管的分流速度可以计算出主、肺动脉间收缩期最大压差(systolic peak pressure gradient,SPPG)及舒张期最大压差(diastolic peak pressure gradient,DPPG),并可估测肺动脉收缩压及舒张压(图5-8,见文末彩插)。应用血压计测量上肢血压,用肱动脉压代替主动脉压力,则:PASP=主动脉收缩压−SPPG=肱动脉收缩压−SPPG;PADP=主动脉舒张压−DPPG=肱动脉舒张压−DPPG。

图5-8　动脉导管未闭频谱

动脉导管未闭频谱显示收缩期主动脉向肺动脉分流峰值速度为3.9m/s,计算SPPG=4×3.9m/s×3.9m/s≈61mmHg;舒张期主动脉向肺动脉分流峰值速度为1.8m/s,计算DPPG=4×1.8m/s×1.8m/s≈13mmHg。

(3) 根据室间隔缺损分流估测:室间隔缺损时根据分流的最大速度(V_{max})可以算得左、右心室间的压差(ΔP),若无左、右心室流出道梗阻,应用肱动脉压替代左心室压力,可以估测肺动脉压力。即:PASP=RVSP=左心室收缩压−ΔP=肱动脉收缩压−$4V_{max}^2$。

(4) 根据肺动脉血流频谱时间间期参数估测:肺动脉高压时,右心室需要较长时间才能克服肺动脉压,使肺动脉瓣开放,因此右心室射血前期时间(pre-ejection period,PEP)延长。一般认为射血时间(ejection time,ET)与心率有关,肺动脉压力升高时正常或略有缩短。肺动脉瓣提前关闭,因此加速时间(acceleration time,AT)缩短。肺动脉血流频谱由圆顶对称状演变为峰值前移图形,并且这种图形的异常程度与肺动脉高压的程度有关。

(三) 临床价值

超声心动图技术具有无创、简便的优点,广泛用于肺高血压的估测,方法较多,但影响因素较多,有的仅为经验总结,重复性较差,临床应用受限。肺高血压诊断的"金标准"和最终依据仍然是右心导管检查,临床对肺高血压患者进行药物干预时应行心导管检查明确诊断。今后应进一步研究,寻找影响因素少、重复性好、准确性高的无创估测新方法。

(任卫东)

参 考 文 献

[1] 刘延龄,熊鉴然.临床超声心动图学[M].第3版.北京:科学出版社,2014:147-155,287-296,335-431.

[2] NAGUEH SF,SMISETH OA,APPLETON CP,et al. Recommendations for the Evaluation of Left Ventricular Diastolic Function by Echocardiography:An Update from the American Society of Echocardiography and the European Association of Cardiovascular Imaging[J]. J Am Soc Echocardiogr,2016,29(4):277-314.

[3] MITCHELL C,RAHKO PS,BLAUWET LA,et al. Guidelines for Performing a Comprehensive Transthoracic Echocardiographic Examination in Adults:Recommendations from the American Society of Echocardiography[J]. J Am Soc Echocardiogr,2019,32(1):1-64.

[4] RUDSKI LG,LAI WW,AFILALO J,et al. Guidelines for the Echocardiographic Assessment of the Right Heart in Adults:A

Report from the American Society of Echocardiography Endorsed by the European Association of Echocardiography, a registered branch of the European Society of Cardiology, and the Canadian Society of Echocardiography[J]. J Am Soc Echocardiogr, 2010,23(7):685-713.

［5］邓又斌,谢明星,张青萍. 中华影像医学. 超声诊断学卷[M]. 第2版. 北京:人民卫生出版社,2011:189-197,402-407.

［6］王新房,谢明星. 超声心动图学[M]. 第5版. 北京:人民卫生出版社,2016.

［7］NISHIMURA RA, OTTO CM, BONOW RO, et al. 2014 AHA/ACC Guideline for the Management of Patients With Valvular Heart Disease:executive summary:a report of the American College of Cardiology/American Heart Association Task Force on Practice Guidelines[J]. Circulation. 2014;129(23):2440-2492.

［8］WEN HL, LIANG ZS, ZHAO YF, et al. Feasibility of detecting early left ventricular systolic dysfunction using global area strain:A novel index derived from three-dimensional speckle tracking echocardiography[J]. Eur J Echocardiogr, 2011, 12(12):910-916.

［9］谢峰,吴爵非,钱丽君,等。超声增强剂在超声心动图中的临床应用:2018年美国超声心动图指南更新. 中华超声影像学杂志[J],2019,28(7):553-580.

［10］TWEET MS, ARRUDA-OLSON AM, ANAVEKAR NS, et al. Stress echocardiography:what is new and how does it compare with myocardial perfusion imaging and other modalities? [J]. Curr Cardiol Rep,2015,17(6):43.

［11］PARKER KM, CLARK AP, GOODMAN NC, et al. Comparison of quantitative wall-motion analysis and strain for detection of coronary stenosis with three-dimensional dobutamine stress echocardiography[J]. Echocardiography. 2015, 32(2):349-360.

［12］任卫东,张玉奇,舒先红. 心血管畸形胚胎学基础与超声诊断[M]. 北京:人民卫生出版社,2015.

［13］任卫东,常才. 超声诊断学[M]. 第3版. 北京:人民卫生出版社,2013.

［14］董凤群,赵真. 先天性心脏病实用超声诊断学[M]. 第2版. 北京:人民军医出版社,2011.

［15］DARABIAN S, ZEB I, REZAEIAN P, et al. Use of noninvasive imaging in the evaluation of coarctation of aorta[J]. J Comput Assist Tomogr,2013;37(1):75-78.

［16］THANKAVEL PP, LEMLER MS, RAMACIOTTI C. Unruptured sinus of valsalva aneurysm in a neonate with hypoplastic left heart syndrome:echocardiographic diagnosis and features[J]. Echocardiography,2014;31(3):E85-E87.

［17］NATHAN M, WILLIAMSON AK, MAYER JE, et al. Mortality in hypoplastic left heart syndrome:review of 216 autopsy cases of aortic atresia with attention to coronary artery disease[J]. J Thorac Cardiovasc Surg,2012,144(6):1301-1306.

［18］王新房. 超声心动图学[M]. 第6版. 北京:人民卫生出版社,2016.

［19］田家玮,姜玉新. 临床超声诊断学[M]. 第2版. 北京:人民卫生出版社,2016.

［20］刘文玲,胡大一. 2014欧洲心脏病学会肥厚型心肌病诊断与治疗指南解读[J]. 中华心脏与心律电子杂志,2015,3(1):14-19.

［21］JOGIA D, LIANG M, LIN Z, et al. A Potential Echocardiographic Classification for Constrictive Pericarditis Based on Analysis of Abnormal Septal Motion[J]. J Cardiovasc Ultrasound,2015;23(3):143-149.

［22］UENISHI EK, CALDAS MA, TSUTSUI JM, et al. Evaluation of cardiac masses by real-time perfusion imaging echocardiography[J]. Cardiovasc Ultrasound,2015,13(1):1-11.

［23］PATRA S, RAMA S, MAHIMAIHA J, et al. Spectrum of cyanotic congenital heart disease diagnosed by echocardiographic evaluation in patients attending paediatric cardiology clinic of a tertiary cardiac care centre[J]. Cardiol Young,2015,25(5):861-867.

［24］丁文祥,苏肇伉. 现代小儿心脏外科学[M]. 济南:山东科学技术出版社,2013:587-603.

［25］RASHEDI N, OTTO CM. Aortic stenosis:changing disease concepts[J]. J Cardiovasc Ultrasound,2015,23(2):59-69.

［26］LI Y, WEI X, ZHAO Z, et al. Prevalence and complications of bicuspid aortic valve in Chinese according to echocardiographic database[J]. Am J Cardiol,2017,120(2):287-291.

［27］HIRATZKA LF, CREAGER MA, ISSELBACHER EM, et al. Surgery for aortic dilatation in patients with bicuspid aortic valves:a statement of clarification from the Ameri-can College of Cardiology /American Heart Association task force on clinical practice guidelines[J]. J Am Coll Cardiol,2016,67(6):724-731.

［28］JILAIHAWI H, CHEN M, WEBB J, et al. A Bicuspid Aortic Valve Imaging Classification for the TAVR Era[J]. JACC Cardiovasc Imaging,2016;9(10):1145-1158.

［29］高云华,唐红. 实用超声心动图学[M]. 北京:人民军医出版社,2011.

［30］葛均波,徐永健,王辰.内科学［M］.第9版.北京:人民卫生出版社,2018.

［31］邵肖梅,叶鸿瑁,邱小汕.实用新生儿学［M］.第4版.北京:人民卫生出版社,2011.

［32］曲冉,任卫东,刘爽,等.超声斑点追踪成像技术对心内膜弹力纤维增生症患儿左心室短轴二维应变的研究［J］.中国医学影像学杂志,2012,20(11):842-845.

［33］GALIÈ N,SIMONNEAU G.The fifth world symposium on pulmonary hypertension［J］.J Am Coll Cardiol,2013,62(25 suppl):1-3.

［34］SIMONNEAU G,GATZOULIS MA,ADATIA I,et al.Updated clinical classification of pulmonary hypertension［J］.J Am Coll Cardiol,2013,62(25 suppl):34-41.

第六章 胸壁、胸膜腔和肺部疾病

第一节 概　　述

一、解剖概要

（一）胸壁

由骨性胸廓和胸壁软组织构成。骨性胸廓由胸骨、肋骨、胸椎及其骨连结所组成,具有支撑、保护胸腔内脏器及参与呼吸运动等作用。胸骨和胸椎分别位于胸壁前、后面的正中。两侧为肋骨,共 12 对,相邻肋骨之间的间隙称为肋间隙。肋间隙被肌肉、神经、血管等填充。肋骨是胸壁较薄弱的部位,当遇到暴力打击时,可出现肋骨骨折,并可能继发气胸或血胸。胸壁软组织由外到内依次为皮肤层、浅筋膜层、深筋膜层、胸壁肌、肋间肌、胸内筋膜、壁层胸膜,进行胸膜腔穿刺术时要依次穿过上述组织结构。胸前壁的浅筋膜层含有乳腺。

（二）胸腔及胸膜腔

胸腔是由胸壁与膈围成的腔隙。上界为胸廓上口,与颈根部相连;下界由穹隆状的膈与腹腔分隔开来。膈上有三个裂孔:腔静脉裂孔、食管裂孔及主动脉裂孔,其内分别有下腔静脉、食管、主动脉及胸导管通过。中央部分为纵隔,两侧为肺和胸膜。可分为左肺间隙、右肺间隙和纵隔三部分。左、右肺间隙分别由左、右肺和脏、壁两层胸膜组成。纵隔位于胸腔中央,上为胸廓上口,下为膈肌,两侧为左、右肺间隙,前为胸骨,后为胸椎,其间有心脏和心包、大血管、气管及食管。

胸膜为一薄层浆膜,分为脏、壁两层,脏层胸膜被覆于肺表面,并嵌入肺叶之间(斜裂及右肺水平裂),又称肺胸膜;壁层胸膜衬于胸壁内面、纵隔的外侧面和膈的上面。脏层胸膜和壁层胸膜在肺根处相互移行,在肺根下方相互移行的两层胸膜形成肺韧带。脏、壁两层胸膜间完全封闭的潜在腔隙称为胸膜腔,左右各一,互不相通,其内可有少量浆液(1~15ml)起润滑作用,以减少呼吸时的摩擦。正常时胸膜腔内的压力始终为负压,吸气时负压增大,呼气时减小。两侧胸膜腔负压的均衡才能保证纵隔位置恒定居中。脏层胸膜或壁层胸膜破裂均会引起气体进入胸膜腔,形成气胸。

壁胸膜按其所在的位置可分为四部分:胸膜顶(又称为颈胸膜)、肋胸膜、膈胸膜及纵隔胸膜。壁胸膜各部分相互反折处所构成的隐窝称为胸膜隐窝,主要为肋膈隐窝。肋膈隐窝指的是两侧胸壁的肋胸膜与膈胸膜的转折处形成的半环形隐窝,亦称为肋膈窦或肋膈角。由于肋膈隐窝所处的位置最低,少量胸腔积液常聚集于此,此处亦是炎症粘连最常出现的部位。胸膜的前界是肋胸膜折返至纵隔胸膜的界线。两侧胸膜的前界在第 2~4 胸肋关节互相靠拢,向上、下又各自分离,因此在胸骨后方形成了 2 个无胸膜覆盖的三角形裸区。上方位于胸骨柄的后方,为胸腺区;下方位于胸骨体下段及左侧第 5、6 肋软骨的后方,为心包区,临床上可经此区进行心包穿刺。胸膜下界为肋胸膜折返至膈胸膜的界线。右起自第 6 胸肋关节,左起自第 6 肋软骨,在锁骨中线上与第 8 肋相交,在腋中线上与第 10 肋相交,后方终止于第 12 胸椎水平。受肝脏位于右侧的影响,右侧胸膜下界往往高于左侧。

（三）肺

肺是呼吸的基本器官,位于胸腔内,纵隔的两侧,左右各一,形似圆锥状。上为肺尖,高出锁骨内侧段1/3 处 2~3cm,其前内侧有锁骨下动脉斜行经过;下为肺底,位于膈上,右侧肺底较左侧为高;外侧为肋面,紧邻肋骨和肋间肌,可见肋骨的压迹;朝向内侧的为内侧面,对向纵隔,此面的中央可见呈长椭圆形凹陷的肺门,此处有血管、主支气管、淋巴管和神经进出,这些结构外包胸膜,形成肺根。肺根处主要结构的排列顺序为:从前到后,左右侧均为肺静脉、肺动脉、支气管;从上到下,左侧依次为肺动脉、支气管、肺静脉,右侧依次为支气管、肺动脉、肺静脉。此外,在肺门附近还有数个淋巴结。右肺较短宽,由水平裂及斜裂分为上、中、下三叶,左肺较狭长,由斜裂分为上、下两叶。两肺下界较胸膜的下界稍高,平静吸气时,在各标志线处均较胸膜下界高两个肋骨(约 5cm)。深呼吸时,肺下界均可向上下各移动约 3cm。

根据功能,肺的血管可分为两类:一类为肺的功能性血管,由肺动、静脉构成,通过肺循环完成气体交换;另一类为肺的营养性血管,由支气管动、静脉构成,支气管动脉发自胸主动脉或肋间动脉,营养支气管管壁、肺血管壁及脏胸膜等。

二、超声检查技术

（一）患者准备

患者无须特殊准备。

（二）体位

需根据检查要求和病变部位进行体位选择,必要时可在检查过程中改变体位。

1. **坐位**　为胸部检查的常用体位,对少量胸腔积液的检查较为敏感。

2. **半坐/半卧/仰卧位**　术后、外伤、重症、年老、虚弱等无法坐立的患者,可在半坐、半卧或仰卧位下经前、侧胸壁或经肋缘下腹壁途径扫查。当病变邻近前胸壁时,可选择仰卧位经前胸壁途径扫查。

3. **俯卧位**　当病变邻近后胸壁时,可选择俯卧位经背部扫查。可嘱患者上肢上举,使肩胛骨外移、肋间隙增大以增加声窗。

4. **侧卧位**　当病变邻近侧胸部时,可选择侧卧位经侧胸壁途径扫查。亦可用于纵隔病变的扫查,患侧向下,利用重力推压肺组织以利于病变的检出。

5. **其他体位**　如可采用仰头颈部过伸位(仰卧、肩下垫枕)经胸骨上窝或锁骨上窝途径扫查肺尖或上纵隔的病变。

（三）仪器

采用高分辨力彩色多普勒超声诊断仪。检查胸膜、胸壁及表浅肺组织时,宜应用高频或宽频线阵探头(检查频率 5~13MHz)。检查深方肺组织、大量胸腔积液及纵隔病变时,宜应用凸阵或扇扫式探头(检查频率 1~5MHz)。声窗窄小时可选用小凸阵探头。中、后纵隔病变可应用经食管探头检查,以更清晰地显示病变及其与周围结构的关系。心脏心包病变应用相控阵探头。应用彩色多普勒超声诊断仪可显示病变的血流情况及病变与周围血管的关系。M 型超声可进行动态观察,如用于明确有无"肺滑动征"。

当病变位置表浅时,可适当降低增益、局部放大图像,必要时应用水囊、超声耦合垫或多涂耦合剂以更好的显示病变。在检查过程中,需根据病变的范围和检查要求实时调节深度、聚焦区及时间增益补偿(time gain compensation,TGC)。

（四）检查方法

超声扫查途径和扫查范围需结合临床检查要求以及 X 线片和/或 CT 显示的病变部位进行选择。胸部超声扫查易受肋骨遮挡及肺气的干扰,扫查时可嘱患者双手上抬或抱头以使肋间充分展开,同时注意灵活利用患者吸气及呼气的不同状态进行观察。

1. **经肋间扫查**　探头沿肋间隙(包括前部肋间隙、侧方肋间隙及后部肋间隙)缓慢滑行移动,结合患者的呼吸运动不断侧动探头,从肋骨上缘向足侧变换角度扫查,警惕遗漏肋骨后方的病变。对于胸膜、胸壁及表浅肺病变可应用高频或宽频线阵探头扫查。对于纵隔病变可嘱患者患侧卧位,应用小凸阵或扇扫探头经胸骨旁肋间隙向深方扫查。

2. 肋缘下和剑突下经腹扫查　在肋缘下和剑突下应用探头经腹向后上方扫查,利用肝脏、脾脏作为声窗,以观察肺底、膈、胸膜、胸腔和纵隔等部位的病变。

3. 经胸骨上窝和锁骨上窝扫查　采用小凸阵或扇扫探头经胸骨上窝或锁骨上窝向深方或下方扫查上纵隔或肺组织的病变。当病变位置表浅时,可采用高频或宽频线阵探头。

4. 其他　较大的后纵隔病变可经背部脊柱旁断面扫查。中、后纵隔的病变可采用经食管超声检查。

三、正常超声表现

（一）经肋间扫查

声像图最表层可见强回声的线样结构,为皮肤层,其深方依次可见皮下脂肪(低回声)、胸壁肌层(低回声)、肋骨(强回声伴声影)及肋间肌(低回声)等结构(女性患者前胸壁尚可见乳腺结构)。探头垂直于肋间隙扫查时,正常成人的肋骨表现为长约2cm的弧形强回声,后方伴典型声影,肋间距约2cm。肋软骨呈均匀低回声的椭圆形结构,有时中央可见斑块样强回声的钙化区。肋骨的声影之间可见低回声的肋间肌。

胸膜腔一般位于肋骨强回声表面深方1cm以内、肋间肌的深方。正常胸膜厚0.2~0.4cm,即使现代高分辨率超声也难以清晰分辨,但由于胸膜界面两侧存在声阻抗差,使得超声可以显示胸膜的界面。我们将经过相邻两肋骨表面的虚拟线称为肋线。肋线下0.5~1cm处可见强回声水平线,称为胸膜线。胸膜线指的是富含水分的胸壁及胸膜软组织与富含气体的肺组织之间的界面,即胸膜-肺界面。上肋骨、胸膜线和下肋骨构成标志性的"蝙蝠征"。通常胸膜线为患者的壁层胸膜,在无胸腔积液或气胸(脏、壁层胸膜未分离)的患者中,亦代表了脏层胸膜(即肺表面)。壁层胸膜紧贴胸壁内侧,正常的壁层胸膜表现为不随呼吸移动的线样强回声,此种表现是由壁层胸膜的界面反射所产生。脏层胸膜紧贴在充气的肺组织表面,与含气肺组织构成强反射界面,表现为线样强回声,而正常肺组织呈强反射体使得深方结构不能显示。生理性的胸腔液体只能在肋膈角处被超声扫查显示,表现为极薄的低回声带,将壁层与脏层胸膜分开,偶见呈双层状。气胸患者脏壁两层胸膜分离时,脏层胸膜界面被气体遮挡无法显示,而胸腔积液患者两层胸膜界面均可清晰显示。

当声束垂直于胸膜-肺组织表面时,可在胸膜线深方见因多重反射形成间隔固定的多条线样强回声,即混响伪像,称为A线。各线间距离相等,均等于皮肤表面至胸膜线间的距离。A线可以是一种正常伪像,也可以是气胸的一种征象。

正常肺随呼吸运动时,胸膜-肺表面的线样强回声及后方混响伪像所致的多条强回声随呼吸而移动,即肺与胸壁出现相对运动,称为"肺滑动征"。这是一种动态征象,具有特征性。肺随呼吸上下移动,因此应在纵断面上观察"肺滑动征"。当发生气胸时,胸腔内的气体的线样强回声及后方的混响伪像不会随呼吸移动,因此可通过"肺滑动征"存在与否将正常的充气肺与气胸鉴别开来。胸膜粘连、严重的急性哮喘、呼吸暂停、肺切除术后等情况亦可能造成"肺滑动征"消失或难以探查。此外,出现胸壁气肿时,由于气体干扰,往往难以显示深方的胸膜线及"肺滑动征"。M型超声可用于显示肺滑动,正常时肺动态征象呈"海岸征",即浅层静止的结构产生波状的水平线,深方的肺滑动产生"细沙样"图像,共同构成了"海岸征"。

（二）经腹扫查

正常膈的厚度约0.5cm,在超声声像图上表现为具有一定厚度的可随呼吸上下移动的弧形强回声,其胸腔面覆盖有膈胸膜,腹腔面覆盖有腹膜,中间的肌性成分呈一薄的低回声带。当肺组织充满气体时,弧形的膈-肺界面呈一强反射体,会引起全反射从而导致肝脏、脾脏产生镜面伪像。当发生胸腔积液时,镜面伪像消失。因此镜面伪像可作为正常含气肺组织和胸腔积液的鉴别依据。

第二节　胸壁疾病

一、胸壁炎性疾病

（一）病理与临床

胸壁炎性病变可发生于胸壁的各层结构,既包括皮肤、皮下软组织、肌层等胸壁软组织,亦可累及肋软骨等胸壁支架结构。

胸壁软组织炎症与其他部位的浅表软组织炎症相似,可为急性感染,亦可为慢性炎症。急性感染多为急性蜂窝织炎,为一种急性弥漫性化脓性感染,临床上病变局部出现红、肿、热、痛改变,并向周围迅速扩散,病变处与周围正常组织无明显的界限。感染部位较浅、组织疏松者,往往呈明显的弥漫性肿胀,疼痛较轻;感染位置较深或组织较致密时则肿胀不明显,但疼痛较剧烈。感染进一步发展可导致局部组织坏死而形成脓肿。脓肿可原发于急性化脓性感染的后期或由远处原发感染灶经血行播散或淋巴播散而导致。炎性组织发生坏死,形成脓腔,腔内的渗出物、脓细胞、坏死组织和细菌等构成脓液。脓腔周围往往有明显的充血、水肿和白细胞浸润,周围肉芽组织增生形成不规则的壁。脓肿扩散时,常可形成窦道和瘘管。慢性炎症可由急性感染迁延而来,亦包括特异性的感染,如胸壁结核。慢性炎症病变往往无特异性的临床表现,局部可有压痛,有时触诊可呈肿块样改变。慢性炎症的一种特殊类型是胸壁结核。它是一种比较常见的胸壁疾病,好发于胸骨旁和脊柱旁,胸壁软组织、肋骨、肋软骨或胸骨均可受累,绝大多数为继发性感染,常继发于肺结核、胸膜结核或纵隔淋巴结核,但胸壁的病变程度与肺、胸膜等原发病变的轻重并不成正比,临床上有时在出现胸壁寒性脓肿时,其原发病灶可能静止或愈合。其基本病理变化为结核性肉芽肿和干酪样坏死,如不及时彻底治疗,可形成窦道和脓胸,易迁延不愈和复发。胸壁结核常见于20~40岁的中青年人,男性较多,大多数患者症状不明显,或有结核感染反应,如低热、盗汗、虚弱乏力,局部有不同程度的疼痛。局部病灶可表现为肉芽肿样包块,组织发生液化坏死后而形成寒性脓肿,脓肿可自行破溃,穿透皮肤而形成慢性窦道,亦可感染破坏肋骨。

（二）超声表现

胸壁炎性病变种类复杂,超声表现多样,本章仅介绍几种典型的胸壁炎性病变的超声声像图表现。

1. 胸壁急性蜂窝织炎　胸壁急性蜂窝织炎声像图主要表现为病变区域软组织增厚,回声不均匀减低,边界不清晰,形态往往不规则,局部彩色血流信号增多。邻近软组织可出现不同程度的水肿,回声可增强,皮肤层亦可出现增厚。

2. 胸壁脓肿　脓肿形成早期表现为病变内的低回声更加不均匀,出现液化坏死区,呈不规则的无回声,并逐渐融合扩大,形成不规则厚壁脓腔,腔内可见随探头加压流动的细点状中低回声或团絮状杂乱中等回声沉积物,少数内部可见分隔样中等回声。脓肿边缘多不规则或模糊不清,脓肿壁上可见血流信号,脓腔液化区内无血流信号。

3. 胸壁结核　病变部位正常胸壁层次被破坏。病变多呈低回声,形态不一,局限性结核可呈结节状改变,回声较均匀;较大的病变形态不规则,内部回声不均匀。病变处血供大多较丰富。病变周边组织回声多增强。当出现干酪样坏死时,病变内可见液化的不规则无回声区,常可见钙化的强回声,后伴声影。坏死区内无血流信号。当形成寒性脓肿时,可见不规则的厚壁脓腔,内壁不规整,腔内可见碎屑样回声。病变可侵犯邻近的肋骨和肋间肌。可合并出现脓胸或肺内病变。

（三）鉴别诊断

胸壁局灶性的炎性病变应与胸壁肿瘤相鉴别。与炎性病变相比,肿瘤多为实性的低回声包块,边界更为清晰,质地较硬,部分肿瘤可见包膜,抗炎治疗或抗结核治疗后无明显变化,必要时可行超声引导下穿刺活检加以确诊。胸壁脓肿可通过超声引导下穿刺引流出脓液确诊。

（四）临床价值

应用高分辨力超声诊断仪可以获得胸壁炎性病变清晰的声像图,很好地显示病变的形态、内部回声、边界及边缘、与周围结构的关系、病变的血供情况等，为胸壁炎性病变的诊断提供客观依据，并可对病变的转归情况进行随访观察。对于胸壁脓肿可行超声引导下穿刺引流治疗。对于抗感染治疗效果不佳的病例，可进行超声引导下穿刺，进行细菌培养和药敏试验，从而有针对性地选择最佳的抗生素以提高疗效。

二、胸壁肿瘤

（一）病理与临床

胸壁肿瘤可分为良性肿瘤和恶性肿瘤。常见的胸壁良性肿瘤有脂肪瘤、脉管瘤（包括淋巴管瘤和血管瘤）、纤维瘤、神经鞘瘤、神经纤维瘤、错构瘤等，其中脂肪瘤最为多见。起源于肋骨的常见良性肿瘤包括软骨瘤、骨软骨瘤及骨巨细胞瘤等。胸壁恶性肿瘤可起源于胸壁软组织、胸骨及肋软骨，肉瘤最为常见，如脂肪肉瘤、软骨肉瘤、骨肉瘤、尤文氏瘤等，亦可见胸壁转移瘤、恶性神经鞘瘤等。胸壁转移瘤多来源于肺、乳腺、前列腺、甲状腺、肝脏、胸腺等部位恶性肿瘤的血行转移，少数由肺癌或乳腺癌直接侵袭所致。临床上胸壁良性肿瘤大多边界清晰，表面光滑，生长较缓慢，大多数肿瘤体积较小，无明显自觉症状，往往为患者无意中触及而发现；少数肿瘤体积较大时可产生压迫症状。胸壁恶性肿瘤往往生长较快，可侵袭周围结构引起粘连疼痛等。

（二）超声表现

1. 胸壁良性肿瘤

（1）胸壁软组织良性肿瘤：肿瘤位于胸壁的软组织层内，声像图表现较为多样，大多呈圆形或椭圆形，形态较规则，边界清晰。

脂肪瘤、错构瘤及纤维瘤回声较高，内部血流信号均很少，脂肪瘤和纤维瘤内部可见线样强回声，错构瘤内部可见斑块样强回声钙化灶。

脉管瘤的声像图表现取决于内部管腔的大小。管腔较大者呈囊样无回声，内可呈多房样改变或迂曲管样结构；管腔很小者呈较高回声。淋巴管瘤内部无血流信号，血管瘤内部大多可见较丰富的血流，探头加压时血流信号可见增多。

神经鞘瘤和神经纤维瘤多为单发，呈结节状或分叶状，有时可见包膜，内部为低回声，后方回声可轻度增强，内部回声较均匀，有时可伴有囊变或钙化，多数肿瘤的两端可显示增粗的神经与其连接，称为"鼠尾征"。多发者病变沿神经走行分布。

（2）来源于骨骼的胸壁良性肿瘤：可位于肋骨、肩胛骨或锁骨等处，表现为突出骨表面的实性中低回声病变，呈结节状或分叶状，后方回声大多衰减，内部血流不丰富。部分肿瘤可致骨皮质强回声线连续中断。

2. 胸壁恶性肿瘤

胸壁恶性肿瘤可位于胸壁软组织、胸骨、肋软骨或神经走行区，可为低回声、中等回声、杂乱的强弱回声相间或混合回声等多种回声类型，形态不规则，边界不清晰，内部回声多不均匀，血流信号大多较丰富。肿物既可向外侧隆出，亦可向内侧生长，不随呼吸运动而移动。肿瘤生长迅速，侵袭性强，可累及周围的软组织、肌层、筋膜层，甚至骨和软骨组织，造成层次结构的模糊不清及破坏。

发生在骨组织的病变可导致局部骨结构的破坏，骨皮质回声中断，病变处可见不规则低回声的肿物，与周围组织分界不清，内部回声不均匀，肿物内可见丰富血流信号。病变未侵犯胸膜时，可见病变内侧的胸膜尚完整或有受压表现，侵犯胸膜时则胸膜回声模糊不清。胸壁转移瘤多有恶性肿瘤病史。

（三）鉴别诊断

典型的胸壁良性肿瘤生长缓慢，形态较规则，表面光滑，边界清晰，内部血流较少，肿瘤呈膨胀性生长，较大时可能对周围结构产生压迫而非破坏。典型的胸壁恶性肿瘤则生长迅速，形态不规则，表面不规整，边界不清晰，内部血流丰富，肿瘤呈浸润性生长，易对周围结构产生侵袭和破坏。然而，大多数胸壁肿瘤难以仅凭超声声像图表现进行病理类型的确诊，需进行超声引导下穿刺活检以进一步明确。

（四）临床价值

高分辨力超声扫查可以很好地显示胸壁各层软组织、肌肉、肋骨及肋软骨的层次结构，可清晰显示胸壁肿瘤的位置、数量、大小、形态、边缘、内部回声、血流情况,观察肿瘤与胸壁的相对运动,周围组织的受累情况等等,为临床提供可靠的诊断信息。对于胸壁占位性病变,由于病变位置较为表浅,超声引导下穿刺活检操作简便易行,可在超声引导下穿刺行细胞学或组织学检查以确诊病变的病理类型。

第三节　胸　膜　疾　病

一、胸腔积液

(一)病理与临床

正常胸腔内可有 1~15ml 的生理性液体。任何原因造成其渗出增加和/或再吸收减少就会出现胸膜腔内的液体积聚,形成病理性的胸腔积液。病理性胸腔积液可分为漏出液和渗出液。

1. **漏出液** 常见病因包括充血性心力衰竭、上腔静脉阻塞、缩窄性心包炎、肝硬化、肾病综合征、急性肾炎、低蛋白血症、黏液性水肿等等。

2. **渗出液** 临床上较为常见,按积液性质的不同可分为下述四种类型:

(1)浆液性渗出性胸腔积液:最常见的病因为炎性感染,包括肺炎(包括膈下感染)、结核性胸膜炎、真菌性感染等等。亦可见于肿瘤(如原发性胸膜间皮瘤或肿瘤转移至胸膜、支气管源性肿瘤、淋巴瘤等)、肺梗死、胶原血管性疾病(系统性红斑狼疮、类风湿关节炎)、气胸、外科术后等等。

(2)脓胸:主要病因为肺部感染、肺结核、化脓性心包炎、外伤(食管瘘)、气胸或胸穿继发感染等。

(3)血胸:可见于恶性胸膜肿瘤或肺肿瘤、外伤、肺结核、肺梗死、气胸粘连带撕裂、胸主动脉瘤破裂等等。

(4)乳糜胸:先天性异常或癌栓、寄生虫阻塞造成淋巴回流障碍时,或外伤(或胸部手术)损伤胸导管时均可产生高蛋白的胸腔渗出液,称为乳糜胸。

临床上胸腔积液以渗出液最为常见。中青年患者需首先考虑结核性或其他炎症性病变;老年患者的胸腔积液特别是血性胸腔积液应首先考虑恶性病变或恶性肿瘤转移。

胸腔积液的出现多伴有基础疾病,故仔细询问病史和观察患者症状,对于胸腔积液的病因诊断十分重要。结核性胸膜炎的患者多有低热、盗汗,炎症性积液多伴有胸痛和发热,有心力衰竭者多为漏出液。少量胸腔积液可无明显自觉症状或仅有胸痛。积液量达到 300~500ml 以上时,可出现胸闷或轻度气急,大量胸腔积液时呼吸困难加重,可出现明显心悸,而胸痛由于两侧胸膜分离开来可缓解或消失。

(二)超声表现

超声检查对于胸腔积液具有很高的敏感性和特异性。

1. **游离性胸腔积液**

(1)少量胸腔积液:常积聚于胸腔最底部及后肋膈窦处,患者坐位,由肩胛下角线至腋后线经肋间扫查,可见膈面上方出现带状无回声区,内部透声良好,常见含气的肺随呼吸上下移动,吸气末无回声区变小。患者取仰卧位时,经腋中线作冠状面扫查,可见膈上出现三角形的无回声区,与胸廓的交角呈锐角。少量胸腔积液须注意与腹腔积液、膈下积液及膈胸膜增厚进行鉴别,扫查时应注意横膈与积液的关系,改变体位观察液体的位置变化有助于鉴别。

(2)大量胸腔积液:胸腔内可见大范围无回声区,肺组织受压向上移位,膈肌下移,纵隔可向对侧移位。

2. **包裹性积液及叶间积液** 包裹性积液常见于胸膜腔的侧壁或后壁,偶可出现于前壁,经肋间扫查可见胸壁与肺之间可见半月形、椭圆形或不规则形局限性无回声区,胸壁侧基底较宽,内缘与肺分界清晰,有时无回声内可见分隔,无回声区不随呼吸或体位改变而变化。局部胸膜常可见增厚。发生于前壁,特别是前上胸壁的包裹性积液常因超声扫查不全面而被遗漏,因此在进行扫查的过程中,需注意扫查范围的全面性,必要时需结合胸部 X 线片及胸部 CT 等其他影像学显示的病变部位重点进行扫查。叶间积液位于叶间裂,呈小范围局限性梭形无回声,周围为含气的肺组织或实变的肺组织。

3. 血性胸腔积液或脓胸

（1）早期可见胸腔积液的透声较差,内见密集细点状或斑点样中低回声。

（2）后期可见胸腔积液内出现大量带状中等回声或强回声,与胸膜相连,并相互粘连,呈多发分隔样或不规则多房蜂窝状改变。

（3）慢性脓胸尚可见胸膜增厚。

（三）鉴别诊断

超声表现有助于鉴别漏出液与渗出液,但并不完全可靠:通常漏出液以透声性良好的无回声为主;渗出液虽然有时也可表现为透声性较好的无回声,但大多表现为透声性较差的液体,内部可见细点状回声、分隔或纤维条索等等,亦可伴有胸膜增厚(>0.3cm)或胸膜结节。胸腔积液的病因多种多样,扫查时须仔细询问患者的病史,细心观察患者的症状体征,结合胸腔积液的超声声像图特点,将有助于胸腔积液的病因诊断。必要时可对胸腔积液进行穿刺抽吸,对液体行实验室检查以明确积液的性质及病因。

胸腔积液亦需要与肺实变进行鉴别。通常情况下,无回声的积液与低回声的实变肺组织较易区分,但当胸腔积液表现为透声较差的低回声时,特别是较为黏稠的脓胸,往往与肺实变容易混淆,甚至引起错误的穿刺操作。胸腔积液形态可随呼吸运动而发生变化,内部可见实变的或含气的肺叶漂浮,CDFI观察可见由于心脏搏动引起的彩色伪像,即"液体彩色"征。肺实变形态不随呼吸运动而改变,内部可见"超声支气管气相""超声支气管液相"及"超声肺泡气相"等,CDFI观察内部可见分支状血管的彩色血流信号。

（四）临床价值

超声对于胸腔积液的显示敏感而又准确。少量的胸腔积液(仅50~60ml时),超声上即可敏感显示。超声有助于显示胸腔积液的特点,将胸腔积液与胸膜增厚、膈下积液、肺实变等相鉴别,亦可将包裹性胸腔积液与占位性病变区分开来。超声检查简便易行,无放射性损伤,可重复性强,有助于重症患者的床旁检查及对胸腔积液的变化情况进行监测随访。临床上,超声还广泛应用于胸腔积液穿刺抽吸的定位与引导,既可对液体进行实验室检查以进一步明确性质及病因,亦可进行引流治疗。

二、气胸

（一）病理与临床

正常人的胸膜腔是由胸膜壁层和脏层构成的不含空气的密闭潜在腔隙。任何原因使胸膜破损,空气进入胸膜腔,造成积气状态,即称为气胸。气胸可自发产生,也可由于外伤、疾病、手术、医疗操作不当等原因引发。属于胸科急症之一,严重者可危及生命,及时处理通常预后良好,因此需要及时发现气胸征象并对其做出正确诊断。

根据有无原发疾病,自发性气胸可分为原发性和继发性气胸两种类型。原发性气胸又称特发性气胸,是指肺部常规 X 线片未能发现明显病变的人所发生的气胸,好发于年轻人,特别是男性体型瘦长者。继发性气胸是指在其他肺部疾病(如慢性阻塞性肺气肿、慢性肺结核、弥漫性肺间质纤维化、硅沉着病等)的基础上,形成肺大疱或造成胸膜损伤所致。发生气胸后,胸膜腔内压力升高,甚至可由负压变成正压,造成肺、纵隔受压,静脉回心血流受阻,产生不同程度的肺、心功能障碍。按病理生理变化(根据脏层胸膜破口的情况及气胸发生后对胸腔内压力的影响),气胸又分为闭合性气胸(单纯性)、开放性气胸(交通性)和张力性气胸(高压性)三类。

气胸症状的轻重取决于发病速度、胸膜腔内气体量、肺压缩程度和肺部原发疾病的情况。典型表现为患者突发性一侧胸痛,多为针刺样或刀割样疼痛,伴有胸闷、呼吸困难,可有刺激性咳嗽,但痰少。小量闭合性气胸先有气促,但数小时后逐渐平稳。若气胸量较大者或者原来已有广泛肺部疾患,则气促明显,患者常不能平卧。如果侧卧,则使气胸患侧在上,以减轻气促。部分患者可有持重物、剧烈咳嗽、用力屏气、激烈运动等诱发因素,但也有在正常活动或平静睡眠中发生气胸者。张力性气胸由于胸腔内压力骤然升高,肺受压,纵隔移位,可出现严重呼吸循环障碍,患者可出现胸闷、气促、烦躁不安、发绀、冷汗、脉速、虚脱,严重者可出现呼吸衰竭、意识不清。

（二）超声表现

1. 进行超声动态扫查　正常胸腔可见肺随着呼吸与胸壁存在相对运动,即"肺滑动征"。当胸膜腔内出现游离气体时,产生静止的粗大的平行线样多重反射伪像（增强的 A 线）,且不随呼吸而上下移动,"肺滑动征"消失。

2. M 型超声　可见密集的水平线样图像,称为"平流层征"。

3. 气胸时,脏层胸膜和壁层胸膜的分离-结合部,称为"肺点",探头放于"肺点"处,随着呼吸进行观察,可见气胸征象（灰阶超声时 A 线伴"肺滑动征"消失,M 型超声"平流层征"）和非气胸征象（灰阶超声时存在"肺滑动征",M 型超声"海岸征"）交替出现。

4. 出现液气胸时,超声可探及气液平面。

（三）鉴别诊断

气胸需注意与胸壁气肿进行鉴别。胸壁气肿会产生许多"彗星尾征"（称为 E 线）,气体阻止了超声传播,难以显示深方结构,使得"蝙蝠征"无法显示,从而提示为胸腔外积气,结合体格检查时胸壁出现特征性的捻发音,该病不难诊断。而气胸为胸腔内积气,不影响"蝙蝠征"的显示,结合增强的 A 线、"肺滑动征"消失、肺点等超声征象,可做出明确诊断,必要时可结合胸部 X 线片加以证实。

（四）临床价值

通常怀疑气胸的患者首选胸部 X 线片,但仰卧位患者或少量气胸的患者,X 线片容易漏诊。文献报道,在检查气胸方面,超声比床旁 X 线平片更为敏感,在超声上几毫米厚的空气就足以进行诊断,且超声无电离辐射,特别有助于儿童及年轻妇女的气胸诊断。

三、胸膜肿瘤

（一）病理与临床

胸膜为薄层浆膜,起源于胚胎的中胚层。胸膜肿瘤可分为原发性和继发性两大类。胸膜原发性肿瘤以胸膜间皮瘤为主,较为少见。根据病变的分布情况,胸膜间皮瘤可分为局限型和弥漫型。局限型可为良性或恶性,多数为良性,多见于脏层胸膜,呈孤立性的肿瘤突出于胸膜表面,包膜完整,有较窄的蒂连于胸膜上。少数恶性者肿瘤多发生于壁层胸膜,肿瘤包膜多不完整,肿瘤附着处基底较宽。大多数弥漫型胸膜间皮瘤患者有石棉暴露史,病变广泛分布于壁层胸膜,脏层胸膜亦可受累,胸膜往往显著增厚,可呈结节状改变,伴有大量浆液性、血性胸腔积液,肺组织常受压而萎缩。胸膜间皮瘤可发生于任何年龄,以40~60 岁为多见,局限型胸膜间皮瘤多无明显症状,偶尔可有胸痛。弥漫型胸膜间皮瘤患者可出现剧烈胸痛、胸闷、气急等症状。

胸膜原发性肿瘤尚包括其他起源于结缔组织或神经的肿瘤,包括脂肪瘤、纤维瘤、神经纤维瘤等,均很罕见。

胸膜继发性肿瘤为胸膜转移瘤。转移瘤可来源于肺癌、乳腺癌、胃肠道恶性肿瘤、卵巢癌、肝癌等转移。表现为胸膜上大小不等的结节向胸腔内突出,并可伴有胸腔积液。合并胸腔积液时病灶易于显示。临床上患者往往有胸痛症状,并多有进行性加重。

（二）超声表现

1. 胸膜间皮瘤

（1）局限型胸膜间皮瘤:多数呈圆形或椭圆形实性中低回声结节,直径为 2~3cm,形态尚规则,表面光整,边界较清晰,似有包膜,向胸腔内突出或埋陷在肺里。

（2）弥漫型胸膜间皮瘤:可见胸膜呈弥漫性增厚,呈多发结节状或不规则的低回声或不均匀中等回声,病变大多与胸壁分界不清,表面不规整,呈波浪状,基底较宽。多数合并胸腔积液,胸腔积液位于病变内侧与肺表面之间。部分增厚的胸膜可合并钙化（约 20%）,表现为强回声后方伴声影。病变进展,可出现肋骨破坏征象。

2. 胸膜转移瘤

（1）胸膜转移瘤可为单发或多发，以多发多见，病变可位于胸膜腔或肺胸膜表面。

（2）胸膜上可见低回声或中等回声的圆形、半球形或宽基底息肉样的实性结节，或胸膜呈结节状增厚。

（3）胸膜转移瘤大多合并大量胸腔积液，可为血性胸腔积液，胸腔积液的形成使得转移瘤的病灶更容易检出。

（三）鉴别诊断

局限型胸膜间皮瘤可陷入肺组织中，易与周围型肺肿瘤相混淆。源于壁层胸膜的间皮瘤可通过观察病变与受压肺组织之间存在胸腔积液或呼吸时肺与病变存在相对运动而与肺肿瘤鉴别开来，发生于脏层胸膜上病变与周围型肺肿瘤则难以鉴别，必要时可行超声引导下肿物穿刺活检以明确病理诊断。

弥漫型恶性胸膜间皮瘤则应与胸膜转移瘤及弥漫性胸膜增厚相鉴别。当胸膜结节为连续、驼峰样大结节，增厚的胸膜内缘呈波浪状时，弥漫型恶性胸膜间皮瘤的可能性大。当胸膜结节呈多发散在分布时，胸膜转移瘤的可能性大。弥漫性胸膜增厚边缘一般较为平直，且常伴有肋间隙狭窄。

（四）临床价值

当存在胸腔积液时，超声检查可较敏感地发现胸膜肿瘤，清晰显示病变的范围、形态、边缘、血流情况、与胸膜和肺组织的关系等等。超声还可引导胸膜肿瘤的穿刺活检以明确病变的性质，为临床治疗提供客观依据。然而，对于尚无胸腔积液的病例，胸膜病变在超声上有时可能难于显示，仍需要进行 CT 或 MR 等其他影像学检查进一步明确诊断。

四、胸膜炎

（一）病理与临床

胸膜炎是指一些致病因素刺激胸膜所致的胸膜炎症。临床上，胸膜炎较难诊断。肺炎、结核、肿瘤、类风湿性关节炎、系统性红斑狼疮、创伤、药物过敏反应等都可能引起胸膜炎，以结核性胸膜炎最为常见。胸腔内可伴液体积聚（渗出性胸膜炎）或无液体积聚（干性胸膜炎）。炎症治疗后，胸膜可恢复至正常，或出现胸膜肥厚、粘连。临床主要表现为胸痛、咳嗽、胸闷、气急，甚至呼吸困难。不同病因所致的胸膜炎可伴有相应疾病的临床表现。病情较轻者可无自觉不适。感染性胸膜炎患者，可有恶寒、发热。结核性胸膜炎患者可有午后低热、盗汗、乏力等。

（二）超声表现

大多数胸膜炎的患者可出现胸膜声像图改变，正常光滑的胸膜线变得粗糙，连续性中断，壁层胸膜增厚，回声减低不均匀，脏层胸膜增厚往往同时累及表面肺组织（即胸膜下可见少量肺实变，范围在 0.2～2.0cm），表现为局灶性楔形或圆形低回声区。周围可出现胸腔积液，积液量多少不一，部分积液内可见多发条索样强回声分隔。

一些长期胸膜炎或结核性胸膜炎的患者由于胸膜炎症及纤维组织增生可出现胸膜纤维化，表现为胸膜显著增厚，回声减低，陈旧性胸膜纤维化可出现钙化，表现为增厚的低回声胸膜内出现条片状或斑块状强回声伴声影。

（三）鉴别诊断

胸膜炎的胸膜增厚需注意与胸膜肿瘤进行鉴别，超声上很难将二者鉴别开来，需结合患者病史、临床表现、原发病变征象、其他影像学特征等线索进行诊断，必要时可行超声引导下穿刺活检进行病理学检查以明确诊断。

（四）临床价值

超声检查可以清晰显示胸膜炎患者的胸膜增厚、胸腔积液及肺表面病变情况，引导胸膜穿刺活检，进行组织及细胞学检查以明确诊断；亦可在超声引导下进行胸腔积液的抽吸检查及引流治疗。

第四节　肺 部 疾 病

一、肺肿瘤

（一）病理与临床

肺肿瘤以原发性支气管肺癌（简称肺癌）最为常见，其他肺部肿瘤尚包括肺部转移瘤和少见的良性肿瘤，如错构瘤等。

支气管肺癌绝大多数起源于各级支气管黏膜上皮或腺体。根据世界卫生组织（WHO）的组织学分类可分为鳞状上皮癌（简称鳞癌）、腺癌（包括细支气管肺泡癌，简称肺泡癌）、小细胞癌和大细胞癌。按肺癌发生的解剖部位分类可分为中央型肺癌和周围型肺癌。支气管肺癌多数在 40 岁以上发病，发病与吸烟和环境污染密切相关，发病年龄高峰为 60~79 岁，我国肺癌男女发病比例约为 2∶1。5%～10% 的患者发现肺癌时无自觉症状或体征，在查体中偶然被发现。肺癌的临床表现与病变发生的部位、类型、大小、有无转移和并发症相关，主要表现为刺激性呛咳、痰中带血或咯血、喘鸣、气急、发热等症状；肿瘤局部蔓延可引起胸痛、呼吸困难、吞咽困难、声音嘶哑、上腔静脉阻塞综合征、Horner 综合征等表现；肿瘤远处转移可引起转移部位的异常表现；肿瘤尚可以作用于其他系统引起肺外表现，称之为类癌综合征，如异位内分泌综合征、肥大性肺性骨关节病等。

身体其他部位的恶性肿瘤可以通过血行转移、淋巴扩散或邻近器官直接蔓延等多种途径转移至肺。成人常见可转移至肺的肿瘤包括乳腺癌、前列腺癌、结肠癌、甲状腺癌、胃癌、肾癌、宫颈癌、睾丸癌、骨肉瘤、黑色素瘤等；儿童常见的可转移至肺的肿瘤包括肾母细胞瘤（Wilms 瘤）、肾胚胎癌、骨肉瘤、Ewing 肉瘤等。肺转移瘤可以引起持续咳嗽等呼吸道症状，亦可无明显自觉症状。

肺错构瘤是肺部良性肿瘤的一种，一般为实性致密的球形或卵圆形，也可以是分叶状或结节状，大多数直径在 3cm 以下，主要组织成分包括软骨、脂肪、平滑肌、腺体、上皮细胞，有时还有骨组织或钙化，常见钙化类型为爆米花样。肺错构瘤生长缓慢，极少恶变。发病年龄多数在 40 岁以上，男性多于女性，绝大多数错构瘤（约 80% 以上）生长在肺的周边部分，临床上大多没有症状和阳性体征。只有当错构瘤生长到一定程度，刺激了支气管或压迫支气管造成支气管狭窄或阻塞时，才出现咳嗽、胸痛、发热、气短、血痰甚至咯血等临床症状。

（二）超声表现

1. 中央型肺肿瘤　邻近肺门的中心型肺肿瘤由于周围肺组织内气体的干扰常不能显示。当出现外周肺组织实变时，中心型肺肿瘤可应用超声进行探查。

（1）中心型肺肿瘤阻塞气道，使得远端肺组织含气量减少，肺组织出现阻塞性肺不张、阻塞性肺实变时，可见受累肺组织呈楔形或三角形低回声或中低回声，胸膜的线样强回声连续完整。

（2）肿瘤位于三角形或楔形的肺组织的尖端，被实性的肺组织所包绕，大多与周围肺组织分界清晰，肿瘤的内部很少有支气管。

（3）肿瘤呈类圆形或不规则形的低回声肿块，肿瘤较大时，内部回声不均匀，中心可出现液化坏死的不规则无回声区。

2. 周围型肺肿瘤

（1）肿瘤位于肺的周边部分，毗邻胸膜，多呈类圆形或分叶状。有时分叶状肿瘤因肺组织内的气体遮挡了肿瘤的两侧，声像图亦可呈类圆形。

（2）内部多为低回声，回声多较均匀。大于 5cm 的肿瘤可表现为等回声。瘤体较大合并坏死者，内部回声不均匀，可见不规则的强回声，中心液化坏死时可见不规则的无回声区。

（3）肿瘤周围被含气的肺组织包绕，边界一般较清晰。由于肿瘤后方的含气肺呈强回声伴混响伪像，声像图上易与囊性病变相混淆，需仔细鉴别。

（4）肺错构瘤的"爆米花"样钙化在超声上易于显示，表现为不规则斑块样强回声，后伴声影，此种表现较为特异。

（5）超声可以显示肿瘤与胸膜及胸壁的关系，从而明确肿瘤的浸润程度。当肿瘤侵犯脏层胸膜时，肿瘤两侧的脏层胸膜逐渐增厚、不平整并向内凹陷，形成"兔耳征"。当壁层胸膜尚未受累时，肿瘤与壁层胸膜间常有少量胸腔积液，分界清晰。超声观察到壁层胸膜的线样回声中断、消失，以及肿瘤失去随呼吸运动的"肺滑动征"时，可以确定肿瘤已至少侵犯至壁层胸膜。肿瘤侵犯胸壁时一般体积较大，形态不规则，内部回声不均匀，随呼吸活动受限或固定不动，严重者可侵及邻近肋骨。

（三）鉴别诊断

中心型肺肿瘤需注意将肿瘤与周围实变不张的肺组织鉴别开来。实变不张的肺组织多呈楔形或三角形，内部可见支气管结构，肿瘤大多为类圆形或不规则形，内部很少见到支气管，且肿瘤的内部回声较周围的肺组织更低。

周围型肺肿瘤需要与肺炎肺实变、肺脓肿及胸膜肿瘤等进行鉴别。肺炎肺实变病灶常呈楔形或三角形，内部可见细支气管的平行线样结构，邻近胸膜连续性完整。肺脓肿大多呈厚壁脓腔样改变，内壁不光滑，形态不规则，与周边炎性实变的肺组织分界不清，脓腔内可见碎屑及气体，并可出现气-液平面。源于壁层胸膜的肿瘤与受压肺组织之间常存在胸腔积液，呼吸时肿瘤与肺可见相对运动；发生于脏层胸膜上肿瘤则难以与周围型肺肿瘤进行鉴别。对于超声特征不典型，难以明确诊断的病例，可行超声引导下病变穿刺活检进行病理学诊断。

（四）临床价值

邻近胸膜且无骨性结构遮挡的周围型肺肿瘤可应用超声进行探查，观察肿瘤的形态特征，根据肿瘤与周围结构（如胸膜、胸壁、膈等）的关系判断肿瘤的浸润范围，并可进行超声引导下穿刺活检以获得肿瘤的病理诊断。然而超声对于中央型肺肿瘤的诊断价值有限，往往需要应用 X 线片、CT 等影像学检查或纤维支气管镜等进一步明确诊断。

二、肺炎症性病变

（一）病理与临床

肺炎症性病变既包括肺实质或间质的弥漫性炎性渗出（肺炎），可引起弥漫性肺纤维化的肺间质综合征，亦包括肺组织的局限性化脓性感染导致的肺脓肿。

肺炎是由病原微生物或其他因素所致的肺组织炎症，目前仍是一种常见病、多发病。肺炎按病因分类可分为细菌性肺炎、病毒性肺炎、支原体肺炎、衣原体肺炎、真菌性肺炎、其他病原体所致肺炎及物理、化学或过敏因素所致肺炎。按解剖分类可分为大叶性（肺泡性）肺炎、小叶性（支气管）肺炎及间质性肺炎。大叶性肺炎是发生在肺泡上皮的急性炎症，可累及肺段的一部分或整个肺段、肺叶发生炎性改变。根据疾病的病理进展可分为充血期、实变期和吸收消散期。多见于青壮年，起病较急。临床表现为高热、寒战、胸痛、咳嗽、咳铁锈色痰等。小叶性肺炎侵犯细支气管、终末细支气管及肺泡，病变范围常为小叶，沿支气管走行呈多发散在分布。多见于婴幼儿、老年人、术后及重症等免疫力低下的患者。临床常出现寒战、高热、咳嗽、脓性痰，可伴有胸痛、呼吸困难、发绀等症状。间质性肺炎主要侵犯细小支气管壁及周围的肺间质。临床上常见咳嗽、气急、呼吸困难、发绀、头痛、嗜睡、肌痛等。

肺间质综合征是指各种急、慢性肺间质病变导致肺泡壁、肺泡腔不同程度的炎性和纤维素性渗出，进而发展为弥漫性肺间质纤维化的一组疾病。其病理改变以弥漫性肺实质、肺泡炎症、肺泡-间质水肿和间质纤维化为基本病变，可严重影响肺泡上皮细胞和毛细血管内皮细胞的功能及气体交换，病程终末期可能出现呼吸衰竭。患者最初症状为气促，渐进性加重，伴有易疲劳感，严重时可出现发绀，多数患者伴有干咳。体格检查双侧中下肺可闻及吸气末捻发音或湿啰音，典型患者可见杵状指（趾）。最终可导致严重的肺纤维化，引起呼吸衰竭和肺心病。

肺脓肿为肺的局限性化脓性炎症伴坏死液化而形成，以肺组织坏死为特征性改变。最常见的感染途径为吸入式感染，好发于糖尿病患者及免疫力低下的患者。也可继发于大叶性肺炎等肺部炎性病变、支气管扩张症、肺梗死及支气管肺癌等其他肺部病变、急性化脓性骨髓炎或亚急性细菌性心内膜炎等所致的败血症或脓毒血症等等,肝脓肿、膈下脓肿、肾周围脓肿亦可穿破膈肌累及肺组织而形成肺脓肿。肺脓肿通常临床发病急骤,病情重,变化快,临床常出现高热、寒战、咳嗽、气急、大量脓性痰等。急性阶段若治疗不充分,迁延3个月以上即转为慢性肺脓肿,表现为慢性持续性咳嗽、咳浓痰、间歇性不规则发热,可伴有杵状指。

（二）超声表现

1. 肺炎、肺实变

（1）炎症实变的肺组织大多呈楔形或三角形,与周围正常的肺组织分界欠清晰。

（2）肺炎肺实变时,含气的肺泡腔内充满了渗出的液体及炎细胞,显著改变了肺组织的透声性,病变处表现为中低回声或低回声,有时酷似肝实质的回声,由于实变的肺组织内含液体成分较多,其回声通常较肝实质更低。

（3）低回声肺组织内可见支气管回声,呈平行线样结构,支气管内含气时呈分支状强回声,称为"超声支气管气相",支气管内充满液体时呈分支状的管样无回声,称为"超声支气管液相"。实变的肺组织包绕含气的肺泡则表现为球形的强回声,称为"超声肺泡气相"。

（4）炎性实变的肺组织内血管结构走行规则,亦呈分支状管样结构,与"支气管液相"相似,但管腔内可见彩色血流信号,频谱多普勒上可见相应的动脉或静脉频谱。

（5）抗感染治疗后,随着炎症的消退好转,病变回声逐渐增强,边界显示不清,范围逐渐变小,直至消失。

2. 肺间质综合征 在进行超声检查时,肺表面可见一种起自胸膜线的"彗星尾"伪像。1997年,Lichtenstein等以B线描述这种"彗星尾"伪像,认为B线与肺间质综合征存在相关性。这种B线呈类似激光束的边界清晰的强回声,延伸至屏幕边缘而无衰减,随肺滑动而移动,A线消失或被遮盖。相邻两肋之间的正常肺表面可能会出现1~2条B线,分别称为b线和bb线,可能是叶间裂的征象,均不足以提示肺间质综合征。

当出现肺间质综合征时,两肋之间可见3条或更多的B线时,肋骨与多条B线构成类似火箭起飞的图像,称为"肺火箭征"。B线数量往往随着含气量的降低和肺组织密度的增加而增多,B线少于3条则在超声上不能诊断肺间质综合征。

3. 肺脓肿

（1）早期肺脓肿呈类圆形低回声,内部回声不均匀,后方回声轻度增强。周边肺组织可有炎性实变,呈更低回声,二者分界不清。

（2）脓肿出现液化坏死后,超声表现为厚壁脓腔,内壁不光滑,形态不规则,脓腔透声差,内可见细点状或团絮状中低回声碎屑及强回声的气体,并可出现气-液分层。

（3）可伴有胸膜粘连、增厚或胸腔积液。

（三）鉴别诊断

超声支气管气相、肺泡气相、支气管液相及肺血管结构的确定有助于将肺炎肺实变与肺肿瘤及胸膜病变进行鉴别。

肺间质综合征的超声B线需要与胸壁气肿后方的"彗星尾征"（E线）进行鉴别,E线不是从胸膜线发出,而是从浅表软组织延伸出来,因此会遮挡胸膜线,造成"蝙蝠征"不可见,与由胸膜线发出的B线较易鉴别。

肺脓肿需与脓胸及肺肿瘤的液化坏死进行鉴别。脓胸位于胸膜腔,肺组织受压移位;而肺脓肿可见肺组织的液化坏死区并伴有周围肺实变。肺肿瘤液化坏死亦可呈厚壁空洞样改变,多为偏心空洞,内壁不规则,腔内较少出现气-液平面,病变与周围肺组织分界较为清晰;肺脓肿亦可呈厚壁脓腔样改变,内壁不光滑,形态不规则,其与周边炎性实变的肺组织往往分界不清,脓腔内常可出现气-液平面。

（四）临床价值

超声检查有助于肺内炎性病变的检出,可显示病变的形态、范围、边界,可检查实变的肺组织内是否合并占位性病变,可将肺内炎性病变与胸膜病变鉴别开来。通过超声声像图上 B 线的有无、数量、弥漫性及单双侧分布情况,有助于对是否存在肺间质综合征进行诊断,并对病情程度做出一定的判断。有研究表明,B 线的数量与心脏淤血的严重程度有一定的相关性,因此可通过半定量计算 B 线的数量来监测心源性肺水肿的病程变化。超声尚可应用于引导肺脓肿的穿刺抽吸或置管引流。

三、肺不张

（一）病理与临床

肺不张是指不同原因导致的部分或全部肺组织内含气量减少或消失,伴随肺泡腔塌陷,导致肺容积减少以及一些邻近结构(如支气管、肺血管、肺间质)向不张区域聚集。肺不张可发生于肺的一小部分、一段、多段或整个肺叶。部分性肺不张时,其他肺组织可能出现代偿性肺气肿。根据导致肺不张的因素不同,可将肺不张分为四种类型:阻塞性肺不张、压迫性肺不张、限制性肺不张及无力性肺不张。患者的临床表现主要取决于病因、肺不张程度和范围、发生的时间以及有无并发症等。发病较急的范围较广的肺不张,可出现胸闷、气急、呼吸困难、发绀等。当合并感染时,可出现患侧胸痛、咳嗽、咯血、脓痰、畏寒和发热、心动过速、血压下降,甚至出现休克。发病较缓,且无其他并发症的患者,可能无自觉症状。

（二）超声表现

1. 不张的肺组织内气体消失,体积缩小,呈边界清晰的楔形或三角形中等回声,回声强度与肝实质类似。

2. 周围常伴胸腔积液。

3. 实时超声扫查可见不张的肺组织被胸腔积液环绕,在积液内随呼吸上下移动,不张的肺组织也有可能与胸膜部分粘连。

4. 在不张的肺组织内应用彩色多普勒超声检查可见分支状的血管结构。

5. 有时可在不张的肺组织内发现肿瘤的异常回声。

（三）鉴别诊断

肺不张需注意与肺肿瘤进行鉴别。不张的肺组织多呈楔形或三角形,彩色多普勒内部可见分支状血管结构;肺肿瘤大多为类圆形或不规则形,彩色多普勒检查病变内部血流分布杂乱无章。

（四）临床价值

超声可清晰显示不张的肺组织的范围,并有可能发现引起肺不张的肺内占位性病变。

四、肺炎性假瘤

（一）病理与临床

肺炎性假瘤是肺内一种良性病变,病因尚不明确,目前认为是由肺内慢性非特异性炎症产生的肉芽肿机化、纤维结缔组织增生及相关的继发病变形成的瘤样肿块,并非真正肿瘤。病变可发生于任何肺叶,大多位于周边肺组织内,也可见于气管或大支气管内,有的可占据整个肺叶,有时甚至可扩展至胸内筋膜、纵隔或横膈。大体上病变呈实性结节状,镜下病变是由各种炎症细胞及间叶组织构成,其中包括浆细胞、淋巴细胞、组织细胞、肥大细胞及梭形间叶细胞等。该病确切的发病率尚不清楚。有学者报道在肺和支气管肿瘤中炎性假瘤的发病率为 0.7%。男女均可发生,患者年龄 1～70 岁,年轻人多见,多为 50 岁以下。约 50% 的患者无自觉症状,其余患者可能出现咳嗽、咳痰甚至咯血、气急、胸痛、发热等症状。炎性假瘤的生物学行为呈良性,手术切除可治愈,如切除不完全亦可继续增大,一般预后良好。

（二）超声表现

超声仅能显示靠近周边且无骨性结构遮挡的肺炎性假瘤。

1. 多为孤立的类圆形或椭圆形病变,多位于肺的周边,少数为多发病变。

2. 边界通常较清晰,病变较大者可界限不清。

3. 内部呈低回声,偶见钙化或空洞形成。

4. 病变位于周边邻近胸膜时,可引起胸膜增厚粘连。

（三）鉴别诊断

肺炎性假瘤应与肺癌及其他良性肺肿瘤（如肺错构瘤）、肺结核、肺脓肿等鉴别。仅凭超声声像图表现,肺炎性假瘤很难与上述病变区分开来。需要结合患者的病史、临床表现、体征及其他影像学检查以进行鉴别,必要时可行超声引导下或 CT 引导下穿刺活检以获得病理学确诊。

（四）临床价值

对于位置较表浅且无骨性支架及肺气遮挡的肺炎性假瘤,超声有助于显示病变的形态、大小、范围、边界、内部结构、与邻近组织的关系、内部血流情况等等。尽管单凭超声检查对肺炎性假瘤的定性诊断意义不大,通过超声引导可选择最佳穿刺路径,对病变进行穿刺活检以明确其病理性质,为临床诊断和治疗方案的选择提供确切的客观依据。

（赵　博　王金锐）

参 考 文 献

[1] 于恩华,汪亚晴. 解剖学[M]. 北京:北京医科大学中国协和医科大学联合出版社,1999:146-160.

[2] 曹海根,王金锐. 实用腹部超声诊断学[M]. 第2版. 北京:人民卫生出版社,2006:529-540.

[3] 张武. 现代超声诊断学[M]. 第2版. 北京:科学技术文献出版社,2019:230-242.

[4] CAROL M. RUMACK,STEPHANIE R. WILSON,J. WILLIAM CHARBONEAU. Diagnostic Ultrasound[M]. 3rd ed. St. Louis:Elsevier Mosby,2005:603-623.

[5] 崔立刚,主译. 危重疾病超声诊断必读[M]. 北京:人民军医出版社,2015:104-155.

[6] 崔立刚,主译. 胸部超声学[M]. 北京:北京大学医学出版社,2016:25-48.

[7] 谢敬霞,杜湘珂. 医学影像学[M]. 北京:北京医科大学出版社,2002:29-65.

[8] 全国卫生专业技术资格考试专家委员会. 超声波医学[M]. 北京:人民卫生出版社,2006:76-80.

[9] 王吉耀. 内科学[M]. 北京:人民卫生出版社,2003:79-149.

[10] 成瑞明,刘罩明,张铭,等. 胸壁结核的超声表现及鉴别诊断[J]. 当代医学,2011,17(6):119.

[11] LICHTENSTEIN D,MÉZIÈRE G,BIDERMAN P,et al. The comet-tail artifact. An ultrasound sign of alveolar-interstitial syndrome[J]. Am J Respir Crit Care Med,1997,156(5):1640-1646.

[12] 张丹. 肺超声检查的应用与进展[J]. 中华医学超声杂志(电子版). 2018,15(7):486-489.

[13] VAN HOLSBEECK,MARNIX. INTROCASO,JOSEPH H. Musculoskeletal ultrasound[M]. 2nd ed. St. Louis:Mosby,2001:325-332.

[14] Storck M,Liewald F,Heymer B,et al. Inflammatory pseudotumors of the lung and trachea[J]. Zentralbl Chir,1995,120(8):650.

第七章 肝脏和脾脏疾病

第一节 肝 脏

一、概述

（一）解剖概要

肝脏是人体最大的内分泌腺，也是人体最大的实质性脏器，呈不规则楔形，由附着于膈面的镰状韧带将其分为左右两叶，右叶主要位于右季肋部，左叶位于上腹部，并延伸至左季肋部。肝脏膈面上方与膈肌相邻，膈面后部没有腹膜覆盖称为裸区，脏面邻近腹腔脏器，中部为 H 沟，其中左纵沟前部为脐静脉闭锁后形成的肝圆韧带，后部为静脉导管闭锁形成的静脉韧带。右纵沟由前部的胆囊窝和后部的腔静脉沟（第二肝门）构成。横沟主要由第一肝门构成，包括门静脉、肝动脉和肝管。右纵沟为左右叶分界，肝左叶左纵沟内侧借横沟分为前方的方叶和后方的尾状叶。

1. **肝脏血供** 门静脉及肝动脉双重供血，其中门静脉约占 70%（3/4），肝动脉约占 30%（1/4）。门静脉由肠系膜上静脉和脾静脉于胰颈背侧汇合而成，于第一肝门处分成门静脉左、右支入肝。门静脉右支短而粗，长 1~2cm，进一步分成右前支和右后支。门静脉左支分成横部、角部、矢状部及囊部四部分。而肝总动脉分出肝固有动脉，行至第一肝门处分成左右肝动脉。肝脏借肝静脉将血液回流入下腔静脉，包括肝左、肝中及肝右静脉三条属支。肝内共包含 2 组管道系统，即 Glisson 系统和肝静脉系统，前者包括门静脉、肝动脉和肝管，肝静脉与 Glisson 系统交叉走行，二者是肝脏分叶及分段的基础。

2. **肝脏分段** 国际上多用库氏法（Couinand），根据 Glisson 系统分布及肝静脉走行将肝脏分为 8 段，分别为肝尾状叶（S1）、左外叶上段（S2）、左外叶下段（S3）、左内叶段（S4）、右前叶下段（S5）、右后叶下段（S6）、右后叶上段（S7）以及右前叶上段（S8）。

3. **肝脏功能** 参与糖类、脂类、蛋白质等物质合成、转化及分解，同时参与激素、药物等物质的转化和代谢。除此之外，肝脏是胚胎时期造血脏器，并且参与胆汁的分泌。

（二）超声检查技术

1. **患者准备** 检查前患者无特殊准备，胀气明显者需空腹 4~6 小时。

2. **体位** 一般取平卧位及左侧卧位，可用右侧卧位、半卧位、坐位。

3. **仪器** 一般使用具有凸阵探头（3~5MHz）的彩色多普勒超声仪，肥胖者可换用 2.5MHz 凸阵探头，儿童可换用 5MHz 凸阵探头。必要时使用高频线阵探头（5~10MHz）联合检查。调节深度、焦点、时间增益补偿等参数使肝内管道结构显示清晰，调节彩色多普勒图像至刚好不显示伪彩且血管填充完好为宜。

4. **检查方法**

（1）标准切面

1）经第一肝门右肋缘下斜切面：探头置于剑突与右侧肋弓间，声束指向右后方，使切面显示门静脉主干及左右分支。门静脉左支向左延伸为横部，随后向下形成矢状部，进一步形成左内叶支、左外叶上支和左外叶下支，此为寻找肝左叶分段的标志。肝左叶横部后方与下腔静脉和静脉韧带间为肝尾状叶。门静脉右支向后延伸为右前支和右后支，此为寻找肝右叶分段的标志。

2）经第二肝门右肋缘下斜切面：探头置于剑突与右侧肋弓间，探头位置略高于上一断面，声束指向右后方，嘱受检者深吸气后屏气，从右至左为肝右静脉、肝中静脉和肝左静脉，同一切面显示三支肝静脉汇入下腔静脉比较困难。于肝右静脉和肝中静脉汇入下腔静脉的切面测量肝前后缘之间最大垂直距离，即为肝右叶最大斜径。

3）右肋下矢状切显示肝总管长轴切面：探头垂直于肋弓置于右肋弓中点下，声束向后方，显示肝总管及门静脉主干长轴切面。

4）经右肋间显示肝肾间隙切面：嘱受检者左侧卧位，探头置于右腋中线肋弓处，声束指向内上方，同时显示肝右叶及肝右静脉。

5）经右肋间斜切切面：探头平行于肋间置于右锁骨中线第4或第5肋间，沿肋间方向扫查至腋后线，向下逐一肋间扫查，扫查范围显示肝脏下缘，尽量显示肝右叶膈顶部，必要时嘱受检者深吸气后屏气。

6）剑突下横切面：探头水平置于剑突下，由下至上扫查，并做左侧肋弓下扫查，主要显示肝左外叶，尤其是易被肠气干扰的左外叶外侧角区。

7）剑突下矢状切显示腹主动脉切面：探头垂直置于剑突下腹中线左侧约1cm处，声束指向后方，由外至内扫查，显示肝左外叶纵断面图，于此切面测量肝左叶前后径及上下径。

8）剑突下矢状切显示下腔静脉切面：探头由上述位置平移至腹中线右侧1.5~2cm处，声束指向后方，显示肝左内叶纵断面图。此切面前方主要显示肝左内叶以及后方的肝尾状叶。

（2）扫查方法：将肝脏分为左叶和右叶两部分扫查，一般先行左叶横切及纵切扫查，再沿着右肋缘滑行探头行右叶扫查，扫查过程中需注意配合患者呼吸运动，尽可能全面扫查，避免检查盲区。

（3）CDFI检查：观察门静脉及肝静脉走行情况、血流方向及颜色明暗程度，进一步测量血流频谱。

（三）正常超声表现

1. 正常肝脏右叶最大斜径为10~14cm，右叶前后径为8~10cm，左叶前后径≤6cm，上下径≤9cm。

2. 正常肝脏呈类楔形，包膜为线状强回声，实质为分布均匀细密中等回声，高于肾皮质回声而低于胰腺回声。

3. 肝内管道结构主要为门静脉、肝静脉、肝动脉和胆管结构。门静脉管壁回声强而厚，管径不易随呼吸变化，其内径正常10~12mm。肝静脉管壁回声较门静脉低且薄，管径随呼吸有较大变化，正常内径5~9mm。肝内胆管管径约为伴行门静脉的1/3，肝内二级以上胆管分支几乎无法显示。肝固有动脉入肝后需借助高质量彩色多普勒超声仪器探查。

4. CDFI 门静脉为入肝血流，脉冲多普勒呈连续平稳血流频谱，随呼吸及心动周期略有波动，主干流速为0.15~0.25m/s；肝静脉为离肝血流，典型频谱呈三相波，吸气时流速加快，呼气时减慢；肝动脉较细，在肝内较难显示，有时在门静脉左右支旁可发现与其伴行的动脉血流信号。

二、肝脏局灶性病变

（一）肝囊肿

1. 病理与临床 肝囊肿(hepatic cyst)是肝脏最常见囊性病变，包括先天性、寄生虫性、外伤性、炎症性等，临床通常提及的为先天性肝囊肿，发病原因尚不明确，多认为由于肝内胆管胚胎发育障碍所形成。分为单发性和多发性，后者多见。其囊壁由胆管上皮构成，内含浆液，继发感染时伴随炎症变化。多无特殊临床表现，偶然体检发现，巨大囊肿可引起肝区胀痛及压迫症状。当囊肿合并出血、感染时，可出现发热、白细胞增高及肝区疼痛等表现。

2. 超声表现

（1）体积小的囊肿不引起肝脏外形变化，体积大的囊肿使肝脏体积增大，形态不规则。

（2）典型者表现为单发或多发的边界清晰、形态规则的无回声,内透声好,壁薄光滑,两侧可出现回声失落,后方回声增强。

（3）复杂囊肿可成融合状,内可见纤细分隔。当囊肿合并出血、感染时,囊内出现细密点状低回声或少许斑片状低回声,可伴囊壁增厚、毛糙。

（4）肝内小囊肿由于部分容积效应,内部呈低回声,回声均匀。

（5）CDFI 内无血流信号,少数囊壁可见少许血流信号。

3. **鉴别诊断**　肝内大囊肿需与肝外囊性病变相鉴别,如右肾巨大囊肿、扩张的肠管等,嘱患者深呼吸,病灶随肝脏运动者提示肝囊肿;感染者需与肝脓肿、血肿鉴别,脓肿壁厚,典型者出现周边水肿带,结合外伤史有助于与血肿相鉴别;转移性肿瘤(如卵巢来源转移瘤)可表现为囊性病变,常多发,需结合病史(表7-1)。不典型低回声囊肿,需与肝内其他良恶性肿瘤相鉴别。

表 7-1　肝脏囊性病变超声鉴别要点

参数	肝囊肿	肝脓肿	肝棘球蚴病	转移瘤
病灶回声	无回声,出血、感染者呈细密点状回声或片状高回声	早期低回声,成熟期呈回声伴细密点状回声及片状高回声,吸收期呈混杂回声	单房或多房无回声,退化、坏死时呈混杂回声	根据原发病不同而呈不同回声
血供	无明显血流	可探及低阻动脉血流	囊壁少许或无血流信号	少许动脉血流信号
特征表现	壁薄光滑	成熟期可见脓液分层及内容物漂浮	囊中囊 水上百合征	牛眼征
病史及实验室检查	无特殊	细菌性伴寒战、高热、白细胞增高等感染症状;阿米巴脓肿伴阿米巴痢疾	畜牧地区常见	存在原发病灶

4. **临床价值**　超声发现直径 5mm 以上的囊肿较容易,且多诊断明确,必要时需结合临床症状、体征、实验室检查结果及病史做进一步诊断。对于囊肿体积较大引起明显临床症状者,可在超声引导下行穿刺引流术,并注入硬化剂减少复发。

（二）肝脓肿

1. **病理与临床**　肝脓肿(hepatic abscess)包括细菌性肝脓肿和阿米巴肝脓肿。细菌性肝脓肿是由大肠杆菌、金葡菌等化脓性细菌通过胆道逆行感染等途径感染肝脏,临床常见,起病急骤,表现为寒战、高热、上腹疼痛,伴有白细胞增高及肝功能异常。病理上为单房或多房脓肿,腔内为坏死肝细胞、细胞碎片及大量中性粒细胞及脓细胞,可见细菌集落,周边伴有炎细胞浸润、纤维化及肉芽组织形成。阿米巴肝脓肿多继发于阿米巴痢疾后,自肠道经门静脉入肝。临床起病缓慢,脓肿以右叶单发为主,可有发热、肝区疼痛,伴有肠炎、脓血便表现。病理上病变内可见滋养体。

2. **超声表现**

（1）细菌性肝脓肿常多发,大小数目不一。根据演变过程分为以下三期:

1）脓肿早期:肝内低回声或等回声区,边界模糊,内回声均匀,后方回声可稍增强,当病灶出血坏死时,内部回声不均匀,出现絮状、不规则高回声。CDFI 可探及少许低阻动脉血流信号。

2）脓肿成熟期:组织完全液化坏死后形成无回声区,壁厚且内壁不光整,周围纤维组织呈强回声带,周边肝细胞炎性水肿形成低回声晕,表现为"环征"。内部回声因内容物不同而不同,脓液稀薄时表现为似囊肿样无回声,调大增益后可发现细密点状回声,脓液黏稠时可出现分层现象,内可见絮状高回声,可随体位改变而移动。脓肿液化坏死不完全时,表现为混合回声区,见条索样高回声及"虫蚀状"小囊腔。CDFI 在脓肿壁及分隔处探及低阻动脉血流信号。

3）脓肿吸收期:表现为脓腔逐渐缩小甚至消失,内可见脓肿残留物的杂乱回声,最后可仅残留边界模糊低回声区或钙化灶。CDFI 探及血流信号较前明显减少。

（2）慢性细菌性肝脓肿壁回声增强，边界清楚，有时可见钙化，CDFI 可探及少量血流信号。

（3）粟粒样肝脓肿表现为肝内多发低回声灶，内回声欠均匀。

（4）阿米巴肝脓肿多单发，常见于右叶近膈肌处，一般为体积较大的无回声区，壁厚，边界多清晰，内可见细密点状回声。CDFI 血流信号稀疏。

（5）脓肿周围管道结构呈受压改变，细菌性伴胆道感染者可表现为胆囊肿大，胆汁淤积，肝内外胆管扩张等。

（6）超声造影表现为动脉相实性部分快速增强，呈蜂窝样改变，门脉相和延迟相逐渐减退至等回声。脓肿完全液化时，内部无强化。

3. 鉴别诊断　肝脓肿需要与肝内其他囊性病变相鉴别（表 7-1）；脓肿未成熟时需与肝癌等肝内实性占位相鉴别，脓肿短期内随访可见其变化明显，而肝癌常伴有肝硬化背景，可探及高阻动脉血流信号，且临床没有感染性症状；典型肝脓肿伴有周围实质水肿者需与转移瘤相鉴别困难，结合病史及必要时超声引导下穿刺活检有助于目前诊断。

4. 临床价值　典型的肝脓肿超声结合病史诊断率可达 98%。但由于肝脓肿各阶段病理变化特征不同，不同阶段脓肿超声表现不同，且由于抗生素的广泛应用使得脓肿超声表现不典型，诊断困难。超声具有简便、经济、重复性好的优势，可密切观察脓肿的演变过程从而提高诊断率。近期超声造影的发展，也提高了不典型脓肿的诊断符合率。超声引导下穿刺引流术并对脓液进行细菌学检查，有助于明确诊断和治疗。

（三）肝血管瘤

1. 病理与临床　肝血管瘤（hepatic hemangioma）是最常见的肝脏良性肿瘤，成年女性多见，好发于肝右叶。一般认为是先天性肝内血管发育异常所致，也可由于后天肝内小血管充血所形成。病理分为毛细血管瘤、海绵状血管瘤、硬化型血管瘤及血管内皮细胞瘤，以海绵状血管瘤多见，呈蜂窝状，血管腔内可因形成血栓后发展为纤维化及钙化。血管瘤受压后可发生一定形变。患者常无明显的临床症状，少数可出现上腹部不适，体积大者可出现压迫症状。

2. 超声表现

（1）典型血管瘤边界清晰，形态较规则，根据内部回声可分为以下类型：

1）高回声型：最常见，内回声均匀，呈筛孔状，后方回声可增强。有时可在边缘见管道穿入，呈"周围裂隙征"。在脂肪肝的背景下，高回声小血管瘤易漏诊。

2）低回声型：周边伴线状高回声环绕，呈"浮雕状"，边界清晰。

3）混合回声型：多见于体积较大的海绵状血管瘤，易发生坏死，内部可见低回声、无回声、高回声不均匀分布，呈蜂窝样改变。

4）无回声型：极少见，内部透声较肝囊肿差。

（2）血管瘤边缘有时可见小管道进入，呈"边缘裂隙征"，后方回声有不同程度的增强。

（3）位于肝脏被膜下的血管瘤在对探头施加压力后形状发生改变，放松后形状恢复。

（4）CDFI：肝血管瘤内血流丰富，但由于流速较低，彩色多普勒不易探测，血流检出率较低，血流多在肿瘤边缘，且以静脉血流为主，有时可测及动脉血流，阻力指数多<0.6。

（5）超声造影：动脉期自周边呈结节样强化，并逐渐向内填充，门脉期部分或完全填充呈高回声或等回声，延迟期呈等增强，消退慢，呈"快进慢出"增强模式。

3. 鉴别诊断　典型血管瘤容易诊断，但需与高回声肝细胞肝癌、肝局灶性脂肪浸润鉴别；肝细胞肝癌患者多伴随乙肝、肝硬化病史，病灶周边多有低回声晕环，内部回声多不均匀，CDFI 多可探及高阻动脉血流频谱，典型者超声造影呈"快进快出"增强模式；局灶性脂肪浸润占位感弱，形态多不规则，可见正常血管穿行；低回声不典型血管瘤需与局灶性结节增生、肝细胞肝癌鉴别。局灶性结节增生好发青年女性，经典型者周边无线状高回声包绕，内可见中心瘢痕，CDFI 可见丰富血流信号呈"轮辐"状分布，超声造影动脉相自中心向外呈"轮辐"状高增强，门脉相和延迟相呈轻度增强或等增强有助于诊断。多发性血管瘤还需与转移瘤相鉴别，典型的转移瘤表现为"牛眼征"，超声造影动脉相呈环状增强，多在动脉相晚期或门脉相廓清,延迟相呈低增强,且结合病史有助于鉴别诊断。

4. 临床价值　典型血管瘤容易诊断,超声为血管瘤重要的筛查方法。不典型血管瘤鉴别诊断困难,需要结合病史、实验室检查或其他影像学检查综合诊断。

（四）肝局灶性结节性增生

1. 病理与临床　肝局灶性结节性增生(focal nodular hyperplasia,FNH)是良性类肿瘤性病变,男女患病比率为1:6~1:8,尤其多见于育龄期女性。病因不明,目前多认为是先天性血管发育异常下的肝细胞的增生反应,口服避孕药可促进其增长。多无临床症状和体征,少数患者可表现为上腹部不适、疼痛及上腹肿块等。病灶常为单发,多位于肝被膜下,可在肝表面形成脐凹,甚至凸出表面呈蒂状;少数位于肝深部。由增生的肝细胞及胆管上皮细胞组成,中心有星形或长条形纤维瘢痕,内有血管及小肝管。

2. 超声表现

（1）多位于肝右叶,呈类球形,肿瘤较大时局部肝增大,肿瘤边界清晰,包膜回声不明显,肿瘤实质多呈低或者等回声,回声不均匀,部分中心可见条形或者星状瘢痕回声,中心若出现强回声伴声影,是较为特异的征象。该病常伴有脂肪肝,多无肝硬化等肝病背景。

（2）肝局灶性结节性增生可表现为多血流信号,有时可显示从中心供血动脉向周围发出的放射状血流信号,呈低阻力指数的动脉血流频谱。

（3）超声造影技术可以为肝局灶性结节性增生的诊断提供一定帮助:病灶在动脉期快速增强,从中央动脉向四周呈放射性灌注,门脉相高增强,延迟相高或者等增强。门脉相和延迟相可见中央低增强瘢痕区。

3. 鉴别诊断　肝局灶性结节性增生声像图多变,无典型临床症状,发病率低,诊断本病前需排除以下疾病:

（1）肝细胞肝癌:直径2cm左右的小肝癌多数表现为低回声型,周围伴"声晕"。癌肿直径>5cm时常伴有门静脉癌栓。

（2）转移性肝癌:常为多发性,典型声像图表现为"牛眼征""靶环征",少数无此征的单发转移结节难与肝局灶性结节性增生鉴别,应仔细检查其他脏器有无原发灶。

（3）肝血管瘤:典型的血管瘤内呈"网格状",边缘见线状强回声环绕呈浮雕状。

（4）肝腺瘤:肝腺瘤与肝局灶性结节性增生声像图表现极为相似,难以鉴别,但前者瘤内易发生出血、坏死和液化而使声像图发生相应的改变。

（5）肝再生结节:发生于肝硬化病例,呈圆形或形态不规则的低回声区,周围可见不规则结缔组织高回声。

4. 临床价值　超声检查对肝局灶性结节性增生具有较高的检出率,但定性诊断有一定困难,需结合超声造影或者其他影像学检查方法进行鉴别诊断,有时还须行超声引导下穿刺组织学活检或者细胞学检查。

（五）肝炎性假瘤

肝炎性假瘤常为间叶组织增生,可伴有炎症,细胞分化好。临床多无症状,也可有肝区轻微不适感、低热或体重减轻等,多于体检或门诊行超声检查时发现。声像图表现为肝实质内直径1.0~3.0cm的低、等回声区,分布略欠均匀,边界较模糊,部分结节中可散在强回声点。彩色多普勒超声偶可见点状血流。由于声像图表现类似于肝血管瘤,超声易误诊,常在10天~2月随访超声复查时自行消失。

（六）原发性肝癌

1. 病理与临床　原发性肝癌(primary hepatic carcinoma)是我国常见的恶性肿瘤之一,发病年龄多在中年以上,男多于女。原发性肝癌发病隐匿,早期无临床症状,有症状时多已属中晚期,主要表现为肝区疼痛、上腹部饱胀、食欲减退、乏力、消瘦、发热、肝脾大、黄疸和腹水等。血清甲胎蛋白(AFP)结合超声成像对高危人群的监测在亚临床阶段即可做出诊断,早期切除的远期效果尤其显著。

原发性肝癌根据大体形态,通常分为3型:

（1）巨块型:最多见,多发于肝右叶,肿块直径>5cm,少数达10cm,可为单个巨大肿块或多个癌结节融合而成,周围可见小的卫星癌结节。多数病例在门静脉系统中有癌栓形成,少数病例中肝静脉或者下腔静脉也可出现癌栓。巨块型肝癌的内部多伴有出血、坏死和胆汁淤积,易发生自发性破裂。

(2) 结节型:肿瘤直径 1.0~5.0cm 不等,癌结节可单发或多发,为多中心发生或肝内转移所致,大多伴有严重肝硬化。

(3) 弥漫型:最为少见,癌结节小且数目众多,弥漫分布于肝内,大多伴有明显肝硬化。

此外,肝内出现单个癌结节且直径<3.0cm 者,或肝内癌结节不超过 2 个且两个癌结节直径之和<3.0cm 者称为小肝癌。

从组织学上原发性肝癌可分为肝细胞癌、胆管细胞癌及混合型 3 类。

2. 超声表现

(1) 原发性肝癌肿块形态类型

1) 巨块型:肝内巨大实性肿块,呈类球形或分叶状,边缘可见低回声声晕,与肝实质分界清晰,回声多不均匀,瘤体较大时表现为多个结节融合状,即"瘤中瘤"表现。伴有急性出血时可见腹腔游离积血。

2) 结节型:肿瘤呈一个或多个球形或椭球形,边界清晰,边缘可见低回声声晕,肿块多呈高回声,也可表现为等回声或不均匀回声,肿块可见"镶嵌样"结构。周围肝实质常伴有肝硬化表现。

3) 弥漫型:肿瘤数目众多呈弥漫散布于肝脏,其直径多在 1.0cm 左右,内部以不均匀低回声多见,也可出现不均匀高回声。常伴有肝硬化,声像图上癌结节与硬化结节鉴别困难,但弥漫型肝癌易伴发门静脉及肝静脉内广泛性癌栓,且弥漫型肝癌肝动脉血流丰富,呈高速血流。

(2) 原发性肝癌肿块内部回声类型

1) 低回声型:肿块回声低于周围肝组织,内部回声欠均匀,多见于较小病变。

2) 高回声型:肿块回声高于周围肝组织,内部回声多不均匀,此型肿块体积多较大。

3) 混合回声型:肿块内多种回声交织混合,或高回声与低回声分别独立存在,或肿块内出现不规则无回声区。此型多见于体积较大的肿块,肿块内伴有出血、坏死和液化者。

4) 等回声型:肿块回声接近周围肝组织,仅可凭借肿块周围低回声晕环而得以辨认,此型较为少见,癌肿直径也较小,易漏诊。

(3) 原发性肝癌继发征象

1) 肝内转移征象:①卫星癌结节:多见于巨块型肝癌周围肝组织内,直径<2.0cm,呈圆形或椭圆形,多呈低回声,周边可伴声晕。②门静脉癌栓:可表现为门静脉管腔内边界清晰的等回声或低回声团块,癌栓周围可有血流通过或门静脉管腔完全阻塞,无血流信号;也可表现为一支或数支门静脉癌栓填充,且管壁受浸润而连续性中断或显示不清,门静脉主干周围形成广泛的吻合支而呈"海绵样"改变,多普勒超声显示门静脉内血流充盈缺损,其周见筛网状彩色血流信号。③肝静脉与下腔静脉癌栓:表现为肝静脉与下腔静脉管腔内中、低回声团块,但管壁回声多正常。

2) 肿块对周围组织挤压征象:①肝内血管压迫:肿块压迫肝内血管使管腔变窄,发生移位或环绕肿块边缘。②肝内胆管压迫:肿块压迫某一支肝内胆管引起远端胆管扩张,位于肝门部的肿块则可使肝内胆管普遍扩张。

靠近肝被膜肿块局部肝被膜膨隆,肿块紧邻肝膈面时可引起右侧膈肌抬高,肿块位于肝脏面时可压迫右肾、胆囊等脏器,使其移位。

(4) 多普勒超声:绝大多数原发性肝癌肿块(包括部分门静脉癌栓)内及周边可见斑片状、线状乃至树枝状分布的彩色血流信号,频谱呈高速的动脉频谱,阻力指数可高可低。伴发门静脉癌栓的患者门静脉血流可由向肝血流变为逆肝血流,门静脉-肝动脉短路时可在门静脉管腔内探查到动脉样搏动频谱。

(5) 超声造影:肝细胞性肝癌典型表现是早期快速增强和快速消退,整体完全增强和斑片状增强。其增强程度明显高于周围的肝组织。

3. 鉴别诊断

(1) 肝血管瘤:肝血管瘤生长缓慢,边界较清晰,形态规则,周边多有线状强回声环绕,肿块质地柔软,较大者探头加压可发生形变,很少发生肝内血管绕行征和血管压迫征。原发性肝癌肿块边界多不规则、不清晰,周边多有声晕,对周围管道系统有明显的挤压征象。多普勒超声检查肝血管瘤周边及内部未见或可见少量彩色血流信号。超声造影可见动脉期自周边呈结节样强化,并逐渐向内填充,门脉期部分或完全填充呈高回声或等回声,延迟期呈等增强,消退慢,呈"快进慢出"增强模式。

(2)转移性肝癌:常为多发性,典型声像图表现为"牛眼征""靶环征",癌结节边界较清晰。多数情况下,超声发现转移瘤的患者已确诊其他部位有原发瘤存在。超声造影常见表现为动脉期呈快速环形增强或以整体增强为主,消退较快,动脉晚期或门脉早期即呈低增强。

(3)肝硬化:结节性肝硬化声像图可表现为弥漫性分布的低回声再生结节,与弥漫型肝癌极易混淆,但肝硬化肝脏体积萎缩,且弥漫性肝癌往往会伴有广泛的门静脉及肝静脉癌栓。

(4)肝脓肿:肝脓肿早期病变组织没有发生液化时声像图与肝细胞癌颇为相似,但随着病情进展会迅速变化,当出现液化较为完全的无回声区时易与肝癌鉴别。超声造影动脉期表现为实质部分快速增强,坏死部分无增强,呈现出典型的蜂窝样改变,门脉期与延迟期原增强部分减退;如脓肿完全液化,则超声造影显示病灶无明显增强。

(5)其他:直径<3.0cm 的小肝癌还应注意与局限性脂肪肝、局灶性结节性增生、肝腺瘤等肝良性病变鉴别。结节周围伴低回声声晕及彩色多普勒检查显示结节内部和周边的动脉血流有助于小肝癌的诊断。

4. 临床价值 超声检查对肝癌的诊断准确度高,并可反映肝癌位置、大小、数目及血管内栓子等情况,在肝癌诊断中拥有独特的优势。随着现代超声技术的进展,超声在肝癌的诊断、治疗以及疗效观察中均发挥着重要的作用。术中超声常可以发现小病灶并判断肿瘤与血管的关系,从而指导手术方式及术后治疗;超声引导下肝肿瘤穿刺在肝癌定性诊断中发挥重要作用;超声引导下肝癌射频消融治疗为无法手术的患者提供了新的治疗方案;经静脉注射微泡造影剂对肝癌的诊断、鉴别诊断及治疗后疗效观察都提供了有价值的信息。

但超声成像也有一定的局限性:受患者体型及肠道气体干扰,有时观察不满意;对于肝膈顶部肿块显示效果不佳;不易检查出等回声肿瘤等。

(七)肝内胆管细胞癌

1. 病理与临床 肝内胆管细胞癌(intrahepatic cholangiocarcinoma)是起源于肝内胆管上皮和肝门肝管上的肿瘤,远较肝细胞肝癌少见,无明显地理分布差异,患者常无肝硬化,偶有胆汁性肝硬化。病因可能与胆管感染、胆管结石或者华支睾吸虫感染有关。高发年龄为 50~60 岁,男女发病率相似。其可发生于任一肝叶,质硬,无包膜,肿瘤组织内较少血管形成,血窦少而结缔组织多。侵犯门静脉及肝静脉少,淋巴道播散多,可沿肝内门静脉分支转移,也可沿胆管树转移至肝门淋巴结。临床上除全身不适、乏力、胃肠道功能减退、体重减轻及发热外,肝脏可进行性增大,早期可出现阻塞性黄疸症状和体征,并伴脾大。

2. 超声表现

(1)病灶以不均匀低回声多见,形态欠规则,边界欠清,后方回声常无变化,部分病灶可与肝细胞肝癌有类似的声像图表现;肝脏可有进行性增大,表面及边缘不规则,有时可呈结节状向表面隆起,并可出现凹陷("脐凹");胆囊、胆总管及肝内胆管均可有相应的增大、增宽或相应改变,仔细探查可见系被肿瘤压迫或阻塞所致;肝门处常可探及肿大的转移淋巴结。

(2)与肝细胞肝癌不同,肝内胆管细胞癌为少血供肿瘤,部分病灶内部或周边见少许点状或短线状血流,阻力指数较高,可能与肿瘤内纤维组织较多有关。

(3)超声造影表现为动脉期周边厚环状,内部稀疏羽毛状高增强,门脉期造影剂快速退出,延迟期低增强,但强弱分布不均,较其他局灶性结节的超声造影表现具有较特异性的改变。

3. 鉴别诊断

(1)肝细胞肝癌:部分病灶的超声声像图表现常难以鉴别,但二者的多普勒超声与超声造影表现有一定差异:肝细胞肝癌病灶内及周边可见斑片状、线状乃至树枝状分布的彩色血流信号,频谱呈高速的动脉频谱,阻力指数可高可低;超声造影表现为早期快速增强和快速消退,整体完全增强和斑片状增强。其增强程度明显高于周围的肝组织。

（2）转移性肝癌:常为多发性,典型声像图表现为"牛眼征""靶环征",癌结节边界较清晰。超声造影常见表现为动脉期呈快速环形增强或以整体增强为主,消退较快,动脉晚期或门脉早期即呈低增强。

（3）肝血管瘤:典型的血管瘤内呈"网格状",边缘见线状强回声环绕呈浮雕状。多普勒超声检查血管瘤周边及内部未见或可见少量彩色血流信号。超声造影可见动脉期自周边呈结节样强化,并逐渐向内填充,门脉期部分或完全填充呈高回声或等回声,延迟期呈等增强,消退慢,呈"快进慢出"增强模式。

（4）肝脓肿:脓肿早期表现可为肝内等、低回声区,随病情进展发生迅速改变,超声造影动脉期表现为实质部分快速增强,坏死部分无增强,呈现出典型的蜂窝样改变,门脉期与延迟期原增强部分减退。

4. 临床价值　肝内胆管细胞癌的超声表现有一定的特征性,但灰阶超声诊断准确率较低,常需结合彩色多普勒超声及超声造影技术,超声引导下穿刺活检有助于明确诊断。

（八）转移性肝癌

1. 病理与临床　肝是多种恶性肿瘤最易发生转移的器官,胃肠道及胰腺肿瘤最易转移至肝,其次是乳腺癌、肺癌、肾癌、鼻咽癌、妇科恶性肿瘤等。

转移途径有门静脉、肝动脉血行转移和淋巴结转移,邻近脏器如胆、胃等癌肿也可直接浸润播散至肝。转移性肝癌常为多发性,少数转移也可为单个结节。转移性肝癌较少合并肝硬化和侵犯门静脉形成癌栓。癌结节自发性破裂者也很少见。转移性肝癌早期无明显症状和体征,一旦出现临床症状,病灶多已巨大或数目众多。

实验室检查常出现原发灶的生化指标异常,如 CA199、CEA、CA125 等除生殖腺恶性肿瘤转移外,AFP多阴性。

2. 超声表现

（1）转移性肝癌肿块形态类型

1）结节型:最为多见,常多发,多结节可以融合,形成"葡萄串"征,偶有单发。肿块内部回声多种多样,可为低回声、强回声或混合回声,且常出现"牛眼征"即高回声中央部有小片状无回声区或弱低回声,为出血坏死所致;或"靶环征",即癌肿周边有较宽的低回声晕环绕,其边界清晰,内部为比较均匀的高回声或等回声。

2）巨块型:单发为主,直径 5~10cm,内常发生大片出血、坏死,声像图上主要表现为混合型回声。

3）浸润型:位于肝周毗邻器官如胃、右肾、胆囊等部位的肿瘤可直接浸润至肝。声像图显示原发癌与肝脏毗邻部见有不规则肿块,其边界不清晰,内多为不均匀的低回声。有时从声像图上难以区分何为原发癌。

（2）转移性肝癌内部回声类型

1）高回声型:肿块内部回声高于正常肝组织,常见于结直肠癌、食管癌等。

2）等回声型:肿块内部回声与正常肝组织接近,周围常伴有声晕、血管绕行和局部肝被膜隆起等征象。

3）低回声型:最常见,肿块内部回声低于正常肝组织,多见于乳腺癌、胰腺癌、肺癌等。

4）无回声型:肿块表现为无回声,囊壁可厚薄不均,多见于鼻咽癌。

5）混合回声型:肿瘤内部回声高低不均匀,见于较大的转移性肝癌。消化道、卵巢、骨肉瘤及部分腺癌的肝转移瘤可见肿块内出现弧形或块状强回声,伴声影。

（3）周围组织的继发征象:转移性肝癌罕见有门静脉、肝静脉或下腔静脉癌栓出现。

（4）多普勒超声:彩色多普勒常能测及转移性肝癌病灶内的彩色血流,但其血供常较原发性肝癌为少,常表现为短线状或点状彩色血流,脉冲多普勒可检测到动脉血流,其 RI 及 PI 均与原发性肝癌相似,无统计学上差别。部分病例仅在转移性结节周围呈现血管围绕或结节内部无血流。

（5）超声造影:常动脉期呈快速环状增强,且消退较快,常在动脉晚期或门脉早期病灶即呈低增强表现,出现消退的时间明显比原发性肝癌早。

3. 鉴别诊断

（1）肝细胞癌：原发性肝癌多为单发，且常伴有不同程度的肝硬化，易侵及门静脉引起癌栓。多普勒超声原发性肝癌周边及内部可见彩色血流信号且多为高速动脉血流，超声造影常整体增强，且消退较快；而转移性肝癌多属少血供，超声造影呈环状强化。

（2）肝血管瘤：高回声型转移性肝癌后方可伴衰减，并常伴有声晕，而血管瘤后方无衰减，亦无周边声晕；低回声型转移性肝癌与血管瘤的鉴别主要是后者周边多见线状强回声环绕，且内部见筛网状回声，且超声造影显示为周围向中央的强化方式（表7-2）。

表 7-2　超声鉴别要点

参数	转移性肝癌	肝细胞癌	肝血管瘤
特点	常出现"牛眼征"并常伴有声晕	多为单发，且常伴有不同程度的肝硬化，易侵及门静脉引起癌栓	后方无衰减，亦无周边声晕
回声	内部回声多样	以低回声为主	多为高回声
CDFI	少血供	周边及内部可见彩色血流信号且多为高速动脉血流	多为周边环绕血流信号
超声造影	动脉期呈快速环状增强，且消退较快	整体增强，且消退较快，呈现"快进快出"的表现	渐进性、向心性充填强化

4. 临床价值　超声是恶性肿瘤患者筛查有无肝转移瘤的首选影像检查方法，多普勒超声有助于检出肿瘤的血供情况，经静脉注射微泡造影剂有助于检出小的实性病变，超声引导下穿刺活检有助于病变定性诊断。有脂肪肝、肝硬化背景下转移性肝癌不易由超声检出，需结合其他影像学检查方法。

（九）肝棘球蚴病

1. 病理与临床　肝棘球蚴病（hepatic echinococcosis）是一种人畜共患寄生虫病，在我国多分布于西北畜牧地区。因吞食棘球绦虫虫卵后，其幼虫在人体肝脏寄生引起，在极罕见情况下，可因穿着污染虫卵而未经正规消毒处理的羊毛皮衣而遭感染。肝棘球蚴病在我国有两种，即细粒棘球蚴所致的单房性棘球蚴病和多房棘球蚴所致的多房性棘球蚴病。

单房性棘球蚴病由寄生于肝内的虫发育所形成的囊腔，外层形成纤维包膜，构成棘球蚴外囊，内囊分化为两层，外层为角化层，无细胞结构；内层为生发层，可以不断芽生出具有空腔化作用的细胞，逐渐扩大为生发囊腔，即母囊，在母囊壁上又可产生数量不等的带有吸盘，小钩的原头蚴，发展为子囊、孙囊，生发层还可向囊腔内长出较小的生发囊泡，由母囊脱落，进入囊液，聚集成囊砂。多房性棘球蚴在肝内以群集的小囊泡向周围组织浸润扩散，呈外殖性芽生，无被膜形成，在肝内形成肿块状或弥漫性结节状损害。

2. 超声表现

（1）典型单房性肝棘球蚴病：表现为囊壁较厚，呈双层结构，内层为欠规则的内囊，外层为光滑而回声强的外囊，两层间间隙常小于1mm。若为新发生的肝包虫囊腔呈饱满的球形单腔囊肿，内无子囊，当内囊脱落后，囊腔内出现漂动的不定形状膜状回声；当子囊进入囊腔后，可见大囊内多个大小不等的小囊，形成"囊中囊"的特征性改变。小囊间及大囊内可见有囊砂形成的大小不等的颗粒状强回声，可随改变体位而移动。囊肿后方回声增强。伴有囊壁钙化者，在囊壁可出现斑片状或弧状强回声，伴有声影。

肝棘球蚴病继发性表现包括病变区肝局部被膜隆起，肝增大，肝棘球蚴病变周围管道受挤压，变细或移位，肝活动度常因增大的囊肿而受限。

（2）多房性肝棘球蚴病：少见，多由肝泡状棘球蚴的无数小泡性囊肿集合而成，因囊壁回声强而密集，周围有较多间质，多表现为类实质性团块回声，形态不规则，在较大的病灶中心出现坏死液化形成不规则的无回声区；亦有病灶呈小结节状弥漫分布，病灶内有许多点状和小圆圈状钙化强回声等特征性表现。

（3）包虫囊肿：变性、退化、坏死时声像图可见内囊分离，囊肿壁内外间隙扩大，呈"套环"征；内囊破裂塌陷于囊液中呈卷曲条带中高强回声呈"水上百合花"征;子囊退化,囊内组织破碎机化时,整个囊肿完全失去囊性特征,类似实性表现。

（4）超声造影:病灶多未见增强,呈无回声团块,境界清楚。

3. 鉴别诊断　肝棘球蚴病的诊断需根据流行病学资料,典型的超声表现,如"囊中囊"征、"套环"征、"水上百合花"征或囊内有囊砂征等征象,结合 Casoni 试验或血清学检查阳性结果,即可确定诊断。部分声像图不典型的肝棘球蚴病应注意与肝内其他囊性病变相鉴别,但疑及肝棘球蚴病时切勿做穿刺抽液检查,以免导致囊液外溢,发生其他部位的种植。

多囊肝应与多囊型肝棘球蚴病作鉴别。多囊型肝棘球蚴病的多个小囊为集中分布;多囊肝则为分散、随机分布。

4. 临床价值　超声成像可以明确肝包虫囊肿大小、部位、个数及内部形态,较其他影像诊断法更能真实地显示肝包虫囊壁及内囊结构特征。结合疫区病史,超声诊断该病的符合率可达 97.2%,并可进行手术前定位。

三、肝脏弥漫性病变

（一）脂肪肝

1. 病理与临床　脂肪肝(fatty liver)是一种常见的肝异常,因过量饮酒、肥胖、糖尿病和药物毒性作用等引起的肝细胞内脂肪堆积。正常肝含脂肪约 5%,当肝内脂肪含量增加或肝细胞内出现大量脂肪颗粒时,称为脂肪肝。镜下观察受侵肝细胞分布在肝小叶中央静脉周围或在汇管区周围。

2. 超声表现

（1）肝形态改变:肝实质回声增强,使肝包膜显示不清,轮廓较模糊,肝体积均匀性增大。

（2）肝实质回声改变:肝回声前方增强,后方减弱。根据脂肪浸润范围分为

1）弥漫型脂肪肝:肝内脂肪均匀性累及全肝,表现为整个肝回声增强,称为"明亮肝",同时出现不同程度声衰减。

2）局限型脂肪肝:肝内脂肪部分堆积,又可分为叶段型、团块型及小叶间型三种。叶段型脂肪肝的脂肪浸润局限于一个或多个叶段,声像图显示肝一个或多个叶段回声增强,边界与肝静脉一致;团块型脂肪肝表现为一个或多个回声增强区,形态欠规则,边界清晰,其余肝实质回声正常;小叶间型脂肪肝为脂肪组织堆积在肝横窦周围、胆囊旁、第一肝门区,门静脉或肝静脉主支周围,声像图表现为不规则的片状低回声,可呈三角形、条形等多种不规则形态,边界清楚,内部回声均匀。

3）肝内正常管道结构回声改变:肝内管道结构多显示欠清,各级分支不易显示,血管管腔变窄,管壁回声模糊。但不出现血管移位或受压中断现象。

3. 鉴别诊断

（1）局限型脂肪肝常与肝癌鉴别:前者有脂肪肝背景中见低回声正常肝组织,多数呈不规则形,不同断面观察往往不是圆球形,占位效应不明显,有正常血管通过。后者有肝炎,肝硬化病史,肿物多呈低回声有球体感,周边有晕环和后方回声增强等。

（2）与肝血管瘤相鉴别:血管瘤多呈圆形高回声,边界清晰,内可呈"网格状",有时边缘见管道穿入,呈"周围裂隙征";少数血管瘤呈低回声,周边伴线状高回声,呈"浮雕状"。

4. 临床价值　典型脂肪肝声像图表现为"明亮肝",不难提示诊断。但是,局限型脂肪肝常与肝血管瘤相混(表 7-3);当弥漫型脂肪肝残存低回声正常肝组织也可表现为酷似肝肿瘤,应结合其他影像检查或超声引导下穿刺活检。

（二）肝硬化

1. 病理与临床　肝硬化(cirrhosis)一种常见的慢性进行性疾病,是肝受一种或多种因素引起的损害,使肝细胞变性坏死,继而出现肝细胞结节状再生及纤维组织增生,最终导致肝小叶结构和血液循环的破坏和重建。肝硬化种类很多,临床上最常见的是门脉性肝硬化,其次为坏死后性肝硬化、胆汁性肝硬化、淤血性肝硬化、寄生虫性肝硬化等。

表 7-3　局限性脂肪肝鉴别诊断要点

	局限性脂肪肝	肝癌	肝血管瘤
形态	形态不规则,呈片状,无占位效应	圆形,占位效应明显,周边晕环等	圆形或类圆形,周边高回声壁
回声	高回声或低回声	多为低回声	多为高回声,呈网格状
背景	脂肪肝	肝硬化	正常或脂肪肝
超声造影	无强化	快进快出	结节状,向心性强化

2. 超声表现

（1）肝失去正常形态。

（2）肝表面高低不平,具结节感。

（3）肝实质回声增高,增密,分布不均匀。

（4）肝静脉分布失常,主干扩大,分布扭曲,管壁回声增高。

（5）门静脉内血栓。

（6）侧支循环开放,胃左静脉扩张,脐静脉重开。

（7）肝门区和脾门区静脉海绵样改变。

（8）脾大。

（9）腹水。

（10）CDFI:门静脉血流流速减慢,常<15～20cm/s。肝静脉粗细不一,走形僵直,血流可呈双向流动。肝动脉代偿增宽,血流增加。侧支循环形成。

3. 鉴别诊断

（1）弥漫性肝癌:门静脉分支内多可见到癌栓的回声,单发较大的再生结节与肝细胞癌的声像图鉴别多较困难。

（2）脂肪肝、慢性肝炎和其他弥漫性肝实质性病变:主要依靠肝穿刺组织学活检。

（3）先天性肝纤维化:有家族倾向,好发于婴幼儿和青少年。

4. 临床价值　肝硬化是一种以肝实质破坏、纤维化和结节再生为特征的慢性肝疾病。在肝硬化早期,声像图缺乏特征性,难以作出诊断,肝硬化后期特别是肝形态改变、肝内的再生结节和深部回声衰减、肝被膜凹凸不平等征象,不难作出肝硬化诊断。肝硬化易诱发肝细胞癌,应注意超声随诊。

（三）血吸虫肝病

1. 病理与临床　血吸虫病是我国水网地区常见的寄生虫病,常累及肝,寄生的血吸虫卵随血流沉着于肝,引起肝损害,甚至肝硬化。临床表现:急性血吸虫病有畏寒、发热、可有腹痛、腹泻、肝脾大,慢性血吸虫病表现为消瘦、贫血和体力下降;晚期可形成血吸虫性肝硬化。

2. 超声表现

（1）急性血吸虫肝病声像图:肝形态基本正常,表面平滑,内部回声增强、增粗,分布欠均,脾轻度增大。

（2）血吸虫性肝硬化:典型的血吸虫性肝硬化,肝实质表现为网络状高回声,呈"地图样"改变,回声高于正常肝。肝门区及肝内门静脉管壁回声增强、增厚,肝静脉变细。

3. 鉴别诊断　患者有流行区疫水接触史,肝回声增强呈"地图样"改变结合阳性虫卵检查即可诊断血吸虫病。

4. 临床价值　急性期血吸虫肝病声像图无特征性,血吸虫肝硬化肝实质有特征性"地图样"回声,易于和其他肝硬化相鉴别。

（四）淤血性肝病

1. 病理与临床　淤血性肝病(congestive liver disease)又称心源性肝病,主要是由于慢性充血性心功能不全引起,尤其是右心衰竭肝因长期淤血缺氧,使肝细胞萎缩、坏死以及纤维化。患者可有腹痛、恶心、呕吐,心脏扩大及颈静脉怒张。

2. 超声表现

（1）肝体积增大。

（2）肝轮廓尚光整。

（3）肝脏回声减低,分布尚均。

（4）下腔静脉及肝静脉内径增宽。

（5）晚期可出现门静脉高压声像图表现。

（6）腹水,严重者可见胸腔积液和心包积液。

（7）CDFI:肝静脉内径明显增宽,可达1.2cm以上,肝内血流丰富,下腔静脉内径也明显增宽。

3. 鉴别诊断　早期淤血性肝病与其他各种原因所致早期肝病难以鉴别,晚期淤血性肝病则可根据患者下腔静脉及肝静脉增宽以及心脏改变与其他肝病鉴别。

4. 临床价值　声像图显示有肝静脉扩张、肝大及回声减弱是反映肝淤血的直接证据,提示有右心衰竭。易于区别淤血性肝硬化或其他类型肝硬化。

四、门静脉疾病

（一）门静脉血栓形成

1. 病理与临床　因门静脉血流瘀滞,门静脉主干、肠系膜上静脉、肠系膜下静脉或脾静脉内形成血栓,多见于肝硬化、门静脉高压症、感染、外伤、肿瘤压迫等。临床上分为急性和慢性、肝内和肝外、原发性和继发性、部分性和完全性等。

2. 超声表现

（1）门静脉扩张。

（2）新鲜血栓的二维超声显示为门静脉主干或分支内絮状或团块状低回声,可部分或完全填充管腔,易漏诊,借助彩色多普勒超声可发现管腔内充盈缺损,血栓周边部血流束变窄,出现明亮多彩湍流,频谱多普勒超声显示流速加快,完全栓塞时无血流信号。

（3）陈旧性血栓的回声根据形成时间的长短有所不同,通常随着血栓时间延长,回声逐渐增强,可呈等回声或高回声,边缘常不规则。慢性门静脉血栓栓塞管腔周围可建立侧支循环,形成门静脉海绵样变,表现为肝门处正常门静脉结构消失,血管腔及周围呈网格状无回声,彩色多普勒超声可在无回声网格区内探及血流信号,频谱多普勒超声显示为连续带状静脉频谱。

（4）局部门静脉管壁规整,清晰,连续。

（5）多合并肝硬化。

3. 鉴别诊断　主要与门静脉癌栓鉴别,血栓患者一般无肝癌表现,多普勒超声可探及癌栓内动脉血流,超声造影可显示癌栓中的微小血流,有助于鉴别诊断。

4. 临床价值　超声可显示门静脉血栓形成的部位、大小及范围,判断血栓类型,指导临床治疗。

（二）门静脉癌栓

1. 病理与临床　门静脉癌栓是发生于原发性肝癌的并发症,是影响肝癌预后的一个极为重要因素,分为增生型、坏死型、混合型及机化型。门静脉癌栓受肝动脉血供应,肝动脉阻断后可由门静脉供血。

2. 超声表现

（1）门静脉癌栓与血栓二维超声表现相似,肝内可见原发肿瘤,癌栓回声呈低回声或中等偏高回声,局部门静脉管壁不清楚或残缺。

（2）CDFI显示部分栓子内可探及血流信号,频谱多普勒显示为动脉频谱。

3. 鉴别诊断　与门静脉血栓相鉴别(如前所述)。

（三）门静脉海绵样变性

1. 病理与临床　门静脉海绵样变性(cavernous transformation of the portal vein,CTPV)是指肝门部或肝内门静脉分支慢性、部分性或完全性阻塞后,门静脉主干狭窄、萎缩甚至消失,在门静脉周围形成细小迂曲的网状血管。根据病因可分为原发性和继发性,原发性多见于儿童,主要是肝门部及其分支部门静脉管腔的缺失,结构先天发育异常,狭窄或闭锁所致。成人门静脉海绵样变多属继发性,其形成与脾切除、门静脉炎、门静脉血栓形成、红细胞增多、肿瘤侵犯等有关。

2. 超声表现

（1）肝门区可见门静脉壁增厚,回声增强,或门静脉主干狭窄、显示不清,肝门区见蜂窝状、不规则管道状、藤蔓状无回声区,内可见血栓形成。

（2）CDFI:肝门区网格样或蜂窝状无回声区内充满血流信号,内见血液流动,血流方向无规律。

（3）多普勒频谱为门静脉血流信号。

（4）依据彩色多普勒显像表现将 CTPV 分为 3 型:①Ⅰ型表现为门静脉正常结构不清,仅显示门静脉区呈蜂窝状结构,原发性 CTPV 均属此型;②Ⅱ型表现为门静脉主干可以显示,但内部被栓塞物填塞,在其周围可见侧支静脉;③Ⅲ型表现为门静脉附近存在肿块回声,门静脉受压致侧支静脉形成。Ⅱ、Ⅲ型属继发性 CTPV 表现。

3. 鉴别诊断　主要与肝门区胆管扩张鉴别。后者门静脉结构显示正常。

4. 临床价值　彩色多普勒超声对诊断门静脉海绵样变性有提示意义,减少了血管造影等有创检查,并能显示门静脉阻塞原因及阻塞程度,并根据侧支循环情况评估机体代谢能力。

（四）门静脉高压症

1. 病理与临床　门静脉高压症是指各种原因导致的门静脉血流受阻,门静脉系统压力升高而引起的一系列症状。按门静脉血流阻力增加的部位分为肝前型、肝内型、肝后型,以肝内型最常见,其中肝硬化是门静脉高压症的主要病因。主要表现为门-体侧支循环形成,包括食管-胃底静脉曲张、腹壁静脉曲张、痔静脉曲张、腹膜后吻合支曲张、脾肾分流,脾功能亢进及脾大,腹腔积液。

2. 超声表现

（1）门静脉内径增宽,门静脉主干内径>1.3cm,脾静脉主干内径>0.7cm。

（2）肝硬化的肝脏超声表现:肝脏体积缩小,边缘变钝,包膜不平整,肝脏回声粗糙、结节感。

（3）脾大,厚度>4.0cm,长径>12cm。

（4）门-体侧支循环形成:脐静脉开放、胃左静脉增宽、食管-胃底静脉曲张,胰体尾周围脾-左肾静脉交通支形成。

（5）腹水。

（6）CDFI:早期门静脉内血流仍为红色入肝血流,严重时为红蓝双色血流,血流平均速度为(10.2±2.74)cm/s,血流量为(939.91±393.05)ml/min。

3. 鉴别诊断　超声声像图显示门-体静脉分流、脾大、腹水超声征象,多普勒超声测量门脉流速低于正常或出现双向血流,即可诊断门静脉高压。超声可对门静脉高压症病因进行鉴别诊断,如肝前型(肿瘤压迫、门静脉血栓形成)、肝后型(布-加综合征、缩窄性心包炎)、肝内型(肝硬化),详见具体章节。

4. 临床价值　彩色多普勒超声能够无创性的评估门静脉高压症引起的血流动力学改变,重复性好,准确率高,可做出定量或半定量诊断。

第二节　脾　　脏

一、概述

（一）解剖概要

脾脏是人体最大的淋巴器官,位于左季肋区深部的腹腔内,第 9~11 肋的深面,长轴与第 10 肋一致。脾脏外形似蚕豆状或半月状,长 10~12cm,厚 3~4cm,宽 6~8cm,重 100~200g,有上下两缘,膈、脏两面;脏面凹陷,近中央处为脾门,有脾血管、神经、淋巴等出入,称为脾蒂,为超声显示的一个重要标志。

1. 脾周围　脾的脏面内下方与胰尾和横结肠脾曲相邻,上方与膈肌相贴,右前方与胃相邻,后下方为左肾及左肾上腺。脾上缘前部有2~3个脾切迹。在脾的附近,特别在胃脾韧带和大网膜中可存在副脾,出现率10%~40%。副脾的位置、大小、数目可以不止一个。脾切除后副脾可增大,超声检查时切勿将之误认为肿物。

2. 脾血供　脾动脉起自腹腔动脉,沿胰腺上缘走行,至脾门附近分若干细支进入脾门。脾静脉与脾动脉伴行靠近胰腺背侧,在脾门部接受来自脾内的静脉分支。脾静脉与肠系膜上静脉在胰颈背面汇合形成门静脉主干。正常脾静脉宽5~8mm,脾动脉管径4~5mm,在声像图和彩色多普勒血流显像上易于识别,故常作为脾门和胰腺背侧的声像图标志。

3. 脾脏功能　具有滤血、储藏血液的作用。在胚胎早期,还有造血的功能,出生后造血功能消失,但是在特定条件刺激下还能够恢复造血的功能。

（二）超声检查技术

1. 患者准备　脾脏的超声检查多以空腹检查为最佳,但饮食后也能检查,只是显示清晰程度不如空腹检查。如遇胃肠气体较多,可饮500ml水充盈胃腔作为透声窗进行检查。有效的腹式呼吸有助于脾脏的检查。

2. 体位　一般采取右侧卧位及仰卧位,俯卧位较少用。

3. 仪器　一般使用具有凸阵探头(3~3.5MHz)的彩色多普勒超声仪,肥胖者可换用2.5MHz凸阵探头,儿童可换用5MHz凸阵探头。

4. 检查方法

（1）标准切面

1）左肋间切面:右侧卧位与仰卧位。探头顺着腋前线至腋后线于第9~11肋间斜切,通过脾门显示脾静脉时,测量其厚度并在脾显示范围最大时测量其最大径(最大斜径)。探头垂直脾长轴,显示横断面图像,可测量其横径。

2）左肋下斜切:仰卧位。在脾大或显示脾门结构,与周围的关系时采用。

3）冠状切面:仰卧位或右侧卧位。探头置于左腋后线至左腋中线,可显示脾脏的冠状切面。

4）背部肋间切面:俯卧位。于左肩胛线与腋后线之间进行扫查。

（2）CDFI检查:观察脾脏和脾脏结节及肿物的血流信号的分布和丰富程度,脾门血管内径、血流速度,必要时观察门静脉。测量结节内动脉血流的峰值流速和阻力指数。

（三）正常超声表现

1. 脾脏

（1）二维超声:脾外形与切面有关,长轴断面呈类三角形,表面平滑,外侧缘弧形向外突,内侧缘中部内凹,为脾门,有脾动、静脉出入。正常脾实质呈低回声,分布均匀,回声强度一般稍低于正常肝组织。

（2）CDFI:彩色多普勒示脾血管呈条状从脾门处进入脾实质内,并在其内分支。彩色多普勒可显示脾静脉血流为蓝色、脾动脉血流为红色,两者紧贴,有时较难区别;脾静脉和脾动脉在脾内可呈树枝状分布,通常可显示一到二级分支。脉冲多普勒显示脾静脉为连续性血流频谱,可受呼吸等因素的影响;脾动脉呈与心率一致的搏动状血流频谱。

2. 正常脾的测量　脾脏的最大长径是指脾声像图上的内上缘至外下缘间的距离,其正常值范围为8~12cm。脾脏的厚径是以脾膈面弧度作切线到脾门处的距离,正常值范围为3~4cm。

（四）脾大的诊断标准

脾大主要表现为超声测值增加。有以下异常声像图之一者,可考虑脾大。

1. 成年人脾脏厚径超过4cm或长径超过12cm。

2. 在无脾下垂的情况下,脾下极超过肋下或脾上极达到腹主动脉前缘。

3. 面积测量:最大长径×脾门厚径≥40cm^2。

二、脾脏疾病

（一）副脾

1. 病理与临床　副脾（accessory spleen）是常见的先天性变异，是正常脾脏以外的正常脾组织，其结构及功能与正常脾脏相似，并以结缔组织与正常脾脏相连或完全分离，其产生可能源于融合失败的背侧胃系膜内胚胎脾原基或异位胚芽形成及部分脾组织脱离主脾发育而成。发生率为10%~35%。可单发或多发，呈类圆形。副脾可发生于腹腔内的任何部位，多位于脾门处，其次好发于脾血管蒂或胰尾周围，可见于脾胃韧带、脾结肠韧带、大网膜、小网膜或结肠系膜、骶前、左侧附件或左侧睾丸周围等。一般无特殊临床表现，多为体检时发现，偶可出现自发性破裂、栓塞及扭转等。

2. 超声表现

（1）脾门处一个或多个圆形或类圆形等回声结节，边缘清晰，包膜完整，内部回声均匀，与正常脾脏相似，但与正常脾有明显清晰分界。

（2）体积一般较小，为0.5~2.0cm，大者可达3~4cm。脾大时副脾也增大。

（3）CDFI示副脾有来自脾门处动静脉的分支血管。

3. 鉴别诊断　副脾需与脾门淋巴结、肾上腺肿瘤、腹膜后肿瘤及多脾综合征相鉴别。

（1）脾门淋巴结：常有原发疾病，多为多发大小不等低回声结节，CDFI示无与脾门相连的血管分支。若淋巴结为单发则鉴别困难，随诊观察淋巴结大小发生变化有助于鉴别诊断。

（2）肾上腺肿瘤：需结合临床病史及肾上腺功能，且CDFI示无与脾门相连的血管分支。

（3）腹膜后肿瘤：若为恶性，则短期内增长迅速，且CDFI示无与脾门相连的血管分支。

（4）多脾综合征：是一种罕见的先天畸形，为两个或两个以上的脾脏回声聚合而成，同时可合并先天性心脏畸形。

4. 临床价值　外科要求完全切除脾脏用来治疗血液病或肝硬化。超声检查是术前副脾确诊及定位的检查方法，以减少手术的盲目性。但副脾体积小或多发时，超声易漏诊，有一定局限性。

（二）脾大

1. 病理与临床　脾大（splenomegaly）病因多为全身性疾病引起，少有原发疾病引起。病因可分为感染性脾大、充血性脾大、血液病性脾大、结缔组织病所致脾大、网状内皮细胞增多症所致脾大以及脾肿瘤与脾囊肿所致脾大。部分病因可引起脾功能亢进。

2. 超声表现

（1）脾大主要表现为超声测值增加，符合以下之一者，可考虑脾大。

1）测值超过正常成人正常值，脾门处脾厚>4cm，最大长径>12cm。

2）面积指数>20cm^2。

3）在无脾下垂时，脾下极超过肋下，或脾上极达腹主动脉前缘。

4）仰卧位时易于显示脾，且清晰显示2个以上切迹。

（2）脾脏内部回声均匀，回声无改变或轻度增强。

（3）CDFI示脾门及脾内血管增多、增粗，血流量增多，增加情况与脾大程度有关。脾静脉内径增宽可达1.0~2.0cm。

（4）声像图对脾大程度的估测

1）轻度增大：超过正常值，仰卧位深吸气时脾下极不超过肋弓下缘3cm。

2）中度增大：脾明显增大，脾下缘在肋缘下超过3cm，但脾下极不超过脐水平线。脾脏上下极处轮廓圆钝，脾门切迹较浅而模糊。

3）重度增大：脾弥漫性增大，脾下极超过脐水平线及以下，脾门切迹消失，脾脏周围脏器受压移位或变形。

3. 鉴别诊断　脾脏弥漫性增大需与腹膜后巨大肿瘤、肝左叶巨大肿瘤、左肾、脾下垂和游走脾相鉴别，上述病变中除游走脾不在脾区，其余均在脾区发现。

4. 临床价值 超声检查较 X 线、CT 有明显优势,与 X 线比较,超声检查不受腹水影响,与 CT 相比,超声检查没有检查前的准备及禁忌,检查安全方便、无损伤、费用低且可重复性强。超声检查易于确定脾脏有无增大,且可以评估脾脏增大程度,了解病程进展和疗效评价,但对于脾大的病因诊断价值有限。

(三) 脾破裂

1. 病理与临床 脾破裂(splenic rupture)可分为自发性和外伤性,前者多有脾脏基础病理改变,多有腹压骤增等诱因,见于血友病或接受抗凝治疗的患者;后者常为腹部损伤,且是腹部损伤中最易受损的脏器,尤其是病理性增大的脾脏。临床上有对脾脏损伤的分级,但国内外报道意见不一。根据损伤范围和破裂程度分为三类。

(1) 真性破裂:临床最常见类型。为脾实质和包膜同时破裂,轻者呈线样破裂,临床表现为进行性贫血和腹胀,重者呈粉碎破裂,临床表现为腹腔内急性大出血。

(2) 中央破裂:脾实质内部破裂,内可形成血肿,短期明显增大,临床可无明显症状。

(3) 包膜下破裂:脾包膜完整,包膜下脾实质出血,小者可吸收形成囊肿或纤维化,大者形成张力性血肿,一段时间后可发生包膜破裂致腹腔内大出血,这种包膜下或中央破裂转为真性破裂称为延迟性脾破裂。若邻近脾门处可能发生脾蒂内大血管破裂引起出血性休克。

脾破裂的临床表现与破裂类型、失血量和失血速度紧密相关。可有不同程度的腹痛、左上腹压痛和肌紧张、左肩胛牵涉痛,另外可有贫血貌、心率加快、腹腔移动性浊音等。

2. 超声表现

(1) 真性脾破裂:脾包膜连续性中断,局部回声不均或呈无回声区,实质内回声呈不均匀增强或减低区。腹腔内见异常无回声区。

(2) 中央破裂:脾脏外形不同程度增大,包膜完整,轮廓清晰。实质内回声不均,可见不规则回声增强或减低区,伴有血肿时可见脾内不规则无回声区。无腹腔异常无回声区。

(3) 包膜下破裂:脾包膜完整,包膜下血肿区可见新月形局限性无回声区,内可见细小点状回声,血凝块表现为强回声光团,机化时形成条索状高回声。血肿体积大时脾实质可有凹形压迹。无腹腔异常无回声区。

(4) 超声检查观察脾破裂及周围声像图的同时,还应检查其他脏器有无破裂出血情况,如肝脏、胆囊、胰腺、双肾、腹膜间隙及腹膜后区,甚至有无胸腔积液。

(5) 超声造影:可清晰显示脾包膜连续性是否完整。脾破裂时脾内不规则回声减低区或增强区,超声造影表现为无增强或低增强,可呈条形分支状,垂直于脾表面。包膜下或脾周游离无回声区超声造影表现为无增强。当合并活动性出血时,可见造影剂外渗,形成高增强或等增强区。

3. 鉴别诊断 脾破裂一般根据外伤史不难诊断,若轻微脾破裂不合并急性出血和脾周血肿,常规超声难以与脾梗死鉴别,需结合外伤病史,超声造影轻微脾破裂可表现为低增强,脾梗死为无增强。需与脾囊性病变鉴别,后者为脾内圆形或椭圆形无回声区,边缘清晰,后方回声增强。与脾分叶畸形鉴别,后者内部均匀正常,脾呈分叶状,可见自脾表面向内延伸的裂缝状回声带,当后者有腹部外伤史时易被误诊为脾破裂或左上腹肿瘤。

4. 临床价值 超声检查有助于临床及时确诊脾外伤,发现腹腔出血及估测腹腔出血量,协助临床判断脾破裂的程度和类型。超声造影可以清晰显示脾脏包膜连续性有无中断和损伤区有无活动性出血,并可准确评估脾脏损伤的范围及程度,从而较准确判断损伤分级。另外,超声还可以检查其他脏器有无损伤和出血,为临床提供治疗方案依据。超声检查还可监测病情进展及预后,如脾周血肿难以自行吸收,需超声引导下穿刺引流协助临床治疗。但超声检查及测量容易受体位影响;陈旧性脾破裂有时与脾肿瘤难以鉴别,需结合病史以及临床实验室指标。

(四) 脾脓肿

1. 病理与临床 脾脓肿(splenic abscess)少见,是一种继发性感染性病变,原发病灶一般不明显,可在感染消失后几周至几个月后出现。发病率 0.14% ~ 0.70%,但病死率高。常见的发病原因有:其他部位的感染灶经血运播散至脾;脾损伤或梗死;临近脏器感染入脾;免疫抑制或缺陷患者。实验室检查多有白细胞增高,血培养阳性,碱性磷酸酶水平增高。脾脓肿不具备典型的临床体征和症状,早期可有发热、左上腹痛及白细胞数升高。当脓肿位于脾下极时,触及肋下疼痛明显且脾大。部分脾脓肿可能破裂并发弥漫性腹膜炎,或破入左膈下、胃、结肠或小肠。外伤性继发感染脾脓肿破裂常合并大出血。

2. 超声表现

（1）脾大:本病半数以上有脾大,脾大的程度与脾脓肿的数量、大小及位置有关。早期或单发者脾大不明显。

（2）脾内异常回声:早期脾脓肿灶较小者不易显示,较大者为回声增强或减低区,圆形或不规则,内部回声不均匀。进展后,病灶内出现液化坏死无回声区,不规则,后方回声增强,其内可见散在小点状或斑片状高回声区,有浮动。偶尔见气体强回声。

（3）脓肿形成后,脓肿壁不规则增厚。

（4）CDFI 示脓肿早期可见较丰富动静脉血流信号,脓肿液化坏死后无回声区血流信号消失,仅脓肿壁可见血流信号。

（5）其他:约有 60% 的脾脓肿位于脾上极,并伴有左侧胸腔积液,当脾脓肿位于脾被膜与实质之间,且脾表面局部隆起时,需考虑脾被膜下脓肿。超声引导下穿刺引流可抽出脓液。

（6）超声造影:脾脓肿的病程阶段及其病理是超声造影成像的基础。

1）化脓性炎症期:病灶尚未形成脓腔,常规超声表现为边界不清的回声增强或减低区,超声造影多表现为动脉期整体均匀或不均匀高增强,可见走行血管规则伸入病灶;门脉期及延迟期低增强。

2）脓肿形成初期:常规超声多表现厚壁结构,内部网格样的混合回声团,超声造影表现脓肿实性厚壁为环状强化,呈"快进慢出"模式,内部小脓腔呈无增强。

3）脓肿形成期:超声造影表现为动脉期周边环状增强,中央为液化、坏死的脓腔形成的无增强区。

3. 鉴别诊断 脾脓肿需与脾囊肿、脾血肿、脾梗死、脾淋巴瘤及脾转移瘤相鉴别。

（1）脾囊肿:内部回声为透声良好的无回声,且壁薄,边缘清晰;而脾脓肿壁厚且不规则,内部回声可见点状或斑片状高回声浮动。

（2）脾血肿:因出血量及时间推移而声像图表现为低回声、高回声或无回声,结合外伤史及声像图的动态变化可鉴别。

（3）脾梗死:为指向脾门的楔形稍低回声区,CDFI 示内部无血流信号。超声造影无增强。

（4）脾淋巴瘤:为低回声结节,内部回声均匀,CDFI 示内可见较丰富动脉血流信号;而脾脓肿内部回声不均匀,且有动态变化。超声造影动脉期则可见丰富杂乱的新生肿瘤血管。

（5）脾转移瘤:大多有原发病史,可表现为低回声或强回声团,与实性脾脓肿鉴别困难,需进行动态观察。超声造影动脉期则可见丰富杂乱的新生肿瘤血管。

4. 临床价值 虽然脾脓肿少见,但是病死率很高。脾脓肿早期症状不明显,所以超声检查能早期发现病灶,且超声造影可对早期病灶进行鉴别诊断,提高准确率,且可重复率高,也可动态观察临床治疗效果,对脾脓肿的早期诊断及临床药物治疗或外科手术治疗有重要价值。

（五）脾梗死

1. 病理与临床 脾梗死(splenic infarction)是脾内血管病变引起的脾实质局部缺血坏死。由于脾动脉为数条分支,之间有交通的终末动脉,又是动脉终末循环部,所以脾梗死较其他器官的发生率高。脾动脉分支梗死原因多有左心附壁血栓及瓣膜赘生物脱落引起,还见于腹腔动脉内血栓、动脉插管术等,另可见因红细胞增大、恶性肿瘤、淤血性脾大等引起。病理上梗死灶先水肿、坏死,后形成纤维化,因瘢痕收缩致脾边缘出现局限性凹陷,较大者中央可形成液化囊腔。脾梗死可无临床症状,或仅表现为低热,严重者表现为左上腹剧烈疼痛,临床常易延误诊断。当病灶较大合并感染时,可有高热。

2. 超声表现

（1）声像图典型表现:呈楔形或三角形,尖端指向脾门,或不规则回声异常区,边缘清晰,无占位效应。

（2）内部回声：早期为均质低回声，病灶边缘可见更低回声晕，随病程进展，内部回声逐渐增强且不均匀，且因纤维化瘢痕形成病灶体积逐渐缩小。

（3）假性囊肿：只有在梗死区坏死液化出现无回声区时，有可能发展为假性囊肿，不规则无回声区可见细点状回声。少数未液化的坏死区会形成高回声区。

（4）CDFI：病变区血流信号消失，当梗死范围较大时，脾门处脾动脉阻力指数增高。

（5）超声造影：病灶自始至终均无造影剂进入，全程呈无增强。

3. 鉴别诊断 脾梗死需与脾脓肿、脾棘球蚴病、脾肿瘤及脾囊肿相鉴别。脾梗死较容易与其他脾脏疾病鉴别，主要依据病变区呈楔形低回声并尖端指向脾门，占位效应不明显；通过内部回声易与囊肿类病变鉴别；脾肿瘤一般有占位感；结合病史和临床症状可与脾脓肿鉴别。

4. 临床价值 超声可见检出早期脾梗死，及时诊断并评估梗死的部位和范围，为临床早期判断梗死程度提供诊断依据，超声还可以监视病情变化，为临床制定治疗方案提供临床依据。

（六）脾囊肿

1. 病理与临床 脾囊肿（splenic cyst）是脾组织的瘤样囊性病变，临床上可分为寄生虫性囊肿和非寄生虫性囊肿，前者常见于中青年，后者常见于青少年。非寄生虫性囊肿包括真性和假性囊肿，假性囊肿较真性囊肿常见。

（1）真性囊肿：多为单发，罕见，因囊壁上覆有一层内皮细胞而区别于假性囊肿，囊液为浆液性。目前病因不明，可能与先天发育异常有关。包括表皮样囊肿、皮样囊肿、血管和淋巴管囊肿等。

（2）假性囊肿：无细胞层，多由纤维结缔组织或脾包膜构成，可有钙化。较真性囊肿多见，形成大多为脾脏外伤后出现血肿，长期不能吸收进而蜕变结果；另外炎症、分娩及脾梗死也可以导致出现脾假性囊肿。

囊肿体积小一般无临床症状，囊肿体积较大者常有左上腹压迫感，有钝痛或胀痛。合并感染时可有腹痛和发热。

2. 超声表现

（1）脾内类圆形无回声，后方回声增强，内部回声透声好，当合并出血、感染时内部回声呈低回声或等回声。

（2）囊壁表现：真性囊肿一般囊壁光滑，壁薄。假性囊肿部分囊壁可见斑块状或弧形强回声。

（3）囊肿大小不等：真性囊肿多为单发，体积较小，假性囊肿体积大者可达20cm，脾脏形态失常，囊肿周围正常脾组织受压变形。

3. 鉴别诊断 脾囊肿需与脾包膜下血肿、脾脓肿、多囊脾、脾肉瘤和周围器官的囊肿相鉴别。

（1）包膜下血肿：有外伤史伴脾区叩击痛，常为新月形，内部回声欠均，可见细点状回声，较易鉴别。

（2）脾脓肿：多有全身感染病史及患区疼痛和叩击痛，内部回声不均时可见点片状回声，且边界模糊，回声较高。

（3）多囊脾：容易鉴别，为先天性发育异常，常伴有多囊肝和多囊肾。脾脏形态失常，体积明显增大，内部呈弥漫性大小不等囊肿，且囊肿之间无正常脾组织是主要特点。

（4）脾肉瘤：罕见，但肉瘤一般为极低回声，接近无回声，这时需调高增益，可见内部出现点状回声，若为无回声调高增益，内部不会出现此表现；另外，结合病史有无淋巴结肿大及转移灶有助于鉴别。

（5）周围器官的囊肿：胰腺假性囊肿、肾积水及腹膜后囊肿易误诊为脾囊肿，需多切面观察囊肿与周围器官的解剖关系，必要时配合呼吸运动，观察囊肿是否移动。

4. 临床价值 超声可以鉴别结节或肿物的内部回声，为实性或囊性，所以超声对脾囊肿的诊断有较高的敏感性和特异性，是脾囊肿的首选检查方法。

（七）脾炎性假瘤

1. 病理与临床 脾炎性假瘤（splenic inflammatory pseudotumor）的发病原因和机制尚不明确，被认为可能是一种炎性病变的修复过程。按组织学可分为3类：黄色肉芽肿（以组织细胞为主）、浆细胞肉芽肿（以浆细胞为主）和硬化性假瘤（显著纤维化）。一般无临床症状和体征，因部位和大小的不同可以出现不同的症状,如上腹部不适、疼痛,以及发热乏力等全身症状,但均无特异性。

2. 超声表现

(1) 脾内单个的圆形或类圆形的低回声或高回声结节,与肿块内纤维组织的多少有关,肿块内以纤维组织为主时常表现为高回声,如果病变以肉芽组织或炎细胞为主时则表现为低回声;

(2) 边界清晰,内回声不均,较大者如合并出血可见无回声区;

(3) 多有包膜,包膜钙化时可见弧形强回声,后伴声影。

(4) CDFI:肿瘤内可见血流信号。

3. 鉴别诊断

(1) 脾炎性假瘤与淋巴瘤鉴别:炎性假瘤可出现包膜钙化,淋巴瘤高回声者少见,如果病变为低回声时超声表现较难与淋巴瘤鉴别。

(2) 脾炎性假瘤与脾转移瘤鉴别:前者常单发,后者多发,前者边界清,可伴有包膜钙化,后者多有原发肿瘤病史,有助于鉴别。

4. 临床价值　脾炎性假瘤较少见,超声可发现病变,但无特异性,仅可作良性病变的诊断,需通过穿刺进一步明确诊断。

(八) 脾血管瘤

1. 病理与临床　脾血管瘤(splenic hemangioma)是最常见的脾良性肿瘤,但临床较少见。脾血管瘤超声发现率低于肝血管瘤。根据其组织学表现分为毛细血管性、海绵状和混合型血管瘤。成人以海绵状血管瘤多见,儿童多为毛细血管瘤。一般无临床症状,或仅表现为左上腹无痛性包块。病变单发或多发,一般小于2cm,大于2cm者有20%可发生破裂出血。

2. 超声表现

(1) 可单发和多发,回声多样,以高回声多见。

(2) 呈圆形或椭圆形,内回声均匀或不均。

(3) 边界清晰,边缘可不规则但无声晕,有时可见周围血管进入病灶,使边缘出现裂隙现象,极少数瘤体可呈低回声。

(4) CDFI:部分肿瘤不能探及血流,少数可探及周边及内部较丰富的血供。

(5) 超声造影可分为3种:①增强早期周边环状或结节状高增强,此后增强范围向心性扩大,至增强晚期全瘤均匀高或等增强,部分脾血管瘤仍有部分瘤体无增强。②增强早期即可达到全瘤体高增强,至增强晚期仍为高增强。③增强早期为高增强,此后开始消退,晚期为低增强。

3. 鉴别诊断

(1) 脾血管瘤与脾错构瘤鉴别:前者CDFI示病灶内未见血流信号,后者内见较丰富血流信号。

(2) 脾血管瘤与脾转移瘤鉴别:前者为高回声,后者为低回声时较易鉴别,两者均为低回声或两者均为高回声时较难鉴别,但后者有原发肿瘤病史有助于鉴别。

4. 临床价值　超声诊断具有较高的特异性和敏感性,可作为诊断和随访的首选方法。

(九) 脾错构瘤

1. 病理与临床　脾错构瘤(splenic hamartoma)是一种原发于脾脏的良性肿瘤,是一种罕见的脾良性病变,一般认为脾脏错构瘤是脾胚基早期发育错乱所致,造成正常构成成分的组合比例失调,即一些成分增多,一些成分减少,瘤内主要为失调的脾窦构成,另有淋巴组织、纤维组织和脂肪组织等,偶尔有含铁血黄素沉着和钙化。组织学上,脾错构瘤分为红髓型、白髓型、混合型和纤维型,红髓型主要由失调的脾窦构成,白髓型主要由淋巴组织构成,混合型中红、白髓成分所占比例较接近,以上三种类型病灶内常常合并有不同程度的纤维组织增生,当病灶内纤维组织占优势时则属于纤维型(也有部分学者认为纤维型是红髓型或白髓型退变纤维化的结果)。病变无纤维性包膜,但与周围脾组织分界清。

2. 超声表现

(1) 脾内圆形或类圆形的稍强回声区,边界清,内回声不均。

(2) CDFI:肿瘤内血流信号丰富,可探及动静脉血流频谱。

3. 鉴别诊断

（1）脾错构瘤与脾血管瘤鉴别：见上述血管瘤。

（2）脾错构瘤与脾转移瘤鉴别：脾转移瘤为低回声或混合回声时与错构瘤较易鉴别，当转移瘤为高回声时与错构瘤较难鉴别，但转移瘤可多发，CDFI 前者血流丰富，后者血流不丰富，且后者有原发肿瘤病史，有助于鉴别。

4. 临床价值 超声有一定的特异性，但需要结合临床、其他影像学及病理诊断，超声仍是发现及随诊的重要手段。

（十）脾淋巴瘤

1. 病理与临床 脾是淋巴瘤最易累及的实质脏器，原发脾淋巴瘤虽远比继发淋巴瘤少见，但仍是最常见的脾原发肿瘤之一。原发脾淋巴瘤有霍奇金淋巴瘤和非霍奇金淋巴瘤，多为 NHL。其中以 B 细胞肿瘤多见，T 及 NK 细胞肿瘤仅占 1%左右。多发生在脾动脉分支周围淋巴样组织。其诊断标准为：①脾（包括脾门淋巴结）受累；②无浅表淋巴结淋巴瘤；③无骨髓受累。左上腹疼痛及肿块是最常见的症状，部分患者伴有发热，体检脾明显增大，浅表淋巴结多无异常，可有脾功能亢进和外周血细胞减少，个别病例有鼻出血、齿龈出血、皮肤紫癜等。

2. 超声表现

（1）Ⅰ型：脾正常或增大，内部回声减低，无占位性病变特征。

（2）Ⅱ型：粟粒样病变，脾实质内可见密布的小弱回声区，间以较厚的高回声分隔，呈筛孔样。

（3）Ⅲ型：多灶病变，脾实质内多发低或极低回声病灶，无包膜，内部回声均匀。当肿瘤融合时，可呈分叶状。

（4）Ⅳ型：孤立性病变，脾实质内单发低回声肿物，形态不规则，边界清晰，肿瘤内部可见液化坏死，可见无回声区。

（5）CDFI：肿块内部少或无血流信号，肿块周边血流信号较多。

（6）超声造影：显示肿瘤回声增强，呈"快进快出"。

3. 鉴别诊断

（1）脾淋巴瘤与脾大鉴别：前者常伴有脾门淋巴结肿大，后者常有其他病史，有助于鉴别。

（2）脾淋巴瘤与脾囊肿鉴别：主要是孤立性极低回声与脾囊肿鉴别，前者加大增益可见细小光点回声，前者 CDFI 可见血流信号。

（3）脾淋巴瘤与脾转移瘤鉴别：主要与低回声转移瘤鉴别，仅从声像图较难鉴别，结合病史后者有原发肿瘤病史有助于鉴别。

4. 临床价值 用于评估脾脏有无弥漫性或局灶性淋巴瘤侵犯及其范围，用于制定治疗方案及评估治疗后反应。穿刺活检是确诊的重要手段。

（十一）脾转移瘤

1. 病理与临床 脾转移瘤（splenic metastatic carcinoma）是指起源于上皮系统的恶性肿瘤，不包括起源于造血系统的恶性肿瘤。发生率较其他器官低。可源于卵巢癌、胃肠道恶性肿瘤，肺、乳腺癌、少数也可来源于生殖系统的恶性肿瘤、恶性黑色素瘤等。原发肿瘤细胞可通过血行、淋巴途径转移至脾。少数情况可转移到副脾。此外，胰尾、胃底、腹膜后的恶性肿瘤可直接浸润脾。转移性脾肿瘤早期多无特殊症状或仅表现为原发灶引起的症状。在脾明显增大时，可产生类似原发性脾肿瘤的症状。部分患者还伴有脾功能亢进、恶性贫血、胸腔积液、恶病质等。脾亢可能是癌症患者贫血原因之一。恶性脾肿瘤偶可发生自发性脾破裂。

2. 超声表现

（1）声像图表现多样，共同表现为不同程度的脾大和脾实质内团块状回声。

（2）内部回声水平与原发肿瘤的病理结构相关。

（3）可单发或多发，大小不等，肿瘤形态不规则。

（4）周围水肿或有较多血管者，可出现低回声晕环。

3. **鉴别诊断**　脾转移瘤与其他脾肿瘤鉴别见上述鉴别,鉴别脾肿瘤时应该结合临床病史,有助于鉴别。

4. **临床价值**　超声检查对于脾转移瘤缺乏特异性,需结合临床及病史进一步鉴别,超声是脾转移瘤首选的影像学检查方法,在诊断和随访中有重要价值。

（十二）脾血管肉瘤

1. **病理与临床**　脾血管肉瘤(splenic angiosarcoma)是由脾窦内皮细胞发生的恶性肿瘤,颇罕见,主要见于老年人,年轻人罕见,肿瘤具有高度侵袭性,远处转移常见。原发性脾恶性肿瘤占全身恶性肿瘤不足1%,脾血管肉瘤占脾恶性肿瘤的7%。组织学表现为非典型增生和分化不良的血管内皮细胞覆衬不规则血管腔构成。肿瘤在脾实质内形成多数紫红色结节,常伴有出血、坏死及囊性变,也可伴有纤维化和钙化、临床表现主要为左上腹痛、发热、巨脾、消瘦和贫血,1/3患者发生脾破裂和血性腹水。

2. **超声表现**

（1）脾增大乃至巨脾。

（2）单发或多发,可为高回声、低回声。

（3）内回声不均,伴破裂出血时肿块内可见不规则无回声区。

（4）形态欠规则,边界欠清,部分呈分叶状,部分可见融合,边缘不光滑。

（5）因发现时肿瘤多较大,向脾轮廓外突出生长,引起脾形态改变。

（6）CDFI:脾脏内部血流信号被推挤而走行弯曲,团块内部可见数条血流信号,多为动脉血流。

3. **鉴别诊断**

（1）脾血管肉瘤与脾血管瘤鉴别:脾血管瘤,多无临床症状,脾实质内见不规则的实性非均质性强回声,边界清晰,内部呈筛网状。血管肉瘤也可表现为高回声,但血管肉瘤体积较大,CDFI:肿瘤内血流丰富。

（2）脾血管肉瘤与脾转移瘤鉴别:声像图较难鉴别,可结合临床病史,有无原发肿瘤病史有助于鉴别,转移瘤有原发肿瘤病史,多呈牛眼征,较易鉴别。

4. **临床价值**　超声检查可以发现病变,可以做出定性诊断,但明确诊断比较困难,在随访和评价疗效有重要价值(表7-4)。

表7-4　脾脏肿瘤的超声鉴别要点

	脾炎性假瘤	脾原发淋巴瘤	脾错构瘤	脾血管瘤	脾血管肉瘤	脾转移瘤
其他肿瘤病史	无	无	无	无	无	有
数目	单发	单发或多发	单发或多发	单发或多发	单发或多发	多发
形态	圆形、椭圆形	圆形、椭圆形	规则或不规则	圆形、椭圆形	欠规则	不规则
边界	边界清	边界清	边界清	边界清	边界欠清	边界清
内回声特点	低回声或高回声	低、极低回声,部分内见无回声区	稍强回声	回声多样,以高回声多见	高回声、低回声;内回声不均	多样,与原发部位肿瘤回声一致
CDFI	可见血流信号	内少或无血流信号,肿块周边血流信号较多	血流信号丰富,可探及动静脉血流频谱	部分无血流,少数周边内部较丰富的血供	内部可见数条血流信号,多为动脉血流	与原发肿瘤一致
超声造影	(－)	快进快出增强模式	(－)	早期周边向心性结节状高增强,晚期高或等增强,可见无增强区;整期瘤体高增强;早期高增强,后开始消退,晚期为低增强	(－)	(－)

（王　勇）

参 考 文 献

［1］周永昌,郭万学.超声医学［M］.第6版.北京:人民军医出版社,2015:706-903.

［2］葛均波,徐永健,王辰.内科学［M］.第9版.北京:人民卫生出版社,2018:409-410.

［3］姜玉新,张运.超声医学高级教程［M］.北京:人民军医出版社,2014:212-215.

［4］张丽娟.彩色多普勒超声检查对脾增大病因诊断的临床价值［J］.中国基层医药,2010,17(22):3089-3090.

［5］中华医学会外科学分会脾功能与脾脏外科学组.脾脏损伤治疗方式的专家共识(2014版)［J］.临床肝胆病杂志,2015, 31(7):1002-1003.

［6］王黎明,李春伶,高永艳.超声造影在脾局灶性病变诊断中的应用［J］.中国医学影像学杂志,2015,23(8):635-637.

［7］李业钊,苏海庆,张霞,等.超声造影和定量分析参数在创伤性脾破裂诊断和分级中的价值［J］.中国超声医学杂志, 2015,31(12):1099-1102.

［8］辛文春.探讨超声诊断脾脓肿的临床价值［J］.中国医药指南,2019,17(15):91.

［9］徐协群,何小东.脾梗死21例临床分析［J］.中国医学科学院学报,2014,36(3):321-323.

［10］张武.现代超声诊断学［M］.第2版.北京:科学技术文献出版社,2019:365.

［11］谭冠,沈世强,秦峰,等.脾血管瘤21例诊治报告［J］.腹部外科,2015,28(6):428-430.

［12］SUTHERLAND T,TEMPLE F,HENNESSY O,et al. Contrast-enhanced ultrasound features of primary splenic lymphoma［J］. J Clin Ultrasound,2010,38(6):317-319.

［13］HE L,ZHANG H,LI X,et al. Primary malignant fubrous histiocytoma of spleen with spontaneous rupture:a case report and literature review［J］. Med Oncol,2011,28(1):397-400.

第八章　胆道和胰腺疾病

第一节　胆　　道

一、概述

（一）解剖概要

1. 胆道系统　由各级胆管和胆囊组成，具有输送、贮存和浓缩胆汁的功能。胆管起始于肝脏汇管区的毛细胆管，它们相互汇合，逐渐形成小叶间胆管和左、右肝管，在肝门处汇合成肝总管，胆囊通过胆囊管与肝总管汇合成胆总管。

2. 胆囊及胆囊管　胆囊通常位于右锁骨中线和第 9 肋软骨交叉处，借结缔组织连接，附着于肝脏的胆囊窝内，长 7~9cm，宽 2.5~3.5cm，容量 35~40ml，可分为底、体和颈 3 部分。底部突出在肝脏下缘，通常指向前下方，贴近十二指肠和横结肠，与前腹壁相连接。体部呈漏斗状，紧贴在肝脏的胆囊窝内。颈部在胆囊窝的最深处，常呈"S"状弯曲，与胆囊管相接处有一囊状膨大，称为 Hartmann 囊，通常胆囊结石多藏于此。胆囊管由胆囊颈向左后下延续而成，长 2.5~4cm，直径 0.2~0.3cm。胆囊管内的黏膜有螺旋式黏膜皱襞，具有节制胆汁出入的功能，粗大的黏膜皱襞称为 Heister 螺旋瓣。胆囊的大小、形态和位置均有较大的变异，并且与胆囊内胆汁充盈情况和体位的改变有关。

3. 胆管　胆管通常分为肝内胆管与肝外胆管两部分。

（1）肝内胆管由毛细胆管、小叶间胆管、段肝管、叶肝管和肝内部分的左、右肝管组成。左肝管平均长 1.6cm，右肝管平均长 0.8cm。左、右肝管直径为 2mm。肝内胆管在肝脏内呈树枝状分布，与相应门静脉伴行。

（2）肝外胆管主要包括肝总管和胆总管两部分，肝总管在门静脉右支起始部之前上方由左、右肝管汇合而成，长 3~4cm，直径 0.4~0.6cm。在肝十二指肠韧带内下行，其左为肝动脉，左后方为门静脉。胆总管由肝总管和胆囊管汇合而成，长 7~9cm，直径 0.6~0.8cm，胆总管在肝十二指肠韧带内下行，位于门静脉之前，肝动脉之右侧，下段位于十二指肠第一段和胰腺头部之后，约 2/3 的人贯穿胰腺头部，其余 1/3 在胰腺头部后面的沟内，末端到达十二指肠第二段的后内侧，在肠壁内扩大形成胆道口进入肠腔，其管壁内含大量的弹力纤维，有一定的舒缩能力。约 70% 的胆总管末端与胰管在肠壁入口处汇合成 Vater 壶腹，之后形成同一出口，开口于十二指肠，出口处有括约肌围绕，称为 Oddi 括约肌，出口的口径约 0.9cm。

（二）超声检查技术

1. 患者准备　除急诊患者外在检查前应至少禁食 8 小时以上，最好是空腹一晚后于清晨检查，以保证胆道系统有足够的胆汁充盈并减轻胃肠道气体的干扰，以获得满意的检查效果。如检查当日安排了 CT、胃肠内镜等检查，超声检查应优先进行。钡剂可能干扰超声检查，因此超声检查需在胃肠道钡餐造影之前或钡餐造影 3 天后。胆道 X 线造影剂也会影响胆囊功能,故超声检查需在胆道 X 线造影前或胆道 X 线造影 2 天后进行。需要观察胆囊收缩功能和胆道扩张程度的患者还应准备好脂餐。

2. 体位　胆道系统的超声检查根据患者情况差别,病变部位的不同随时调整体位,以清晰显示病灶为目的,扫查时应遵循一定的顺序,以减少漏诊或误诊。通常包括仰卧位、左侧卧位、右侧卧位、半卧位或立位、胸膝卧位。为观察目标的可移动性,常需要迅速改变体位。

3. 仪器　实时超声诊断仪都可以用于胆道系统检查,仪器的调节与肝脏检查相似,以能清晰显示观察部位的胆系结构为原则,探头可选择凸阵、线阵、扇扫探头,凸阵探头效果更好,探头频率一般选用 3~5MHz,小儿可选用 5~7MHz。观察胆囊血流信号时需要随时调节聚焦区、彩色显示范围、灵敏度、滤波频率等,并设法消除伪像。

4. 检查方法

(1)胆囊:多选用右肋间斜向扫查,结合经右肋缘下斜断面扫查及多个短轴切面扫查,充分显示胆囊全貌,并注意胆囊颈及胆囊管的扫查,观测胆囊大小、壁厚度及完整性,以及囊内和囊壁病变的数目、大小、部位、形态、回声、血供、移动性等特点。调整探头走向与胆囊的长轴平行,显示出胆囊的最大纵断切面,测定纵径、横径和胆囊壁的厚度。

(2)胆管:利用肝脏显示充盈的胆囊及肝外胆管,在患者深吸气屏气状态下,用探头加压推挤气体可清晰显示肝外胆管。探头从肋缘下向膈肌斜切扫查,患者深吸气后屏气,显示胆囊位于右肾前方,向左上移动可见胆囊颈管部及肝外胆管截面位于下腔静脉横断面的前外侧,并可见门脉左右支及其腹侧伴行的左右肝管。

患者右前斜位 45°,探头置于右上腹正中,肋缘下纵切面,下段稍倾向右外侧扫查,以及胸膝卧位扫查,可较清晰显示胆囊颈部和肝外胆管病变。

对于胆管要观察其走行是否正常,管壁回声、管腔内径、管腔周围和管腔内是否有异常回声,回声特征、部位及与管壁的关系,以及其远端和近端胆管是否有扩张。

(3)脂餐实验:多用于胆囊功能的估计和生理性与病理性胆管扩张的鉴别。试验前先测量并记录胆囊面积(胆囊长径×前后径=胆囊面积)和肝外胆管内径,进食两个油煎鸡蛋后 1~2 小时,再在同一切面同一部位重复测量。

脂肪餐后测量,胆囊大小减少 1/3 以上,肝外胆管内径不增加或减少至正常且无临床症状者为阴性。胆囊大小减少不足 1/3,肝外胆管内径增大 2mm 以上为异常。

(三)正常超声表现

1. 胆囊　正常胆囊纵切面呈梨形、长茄形,横断面呈圆形或椭圆形,颈部可呈分隔状。分为胆囊底、胆囊体和胆囊颈三部分,整个胆囊轮廓清晰,壁薄光滑,厚度不超过 0.3cm,囊内为无回声区,后方回声增强。胆囊管纤细,常不能显示。正常胆囊超声测值:长径不超过 9cm,前后径往往不超过 3.5cm。

2. 胆管　肝内胆管一般均与门静脉伴行。正常肝内胆管内径不超过 2mm,除左、右肝管外,二级以上的分支一般不易显示。肝外胆管上段与门静脉伴行,有肝脏做透声窗易于显示,内径正常 8mm 以下,其内径有随年龄增加而增宽的趋势,老年人可达 10mm。横断面位于门静脉右前,与门静脉和位于门静脉左前方的肝动脉组成"米老鼠"征,肝外胆管上段与肝动脉分别为"米老鼠"的右耳和左耳。肝外胆管下段与下腔静脉平行,常因为气体干扰难于显示。

二、胆囊疾病

(一)先天性胆囊异常

1. 病理与临床　先天性胆囊异常(congenital anomaly of gallbladder)种类繁多,可单独存在,也可数种异常同时并存。包括:①胆囊数目异常,如缺如、双胆囊;②位置异常,如肝内胆囊、肝左叶胆囊、右肝后下胆囊、腹膜后胆囊以及胆囊悬垂位或横位;③形态异常,如小胆囊、褶皱胆囊、间隔胆囊、双房胆囊、多隔胆囊等,其中以褶皱胆囊最为多见;④附着异常,如漂浮性胆囊、胆囊先天粘连;⑤还有组织结构异常,如胆囊憩室。

先天性胆囊异常多无临床症状,但当合并胆囊炎症、结石等病变时,可出现相应的临床症状。

2. 超声表现　胆囊先天性变异非常少见,诊断需慎重。

(1) 双房胆囊:胆囊的无回声区内有纵或横的不完全分隔,也称为分隔状胆囊。

(2) 双胆囊:胆囊区内显示两个胆囊声像,两胆囊结构完整并相互独立,有各自的胆囊管或胆囊管同干。两个胆囊的大小可不一致,有的也可称为正、副胆囊。

(3) 褶皱胆囊:胆囊内见自褶皱向腔内延伸的高回声皱襞,胆囊被分隔呈两个或多个腔。

(4) 胆囊缺如:空腹状态下胆囊床无胆囊结构。

(5) 肝内胆囊:多切面和多体位检查胆囊壁无游离部分,完全被肝组织覆盖。

(6) 胆囊憩室:胆囊局部呈圆形囊腔样向外突起,多数内径在 1cm 左右,与胆囊腔有较宽的通道,憩室内可有小结石或沉积物。

3. 鉴别诊断

(1) 先天性胆囊缺如、小胆囊与慢性胆囊炎胆囊萎缩鉴别:先天性胆囊缺如和小胆囊少见,多在年轻时即发现,无胆囊炎病史;胆囊萎缩多发生于中年以后,有胆囊炎病史。后者沿肝内胆管走行由肝中裂向肝门部的胆囊床仔细扫查,结合饮水试验,多数能找到萎缩的残存的病变胆囊,声像图特征为肝中裂内门静脉主干前方高回声团。

(2) 双胆囊、胆囊憩室与肝外胆管囊状扩张症鉴别:肝外胆管囊状扩张症声像图表现为肝外胆管部位的圆形或椭圆形无回声区,当形态大小和胆囊相似时与双胆囊鉴别困难。胆囊憩室体积小,来自胆囊壁,与胆囊关系密切,鉴别相对容易。

4 临床价值　超声易于发现先天性胆囊异常,且易于和胆囊其他疾病鉴别,同时可发现并发的胆道疾病,为临床医师手术治疗时确定手术方式提供重要依据。

(二) 胆囊结石

1. 病理与临床　胆囊结石(cholecystolithiasis)是最常见的胆囊疾病,是引起急腹症的常见病因之一,发病率仅次于阑尾炎。胆囊结石按化学成分不同分为:胆固醇结石、胆色素结石、混合性结石等。

较大的结石不易引起胆囊的梗阻,可长期不发生症状,患者无任何不适感觉,仅在超声体检时发现。当结石嵌顿于胆囊颈部或胆囊管时,则出现典型的胆绞痛发作,表现为突然发生的右上腹绞痛,呈阵发性加剧,同时向右肩或胸背部放射,可伴有恶心及呕吐。胆囊结石常与慢性胆囊炎并存,并互为因果。临床上表现出慢性胆囊炎的症状,如饭后上腹饱胀或隐痛,且多与吃油腻食物有关。平时有上腹不适及嗳气等消化不良症状,有时感右上腹及肝区隐痛,多为持续性,同时出现一些胃肠道症状。

2. 超声表现　由于胆结石的形态、大小、成分、数量不同,加之胆囊、胆汁状态及结石在胆囊内位置的影响,所以胆结石的声像图差别较大,表现复杂多变。

(1) 典型声像图表现:典型胆囊结石有三个特征,即胆囊腔无回声区内的强回声、强回声后方伴有"干净"的声影、强回声可随体位改变移动。

(2) 不典型胆囊结石声像图表现

1) 充满型胆囊结石:①胆囊无回声区不显示,胆囊区内出现一条弧形强回声,其后方有一条宽而清晰的声影。②胆囊无回声区不显示,可见胆囊前壁弧形高回声,其厚度和回声强度变化不大或比正常增厚、回声减弱。在其后方出现多数团状及斑点状强回声,互相聚集在一起,其后方有一条宽声影带。③胆囊轮廓缩小,增厚的胆囊壁低回声带包绕着结石的强回声团,其后方伴有声影,构成囊壁-结石-声影三联征,即"WES"征。

2) 胆囊颈部结石:①横断面可见"靶环征",有胆汁衬托时典型;②结石嵌顿于颈部时,强回声团可不明显,急性期声像图可表现为胆囊肿大伴颈部声影,利用右后肋间探查有一定帮助。

3) 泥沙样结石:①胆囊内出现沿远场胆囊壁分布的强回声带,内为点状及斑点状强回声,回声强弱不等,直径多<5mm;②随体位改变强回声可沿远场胆囊壁移动,且强回声带的形状和大小均有改变;③层状回声较厚或斑点状回声粗大时常伴有声影。

4) 壁内结石或附壁结石:胆囊壁上一个或数个仅几毫米的强回声斑,后伴彗星尾征。结石不随体位的改变而移动,胆囊壁多有增厚。

3. 鉴别诊断

(1)正常胆囊内结构:主要是和胆囊颈部粗大的黏膜皱襞鉴别,多切面观察可见皱襞来源于囊壁。

(2)胆囊内非结石性高回声:非结石性高回声病变包括软组织肿瘤、凝血块、胆泥、陈旧性胆汁、黏稠的脓性分泌物等,其后方均无声影,肿瘤随体位改变不移动。

(3)胆囊切除术后胆囊床内钛夹:集中于胆囊床的多个钛夹可以呈强回声伴有声影,这些患者都有胆囊切除病史。

(4)陶瓷样胆囊:胆囊床强回声带伴声影,与充满型结石不易区别,但腹部 X 线平片可显示有胆囊形态的钙化环或缩小的致密胆囊影,有助于鉴别。

(5)胆囊内伪像:混响、部分容积效应及肠气旁瓣伪像均可于胆囊内见高回声,但应用适当的检查技术及多切面观察,可排除此类伪像。

4. 临床价值　超声可明确胆囊结石的诊断,准确性在 95% 以上,是首选的检查方法。在有胆汁充盈状态下,超声可显示直径 2mm 的结石,且具典型的声像图特征。但是容易受肥胖、胃肠道气体影响,导致诊断困难,所以必须强调细致、全面、多切面和多体位反复探查,获取尽可能多的诊断信息进行综合分析,减少误诊。

(三)急性胆囊炎

1. 病理与临床　急性胆囊炎(acute cholecystitis)是胆囊管的阻塞加上细菌感染而引起的炎症病变。90% 以上是结石所致,其他的病因包括细菌感染、化学刺激和缺血。大肠埃希菌、葡萄球菌、链球菌、伤寒杆菌、产气杆菌和厌氧杆菌等为主要致病菌。依病情发展,出现下列主要病理改变:①黏膜层充血、水肿、渗出,胆囊壁不同程度增厚(单纯性胆囊炎);②囊壁全层水肿,壁明显增厚,浆膜纤维素及脓性渗出(化脓性胆囊炎);③囊内压继续增高,血运障碍,组织缺血坏死(坏疽性胆囊炎),胆囊坏死穿孔,引起胆瘘和胆汁性腹膜炎。

临床症状因其病变程度不同而有较大差别。轻者仅有低热、倦怠、消化不良、右上腹胀痛等症状及右上腹不同程度压痛(墨菲征阳性),重者全身及局部症状都较重。起病急骤,高热、寒战、右上腹绞痛、恶心、呕吐,少数患者出现轻度黄疸,甚至出现严重的腹膜刺激症状。可反复发作(脂肪餐、饱食、劳累、受凉后易诱发),胆囊结石引起者,夜间发病是一特点。体检时右上腹压痛,肌紧张及反跳痛,墨菲征阳性,部分患者可触及肿大的胆囊。患者可有白细胞增高及肝功能轻度异常。

2. 超声表现

(1)急性单纯性胆囊炎:声像图上仅表现胆囊轻度增大,胆囊张力增高,壁轻度增厚,内壁粗糙或模糊,无特异性声像图改变,须结合临床方可做出诊断。有报道胆囊壁可不增厚但血供丰富。

(2)急性化脓性胆囊炎

1)胆囊显著增大:前后内径可达 4cm 以上,内外缘轮廓线粗糙模糊,回声不均。

2)胆囊壁弥漫性增厚>3mm,因浆膜下组织炎性浸润、水肿、坏死和出血而呈"双边征"。

3)胆汁回声异常:胆汁透声性减低,呈密集点状或絮状回声,随呼吸动作呈悬浮状运动。

4)超声"墨菲征"阳性:探头按压胆囊,嘱患者深吸气时触痛突然加剧而被迫屏气。

5)胆囊结石:绝大多数患者囊腔内常发现结石回声,特别对胆囊颈部及胆囊管要仔细观察,以免遗漏嵌顿的小结石。

6)严重者胆囊床出现炎性渗出,可探及不规则弱回声或无回声,呈地图状。

(3)急性坏疽性胆囊炎:胆囊体积增大,囊壁往往厚薄不均匀,增厚可达 5mm 以上,且回声杂乱,强弱不均匀或呈多层弱回声带。气性坏疽时囊内可伴气体多重反射呈现不稳定声影或"彗星尾"状回声的强回声团,随呼吸运动呈闪烁性移动。

(4)无结石胆囊炎:胆汁淤积可以引起感染而没有结石,它的出现通常是由于其他的并发症尤其是发热和脱水。声像图表现为胆囊腔内出现稀疏或粗大的絮状回声,后方无声影,也可以出现沉积性回声带。

（5）急性胆囊炎的并发症

1）胆囊穿孔：多发生在底部或颈部结石嵌顿压迫的部位。声像图表现为扩张的胆囊缩小,胆囊内回声增多,胆囊壁不规则,穿孔处可见胆囊壁连续性中断,胆囊周围出现无回声,或胆囊周围炎症与透声性减低的胆囊形成一模糊的炎性肿块,整个胆囊轮廓模糊不清,穿孔同时与十二指肠形成内瘘时胆囊腔内可有积气。

2）胆囊周围脓肿：胆囊周围出现边界不清的无回声或弱回声带,其间可见细密或粗大的点状回声或呈杂乱回声区。

3）肝脓肿：肝内实性（早期）或囊实混合性回声,边界欠清,短期内回声变化较大。

4）胆囊出血：声像图表现为胆囊内凝血块呈中等回声,无声影,随体位改变可移动。

3. 鉴别诊断

（1）胆囊体积增大：胆道梗阻及胆囊颈部结石均可致胆囊体积增大,但可发现颈部有结石或肝外胆管结石或肿瘤等征象。长期空腹和胃切除术后也可导致胆囊增大,胆囊内可见点状强回声或低回声沉积物,但其囊壁一般无增厚,进食后改善,压痛不明显。

（2）胆囊壁水肿增厚：多种疾病均可导致胆囊壁增厚,甚至呈双边影,如肝硬化、低蛋白血症、急性肝炎、右心衰竭、腹水等,但这些疾病引起的胆囊壁水肿,胆囊体积大小正常,临床上有相应的临床表现和实验室检查结果,易于鉴别。

（3）胆囊内异常回声：包括沉积物、胆泥、凝血块以及胆固醇结晶,这些回声可移动但多切面多体位观察后方无声影。鉴别要点是密切结合其临床表现,超声"墨菲征"阳性是诊断和鉴别诊断的重要依据。

4. 临床价值　超声检查急性胆囊炎不受患者条件限制,诊断准确率高,可清晰显示胆囊大小、轮廓、壁厚度及胆囊内外情况,为临床诊断和选择治疗方案提供可靠依据,是临床诊断该病的首选检查方法。

（四）慢性胆囊炎

1. 病理与临床　慢性胆囊炎（chronic cholecystitis）多为急性胆囊炎反复多次发作的结果,与急性胆囊炎是同一疾病的不同阶段的表现。由于炎症、结石的反复刺激,胆囊壁纤维结缔组织增生,胆囊黏膜萎缩,囊壁增厚,以致胆囊收缩与胆汁浓缩功能逐渐减低或消失。慢性炎症长期刺激胆囊内可出现结石,或使其内有形成分增加。胆囊管因炎症狭窄或梗阻,可使胆汁淤积,胆色素被吸收,而胆囊黏膜仍有一定量的黏液分泌,形成胆囊积水即所谓"白胆汁"。

不同病程阶段患者临床表现差别很大,通常病史中有多次急性胆囊炎的症状,反复发作。一般症状不典型,可有右上腹发胀、隐痛、反酸、厌油等"消化不良"的症状,常被误认为"胃病"。部分患者右上腹胆囊区有轻压痛或不适感,少数患者可触及增大的胆囊。慢性胆囊炎的临床表现与其病理改变的严重程度极不一致。

2. 超声表现

（1）轻症或早期慢性胆囊炎声像图并无特异改变,或仅有壁稍厚,囊内可见结石,而腔内回声和外形无异常。

（2）炎症严重时胆囊外形不同程度增大,壁增厚,回声不光滑,壁内可出现弱回声带,胆囊内结石增多并出现沉积物。

（3）长期炎症刺激胆囊严重萎缩,外形显著缩小变形,囊腔小,囊壁明显增厚,合并结石可出现"WES"征。部分病例经过长期慢性纤维化的过程后胆囊壁广泛钙化,称为"陶瓷胆囊",声像图表现为靠近声束一侧的胆囊壁呈带状强回声,其后方伴宽大声影,胆囊腔及其他胆囊壁不能清晰显示。

（4）慢性穿孔：最常见的是穿孔至十二指肠。胆囊内出现气体和食物碎屑强回声,肝内胆管可见散在气体样强回声,后伴多重反射。

3. 鉴别诊断

（1）慢性胆囊炎与胆囊腺肌症鉴别：后者胆囊壁内可有小囊腔,且脂餐试验收缩功能亢进。

（2）慢性胆囊炎囊壁增厚与胆囊癌鉴别：前者囊壁增厚呈弥漫性,且连续性好,后者囊壁呈局限性明显增厚且回声不均,可同时伴有弥漫性浸润,内表面不规整,CDFI 其内可探及动脉血流信号。超声造影可准确区分两者,炎性水肿囊壁各层次结构清晰,呈"双轨"征,囊壁无中断,囊内实性团块如胆泥无增强。胆囊癌超声造影表现为囊壁中断、破坏、层次不清,造影剂可见快进快出特征。

（3）萎缩性胆囊炎需与先天性无胆囊和小胆囊鉴别:见本节先天性胆囊异常。

4. 临床价值　对于轻症或早期,慢性胆囊炎超声诊断价值有限,但对炎症严重者绝大多数可作出正确诊断。当超声难以鉴别胆囊充满型结石与陶瓷胆囊时,CT检查价值较高,可获得明确诊断。

（五）胆囊癌

1. 病理与临床　胆囊癌(gallbladder carcinoma)是胆道系统最常见的恶性肿瘤,在消化道恶性肿瘤中占1.5%,位居消化道恶性肿瘤第五位。原发性胆囊癌绝大多数为腺癌,占71%~90%,未分化癌和鳞癌少见。大多数肿瘤呈浸润性生长,好发于颈、体部,根据肿瘤大体病理可分为结节型、肿块型、厚壁型三种类型。早期无临床表现,肿瘤浸润周围组织可引起胆囊区疼痛、黄疸、厌食和体重下降,发现时多为晚期。

2. 超声表现

（1）二维超声

1）直接征象:根据胆囊癌大体病理的不同,声像图像表现略有差异,可分五种类型。

①厚壁型:胆囊壁多数呈局限性或弥漫性不均匀增厚,以颈部、体部显著,少数可为均匀性增厚。囊壁呈不规则低回声或混合回声,外壁不光滑,内壁线不规则,胆囊腔不均匀性狭窄或扩张。

②结节型:为早期表现,病灶一般较小,呈乳头状或结节状中等回声突入囊腔,基底较宽,表面不光整。

③蕈伞型:肿块呈低回声或中等回声似蕈块状突入囊腔,基底宽而不规则,囊壁连续性破坏,可单发,也可多发或相互融合呈不规则团块状。

④混合型:胆囊壁增厚同时伴有结节状或乳头状肿块突入腔内,此型最为多见。

⑤实块型:正常胆囊腔消失,整个胆囊表现为低回声或回声粗而不均匀的实性肿块,边缘不规则,与肝脏及周围脏器分界欠清,其内常伴有结石强回声。

2）间接征象:胆囊癌易侵犯肝脏,发生早期转移,表现为肝内转移灶、肝门部胆管梗阻,肝胆管扩张、胆囊颈或胰头等部位淋巴结肿大。

（2）彩色多普勒超声:胆囊壁或肿块内可探及动脉血流信号。

（3）超声造影:声学造影显示绝大多数肿块增强,早期呈迅速高增强并迅速减低为低增强,胆囊壁连续性及完整性破坏,各层次结构显示不清,同时更容易发现周围肝组织浸润及肝内转移病灶。

3. 鉴别诊断

（1）厚壁型胆囊癌需与慢性胆囊炎鉴别:见本节慢性胆囊炎。

（2）肿块型或结节型胆囊癌需与胆囊腔内异常回声、节段型胆囊腺肌增生症鉴别:胆囊癌块内多可探及动脉血流信号,胆囊腔内异常回声包括胆泥、沉积物、凝血块均无血流信号显示,与囊壁间界限清晰,可移动。腺肌增生症者增厚的胆囊壁内多伴有斑点状强回声伴彗尾征。

（3）小结节型胆囊癌需与胆囊良性息肉样病变鉴别:较小的胆囊癌不易与胆囊良性息肉样病变鉴别,但前者往往结节基底部较宽,结节周围可有囊壁增厚,结节内可探及动脉血流。

（4）实块型胆囊癌需与肝脏实性肿瘤鉴别:肝门部肿块常可显示正常或移位的胆囊回声,鉴别容易。但如果肝门肿块合并胆囊不显示时,鉴别较困难,常需结合其他检查。

4. 临床价值　胆囊癌早期症状不明显,多于中晚期临床症状明显时就诊,此期超声表现特异,诊断准确性高,并可发现肝内或肝门部转移,为临床提供可靠信息。但早期胆囊癌缺乏特异性声像图表现,诊断困难。

（六）胆囊息肉样病变

1. 病理与临床　胆囊息肉样病变(polypoid lesions of gallbladder)是超声检查发现直径<15mm的胆囊壁局限性增厚突入胆囊腔内的小结节样病变的总称。包括肿瘤性息肉(如腺瘤及腺癌)和非肿瘤性息肉(如胆固醇息肉、炎性息肉、腺瘤样增生等)。由于病变小,一般无临床症状,多于体检时发现,部分患者偶有上腹不适或胆绞痛发作。

2. 超声表现

（1）单发或多发，自囊壁向囊内突起的乳头状或桑葚状结节。

（2）附着于囊壁，多数有蒂，不随体位改变移动。

（3）回声强弱不等，多表现为中等回声、高回声、低回声，后方不伴声影。

（4）体积较小，直径<1.5cm，多数在1cm以内。

（5）可同时合并胆囊结石。

（6）胆囊大小和形态一般正常，囊壁厚度正常或轻度增厚。

（7）超声造影病变与胆囊壁同步增强，基底部胆囊壁连续性完整，未见中断，可见黏膜及外壁的线状高增强状态。

3. 鉴别诊断

（1）息肉样病变主要需与胆囊颈粗大皱襞鉴别：应多切面多体位从不同方位观察。

（2）息肉样病变需与堆积的无声影结石、凝血块、浓稠的胆汁、胆泥、异物鉴别：息肉样病变不随体位改变移动，形态也不发生改变，因此改变体位观察多可以鉴别。

（3）息肉样病变与息肉样胆囊癌鉴别：观察病灶形态不规则，内部回声不均，表面回声模糊不光滑，可探及动脉血流者，应考虑胆囊癌的可能。

（4）息肉样病变与胆囊腺肌增生症鉴别：腺肌增生症隆起的病变无蒂、基底部较宽，同时有胆囊壁显著肥厚，壁内有微小囊泡和强回声斑伴"彗星尾"征。

4. 临床价值　息肉样病变由于体积小，无症状，临床诊断困难，多数是在体检中发现。超声对于息肉样病变的检出率很高，可以清楚显示息肉样病变的部位、大小、数量、形态等，方便动态随访及观察变化，对早期胆囊癌的预防及诊断有重要意义。

（七）胆道蛔虫症

1. 病理与临床　胆道蛔虫症（bile duct ascariasis）是肠蛔虫的并发症，蛔虫成虫寄生于小肠中下段，当人体全身及消化道功能紊乱、驱虫不当、手术刺激等，均可激惹虫体异常活动，加之蛔虫有喜碱厌酸、有钻孔习性，在胆管炎、结石及括约肌松弛等情况下更易引起成虫钻入胆道。钻入胆道者80%在胆管内，因其机械刺激，引起括约肌强烈痉挛收缩，出现胆绞痛。蛔虫所引起的胆管阻塞是不完全的，故甚少发生黄疸，主要是蛔虫带入的细菌导致胆管炎症，严重者出现胆管炎、胰腺炎症状。

2. 超声表现

（1）肝内外胆管不同程度扩张。

（2）扩张的肝外胆管内出现均匀性中等回声或高回声条索，边缘光滑，形态自然，与胆管壁分界清晰。典型者可见到蛔虫假体腔的低或无回声带，纵切面呈"等号状"，表现为两条光滑平行线，横切面呈"同心圆"征。

（3）位于胆囊内的蛔虫多为弧形或卷曲样管状回声。

（4）蛔虫死后萎缩、碎裂成段后呈片状或团粒状高回声。

（5）多条蛔虫显示为重叠的、线状强回声带。

（6）实时扫查观察到虫体蠕动具特异性诊断意义。

3. 鉴别诊断　胆道蛔虫需与胆道结石鉴别。胆道蛔虫临床症状典型，表现为疼痛剧烈而体征轻微，声像图表现为特有的"等号状"改变，且可发现虫体蠕动，鉴别容易，但虫体死后破碎与结石不易鉴别。

4. 临床价值　胆道蛔虫是常见急腹症之一，超声可以做出可靠诊断同时发现并发症，是诊断本病最简单有效的首选检查方法。但对于虫体萎缩、碎裂成段后与肝外胆管结石难以鉴别，合并胆管炎时超声显示欠清，诊断困难。

（八）胆囊腺肌增生症

1. 病理与临床　胆囊腺肌增生症（adenomyomatosis）又称胆囊腺肌瘤病，是一种良性增生性疾病。基本病理特征是局部或弥漫性胆囊壁增厚，胆囊壁内罗-阿氏窦（Rokitansky-Aschoff sinuses，RAS）数量增多，窦腔扩张并穿入肌层，窦腔内可形成壁内结石。依据病变部位和范围分为三种类型：局限型、节段型和弥漫型。局限型较多见,多位于胆囊底部。节段型约5%有恶变倾向。本病以成年女性多见,临床症状有右上腹疼痛、食欲不振、恶心等,以餐后疼痛较为明显,也可合并胆囊结石、胆囊炎。

2. 超声表现

(1) 受累胆囊壁明显增厚,厚度常不小于1cm。局限型者囊壁增厚多局限于胆囊底部。弥漫型者胆囊壁弥漫性向心性增厚,内壁不光滑。节段型者增厚囊壁多位于胆囊颈、体部,增厚肌层向腔内凸起呈"三角征"。

(2) 增厚胆囊壁内回声不均,散在分布数个小囊性无回声区,囊内可见斑点状强回声伴彗尾征。

(3) 由于囊壁增厚,胆囊腔狭小,部分囊腔内可见强回声的结石或高回声胆泥沉积。

3. 鉴别诊断

(1) 胆囊腺肌增生症与慢性胆囊炎、胆囊癌鉴别:见表8-1

表8-1　胆囊腺肌增生症、慢性胆囊炎与胆囊癌的鉴别要点

参数	腺肌增生症	慢性胆囊炎	胆囊癌
胆囊壁	浆膜和黏膜层连续,内部回声不均,有RAS无回声囊及壁内强回声点,伴"彗星尾"征	浆膜和黏膜层连续,内部回声不均	浆膜和/或黏膜回声中断,多呈均匀低回声
胆囊腔	缩小或者无变化	缩小	无变化或缩小(肿瘤较大时胆囊腔不规则缩小或消失)
病变血流	不容易显示血流信号	少	可录及动脉血流信号
周围组织	无浸润	无浸润	常侵犯肝脏、胆管壁
肝门淋巴结	不肿大	不肿大	可肿大
病情进展	缓慢	缓慢	迅速
脂餐试验	收缩功能亢进	差或无功能	差或无功能

(2) 胆囊腺肌增生症壁内结石与附壁结石鉴别:后者一般胆囊壁增厚不明显,壁光滑,壁内回声尚均匀。

4. 临床价值　超声对于胆囊腺肌增生症的诊断具有高度的特异性,当临床出现鉴别困难时应密切随访,动态观察其声像图变化及临床过程,及时为临床诊断提供新的依据。

(九) 胆囊胆固醇沉着症

1. 病理与临床　胆囊胆固醇沉着症(cholesterolosis of gallbladder)是由于胆固醇代谢的局部紊乱,造成胆汁中胆固醇含量增高,而沉积于胆囊黏膜固有层的巨噬细胞内,逐渐形成向黏膜表面突出的黄色小结节,故称为胆固醇沉着症。其硬度高于息肉,等同于结石。

2. 超声表现　胆囊内壁毛糙,可见圆形或桑椹状强回声团附着于内壁,常为多发,直径一般在1cm以内,后伴"彗星尾"征。

3. 鉴别诊断　胆囊内圆形或桑葚状强回声附壁,后伴"彗星尾"征,直径多<1cm,是该病与胆囊癌及慢性胆囊炎相鉴别的重要特征。

4. 临床价值　胆囊胆固醇沉着症是一种非肿瘤性的增生性胆囊疾病,其临床表现往往与慢性胆囊炎和胆囊结石相似,故不易诊断。结合其超声表现,综合分析,可提高对该病的诊断率。

三、胆管疾病

(一) 胆管先天性疾病

1. 病理与临床　胆管先天性疾病(bile duct congenital disease)主要为胆管囊状扩张症。先天性胆管囊状扩张可发生于除胆囊外的肝内、外胆管的任何部位,胆管末端狭窄或闭锁以及胆管壁先天性发育不良是本病的基本因素。临床上目前国内仍沿用1975年日本学者的分类方法将其分为五种类型:①Ⅰ型:

胆总管囊状扩张型,包括胆总管囊状扩张、节段性的胆总管囊状扩张,以及胆总管梭状扩张;②Ⅱ型:胆总管憩室型,较少见,仅占 2% ~ 3.1%,在胆总管侧壁有囊肿样结构,囊肿以狭窄的基底或短蒂与胆总管侧壁连接,胆管的其余部分正常或有轻度扩张;③Ⅲ型:胆总管囊肿脱垂型,罕见,仅占 1.4%,病变表现为胆总管末端扩张并疝入十二指肠内,此型在临床上有时被误诊为十二指肠内息肉或肿瘤;④Ⅳ型:是指多发性的肝内或肝外的胆管扩张,既可以是肝外胆总管扩张同时合并肝内胆管扩张,也可以是肝外胆管的多发性扩张;⑤Ⅴ型:肝内胆管扩张(Caroli 病),目前部分学者认为这是一独立的病症,与先天性胆管扩张症有着本质的区别。但不管怎么分型,声像图按发病部位可大致分为三大类:肝外胆管囊状扩张、肝内胆管囊状扩张以及肝内外胆管均囊状扩张。

本病的典型临床表现为腹痛、黄疸和腹部包块三联征,但临床上具有典型的三联征者非常少见,大多数患者无特异性临床表现。

2. 超声表现

(1) 肝外胆管囊状扩张症

1) 在胆总管部位出现单发或多发囊性无回声区,呈球形或梭形。

2) 囊性无回声与胆管相连通。

3) 囊性无回声边界清晰,囊壁薄,合并感染后囊内可见点状回声,囊壁也可增厚。

4) 囊性无回声近侧胆管不扩张或轻度扩张,与病变区肝外胆管扩张不成比例。

5) 胆囊或扩张的胆管部囊性无回声内可合并结石。

6) 并发胆管癌者无回声内可见实性回声或仅表现为囊壁增厚。

(2) 肝内胆管囊状扩张

1) 肝内出现多个圆形或梭形无回声。

2) 无回声沿胆管走行分布并与之相通。

3) 无回声边界清晰,壁光滑。

4) 可同时合并肝外胆管囊状扩张。

5) 合并感染可于其内出现胆泥或脓栓回声,合并结石可见胆管内强回声伴声影。

6) 本病 1/2 ~ 1/3 合并肾囊性病变或髓质海绵肾。

3. 鉴别诊断

(1) 先天性胆管囊状扩张与上腹部囊肿鉴别:上腹部囊肿如肝囊肿、胰头囊肿、右肾囊肿、小网膜囊肿等位置和胆总管紧邻,较大囊肿易误诊为先天性胆管囊状扩张,观察囊肿与胆管的解剖位置关系和囊肿与胆管是否有交通非常重要,先天性胆管囊状扩张与胆管可见交通。肝囊肿和胰腺囊肿没有脂餐后收缩的特征,后者以假性囊肿多见,多有外伤或急、慢性胰腺炎病史,部分囊内可见胰管回声。

(2) Caroli 病与多发性肝囊肿鉴别:前者可见与肝内胆管相通,后者多位于肝实质内,囊腔与肝内胆管以及囊腔与囊腔之间不交通。

(3) Caroli 病与原发性肝内胆管结石并囊状扩张者鉴别:前者青少年即可发病,囊性病灶不止一处。后者其他非囊状扩张的胆管内也可有结石,一般不合并肾囊性病变或髓质海绵肾。

(4) Caroli 病与硬化性胆管炎鉴别:后者多表现为不同程度的局部胆管狭窄,有时出现近端胆管轻度扩张,但是其胆管壁明显增厚,回声增强,管腔模糊不清,呈等号状短线强回声。

4. 临床价值 超声成像能清晰显示肝内外扩张的胆管,典型病例可见囊肿与胆管相通,诊断较为容易,同时可以了解胆管扩张的部位、范围和程度,有无合并结石或感染等。但对胆道病理变化的全面显示方面,磁共振胰胆管造影(magnetic resonance cholangiopancreatography,MRCP)等影像学成像更直观。

(二) 胆管结石

1. 病理与临床 胆管结石(bile duct calculi)分为原发性和继发性两种。原发性胆管结石是指原发于胆管系统(包括肝内胆管)内的结石,结石的性质大多为含有多量胆红素钙的色素性混合结石。继发性胆管结石是指胆囊内结石通过扩大的胆囊管进入胆总管而形成的结石。结石的形状和性质多与胆囊内的结石相同。多数呈多面形的胆固醇混合结石。由于继发胆道感染,结石的外层带有胆红素钙沉着。

胆总管结石的典型临床表现为胆绞痛、发热寒战和黄疸,即 Charcot 三联征。但不少患者缺乏完整的三联征表现。多数患者有剑突下偏右突发性绞痛,可放射至右肩背部,少数人可完全无痛,仅感上腹闷胀不适。约 2/3 的患者继急性腹痛发作后出现寒战和高热。一般继腹痛后 12~24 小时开始出现黄疸,此时腹痛常已缓解。黄疸一般不很深,并有波动性的特点。有时黄疸也可为少数胆总管结石患者唯一的临床表现。

2. 超声表现

（1）肝内胆管结石

1）肝内出现沿胆管走行分布,贴近门静脉的斑片状或条索状强回声伴声影。

2）结石阻塞部位近端胆管不同程度扩张,呈管状、囊状或分叉状,与并行门静脉分支呈“平行管”征。

3）有胆汁淤积表现为扩张的肝内胆管内出现结石强回声,后方伴声影,强回声周围出现宽窄不等的无回声区。

4）合并肝脏脓肿可见脓肿征象。

（2）肝外胆管结石

1）肝内外胆管扩张,肝外胆管管壁可有增厚,回声增强。

2）管腔内可见强回声团,后伴声影,并能在两个互为垂直的断面中得到证实。

3）强回声团与胆管壁之间有分界,典型的短轴切面可见液性无回声包绕结石强回声而成为“靶环”样。

4）胆管内较小结石和泥沙样结石,呈中等或较弱回声,后方声影可不明显。

3. 鉴别诊断

（1）肝内胆管结石需与肝内胆管积气鉴别:见本节肝内胆管积气。

（2）肝内胆管结石与肝内钙化灶及局部瘢痕组织鉴别:肝内胆管结石沿胆管走行分布,近端胆管可见扩张,肝内钙化和瘢痕组织可出现在肝内任何部位,但以肝脏周围多见,多孤立存在,不与门静脉伴行,无近端胆管扩张。

4. 临床价值　超声是肝内外胆管结石首选的检查方法,可准确判断肝内胆管及肝外胆管上段结石的部位、大小、数目,但对胆总管末端的结石容易受到胃肠气体干扰,假阴性率高,诊断准确性低,近期用于临床的内镜超声检查已弥补了这一缺陷,使胆管结石的超声诊断更加完善。

（三）肝外胆管癌

1. 病理与临床　肝外胆管癌(cholangiocarcinoma)指原发于肝门区至胆总管下段的肝外胆管恶性肿瘤。依部位分为:①上段胆管癌:位于左右肝管及其汇合部、胆囊管开口以上的肝总管,又称近端胆管癌、肝门部胆管癌;②中段胆管癌:位于胆囊管开口以下至胰腺上缘的胆管;③下段胆管癌:位于胰腺段的胆管;④弥漫型胆管癌:病灶蔓延范围超过上述任何一段胆管。在大体形态上可分为三型:①管壁浸润型:可见于胆管的任何部位,最为多见,由于受累的管壁增厚可致管腔变小或狭窄,进而可发生阻塞现象;②肿块型:较管壁浸润型少见,可见于较晚期的胆管癌,肿块的直径可达 1.5~5.0cm;③腔内乳头状型:最少见,可见于胆管的任何部位,但汇合部更为少见,此型可将胆管腔完全阻塞,癌组织除主要向管腔内生长外,亦可进一步向管壁内浸润生长。胆管癌组织学类型包括乳头状腺癌、管状腺癌、黏液腺癌、腺鳞癌、鳞状细胞癌、未分化癌等,其中以腺癌最常见。

临床表现主要为伴有上腹部不适的进行性黄疸,黄疸一般进展较快,可有食欲不振、消瘦、瘙痒等,如合并胆结石及胆道感染可有发冷、发热等,且有阵发性腹痛及隐痛。中段、下段胆管癌患者可扪及肿大的胆囊,而肝门部胆管癌胆囊一般不肿大。如肿瘤破溃出血,可有黑便粪隐血试验阳性、贫血等表现。

2. 超声表现

（1）直接征象

1）乳头型:肿块呈乳头状突向管腔,呈中等偏高回声,边缘不齐,无声影,餐前、餐后其形态和位置相对固定。

2）团块型:肿块呈圆形或分叶状堵塞于胆管内,管腔突然截断,肿块多为高回声,较大时可以呈低回声,与管壁无分界,胆管壁强回声线残缺不齐。

3) 管壁增厚型:管壁不均匀增厚,管腔逐渐变细,呈锥形狭窄或完全阻断。

4) 超声造影:各型肿瘤强化与周围肝实质或胆管壁同步增强,呈高或等增强,小肿瘤均匀性增强,较大者增强不均匀,动脉晚期消退,呈快进快退特点;门脉相消退为边界清晰的明显低增强病灶,胆管壁连续性中断,侵犯周围组织时边界不清;延迟相或晚期亦呈低增强。

(2) 间接征象

1) 病灶近端胆管不同程度扩张。

2) 肝脏体积弥漫性肿大,回声增粗。

3) 肝门部淋巴结及肝内可有转移。

3. 鉴别诊断

(1) 胆管癌与十二指肠乳头癌和胰头癌鉴别:胰头癌可见胰头体积增大,胰头内可见低回声团块,同时伴有胰管扩张等征象,特别是胰管扩张而胆管扩张不明显者诊断更明确。末端胆管癌与十二指肠乳头癌等其他壶腹部癌的鉴别比较困难,有时需要病理才能完全区分。

(2) 胆管癌与非肿瘤性原因所致的胆管扩张鉴别:胆管结石、胆管炎、胆泥等均可导致胆管扩张,但结石和胆泥的回声特点与肿瘤不同,超声造影有助于鉴别。胆管炎特别是硬化性胆管炎常伴有肝内胆管硬化,而且胆管扩张较胆管癌轻得多,或无扩张,但非典型病例鉴别困难,需要借助胆道造影及病理才能完全鉴别。

(3) 胆管癌与肝肿瘤及肝门部肿大淋巴结鉴别:未侵犯肝外胆管的肝肿瘤及肝门部肿大淋巴结均与胆管壁分界清晰,胆管壁连续性好,胆管可呈外压性改变。胆管癌多呈浸润性生长,侵犯胆管壁及周围组织时,边界可不清晰,胆管壁连续性中断,超声鉴别不难。

4. 临床价值　超声作为一种无创性检查能清晰显示肝内外胆管扩张、病变胆管形态及走行改变,并可判断肿瘤的形态学特征,结合超声造影更可准确定性,并评估肿瘤周围侵犯程度。近期发展的超声内镜检查对于早期胆管癌和末端胆管癌等具有更高的诊断灵敏性和准确性,能更好地为临床提供可靠信息,指导临床选择手术治疗方案。

(四) 胆管炎症

1. 病理与临床　胆管炎症(cholangitis)主要有化脓性胆管炎(suppurative cholangitis)和硬化性胆管炎(sclerosing cholangitis)。

化脓性胆管炎多数继发于胆管结石和胆道蛔虫症,但胆管狭窄和胆管肿瘤等病变有时亦可继发此症。在原有结石等阻塞性疾病的基础上发生胆管感染,在含有脓性胆汁的胆管高压的作用下,肝内毛细胆管及其周围的肝实质细胞可发生炎性改变,产生大片坏死,形成肝内多发性小脓肿。在后期,可发生感染性休克、肝肾功能衰竭或弥漫性血管内凝血等一系列病理生理变化。

化脓性胆管炎起病急骤,突然发生剑突下或右上腹剧烈疼痛,一般呈持续性,继而发生寒战和弛张型高热,近半数患者出现烦躁不安、意识障碍、昏睡乃至昏迷等中枢神经系统抑制表现,同时常有血压下降现象。多数病人有黄疸,但黄疸的深浅与病情的严重程度可不一致。体温升高,脉率增快,脉搏微弱,剑突下和右上腹有明显压痛和肌紧张。白细胞计数明显升高,血清胆红素和碱性磷酸酶值升高,并有肝功能损害表现,血培养常有细菌生长。

硬化性胆管炎分为原发和继发两类。实质上不是一种化脓性疾病,以肝内外胆管的慢性纤维化狭窄和闭塞为其特征,临床上较少见。原发性硬化性胆管炎又称狭窄性胆管炎,发病年龄多数为 30～50 岁,男性多于女性。发病原因不明,一般无胆石,亦无胆管手术史,不少病例同时伴有溃疡性结肠炎。少数患者可伴有纤维性甲状腺炎及后腹膜纤维化等疾病。继发性硬化性胆管炎可由多种原因引起,如手术损伤、T管引流等,也可继发于其他疾病,多数为自身免疫性疾病。

硬化性胆管炎临床主要表现为梗阻性黄疸,呈进行性的缓慢过程。一般无上腹绞痛病史,仅有上腹不适和胀痛,伴有明显的皮肤瘙痒,有食欲减退、恶心和乏力等。

2. 超声表现

(1) 化脓性胆管炎

1）肝外胆管增粗,管壁增厚,回声增强或模糊。胆管腔扩张,也可因黏膜水肿而致内腔狭窄或显示不清。

2）扩张胆管内有时可见结石、蛔虫回声。

3）管腔内可见密集细点状回声或絮状沉积物。

4）肝内胆管扩张,可伴有胆囊增大。

5）可并发肝脓肿。

（2）硬化性胆管炎

1）胆管壁明显增厚,回声增强,厚度 0.4~0.6cm,甚至超过 1cm。

2）受累节段胆管腔内径狭窄或闭锁,呈僵硬强回声带。

3）狭窄水平以上胆管轻中度扩张。

4）累及胆囊致胆囊壁增厚,胆囊收缩功能减低或消失。

3. 鉴别诊断

（1）化脓性胆管炎与硬化性胆管炎鉴别:二者均可表现为胆管内结石,胆管壁增厚,但前者起病急,临床症状明显,后者表现为进展缓慢的胆管壁增厚,临床表现出持续性缓慢进行性加重的黄疸,容易鉴别。

（2）硬化性胆管炎与胆管癌鉴别:胆管癌管壁增厚范围多较局限,局部管腔有截断感,近端胆管扩张显著,硬化性胆管炎管壁增厚均匀呈强回声,范围较广泛,近端胆管扩张较轻,与临床黄疸症状不符。

（3）硬化性胆管炎与淤胆性肝炎鉴别:后者肝实质回声增强、粗糙,但是无胆管壁明显增厚表现。

4. 临床价值 结合临床表现,超声诊断化脓性胆管炎准确直观,并可与其他急腹症鉴别,对疾病早期诊断临床价值大,并可在超声引导下行胆管穿刺置管引流减压术,是临床诊断化脓性胆管炎首选的影像检查方法。硬化性胆管炎超声表现特异性不高,需结合其他影像检查或穿刺活检才能确诊。

（五）胆管积气

1. 病理与临床 胆管积气（pneumobilia）是气体积聚于胆管内,临床比较常见,常继发于胆道手术、T 管引流、胆肠内引流、Oddi 括约肌松弛等疾病。由于体位因素,气体多位于右前叶和左内叶肝内胆管,也可同时分布于肝内、外胆管。患者多数同时合并反流性胆管炎,表现为上腹部疼痛、发热等,但较少引起胆道梗阻或黄疸。

2. 超声表现

（1）肝内、外胆管内出现带状或条索状强回声,后方伴有"彗星尾"征。

（2）强回声带不稳定,边缘模糊,随体位改变向靠上侧移动,同时形态也可有改变。

（3）多分布于肝右前叶和左内叶肝内胆管。

（4）胆管可无扩张。

3. 鉴别诊断

（1）胆管积气需与胆管结石鉴别,见表 8-2。

表 8-2 胆管结石与胆管积气的鉴别要点

参数	胆管结石	胆管积气
病史特征	多无手术史,可有疼痛、黄疸等症状	多有胆道手术史,病人多无临床症状
强回声特征	呈圆形、不规则形或条索状,形态固定,多位于远场管壁,边界清晰	呈条索状,形态不稳定,紧贴近场管壁
后方声影特征	干净,稳定	呈多重反射回声带,多不稳定,易发生变化
胆管扩张	多有	多无
改变体位	形态和位置无变化	位置和形态改变
分布	局部胆管内或呈多发	多位于右前叶及左内叶肝内胆管
CT 扫描	胆管内高密度影	胆管内见气体影

（2）胆管积气与门静脉积气鉴别：肝内胆管与门静脉伴行，二者积气易混淆，但多切面扫查结合彩色多普勒血流成像可确定气体位置，且门静脉积气多为严重肠道坏疽合并产气杆菌感染，临床症状严重，鉴别容易。

4. 临床价值 超声可敏感准确诊断胆道积气，并可发现潜在的胆道疾病，但对于胆道积气合并结石者，鉴别较为困难。

第二节 胰　　腺

一、概述

（一）解剖概要

胰腺是腹膜后位器官，质软无纤维包膜，除胰尾被浆膜包绕外，其余大部分位于腹膜后。胰腺分为头、颈、体、尾4部分，各部无明显界限。头部最大，略呈球形，在腹中线右侧，居于十二指肠弯内。胰腺段胆总管从十二指肠上部的后方略向右行，胰头癌和慢性胰腺炎时可因胆管受压出现梗阻性黄疸。胰头下部向左下方凸出成钩状，称为钩突。胰颈为胰头和胰体之间的狭窄部，其后有肠系膜动、静脉。肠系膜上静脉常于此与脾静脉汇合成门静脉。胰体向脊柱左侧延伸，向后向上行至左肾上腺和左肾上部的前方，延续为胰尾而终止于脾门处。

胰腺分泌的胰液通过胰腺导管输入十二指肠。胰腺导管分主胰管和副胰管，主胰管直径为0.2~0.3cm，从胰尾起始，贯穿整个胰腺至胰头右侧，开口于十二指肠降部左后壁处的十二指肠乳头，约70%的胰管在肠壁入口处与胆总管末端汇合成Vater壶腹。副胰管通过胰头部，在Vater壶腹上方进入十二指肠。

胰体周围的血管，有位于后方的腹主动脉和脾静脉，脾静脉的走向与胰腺长轴一致。胰体上方有腹腔动脉和脾动脉，胰腺下方有左肾动脉。胰腺的淋巴管丰富，其淋巴引流途径常伴行于动脉，可经胰腺周围和脾门淋巴结等注入腹腔动脉、肠系膜上动脉和腹主动脉等处的淋巴结。

胰腺具有外分泌和内分泌两种功能。胰腺的外分泌功能指分泌胰液，每日分泌750~1 500ml。主要成分为由腺泡细胞分泌的各种消化酶以及由中心腺泡细胞和导管细胞分泌的水和碳酸氢盐。胰消化酶主要包括胰淀粉酶、胰蛋白酶、糜蛋白酶、弹性蛋白酶、胶原酶等。胰腺的内分泌功能来源于胰岛，主要分泌胰岛素、胰高血糖素、生长抑素等。

（二）超声检查技术

1. 患者准备 检查前常规禁食8~12小时，清晨空腹检查效果较好，胃肠道胀气明显患者检查前需做胃肠道准备，服用消胀药物、清洁灌肠等，部分胰腺显示不清晰者可饮水充盈胃后检查。胰腺检查应安排在胃肠道钡餐造影之前进行。急性胰腺炎因剧烈上腹痛无法放置探头时，可适当使用止痛剂后再检查。

2. 体位 仰卧位是检查胰腺最常用的体位，嘱患者深吸气后以肝左叶做声窗，可清晰显示胰腺。根据患者病情和检查需要，也可行坐位、左侧卧位、右侧卧位以及俯卧位检查。

3. 仪器 胰腺位于腹膜后，位置较深，尽管对仪器无特殊要求，但最好选用高分辨率超声仪器检查。探头频率一般选用中心频率3.5MHz凸阵探头，消瘦者及儿童选用5~10MHz凸阵或线阵探头。仪器选取及调节取决于患者个体情况及探查部位。

4. 检查方法 患者常规选仰卧位，探头从剑突向下移动，在相当于第1~2腰椎平面做连续横断面扫查，以显示胰腺长轴切面，观察胰腺形态、轮廓、大小等。胰尾扫查时探头应向左上适当倾斜15°~30°，沿长轴斜断扫查，可清晰显示胰尾。常规体位胰腺显示不清可根据患者个体情况采用左侧卧位、右侧卧位或坐位扫查，也可饮水充盈胃后，以胃做透声窗扫查。

（三）正常超声表现

1. 二维声像图

（1）胰腺形态：正常胰腺长轴断面的形状有三种类型：①哑铃型：胰头胰尾粗，胰体较细；②蝌蚪型：

胰头部大,体尾部逐渐变细;③腊肠型:胰腺头体尾粗细大致相等。

（2）胰腺大小:一般在长轴切面测量各部分的前后径(厚度)。胰头测量在下腔静脉之前,不包括钩突;胰体测量以腹主动脉或肠系膜上动脉前方为准;胰尾测量以脊柱左侧为准。正常值:胰头<2.5cm,胰体、胰尾分别<2.0cm。因胰腺的个体差异较大,受探头切面方向和呼吸的影响,此数据仅供参考,胰腺形态和回声变化对临床更有指导意义。

（3）胰腺回声:分布均匀,实质为中等回声或中等偏高回声,略高于肝实质。胰腺回声可有差异,但正常者一般均匀一致,任何局部增强或减弱应考虑异常表现或病变。

（4）胰管大小形态:胰腺的主胰管贯穿整个胰腺,呈单条或两条线状回声,高分辨率超声可清晰显示管腔,内径通常<2mm。若主胰管>3mm提示扩张。

2. 彩色多普勒及频谱多普勒声像图　对正常胰腺的评估临床价值不大,对胰腺肿瘤的诊断与鉴别诊断有一定参考意义。

3. 超声造影　正常胰腺10~20s开始强化,实质期增强水平达峰值,60s后强化逐渐减低,实质期强化水平均一。

二、胰腺疾病

（一）急性胰腺炎

1. 病理与临床　急性胰腺炎(acute pancreatitis)是一种常见急腹症,多见于青年女性。病理分为急性水肿型(轻型)胰腺炎和急性出血坏死型(重型)胰腺炎两种。轻型多见,主要变化为胰腺局限或弥漫性水肿、肿大变硬、表面充血、包膜张力增高。重型者胰腺高度充血水肿,呈深红、紫黑色,部分伴出血,病程长者坏死胰腺组织可合并感染,形成胰腺脓肿。镜下见胰腺组织结构破坏,有大片出血坏死灶、大量炎细胞浸润。两型间无根本差异,仅代表不同的病理阶段。

急性胰腺炎多数为突然发病,表现为急性剧烈的上腹痛,并多向肩背部放射,同时伴有恶心、呕吐、发热、黄疸等,实验室检查血清、尿液或腹腔穿刺液胰腺淀粉酶含量增加。轻型胰腺炎病变轻,临床经过是自限性,预后良好。重型胰腺炎病变严重,病情凶险,易并发休克、腹膜炎、胰腺脓肿等,死亡率高。

2. 超声表现

（1）二维超声

1）胰腺大小:胰腺体积弥漫性肿大,以胰头胰尾部明显,也可局部明显肿大。慢性胰腺炎急性发作时,胰腺呈不规则肿大。

2）胰腺形态及边缘:轻型者胰腺形态只是略显饱满,重型者胰腺形态变化显著,形态不规则,甚至呈球形,胰腺与周围组织分界不清。下腔静脉、肠系膜上静脉及脾静脉因胰腺压迫管腔变形不易显示。

3）胰腺回声:肿大的胰腺回声明显减低,后方回声增强。急性水肿型胰腺实质回声尚均一,出血坏死型内部回声不均,呈混合高回声,可有液化无回声及钙化强回声。

4）胰管:胰管内径轻度扩张或正常,存在胰液外漏时胰管扩张可减轻。

5）并发症:①急性胰腺内、外积液:胰腺内积液表现为胰腺内低-无回声区,边缘大多模糊不清;胰腺外积液表现为胰腺周围、小网膜囊及各间隙低-无回声区。②胰腺假性囊肿:典型囊肿呈单房无回声区,边界清,囊壁欠光滑,后方回声增强,部分合并感染、出血者囊内回声呈点、片状低、中等回声。③胰腺脓肿:声像图表现为胰腺回声增粗增强,结构不清晰,胰腺内呈不均匀混合回声。④胆管扩张:肝内外胆管扩张,胆囊增大,随着炎症的吸收、消退可恢复正常。⑤胸、腹腔积液:胸腔、腹腔可探及无回声区。

（2）彩色多普勒超声:充血期血流信号较丰富,水肿期血流显示减少,出血坏死区及脓肿形成区血流信号完全消失。

（3）超声造影:①水肿型强化相对均匀;②出血坏死型强化不均匀,坏死区不增强,胰周假性囊肿形成时可见不规则无强化区。

3. 鉴别诊断

（1）急性胰腺炎与胰腺癌鉴别:局限性增大的急性胰腺炎与胰腺癌声像图均可表现为低回声,但前者胰腺形态饱满肿胀,边缘规则,探头按压上腹部疼痛明显,动态观察其大小回声短期内可有变化,后者边缘不规则,向外突起或向周围浸润。有时两者鉴别困难,需结合临床资料及实验室检查和病理才能鉴别。

（2）急性胰腺炎与慢性胰腺炎鉴别:慢性胰腺炎急性发作期依据声像图很难与急性胰腺炎鉴别,需要通过其动态变化并结合临床进行诊断。

（3）急性胰腺炎与局灶性淋巴组织增生鉴别:后者多在胰头附近呈现单发或多发低回声结节样病变,一般与胰头容易区分。

4. 临床价值　急性胰腺炎急性期超声检查可评估胰腺肿胀程度,发现并发症,为临床选择治疗方案提供可靠信息,但易受急性胰腺炎后麻痹性肠梗阻、胃肠胀气的影响,部分患者检查受限。

（二）慢性胰腺炎

1. 病理与临床　慢性胰腺炎(chronic pancreatitis)是由于各种因素造成的胰腺组织和功能的持续性损害。胰腺出现不同程度的腺泡和胰岛组织萎缩、胰管变形、胰腺实质纤维化、钙化及假性囊肿形成,导致不同程度的胰腺内、外分泌功能障碍。临床上主要表现为腹痛、腹泻或脂肪泻,消瘦及营养不良等胰腺功能不全的症状。

2. 超声表现

（1）胰腺大小:胰腺体积正常或不同程度萎缩。一般长轴切面测量其最大前后径<10mm为缩小。

（2）胰腺形态及边缘:胰腺形态不规则,边缘不整齐可呈轻度分叶状。

（3）胰腺回声:胰腺实质局灶性或弥漫性回声增粗、增强,并可见钙化灶。

（4）胰管:胰腺导管不规则扩张,管腔粗细不均呈串珠状。

（5）胰腺结石:多位于主胰管,扩张胰管内可见斑点状或弧形强回声,后伴声影,可单发或多发。

（6）胰腺假性囊肿:典型囊肿呈单房无回声区,边界清,囊壁欠光滑,后方回声增强,部分合并感染、出血者囊内回声呈点、片状低、中等回声。

（7）胆囊或胆管内结石:胆结石和胆管炎与慢性胰腺炎共存或互为因果。

（8）可合并门静脉或/和脾静脉栓塞。

3. 鉴别诊断

（1）慢性胰腺炎需与正常老年胰腺鉴别:后者回声均匀性增强,体积小,但并无胰腺钙化和胰管结石等。

（2）慢性胰腺炎与胰腺癌鉴别:慢性胰腺炎局限性肿块和胰腺癌肿块声像图很相似,但癌性肿块致局部形态明显失常,内为低回声,边界不清晰,胰管均匀扩张,管壁光滑,可见截断征象,肿块内无胰管回声,肿块周围可见淋巴结转移。慢性胰腺炎肿块多为高回声,急性发作为低回声,胰管扩张不均匀,呈串珠状,无胰管中断征象,肿块周围无淋巴结转移。

4. 临床价值　超声可直接显示胰腺,根据胰腺内钙化和胰管内结石等典型声像图确诊本病,但诊断准确性小于CT和MRI,对于多数不典型的患者,需结合病史和临床检验结果。

（三）胰腺囊肿

1. 病理与临床　胰腺囊肿(pancreatic cyst)包括真性囊肿、假性囊肿两类。前者由胰腺组织发生,囊壁内层为上皮细胞。按病因可分为先天性囊肿、潴留性囊肿、退行性囊肿、赘生性囊肿与寄生虫性囊肿。后者系外伤、炎症后胰液外渗被邻近组织包裹而成,囊壁由纤维组织构成,囊壁内无胰腺上皮细胞。

起病缓慢且囊肿较小时一般无明显症状,囊肿较大时可出现腹痛、腹胀、食欲减退等症状,部分患者上腹部可触及囊性肿块。

2. 超声表现

（1）真性囊肿

1）囊肿单发或多发,体积较小,呈圆形或椭圆形。

2）囊肿壁薄、回声清晰,边界光滑完整,后壁及后方回声增强。

3）囊肿内无回声透声良好,伴有出血或感染可出现沉积物样回声。

（2）假性囊肿

1）胰周可探及圆形或椭圆形无回声区，边界清晰规则，少数内部可见散在点状回声或不规则及不均匀高、低回声。

2）囊肿后壁及后方回声均增强。

3）不典型假性囊肿可表现为囊内分隔、囊壁钙化或因感染、出血、凝血块导致内部回声明显增多等。

4）囊肿破裂可出现腹腔或腹膜后积液。

3. 鉴别诊断

（1）真性囊肿与假性囊肿鉴别：真性囊肿较少见，女性居多，体积小，常在体检中发现，囊肿壁薄而光滑。假性囊肿较多，常见于男性，体积大，有上腹外伤史或急、慢性胰腺炎病史，声像图显示囊肿形态多不规则，囊内可见点状低回声堆积或漂浮。

（2）胰腺囊肿与囊腺瘤或囊腺癌鉴别：真性囊肿囊壁薄，囊内透声好，假性囊肿囊内可见沉积物回声，彩色多普勒两者囊内及囊壁均不能探及血流信号；囊腺瘤或癌囊壁可增厚，囊内可见分隔样回声或乳头状低回声，彩色多普勒可于其内探及动脉血流信号。

（3）胰腺囊肿与胰腺脓肿的鉴别：后者脓腔内可见随体位改变移动的点、片状低、中、高回声，囊壁一般增厚粗糙，与典型的单纯性胰腺囊肿容易鉴别。若前者合并感染时很难鉴别，需要进行超声引导下穿刺方可诊断。

（4）胰腺囊肿与胰腺动静脉畸形鉴别：后者极为少见，彩色多普勒超声检查显示囊性回声内部血流信号杂乱分布，脉冲多普勒可探及动静脉频谱。

4. 临床价值　超声诊断胰腺囊肿敏感性很高，且有较高的诊断准确率，随着超声仪器分辨率的不断提高，对于直径<1cm 的囊肿，超声也能清晰显示。对于假性囊肿的发生、发展、破裂等演变可动态观察，并能在超声引导下经皮穿刺囊肿抽液行淀粉酶检查，帮助确诊本病，同时还具治疗作用。

（四）胰腺囊腺瘤与囊腺癌

1. 病理与临床　胰腺囊性肿瘤包括胰腺囊腺瘤（cystadenoma of pancreas）和胰腺囊腺癌（cystadenocarcinoma of pancreas），可发生于胰腺的任何部位，但以胰腺体尾部多见。两者大体外观基本相似，瘤体大小不一，常呈不规则圆形，表面光滑，包膜完整，与正常胰腺组织有较明确的分界，与毗邻脏器和周围组织无明显粘连，肿瘤的囊壁厚薄不均。囊腺癌晚期可累及周围组织和器官，出现局部淋巴结或肝脏转移。

胰腺囊腺瘤生长缓慢，一般病史较长，囊腺癌常由囊腺瘤恶变而来。上腹胀痛或隐痛、上腹部肿块是胰腺囊性肿瘤的主要临床表现，其次有体重减轻、黄疸、消化道出血、各种胃肠道症状和肝转移。

2. 超声表现

（1）二维超声

1）胰腺局部出现分叶状多房囊性包块及囊实混合性包块，以体尾部多见。

2）包块后壁及后方回声增强，边缘不规则，可见乳头状实性回声自囊壁突入腔内。

3）囊腺癌呈不规则分叶状囊性肿块，囊壁较厚，晚期胰腺周围淋巴结肿大，肝内出现转移灶。

（2）彩色多普勒超声：包块周边及内部实质可探及动脉血流信号，囊腺癌尤为明显。

（3）超声造影：瘤体内部实质与周围胰腺组织同时均匀增强，早期等于或高于胰腺实质，囊腺瘤消退较慢，晚期略低于胰腺实质，囊腺癌消退较快，晚期增强程度低于周围胰腺实质。

3. 鉴别诊断

（1）囊腺瘤与囊腺癌鉴别：两者声像图类似，鉴别较为困难，如间隔较厚，实性部分较多，生长较快应考虑有恶性可能，其次超声造影囊腺癌瘤体增强消退较快，增强晚期低于周围腺体组织。

（2）囊腺癌或囊腺瘤与假性囊肿鉴别：见本节胰腺囊肿的鉴别诊断。

4. 临床价值　胰腺囊腺瘤或囊腺癌极为少见，临床表现无特异，单从二维声像图上两者难以鉴别，诊断很困难，但结合超声造影可以提供鉴别诊断依据，具有一定价值。

（五）胰腺癌

1. 病理与临床　胰腺癌（carcinoma of pancreas）是消化道常见的恶性肿瘤之一，是恶性肿瘤中最常见的,多发于胰头部,其次为体尾部,弥漫型胰腺癌可累及整个胰腺,较为少见。胰腺癌绝大部分是胰腺导管腺癌,占80%以上,其次为腺泡细胞癌,其他类型还有鳞状细胞癌、腺鳞癌、黏液囊腺癌、黏液性腺癌、多形性癌和胰岛细胞癌等,但均较少见。

胰腺癌的临床表现与肿瘤发生部位、病程早晚等相关,胰头癌出现症状较早,体尾部癌出现症状较晚,一旦有症状,已属晚期。腹痛及进行性黄疸为胰头癌的常见症状,90%胰腺癌有迅速而显著发展的体重减轻,晚期常伴恶病质,乏力与食欲不振亦甚为常见。体格检查早期无特异,晚期可触及结节状质硬肿块。

2. 超声表现

（1）二维超声

1）胰腺形态:胰腺局部肿大,呈结节状、团块状、不规则局部隆起,弥漫型表现为胰腺弥漫性肿大而失去正常形态。小胰腺癌(≤2cm)多呈圆形或类圆形,大多数不引起胰腺大小和形态变化。

2）肿块轮廓及边缘:胰腺轮廓多有改变,较小肿块可见局部向外突起,轮廓略显不规则,较大肿块轮廓不规则,呈蟹足状向周围浸润。

3）肿块回声:肿块多为低回声,分布不均匀,表现为高回声者少见,肿瘤内出血则表现为不规则无回声,少数弥漫性胰腺癌表现为胰腺回声不均呈不规则粗大斑点状高回声。

4）胰管:胰管内径可正常或不同程度扩张,内壁光滑,肿瘤侵犯胰管可致胰管闭塞。

5）胆管:胆管由于癌肿或肿大淋巴结浸润或压迫导致梗阻,引起胆管和胆囊扩张。

6）胰腺周围血管异常:周围血管受压、移位、梗阻,也可直接侵犯血管壁,致血管壁局部连续性中断。

7）转移征象:腹膜后淋巴结肿大显示为圆形或类圆形中低回声,直径在1~2cm左右。肝内出现转移灶表现为肝内多发圆形低或等回声,呈"靶环征"。腹腔可出现积液。

（2）彩色多普勒超声:表现为较大肿块内可探及点、线状血流信号,肿块较小时很少能检出血流信号,周围可见受压血管绕行形成的彩色环。

（3）超声造影:早期增强速度较胰腺实质晚,瘤内可见不规则瘤血管缓慢向心灌注,达峰时间及加速时间较长,其强度也小于周围胰腺实质。晚期增强水平均低于周围胰腺实质。

3. 鉴别诊断

（1）胰腺癌与胰岛细胞瘤鉴别:功能型胰岛细胞瘤体积较小,呈均匀性低回声,临床伴发低血糖症状,比较容易鉴别。无功能性胰岛细胞瘤体积通常较大,包膜完整,与周围组织分界清晰,其生长缓慢,病程较长,一般可以鉴别。超声造影可以鉴别二者,胰岛细胞瘤增强早于周围胰腺实质,达峰时间短,增强速度快,增强水平较周围胰腺实质高。

（2）胰腺癌与胰腺囊肿相鉴别:液化范围较大的胰腺癌声像图有时与胰腺囊肿相似,但前者除液腔外还可见实性成分和不规则边缘,以及周围浸润、转移等征象,一般可以鉴别。

（3）胰腺癌与壶腹癌及胆总管下段癌鉴别:见本节梗阻性黄疸的鉴别诊断。

（4）胰腺癌与胰腺蜂窝织炎、脓肿和血肿的鉴别:后三者均由急性胰腺炎引起,在胰腺内形成肿块,根据其声像图的动态变化,结合临床表现多可与胰腺癌鉴别,超声引导下穿刺可以确诊。

4. 临床价值　超声对胰腺癌的检出率较高,特别是伴有胆管胰管扩张时,超声易于显示,超声造影可定性诊断,也易于显示周围器官和血管的浸润,但小于2cm的肿块超声显示较困难。

（六）壶腹部癌

1. 病理与临床　壶腹部癌(carcinoma of ampulla)主要包括壶腹癌、十二指肠乳头癌和胆总管下段癌。组织学类型以腺癌多见,其次为乳头状癌,大体形态有肿瘤型和溃疡型两种。肿瘤生长首先阻塞胆管和/或胰管开口,引起黄疸和消化不良。癌肿浸润肠壁可引起十二指肠梗阻和上消化道出血,晚期患者可累及周围大血管和脏器,或出现淋巴结转移或肝转移。

临床表现为较早出现的黄疸,有时伴随有胆囊肿大、肝大、粪便呈陶土色等。早期即可因胆总管扩张而发生上腹部疼痛,进食后较明显,随着肿瘤浸润范围增大或并发炎症,疼痛加重,并可出现脊背痛。还可出现发热、食欲不振、饱胀、消化不良、腹泻、贫血、消瘦等。

2. 超声表现

（1）肿块位于扩张的胆总管末端，内以低回声为主，少数表现为高回声或混合回声，部分表现为管壁增厚。

（2）肿块体积较小，轮廓尚清晰，边缘多不规则。

（3）较早出现胆管、胰管扩张，胆管扩张程度往往较胰管显著。

（4）较晚出现周围血管受累、胰头直接受浸润、周围淋巴结及肝内转移等超声征象。

3. 鉴别诊断 壶腹部癌需要与胰头癌、胆管癌、胆管结石鉴别，见本节梗阻性黄疸鉴别诊断。

4. 临床价值 壶腹部肿瘤体积小、位置隐蔽，但由于出现临床症状早，胆管扩张明显，故较易被早期发现，因此超声对壶腹部癌的早期诊断和与胰腺癌的鉴别诊断具一定价值，可作为首选的影像检查方法。但仅凭超声影像难以与壶腹部的炎性狭窄或其他良性疾病鉴别，需结合病史或其他检查才能确诊。

（七）胰岛细胞瘤

1. 病理与临床 胰岛细胞瘤（islet cell tumor）是最常见的胰腺内分泌肿瘤，分为功能性和无功能性两种，约60%为功能性胰岛细胞瘤。好发部位依次为胰尾、体、头部，常见于20~50岁，女性稍多于男性。功能性胰岛细胞瘤90%的瘤体直径<2cm，呈圆形或卵圆形，包膜完整，与胰腺组织分界清晰。功能性胰岛细胞瘤有6种，即胰岛素瘤、胃泌素瘤、高血糖素瘤、生长抑素瘤、血管活性肠肽瘤和胰多肽瘤，以胰岛素瘤常见。无功能性胰岛细胞瘤临床较少见，一般体积较大，有完整包膜，与正常胰腺组织分界清晰，瘤内多合并出血和囊性变。

功能性胰岛素瘤较早即出现明显的临床症状，表现为低血糖发作及Whipple三联征（自发性周期性发作低血糖症状、昏迷及其精神神经症状），每天空腹或劳动后发作；发作时血糖<2.78mmol/L；口服或静脉注射葡萄糖后，症状可立即消失。随病程延长，低血糖症状逐渐加重，发作时间延长，发病次数增多，甚至餐后也可诱发低血糖。身体逐渐肥胖，记忆力、反应力下降。无功能性胰岛细胞瘤一般无明显临床症状，多数是偶然发现左上腹包块。

2. 超声表现 功能性胰岛细胞瘤可单发或多发，以单发多见，好发于胰腺体、尾部，瘤体回声均匀，以低弱回声为主，边界清晰规整，有时可见包膜，瘤体体积一般较小，1~2cm。较大者内部回声不均匀，可见粗大的斑点状高回声或液化坏死无回声。一般无胰管、胆管扩张及周围组织受压征象。肝内出现转移灶或胰腺周围有淋巴结转移征象，则不能除外恶性胰岛细胞瘤。

无功能性胰岛细胞瘤体积一般较大，边界清晰，内部回声较低，不均匀，可伴有无回声区及后方回声增强效应，压迫周围血管可出现相应压迫症状。

3. 鉴别诊断 胰岛细胞瘤需与胰腺癌鉴别，见本节胰腺癌的鉴别诊断。

4. 临床价值 超声可检出体积稍大的胰岛细胞瘤，对不能发现的肿瘤，可应用术中超声探查，可检出肿瘤，准确定位，指导临床手术治疗。

（八）梗阻性黄疸

1. 病理与临床 梗阻性黄疸（obstructive jaundice）是由肝内或肝外胆管的机械性梗阻所致。梗阻性黄疸只是征象，而不是独立的疾病，与胆道梗阻并非同一概念，一侧肝叶的肝内胆管梗阻不一定出现黄疸，因对侧肝叶有能力排除足量的胆红素。梗阻性黄疸的原因有肝外梗阻和肝内梗阻两种，而以前者为常见。临床上梗阻性黄疸病因多种多样，按胆管本身分为3种类型：①胆管内因素，如胆管结石、蛔虫等；②胆管壁因素，如胆管损伤、炎症、肿瘤、先天性胆管闭锁等；③胆管外因素，如胰头癌、肝门区淋巴结转移性病灶压迫侵犯肝管等。

临床表现为皮肤呈暗黄色，完全梗阻者可为黄绿及绿褐色，伴有皮肤瘙痒及心动过缓，尿色加深如浓茶，粪便颜色变浅，完全梗阻呈白陶土色，并常有出血倾向，尿结合胆红素实验阳性，不同的病因还会有相应的临床症状。

2. 超声表现

（1）肝外梗阻性黄疸的超声表现

1）肝内胆管扩张：左右肝管内径多>3mm，二级以上肝内胆管与伴行门脉分支形成小平行管征。

2）肝外胆管扩张：梗阻部位以上水平的肝外胆管扩张，扩张的肝外胆管与伴行的门脉形成"双筒猎枪征"，正常胆总管直径多<8mm，>10mm 可诊断为胆总管扩张。

3）胆囊形态改变：胆囊肿大取决于梗阻部位，胆囊管开口以下水平梗阻时可出现胆囊肿大；若梗阻发生在胆囊管开口以上水平，胆囊可正常、缩小或萎缩。

4）依病变部位不同，主胰管可正常或增宽。

5）肝外胆管内病变引起的梗阻：胆道蛔虫症可见平行线样强回声，呈"空心面"征。结石可见胆管内强回声伴声影；泥沙样结石可见点状强回声，后伴或不伴声影。陈旧性炎性胆汁呈絮状、斑块状中强回声或低回声。胆管癌多表现为扩张的胆管内见不规则中等偏高回声或低回声，胆管壁增厚、僵硬，管壁连续性可中断，末端胆管癌累及胰管时主胰管可有扩张。

6）胆管本身病变：胆管炎性狭窄可见管壁增厚，先天性胆总管囊状扩张局部可见囊状无回声与胆管相通。

7）胆道外及周围病变压迫引起的梗阻：如胰头部、壶腹部肿瘤，可见相应部位肿块回声。

（2）肝内梗阻性黄疸超声表现

1）肝内毛细胆管弥漫性病变引起的黄疸可无明显特异性超声表现。

2）肝内胆管结石或肿瘤引起的黄疸超声可表现为：①梗阻部位以上水平的肝内胆管扩张，与伴行门脉分支形成小平行管征；②扩张胆管的远端可探及异常回声团块，结石多表现为强回声后伴声影，肿块多表现为低回声或高回声，局部胆管壁连续性差。

3. 梗阻部位的判断

（1）肝外胆管正常或不显示，胆囊不大，肝内胆管或左、右肝管仅一侧扩张，提示扩张远端部位肝内胆管可能存在梗阻。

（2）肝内胆管及左、右肝管扩张，胆囊不大，胆总管不扩张，提示肝总管梗阻。

（3）单纯胆囊肿大，肝内、肝外胆管均正常者，则提示胆囊颈管处梗阻或胆囊本身的病变。

（4）肝内胆管及肝总管扩张，胆囊增大，胆总管扩张，提示扩张远端部位胆总管存在梗阻。

（5）肝内外胆管扩张、胆囊肿大和胰管扩张，则提示十二指肠 Vater 壶腹水平发生阻塞。

4. 梗阻原因的诊断　肝外阻塞性黄疸约 90% 以上的病因是胆管结石、胰头部肿瘤和胆管癌，因此应重视结石与软组织肿块的鉴别。

（1）胆管结石多为形态较规整的强回声团，后伴声影，与胆管壁分界清晰，胆管壁连续完整，脂餐后或胸膝位等条件下可移动。

（2）软组织肿块多为等回声或稍低回声，形态欠规则，后方无声影，无移动，与胆管壁分界不清，局部胆管壁连续性可中断。

需注意胆泥可以无声影类似软组织肿块，部分胆管癌可有弱声影而类似结石，通过脂餐或改变体位等方法观察其移动有助于鉴别诊断（表 8-3）。

表 8-3　不同病因梗阻性黄疸的鉴别

参数	胰头癌	胆管癌	壶腹癌	胆管结石
病变位置	胰头	胆管走行区	Vater 壶腹水平	胆管走行区
病变回声	多数为低回声	多数回声较高，亦可为低回声	多为低回声，亦可为高回声	多为强回声后伴声影，亦可为高回声
病变大小	多数较大	大、小均有	多数较小	多数较小
胰腺体积	多有胰头增大	无	无	合并胰腺炎时可有胰腺弥漫性或局限性增大
主胰管内径	多有扩张	多正常，末端胆管癌累及胰管时可有扩张	多有扩张	多正常，末端结石或并发胰腺炎时可有扩张

5. 临床价值　超声作为梗阻性黄疸鉴别诊断的首选检查方法,能较完整地显示扩张的肝内外胆管,确定梗阻的部位,对其病因诊断也有较高的提示价值,但受患者肥胖或胃肠道气体干扰,检查胆总管下段病变时较为困难,必要时可结合 MRCP、ERCP 和 PTC 等检查。

（袁建军　张喜君）

参 考 文 献

［1］ 曹海根,王金锐.实用腹部超声诊断学［M］.第 2 版.北京:人民卫生出版社,2006:205-338.

［2］ 刘吉斌,王金锐.超声造影显像［M］.第 1 版.北京:科学技术文献出版社,2010:199-258.

［3］ 邓又斌,谢明星,张青萍.中华影像医学超声诊断学卷［M］.第 2 版.北京:人民卫生出版社,2011:493-543.

［4］ 任卫东,常才.超声诊断学［M］.第 3 版.北京:人民卫生出版社,2013:238-291.

第九章 胃 肠 疾 病

第一节 概 述

一、解剖概要

（一）食管

食管位于脊柱前方,上起第6颈椎下缘平面与咽相续,下接胃的贲门,全长约25cm,依其行程可分为颈段、胸段、腹段三段。食管全程有三处狭窄:第一狭窄位于食管和咽的连接处;第二狭窄位于食管与左主支气管交叉处;第三狭窄为穿经膈肌处。这些狭窄处异物容易滞留,也是肿瘤好发部位。食管壁具有消化道典型的四层结构,即黏膜层、黏膜下层、肌层和浆膜层组成,仅厚0.3~0.6cm。

（二）胃

胃是消化道最膨大的部分,有强有力的伸缩力,其容量大小随内容物的多少而不同。当完全充满时,可下垂达脐或脐以下,在极度收缩时(饥饿时)可缩成管状。胃有两壁(前壁和后壁)、两缘(上缘为凹缘,较短,朝向右上方,称为胃小弯,其最低点有较明显的弯角叫角切迹;下缘为凸缘,较长,朝向左下方,称为胃大弯)和两个口(胃与食管连接处的入口为贲门,食管左缘与胃大弯所成的锐角称为贲门切迹;胃的下端连接十二指肠的出口称为幽门)。胃大部分位于上腹部的左季肋区,靠近贲门的部分叫贲门部,贲门平面以上向左上方膨出的部分叫胃底,角切迹右侧至幽门的部分叫幽门部,临床上常称为胃窦。在幽门部的胃大弯侧有一个不太明显的浅沟,叫中间沟,此沟将幽门部分为左侧的幽门窦和右侧更为缩窄的幽门管,幽门部的胃小弯附近是溃疡的好发部位。胃底和幽门部之间的部分叫胃体。胃壁由黏膜层(包括黏膜肌层)、黏膜下层、肌层和浆膜层构成。肌层由三层平滑肌构成,外层纵行,中层环行,内层斜行,其中环形肌最发达,在幽门处增厚形成幽门括约肌。

（三）小肠

小肠是消化道中最长的一段,成人全长5~7m,是食物消化、吸收的主要部位。上起幽门,下至右髂窝,并与大肠相接,分为十二指肠、空肠和回肠三部分。十二指肠是幽门和十二指肠悬韧带之间的小肠,长25~30cm,呈C形,包绕胰头,是小肠最粗和最固定的部分,分为4部分,为球部、降部、水平部及升部。在十二指肠降部的后内侧壁上有胆总管和胰管的共同开口,胆汁和胰液由此流入小肠。空肠约占空回肠全长的2/5,主要占据腹膜腔的左上部;回肠占远侧3/5,一般位于腹膜腔的右下部。空肠和回肠之间并无明显界限,在形态和结构上的变化是逐渐改变的,并借助于小肠系膜固定于腹膜后壁。

（四）大肠

大肠全长约1.5m,起自右髂窝,止于肛门,分为盲肠、阑尾、结肠和直肠,主要功能是吸收水分,将不消化的残渣以粪便的形式排出体外。

盲肠长 6~8cm,是大肠起始部,位于右髂窝内,下端游离呈囊袋状,左接回肠,上通升结肠。盲肠与回肠交界处,有突向盲肠腔内的上、下两片唇状瓣,称为回盲瓣,有抑制小肠内容物过快进入盲肠的功能,同时也可防止大肠内容物返回小肠。

阑尾开口于回盲瓣下方的盲肠内后壁,末端游离,呈细长蚯蚓状盲管,长 7~9cm,位置多变异,常见位置有回肠前或后位、盲肠下位、盲肠后位及盆腔后位等。

结肠分为升结肠、横结肠、降结肠、乙状结肠四部分,围绕在腹腔边缘形成方框,空肠和回肠盘踞其内。升结肠是盲肠向上延续的部分,至肝右叶下方转向左侧形成横结肠。横结肠左端行至脾下后方,折向下行至左髂嵴处叫降结肠。左髂嵴平面以下至第 3 骶椎上缘的一段结肠叫乙状结肠,位于下腹部和小骨盆腔内,借助乙状结肠系膜连于后腹壁,肠管弯曲,有一定活动度。直肠接续乙状结肠,走行于骶、尾骨前方,穿盆膈终于肛门,全长 15~16cm。盆膈以上部分称为直肠盆部,以下部分称为直肠肛门部或肛管。男性直肠前方与膀胱、精囊、输精管和前列腺相邻;女性直肠前方与子宫及阴道后壁相邻,直肠后方与骶骨、尾骨相邻。直肠由外纵、内环两层平滑肌构成。环形肌在肛管处特别增厚,形成肛门内括约肌。围绕肛门内括约肌的周围有横纹肌构成的肛门外括约肌,括约肌收缩可阻止粪便的排出。

二、超声检查技术

(一)患者准备

1. 检查前日清淡饮食,不宜食动物油脂类及易产气食物。禁食 8~12 小时,必要时采取洗胃或服用缓泻剂清理胃肠道。超声检查宜在 X 线胃肠造影或纤维镜检查之前进行。急腹症患者不必受以上限制。

2. **胃超声扫查** 经腹壁胃充盈扫查,需空腹饮水 500~800ml 或服用胃肠口服声学造影剂 400~600ml。临床怀疑胃肠梗阻、穿孔、胰腺炎者禁忌口服造影。

3. **结肠超声检查(经腹壁/结肠充盈扫查)**

(1)检查前排便。

(2)乙状结肠及直肠上段检查可嘱受检者充盈膀胱。

(3)需灌肠者,检查前日晚餐进流食,睡前服轻泻剂,晨起排便,清洁灌肠。

(4)灌肠用 38℃生理盐水 800~1 500ml,或采用按比例稀释的胃肠声学造影剂。液体量可根据病变部位、体型、梗阻程度增减。

(二)体位

一般取仰卧位、左侧卧位、右侧卧位、半坐位。

(三)仪器

高分辨力实时超声诊断仪。探头一般选用凸阵、线阵式,经腹超声频率一般用 3~5MHz,小儿、瘦长体型或浅表区域可选用 5~7MHz 或更高频率探头。消化道内镜超声需要特殊设备和探头。

(四)检查方法

1. **食管**

(1)颈段:经颈部于左叶甲状腺深方气管旁横断找到食管短轴,旋转探头 90°探查。

(2)下段:剑突下探头纵切探查左肝深方,于膈下观察食管胃连接处。

2. **胃肠**

(1)空腹常规筛选检查:按照胃肠在腹壁的体表投影,经腹壁对胃、小肠和大肠区域做空腹常规探查。扫查时可按解剖分区行"割草坪"式扫查,然后对可疑区域进行重点检查。

(2)胃充盈检查:嘱患者饮水或口服超声造影剂 500~600ml。然后,依次采用左侧卧位、仰卧位、坐位(或站立位)、右前斜位、右侧卧位,对贲门、胃底、胃体、胃窦、幽门和十二指肠做系统观察。

(3)结肠灌肠经腹检查(少用):清洁灌肠后,患者取右侧卧位,经肛门置管。然后取仰卧位,灌注 37.5~38℃生理盐水 1 500ml。沿直肠、乙状结肠向上直至盲肠按逆行顺序作结肠的经腹超声检查。液体量可根据部位、体型适当增减。

（4）直肠扫查法

1）旋转式直肠内超声检查：采用旋转式带水囊的直肠探头，自上而下地进行直肠腔内扫查，主要适用于整个直肠和肛管的黏膜、黏膜下组织及其周围结构，可用于观察直肠癌和肿瘤对直肠壁的浸润程度，准确判断肿瘤侵犯的部位及大小。

2）端扫式直肠探头和双平面直肠探头也可用于直肠壁及直肠周围结构扫查，但观察范围不够全面，一般重点用于前列腺检查。

3）直肠360°环阵超声探头检查：是目前国际公认的肛管直肠结构检查的最好方式之一，将探头引入肛管和直肠腔内采用环形扫查，可360°显示其形态变化，因频率高明显提高图像的分辨率，大大提高对细小病灶的识别能力，对肛周脓肿、高位复杂性瘘管、直肠癌等疾病的诊断有突出优势。

（五）注意事项

1. 采用"边扫查观察、边适当加压"的胃肠扫查技巧。根据正常胃肠具有管壁柔软、层次结构清晰、管腔张力低（含气液）、可压闭等诸多特点，采用这种特殊技巧，比较容易发现胃肠道包括阑尾炎症、肿瘤、梗阻等许多种疾病。

2. 注意对肠管长轴和短轴的不同方向进行扫查，避免遗漏较小病变。

3. 不时地嘱患者吸气鼓腹配合，目的在于判断该段肠腔内气液流动、肠管之间或肠管与腹膜间有无粘连，鉴别肿物位于腹膜腔内抑或腹膜后（腹膜后肿物出现"越峰征"）。

三、正常超声表现

（一）正常胃肠声像图共同特征

1. 胃肠层次结构　正常胃肠壁层次结构清晰、连续性良好，厚度均匀，管壁无异常增厚、结节或肿物隆起，表面不应出现异常凹陷如溃疡，且管壁回声无异常减低或增强。

2. 可压缩性　正常管壁柔软，管腔张力低，管腔可以压闭而无压痛，管腔无扩张、局部狭窄、变形或移位，腔内有或无潴留。

3. 胃肠蠕动　正常胃肠有生理性蠕动。例如，进标准餐后，胃蠕动大约每20秒1次。自胃体向幽门部呈节律性、对称性管壁收缩。蠕动波在声像图上呈小丘状隆起，每分钟蠕动≥2次或振幅不变者为正常；每分钟蠕动<2次或振幅减弱者为蠕动减弱；未见蠕动或病变处蠕动中断者称为蠕动消失。小肠包括十二指肠、空肠、回肠均有活跃的蠕动功能，小肠无蠕动、蠕动亢进或频繁出现的逆蠕动，均为异常。

（二）胃

空腹胃的声像图随其潴留液多少、收缩状态及断面部位的不同而各异，可表现为"月牙"形、"马鞍"形及椭圆形，其中心部强回声为腔内气体、黏液及内容物的混合回声，若胃内有大量气体时，后方常伴有"不清洁"声影。中心强回声与周围强回声之间的低回声带是正常胃壁回声。

造影剂充盈后的胃壁层次结构完整，五层结构清晰可见，三条强回声线和两条低回声线呈平行相间排列。从黏膜面起，第一层强回声线为黏膜层与腔内液体产生的界面回声，第二层为低回声线是黏膜肌层，第三层强回声线是黏膜下层，第四层低回声线是肌层，第五层强回声线为浆膜层与周围组织之间产生的界面回声。

自黏膜面第一层强回声线至浆膜面第五层强回声线之间的距离代表了胃壁的厚度。正常充盈胃壁厚度3.0~5.0mm。成人胃幽门部胃壁厚度<6.0mm，小儿或新生儿<4.0mm。

（三）十二指肠

1. 球部位于胆囊左后方，胰头部的头侧。幽门开放时可见液体充盈，呈"三角形"或"椭圆形"。

2. 降部位于胰头外侧。当肠管充盈时，胆总管末端开口的乳头部有时可见。

3. 水平部。腹部正中或正中旁纵断面上位于腹主动脉和下腔静脉的腹侧，胰头的足侧，通过肠系膜上动脉与腹主动脉的夹角。

4. 升部较短，不易获得较理想的充盈图像。

（四）空、回肠

充盈状态下，正常空、回肠管腔<3cm，管壁厚度<2mm。肠管张力低、蠕动活跃。无肠蠕动、肠蠕动亢进伴有逆蠕动均属异常。

1. **空肠**　空肠体表投影分布在左上腹和中腹部。液体充盈时，空肠长轴断面可见黏膜的环状皱襞呈密集的梳形排列。当肠梗阻时，肠管扩张、皱襞水肿，出现"琴键"征。

2. **回肠**　回肠体表投影主要位于中下腹和右下腹，靠近盲肠（回盲部）和乙状结肠。黏膜面环状皱襞稀少，长轴断面相对平坦，与空肠有所区别。

（五）结肠

升结肠、横结肠、降结肠、乙状结肠在腹壁的体表投影大致呈"门框"样分布。将探头沿结肠长轴方向滑动扫查，很容易找到特征性的结肠声像图，即成串排列的强回声团并伴有声影。每个强回声团代表了结肠袋内含气的肠内容物。结肠袋内也可为有回声的液体充盈。结肠袋之间的低回声细小间隔代表着半月壁。结肠壁很薄且柔软、回声较低，不易清晰显示，充盈状态下其厚度一般<3mm，空虚时<5mm。黏膜面光滑，这一点与小肠不同。结肠管腔张力低，有较大的可压缩性，腔径一般<3.5cm。

第二节　胃肠疾病

一、胃溃疡

（一）病理与临床

胃溃疡（gastric ulcer）是消化道最常见的疾病之一。据统计，10%以上的西方人曾罹患此病，国内认为总患病率可能占人口的10%~20%左右。溃疡多位于胃小弯或胃窦部，多为单发，直径多在2cm以内。发病年龄在20~50岁。男性稍多于女性。临床表现为进食后上腹部疼痛、反酸、嗳气等症状。病情呈慢性经过，易反复发作，可并发呕血、便血、幽门梗阻及急性胃穿孔等病变。

（二）超声表现

1. 胃壁局限性轻度增厚，厚度一般不超过1.0cm，最大直径<5.0cm。其黏膜面局限性中断，出现凹陷，形态规则，底部光滑，呈"火山口"样。除凹陷处局部层次可消失外，其余胃壁层次清晰。

2. 增厚之胃壁呈低回声，表面或凹陷内可附着点状强回声，不随蠕动波影响而消失。

3. 较大溃疡的凹陷可突出胃壁。部分凹陷边缘可见黏膜皱襞隆起聚集，称"黏膜纠集"征，此征具有诊断意义。

4. 胃蠕动多较正常，仅在巨型溃疡时局部胃壁蠕动减弱。

5. 当连续超声观察发现溃疡凹陷不规则扩大，进展迅速，或凹陷缩小，而周围隆起明显增厚、范围扩大、形态不规则时，应高度警惕溃疡恶变。

（三）鉴别诊断

1. 胃溃疡需与溃疡型胃癌鉴别（表9-1）

表9-1　良性溃疡与溃疡型胃癌的超声鉴别

参数	良性溃疡	溃疡型胃癌	参数	良性溃疡	溃疡型胃癌
溃疡形状	陷坑状	火山口状	隆起壁回声	较强、均质	较低、不均质
溃疡特点	腔外型、规则	腔内型、不规则	黏膜纠集征	有	无
溃疡口	光滑、口底一致	口小、底大	桥征	有	无
溃疡底部	回声强、平滑	回声低、不平整	蠕动跳跃	一般没有	均有
周缘形态	城墙状、匀称	堤坡状、不匀称	周围浸润	少	多见
周缘壁厚	一般<15mm	多数>15mm	远处转移	无	有

2. **胃溃疡与糜烂性胃炎鉴别** 前者胃壁局限性增厚,黏膜面不完整、凹陷,呈"火山口"样;后者病变广泛,胃壁结构完整,故容易鉴别。

（四）临床价值

超声虽可显示胃壁五层结构及其溃疡数目、大小及深度等断面征象,但敏感性较低,对浅表或较小溃疡容易漏诊。胃及周围肠管的内容物、残胃及肥胖等均可影响超声检查,导致假阴性或假阳性;对良恶性溃疡的鉴别目前还存在一定难度。因此,超声诊断胃溃疡的临床价值受到限制。首选的检查方法应为 X 线钡剂造影和内镜检查,胃镜下病理活检是最终确诊的方法,超声可作为诊断的辅助手段,并进行随诊。

二、胃癌

（一）病理与临床

胃癌（gastric carcinoma）起源于胃黏膜上皮,是最常见的恶性肿瘤之一,其发生率占消化道恶性肿瘤的首位。好发部位依次为胃窦（包括幽门前区）、小弯、贲门、胃底和胃体。组织学来源主要是腺癌。此外,较常见的还有黏液癌（包括印戒细胞癌）和低分化癌（包括髓样癌和硬癌）。胃的转移性肿瘤罕见。

病理可分为早期胃癌（病变局限于黏膜和黏膜下层,无论有无淋巴结转移）和进展期胃癌（病变侵犯超越黏膜下层,达到固有肌层或更深,也称中晚期癌）。早期胃癌又可分隆起型、浅表型和凹陷型;进展期胃癌可分为结节/肿块型（Borrmann Ⅰ型）、局限性溃疡型（Borrmann Ⅱ型）、浸润性溃疡型（Borrmann Ⅲ型）、弥漫浸润型（Borrmann Ⅳ型）等主要类型。

早期常无特异性症状,可出现不同程度的上腹不适。随病情发展逐渐出现钝痛、隐痛、恶心、食欲不振、嗳气和消瘦等症状,部分出现呕血、黑便或吞咽困难。当胃癌浸润穿透浆膜侵犯胰腺或横结肠系膜时,可出现持续性剧烈疼痛,并向腰背部放射。极少数癌性溃疡穿孔的患者也可出现腹部剧痛和腹膜刺激征象。

晚期可出现左锁骨上、左腋下淋巴结肿大。

（二）超声表现

1. **早期胃癌** 经腹超声检查相当困难且仅限于隆起型,敏感性约15%。由于无症状,早期癌诊断主要依赖纤维胃镜检查,包括对高危人群定期筛查。纤维胃镜结合超声内镜的检查,对早期癌的进一步诊断和明确临床分期极有帮助。

2. **进展期胃癌**

（1）胃壁局限性或弥漫性增厚、隆起,厚度一般>1.0cm,形状不规则,通常呈不均质低回声。声像图类型有:结节/肿块型、溃疡型、局限/弥漫浸润型（局限/弥漫增厚型）等多种表现,少数胃癌呈外生性生长。①肿块型胃癌:基底宽,呈低回声或不均质病灶,边缘可不规则;②溃疡型胃癌:肿物突向胃腔,基底宽,肿物表面溃疡凹陷呈"火山口征";③弥漫或局限增厚型胃癌:病变可限于胃窦区或弥漫至整个胃壁（"皮革胃"）,其短轴断面呈假肾征或"面包圈征"。

（2）胃壁层次不清晰、紊乱、中断,黏膜面不光滑,表面可附着点状中强回声,局部胃壁僵硬。

（3）局部蠕动消失:胃窦幽门部肿物可导致排空减慢甚至胃潴留。

（4）胃癌转移征象:胃癌除直接扩散外,常发生淋巴转移、血行转移、腹膜种植转移。

1）淋巴转移:多见于胃周（小弯侧、大弯侧）、腹腔动脉旁、主动脉旁淋巴结肿大,可以单发和多发,也可呈融合性。

2）血行转移:肝转移癌,常为多发性,边界较清晰,多呈类圆形的低回声结节或较强回声,典型病例呈"靶环状"。

3）腹膜种植转移:胃癌细胞,特别是黏液癌细胞浸润至浆膜层,可脱落到腹膜腔,种植于腹膜、腹壁、盆腔器官,发生转移瘤。声像图表现为胃浆膜层回声连续性中断、腹腔积液,可合并肠粘连。此外,女性胃癌患者可转移至卵巢,为双侧或单侧性实性肿瘤,称 Krukenberg 瘤。对于女性卵巢肿物合并腹水者,应注意寻找胃或其他部位有无原发癌。

（三）鉴别诊断

1. **胃良性肿瘤**　少见,仅占胃肿瘤的 3%。可分为两类:①来自胃黏膜上皮组织,为息肉样腺瘤,比较少见,一般不超过 2cm,有蒂、乳头状,向表面隆起,与基底宽的息肉样腺癌不同;②比较多见的是胃壁的间质瘤,起源于胃壁间叶组织。由于过去学者们认识不足,通常把它错认为是平滑肌肿瘤,随着电镜和免疫组化的发展,才发现间质瘤缺乏平滑肌特异的超微结构和抗原。由于其生物学行为表现多样,可以是良性也可以是恶性,肿瘤可进展缓慢,也可生长迅速,当肿瘤生长较快时,常可导致内部血供缺乏而出现坏死,因此,2008 年美国国立卫生院依据肿瘤大小、核分裂象数、肿瘤原发部位和肿瘤是否破裂等将胃肠间质瘤的恶性潜能分为极低危、低危、中危和高危四个等级。

2. **胃淋巴瘤**　发生在黏膜下,有息肉样、结节/肿物型、弥漫增厚等多种类型,尽管有低回声、黏膜保持完好的特点,有时与腺癌也很难鉴别。此时,病理组织学检查显得极为重要,因为它涉及本病治疗方案的制定及预后的判断。

3. **良性溃疡**　部分非典型的溃疡型胃癌需与良性溃疡相鉴别(见本章第二节)。

（四）临床价值

1. 作为一种无创性的诊断方法,胃超声检查的优点不仅在于它可以显示胃壁层次的断面结构,还可清晰显示胃癌的部位、大小、形态及其侵犯范围和深度,对胃周器官有无转移亦有较大价值,可以弥补胃镜和 X 线片的不足,为临床选择治疗方案提供了依据。相比之下,CT 能够清楚地显示胃壁、胃周侵犯情况、邻近及远处淋巴结转移和远隔脏器转移,在胃癌的分期诊断中起着重要的作用。但是,CT 对早期胃癌诊断价值不大,主要用于中晚期胃癌的诊断和分期。

2. 超声检查对于胃癌淋巴结转移的敏感性仅为 60%,与淋巴结的大小、部位、仪器性能和检查者技术有关。关于残胃癌的超声检查,因其位置深在,受干扰因素多,尤其残胃与空肠吻合者难以显示,除非肿瘤体积很大。

3. 纤维胃镜有助于无症状早期胃癌以及癌前病变的筛查,同时完成组织学活检。内镜超声有助于进一步确定早期胃癌的诊断和进行胃癌分期。内镜超声检查结果与胃癌病理分型有很高的一致性,对提高胃癌的诊断水平具有重要价值。

三、胃黏膜下肿瘤（间质瘤）

（一）病理与临床

根据 WHO 制定的标准和国内外学者公认,过去所谓的"胃肠平滑肌瘤/肉瘤"只是根据普通显微镜下大量梭形细胞/上皮样细胞诊断的,随着免疫组化、电镜及分子生物学的发展,实际上这类肿瘤 85% 以上是一种非定向分化的胃肠间质细胞瘤(gastrointestinal stomal tumor, GIST),真正的平滑肌瘤不足 10%,后者主要发生在胃以上部位。GIST 发生在胃最为多见,称胃间质细胞瘤,表现为胃黏膜下、胃壁内或浆膜外结节。较大的肿瘤可突出于胃腔内,胃黏膜多完整,20% ~ 30% 合并溃疡。肿瘤小于 5cm 的多属低危,大于 5cm 的多属中高危,生长快,常伴有出血性坏死和囊性变。位于浆膜外的大肿块可直接浸润胰腺或肝脏。

（二）超声表现

1. 胃壁局限性肿物,低危病灶大小通常在 5cm 以内,形态较规整,多呈类圆形;中高危者多大于 5cm,形态多不规整,可呈分叶状,黏膜面不光滑,可存在较深在的不规则形溃疡,加压扫查时质地较硬。

2. 低危病灶内部多呈均匀低回声,边界清晰,可有少量血流信号;中高危者内部回声多不均匀,可出现片状无回声区(代表出血坏死),实性成分血流信号多较丰富,可见粗大不规则血流信号。

3. 声像图类型

(1)腔内型:本型多见。肿物位于黏膜下,向腔内生长。黏膜层多数完整并被抬起,有时可见黏膜面小溃疡,基底较平整。短轴断面显示局部胃腔变窄。

(2)壁间型:肌层的肿物同时向腔内、腔外生长,使黏膜层向腔内、浆膜层向外隆起。

(3)外生型:比较少见。肿物主要向外生长,浆膜面膨出明显,但连续性完整,黏膜面无明显膨出,胃腔变形不明显。此型易漏诊或误诊为胃外肿物。

(三)鉴别诊断

1. 腔内型胃间质瘤需与胃息肉鉴别　后者起自黏膜层,基底部常带蒂,呈中等偏强回声,随胃蠕动而移动。

2. 胃间质瘤需与肿块型胃淋巴瘤鉴别　后者起自黏膜下层,内部呈均匀性低回声,生长迅速,预后差。常伴全身多处淋巴结肿大,特别是腹膜后淋巴结。

3. 中高危胃间质瘤还需与胃癌鉴别　根据胃癌组织起自黏膜层,呈浸润性生长,分布不规则等特点不难与前者区分。若肿瘤较大,表面出现溃疡时,鉴别困难。

(四)临床价值

胃间质瘤常在超声、上消化道造影及 CT 检查时被偶尔发现。在胃腔充盈条件下,仔细、熟练的超声扫查可以发现小于 2cm 的肿瘤,还可能根据肿瘤的大小、轮廓、形态、内部回声特征以及血流信号的特征等提示肿瘤的恶性潜能。此外,胃肠间质瘤的生物学行为通常与肿瘤的微血管密度以及血管内皮生长因子的表达水平有关,因此超声造影在预测胃肠间质瘤的恶性潜能方面具有较大潜力。胃镜不易发现较小的黏膜面无破坏的肿瘤和腔外型肿瘤。

四、胃息肉

(一)病理与临床

胃息肉(gastric polyp)是胃黏膜局限性隆起性病变,较结肠息肉少见。病理上将其分为炎性和腺瘤性两种,前者为黏膜炎性增生形成,较常见;后者由增生的黏膜腺上皮构成,较少见,多单发,表面呈结节状,多数有蒂,大小一般不超过 2cm,属癌前病变。

胃息肉好发于胃窦部,发病年龄平均在 40 岁以下,早期通常无明显症状。如息肉表面糜烂、溃疡,可有上腹不适、腹痛、恶心、呕吐及消化道出血等症状。幽门部较大的带蒂息肉可堵塞幽门引起间断性梗阻。仅凭临床症状难以诊断。

(二)超声表现

1. 胃腔内充盈造影剂后,可显示自胃黏膜层向胃腔内突出的低回声或中等回声团块。

2. 多为单发,也可多发。

3. 大小 1~2cm,基底狭窄,呈蒂状,改变体位不能与胃壁分离。

4. 局部胃壁各层结构的连续性和蠕动正常。

(三)鉴别诊断

1. 需与息肉型胃癌及胃巨皱襞症(Menetrier 病)鉴别　息肉型胃癌生长快,多大于 2cm,基底较宽,对胃壁有浸润,附着处可见黏膜中断。胃巨皱襞症声像图特征为黏膜皱襞回声粗大,呈"琴键"状。

2. 胃体部单峰状蠕动波也可被误认为本病　延长观察时间,可见其向幽门部推进或消失,故易于鉴别。

(四)临床价值

胃息肉较小,超声检查容易漏诊。对已发现的胃息肉病变,用超声检查随访其变化有重要价值。当息肉增大、实质回声不均匀减低时,还应警惕癌变可能。

五、十二指肠球部溃疡

（一）病理与临床

十二指肠溃疡（duodenal ulcer）是常见病，最好发于十二指肠球部，约占90%。发病年龄多数为青壮年，男性多于女性，其比例为2~4：1，一般呈圆形或椭圆形，直径通常<1cm，多为单发，亦可为多发。溃疡具有慢性穿入性特征，可侵蚀血管导致大量出血；还可以破坏整个肠壁造成穿孔；邻近组织常伴有纤维增生，并发生痉挛或瘢痕收缩，使球部产生畸形。

临床多表现为中上腹周期性、节律性疼痛，伴有返酸、嗳气，后壁穿透性溃疡疼痛可放射到后背。其疼痛规律一般为疼痛—进食—缓解—疼痛。当溃疡伴有并发症时，可出现呕吐咖啡样物、黑便、梗阻以及穿孔等相应的临床表现。

（二）超声表现

1. 溃疡一般较小，其黏膜面可见凹陷，并可见固定强回声附着。

2. 病变周围呈低回声，有时可见"黏膜纠集征"。

3. 部分球部可因瘢痕挛缩导致形态不规则，面积变小，多<3cm²。

4. 球部管壁轻度、不规则增厚，厚度<1.0cm。

5. 可伴有蠕动时一过性的"激惹现象"。

（三）鉴别诊断

1. **十二指肠球部溃疡需与十二指肠球炎鉴别**　十二指肠球炎的声像图表现为球部面积变小，球壁黏膜皱襞增粗、增厚，其形态通常不发生明显畸变，球壁黏膜面规整，无凹陷，借此可以与十二指肠溃疡相区别。

2. **十二指肠球部溃疡需与十二指肠癌鉴别**　十二指肠癌通常发生在降部，病变呈占位性质。肠壁明显隆起，隆起处黏膜面可出现凹陷，其凹陷形态极不规则。此外，肠壁隆起厚度一般>10mm，以不均质低回声为主，并可出现周围脏器或远隔脏器的转移，通常与十二指肠溃疡不难鉴别。

（四）临床价值

胃充盈法超声检查能显示球部的大小、形态、溃疡部位及周围结构的变化，可动态观察充盈剂在球部的排空情况，为临床提供诊断参考。但对球部浅表性小溃疡，声像图一般难以显示。对部分不典型的十二指肠球部或球后溃疡，超声诊断时应慎重，通常要结合X线片及内镜检查才能确诊。

六、肠道肿瘤

（一）小肠肿瘤

1. **病理与临床**　小肠肿瘤是指从十二指肠起到回盲瓣止的小肠肠管所发生的肿瘤。小肠占胃肠道全长的75%，其黏膜表面积约占胃肠道表面积的90%以上，但是小肠肿瘤的发生率仅占胃肠道肿瘤的5%左右，小肠恶性肿瘤则更为少见，约占胃肠道恶性肿瘤的1%。其中恶性肿瘤主要有腺癌、淋巴瘤、类癌及具有较高恶性潜能的间质瘤等，良性肿瘤主要有脂肪瘤及腺瘤等。小肠越向远端，肿瘤的发生率越高，以回肠最多见，其次为空肠，十二指肠最少。但是就单位小肠黏膜面积发生率而言，十二指肠肿瘤的发生率最高。

临床表现为不同程度的腹痛、腹部包块、肠梗阻等，部分患者粪隐血阳性或黑便。如转移至腹膜则有腹水。超声检查一般用于出现高位梗阻症状如呕吐、腹痛的患者，饮水或口服造影剂有助于超声观察。

2. **超声表现**

（1）直接征象：主要表现为可移动性腹部包块，以低回声多见，亦可为中强水平回声，内部回声与组织学类型无明显关系。淋巴瘤的小肠壁多呈全周性增厚，可弥漫性分布、也可局限性分布，多呈低回声或弱回声,类似"假肾征"或"靶环征";低危间质瘤横断面多为圆形或不规则形,包膜完整,境界清楚,内部呈均匀性低回声或等回声;中高危间质瘤体积多较大,可大于5cm,内部回声多不均匀或坏死液化表现为无回声区。

（2）间接征象

1）肠道梗阻征象:肿物所在部位以上肠道扩张、液体和内容物滞留及肠道积气现象。

2）胆道梗阻征象:其特点为胰管和胆总管下段明显扩张,胆囊增大而肝内胆管仅轻度扩张或无扩张。

3）肠系膜上动静脉推移现象:见于十二指肠水平部肿瘤。

4）周围淋巴结和远隔脏器转移征象。

3. **鉴别诊断**　小肠肿瘤需与肠系膜和大网膜肿瘤鉴别。单凭声像图既不能定位,也不能定性。小肠X线造影和血管造影有助于肿瘤定位,诊断肿瘤的组织来源和良恶性可在超声引导下穿刺活检。

4. **临床价值**　原发性小肠肿瘤发病率低,早期缺乏典型的临床表现,无理想的有效检查方法,因此临床诊断较为困难,误诊率较高,达42%～79%。常用的消化道钡剂造影、纤维肠镜检查对于壁内型及腔外型肿瘤很容易造成假阴性结果,因此难以获得满意的检查效果。超声检查虽然不是诊断小肠肿瘤的敏感方法,但如发现可移动性肿块,即可对其大小、形态、内部回声特征进行评价,对估计病变浸润范围、寻找转移淋巴结和其他脏器转移有一定价值,因此,超声是小肠肿瘤重要的补充检查方法。

（二）大肠肿瘤

1. **病理与临床**　大肠癌是大肠黏膜上皮起源的恶性肿瘤,发生率较高,占消化道肿瘤的第二位。可发生于结肠的任何部位,以直肠、乙状结肠和直肠乙状结肠交界处最为常见。病因不明。从流行病学观点来看,结肠癌的发病可能与环境、遗传有关,肠道的其他慢性炎症也有癌变的可能,如溃疡性结肠炎,有3%～5%癌变。经腹超声发现的大肠癌多属中晚期。

根据肉眼所见,结肠癌可分为:①巨块型:呈菜花样肿物,突向肠腔内,表面伴有溃烂、出血、继发感染及坏死。②溃疡型:多为周围隆起,中央凹陷溃疡,此型出现梗阻症状较晚。③狭窄型:癌肿沿黏膜生长蔓延,使肠腔呈环状狭窄,此型易导致肠梗阻。实际上临床以混合型多见,但以其中一种类型为主。

结肠癌的浸润和转移有直接扩散,淋巴、血行转移及腹腔种植等途径。临床表现为便血、大便习惯改变、腹部包块等。较晚期患者可合并梗阻症状,如:腹痛、便秘、腹胀、呕吐和肠蠕动亢进等,有时可见肠型。严重者可出现腹水、肝大、黄疸、左锁骨上窝淋巴结肿大等,均属晚期表现。

2. **超声表现**

（1）声像图基本特征

1）肠壁增厚:表现为肠壁不均匀增厚或向腔内、腔外生长之不规则肿块,多呈"假肾"征或"靶环"征表现。

2）肠腔狭窄:由于癌肿在肠壁呈环形浸润生长,致肠腔狭窄变形,其肠腔显示如"线条状"改变。

3）肿瘤回声:肿瘤一般呈低回声或强弱不均的实质性回声,多伴有较丰富血流信号。

4）梗阻征象:肿物部位近端肠管扩张、内容物滞留。根据肿瘤浸润生长方式以及狭窄程度的不同,分为不完全性或完全性肠梗阻。

5）其他征象:肿瘤部位肠管僵硬,肠蠕动消失。

6）肿瘤转移征象:局部系膜淋巴结肿大和/或肝脏等器官内转移灶。

（2）声像图分型:按肿瘤的形态和声像图特征可分为以下几型。

1）肠内肿块型:肿瘤呈局限性隆起,向腔内突起,表面不规则或呈菜花状,肿块与肠壁相连,周围肠壁多正常。

2）肠壁增厚型:不均匀增厚的肠壁呈低回声,包绕肠腔含气内容物,即"靶环征"。斜断面扫查呈"假肾征"。

3）肠外肿块型:肿瘤向管腔外生长浸润,管腔受压、狭窄、变形不明显。

4）混合型:肿瘤向腔内凸出,并侵犯肠壁全层,向浆膜外生长浸润,无包膜,边界不清。

3. 鉴别诊断

（1）结肠间质瘤:肿瘤可向肠腔内或肠腔外生长。肿物一般较大,直径多>5.0cm,形态规则或不规则的瘤体内可见大片液化坏死区,溃疡深大而不规则,肿瘤内可发生假腔。结肠间质肉瘤易发生肝脏和周围淋巴结转移。

（2）结肠淋巴瘤:罕见,表现为肠壁增厚或形成肿块,呈低回声,透声性较好,少见坏死区。

（3）肠结核:肠结核的好发部位在回盲部,文献报告该处发生率占肠道结核的40%～82.5%。增殖型肠结核由于极度增生的结核性肉芽肿和纤维组织使肠壁呈瘤样肿块,声像图显示为肠壁局限性增厚、边缘僵硬、管腔狭窄变形,与结肠肿瘤容易混淆。鉴别诊断除结合病史、体征以及其他检查资料进行分析外,X线钡剂灌肠对肠结核的诊断具有重要价值。

4. 临床价值　经腹超声主要适合于进展期结肠癌,弥补了临床触诊的不足。超声可以为临床提供"假肾征"等重要的诊断线索,以便X线钡剂造影和纤维肠镜进一步证实。还可用来提示进展期结肠癌有无肝脏和淋巴结转移。但结肠的准确分期尚需要依赖CT等其他检查。经腹超声引导下穿刺活检有助于确定病理组织学诊断、分级和鉴别诊断。高频经直肠超声和超声内镜可清晰显示肠壁的五层结构和病变侵犯范围;三维超声检查可进一步全面评估肿瘤的形态、大小、浸润深度和范围等,并可观察周围淋巴结肿大情况。

七、肠梗阻

（一）病理与临床

肠梗阻(intestinal obstruction)是指肠腔内容物由于病理因素不能正常运行或通过肠道时发生障碍,是常见而严重的急腹症之一。肠粘连是小肠梗阻最常见的原因,肿瘤是导致结肠梗阻最常见的原因。其典型临床表现为腹痛、呕吐、腹胀、停止排气排便。腹痛特点多为间歇性发作性绞痛,麻痹性肠梗阻可以无腹痛。由发作性转为持续性腹痛,应考虑为绞窄性。持续性疼痛多为血管因素所致,由持续性转为"缓解"应考虑肠坏死。本病可分为机械性肠梗阻(非绞窄性、绞窄性)和麻痹性肠梗阻两类,还可分为完全性肠梗阻和不完全性肠梗阻。

（二）超声表现

由于肠梗阻的病因、梗阻部位、病程久暂以及有无绞窄等,其声像图可有多种表现。

1. 梗阻近端肠管显著扩张,其内大量液体充盈。小肠梗阻时,小肠内径多>3.0cm;结肠梗阻时,结肠内径多>5.0cm。立位或坐位纵行扫查时可见气液分层征。

2. 梗阻近端肠管蠕动频繁、亢进,蠕动波幅度增大,伴有肠内液体往复流动以及"气过水"征。梗阻局部肠蠕动减弱或消失。麻痹性肠梗阻肠蠕动亦减弱或消失。

3. 肠壁改变:肠袢纵断面黏膜皱襞清晰,可伴有水肿增厚,表现为"琴键"征或"鱼刺"征。肠袢弯曲扭转可形成"咖啡豆"征。

4. 绞窄性肠梗阻的动态变化

（1）肠蠕动由增强迅速减弱,以至完全消失。

（2）由肠间无或少量积液征象,逐渐转为大量积液。

5. 提示肠梗阻原因的特殊声像图征象

（1）梗阻末端强回声团提示巨大结石、各类粪石引起的梗阻或蛔虫性肠梗阻。

（2）梗阻末端低回声团块提示肠管病变,如肿瘤、克罗恩病等。

（3）沿肠管长轴呈多层低和中等回声相间的结构即"套袖"征,短轴切面呈"同心圆"征,为肠套叠。

（4）肠壁均匀性显著增厚,回声减低,内部血流信号明显减少且发病急速者,提示肠系膜血管阻塞。

（5）阴囊内、腹壁内见到肠管回声是肠管嵌顿的佐证。

（6）腹腔内见到闭袢状肠管扩张时,提示肠扭转或粘连。

（三）鉴别诊断

超声检查一般不易诊断肠梗阻的病因,但肠套叠或肠肿瘤等梗阻时有特殊征象。例如,肠套叠时横断面声像图呈多层"同心圆征"。当肿瘤导致梗阻时,可见肠壁增厚,肠腔回声偏离中心或呈"假肾征"。蛔虫如扭结成团可以堵塞肠腔,患者以少年和儿童居多,有蛔虫病史,声像图上小肠扩张可不严重,但可显示线团状的蛔虫征象。

（四）临床价值

小肠梗阻时依据临床表现一般可以确诊,超声检查诊断小肠梗阻的意义在于:

1. 梗阻早期扩张的肠管内尚无明显气体,因缺乏气体对比,X线片可无阳性发现。但超声扫查不难发现小肠积液扩张和肠蠕动改变,从而能早于X线片检查提示小肠梗阻诊断。

2. 如发现短期内腹水明显增多或肠蠕动由强变弱,虽此时阵发性绞痛的剧烈程度有所减轻,在腹膜炎症状出现之前,容易误认为病情好转。而超声征象却可明确提示病情恶化。

3. 另外,对妊娠女性疑有肠梗阻者,因X线检查有伤害,超声检查可作首选。

八、肠套叠

（一）病理与临床

一段肠管套入相连接的另一段肠管内称为肠套叠。本病是常见的小儿外科急诊,占儿童肠梗阻首位,多在2岁之内发生,95%原因不明,成人较少见。一般为近侧肠管套入远侧肠管,远侧套入近侧者罕见。套叠处形成三层肠壁:外壁称为鞘部;套入部由反折壁与最内壁组成。鞘部的开口处为颈部,套入部前端为顶部。套入的肠管常因血管受压而发生充血、水肿、肠壁增厚,甚至坏死。肠套叠的类型最多见的是回盲型,其次为回结型。回回型、结结型较少。无论哪种类型,几乎都导致肠梗阻。

腹痛、呕吐、血便、腹部包块是肠套叠的主要临床表现。腹痛为突然发生,间歇性反复发作,发作时常呕吐。发作数小时内多数排果酱样黏液便。体检时腹部可扪及活动性包块。肠套叠发病一天后多数出现完全性肠梗阻的表现。

（二）超声表现

声像图表现为沿肠管长轴见局部呈多层低和中等回声相间的结构即"套筒征",短轴切面呈"同心圆征"或"靶环征"。在成年人应注意套入的肠管壁有无肿瘤等异常回声。CDFI有助于显示套叠肠管壁和系膜的血流信号及其改变,完全缺乏血流信号提示肠壁缺血坏死。

（三）鉴别诊断

肠套叠主要应与肠道肿瘤鉴别,后者起病慢,病程相对较长,声像图多数表现为"假肾征",边缘欠规整,很少有"同心圆征"。对成人肠套叠,要特别注意同时有肿瘤存在的可能。

此外,有时排空的胃窦部也可呈现为"同心圆征",但是这种征象多为暂时性,不固定,动态观察可随蠕动消失。

（四）临床价值

超声对肠套叠诊断的准确率在92%以上,与传统采用的X线空气或钡剂灌肠检查比较,方法简便、迅速,结果准确、可靠。在超声监视下,对小儿单纯性套叠利用加温生理盐水灌肠复位治疗,效果良好,与国内报告的X线空气灌肠复位成功率相近,且无X线辐射的缺陷,为治疗肠套叠开辟了新途径。

九、急性阑尾炎

（一）病理与临床

急性阑尾炎（acute appendicitis）是外科最常见的急腹症之一。诊断主要依靠临床症状（发热、转移性右下腹痛、呕吐等）、体征（右下腹/麦氏点压痛、肌紧张、反跳痛）及实验室检查（白细胞计数、中性粒细胞增高）。依据其病理改变分为单纯性阑尾炎、化脓性阑尾炎和坏疽性阑尾炎。

（二）超声表现

正常阑尾超声不易显示，国内外报道其显示率为 50%～60%。正常阑尾纵断面呈盲管状结构，横断面呈同心圆形，管壁层次清晰，柔软并可压缩。外径<7mm（平均 4.5mm±1.0mm）。

阑尾炎声像图表现为：

1. 阑尾肿胀　外径：成人≥7mm，儿童≥6mm，阑尾壁厚≥3mm。加压时管腔不可压缩，局部压痛明显。

2. 纵断面呈盲管状结构，盲管另一端与盲肠相连，横断面呈圆形或同心圆形，中央无回声区代表积液或积脓。

3. 单纯性阑尾炎时，阑尾层次结构比较清晰完整；黏膜界面回声或其他层次中断或消失、阑尾形状不规则、不对称代表溃疡、坏死以至穿孔；阑尾周围可以伴有低回声区代表积液或积脓。

4. 阑尾腔内可伴有粪石样强回声，后方伴声影。粪石嵌顿于阑尾根部时阑尾根部增粗伴有腔内积液（脓）征象。偶见阑尾腔内积气。

5. 间接征象

（1）阑尾系膜脂肪增厚或阑尾周围覆盖厚层网膜脂肪组织，不可压缩并伴有压痛，为感染引起的炎性脂肪组织。

（2）患儿常伴有肠系膜淋巴结肿大。

（3）相邻回肠/盲肠黏膜增厚。

6. CDFI　多普勒能量图可能发现位于浅表的阑尾炎和炎性脂肪血流信号增加而有助于诊断，腔内张力过高、坏疽性阑尾炎和深部阑尾炎可无血流信号出现。

（三）鉴别诊断

在诊断中应注意将阑尾周围炎与阑尾穿孔形成的周围脓肿相区别，前者为包绕在阑尾周围的无回声带，而后者系阑尾旁较大的局限性不规则无回声区。还应将发炎的阑尾与含液的肠管进行鉴别，肠管管腔内径较大，可压闭，动态观察可见蠕动及环状皱襞，并与上下端肠管连通。

阑尾穿孔时，还须与以下各种急腹症鉴别。

1. 右侧宫外孕或黄体囊肿破裂　患者为育龄女性，宫外孕者多有停经史，无转移性右下腹痛。无回声或混合性回声包块以盆腔内为主，液体较多时无回声区出现在右结肠外侧沟及其他部位。穿刺可抽出不凝血液。

2. 胆囊或上消化道穿孔　主要表现为穿孔部位有不规则的囊性或囊实性包块，压痛明显。而阑尾部位无明显包块。前者有胆囊结石病史，后者超声检查或立位 X 线透视均可见右膈下游离气体。

3. 此外，还应与卵巢肿物扭转、输尿管结石、回盲部肿瘤、回盲部结核、肠套叠、克罗恩病、局限性肠梗阻、脓肿等相鉴别。

（四）临床价值

据国外报道，临床拟诊阑尾炎而手术的患者中阴性者占 20%～40%。另一方面，由于患者症状不典型而延误诊断，以致阑尾炎合并穿孔和腹膜炎者也并非少见。传统影像技术如腹部 X 线片、钡剂灌肠等阳性率较低，通常无助于临床诊断。CT 虽然具有重要价值，但有放射性辐射和设备昂贵的缺点。自从 1985 年 Puylaert 首次描述"靶环征"为多数急性阑尾炎的声像图特征以来，超声因其方便快捷、敏感性和

特异性较高、无电离辐射等优点,应用比较广泛。20 余年的临床研究和经验证明,超声诊断急性阑尾炎有以下优点:

1. 高分辨力超声对急性阑尾炎的检出率较高,可提供许多客观的影像学依据,并可确定阑尾的变异位置,对指导手术、确定切口位置有一定帮助。

2. 超声能准确提示阑尾有无穿孔、周围有无渗出、粘连以及阑尾周围有无脓肿形成等重要信息,有利于选择合理的治疗方法。

3. 方法简便,无创伤,便于重复,对疑有阑尾炎的儿科患者、孕妇等常作为首选。

但是,对于体型肥胖、腹部胀气显著的患者,超声检查是困难的。由于超声仪器和技术条件的限制,部分超声检查结果模棱两可,有必要进一步行 CT 检查。

十、消化道穿孔

（一）病理与临床

急性消化道穿孔多因胃及十二指肠活动性溃疡、伤寒、肿瘤、急性胃扩张、梗阻、坏死、外伤等原因引起胃肠内容物流入腹腔导致化学性腹膜炎或大量气体逸入腹腔形成气腹。暴饮暴食为常见的诱因,少部分病人无明确病史。临床表现以骤然发作的持续性上腹部剧痛为特点,可延及全腹,并向肩背部放射,腹肌紧张呈"板"样,全腹压痛和反跳痛。慢性穿孔病变可能仅有局限症状且症状常较轻。常规检查为腹部 X 线立位透视/平片,发现膈下游离气体—间接征象,强烈提示该诊断。

（二）超声表现

1. 腹腔内游离气体　通常位于腹腔内位置较高的间隙,可分别采取左侧卧位和右侧卧位,于膈下(肝、脾前方)可见随体位移动的气体引起的混响伪像,同时可见局部腹膜回声显著增强(enhancement),似"腹膜增厚"表现。局部腹膜回声增强是膈下游离积气的特异性征象,并具有重要诊断价值。头低足高位时可在下腹部充盈的膀胱前方发现游离气体征象;气体量大时腹腔积气征象更显著。

2. 腹腔内游离积液　超声观察盆腔的子宫直肠陷凹或膀胱直肠陷凹,可以敏感地发现少量腹腔游离液体。胃后壁、十二指肠球后穿孔液体可渗漏于网膜囊内。细菌性腹膜炎期,则可见多量游离液体。

3. 其他间接征象

（1）胃肠蠕动减弱或消失,肠腔积气(注:实际上为不同程度的麻痹性肠梗阻)。

（2）穿孔被局限者,可形成脓肿或边缘模糊、回声不均的炎性包块,周围可见大网膜包裹,可有局部压痛。

（3）局限性液体积聚,对提示穿孔部位有帮助。超声在极少数情况下可直接显示出穿孔部位、大小以及胃内容物向腹腔流动现象。

（三）鉴别诊断

超声显示腹膜腔内游离气体和液体回声,是超声诊断消化道穿孔的特征性间接征象,结合患者有急性发作的剧烈腹痛病史和腹膜炎体征,应首先考虑到消化道穿孔。但如果发现腹腔内游离气体、液体则未必一定是急性消化道穿孔所致。它也见于产气杆菌引起的原发性腹膜炎,还常伴有门静脉积气征象,后者无须手术探查。由于穿孔渗出的液体内常混有胃肠内容物,或形成脓肿,所以,有时不能显示典型的无回声区,容易误认为肠内液体而漏诊。此外,其鉴别诊断还应与急性胃扩张、急性坏死性胰腺炎、急性胆囊炎穿孔并发腹膜炎和急性阑尾炎等进行鉴别。

（四）临床价值

1. 实时超声检查用于提示消化性溃疡穿孔的诊断具有独到之处,可弥补腹部 X 线检查的不足。同时,超声有助于敏感地发现腹腔游离积液。

2. 超声检测气体的敏感性不亚于腹部 X 线片,但远不及 CT 敏感性高,后者可以发现少达 1ml 的游离气体。

3. 怀疑消化性溃疡穿孔时禁用口服造影剂,虽然超声仅极少数患者可见穿孔部位的直接征象,但是间接征象有助于诊断。

(葛辉玉   苗立英)

参 考 文 献

[1] 陈敏华.消化系疾病超声学[M].北京:北京出版社,2003:291-354.

[2] 张青萍.胃肠道超声检查的进展和几个问题[J].中国超声医学杂志,1994,10(4):59.

[3] 李建国.胃肠肿瘤超声检查[J].中国超声医学杂志,2000,16(3):213-217.

第十章　泌尿系统疾病

第一节　肾

一、概述

（一）解剖概要

1. 肾脏　肾脏的外形似蚕豆，上宽下窄，前凸后平，位于腰部脊柱两侧，紧贴于腹后壁。右肾位置略低于左肾，右肾的前方有右肝、十二指肠及结肠肝曲，左肾的前方有胃、脾、胰尾及结肠脾曲。肾门位于肾中部内侧，是肾动脉、肾静脉、输尿管、神经及淋巴管的出入之处。肾门内前三者结构的位置关系为：肾静脉在前、肾动脉居中、输尿管在后，三者合称为肾蒂。肾门向肾内延续为肾窦，肾窦内含有肾动脉、肾静脉以及肾小盏、肾大盏、肾盂和脂肪组织等。肾盂在肾窦内向肾实质展开，形成 2~3 个大盏和 8~12 个小盏。肾实质由皮质及髓质组成，其厚度为 1.5~2.5cm。肾皮质位于外层，厚度为 0.8~1.0cm，髓质位于内层，由 10~12 个肾锥体组成。皮质伸入锥体间的部分称为肾柱，肾锥体的尖端与肾小盏的相接处称为肾乳头。肾包膜是位于肾表面的一层纤维膜；肾周筋膜则呈囊状包裹肾脏，内含有丰富的脂肪组织，起固定和保护肾的作用。

2. 肾的血管

（1）肾动脉：肾动脉起源于腹主动脉，在肠系膜上动脉分支下方的两侧分出右肾动脉和左肾动脉。左肾动脉则行经左肾静脉、胰体尾部后方进入左肾门；右肾动脉走行于下腔静脉、胰腺头部和肾静脉之后，在肾静脉水平进入右肾门。双侧肾动脉到达肾门附近处分为前后两支经肾门进入肾窦。前支较粗，后支较细。前支进入前部的肾实质，后支进入后部的肾实质。根据其分布的区域，可将肾实质分为上段、上前段、下前段、下段和后段，除后段血液由后支供应外，其余各段血液均由前支供应。

由前支和后支肾动脉分出大叶间动脉进入肾柱，沿肾锥体周围向肾表面伸展，达到髓质与皮质交界处时，大叶间动脉呈弓状转弯称为弓状动脉。弓状动脉呈直角向肾皮质分出小叶间动脉，再从小叶间动脉分出入球小动脉进入肾小球。

不经肾门直接入肾实质的动脉称为迷走肾动脉或副肾动脉，其发生率约为 20%。迷走肾动脉多起源于腹主动脉或肾上腺动脉。

（2）肾静脉：出球小动脉在肾实质内形成毛细血管网，由毛细血管网合成肾静脉，肾内静脉与其同名动脉伴行，在肾门附近合成左、右肾静脉。左肾静脉则向右行经肾动脉和腹主动脉前方，肠系膜上动脉后方注入下腔静脉，当肠系膜上动脉压迫左肾静脉的时候，可引起左肾静脉回流受阻，形成扩张，临床上称之为"胡桃夹"现象。右肾静脉向左行经肾动脉前方，注入下腔静脉。

（二）超声检查技术

1. 患者准备　肾超声检查一般不需做特殊的准备,若同时检查输尿管和膀胱,可让受检者在检查前60min饮水500ml,并保持膀胱适度充盈,以使肾盂、肾盏显示更加清晰。

2. 体位　肾超声探测的常用体位为仰卧位、侧卧位,由于肾的位置靠后,故探测时还可采取俯卧位。

3. 仪器

（1）经腹部超声探测:探头类型首选凸阵探头,成人常用的探头频率为3.0~3.5MHz,儿童常用的探头频率为5.0MHz,其优点是视野广阔,容易获得整个肾的切面图像。

（2）腔内超声探测:将微型导管化的探头经尿道、膀胱插入输尿管、肾盂,能够近距离地探测体积较小、位置较深的脏器,发现肾盂赘生性病变、肾盂输尿管连接部梗阻、肾盂小血管破裂出血等腹部超声较难发现肾盂病变,对输尿管黏膜下结石、输尿管狭窄等输尿管病变也能做出精细的探测。

微探头导管超声由微探头和导管两大部分组成。微探头可分为机械旋转式和多晶片电子相控阵扫描式两种。机械旋转式探头多为单晶片探头,通过机械马达驱动旋转产生实时二维声像图,而多晶片电子相控阵探头不但可以显示灰阶实时图像还能显示彩色血流图像。导管部分的外径在3.5~8F,长度95~200cm。

微探头导管超声的探测方法包括导丝引导和直接插入两种。对于尿道膀胱可以采用直接插入法,将导管直接从尿道外口插入,进行探测,而肾盂、输尿管的探测可借助膀胱镜用导丝导引插入或直接插入。探头插入后对尿路进行逐层横断面扫描。

4. 检查方法

（1）仰卧位冠状切面扫查:此体位较常用,扫查右肾以肝为声窗,扫查左肾以脾为声窗,透声好,声像图清晰,同时还能清晰显示肾内血流情况;但当腹部胃肠气体干扰时,此切面观察肾上极欠满意。

（2）侧卧位经侧腰部扫查:左侧卧位时检查右肾,右侧卧位时检查左肾。侧卧位检查可使肠管移向对侧,有利于肠道气体较多的患者的肾的显示,扫查时也可利用肝或脾作为声窗,对肾进行冠状切面及横切面的扫查。

（3）俯卧位经背部扫查:嘱受检者俯卧位并暴露两侧腰背部,对肾进行纵切面及横切面的扫查。这个途径受肋骨影响少,易获得整个肾的声像图,但对于背肌发达的受检者,声衰减明显,图像不够清晰。

（三）正常超声表现

1. 正常声像图　正常肾二维声像图从外向内分别为周边的肾轮廓线、肾实质和中央的肾窦回声。肾包膜光滑、清晰,呈高回声。肾窦回声位于肾中央,宽度一般占肾的1/2~1/3,通常表现为长椭圆形的高回声区,其回声强度高于胰腺回声。肾窦回声是肾窦内各种组织结构的混合表现,包括肾盂、肾盏、血管、脂肪组织等,边界毛糙不整齐,中间可出现无回声区,当大量饮水或膀胱过度充盈时,可略增宽,但<1.0cm,排尿后此种现象可消失。肾包膜和肾窦之间为肾实质回声,呈低回声,包含肾皮质和肾髓质(肾锥体)回声,肾锥体回声较肾皮质回声为低。正常情况下彩色多普勒诊断仪能清晰显示主肾动脉、段动脉、叶间动脉、弓状动脉直至小叶间动脉及各段伴行静脉。正常时肾能随呼吸运动而活动。

2. 正常测量值

（1）正常肾大小:男性正常肾超声测量值　长径10cm~12cm;宽径4.5cm~5.5cm;厚径3cm~5cm。肾实质厚度(包括皮质和髓质)1.0~1.5cm。女性正常肾超声测量值略小于男性。一般在肾长轴切面测量肾实质厚度,厚度(包括皮质和髓质)1.0~1.5cm。

（2）正常肾动脉血流速度测量值:肾动脉收缩期峰值流速(PSV)通常<60cm/s。肾内叶间动脉阻力指数(RI)测值在0.56~0.70,RI测值>0.70在区分肾梗阻与非梗阻性疾病中有很好的敏感性与特异性。肾内叶间动脉加速度(11 ± 8)cm/s^2;加速时间一般<0.07s。

3. 正常肾盂腔内声像图　使用微探头超声探测肾盂、肾盏其正常声像图表现为肾盂内腔面光滑,肾盂腔呈无回声液性区,黏膜层呈带状高回声,黏膜下层呈带状低回声,黏膜及黏膜下层连续完整。肾锥体呈三角形低回声,肾实质呈中等偏低回声,肾包膜呈带状高回声,肾盂与输尿管连接部是一个重要的解剖标志,该处声像图表现为输尿管腔突然变大。

二、肾疾病

（一）肾积水

1. **病理与临床**　肾积水是指因尿路梗阻使肾内尿液不能正常排出,引起肾盂肾盏尿液滞留,肾盂内压力增高,从而导致肾盂肾盏扩张及肾萎缩的病理改变。

肾积水的病因包括上尿路先天性的梗阻,如输尿管节段性的无功能、输尿管狭窄、扭曲、粘连、束带或瓣膜结构、迷走血管压迫、先天性输尿管异位、囊肿、双输尿管等;上尿路后天性的梗阻,如输尿管结石、肿瘤、瘢痕、纤维化、扭转等;下尿路的各种疾病造成的梗阻,如前列腺增生、膀胱颈部挛缩、尿道狭窄、肿瘤、结石甚至包茎等;外源性疾病造成的梗阻,如盆腔的肿瘤、炎症、胃肠道病变、腹膜后病变等。

肾积水临床表现为腰部或下腹部的疼痛,根据梗阻发生的快慢可以表现为剧烈的绞痛、胀痛或隐痛。泌尿系结石引起的肾积水表现为剧烈的肾绞痛,而泌尿系肿瘤引起的肾积水往往是逐渐出现的隐痛,有时却没有任何症状。如果泌尿系梗阻的部位在膀胱以下,可以出现排尿困难,如前列腺肥大症常表现为排尿费力、夜尿增多等症状。此外,由于泌尿系梗阻的存在,可以反复出现泌尿系感染。少数患者在双侧肾积水很长时间,甚至出现肾功能不全、无尿时才被发现。

2. **超声表现**　肾积水程度在声像图上的表现分为轻、中、重度三种程度。

（1）轻度肾积水:肾的大小、形态没有改变,在声像图上出现肾窦分离超过1.5cm,肾盂肾盏均有轻度扩张,但肾实质厚度和肾内彩色血流不受影响。

（2）中度肾积水:肾盂肾盏分离,肾盏扩张较为明显,积水的各个肾盏彼此分开,因各人肾盂肾盏原有形态不同,表现为形态各异的肾积水声像图,例如花朵样或烟斗样无回声区,肾实质回声正常。

（3）重度肾积水:肾体积增大,形态失常,肾盂肾盏明显扩大,肾窦回声被调色板样或巨大囊肿样的无回声区所取代,肾实质厚度明显变薄,肾实质内彩色血流明显减少或消失,同侧输尿管可扩张并与肾盂相连。

3. **鉴别诊断**

（1）中度或重度肾积水与多囊肾或多发性肾囊肿的鉴别:中度或重度肾积水易与多囊肾或多发性肾囊肿混淆。鉴别要点:多囊肾表现为双侧发病,肾内充满大小不等的囊肿且彼此不相通;多发性肾囊肿表现为单侧或双侧肾内多个囊肿,囊肿之间彼此不相通;而肾积水的无回声区则彼此相通,同时可伴有同侧输尿管扩张。

（2）生理性肾窦回声分离与病理性肾积水的鉴别:在生理情况下,膀胱过分充盈、大量饮水或利尿药、解痉剂的应用,可使肾盂内存有少量尿液,声像图出现肾窦回声分离,不同于尿路梗阻而引起的肾积水,在排尿后或利尿期过后,肾窦回声分离现象可消失。妊娠妇女常因激素作用出现双侧对称性轻度肾窦回声分离的生理现象。一般1.5cm以上的肾窦分离可确定为肾积水,而1.0cm以下的肾盂分离可能为生理性肾窦分离。

4. **临床价值**　肾积水只是一种临床表现,肾积水的梗阻原因和梗阻部位的判断对临床诊治更为重要。超声能够发现泌尿系的肿瘤、结石、输尿管囊肿、前列腺增生等引起肾积水的病变,但对于输尿管先天性狭窄、炎性粘连等疾病则需要结合其他影像学检查做出诊断。

超声对肾积水的诊断不需要使用造影剂,没有X线辐射,对无功能的肾也能很好的显示。超声对肾积水的显示非常敏感,能够发现0.5cm以上的肾盂分离,同时还能测量肾实质的厚度,了解肾积水引起的肾实质萎缩情况。值得注意的是肾盂分离程度的尺寸界定不是绝对的,需要结合临床,肾盂分离与肾积水不应等同。另外肾盂分离的前后径测量是很重要的。

（二）肾囊性病变

1. **病理与临床**　肾囊性病变种类较多,多数是先天性的,也有后天发生的,其囊性占位的大小、形态、部位、数目各不相同。根据囊肿数目多少可分为孤立性肾囊肿、多发性肾囊肿和多囊肾;根据病变的部位可分为肾皮质囊肿和肾髓质囊肿。

临床上较常见的类型有单纯性囊肿、多囊肾、肾盂旁囊肿和肾钙乳症等,其中发病率最高的是单纯性肾囊肿,此病发展缓慢多无症状,当囊肿感染或出血时可出现腰痛或腹痛。肾盂源性囊肿是指位于肾实质内与肾盂或肾盏相通的囊肿,肾盂源性囊肿内有结石形成时称为肾钙乳症。肾盂旁囊肿又称肾盂周围囊肿,一般是指肾窦内或位于肾盂旁向肾窦内扩展的肾囊肿。多囊肾是一种先天性遗传病,有成人型与婴儿型两种。成人型多囊肾表现为双肾受累,肾体积增大,肾内皮质与髓质布满大小不等的囊肿,肾实质受囊肿压迫而萎缩,逐渐丧失功能。临床上可出现恶心、呕吐、水肿、高血压等肾功能衰竭的症状。婴儿型多囊肾,发病早,预后较差,囊肿小而数量极多。

2. 超声表现

(1) 单纯性肾囊肿:单纯性肾囊肿超声表现为圆形或椭圆形的无回声区,边界清晰,囊壁薄而光滑,内部回声均匀,后方回声增强,可伴有侧壁声影,囊肿常向肾表面凸出,巨大的囊肿直径可超过10cm。

(2) 多房性肾囊肿:多房性肾囊肿超声表现为肾内圆形或椭圆形无回声区,边界清晰,表面光滑,在无回声区内有菲薄的分隔,呈条带状高回声,后方回声增强,可伴有侧壁声影,肾体积可增大。

(3) 肾盂旁囊肿:超声表现为位于肾窦或紧贴肾窦的囊性无回声区,超声表现同肾囊肿,由于囊肿位于肾窦回声内,容易压迫肾盂肾盏,造成肾积水。

(4) 肾盂源性囊肿:肾盂源性囊肿超声表现为囊壁光滑的无回声区,后方回声增强,一般体积不大,不向肾表面凸起。肾钙乳症超声表现为囊性无回声区内伴强回声和声影,随着被检者体位改变,强回声朝重力方向移动;微小的肾钙乳症也可表现为肾实质内小的无回声囊肿,伴有彗星尾征。

(5) 多囊肾:超声表现为两肾增大,随病情轻重不同,肾增大程度各异,囊肿的多少和大小也各不相同,囊肿少而大者病情轻;囊肿多而小者病情反而严重。声像图所见往往是全肾布满大小不等的囊肿,肾内结构紊乱,不能显示正常肾结构,肾实质回声与肾窦回声分界不清。囊肿随年龄的增大而逐渐增多增大,囊肿出现得愈早,预后愈不佳。肾体积增大,形态失常;双侧肾发病,可伴发多囊肝、多囊脾、多囊胰等病变。

婴儿型因囊肿小而数量极多,超声多不能显示出囊肿的无回声特征,而仅表现为肾体积增大,肾内回声增强,肾内结构欠清,肾实质呈蜂窝状小囊性结构或弥漫性强回声改变的声像图特征。

3. 鉴别诊断　多囊肾与肾多发性囊肿的鉴别。多囊肾为双肾发病,双肾体积增大,表面不规则,全肾布满大小不等的囊肿,甚至肾实质回声与肾窦回声都分不清楚,而肾多发性囊肿多为单侧,囊肿的数目较多囊肾少,囊肿以外的肾实质回声正常。如果囊肿较大,则可对局部肾实质造成挤压。

4. 临床价值　超声诊断肾囊肿有其独到之处,根据声像图容易与实质性肿块鉴别。典型的肾皮质囊肿一般不会与囊性肿瘤混淆。对较难诊断的囊性肾癌可行超声造影和超声引导下穿刺,囊性肾癌造影时囊壁不光滑,穿刺液多为血性,穿刺液做细胞学检查可发现肿瘤细胞。单纯性肾囊肿、多房性囊肿、肾盂旁囊肿均可在超声引导下做囊肿穿刺硬化治疗,疗效颇佳,基本一次可以治愈。

(三) 肾实质性占位性病变

1. 病理与临床　肾实质性占位按肿瘤发生的部位可分为肾肿瘤和肾盂肿瘤,按病理类型可分为良性肿块和恶性肿块两大类。肾恶性肿瘤主要包括肾癌、肾盂癌、肾母细胞瘤,肾淋巴瘤、平滑肌肉瘤、脂肪肉瘤及转移性肿瘤,其中以肾癌最为多见。而肾良性肿瘤中以血管平滑肌脂肪瘤最为多见,肾脂肪瘤、嗜酸细胞瘤、纤维瘤、血管瘤等良性肿瘤则发病率较低。

(1) 肾癌:病理上又称为肾细胞癌,是成人肾恶性肿瘤中最多见的一种,占肾恶性肿瘤的85%左右。肾癌的肿瘤组织一般分布比较均匀,但随着肿瘤的生长也会出现出血、坏死等变化。肾癌的转移途径多由血液循环转移至肺、肝、脑及骨骼等器官,肿瘤也会转移到肾门淋巴结及腹膜后淋巴结。肿瘤向周围生长会直接侵犯肾盂、肾盏、肾周筋膜及肾外脏器。

肾癌症状表现主要包括血尿、腹部包块和疼痛。血尿是肾癌最常见的临床症状之一,为肿瘤侵犯肾盂或肾盏黏膜所致。40%~60%的患者会发生不同程度的血尿,如果血块凝结堵塞输尿管可引起肾绞痛症状。体形瘦长的患者较易被触及腹块,位于上腹部肋弓下,一般腹块可随呼吸运动而上下移动,如果固定不动,提示肿瘤可能侵犯肾脏周围的脏器结构,肾癌引起的疼痛除血块堵塞输尿管引起的绞痛外,多为钝痛,是由于肿瘤生长牵拉肾被膜,或是肿瘤侵犯周围脏器或腰大肌所造成的。此外,肾癌还有发热、高血压、血钙增高、血沉增快等临床表现。如果肿瘤发生转移,还会引起相应的症状,比如肿瘤发生肝转移会造成肝功能异常,肿瘤癌栓阻塞肾静脉或下腔静脉引起精索静脉血液回流障碍,造成精索静脉曲张。

(2)肾母细胞瘤:又称 Wilms 瘤,是儿童最常见的肾实质性肿瘤,肿瘤的发生与先天性畸形有一定的关系。进行性增大的腹部肿块是肾母细胞瘤最常见的症状,肾母细胞瘤早期临床上可无任何明显症状,发现时往往已很大,侵占肾的大部分,巨大肿块的下缘可达盆腔,对周围器官产生压迫症状伴有气促、食欲不振、消瘦、烦躁不安等表现。肿瘤侵入肾盂可出现血尿,肾血管栓塞或肾动脉受压缺血会导致高血压。部分病例可出现腹痛,患儿出现程度从局部不适、轻微疼痛到绞痛、剧烈疼痛伴有发热常提示肾母细胞瘤包膜下出血。肿瘤发生转移时,因下腔静脉梗阻可有肝大及腹水,还可出现胸腔积液、低热、贫血、恶病质等表现。

(3)肾血管平滑肌脂肪瘤:又称错构瘤,多见于女性,以单侧肾发病为主,肿瘤无包膜,呈圆形或类圆形。本病可同时伴有结节性硬化症,此系常染色体显性遗传,是家族遗传性疾病,此病多为双肾多发肿瘤,80%患者脸部有蝴蝶状色素沉着或痤疮,可同时伴有大脑发育迟缓、智力差、有癫痫及其他心肺病变。我国血管平滑肌脂肪瘤绝大多数并不伴有结节性硬化症。

肾血管平滑肌脂肪瘤者多无明显临床症状,当肿瘤出血时,患者会突发急性腹痛,腰部肿块及低热,严重时会发生休克。

(4)肾盂肿瘤:临床表现为无痛性间歇性血尿,其最常见的病理类型是移行上皮乳头状癌,病变发生于肾盂黏膜,其发病率较肾实质肿瘤低,占肾实质肿瘤的 10% 左右,多见于 40~60 岁的成人。肾盂癌系发生在肾盂或肾盏上皮的一种肿瘤,多数为移行细胞癌,少数为鳞癌和腺癌,后二者约占肾盂癌的 15% 左右,它们的恶性程度远较移行细胞癌为高。临床所见移行细胞癌可在任何被覆有移行上皮的尿路部位先后或同时出现,30%~50% 肾盂移行上皮癌患者可同时出现膀胱移行上皮癌。如肾盂与输尿管同时有肿瘤,则出现膀胱癌的可能性增至 75%。肾盂癌最常见的症状为血尿,有 70%~90% 的患者临床表现早期最重要的症状为无痛性肉眼血尿,少数病人因肿瘤阻塞肾盂输尿管交界处后可引起腰部不适、隐痛及胀痛,偶可因凝血块或肿瘤脱落物引起肾绞痛,部分肿瘤引起肾积水会出现腰部包块,还有少部分患者有尿路刺激症状,晚期肾盂癌患者会出现贫血等恶病质。

2. 超声表现

(1)肾癌:二维超声表现为肾内实质性占位性病灶,呈圆形或椭圆形,少数肿块也可呈不规则形。较小肿块多呈高回声,而较大肿块多呈低回声,其内部回声可均匀,也可不均匀或呈结节状。回声不均匀的肾癌,常因肿瘤内出血或液化所致,多见于 5cm 以上的肾癌。

肾癌的彩色血流图表现多样,肿瘤内部彩色血流信号可以丰富,也可以稀少,甚至没有血流信号,还有一些肿瘤表现为周边血流信号丰富的抱球形彩色血流信号。

肿瘤侵犯周围结构时可表现为肾包膜连续性中断,肾活动度受限;肾癌向内侵犯肾盂肾盏可造成肾盂积水;肿瘤血行转移时,肾静脉与下腔静脉会出现低回声栓子;淋巴结转移时,肾门、腹主动脉或下腔静脉旁出现低回声肿块。

(2)肾母细胞瘤:超声表现为肾实质圆形或椭圆形肿块,有球体感,内部回声中等稍强,一般回声均匀,肿块边界清晰,肿瘤内坏死液化时可出现无回声区。较大的肿瘤会压迫肾窦引起肾积水的表现,较大的肿块向周围延伸会引起肾被膜及周围结构破坏的征象。CDFI 可在肿瘤周边或内部发现点状或条状血流信号,脉冲多普勒多显示为高速高阻血流频谱。有肾门淋巴结转移者在肾门附近可探及低回声肿块,并可伴有患肾在呼吸时活动度受限。肾静脉及其分支有瘤栓时,可见下腔静脉内等回声瘤栓随心搏来回活动。瘤栓严重者,阻塞下腔静脉,导致下腔静脉增粗,彩色血流消失。

(3)肾血管平滑肌脂肪瘤:超声表现为肾实质内高回声或强回声团块,无声影,形态规则、边界清晰,内部回声分布均匀,当肿块较大且发生出血时,内部回声不均匀,高回声与低回声层层交错,呈"洋葱样"改变。小的错构瘤一般没有彩色血流信号,大的错构瘤可有少量的彩色血流信号。

(4)肾盂肿瘤:超声表现为肾盏或肾盂内低回声肿块,可呈乳头形、平坦形、椭圆形等,当肿瘤>1cm

时可出现肾盂分离,如果肾盂内有积水,肿瘤较易被发现,如果没有肾盂积水、肿瘤较小或肿瘤沿着肾盂地毯状浸润性生长时,则难以被发现。肾盂肿瘤内彩色血流信号一般较稀少。肿块引起梗阻可出现肾盂或输尿管积水;当肿瘤发生种植转移时,同侧输尿管及膀胱内会发现肿瘤转移的表现。

肾盂肿瘤早期不易被发现,使用腔内微探头导管超声具有近距离高频率精细探测的优势可发现上尿路早期的微小肿瘤。肾盂移行上皮肿瘤声像图表现为肾盂内形态不规则的低回声病灶,肿块固定,肾盂肿瘤侵犯肾盂与肾癌累及肾盂的鉴别要点是肾盂肿瘤大部仍位于肾盂而肾癌主要位于肾实质。

3. 鉴别诊断

(1) 肾癌与肾柱肥大的鉴别:①肾柱肥大是肾皮质向肾髓质锥体间延伸的部分,其回声强度与肾皮质相同且与肾皮质相延续;②肾柱肥大多为位于肾中上部的单个肾柱,左侧发生率多于右侧;③肾柱肥大呈圆形或类圆形,但没有球体感;④肾柱肥大不会引起肾形态改变或压迫肾盂引起积水。⑤增强超声造影其灌注与肾皮质同步。

(2) 肾癌与肾脓肿的鉴别:①肾癌超声表现为肾实质内肿块,边界清晰,一般来说肾的活动度不受限,而肾脓肿边界不如肾癌清晰,肾活动度一般明显受限;②肾脓肿有高热、寒战、乏力的感染症状和腰部叩击痛的体征,而肾癌多没有这些症状和体征;③肾脓肿经过抗炎治疗后体积会逐渐缩小,而肾癌不会有这种动态变化。

(3) 肾癌与肾上腺肿瘤或肝肿瘤的鉴别:①肾上腺肿瘤易与肾上极肿瘤混淆,鉴别要点是肾上腺肿瘤位于肾上方肾包膜外,与肾有较明显的界限,肿块与肾内部结构没有关系,不会引起肾内结构变形等改变。②肝肿瘤易与右肾肿瘤混淆,鉴别要点是肝肿瘤位于肝脏包膜内,向肾凸出,呼吸时随肝脏一起运动,而肾肿瘤则相反,位于肾包膜内,向肝脏凸出,呼吸时随肾一起运动。

(4) 肾盂肿瘤与肾盂内凝血块的鉴别:肾盂内凝血块有时与肾盂肿瘤的回声十分相似,但凝血块一般会随体位改变移动或排出后消失,而肾盂肿瘤没有这种现象,动态观察可以鉴别。肾盂肿瘤有滋养血管,超声可以探及彩色血流信号,而肾盂内凝血块无血流信号。超声造影有助于两者的鉴别。

4. 临床价值　超声检查能够基本区别出不同类型的肾肿瘤,对临床判断肾肿瘤的良恶性有较大的帮助。随着超声仪器分辨率的提高,超声也能发现1cm左右的肾肿瘤,为临床早期发现及早期治疗提供了有利的条件。

但对于体积较小的肾盂肿瘤,如果没有肾盂积水的衬托,超声则较难发现,腔内超声能够发现上尿路早期的微小肿瘤,X线肾盂造影和增强CT是超声检查的良好补充。静脉肾盂造影结合逆行肾盂造影对肾盂肿瘤诊断的阳性率比常规经腹超声高。增强CT不仅能清楚显示病变浸润范围及周围器官的关系,对肾盂肿瘤的诊断正确率较高,还能发现肾周围浸润和区域淋巴结转移。对于中晚期肿瘤,超声能检查肾静脉和下腔静脉栓子、肾门旁及腹主动脉旁淋巴结转移情况,对膀胱内的肿瘤种植也能检出,为临床全面评估提供依据。

(四) 肾结石

1. 病理与临床　泌尿系统结石是泌尿系的常见病,可发生于肾、膀胱、输尿管和尿道的任何部位,以肾与输尿管结石最为常见。肾结石的临床症状主要表现为腰痛、血尿及尿中砂石排出,结石梗阻时可引起肾积水。肾结石的化学成分多样,主要为草酸钙及磷酸钙,结石的大小也差别较大。

2. 超声表现　肾结石的典型声像图表现是肾内强回声,其后方伴声影。小结石及一些结构疏松的结石后方可无声影或有较淡的声影。根据结石的大小、成分及形态的不同,强回声可以呈点状、团状或带状,小结石常呈点状强回声;中等大小的结石或结构疏松的结石常呈团状强回声;大结石或质地坚硬的结石常呈带状强回声。如果结石引起梗阻会出现肾盏或肾盂积水的声像图改变。

3. 鉴别诊断　需与以下肾内强回声病变进行鉴别。

(1) 肾窦内灶性纤维化或管壁回声增强:肾窦内点状或短线状强回声,改变探头的探测角度后可转变成长线状或等号状。

(2) 肾内钙化灶:肾皮质或肾包膜下,呈不规则斑片状强回声,后方伴声影或彗星尾征。

(3) 海绵肾:先天性髓质囊性疾病,肾内强回声位于肾锥体的乳头部,呈放射状排列,可见扩张的小管。

（4）肾钙质沉积症：早期表现为肾锥体周边强回声，随着钙质沉淀的增多，整个锥体都表现为强回声。

4. 临床价值　超声能检出 X 线片和 CT 不能检出的透光结石，X 线片对 0.3cm 的小结石一般不能检出，而超声可以检出。超声还能对肾结石进行术中定位，有助于手术取石的顺利进行。

尽管超声能显示 X 线片无法显影的结石，超声对肾结石的探测也有局限性。由于仪器分辨力的限制，位于肾窦内的小结石容易被肾窦回声掩盖，故探测时需多切面扫查，并调节仪器的增益和聚焦深度。此外，单发性鹿角形结石或体积较大的单发性形态不规则的结石，超声可能显示为多枚结石，不如 X 线平片直观。

（五）肾感染性病变

肾感染性病变分为特异性和非特异性两类。特异性感染包括肾结核和黄色肉芽肿性肾脓肿等；非特异性感染包括肾盂肾炎、脓肾、肾周围脓肿等。

1. 肾结核

（1）病理与临床：肾结核是较常见的肾特异性感染，也是泌尿系结核中最常见的类型，病变发生过程非常缓慢，临床表现以尿频、尿急、尿痛及血尿为主。长期慢性的尿频、尿急、尿痛及血尿，或者是经一般抗炎治疗久治不愈的膀胱炎，尤其是男性青壮年出现尿路感染，尿液培养又无一般细菌生长，则应考虑泌尿系结核的可能。肾结核的病因主要为结核杆菌经血行感染肾，肾结核的早期由肾皮质内的结核结节，形成结核性肉芽组织，中央为干酪样坏死组织，边缘为纤维组织增生。如病灶逐渐浸润扩大，会形成干酪样脓肿或空洞。病情进一步发展，肾内充满干酪样、钙化物质，甚至形成肾积脓，全肾破坏。肾盂输尿管交界处结核结节和溃疡、纤维化会导致输尿管狭窄、肾积水，加快肾功能破坏。

（2）超声表现：肾结核的声像图表现复杂多样，包括以下改变：肾形态饱满不规则、肾盂肾盏扩张、肾内囊状无回声区以及肾内纤维化或钙化产生的强回声。肾结核的另一个声像图特点就是变化多端，以上声像图表现可同时出现。

（3）鉴别诊断：由于肾结核常有多种声像图改变，故须与肾结石、肾积水、肾囊肿、肾肿瘤等病变鉴别。

1）肾结核与肾结石鉴别：肾结核可形成钙化，声像图上表现为强回声，可伴有声影，类似肾结石，两者的区别是肾结石的强回声通常位于肾窦内，有较明确形态，声影出现率较高，而肾结核钙化多位于肾盂肾盏周边或肾实质内，回声多不均匀，呈带状、斑片状或点状强回声，边界不清；肾结石多数不引起梗阻，故肾盂和输尿管积水的概率较低，而肾结核引起肾积水的概率较高。

2）肾结核与肾肿瘤鉴别：肾结核可出现肾外形增大及团块样回声，易与肾肿瘤混淆。两者区别是肾内结核肉芽肿缺乏球体感，低回声区边界不清晰，无包膜回声，内部多呈强回声或较强回声而不均等，而肾肿瘤边界清楚，球体感明显，内部较少出现强回声；肾结核破坏肾盂及输尿管会引起肾盂结构挛缩，输尿管管壁增粗、管腔扩大及肾积水等改变，而肾肿瘤中这些表现则较少见。

3）肾结核性肾积水和肾结石引起的肾积水鉴别：肾结核所致肾积水肾盂、肾盏多有破坏呈虫蚀状，且多伴有输尿管病变，如不规则扩张，管壁增厚，呈僵硬感，腔面毛糙。肾结石引起的肾积水，一般不具有这种表现。

4）肾结核和肾囊肿的鉴别：肾囊肿超声表现为在肾实质内出现圆形或椭圆形无回声区，囊腔内壁光滑，其后壁回声增强，两侧壁后方可有声影，如囊肿向内发展，其集合系统可见受压征象，如囊肿向外发展，肾局部向外突出变形；而肾结核所致囊性病变形态多不规则，囊壁增厚毛糙，有时厚薄不均，甚至呈锯齿状，囊内壁有不均匀的斑片状强回声，囊内无回声区内有云雾状回声，合并钙化时，内有强光团伴声影。

（4）临床价值：超声检查作为肾结核的影像学诊断方法之一，可通过多切面、多角度观察肾脏及肾实质内的结核病灶，通过对肾实质的薄厚、病灶占整个肾脏的比例及输尿管的观察，估计肾受损程度和输尿管病变的轻重。对中、重度肾结核的诊断与分型具有较高的临床运用价值。对于轻度肾结核，超声改变不明显者，应密切结合患者临床病史、症状、实验室及其他影像学检查做出诊断。

2. 肾脓肿

（1）病理与临床：肾脓肿也称为肾皮质脓肿，是指肾实质因炎症化脓而被破坏，形成脓性包囊。病变先在肾皮质内形成多数小脓肿，小脓肿逐步融合成较大脓肿时才称为肾脓肿，全肾均被破坏而形成大脓肿时则称为脓肾。致病菌主要为大肠埃希菌和其他肠杆菌及革兰氏阳性细菌，如大肠埃希菌、变形杆菌、粪链球菌、葡萄球菌、产碱杆菌、铜绿假单胞菌等，极少数为真菌、病毒、原虫等致病菌。多由尿道进入膀胱，上行感染经输尿管达肾，或由血行感染播散到肾。女性的发病率高于男性。

本病临床表现主要有发热、腰痛和膀胱刺激症状。患者一般突发寒战、高热，伴有全身疼痛以及恶心、呕吐等。大汗淋漓后体温下降，以后又可上升，持续 1 周左右。腰痛表现为单侧或双侧，并有明显的肾区压痛和肋脊角叩痛。由上行感染所致的急性肾盂肾炎起病时即出现尿频、尿急、尿痛、血尿，以后出现全身症状。血行感染者常由高热开始，而膀胱刺激症状随后出现。有时不明显。发生脓肾者，多数患者同时存在肾结石及尿路梗阻等病变。

（2）超声表现：患肾局部出现低回声区，可与周围组织粘连，边界模糊不清，病灶局部向肾包膜外隆起，肾的活动度明显受限。肾脓肿液化后，形成无回声液性区，边界清，形态欠规则。当肾脓肿治疗后，无回声区又转为低回声区，并逐步消散，但肾活动度仍受限制。

（3）鉴别诊断：肾脓肿要与肾癌鉴别，详见肾癌的相关章节。

（4）临床价值：肾脓肿是肾实质的化脓性感染，初始为肾局部感染，如果炎症没有及时治疗并得到控制，就会向周围扩散引起肾周脓肿或脓肾，腹部超声检查能够了解肾脓肿的大小、位置和深度，以及肾周围有无积液或积脓，彩色血流图及彩色能量图能够显示肾皮质血流灌注情况，发现肾脓肿引起的肾皮质缺血区域的范围，对肾脓肿的临床评估有较大的帮助。此外，超声引导下经皮肾脓肿定位穿刺、脓液细菌培养、脓腔冲洗引流注射药物治疗等方法也被证实操作方便、效果良好而且并发症较少。

3. 肾周脓肿

（1）病理与临床：肾包膜与肾周围筋膜之间的脂肪组织发生感染性炎症，称为肾周围炎；如果发生脓肿，则称为肾周脓肿。本病多由葡萄球菌或革兰氏阴性杆菌所引起，其感染途径主要有血源性感染和肾外组织直接感染。血源性感染是指肾外化脓性病灶的细菌经血流播散到肾皮质，在皮质表层形成小脓肿，脓肿向外穿破入肾周围组织，而引起肾周和肾旁脓肿；肾外组织直接感染是指肾脏邻近组织创伤，感染直接蔓延到肾周围组织形成脓肿。肾周脓肿的临床症状与肾脓肿相似，除有恶寒、发热、腰痛及腰背部叩压痛之外，有时还可摸及肿块。

在原发化脓性病变基础上出现恶寒、发热、腰痛、肾区叩击痛及压痛，在脊肋下摸及痛性肿块，伴有皮肤肿胀，即应考虑有本病的可能。尿路平片，可见肾区密度增加，肾轮廓不清，腰大肌阴影消失，脊柱凹向患侧，患侧膈肌隆起。肾盂造影可见到肾内占位性病变，体位改变时肾脏不移动。

（2）超声表现：肾周脓肿主要表现为肾实质与肾包膜间呈新月形、弧形的无回声或液性低回声影，内部可有散在飘浮光点，后方回声有增强。患肾轮廓线模糊，边缘毛糙，肾周脂肪囊变形或变小，患肾活动度明显下降。

（3）鉴别诊断：肾周脓肿须与肾包膜下血肿或肾周血肿鉴别。肾周血肿肾包膜下无回声区，内可见点状回声，若继发感染也可出现发热、腰痛等与肾脓肿相似的症状。鉴别要点是肾周血肿一般可有相应的外伤病史，肾脏活动度虽减低，但不如肾周脓肿明显，此外在肝、脾、肾之间可出现腹腔游离性积液，而肾周脓肿一般没有。

（4）临床价值：肾周脓肿的超声图像特点较为明显，而且超声扫描安全、便捷、价廉，可实时动态检查，为临床医师评价疾病疗效，指导临床治疗提供较大的帮助。

（六）肾功能不全和移植肾

1. 病理与临床　肾功能不全是由多种原因引起的肾小球严重破坏，使身体在排泄代谢废物和调节水电解质、酸碱平衡等方面出现紊乱的临床综合征候群。分为急性肾功能不全和慢性肾功能不全。

急性肾功能不全的病因包括肾前性、肾性和肾后性。肾前性因素主要指各种原因引起血容量绝对或相对不足而导致肾严重缺血、肾小球灌注不足、肾小球滤过率降低，不及时纠正会导致不可逆的肾组织坏死。常见原因有：心血管疾病如急性心肌梗死等；感染性疾病如细菌性败血症等；出血性休克如消化道大出血等。肾性因素：主要为急性肾小管坏死，病因有严重脱水、失血性休克，误用血管收缩药引起的缺血性急性肾小管坏死等。肾后性因素：多由于尿路梗阻引起，主要原因有结石、血块和肿瘤压迫等。

慢性肾功能不全可分为肾功能不全代偿期、肾功能不全期（氮质血症期）、肾衰竭期（尿毒症前期）和肾功能不全终末期（尿毒症期）。

随着医疗水平的进步，晚期尿毒症患者除了透析治疗外，肾移植已成为一种理想的治疗方法，肾移植主要的并发症是急、慢性排异反应。

2. 超声表现

（1）急性肾功能不全：肾前性因素造成的急性肾功能不全声像图表现为下腔静脉扁瘪，而双肾没有明显异常改变，胸腹腔可有积液的表现。肾性因素造成的急性肾功能不全声像图表现为双肾体积增大，皮质增厚，回声增强，也可表现为锥体回声减低，锥体增大，可出现肾周积液或腹水的表现。肾后性因素造成的急性肾功能不全除了结石、肿瘤等病因的声像图改变外，双肾肾盂积水是主要的超声表现。

（2）慢性肾功能不全：慢性肾功能不全肾功能储备代偿期声像图上双肾没有明显的改变，肾功能终末期超声表现为双肾萎缩，肾皮质回声增强，肾皮髓质回声分界不清，直至双肾结构显示不清。肾功能不全期和肾衰竭期的超声表现则介于前两者之间。

（3）移植肾：移植肾的位置通常位于一侧髂窝内，肾凸缘偏向外前，肾门偏向内后，移植肾的大小略大于正常肾，内部回声和正常肾相同。

移植肾急性排异时最明显的表现是肾体积迅速增大，肾透声性增强。慢性排异时表现为肾体积渐次增大，然后逐渐缩小，肾窦回声减少乃至消失，最终肾萎缩。此外，移植肾的并发症还包括肾周血肿、肾旁脓肿、尿性囊肿、淋巴囊肿及吻合口动脉瘤等，这些并发症超声均表现为肾旁低回声或无回声区，结合病史可以帮助鉴别诊断。

移植肾无排异时，彩色多普勒超声表现为肾动静脉及其分支血流通畅，肾内血管树丰富完整。移植肾发生排异时，彩色血流信号明显减少，急性排异反应尤为明显，肾段动脉阻力指数（RI）≥0.85。

3. 临床价值　对急性肾衰竭者超声一般能大致区分是肾前性、肾性还是肾后性；但对慢性肾衰竭的病因鉴别能力有限，仍需肾穿刺活检病理才能做出诊断。

目前对于肾移植术后并发症的监测，主要采用二维超声和彩色多普勒超声观测移植肾图像，测定肾血流阻力指数等方法，这些方法在临床的应用给肾移植术后并发症的监测提供了很大的帮助。然而，由于多普勒技术对探测低速血流的敏感性较差，同时，肾外压迫可使肾血管阻力增加，这些都会影响对肾血流灌注状况的判断，故仍需要寻找新的更有效的肾血流灌注的评价方法。

（七）肾先天性变异和发育异常

1. 病理与临床　肾先天性变异和发育异常可从肾的数目、结构、形态、位置、轴向、血管和肾盂这几方面来表现，以下介绍一些有一定发病率的肾先天性变异。

（1）肾缺如：肾缺如又称肾不发育，双肾缺如的患儿出生时已死亡或生后数分钟至数日死亡。单肾缺如又称孤立肾，患者一侧肾缺如，孤立肾的体积可达正常肾的两倍，同时伴有膀胱三角区一侧不发育，无输尿管开口，或输尿管也发育不全。

（2）融合肾：融合肾是指两肾相融合的一种先天性肾发育异常，有各种类型如"蹄铁形"肾、"盘形"肾、乙状肾、块肾等。其中最常见的是"蹄铁形"肾，其他都很少见。

（3）重复肾和双肾盂畸形：重复肾多融为一体，较正常肾脏稍大，仅有肾表面的浅沟分隔，但肾盂、输尿管及血管可以分开。双肾盂畸形是上、下组肾盏过早汇合形成两个肾盂，然后再汇集成一条输尿管。

重复肾和双肾盂畸形单侧发生率比双侧要高。重复肾和重复输尿管多同时存在,重复输尿管可开口于膀胱,也可异位开口于尿道、前庭或阴道。

(4) 异位肾:肾位置异常又称异位肾,是指肾发育过程中不能上升到正常位置,而出现在髂腰部、盆腔、对侧腹腔或胸腔。

(5) 肾柱肥大:肾柱肥大也称为 Bertin 柱(column of Bertin),为位于肾锥体间的肾皮质异常增大者,易误认为肿块,属正常变异,一般大小不超过 3cm,多位于肾中部外侧,超声造影有助于鉴别。

2. 超声表现

(1) 肾缺如:肾缺如超声表现为在胎儿期和新生儿期均不能发现肾。单侧肾缺如超声除了发现一侧肾明显增大以外,肾的内部结构并无异常。

(2) 融合肾:融合肾分为同侧融合和对侧融合两种,同侧融合肾超声表现与重复肾相似,肾的上下径增大,肾窦分为上下两团高回声结构,对侧融合肾最常见的是"蹄铁形"肾,表现为两侧肾的上极或下极在身体中线处融合,此融合处称为"峡部","蹄铁形"肾中下极融合的比例占 90% 以上。"蹄铁形"肾的超声表现为腹主动脉或下腔静脉前方扁平低回声区,此外,"蹄铁形"肾的下极位置偏高、肾的轴向旋转不良,如合并肾积水或肾结石则会出现相应的声像图改变。

(3) 重复肾和双肾盂畸形:重复肾和双肾盂畸形超声表现为肾窦呈不连接的两个高回声团,重复肾的上位肾往往发育较差,体积较小,可见集合系统轻度分离,还有一部分的重复肾上位肾盂积水形成类似囊肿回声,需要与肾囊肿鉴别。

(4) 异位肾:超声表现为在正常肾窝内无法探及肾回声,而在髂腰部、盆腔或对侧腹腔发现肾回声,此外还常能发现肾结石或肾积水的声像图改变。

(5) 肾柱肥大:肾柱肥大超声表现为肾窦外侧后部低回声区,内部回声因切面不同可能略高或低于皮质,但不会与皮质有明显差别。低回声区与肾实质无明显分界,该处肾包膜没有异常隆起,内可有椎体结构,CDFI 显示其边界有叶间动脉和弓状动脉,超声造影显示其与皮质增强完全一致。

3. 鉴别诊断

(1) 融合肾和重复肾的鉴别诊断:融合肾是指两肾融合成一个肾,分为同侧融合肾和对侧融合肾,同侧融合肾位于身体一侧,须与重复肾鉴别,鉴别要点是重复肾的对侧能探及正常肾而同侧融合肾的对侧无法探及正常肾,彩色多普勒能发现同侧融合肾有两套肾蒂血管系统,而重复肾一般只有一套肾蒂血管,此外,融合肾的左右输尿管出口位置正常,而重复肾的患侧输尿管有两个出口,一个为异位出口。

(2) 异位肾和肾下垂及游走肾的鉴别:肾下垂是指患者由卧位变为站立位后,肾脏下移幅度超过一个锥体,即 2~4cm,常见于瘦长体型的人,游走肾则是由于肾蒂较长且筋膜松弛,肾脏活动度大位置不固定,移动度可跨过脊柱的现象。异位肾除了位于腹腔之外还可位于盆腔甚至胸腔。

(3) 肾缺如和肾发育不全的鉴别:前者常伴有对侧肾代偿性增大,而形态和内部结构皆属正常;后者表现为肾体积明显缩小,肾实质变薄,而肾内结构基本正常,有别于肾萎缩。

4. 临床意义 超声能够显示大部分的肾脏先天性异常,而且简单、便捷,但仍有一部分异常需要结合其他影像学检查。比如,对重复输尿管的异位开口位置的显示,对异常肾盂或肾血管的显示。此时,结合 CT 或肾盂输尿管造影可进一步确诊。

第二节 输 尿 管

一、概述

(一) 解剖概要

输尿管是一对肌性黏膜组成的管道状结构,连接肾盂与膀胱。成人的输尿管长度 24~32cm,内径 5~7mm。临床上将输尿管分为上、中、下三段,又称为腹段、盆段及壁间段。由肾盂输尿管连接部至髂血管处为上段;髂血管至膀胱壁为中段;由膀胱壁外层至输尿管膀胱开口处为下段。

输尿管腹段位于腹膜后,沿腰大肌前面斜行向外下走行,周围有疏松结缔组织包绕,在腰大肌中点的稍下方处,男性的输尿管经过睾丸血管的后方,而女性输尿管则与卵巢血管交叉。输尿管进入骨盆时,经过髂外动脉的前方。

输尿管盆段较腹段短,沿盆腔侧壁向下后外方走行,经过髂内血管、腰骶干和骶髂关节的前方或前内侧,在坐骨棘平面、转向前内方、经盆底上方的结缔组织直达膀胱底。

输尿管壁间段指斜行在膀胱壁内的输尿管,长约 1.5cm。当膀胱充盈时,壁内部的管腔闭合,有阻止尿液反流至输尿管的作用,如输尿管内部过短或肌组织发育不良,则可能发生尿液反流。儿童该部输尿管较短,因此易发生膀胱输尿管反流现象,但随着生长发育,壁内部输尿管的延长,肌层的不断增厚,大部分儿童的膀胱输尿管反流现象会逐渐消失。

在解剖因素的影响下,输尿管有三个生理性狭窄,第一狭窄在肾盂输尿管连接部,第二狭窄在输尿管跨越髂血管处,第三狭窄在输尿管膀胱连接部。

(二)超声检查技术

1. **患者准备**　输尿管超声检查一般不需要特殊准备,为使图像显示更清晰,检查可让受检者在检查前 60min 饮水 500ml,并保持膀胱适度充盈。为了避免肠道气体对输尿管显示的干扰,可嘱受检者保持空腹或检查前 3 天素食。对腹部气体干扰较重的受检者可适当服用导泻剂。

2. **体位**　输尿管超声探测的常用体位为仰卧位,侧卧位,根据不同受检者的需要,也可采用俯卧位经背部探测,经直肠探测输尿管下段可采用侧卧位或截石位。

3. **仪器**　腹部探测探头类型首选凸阵,成人常用的探头频率为 3.0~3.5MHz,儿童常用的探头频率为 5.0MHz。腔内超声探测仪器设备与肾脏相同,详见肾脏腔内探测仪器设备章节。

4. **检查方法**

(1)经腹部检查体位及探测方法

1)侧卧位经侧腰部显示肾窦或积水的肾盂,沿着肾盂、肾盂输尿管连接部探测到输尿管腹段。

2)俯卧位经背部显示肾窦或积水的肾盂,沿着肾盂、肾盂输尿管连接部探测到髂嵴以上的腹段输尿管。

3)仰卧位经腹壁先找到髂动脉,在髂动脉的前方旋转探头,找到扩张的输尿管,沿着输尿管长轴向下探测至盆腔,以充盈的膀胱为声窗探测膀胱后方的输尿管及膀胱壁内段输尿管。

(2)腔内检查方法:微探头导管超声的探测方法包括导丝引导和直接插入两种。对于尿道膀胱可以采用直接插入法,将导管直接从尿道外口插入,进行探测,而肾盂、输尿管的探测可借助膀胱镜用导丝导引插入或直接插入。探头插入后对尿路进行逐层横断面扫描。

(三)正常声像图

正常输尿管超声一般不能显示,当大量饮水使膀胱充盈时,输尿管才能显示,表现为中间呈无回声的二条平行明亮条带状回声且有蠕动,正常输尿管回声分离一般为 0.1~0.3cm。输尿管开口处位于膀胱三角的左、右两上角,稍向膀胱内隆起,彩色多普勒可显示输尿管开口处向膀胱内喷尿的彩色信号。

(四)输尿管扩张的常见原因

正常输尿管超声一般不能显示,当超声显示中间呈无回声的二条明亮条带状回声时,多为输尿管扩张,且常合并肾脏集合系统扩张。除了膀胱过度充盈或使用利尿剂造成的生理性输尿管扩张之外,输尿管扩张的常见病因有以下几点。

1. **内源性因素**　输尿管结石、输尿管肿瘤、感染或创伤引起的输尿管内血凝块等。

2. **先天性因素**　输尿管先天性狭窄、输尿管囊肿、后尿道瓣膜及先天性巨输尿管等。

3. **感染性因素**　由慢性、反复性感染引起的输尿管狭窄、结核性小膀胱等。

4. 流出道梗阻 良性或恶性的前列腺增大、医源性或创伤性的尿道狭窄等。

5. 外源性因素 宫颈癌累及输尿管而引起梗阻,子宫内膜异位病灶位于腹膜或输尿管表面及腹腔淋巴结肿大、肠道包块、妇科肿块压迫输尿管等。

6. 医源性损伤 手术中误扎输尿管或损伤输尿管。

二、输尿管疾病

(一)输尿管先天发育异常

1. 先天性输尿管狭窄

(1)病理与临床:输尿管狭窄的病理机制目前尚不清楚,多数学者认为是胚胎发育早期,因某种原因致中肾管发育异常所致。其病理改变为狭窄段肌层肥厚、发育不良或纤维组织增生,病变部位最多见于肾盂与输尿管连接部。临床上青少年及儿童多见,男性多于女性,早期或轻度狭窄时常无症状,严重时可有腰痛、血尿等,临床触诊可于患侧腰部触及肿大的肾脏。输尿管扩张的程度与狭窄程度、狭窄部位、狭窄时间长短成正比。

(2)超声表现:输尿管狭窄按病变发生部位分为:

1)肾盂输尿管连接部狭窄:超声可见集合系统扩张为无回声液性暗区,可呈"手套状",扩张的肾盂内液性暗区下端呈"漏斗状"为其特征性表现。输尿管上、中、下段均无扩张。

2)输尿管盆段狭窄:多为双侧输尿管受累,可同时发病,也可先后发病,超声表现为肾盂及输尿管上、中段均扩张;膀胱后方的盆腔段输尿管逐渐变窄。

3)输尿管下段狭窄:输尿管壁间段狭窄表现为肾盂及全程输尿管均扩张,至膀胱壁间段逐渐变窄,呈典型的"鸟嘴状"改变。

(3)鉴别诊断:输尿管狭窄须与输尿管结石或肿瘤引起的输尿管积水鉴别,后两者是有相关疾病造成的输尿管梗阻,声像图上有结石或肿瘤的改变,病变上方的输尿管扩张且突发截断,而输尿管狭窄则没有这种改变。

先天性输尿管狭窄的间接征象是肾盂、输尿管扩张,狭窄处直接征象显示有时较困难,应与后天性的输尿管结石、肿瘤及炎症等病因导致的输尿管狭窄相鉴别。超声能够清晰准确地观察到肾脏、输尿管的形态,通过对直接征象和间接征象的诊断,可明确病因,为临床治疗提供客观的依据。

2. 输尿管囊肿

(1)病理与临床:输尿管囊肿是一种先天性疾病,单侧或双侧发病,早期患者临床上多无明显症状,由于输尿管囊肿出口狭窄,晚期会引起输尿管及肾盂积水,出现尿路梗阻的症状。

(2)超声表现:输尿管囊肿超声表现为输尿管末端向膀胱内膨出的呈圆形或类圆形的无回声区,壁纤薄光滑。随输尿管蠕动及尿液的排出,囊肿会有一定节律地增大和缩小,当囊肿内合并结石时,无回声区内可见强回声伴声影。

(3)鉴别诊断:输尿管囊肿应与膀胱憩室鉴别,膀胱憩室超声表现为膀胱壁向外突出的无回声区,随着膀胱充盈及排空,无回声区的大小会相应地增大及缩小,甚至消失。而输尿管囊肿超声表现为膀胱三角区圆形或类圆形的无回声区,随输尿管蠕动及尿液的排出,囊肿会有一定节律地增大和缩小。

(4)临床价值:输尿管囊肿患者早期因无症状,不会做膀胱镜检查,不容易被发现,晚期的患者因肾功能损害,静脉肾盂造影不显影,因此也不能明确诊断。超声对本病不论哪一期均能做出明确诊断,是首选的影像学检查方法。

由于输尿管囊肿也会伴发结石或其他的泌尿系畸形,因此,观察输尿管囊肿时应注意其内部回声情况,发现输尿管囊肿的病例,同时要常规检查肾盂及输尿管,并注意是否合并重复肾、双输尿管畸形等。

(二)输尿管结石

1. 病理与临床 输尿管结石多数来源于肾脏,由于尿盐晶体较易随尿液排入膀胱,故原发性输尿管结石极少见,但如有输尿管狭窄、憩室等诱发因素时,尿液滞留和感染会促使发生输尿管结石。输尿管结石大多为单发,临床多见于青壮年,20~40岁发病率最高,男性发病率明显比女性要高。输尿管结石能引起尿路梗阻和肾积水,并危及患肾,在双侧输尿管梗阻、孤立肾的输尿管结石梗阻或一侧输尿管结石梗阻使对侧肾发生反射性无尿等情况时可发生急性肾功能不全,严重时可使肾功能逐渐丧失。输尿管结石的大小与梗阻、血尿和疼痛程度不一定成正比。在输尿管中、上段部位的结石嵌顿堵塞或结石在下移过程中,常引起典型的患侧肾绞痛和镜下血尿。疼痛可向大腿内侧、睾丸或阴唇放射,常伴有恶心、呕吐及血尿症状。输尿管膀胱壁间段最为狭小,结石容易停留。由于输尿管下段的肌肉和膀胱三角区相连,故常伴发尿频、尿急和尿痛的特有症状。

2. **超声表现** 输尿管结石的声像图表现为扩张的输尿管远端团状强回声,伴后方声影。同侧的输尿管、肾盂、肾盏可伴有积水的表现。

3. **鉴别诊断** 输尿管结石与输尿管肿瘤都可引起上尿路梗阻,当输尿管结石较为疏松或输尿管肿瘤伴有钙化时,两者需要鉴别。输尿管结石多见于40岁以下的青壮年,临床特点为绞痛,多为间歇性镜下血尿与肾绞痛并存,而输尿管肿瘤临床表现多为无痛性肉眼血尿,病变处输尿管有增宽饱满的改变,此外输尿管肿瘤在膀胱内也可能会发现肿瘤种植转移病灶。

4. **临床价值** 腹部超声对输尿管上段及下段的结石显示率较高,但对于中段输尿管结石,由于肠道气体干扰以及输尿管位置较深,显示率较低,所以探测中段输尿管结石要尽量多切面探测,并停留观察一段时间,以排除肠道气体伪影,对于超声无法显示结石的病人,可让其进一步做其他影像学检查。对体外震波碎石术后往往会出现输尿管黏膜下结石,可应用微探头导管超声探测,并为临床提供了黏膜下结石的大小、数目、位置以及结石与输尿管腔面的距离等信息。

（三）输尿管肿瘤

1. **病理与临床** 输尿管肿瘤按肿瘤性质可分为良性和恶性。良性输尿管肿瘤包括输尿管息肉、乳头状瘤等,恶性肿瘤包括输尿管移行细胞癌、鳞状上皮癌、黏液癌等。血尿及腰痛是输尿管癌常见的症状。其中,血尿为最常见初发症状,多数患者常为无痛性肉眼血尿,且间歇发生。疼痛可以是轻微的,少数患者由于凝血块梗阻输尿管而引起肾绞痛。如扩散至盆腔或腹部器官,可引起相应部位持续的疼痛。

2. **超声表现** 输尿管内低回声肿块,肿块处的输尿管增宽饱满,肿块以上的输尿管及肾盂多有积水的表现,位于输尿管膀胱开口处的肿瘤可表现为向膀胱内突出的低回声肿块。输尿管肿瘤早期不易被发现,微探头导管超声能够发现上尿路早期的微小肿瘤,声像图表现为输尿管管壁乳头状低回声或管壁不规则增厚,肿块向外侵犯时外壁可显示不光整,肿块可累及输尿管旁血管,声像图上还可以显示输尿管旁淋巴结肿大的低回声结构。

3. **鉴别诊断** 输尿管肿瘤需要与输尿管结石鉴别,详见输尿管结石章节。

4. **临床价值** 输尿管肿瘤虽然发病率较低,但其超声表现有特征性,超声能够对输尿管肿瘤定性及定位,并对肿瘤周围组织结构的情况进行判断,对输尿管肿瘤的临床诊断有帮助。然而,由于肠道气体的干扰以及输尿管较深的位置,会影响超声对输尿管肿瘤的显示。腔内超声具有近距离精细探测的优势,能够发现上尿路早期的微小肿瘤。

第三节 膀 胱

一、概述

（一）解剖概要

膀胱是储存尿液的器官,其形状、大小、位置及壁的厚度随尿液充盈的程度而异。正常成年人的膀胱容量为350~500ml。膀胱空虚时呈三棱锥体形,充盈时呈椭圆形,膀胱分尖、体、底、颈四部分,膀胱尖部朝向前上方,膀胱底部朝向后下方,尖部与底部之间为膀胱体部,膀胱颈部位于膀胱的最下方,与男性前列腺及女性盆膈相连。男性膀胱位于直肠、精囊和输尿管的前方,女性膀胱位于子宫的前下方和阴道上部的前方。

膀胱是一个肌性的囊状结构,膀胱内壁覆有黏膜,正常膀胱排空时壁厚约3mm,充盈时壁厚约1mm。膀胱底部内面有一个三角形区域,位于两侧输尿管开口及尿道内口之间,此处位置固定,厚度不会改变,称为膀胱三角区,是肿瘤、结核和炎症的好发部位。

膀胱的生理功能是储存尿液和周期性排尿。正常人在每次排尿后,膀胱内并非完全空虚,一般还有少量尿液残留,称为残余尿。正常成人的残余尿量10~15ml。

（二）超声检查技术

1. **患者准备**　输尿管超声检查可让受检者在检查前60min饮水500~1 000ml,并保持膀胱适度充盈。

2. **体位**　输尿管超声探测的常用体位为仰卧位,侧卧位,根据不同受检者的需要,经直肠探测膀胱可采用侧卧位或截石位。

3. **仪器**　膀胱超声检查,要根据不同的探测途径,选择不同的探头。经腹探测探头类型首选凸阵,经尿道或经直肠探测时,需选取专用的体腔内探头。

（1）经腹壁探测:探头首选凸阵探头,成人常用的探头频率为3.0~5.0MHz,儿童常用的探头频率为5.0MHz。

（2）经直肠探测:选用双平面直肠探头或端射式直肠探头,探头频率为4.0~9.0MHz。

（3）经尿道探测:选用微探头导管超声,探头频率为7.5~12.5MHz。

4. **检查方法**

（1）经腹壁扫查:患者仰卧位,探头置于耻骨联合上方,探头纵向置于以腹正中线为基准依次左右侧动,行一系列纵向扫查;然后探头旋转90°,做膀胱横向扫查,除此之外,还可做一系列的斜向扫查以防止遗漏。

（2）经直肠扫查:检查前排清大便,检查时患者取膝胸位、截石位或左侧卧位。检查时在探头表面涂以少量耦合剂,然后外裹一个消毒隔离套,外涂以耦合剂,插入肛门由浅而深缓缓顺时针或逆时针旋转,可获得以直肠为轴心的一系列膀胱横断面图像,经直肠探测,主要观察膀胱三角区。

（3）经尿道扫查法:会阴部消毒、麻醉、铺无菌巾后,先做膀胱镜检查,然后取出膀胱镜,换装超声探头,膀胱适量注水后,自外向里做360°径向扫查,便可获得膀胱系列横断面图像。

（三）正常声像图

1. **正常声像图**　正常膀胱充盈时,膀胱壁呈光滑带状回声,厚度0.1~0.3cm,膀胱内尿液呈无回声,膀胱形态随尿液充盈情况而变化。

2. **膀胱容量测定**　膀胱容量指受检者有尿意、急于排尿时,膀胱所能容纳的尿量。一般在腹中线处取膀胱的纵断面,测其上下径(d1)与前后径(d2),然后将探头横置,取膀胱的最大横断面,测量左右径(d3),通常按容积公式计算:V(ml)=0.52d1·d2·d3(cm)。正常人膀胱容量250~400ml。

3. **残余尿量测定**　残余尿量指排尿后未能排出而存留在膀胱内的尿量。残余尿量应在排尿后立即测量。正常情况下残余尿量少于15ml。

二、膀胱疾病

（一）膀胱炎

1. **病理与临床**　膀胱炎为临床常见的泌尿系统炎症性疾病。根据病因不同可分为细菌性、真菌性、结核性和化学性膀胱炎等,根据病程长短分为急性膀胱炎和慢性膀胱炎。慢性膀胱炎可进一步分为腺性膀胱炎、间质性膀胱炎和滤泡性膀胱炎等。主要病理改变为黏膜和黏膜下层充血水肿,有白细胞、淋巴细胞浸润。临床表现为尿频、尿急、尿痛、血尿等,以女性多见。

2. 超声表现

(1)膀胱容量及形态 下尿道梗阻、狭窄导致膀胱容量增大,严重时可伴发膀胱憩室。慢性炎症尤其是结核性膀胱炎可导致膀胱容量缩小,膀胱形态不规则。

(2)膀胱壁的改变 慢性膀胱炎时膀胱壁弥漫性或局限性增厚,黏膜层不光滑,可有乳头状突起呈"小梁状"结构;急性膀胱炎时,膀胱壁增厚不明显。

(3)膀胱内部回声 无回声内可见散在的或密集的点状、斑片状或团状强回声,有漂浮感,是诊断急性膀胱炎的主要表现。

3. 鉴别诊断 无论何种病因导致的膀胱炎,表现为膀胱壁弥漫性增厚或局限性增厚时,均应与膀胱肿瘤相鉴别。尤其是膀胱移行细胞癌,可表现为膀胱壁三层结构紊乱或连续性中断。病史分析有助于鉴别病因。

4. 临床价值 通过超声检查可了解膀胱的容量、残余尿量、膀胱壁增厚的程度,亦可排除膀胱肿瘤、膀胱结石等病变,结合尿常规、尿细菌培养及其他影像学方法可查找引起膀胱炎及排尿困难的病因。为临床诊疗提供可靠依据的同时,也可随访观察病情发展疗效。

(二)膀胱结石

1. 病理与临床 膀胱结石多由尿路梗阻继发形成,梗阻病因如前列腺增生、尿道狭窄、膀胱憩室等;也可由肾或输尿管结石排入膀胱所致,膀胱结石临床表现为尿痛、尿急、尿频、血尿、排尿困难。男性膀胱结石发病率远高于女性。

2. 超声表现 膀胱结石超声表现为膀胱内多发或单发的弧形强回声,后方伴声影,转动身体时,结石会随体位改变而向重力方向移动或滚动。

3. 鉴别诊断

(1)膀胱内凝血块 膀胱内凝血块呈片状或无特定形态的强回声,后方无声影,变换体位时形态会改变,而膀胱结石除了泥沙样结石,形态不会发生改变。

(2)膀胱内肿瘤钙化灶 见本章膀胱肿瘤的鉴别诊断。

4. 临床价值 同肾结石一样,超声能显示 X 线和 CT 不能显示的透光性结石,并能检出 0.5cm 或更小的小结石,是对放射诊断的一个补充。

(三)膀胱肿瘤

1. 病理与临床 膀胱肿瘤是泌尿系统中最常见的肿瘤,发病率在男性泌尿生殖器肿瘤中仅次于前列腺癌。男性发病率明显较女性高,多见于 40 岁以上的成年人。病理上膀胱肿瘤分为上皮细胞性和非上皮细胞性两类。上皮细胞性肿瘤占 98%,非上皮性肿瘤仅占 2%,而上皮细胞性肿瘤中又以移行上皮乳头状癌最多见,其余为鳞状细胞癌和腺癌。非上皮性肿瘤较少见,包括肉瘤、血管瘤、纤维瘤、嗜铬细胞瘤和畸胎瘤等。膀胱肿瘤发病部位在膀胱侧壁及后壁最多,其次为三角区和顶部,其发生可为多中心。膀胱肿瘤可先后或同时伴有肾盂、输尿管、尿道肿瘤。

血尿为膀胱癌最常见的首发症状,85% 的患者可出现反复发作的无痛性间歇性肉眼血尿。出血量可多可少,严重时带有血块。肿瘤组织脱落、肿瘤本身以及血块阻塞膀胱内口处可引起排尿困难,甚至出现尿潴留。癌肿浸润、坏死及感染和凝血块可产生尿频、尿急、尿痛的刺激症状。膀胱肿瘤侵及输尿管口时,会引起肾盂及输尿管积水,甚至感染,而引起不同程度的腰酸、腰痛症状,如双侧输尿管口受累,可发生急性肾衰竭症状。此外,膀胱肿瘤晚期可出现恶心、食欲不振、发热、消瘦、贫血等恶病质表现,如转移到盆腔、腹膜后腔或直肠,可引起腰痛,下腹痛放射到会阴部或大腿,直肠刺激等症状。国际抗癌联盟提出根据肿瘤大小、淋巴结受累数目和有无转移并结合手术及病理检查来确定肿瘤的 TNM 分期。

2. 超声表现 常见的膀胱肿瘤超声表现多为向膀胱腔内凸出的膀胱壁肿块,呈乳头状或菜花状,中等回声或高回声,肿块基底部与膀胱壁相连,基底部可宽可窄。彩色血流图显示肿瘤的基底部有彩色动脉血流进入肿瘤。膀胱移行上皮乳头状瘤或分化较好的移行上皮乳头状癌呈中高回声的乳头状或菜花状肿块,肿块向膀胱腔内突起,膀胱肌层回声未受破坏。分化较差的乳头状癌、膀胱鳞状细胞癌及腺癌则基底较宽,肿块向肌层侵犯,肿块附着处膀胱壁层次不清。

根据声像图中移行上皮乳头状癌向膀胱壁侵犯的深度和肿瘤基底部宽阔的程度,可估计肿瘤的性质并作出分期。T1 期的肿块偏小,呈乳头状,多有蒂,边界清楚,膀胱壁局部增厚,黏膜连续性破坏,肌层回声无中断。T2 期的肿块较大,形态不规则,呈菜花样或乳头状,基底部较宽,与肌层界限不清。T3 期的肿块侵犯肌层深部,膀胱充盈时肿块多向膀胱外隆起。T4 期的肿块膀胱外界膜界限不清。

3. 鉴别诊断

(1) 膀胱肿瘤与膀胱结石的鉴别:膀胱肿瘤呈中低回声,当表面坏死伴钙化时也可表现为强回声后伴声影,此时要与膀胱结石鉴别,鉴别要点是:改变体位时,肿瘤钙化灶不能沿重力方向移动,而膀胱结石会沿重力方向移动;此外膀胱肿瘤内可有血流信号。

(2) 膀胱肿瘤与凝血块的鉴别:膀胱内凝血块可随着体位的变化而移动,内部没有血流信号,而膀胱肿瘤不会随体位变化移动,内部可有血流信号。

4. 临床价值 超声诊断膀胱肿瘤是临床首选的一种无创检查方法,相比膀胱镜检查,超声不受肉眼血尿和尿道狭窄等因素的限制,能够较好地观察膀胱镜容易遗漏的地方,并能对膀胱肿瘤进行分期;同时还能显示盆腔淋巴结转移的情况,是膀胱镜检查的良好补充。但超声对地毯样早期肿瘤以及 3mm 以下的肿瘤容易漏诊。微探头导管超声由于其高频率近距离探测的优势,能够清晰显示膀胱壁的三层结构,确定肿瘤与膀胱壁层的关系以及肿瘤与输尿管出口的精确距离,微探头超声与膀胱镜联合使用对膀胱肿瘤的术前分期有较大的帮助。

(四) 膀胱憩室

1. 病理与临床 膀胱憩室多为膀胱颈或后尿道梗阻引起,是一种膀胱壁局部向外膨出的疾病,先天性膀胱憩室较为少见,体积较小的膀胱憩室可无临床症状,体积较大的膀胱憩室则会引起排尿不畅或膀胱排空后因憩室内尿液流入膀胱引起再次排尿的现象。

2. 超声表现 膀胱憩室超声表现为膀胱壁周围囊状无回声区,通常发生在膀胱后壁及两侧壁,囊状无回声区与膀胱之间有憩室口相通。憩室口的大小不一,通常在 0.5~2.0cm,憩室有大也有小,大的憩室比膀胱还大。憩室内有时可探及结石或肿瘤回声。

3. 鉴别诊断

(1) 卵巢囊肿:卵巢囊肿位于卵巢或盆腔内,也可表现为膀胱周围的无回声区,但不和膀胱相通,且排尿后大小也不会发生改变。

(2) 脐尿管囊肿:脐尿管囊肿由胚胎发育时期脐尿管没有完全闭锁而形成,病变位于膀胱顶部、脐与膀胱之间,呈椭圆形无回声区,边界清楚,不与膀胱相通。

4. 临床价值 临床上膀胱镜检查只能看到憩室口,对憩室内情况难以显示,除非憩室口极大。超声检出膀胱憩室较容易,并可了解憩室内有无结石、肿瘤的存在。

(五) 膀胱异物及凝血块

1. 病理与临床 膀胱异物是指人为地将一些体外的物品置入膀胱内。其种类繁多,有金属的、塑料、木制的及其他材质的物品,其原因多为患者本人造成的,也有一部分医源性的。

膀胱凝血块是指多种病因导致的膀胱内出血而形成的实性团块。常见的病因有急、慢性炎症、结石、肿瘤及外伤等。临床主要表现为血尿伴膀胱刺激症状。

2. 超声表现

(1) 膀胱异物表现为膀胱无回声区内形态多样、强弱不一的异常回声,其共同表现是随体位改变而变换位置,CDFI:内无血流信号显示。

（2）膀胱凝血块表现为无回声区内可见絮状、团块状的中低回声,随体位改变缓慢移动或飘动。CDFI:内部及周边均无血流信号。

3. **鉴别诊断** 膀胱异物及凝血块均应与膀胱肿瘤相鉴别。根据团块是否移动、血流情况,结合病史进行诊断,必要时行超声造影检查。

4. **临床价值** 超声可对膀胱凝血块及异物做出诊断和鉴别诊断,通过超声可进一步排查血尿的原因,亦可随诊复查治疗效果。

第四节 前 列 腺

一、概述

（一）解剖概要

1. **前列腺的解剖** 前列腺是由腺组织和平滑肌组成的实质性器官,呈前后稍扁的板栗形,位于尿生殖膈上,上端宽大称为前列腺底部,邻接膀胱颈,下端尖细称为前列腺尖部,底与尖之间的部分称为前列腺体部。正常前列腺重 8~20g,上端横径约 4cm,上下径约 3cm,前后径约 2cm。前列腺的体积与性激素密切相关,小儿前列腺较小,腺组织不明显,性成熟期腺组织迅速生长,中年后腺体逐渐退化。前列腺内有 30~50 个管状腺埋藏于肌肉组织中,形成 15~30 个排泄管开口在前列腺尿道精阜两侧的隐窝中,前列腺分泌的前列腺液即由此排出,腺泡腔内的分泌物浓缩凝固后形成淀粉样小体,可发生钙化而形成前列腺结石。前列腺位于盆腔的底部,其上方是膀胱,下方是尿道,前方是耻骨,后方是直肠,前列腺的左右,由许多韧带和筋膜固定,前列腺与输精管、精囊紧密相邻,射精管由上部进入前列腺,并开口于前列腺尿道精阜部。前列腺包膜坚韧,但在射精管、神经血管束穿入前列腺处和前列腺与膀胱连接处及前列腺尖部处存在薄弱,不利于癌肿和炎症的限制。

2. **前列腺的分区**

（1）五叶分法:前列腺传统上分为左右侧叶、后叶、中叶和前叶。两侧叶紧贴尿道侧壁,位于后叶侧部前方,前叶和中叶的两侧;后叶位于射精管、中叶和两侧叶的后方;中叶位于尿道后方两侧射精管及尿道之间;前叶很小,位于尿道前方、两侧叶之间,临床上无重要意义。

（2）内外腺分法:从生理病理角度将前列腺分为内腺和外腺。内腺为前列腺增生好发部位,外腺为肿瘤好发部位。

（3）区带分法:由 McNeal 提出,他把前列腺划分为前基质区、中央区、周缘区、移行区和尿道旁腺。前列腺前纤维基质区由非腺性组织构成,主要位于前列腺的腹侧,该区既不发生癌肿也不发生增生;中央区位于两个射精管和尿道内口至精阜之间并包绕射精管,较五叶分法中的中叶范围略大,占前列腺体积的 20%~25%,发生癌肿的比例占 8%~10%;周缘区位于前列腺的外侧、后侧及尖部,约占前列腺体积的 70%~75%,约 70% 的癌肿发生在该区;移行区位于精阜之上、近段尿道及近端括约肌周围,占前列腺的 5%~10%,此区是前列腺增生的好发部位,癌肿的发病比例占 20%~24%;尿道旁腺局限于前列腺近端括约肌内,约占前列腺体积的 1%。

3. **前列腺的血管** 前列腺的血供主要来源于髂内动脉的膀胱下动脉,血供较丰富,分支到前列腺可分为两组,前列腺包膜组和前列腺尿道组。后者在膀胱颈与前列腺连接处沿尿道纵轴走向发出分支,主要供应膀胱颈部和尿道周围腺体。包膜组动脉供应前列腺的腹侧和背侧,主要供应前列腺边缘部位。彩色血流图上可显示两组动脉分支,尤其是左右尿道支动脉和包膜组动脉。

（二）超声检查技术

1. **患者准备** 经腹壁探测前列腺需充盈膀胱,但应避免过度充盈。经直肠探测前列腺需作探头清洁、消毒,是否充盈膀胱根据检查需要而定。经会阴探测前列腺一般无须特殊准备。

2. **体位** 经腹壁探测前列腺最常采用仰卧位,也可根据检查需要采用侧卧位或截石位。

3. 仪器

(1) 经腹壁探测:探头首选凸阵探头,成人常用的探头频率为 3.5MHz,儿童常用的探头频率为 5.0MHz。

(2) 经会阴探测:首选小凸阵或扇形超声探头,成人常用的探头频率为 3.5MHz,儿童常用的探头频率为 5.0MHz。

(3) 经直肠探测:选用双平面直肠探头或端射式直肠探头,探头频率为 4.0~9.0MHz。

双平面腔内探头为两种单平面扫描方式的组合,按正交扫描方向设计,获得纵向及横向的切面图像。端射式探头将晶片安装在探头顶端,其扫描视野较大,便于从多角度扫描脏器,但获取的纵切面图像不如线阵纵向扫描清晰,且横向扫描获取的是斜冠状切面,较难获取真正的横切面图像。

(三) 正常声像图

正常前列腺横切图呈钝三角形,两侧对称,后缘中央微凹,包膜完整。可显示内腺区和中等偏高回声的外腺区。纵切图可显示膀胱颈部、前列腺底部、体部、尖部、前列腺部尿道和射精管。尿道内口距精阜的距离可在超声图像上测量。以射精管、尿道、膀胱颈部为标志,可较明确定位中叶、后叶和侧叶。两侧精囊在横切图上呈“八”字形,对称分布于前列腺底部上方,形态自然,底部较大,颈部较小,精囊内可见纤细扭曲的条状回声,囊壁厚度<1mm。

二、前列腺疾病

(一) 前列腺增生

1. 病理与临床　良性前列腺增生(benign prostatic hyperplasia,BPH),又称前列腺肥大,是老年男性的常见疾病之一,病因与性激素平衡失调有关,病理表现为腺体组织与平滑肌组织及纤维组织的增生,形成增生结节,增生的腺体压迫尿道,使尿道阻力增加。

前列腺增生的症状可以分为两类,一类是因前列腺增生阻塞尿路产生的梗阻性症状,如尿频、排尿无力、尿流变细、排尿缓慢、尿潴留等;另一类是因尿路梗阻引起的并发症,如肾积水,尿毒症等。

2. 超声表现

(1) 前列腺增大:增生前列腺体积增大,尤以前列腺前后径增大最为重要。临床上多用前列腺重量来确定是否存在 BPH,由于前列腺的比重在 1.00~1.05,故前列腺重量基本等于其体积。

(2) 前列腺形态变圆,饱满,向膀胱突出:前列腺增生显著者腺体呈球形增大,可向膀胱凸出。在前列腺各部位增生程度不一致时,腺体可呈不对称改变。

(3) 前列腺内出现增生结节:前列腺内回声不均,可呈结节样改变,增生结节多呈等回声或高回声。尿道受增生结节压迫而其走行扭曲。

(4) 前列腺内外腺比例失调:前列腺增生主要是内腺增大,外腺受压变薄,内外腺比例在 2.5:1 以上。

(5) 前列腺内外腺之间出现结石:增生前列腺的内、外腺之间常出现点状或斑状强回声,可呈弧形排列,后方伴声影,也可表现为散在的点状强回声,后方不伴声影。前列腺结石多和良性前列腺增生同时发生,通常没有症状及较大危害,但靠近尿道的结石如果较大,会对后尿道产生压迫。

(6) 彩色血流图表现为内腺血流信号增多:前列腺增生是良性病变,与正常腺体组织比较,增生组织的供血增加,因此内腺可以见到较丰富的血流信号,在增生结节周围可见血流信号环绕。

(7) 出现膀胱小梁小房、膀胱结石、肾积水等并发症:前列腺增生引起的尿路梗阻会引起残余尿量增多、尿潴留,可引起膀胱壁增厚,小梁、小房形成,膀胱结石及肾积水等并发症。

3. 鉴别诊断

(1) 前列腺增生与前列腺癌的鉴别:前列腺增生的发病部位主要位于内腺(移行区),前列腺增生结节呈圆形或类圆形、规则,多呈中等回声,前列腺癌的发病部位主要位于外腺(周缘区),多呈不规则低回声区,对早期前列腺癌及前列腺增生合并前列腺癌,鉴别较困难,可行超声引导下穿刺活检。

（2）前列腺增生与膀胱颈部肿瘤的鉴别:前列腺增生组织与膀胱颈部肿瘤的鉴别,关键要注意观察前列腺内部结构情况以及膀胱壁是否遭到破坏,必要时经直肠探测能更清晰地显示病变。

（3）前列腺增生与慢性前列腺炎的鉴别:慢性前列腺炎前列腺大小正常或稍大,内部回声不均匀,包膜可增厚,结合临床症状或直肠指检及前列腺液化验可与前列腺增生鉴别。

4. **临床价值**　前列腺体积对临床诊断与治疗有较大的帮助,为了准确测量前列腺各径线,如果经腹超声无法清晰显示前列腺,应进一步采用经直肠超声探测。

（二）前列腺癌

1. **病理与临床**　前列腺癌是男性生殖系最常见的恶性肿瘤之一,发病率随年龄而增长,且发病率有明显的地区差异,前列腺癌欧美国家发病率远高于我国,随着人口老龄化和前列腺检查手段的增多,我国前列腺癌的发病率正呈明显升高趋势。以往发现的前列腺癌多数已属晚期,前列腺癌的肿瘤标志物"前列腺特异抗原（PSA）"的发现,使前列腺癌的早期诊断早期治疗成为可能。

前列腺癌的起源有明显的区带特征,位于周缘区者占70%~80%,移行区者占10%~20%,中央区者约占5%。发生于周缘区者多为距包膜3mm内,常见于前列腺尖部、底部及侧方血管神经穿入包膜处,这些部位较易指尖扣及,但仍有少部分的肿瘤位于前部,距包膜较远,不易触及。前列腺癌95%为腺癌,仅有5%的癌肿为移行上皮癌、鳞癌及未分化癌。癌肿的生长方式有结节型、结节浸润型及浸润型,其比例分别为40%、30%及30%。根据前列腺癌被发现的方式不同,可将其分为潜伏型、偶发性、隐匿性及临床型。潜伏型前列腺癌多为尸检时才被发现,多位于中央区及周缘区,且分化较好,患者生前无癌肿的症状或体征。偶发型前列腺癌指在切除良性前列腺增生时病理学检查发现的前列腺癌。隐匿型前列腺癌指临床上没有前列腺癌的症状及体征,但在其他部位的标本（如骨穿、淋巴结活检）中病理学证实的前列腺癌。临床型前列腺癌指临床检查诊断（指检、影像学检查、PSA等）为前列腺癌,并经过穿刺活检和病理学检查证实。

前列腺癌早期无明显症状,随着病情的发展,当癌肿引起膀胱颈及后尿道梗阻时可出现尿频、尿急、尿潴留、血尿及排尿疼痛等症状,前列腺癌发生转移时,表现为腰背痛、消瘦、无力、贫血等。

2. **超声表现**

（1）二维超声:前列腺癌70%发生于周缘区。早期前列腺癌声像图往往仅显示周缘区的低回声结节或等回声结节,边界清晰或不清晰,形态欠整齐。病灶向外生长,可超过包膜,进入前列腺周围脂肪组织。一部分前列腺癌灶内有钙化征象。由于经腹壁、经会阴前列腺检查的探头频率低,难以发现较早期的前列腺癌,因此以上表现主要通过直肠超声获得的。中、晚期前列腺癌的声像图容易识别,表现为前列腺内部回声不均匀,边界不整齐,高低不平,甚至包膜不完整,左右不对称。晚期前列腺癌可侵犯精囊、膀胱、直肠等。

（2）彩色多普勒:彩色血流图在一部分前列腺癌显示低回声结节处彩色血流信号明显增加,当患者PSA增高,而声像图正常时,如果彩色多普勒检查发现非对称性和异常血流则提示有前列腺癌可能性,进一步做前列腺穿刺活检能帮助确诊。

3. **鉴别诊断**

（1）前列腺增生:详见前述。

（2）膀胱颈部肿瘤:膀胱颈部癌可侵入前列腺,前列腺癌也可侵犯膀胱,向膀胱内生长,此时两者须鉴别。鉴别要点是膀胱癌则自膀胱向腺体内侵犯,而前列腺癌自腺体外后侧向前延伸,膀胱颈部肿瘤CDFI多能发现一支滋养血管,而前列腺癌少有这种典型的图像。此外血清PSA检查也有助于两者的鉴别。

4. **临床价值**　经直肠超声检查能清晰地显示前列腺及周围邻近组织的受侵情况,对于前列腺癌的早期发现和诊断起到了积极作用,已成为诊断前列腺癌的常规检查方法。然而,多种前列腺疾病都可使血清 PSA 增高,因此当 PSA 增高时,需对前列腺疾病作出鉴别诊断,比如,外腺的低回声病灶还存在其他良性病变的可能性,如炎性结节、良性增生;加之内腺的增生结节需要与内腺的癌灶鉴别等,使得单纯的影像学诊断受到一定的局限性,最终仍然需要前列腺穿刺活检来帮助诊断。超声对盆腔淋巴结的显示能力不足,前列腺癌的临床分期多须依靠 CT、MRI。

PSA 是对前列腺癌诊断和分期的一项重要指标。将 PSA 测定和经直肠超声检查结合分析是前列腺癌诊断的重要进展,可有助于提高前列腺癌的早期诊断率。前列腺癌组织、增生的前列腺组织和正常前列腺组织均可产生 PSA,但它们的每克组织对血清 PSA 水平上升的贡献明显不同,依次为 3ng/ml、0.3ng/ml 和 0.12ng/ml。计算前列腺体积可获得预计血清 PSA(PPSA)值。PPSA = 0.12V(前列腺体积)。比较实际 PSA 测值与 PPSA 可估计发生前列腺癌的可能性大小,并且可粗略估计肿瘤组织的体积(estimated tumor volume,TV),TV = (PSA-PPSA)/2。肿瘤的体积大小与前列腺癌的浸润和转移密切有关,也可将血清 PSA 除以前列腺体积,得到 PSA 密度(PSAD),PSAD = PSA/V。PSA 密度反映每克组织可产生多少血清 PSA。对一些病例可做 1 年内的动态观察,了解有关指标的变化情况,如 1 年内血清 PSA 上升率>20% 则为不正常,经直肠超声引导下做前列腺穿刺活检可提高前列腺癌组织的检出率。

超声引导下前列腺穿刺活检术包括经会阴前列腺穿刺和经直肠前列腺穿刺术两种。经会阴穿刺术前一般不需要灌肠。穿刺前对会阴部进行消毒和局部麻醉,在直肠超声引导下对前列腺穿刺目标进行穿刺。经直肠前列腺穿刺术前患者需灌肠,用端射式直肠超声探头扫描前列腺,找到可疑目标后将电子穿刺引导线对准穿刺目标,穿刺后需服用抗生素以防感染。

穿刺方法有 6 针点位穿刺、8 针点位穿刺等。前列腺穿刺点数增加能够增加穿刺的覆盖面积,减少漏诊率,但穿刺点数增加也增加了创伤和并发症的概率,故为确定穿刺点数,需根据患者不同的情况决定,一般在经典 6 点穿刺法的基础上首先保证前列腺癌好发区即周缘区病变不被遗漏,同时最好也覆盖到内腺区,如果前列腺体积较大,可相应扩大穿刺点数;如果指检触及硬结、两维超声发现结节或彩色血流图上发现局部异常血流信号增多,则可在怀疑目标处增加 1~3 针,并标明穿刺病灶的方位是靠近内侧还是外侧。

(三)前列腺炎

1. 病理与临床　前列腺炎是指前列腺特异性和非特异感染所致的急慢性炎症,前列腺炎可以发生在各个年龄段,多见于中青年男子。前列腺炎可分急性细菌性前列腺炎、慢性细菌性前列腺炎、慢性非细菌性前列腺炎及无症状性慢性前列腺炎。由于精囊和前列腺彼此相邻,故前列腺炎常常合并有精囊炎。前列腺炎的病因有:由尿道炎引起的上行性感染;尿道内留置导尿管引起的医源性感染;邻近器官的炎症,如直肠、结肠、下尿路的感染通过淋巴管引起前列腺炎。此外,性行为频繁、盆腔充血等均可诱发前列腺炎。

急性前列腺炎可有恶寒、发热、乏力等全身症状;局部症状是会阴区胀痛或耻骨上区域有重压感,若有脓肿形成,疼痛剧烈;尿道症状为排尿时有烧灼感、尿急、尿频,可伴有排尿终末血尿或尿道脓性分泌物。炎症迁延不愈则形成慢性前列腺炎,最终导致纤维组织增生,前列腺缩小。慢性前列腺炎其临床表现多较轻微。前列腺液化验及细菌培养对诊断前列腺炎有较大的价值。

2. 超声表现

(1)二维超声:一般情况下,无论是急性前列腺炎还是慢性前列腺炎,声像图特征都不明显,只有部分患者出现声像图改变,如前列腺内片状低回声区,尿道周围低回声晕环,前列腺周围静脉丛扩张等。

急性前列腺炎并发前列腺脓肿时,超声表现为前列腺体积增大,内腺或内、外腺同时出现低回声病灶,形态多不规则,内部可见液性回声,透声性一般。

慢性前列腺炎的声像图的主要表现是前列腺外腺回声不均匀,可见片状低回声,形态不规则,边界不清晰。若累及范围较大,呈现大片低回声区,应避免将正常回声视为强回声病灶。

(2)彩色多普勒:急性前列腺炎或慢性前列腺炎急性发作时,部分患者的前列腺病灶会出现血流信号增加,脉冲多普勒会显示高速低阻的血流频谱。前列腺脓肿彩色多普勒显示病灶周边可有较丰富的血流信号,病灶内部坏死液性区则无血流信号。

3. **鉴别诊断**　前列腺脓肿未液化时表现为形态不规则的低回声区,边界不清晰,彩色多普勒超声显示低回声区血流较丰富,声像图与前列腺癌相似,此时需要结合患者病史、临床表现、实验室检查及直肠指检做出鉴别诊断。

4. **临床价值**　超声检查简便、直观,经直肠前列腺检查较经腹壁、经会阴检查能够更清晰地显示前列腺回声改变。二维超声结合彩色多普勒超声能够诊断典型的前列腺急、慢性炎症,有助于前列腺炎治疗疗效的评估。部分前列腺炎症超声检查无明显改变,其诊断还须结合临床表现、实验室检查综合判断。

（胡　兵）

参 考 文 献

[1] SANDRA L,HAGEN-ANSERT. Textbook of diagnostic ultrasonography[M]. 5th ed. St. Louis:Mosby Int,2001:247-280.

[2] 王新房,张青萍. 中华影像医学超声诊断学[M]. 北京:人民卫生出版社,2002:533-582.

[3] 周永昌,郭万学. 超声医学[M]. 第4版. 北京:科学技术文献出版社,2007:1122-1192.

[4] 刘吉斌. 现代介入超声诊断与治疗[M]. 北京:科学技术文献出版社,2007:359-382.

第十一章 腹膜后间隙及大血管、肾上腺疾病

第一节 腹膜后间隙

一、概述

(一) 解剖概要

腹膜后间隙位于腹后壁的壁腹膜与其后方的腹内筋膜之间,上自横膈,下至盆隔膜,两侧续腹膜外脂肪,前面为后腹膜、肝脏裸区和肠系膜根部、部分十二指肠、升结肠、降结肠和直肠,后面为椎体、骶骨及腰肌等。

由前向后腹膜后间隙可分为肾旁前间隙、肾周间隙、肾旁后间隙三层。

1. **肾旁前间隙** 位于腹后壁壁层腹膜与肾前筋膜、侧锥筋膜(侧锥筋膜由肾前、后筋膜于外侧方相互融合而成)之间,向上延伸至肝脏裸区,向下至髂窝,左右两侧借胰腺相互通连,内含的组织器官主要有胰腺的大部分、十二指肠腹膜后部分及脂肪组织。

2. **肾周间隙** 位于肾前、后筋膜之间,通常认为肾周间隙在上方呈封闭状态,但是,在右肾周间隙注入对比剂后做 CT 扫描,发现对比剂直接进入肝脏裸区,提示右肾周间隙向上开放并与肝裸区相通,而且有研究认为左肾周间隙向上也可能与膈下的腹膜外间隙相通。肾周间隙在向下延伸的过程中,前层融合盆腔脂肪组织,后层与髂筋膜疏松融合,在肾周间隙下方略向内成角,开口于髂窝。两侧肾周间隙在大血管前方越中线相通。肾周间隙内组织器官主要有肾上腺、肾、输尿管、肾门处的肾血管以及较多的肾周脂肪。

3. **肾旁后间隙** 位于肾后筋膜、侧锥筋膜和腹内筋膜之间,两侧续腹膜外脂肪,内侧界为肾后筋膜后层与腰方肌筋膜融合部,上抵膈下,下达盆腔。两侧肾旁后间隙在脊柱前方不相通;在外侧,两侧肾旁后间隙可能通过壁层腹膜与腹横筋膜之间的潜在间隙经腹前壁相通。内主要含有中等量脂肪。

腹膜后间隙内容物大多来自中胚层,主要的组织器官除上述各间隙内脏器外,还有淋巴网状组织、腹腔神经丛、交感神经干、血管、结缔组织、胚胎残留组织及原始泌尿生殖嵴残留成分等。腹膜后间隙的连通关系及腹膜后脏器组织的存在为腹膜后疾病(出血性、感染性、肿瘤性疾病)的发生发展及其在腹膜后间隙和盆外间隙之间互相扩散构筑了一条面积广阔的潜在通道。

腹膜后间隙内的血管主要有腹主动脉、下腔静脉及它们的分支或属支。腹主动脉沿脊柱下行至约第 4 腰椎处分为左、右髂总动脉。下腔静脉由左、右髂总静脉在第 4、5 腰椎处汇合而成,紧贴于腹主动脉的右侧上行。

腹膜后间隙的淋巴组织主要走行于腹部大血管周围,沿途收纳腹后壁和腹腔内成对脏器的淋巴组织

并向上形成左、右腰干后注入乳糜池。

腹膜后间隙的神经主要由交感神经的周围部和一些内脏神经丛组成。交感神经的周围部由脊柱两旁的椎旁神经节及节间支组成的交感神经干、位于脊柱前方的椎前神经节及其发出的分支和交感神经丛等共同构成。内脏神经丛由交感神经、副交感神经和内脏感觉神经在分布至脏器的过程中互相交织形成。

（二）超声检查技术

1. 患者准备　患者在检查前需禁食 8 小时以上,以减少胃肠道内气体及内容物对腹膜后显示的干扰。若禁食后检查,胃肠道积气仍较多,病人可先行排便、服缓泻药或清洁灌肠,也可以在检查时大量饮水或口服胃肠声学显影剂,以扩大声窗,减少或避免胃肠内容物的影响。

2. 体位　患者一般取仰卧位,充分暴露腹部,必要时也可行侧卧位、半卧位、站立位或胸膝卧位等多种特殊体位。为避开胃肠气体干扰,还可采用俯卧位经背部扫查。需要经直肠超声检查盆腔内包块时可选取截石位。

3. 仪器　实时超声诊断仪都可以用于腹膜后间隙的检查,仪器的调节以能清晰显示观察部位的腹膜后间隙为原则,多采用扫查角度大的凸阵探头(3.5MHz~5.0MHz),也可选择线阵、扇形扫描探头,扇形探头体积小、扫描角度大,高频线阵探头对位置表浅的腹膜后间隙显示较清晰,可对一些细节进行显像。

4. 检查方法

（1）从上至下、从外向内做一系列横切、纵切和斜切连续扫查,避开肠腔气体,必要可探头加压扫查、结合呼吸运动、腰大肌收缩或者改变体位等观察腹膜后间隙正常组织器官或病变的位置、数目、大小、形态、内部回声、周边有无包膜及其与周围组织脏器的毗邻关系等。

（2）多普勒超声检查:观察病变的血流信号的起源、分布和丰富程度,观察病变内血流的频谱特点,必要时,测量病变内血流的峰值流速和阻力指数。

（3）超声造影检查:观察超声造影后的灰阶图像特点、时间-强度曲线及动态血管模式曲线,获取始增时间、达峰时间、峰值强度、上升支斜率、下降支斜率、不同强度内斜率、不同水平跨峰时间、半降时间等指标,用于腹膜后良恶性疾病的诊断和鉴别诊断。

（4）三维超声成像技术在腹膜后脏器及病变中的应用有待进一步开发和研究。

（三）正常超声表现

正常状态下腹膜及腹内筋膜界面呈线样强回声,两者之间的脏器组织即为腹膜后间隙的脏器组织。菲薄的后腹膜及狭窄的腹膜后间隙,由于胃肠道内气体强烈反射,常难以清晰显示;由于腹膜后脏器组织的存在,可通过显示腹膜后脏器组织和病变的关系,对腹膜后病变进行诊断。

二、腹膜后肿瘤

（一）腹膜后囊性肿瘤

1. 病理与临床　腹膜后囊性肿瘤(retroperitoneal cystic neoplasm)较少见,但其种类颇多,常见者为囊状淋巴管瘤和囊性畸胎瘤等,少见的有囊性神经鞘瘤、变异的脾动脉瘤、苗勒氏囊肿及腹膜后支气管源性囊肿等。

腹膜后囊性肿瘤增大后,周围脏器受肿物的挤压,周围脏器常可发生形态、位置和病理生理学的改变,如压迫输尿管可引起输尿管及肾脏积水,如压迫肠管可引起肠管梗阻等。由于腹膜后囊性肿瘤发生部分的不同,其引起的临床症状亦不同。

2. 超声表现

（1）二维超声

1）肿物为椭圆形、分叶状或不规则管状等,壁薄,表面光滑,境界清楚。

2）肿块内部一般显示为无回声区,可有分隔,呈多房样,囊性畸胎瘤等无回声区中可探及密集细小点状回声,改变体位时可显示无回声区内点状回声漂浮移动征象,有时尚可见毛发样细条状强回声移动;淋巴管瘤内有出血时还可见细小点状低回声,可随体位改变移动或受挤压后移动。

3）由于腹膜后肿瘤位置深,随呼吸和体位的变换,肿瘤活动幅度一般比腹腔内脏器和腹腔内脏器肿瘤小。

（2）多普勒超声　肿瘤内一般无明显血流信号。当囊内伴有分隔时需注意分隔中有无血流信号。

3. 鉴别诊断

（1）腹膜后囊性肿瘤与输尿管囊肿的鉴别:前者发生于腹膜后间隙,后者常发生在输尿管末端,突入膀胱;输尿管囊肿随输尿管的喷尿活动形态可有变化,输尿管囊肿可有增大或缩小的改变;合并有结石时,输尿管内可见结石样强回声等;由于输尿管囊肿的存在,同侧或双侧的输尿管可有全程积水声像和肾脏积水声像,而腹膜后囊性肿瘤压迫引起的输尿管和肾积水常可观察到肿瘤压迫处以上部位的输尿管和肾积水声像。

（2）腹膜后囊性肿瘤与腹膜后间隙脓肿的鉴别:腹膜后囊性肿瘤在临床上多表现为病变对周围脏器的压迫症状,而腹膜后脓肿多源于腹膜后脏器的炎性病变播散,患者常有寒战、发热、白细胞增多、腰痛等临床症状;在声像图上囊性肿瘤常有明显的边界,腹膜后间隙的脓肿通常边界不清;脓肿周围组织受感染也会出现炎症的声像图改变,一些患者在超声检查中还可发现相应原发脏器病变的声像图表现。

（3）腹膜后囊性肿瘤与腰大肌寒性脓肿的鉴别:腰大肌寒性脓肿表现为病侧腰大肌肿胀,病变的肌纤维内可显示坏死的无回声区,该病常伴有腰椎结核的临床症状及超声表现,主要表现在受侵椎体骨质破坏,脊柱椎体前缘强回声线中断,椎体变小,回声减弱不完整,局部骨质及其周围出现不规则低回声区。

（4）腹膜后囊性肿瘤与腰大肌血肿鉴别:腰大肌血肿患者,常有明显的外伤史,受伤的腰大肌纤维部分中断,局部结构不清,因出血可发现局部无回声区,因血液向周围渗透可使局部肌纤维之间间距加大。腹膜后囊性肿瘤多无明显的外伤史,超声表现一般为壁薄,表面光滑,境界清楚的囊性包块。

（5）腹膜后囊性肿瘤与创伤后或手术后腰大肌内假性动脉瘤鉴别:创伤后或手术后腰大肌内假性动脉瘤常有典型的临床病史。超声检查可发现包块内有动脉血流与周围血管相通。

（6）腹膜后囊性肿瘤与创伤性及炎症后腹膜后囊肿鉴别:创伤性及炎症后腹膜后囊肿常有典型的临床病史及症状、体征等。超声检查可发现相应组织脏器的创伤或炎症病变存在。

（7）此外腹膜后囊性肿瘤还需与以下疾病鉴别:如肾上腺囊肿、卵巢囊肿、阑尾黏液囊肿、腹膜后妊娠等。与肾上腺囊肿、卵巢囊肿、阑尾黏液囊肿的鉴别主要在于病变的发生部位不同,与腹膜后妊娠的鉴别需要结合病人的停经史、血 hCG 等临床化验,腹膜后妊娠时病人常有停经史,血 hCG 化验值升高。随访观察腹膜后妊娠囊增长快,妊娠囊内可观察到卵黄囊或胚芽组织。

4. 临床价值　超声诊断腹膜后囊性肿瘤的敏感性较高。它可以明确病变的大小、数目、形态、位置,但是对腹膜后较小的囊性肿瘤,受肥胖、胃肠道气体等影响,容易漏诊。超声在判断腹膜后囊性病变的来源时常有困难,此种情况下,我们能否借助超声造影来进一步判断病变的来源有待进一步研究。

（二）腹膜后实性肿瘤

1. 原发性腹膜后实性肿瘤

（1）病理与临床:原发性腹膜后实性肿瘤(primary retroperitoneal parenchymal neoplasm)是指发生在腹膜后各间隙的实性肿瘤,临床少见,主要来自脂肪组织、肌肉组织、纤维组织、筋膜和血管、神经、淋巴造血组织、泌尿生殖嵴残留组织及胚胎残留组织等,还包括一些来源不明的肿瘤,如未分化癌、未分化肉瘤及成肌细胞瘤等,但不包括发生于胰腺、肾上腺、肾脏和大血管等腹膜后器官的肿瘤。原发性腹膜后实性肿瘤的病理类型较多,具体见表11-1。原发性腹膜后实性肿瘤,以恶性者居多,其中又以脂肪肉瘤最多。良性肿瘤则以神经纤维瘤、神经鞘瘤等神经源性肿瘤常见。除恶性淋巴瘤外,原发性腹膜后实性肿瘤通常不发生远隔淋巴结转移,仅在局部浸润。由于腹膜后间隙较大,肿瘤位置较深,临床症状大多出现较晚,发现时常较大,肿瘤内部可能已发生坏死、出血、囊性变、纤维化或钙化。除少数有功能性化学感受器瘤病人早期可出现高血压或糖尿病等症状外,大部分病人在肿瘤生长至相当大体积后始引起注意。可表现为腰背部隐痛或胀痛,当肿瘤增大,压迫胃肠道、胆道、刺激直肠等,可出现食欲不振、恶心、呕吐、黄疸、里急后重和排便次数增多等症状;压迫下腔静脉、髂静脉、淋巴管可出现下肢、阴囊水肿;累及输尿管、膀胱可出现肾积水和尿急、尿频、排尿困难;压迫腹主动脉和腰丛、骶丛神经根可引起腰背痛、下肢痛或下肢酸胀无力等。有些病例,如恶性淋巴瘤等还可引起发热、消瘦、乏力等全身症状(表 11-1)。

表 11-1　原发性腹膜后实性肿瘤的病理类型

肿瘤来源	良性肿瘤	恶性肿瘤
脂肪组织	脂肪瘤	脂肪肉瘤
平滑肌、横纹肌	平滑肌瘤、横纹肌瘤	平滑肌肉瘤、横纹肌肉瘤
纤维组织	纤维瘤	纤维肉瘤
血管	血管瘤、血管内皮瘤、血管外皮瘤	血管肉瘤
淋巴管	淋巴管瘤	淋巴管肉瘤
多成分间叶组织*	间叶瘤	间叶肉瘤
淋巴组织	假性淋巴瘤、淋巴错构瘤	恶性淋巴瘤
组织细胞	瘤样纤维组织增生瘤	黄色肉芽肿、恶性纤维组织细胞瘤
神经组织	神经鞘瘤、神经纤维瘤、神经节细胞瘤	恶性神经鞘瘤、神经纤维肉瘤、成神经细胞瘤、神经母细胞瘤
异位肾上腺和嗜铬细胞	嗜铬细胞瘤、化学感受器瘤	恶性嗜铬细胞瘤、恶性化学感受器瘤
胚胎残留组织	畸胎瘤、脊索瘤	恶性畸胎瘤、精原细胞瘤、胚胎性癌、恶性脊索瘤
来源不明组织	成肌细胞瘤	未分化癌、未分化肉瘤等

*间叶组织主要包括纤维、脂肪、肌肉和血管淋巴管等脉管组织。

(2) 超声表现

1) 肿瘤形态多样,可圆或扁,可呈哑铃状、长条状、结节状、分叶状或大块状;生长速度慢、体积小的良性肿瘤多包膜完整、轮廓清晰、境界清楚,体积较大的呈膨胀性生长的良性肿瘤,还可见到侧方声影;体积较大呈浸润生长的恶性肿瘤多无完整包膜或包膜厚薄不均、轮廓或境界不清,对邻近器官有挤压、浸润时肿瘤与邻近器官之间的界面常难以分辨。

2) 肿瘤内部多呈均匀或不均匀的低回声或中等强度回声,肿瘤发生坏死、出血、囊性变、纤维化或钙化时,可相应地出现不规则低回声、无回声、高回声或强回声区。畸胎瘤内还可出现牙齿和骨骼的强回声。

3) 有的肿瘤包绕、挤压腹膜后的大血管,声像图上显示血管在肿瘤中穿行或大血管受压移位。

4) 富含血管和淋巴管的肿瘤、脂肪瘤或脂肪肉瘤等质地柔软,加压肿瘤时,可有一定的形变或移动。

5) 不同的肿瘤其好发部位不同。脂肪肉瘤好发于肾周围脂肪组织,很少发生于盆腔;神经源性肿瘤及异位的嗜铬细胞瘤多见于脊柱两侧;位于盆腔骶骨前的肿块以畸胎瘤、骶椎脊索瘤及神经纤维瘤为常见。

6) 腹膜后良性肿瘤内血流信号常稀疏,恶性者血流较丰富,内部更易找出动脉血流信号。但是,有些病变二维彩超不能显示肿瘤血流,必须叠加立体的三维血流成像才能显示,此时需借助三维血流或者二维灰阶血流成像、超微血流成像技术显示病变的血供。

7) 超声造影表现,腹膜后恶性肿瘤病灶内的血流灌注量大,流速快,恶性肿瘤内超声造影剂充盈表现为进入快,廓清时间较长,肿瘤的最大强化程度远大于良性肿瘤;恶性肿瘤内部强化程度大多不均匀;恶性腹膜后肿瘤其造影剂进入方式以从内部开始向周边扩展的中央型居多,良性腹膜后肿瘤其造影剂进入方式以从病灶周边开始向内部扩展的周边型居多;恶性腹膜后肿瘤的造影剂灌注缺损发生率较良性腹膜后肿瘤高。

（3）鉴别诊断

1）原发性腹膜后肿瘤与腹腔内脏器肿瘤的鉴别:原发性腹膜后肿瘤表现为腹膜后固定的占位性异常回声,与腹内脏器有分界,深呼吸运动或改变体位观察可见二者之间的相对位置有变化;腹腔内脏器肿瘤,原发脏器会有相应的声像图变化,如脏器肿大、轮廓变形、内部结构紊乱等;超声显示的腹主动脉及其分支的走行、分布和形态改变,以及肿瘤的血供来源,也可用于鉴别腹腔内或腹膜后肿瘤。

2）原发性腹膜后肿瘤与腹膜后脏器内肿瘤鉴别:对此必须熟悉腹膜后间隙的解剖层次,了解胰腺、十二指肠、肾脏及肾上腺等腹膜后脏器的形态和邻接关系及声像图特征,从多方位扫查,观察肿块与这些脏器的关系。

3）腹膜后恶性淋巴瘤与肿瘤转移性淋巴结肿大鉴别:单凭声像图所见有时很难对二者进行鉴别,除结合病史资料分析外,恶性淋巴瘤可合并表浅淋巴结肿大,而发生肠粘连或腹水者甚少;肿瘤转移性淋巴结肿大如合并腹膜转移,往往伴发肠粘连和腹水。必要时可行超声引导下的穿刺活检鉴别。

4）原发性腹膜后肿瘤与腹膜后纤维化的鉴别:腹膜后纤维化病变为一个回声较均匀、形态较规则、范围较广泛的包块或肿块,而腹膜后肿瘤常呈结节状或分叶状包块。腹膜后纤维化时腹主动脉、下腔静脉等血管常无明显移位,病变内不会有明显血流信号;而腹膜后肿瘤对腹主动脉、下腔静脉和输尿管主要是压迫、推移,常使腹主动脉抬高并使之远离椎体,病变内有丰富的血流信号,并可侵蚀破坏周围骨质结构,甚至可在血管内形成癌栓。

（4）临床价值:腹膜后原发肿瘤种类繁多,形态多样,声像图表现多样、复杂,仅凭腹膜后原发肿瘤的声像图特征很难做出肿瘤病理细胞学的诊断。超声引导下穿刺活组织作病理检查,可以确定肿瘤的组织学来源,但其存在一定的假阴性率,这是因为,恶性肿瘤细胞由于其生长速度超过了血管的生长速度,所以在距离血管远的肿瘤实质容易发生坏死,但是从坏死发展到完全液化需要相当长的时间,所以在常规超声下,肿块内部回声不易出现明显的无回声区域,在此已坏死还无液化的部位穿刺活检,常取到坏死的组织。腹膜后肿物穿刺活检宜经阴道或经直肠等腹膜外途径进行。尽量避免经腹活检,因为这可能导致肿瘤的腹腔种植。

超声造影时坏死区呈现充盈缺损,近血管周围的肿瘤细胞生长活跃,表现为超声造影增强,为了提高穿刺的阳性率,可借助超声造影检查清晰显示病变后对超声造影增强区域进行活检,可避开坏死及液化区,使定位取材比常规超声更准确,可以大大提高腹膜后原发肿瘤穿刺活检的成功率,有助于恶性病变的确诊。

常规超声诊断虽然不能完全确定腹膜后原发性肿瘤的组织学来源,但是可以明确肿瘤的解剖部位,了解肿瘤的大小、数量、物理性质,肿瘤是否浸润、破坏邻近的实质性脏器和血管,有助于临床手术前估计肿瘤能否切除以及手术后的疗效观察、判断预后。

2. 继发性腹膜后实性肿瘤（secondary retroperitoneal parenchymal neoplasm）

（1）病理与临床:人体内其他部位的肿瘤可以通过直接蔓延、淋巴转移等方式侵犯腹膜后间隙,该种类型的肿瘤大部分以肿大淋巴结的形式存在。肿瘤合并腹膜后转移时,患者除有原发肿瘤症状及肠梗阻、肾积水、胆道梗阻等肿瘤周围脏器受侵、受压后的症状外,患者还可有消瘦、恶病质、腹水等晚期肿瘤患者的临床表现。

（2）超声表现

1）转移到腹膜后的肿瘤主要侵犯目标是淋巴结,其声像图主要表现为低回声型肿块,形态饱满,短径增大,包膜回声强,边界不清,较小的肿块内部一般回声均匀,无明显衰减。较大的肿块内部可发生坏死、纤维化等改变,表现为肿大淋巴结髓质消失或变形,皮髓质分界不清,内部回声不均匀,见片状稍高回声区或低回声中见点状稍强回声。

2）孤立性转移的淋巴结呈散在的圆形或卵圆形结节,边界清楚,多个肿大的淋巴结丛集时,淋巴结之间相互融合分界不清,呈蜂窝状或分叶状低回声肿块,与周围组织分界不清。

3）肿瘤对腹主动脉、下腔静脉等腹部大血管及其分支或属支造成挤压推移或浸润时，可出现血管受压抬高、血管被包绕及血管腔内出现肿块的征象。

4）腹内脏器肿瘤直接侵犯腹膜后间隙时腹膜后可出现相应的声像图改变，同时超声还能观察到原发部位肿瘤的声像图改变。此时继发肿块与原发肿瘤常连为一体。

5）通常通过直接蔓延方式侵犯腹膜后间隙的肿瘤多与原发肿瘤连为一体，其后缘贴近脊柱或腰大肌，所以移动性甚小。

6）腹膜后继发性肿瘤较小时，肿块内不易探及血流信号，肿瘤较大时内常可见分布比较杂乱的丰富血流信号。

（3）鉴别诊断：与腹膜后原发性肿瘤的鉴别方法是腹膜后转移性肿瘤的患者多有原发性肿瘤的病史或有肿瘤切除病史。超声检查除发现腹膜后淋巴结肿大外，未手术切除的病例有时能发现腹内原发病变的超声特征。超声扫查发现腹膜转移引起的肠粘连和腹水时有助于腹膜后继发性肿瘤的判断。对原发病灶不明的，必要时可在超声引导下穿刺活组织作病理检查，以确定肿瘤的组织学来源。

（4）临床价值：腹膜后继发性肿瘤的超声检查在临床上具有重要的指导意义。

1）临床已明确原发灶，在手术前，对腹膜后检查有否肿大淋巴结及浸润征象，是明确能否根治和估计预后的重要因素之一，为手术方式和治疗方法的选择提供参考；对需要进行化疗或放疗的，在化疗或放疗前，先行腹膜后检查确定有无转移及转移的病灶数量、大小、位置等，以便对疾病进行分期和制定治疗方案，化疗或放疗期间或行化疗或放疗后，定期检查腹膜后转移灶的大小、形态、数目变化，为临床判断病情及疗效提供重要依据。还可以借助超声造影观察转移性淋巴结内血流分布的变化，及时调整放疗方案进行缩野，从而有效降低放疗不良反应的发生率。

2）不同发生部位的原发肿瘤，其淋巴结转移分布有一定的特点，如消化系统腹腔脏器恶性肿瘤淋巴结转移以第一肝门区、胰腺周围、肠系膜上动脉分叉处多见；盆腔脏器恶性肿瘤淋巴结转移以双侧髂血管旁、腹主动脉旁多见；膈以上脏器恶性肿瘤淋巴结转移以胰腺周围、腹主动脉前方多见。对于原发灶未明确的病例，可根据腹膜后转移性肿大淋巴结声像图特征及分布部位，初步判断原发病灶的来源。

值得提出的是，超声检查腹膜后也具有一定局限性。当病灶位置深、胃肠道大量气体干扰或晚期患者出现大量腹水、肠粘连时，超声不易检出转移性病灶，此时需要结合 CT、MRI 等其他检查对疾病做出正确诊断。

（三）腹膜后间隙脓肿

1. 病理与临床 腹膜后间隙脓肿（retroperitoneal space abscess）主要来源于重症胰腺炎、腹膜后阑尾炎、十二指肠穿孔、升结肠、降结肠穿孔或继发于肾盂肾炎、肾外伤、肾脓肿向周围播散、血肿感染等，是一种较严重的外科感染疾病，临床症状主要有寒战、高热、白细胞增多等。在体检中可发现腹部或腰部的压痛性肿块。但是由于腹膜后间隙脓肿位置深在，临床症状常被原发疾病所掩盖，早期诊断常有困难。

2. 超声表现

（1）二维超声

1）腹膜后间隙囊性包块，形态常表现为圆形、椭圆形、条状或梭形，壁厚、不光整。

2）边界不规则，与周围组织分界不清。

3）内部有坏死组织时，可有不规则斑点状回声，并随体位改变移动。

4）脓肿后壁和后方组织回声可增强。

5）脓肿往往与原发病灶或腹内邻近脏器的炎症病灶并存，超声可观察到相应脏器疾病的声像图表现。

6）随着时间的推移，脓肿大小及内部回声会有一定的改变，恢复期，脓肿内坏死组织逐渐减少，病变范围逐渐减小。

（2）多普勒超声：脓肿腔内一般无血流信号，在较厚的脓肿壁上常可探及一些星点状血流信号。

3. 鉴别诊断

（1）腹膜后间隙脓肿与腹膜后血肿的鉴别：腹膜后血肿多为外伤或者腹部手术后并发症，结合病史常可做出正确诊断。另外，对腹膜后血肿做动态观察可发现血肿逐渐吸收演变的过程。必要时的超声引导下穿刺抽液可以对二者进行鉴别。

（2）腹膜后间隙脓肿与腹膜后囊性淋巴管瘤的鉴别：腹膜后囊性淋巴管瘤多见于婴幼儿，病史较长，无外伤史，多无明显症状，声像图上呈单房或多房性无回声区，有完整包膜回声，包膜较薄而光滑完整；而腹膜后脓肿，多源于腹膜后脏器的炎性病变播散，病人常有寒战、发热、白细胞增多、腰痛等临床症状，声像图上病变壁厚、不光整，边界不规则，与周围组织分界不清。

（3）腹膜后间隙脓肿与腹膜后寒性脓肿的鉴别：腹膜后寒性脓肿病灶多位于腰大肌内、椎旁；病变多来源于脊柱结核，当病变破坏椎体时，脓液流入腹膜后间隙形成寒性脓肿，并可沿腰大肌鞘膜下降至腹股沟韧带下部；临床上病人多有低热、盗汗、乏力等结核的症状。

4. 临床价值　在疾病发展的过程中，腹膜后脓肿可以出现各种回声强度不同的声像图表现，这对我们单凭声像图表现来诊断腹膜后脓肿带来了一定的困难。而且超声显像诊断腹膜后脓肿也不是特异性的方法，所以必须密切结合临床才能提高诊断的正确率。若诊断有困难时，可利用超声显像作动态观察，根据病灶动态变化情况来确诊。或者借助超声引导下的脓肿穿刺抽液来诊断腹膜后脓肿的存在。另外，超声检查有时很难显示脓肿的全貌，特别是对病变范围广泛的脓肿，往往只能检出其中的一部分而漏诊其余部分，这类病人还需要结合其他影像学的检查做出正确诊断。

（四）腹膜后间隙血肿

1. 病理与临床　腹膜后间隙血肿（retroperitoneal space hematoma）大多数是由骨盆及脊柱骨折引起，约占发病人数的 2/3；其次是由腹膜后脏器（如肾、膀胱、十二指肠和胰腺等）及软组织损伤等引起，或者股动脉穿刺、肾脏穿刺、剖宫产等手术后引起，急性心肌梗死溶栓后、长期服用华法林或者大血管本身的病变，如腹主动脉瘤破裂出血引起者少。

腹膜后间隙血肿因出血程度、范围及引起血肿的损伤脏器部位不同，很多临床表现并不恒定，并常因合并脏器损伤而被掩盖。一般来说，除部分伤者可有腰肋部瘀斑外，突出的表现是内出血征象，还可出现腰背痛、腹肌紧张、压痛、反跳痛和肠鸣音减弱或消失等肠麻痹症状，另外，当血液在腹膜后间隙广泛扩散而形成巨大血肿时，可引起失血性休克，伴尿路损伤者则常有血尿，血肿进入盆腔者可有里急后重感，并可借直肠指诊触及骶前区有伴波动感的隆起。

2. 超声表现

（1）急性期血肿呈无回声或低回声包块，后壁及后方回声可增强，血肿壁可厚而不规则，其前后径较小，边界欠清晰，可沿腹膜后间隙延伸；出血时间长，当血肿内有血凝块形成时，内部可出现较多的低回声，动态观察，包块逐渐变小吸收。

（2）血肿周围可合并一些脏器损伤的声像图表现。如肾旁前间隙的血肿，可因周围肠道损伤而合并出现肠道外气体声像，由脊柱骨折引起的血肿，可发现脊柱骨折的声像，股动脉穿刺引起的血肿可发现股动脉管壁穿刺后改变或其周围假性动脉瘤等。

（3）血肿周围还可出现一些脏器受压的声像图改变。如脊柱骨折引起的肾旁后间隙较大血肿，可使肾脏自腹后壁向前移位。

3. 鉴别诊断

（1）腹膜后血肿与腹膜后间隙脓肿的鉴别（见本节前述内容）。

（2）腹膜后间隙血肿与腹膜后囊性淋巴管瘤、皮样囊肿的鉴别：腹膜后囊性淋巴管瘤、皮样囊肿在临床上多表现为病变对周围脏器的压迫症状；而腹膜后间隙血肿的患者多有外伤史，常合并骨盆和腰椎骨折，患者有相应的临床症状，当出血较多时可有出血休克症状，盆腔腹膜后间隙血肿可引起直肠刺激症状，如里急后重、大便次数增多等。

（3）腹膜后间隙血肿与腹膜后寒性脓肿的鉴别：腹膜后寒性脓肿病灶多位于腰大肌内、椎旁，病变多来源于脊柱结核，临床上患者多有低热、盗汗、乏力等结核的症状。腹膜后间隙血肿多源于高处坠落、挤压、车祸等所致腹膜后脏器(胰、肾、十二指肠)损伤、骨盆或下段脊柱骨折、腹膜后血管损伤或股动脉穿刺、肾脏穿刺等手术引起,多无结核病史及结核相应临床症状。

(4)陈旧性腹膜后间隙血肿与腹膜后间隙肿瘤的鉴别:除了通过临床病史不同的鉴别点外,超声造影也是对两者进行鉴别的有效方式,腹膜后间隙肿瘤内多可见造影剂的增强,而陈旧性血肿内部完全不增强。

4. 临床价值　超声显像对腹膜后血肿诊断准确率较高,它不仅可以对腹膜后血肿准确定位,还可以对血肿大致定量,并且便于随访复查,观察血肿的变化。由于这种优势的存在,它逐渐代替了以往具有损伤性的血管造影术对腹膜后血肿的诊断。有外伤史的患者,在体格检查的基础上,利用超声扫查并结合多次血、尿常规检验,血细胞比容测定和血、尿及腹腔穿刺液生化检查,还可以正确诊断并存的胰腺和空腔脏器损伤。

对腹膜后血肿的诊断,CT、X 线和 MR 检查也有一定的价值。临床工作中可以根据具体情况综合加以运用。

(五)特发性腹膜后纤维化

1. 病理与临床　腹膜后纤维化为腹膜后纤维脂肪组织增生引起的腹膜后广泛纤维化。该病首先由 Ormond 在 1948 年报道,其发病率 1/500 000~1/200 000,根据发生原因不同可分为特发性和继发性两种。约 2/3 的患者无明显诱因,为特发性腹膜后纤维化(idiopathic retorperitoneal fibrosis,IRF),其发病机制尚未明确,但大部分学者认为与机体对动脉粥样硬化物质的自身免疫过程有关,从腹主动脉或髂总动脉的动脉粥样硬化斑块经变薄的动脉壁渗漏入腹膜后的周围组织引起免疫反应,导致主动脉周围慢性炎症。由于其起病比较隐匿,临床症状、临床体征及实验室检查常无明显的特异性,给临床诊断带来一定的难度。如果腹膜后纤维化比较广泛时,腹腔或腹膜后脏器可受压或蠕动受限,在临床中可出现相应的症状,如非特异性的腹痛、腰痛、背痛、肾和输尿管积水,以及高血压、肾功能损害等。腹膜后纤维化也可是全身性特发性纤维性变的一部分,一些患者可有纵隔纤维化、硬化性胆管炎、纤维性眼眶假瘤等腹膜后以外的纤维化,临床中可发现相应的受累脏器病变的表现。

2. 超声表现

(1)二维超声

1)腹主动脉、下腔静脉及腰肌前方的弥漫性低回声,前方边界较清,后缘与腹主动脉前壁密不可分,两侧因与后腹膜腔后壁粘连并且受肠气影响显示欠佳,边界不清晰。病变内部回声较均匀。

2)病变常包绕一侧或双侧输尿管,引起输尿管和肾盂肾盏积水扩张。病变累及肠管时可引起肠梗阻。

3)病变包绕的腹主动脉、下腔静脉常无明显移位,管腔清晰,内膜显示较好,部分病例于腹主动脉管壁内可见斑块形成。

(2)多普勒超声:可显示被包绕后的血管的血流信号,如出现血管狭窄时,可有相应的血流改变。腹膜后纤维化病变内一般无新生血管所致的血流信号。

3. 鉴别诊断

(1)腹膜后纤维化与腹主动脉瘤伴发血栓的鉴别:腹膜后纤维化时被包绕的血管内膜一般清晰,异常低回声常位于血管前方及两侧的血管壁外,而且范围较广泛。而腹主动脉瘤常表现为动脉壁局部呈梭形膨出,一般可探及边界,而且瘤内膜可不光整,合并血栓形成时可见低回声或不均回声位于动脉瘤壁内。

(2)腹膜后纤维化与原发性腹膜后肿瘤的鉴别:见本章第一节。

(3)腹膜后纤维化与多发性大动脉炎的鉴别:大动脉炎多见于青年女性,超声显示受累动脉管壁正常结构消失,管壁不规则增厚,管腔可发生狭窄或闭塞等。腹膜后纤维化时腹主动脉被周围的低回声病变包绕,动脉管壁各层次清晰,当输尿管、肾盂受累时可同时发现输尿管或肾盂积水等征象。

4. 临床价值　腹膜后纤维化虽然发病率较低,但在临床工作中,凡遇到下腹部、腰骶部疼痛,伴有肾功能异常、血沉增高的患者时,应该考虑到腹膜后纤维化的可能。超声在腹膜后纤维化的诊断方面有它独特的优势,甚至可以作为首选。对于超声工作者,在检查中发现肾、输尿管积水时,除了想到结石、炎症或肿瘤等病因外,还应想到腹膜后纤维化的可能,尤其是发现输尿管向中线移位时,应进一步检查腹膜后尤其是腹主动脉至髂动脉分叉处周围看有无广泛分布的低回声包绕带(蚕茧样)存在。

(六)腹膜腔常见肿瘤

1. 腹膜假性黏液瘤

(1)病理与临床:腹膜假性黏液瘤(pseudomyxoma peritone,PMP)是由于产生黏液蛋白的肿瘤破裂而导致腹腔内广泛黏液性腹腔积液的临床综合征,临床罕见,发病率为 2/100 万~3/100 万。此种疾病在 1842 年才第一次被 Rokitansky 等人报道出来,直到 1884 年针对腹腔内出现胶冻样积液的情况,将其命名为腹膜假性黏液瘤,好发于 30~50 岁的女性,男女比例 1∶3,其特征为腹腔弥漫性胶冻样积液,伴腹膜表面和网膜上黏液种植。有关病理学说的起源和恰当的治疗一直争论不休。过去多认为腹膜假性黏液瘤是因为在卵巢存在的黏液性囊肿出现破裂而引发的,属于难治的黏液腺癌,也有部分是因阑尾黏液囊肿出现破裂而引起。经大量研究发现,阑尾是引发腹膜假性黏液瘤的源头,然后在肿瘤细胞不断扩展的过程中,引发卵巢出现黏液性囊肿出现破裂。临床表现主要有腹痛、恶心、呕吐、腹胀、便秘、消瘦,腹部包块、腹水等症状。查体见腹部膨隆,腹部触诊有揉面感或如硬橡皮感,可触及包块。

(2)超声表现

1)腹腔内存在不动性的积液,可见胶冻样肿物广泛占据腹腔,以右结肠旁沟居多,肿物上至肝脏下缘,下达盆腔。

2)肿物主要占据结肠旁沟及脏器间隙,腹腔肠间散在"葡萄肉样"胶粒肿物。

3)腹腔积液内及多数肿物内不能探及血流信号。

(3)鉴别诊断:腹膜假性黏液瘤需要与腹腔淋巴管瘤相鉴别,腹腔淋巴管瘤的瘤体内液体透声较好,并且淋巴管瘤内通常不能探及"葡萄肉样"胶粒肿物。腹膜假性黏液瘤与腹腔淋巴管瘤等都属于腹膜囊性肿瘤,腹膜间皮瘤与腹膜尤文氏瘤等属于腹膜实性肿瘤,两种肿瘤的鉴别主要依靠彩色多普勒鉴别,彩色多普勒观察实性肿瘤内通常可显示血流信号,囊性肿瘤内不能探及血流信号。

(4)临床价值:通常腹膜假性黏液瘤胶冻样肿物在超声上较容易显示,但是病变范围较广泛,加上腹腔肠道内容物的影响,一些"葡萄肉样"胶粒肿物容易被遮挡而漏诊。

2. 腹膜间皮瘤

(1)病理与临床:腹膜间皮瘤(peritoneal mesothelioma)是原发于腹膜间皮和间皮下层细胞的少见肿瘤,其中恶性腹膜间皮瘤占 10%~30%,任意年龄均可发病,以 40~60 岁多见,男女比例约 2∶1。目前认为腹膜间皮瘤的发生主要与石棉粉尘有关,但国内报道病例大都无石棉接触史。另外,外照射、亚硝酸、玻璃纤维、病毒感染、慢性炎症等也是本病的发病因素。本病临床表现无特异性,一般为腹胀和隐痛,早期诊断困难。主要体征是腹部肿块和腹水引起的移动性浊音等。

(2)超声表现

1)腹膜增厚:腹膜增厚多种多样,包括脏、壁腹膜及大网膜的弥漫性增厚或结节样增厚,也可形成肿块,多呈实性或混合性回声,分布不均,病变与腹膜粘连,但与器官无关。

2)腹腔积液:腹腔内可见积液,通常积液量较多。

3)血流频谱示受累网膜阻力指数增高。

(3)鉴别诊断:腹膜间皮瘤需要与腹膜尤文氏肉瘤等其他腹膜实性肿瘤相鉴别,腹腔间皮瘤与腹膜尤文氏肉瘤均可表现为腹膜的实性肿块并引起腹腔积液,此种情况下根据超声表现难以鉴别,腹膜尤文氏肉瘤腹膜多发转移并腹腔积液时两者在超声图像上更难鉴别。腹膜间皮瘤还需要注意与腹膜的结核病变相鉴别,但是仅根据超声图像两者较难鉴别,需结合病史、临床症状及实验室检查加以鉴别,必要时可进行超声引导下穿刺活检明确诊断。

(4)临床价值:腹膜或大网膜结节状增厚,甚至实性肿块形成伴发腹腔积液时较容易想到腹膜肿瘤,特别是腹膜间皮瘤的存在。但是当腹膜间皮瘤不伴发腹腔积液时超声不容易发现肿块,容易漏诊。

(袁建军　刘银龙)

第二节　腹膜后大血管

一、概述

（一）解剖概要

1. 腹主动脉及其分支　腹主动脉在膈肌的主动脉裂孔续于胸主动脉,沿脊柱左前方下降至第4腰椎处分为左、右髂总动脉。其主要分支包括腹腔干、肠系膜上动脉、肾动脉、睾丸(或卵巢)动脉、肠系膜下动脉和髂总动脉。

2. 下腔静脉及其属支　下腔静脉由左、右髂总静脉在第5腰椎前方稍偏右侧汇合而成,然后沿腹主动脉右侧和脊柱右前方上行,经肝脏腔静脉窝,再穿过膈肌的腔静脉孔和心包,最后进入右心房。其主要属支有肝静脉、肾静脉、肾上腺静脉、睾丸(或卵巢)静脉和髂总静脉。

（二）超声检查技术

1. 患者准备　除患者病情危急需立即检查外,应常规嘱患者禁食8小时以上,且以上午检查为佳。

2. 体位　根据不同的扫查部位和所针对的血管检查相应地取仰卧位、侧卧位或俯卧位。站立位利用下移的肝脏做透声窗有助于一些血管段的检查,也可使一些静脉扩张而方便检查。

3. 仪器　常规使用3.5MHz的凸型探头为佳,体瘦者可选用5.0~9.0MHz的探头,肥胖者和位置深在的血管可采用2MHz探头。声束与血流方向之间的夹角小于60°,取样门大小为所查血管管径的1/3~1/2。

4. 检查方法

（1）腹主动脉及其主要分支

1）腹主动脉:腹正中纵切和横切扫查是检查腹主动脉的常用切面,深吸气后屏气利用下移的肝脏作透声窗,有助于腹主动脉上段的检查,探头加压可消除部分肠道气体的干扰,也有助于检查,注意动脉瘤处不宜加压。但肥胖、腹胀及大量腹水患者可导致该切面检查不满意甚至失败,此时,可采用右侧卧位左侧腰部冠状面扫查,利用脾肾作透声窗来显示腹主动脉。观察腹主动脉的病变情况有助于对其分支血管病变的评估,例如腹主动脉有广泛的动脉粥样硬化斑块形成时,需提高对分支血管疾病的怀疑,尤其是血管起始处可能存在的斑块和管腔狭窄。

2）腹腔干:腹腔干发自腹主动脉前壁,距起始处1~3cm分为肝总动脉和脾动脉,超声易于观察,而腹腔干另一分支胃左动脉常难显示。纵切显示腹腔干与腹主动脉垂直或与腹主动脉形成向头侧的夹角,横切显示腹腔干及其分支呈"T"形、"Y"形或"海鸥"状。脾动脉走行于胰体和胰尾后上方。腹正中横切扫查可显示脾动脉近心段,右侧卧位以脾脏为透声窗,可观察脾动脉远心端。肝总动脉发出胃十二指肠动脉后称为肝固有动脉,伴随门静脉入肝门,前腹部路径扫查易于显示。

3）肠系膜上动脉和肠系膜下动脉:腹正中纵切稍偏右可显示肠系膜上动脉长轴,其起始于腹主动脉前壁,经脾静脉和胰颈的后方下行,通常由短的、向前走行的血管段和长的、向下走行的血管段组成,右侧有肠系膜上静脉伴行。肠系膜上动脉常作为上腹部血管的解剖定位标志。在髂总动脉分叉处的上方3~4cm处,纵切稍偏左显示肠系膜下动脉起始于腹主动脉左前壁,沿腹膜后方向左下走行,肥胖或肠气干扰明显者不易显示。

4）肾动脉:首先在肠系膜上动脉起始下方1cm处测量腹主动脉峰值流速;然后使用腹正中横切扫查、右前腹肋间或肋缘下横切扫查或侧腰部冠状面扫查,观察肾动脉主干血流充盈情况和有无紊乱血流,测量其收缩期峰值流速和舒张末期流速;最后,测量叶间动脉的峰值流速、收缩早期加速度、加速时间和阻力指数。过度肥胖、肠气干扰等影响因素可使肾动脉主干检查失败。

（2）下腔静脉及其属支

1）下腔静脉:将探头置于剑突下腹正中线偏右约2cm处,自上往下纵切追踪观察下腔静脉的管壁和管腔内状况,横切下腔静脉位于腹主动脉右侧。或将探头置于右前腹肋间或右侧腰部,呈冠状面扫查,利用肝和右肾作透声窗,能够显示呈平行排列的下腔静脉和腹主动脉的长轴图像。站立位或乏氏动作时,由于下腔静脉扩张,有助于帮助观察。

2) 肝静脉:剑突下纵断和横断扫查三支肝静脉,观察其内有无异常回声、血流充盈情况和频谱形态。探头置于右肋缘下,声束指向右上方,进行右肋缘下斜断扫查,主要用于观察肝右静脉、肝中静脉以及它们之间的交通支。也可将探头置于右前腹肋间,呈冠状面扫查肝右静脉。

3) 肾静脉:与同名动脉的超声探测方法基本类似,参见本节有关内容。

上述血管主要观测内容:先天变异,管腔有无狭窄和扩张,有无移位和受压,管腔内有无异常回声,血流方向,管腔血流充盈和有无紊乱血流。静脉还应观察压迫后管腔的改变,静脉血流频谱的期相性。动脉经常测量的参数有:收缩期峰值血流速度,舒张末期流速,血流速度比值,加速时间,加速度和阻力指数。

(三) 正常超声表现

1. 腹主动脉及其主要分支

(1) 腹主动脉:纵切腹主动脉呈管状无回声区,横切为一圆形无回声区,体瘦者可显示管壁的三层结构。动脉内径自上而下渐进性变小,随年龄增大而增宽,男性明显大于女性。正常腹主动脉近段内径 2~3cm,中段 1.5~2.5cm,远段 1~2cm。CDFI:血流为层流,流向足侧;近心段舒张期血流有一定程度的正向血流,而远心段舒张早期存在反向波。

(2) 腹腔干和肠系膜上、下动脉:正常腹腔干内径(0.66±0.17)cm,肠系膜上动脉内径(0.64±0.14)cm。禁食时,肠系膜上、下动脉血液循环阻力较高,可呈三相波形,由收缩期正向波、舒张早期反向波和舒张中晚期的低速血流组成;亦可表现为收缩峰尖锐、舒张期持续正向低速血流;进食后,内径明显增宽,血液循环阻力降低,整个心动周期(尤其舒张期)流速明显升高,收缩峰宽大,舒张期反向血流消失。禁食时腹腔干血流频谱呈低阻型,具有较高的舒张期持续正向血流,保证了肝脾的血供,进食后流速仅轻微升高。

(3) 肾动脉:成人肾动脉内径为 4~7mm,管腔内血流充盈,血流频谱为低阻型,收缩早期频谱上升陡直,而后缓慢下降,约 50% 肾动脉存在收缩早期切迹。正常肾动脉峰值流速<150cm/s,收缩早期加速时间<0.07s,收缩早期加速度>3m/s^2,阻力指数 0.5~0.7。

2. 下腔静脉及其属支

(1) 二维超声:下腔静脉及其属支如肝静脉、肾静脉壁呈薄而平整的细线状回声,有时不易辨认,管腔内为无回声。下腔静脉表现为宽窄不均的管状结构,近右心房处可见明显的生理性狭窄。下腔静脉内径明显受呼吸的影响,吸气时前后径变窄呈扁平状,呼气时前后径增宽呈椭圆形。正常下腔静脉管腔前后径:上段 1.0~1.3cm,中段 0.9~1.2cm,下段 0.9~1.1cm。

(2) 彩色多普勒:清晰显示者,管腔内充满血流信号,但肠气干扰和肥胖等影响因素可使静脉管腔内血流信号充盈不满意。下腔静脉近心段和肝静脉随心脏舒缩血流颜色发生变化,但无湍流出现。

(3) 频谱多普勒:房室舒缩致血流频谱呈多相型,每一心动周期依次由 S 波、V 波、D 波和 A 波组成,偶尔在 A 波之后还有一个 C 波。S 波和 D 波为前向波,S 波波峰常大于 D 波波峰;V 波、A 波及 C 波为反向波。这种多相型频谱常见于下腔静脉近心段和三支肝静脉,很少见于右肾静脉,而下腔静脉远心段,左肾静脉和髂静脉血流受心脏舒缩的影响很小,常表现为连续的前向血流。血流频谱也受呼吸的影响,通常吸气时 S 波流速减低,D 波流速升高,而呼气时波形流速改变则正好相反。乏氏试验(深吸气后憋气)时,反向血流消失。

二、腹膜后大血管疾病

(一) 腹主动脉及其主要分支疾病

1. 腹主-髂动脉闭塞性疾病

(1) 病理与临床:主要病因为动脉粥样硬化、多发性大动脉炎、先天性及外压性因素等。动脉粥样硬化多见于老年男性,可伴有高血脂、高血压及糖尿病等病史。多发性大动脉炎常见于青年女性,年龄一般小于 40 岁,可伴有发热、乏力、肌肉酸痛等症状,部分患者血沉、C 反应蛋白等炎性指标升高。动脉狭窄或闭塞可导致远端器官及组织缺血,缺血程度与病变发生的速度、部位、范围以及侧支循环等多种因素相关。最早出现的症状多为间歇性跛行,足背动脉或踝部胫后动脉搏动减弱或消失,后期出现组织营养障碍性病变,如足趾冰冷、紫绀、趾甲增厚、溃疡、坏疽等。

（2）超声表现

1）二维超声:依病因而表现不同。动脉粥样硬化所致,可见病变血管内膜毛糙、增厚,内壁见斑块状低回声、强回声或混合回声,强回声斑块后方常伴声影;多发性大动脉炎所致者,可见管壁弥漫性或节段性环形增厚,一般无强回声。

2）彩色多普勒:狭窄处血流束变细,狭窄即后段(紧接狭窄之后3cm以内)血流紊乱,常可见射流;闭塞段管腔内无血流信号。

3）频谱多普勒:狭窄段及狭窄即后段测及高速射流频谱,频窗充填,流速升高;狭窄处与上游正常动脉峰值流速比值≥2.5,可诊断腹主动脉内径狭窄≥50%;远离狭窄下游的动脉血流流速减低,反向波消失。

（3）鉴别诊断:多发性大动脉炎与动脉硬化闭塞症的鉴别:依据两者发病年龄、受累动脉部位特点和声像图表现的明显不同,两者较易鉴别。另外,需与动脉瘤附壁血栓致管腔狭窄进行鉴别。

（4）临床价值:超声检查能够判断腹主动脉狭窄的部位、范围、程度及侧支循环建立的情况,同时有助于提示病因。超声也是本病介入治疗监测及随诊的有效手段。

2. 腹主动脉瘤（abdominal aortic aneurysm）

（1）病理与临床:腹主动脉瘤分为真性、假性和夹层动脉瘤三种。此处介绍真性腹主动脉瘤。真性腹主动脉瘤常由管壁粥样硬化引起,也可因感染、血管炎所致。局部动脉管壁结构的破坏,尤其是中膜弹性纤维的破坏,导致管壁顺应性降低,在管腔内压力的反复作用下,局部血管逐渐扩张而成。好发于肾动脉水平以下的腹主动脉,上段腹主动脉瘤很少发生,一旦发生,有可能与胸主动脉瘤并存。本病多见于60岁以上的老年人,男女发病率之比为4:1~6:1。多数患者无临床症状,体型较瘦者可出现腹部搏动性包块。

（2）超声表现

1）病变段腹主动脉失去正常形态,局限性扩张,多呈梭形或纺锤形,瘤壁仍表现为动脉壁的各层结构,瘤体内常见附壁血栓。CDFI:瘤腔内出现涡流,呈杂色血流信号。

2）诊断标准:①最大外径>3.0cm;②腹主动脉最宽处外径较相邻正常段外径增大1.5倍以上。符合两者之一即可诊断。

（3）鉴别诊断

1）真性腹主动脉瘤应与假性腹主动脉瘤和腹主动脉夹层鉴别:假性腹主动脉瘤多为外伤或感染所致,瘤壁无动脉壁三层结构,在瘤颈部或破裂口处引出双期双向动脉血流频谱为其特征。腹主动脉夹层可显示分离内膜、破裂口和真假腔血流。

2）应与腹膜后血肿、胰腺囊肿、腹膜后囊性占位、椎旁脓肿及腹膜后淋巴瘤等鉴别。

（4）临床价值:超声能够准确测量动脉瘤的大小,确定动脉瘤的部位,判断受累的动脉分支。当动脉瘤位于腹主动脉远心段而较难显示是否累及肾动脉时,可根据肠系膜上动脉起始部与动脉瘤入口的距离进行判断,大于2cm提示肾动脉未受累。与血管造影相比,超声有其独特的优越性,可提供瘤壁和附壁血栓的信息。所以,超声为本病治疗方式的选择提供重要依据,也是一项重要的随访工具。近年来,有利用超声造影对腹主动脉瘤腔内隔绝术后内漏评估的研究和报道。

3. 腹主动脉夹层（abdominal aortic dissection）

（1）病理与临床:指腹主动脉内膜撕裂,血液从破裂口流入中膜,使中膜与内膜层间或者中膜与外膜层间分离,在动脉内形成真、假两腔,并可向周围和其远端动脉扩展,可累及腹腔干、肠系膜上动脉或肾动脉,引起有关脏器供血不足和缺血症状。本病常由胸主动脉夹层蔓延而来,也有原发于腹主动脉的夹层。其病因多样,如遗传性、先天性、损伤、高血压、动脉硬化等。男女比例为2:1~3:1,年龄以45~60岁多见。症状常为突发腹部剧痛。

（2）超声表现

1）直接征象：受累动脉内膜分离，分离的内膜呈线状回声，将血管分隔成真、假两腔。急性期常见分离的内膜随心动周期不停地摆动，收缩期一般向假腔摆动；慢性期分离的内膜较固定。仔细寻找可探及分离内膜的破裂口，数量不等，破裂口处血流紊乱，流速明显升高。上端动脉内膜破裂口多为夹层血流的入口，而下端动脉内膜破裂口多为夹层血流的出口。

2）间接征象：①管腔内血流分隔现象：这是指在彩色血流成像上同一条动脉管腔内血流（实为真腔与假腔内血流）被剥离的内膜和血栓隔开，同一条动脉同一水平存在两种不同性质的血流，分别代表真、假腔血流，多普勒频谱可显示真、假腔血流的不同血流动力学表现。当分离的内膜无远端破裂口时，则无此现象。如果病变较轻，真腔血流表现正常或轻度紊乱。病变严重时，假腔内较多血流通过和较大范围血栓导致真腔狭窄甚至完全闭塞。②夹层段动脉扩张：假腔的外侧动脉壁无内膜层回声，当假腔内有血栓形成时，内部有实性回声，内膜贴附于血栓表面。③真腔狭窄：收缩期假腔膨胀挤压真腔或假腔内大量血栓形成均可导致真腔狭窄，频谱显示真腔内收缩期流速增高。

（3）鉴别诊断：参见本节"腹主动脉瘤"部分。

（4）临床价值：超声依据上述直接和间接征象不仅能够明确诊断本病，而且可以判断内膜分离的范围、破裂口的位置、数量和大小以及受累动脉的血供状况，为外科手术和介入治疗提供重要依据。

4. 肾动脉狭窄（renal artery stenosis，RAS）

（1）病理与临床：常见病因为动脉粥样硬化、多发性大动脉炎和纤维肌性发育不良。血压持续升高为其主要临床表现，如血压控制不佳可引起急性左心衰竭，患肾缺血可引起肾萎缩和肾损害等严重并发症。

（2）超声表现

1）患肾正常大小或萎缩：肾长径<9cm 或较健侧<1.5cm。

2）狭窄段管腔变窄，血流束变细，流速明显升高，阻力增大；狭窄即后段为杂色血流信号，仍可测及高速射流。闭塞段管腔内无明显血流信号。

3）狭窄动脉的肾内动脉分支血流频谱呈小慢波（tardus-parvus waveform）改变，表现为频谱形态低平、圆钝，频谱上升倾斜，流速减低，阻力降低。

4）诊断标准：

①内径减少≥60% 的 RAS 的诊断标准：a. 肾动脉湍流处峰值流速≥180cm/s；b. 肾动脉与腹主动脉峰值流速比值≥3。

注：a. 当腹主动脉峰值流速<50cm/s 时，不宜使用肾动脉与腹主动脉峰值流速比值指标，此时，肾动脉峰值流速≥200cm/s 可提示≥60% 的 RAS；b. 严重 RAS 的肾动脉峰值流速可在正常范围内。

②重度 RAS（内径减少≥70% 或 80%）的诊断标准：除①的表现外，还包括：a. 肾内动脉小慢波改变，表现为收缩早期波峰消失，频谱低平，收缩早期频谱倾斜；b. 收缩早期加速时间≥0.07 秒。

③肾动脉闭塞的诊断标准：a. 肾动脉主干管腔内既无血流信号也未能探测血流频谱；b. 肾内动脉小慢波改变。

（3）鉴别诊断

1）RAS 病因的鉴别诊断：依据患者的年龄、性别、狭窄部位和其他动脉声像图表现，能够鉴别大多数三种常见病因患者。

2）除 RAS 以外，肾动脉先天发育不良、肾静脉血栓形成、主动脉狭窄等也可引起继发性高血压，需与这些疾病进行鉴别。

（4）临床价值：超声对 RAS 的诊断价值是肯定的，常作为高血压病因筛查的常规影像学检查方法，也是介入治疗疗效评价和随访的重要工具。超声造影可通过增强肾动脉与周围组织的对比，辅助 RAS 的诊断，进一步拓展了超声诊断 RAS 的应用范围。

对于超声检查失败和诊断困难的可疑 RAS 病例，应建议进一步行 CT 血管成像、磁共振血管成像或肾动脉造影等影像学检查。

5. **肠系膜缺血综合征** 肠系膜缺血综合征(mesenteric ischemia)是由各种原因引起急性或慢性肠道血流灌注不足或回流受阻所致的肠壁缺血坏死和肠管运动功能障碍的一类疾病的总称,分为急性和慢性两种。肠系膜动脉包括腹腔干、肠系膜上动脉和肠系膜下动脉。肠系膜静脉通过肠系膜上、下静脉回流至门静脉系统。

(1) 急性肠系膜缺血综合征(acute mesenteric ischemia)

1) 病理与临床:是各种原因所致的肠系膜血管闭塞或血流量锐减引起的肠壁缺血坏死和肠管运动功能障碍的一种综合征。病情发展迅速,病情严重,病死率高达60%~90%。常见病因包括:①肠系膜动脉栓塞或血栓形成;②肠系膜静脉血栓形成;③非阻塞性的肠系膜血管缺血。

2) 超声表现

①肠系膜动脉栓塞或血栓形成:血栓形成或栓塞段及其远段动脉管腔内无血流信号。对于动脉粥样硬化基础上形成的血栓,二维超声有时可显示壁上的钙化斑块。

②肠系膜静脉血栓形成:静脉增宽,腔内充满低回声,管腔不能被压瘪,CDFI显示管腔内无血流信号。

③继发性改变:肠道缺血后肠壁增厚,肠腔狭窄,如肠壁已坏死,肠壁内无血流信号显示。有时可见腹腔积液、肠系膜积液。

3) 鉴别诊断:肠系膜上静脉血栓形成与门静脉高压所致肠系膜上静脉血流淤滞的鉴别。后者肠系膜上静脉管径也增宽,但通过调节仪器仍可显示管腔内充满低速血流信号,管腔可被压瘪。

4) 临床价值:超声不仅能够显示肠系膜血管的血流状况,而且能够发现腹腔积液、肠管改变等继发征象,是本病首选影像学检查方法。肠内气体干扰和操作者水平是影响其诊断的主要因素,如不能确诊,应进一步行其他影像学检查。

(2) 慢性肠系膜缺血综合征(chronic mesenteric ischemia)

1) 病理与临床:常由肠系膜血管狭窄所致,动脉狭窄的主要病因包括动脉粥样硬化、血管炎等。通常,在三支肠系膜动脉中至少有二支出现严重狭窄(内径减少>70%)才会出现慢性肠系膜缺血的临床表现,典型症状为餐后腹痛、腹胀、体重下降和腹泻。

2) 超声表现:狭窄段血流束变细,流速明显升高,狭窄即后段为杂色血流信号,狭窄远段血流频谱为小慢波改变。进食后,肠系膜上动脉和腹腔干血流的生理反应减弱或消失。

3) 诊断标准:

①禁食时腹腔干收缩期峰值流速≥200cm/s提示管径狭窄>70%。

②禁食时肠系膜上动脉收缩期峰值流速≥275cm/s或舒张末期流速>45cm/s提示管径狭窄>70%。

③禁食时肠系膜上动脉或腹腔干与腹主动脉收缩期峰值流速比值>3.5高度提示管径狭窄>60%。

4) 鉴别诊断:利用收缩期峰值流速来诊断肠系膜动脉狭窄存在个体差异,心功能不全和弥漫性动脉粥样硬化患者可出现低流速血流,从而表现为假阴性;相反,有的患者,尤其是那些有高心排出量和高代谢疾病的年轻人和儿童,可出现假阳性。在这种情况下,肠系膜动脉与腹主动脉收缩期峰值流速比值指标可以帮助避免一些误诊或漏诊。

5) 临床价值:本病临床表现缺乏特异性,超声是首选影像学检查方法。CDFI对肠系膜血管闭塞的阳性诊断可靠性强,可使患者获得及时救治;对动脉狭窄程度的判断较为准确,可为患者诊治提供重要依据。对于CDFI检查失败和诊断困难的病例,应进一步行其他影像学检查。

6. **肠系膜上动脉压迫综合征**(superior mesenteric artery compression syndrome)

(1) 病理与临床:又称良性十二指肠瘀滞症,是指十二指肠水平部受肠系膜上动脉压迫所致肠腔梗阻,以致其近端扩张、淤滞而产生的一种临床综合征。本病患者多为瘦弱体形者,女性略多。临床表现主要为十二指肠梗阻,以慢性梗阻最常见。主要症状为反复发作性餐后上腹胀痛、进食后诱发呕吐等,呕吐一般多发生在进食后15~40min。进食后取侧卧位或俯卧位可减轻症状。

(2) 超声表现

1) 腹主动脉与肠系膜上动脉之间的夹角较小,多数<20°,也有研究者认为<13°。

2）通过饮水或其他胃肠造影剂,可发现肠系膜上动脉与腹主动脉之间的十二指肠受压,最大前后径<10mm,其近端十二指肠扩张,形态呈漏斗形或葫芦形。

（3）鉴别诊断:本病为肠系膜上动脉压迫十二指肠所致,需与引起十二指肠梗阻的其他疾病鉴别。

（4）临床价值:超声不仅能够较为准确地测量肠系膜上动脉与腹主动脉之间的夹角,而且也可观察十二指肠受压的状况,为临床提供重要的诊断信息。但是,超声对于判断十二指肠受压程度不如 X 线钡剂检查准确,因此在采用超声诊断本病时,需结合患者十二指肠梗阻的症状与体征。

（二）下腔静脉及其属支疾病

1. 布-加综合征（Budd-Chiari syndrome）

（1）病理与临床:是指肝与右心房之间的肝静脉或/和下腔静脉发生阻塞而引起肝静脉回流受阻,由此产生一系列症候群。多见于青壮年,病因为先天隔膜、血液高凝状态、肿瘤压迫或侵犯静脉,以及血栓性静脉炎等。肝脏的病理变化主要是由于肝静脉血流受阻而引起肝脏广泛淤血,整个肝脏增大,尤以肝左叶和尾状叶增大明显;后期可出现肝硬化。发病大多缓慢,自觉腹胀、腹痛、恶心、食欲不振、全身乏力等。

（2）超声表现

1）下腔静脉或/和肝静脉狭窄、闭塞:①隔膜:常位于下腔静脉近右心房处或肝静脉开口处,呈薄膜状,有的合并纤维化、钙化而探及强回声,有的回声较低而不易显示。隔膜近心端血流紊乱,常探及高速射流。②血栓或癌栓:管腔内见实性低或中强回声,血流充盈缺损。③外压性:静脉受压变窄甚至闭塞,邻近见肿物回声。梗阻远心端静脉血流缓慢、方向逆转或频谱平坦。

2）侧支循环形成:①肝静脉之间交通支血流是从回流受阻的肝静脉流向不受阻的肝静脉,频谱常为带状;②阻塞的肝静脉血流通过包膜下静脉与体循环静脉相交通,表现为肝周和包膜下静脉扩张;③第三肝门开放:肝短静脉增粗可见,以肝右后下静脉显示率高;④以门静脉分支作为侧支循环,表现为门静脉血流减慢,甚至出现双向血流和反流,以及脐旁静脉开放。

3）肝脏改变:急性或亚急性期,呈淤血肝增大表现,尤以尾状叶增大为主;晚期呈肝硬化表现。

（3）鉴别诊断:主要应与肝硬化和门静脉高压症鉴别,依据肝内静脉声像图表现的不同,较好鉴别。还应与肝肿大、腹水等原因导致下腔静脉肝段外压性狭窄进行鉴别,这种狭窄位于肝静脉开口的远心段,不影响肝静脉回流。此外,下腔静脉远心段或双侧髂静脉梗阻时,回心血量减少,下腔静脉肝段变细,但肝静脉回流不受阻,不难鉴别。

（4）临床价值:依据下腔静脉和/或肝静脉阻塞以及侧支循环形成情况,超声能够较为可靠地诊断本病,不仅是本病首选影像检查方法,还是疗效判断和随访监测的常用工具。值得注意的是,肝小静脉闭塞症是巴德-基亚里综合征的一种类型,其梗阻水平在肝窦,超声常不能显示肝静脉梗阻征象,易漏诊。

2. 下腔静脉综合征（inferior vena cava syndrome）

（1）病理与临床:通常指肾静脉水平以下的下腔静脉回流障碍。主要病因是血栓形成,其次为腹腔或腹膜后组织的炎症或肿瘤。临床表现主要由静脉回流障碍所引起。由于阻塞水平大都位于肾静脉平面远侧,所引起的症状主要是双侧下肢静脉功能不全,尚可累及外生殖器和下腹壁,表现为重垂感及酸胀不适等。

（2）超声表现:超声表现取决于梗阻病因、程度、范围和病程。

1）血栓:急性血栓为低回声,血栓段下腔静脉扩张,管腔内血流充盈明显缺损;慢性血栓为中强回声,边界不规则,静脉壁毛糙,血栓之间或血栓与管壁之间探及条状或片状血流信号,超声造影显示血栓无明显强化。不论哪一种血栓,血栓处管腔均不能被完全压瘪。

2）癌栓:管腔内见单个或数个椭圆形或不规则形低或中强回声区,边界清晰,内可见滋养动脉血流信号,超声造影可见癌栓明显强化。

3）外压性:受压处下腔静脉移位或有局部压迹,管腔狭窄,但静脉壁回声正常,狭窄远心段下腔静脉扩张。在下腔静脉邻近有异常回声团块。CDFI:受压处下腔静脉血流束明显变细,见杂色血流信号,流速明显升高。

上述病因均可导致梗阻远心段下腔静脉流速减慢,频谱形态失常,且受呼吸或乏氏动作的影响减弱或消失。

(3)鉴别诊断:本病需与布-加综合征、右心衰竭、缩窄性心包炎和肾病综合征等引起下肢肿胀的疾病进行鉴别。还应注意引起本病的各种病因的相互鉴别,癌栓呈椭圆形,边界规则,内部有滋养血流信号,常可发现原发灶;而血栓则呈管状,边界不规则,内部无滋养血管血流信号。

(4)临床价值:CDFI能够判断下腔静脉阻塞的病因、程度和范围,已成为本病首选和可靠的影像学检查方法。但是,在观察侧支循环方面尚存在一定的局限性,过度肥胖、肠气干扰等影响因素可导致下腔静脉显示不满意甚至探测失败。

3. 肾静脉血栓形成(renal vein thrombosis)

(1)病理与临床:指肾静脉内形成血栓后所引起的一系列病理改变和临床表现。常与血液高凝状态,肾血液循环障碍和外伤所致肾血管损伤有关。常见临床表现为突发性剧烈腰腹痛;难以解释的血尿增多或尿蛋白增加;难以解释的肾功能急剧下降等。

(2)超声表现

1)急性期可见受累肾脏增大,皮质回声减低;慢性期肾脏可萎缩。

2)肾静脉内见低或中强回声,血流充盈明显缺损。

3)患肾静脉血流信号消失或减少,动脉阻力增大,甚至舒张期出现反向波。

(3)鉴别诊断:应与肾梗死、少血供型肾占位进行鉴别。

(4)临床价值:CDFI能够作为本病首选影像学检查方法,常可以确诊急性肾静脉血栓形成,帮助临床迅速采取治疗措施,并有助于治疗后的随访观察。

4. 胡桃夹现象(nut cracker phenomenon)

(1)病理与临床:也称为胡桃夹综合征或左肾静脉压迫综合征,是由于腹主动脉与肠系膜上动脉之间的夹角过小引起左肾静脉回流障碍所致。多见于体形瘦长的儿童或青少年。主要临床表现为无症状肉眼血尿和直立性蛋白尿,血尿多在剧烈运动之后或傍晚出现。

(2)超声表现

1)腹主动脉与肠系膜上动脉之间的间隙变小,致使左肾静脉受压变窄及其远心段扩张。CDFI:狭窄处血流束变细,紊乱,流速明显加快,而狭窄远心段流速明显减慢,频谱低平。

2)仰卧位左肾静脉扩张处与狭窄处前后径比值>3或脊柱后伸位20分钟后此比值>4时,在结合临床表现的基础上可以提示本病。

(3)鉴别诊断:本病应与左肾静脉血栓鉴别,两者较好鉴别。

(4)临床价值:超声对本病具有一定的实用价值,为临床首选的影像学检查方法。但是,在应用诊断标准时,须注意:①超声对左肾静脉扩张处尤其是狭窄处的内径测量不太准确;②应结合患者临床表现进行分析,有不少人达到上述诊断标准,但没有明显的临床表现;③本病是由于左肾静脉的回流障碍所致,但目前尚无可靠的血流动力学参数来诊断本病。

(三)动静脉瘘

1. 病理与临床 动静脉瘘(arteriovenous fistula)指动、静脉之间存在异常通道。腹主动脉-下腔静脉瘘比较少见,多为后天性,临床上可分为两种类型:①自发型(80%):即腹主动脉瘤破入下腔静脉;②创伤型(20%)。临床症状典型者出现三联征,即腰腹部疼痛、搏动性肿块、粗糙连续的机器样杂音。

肾动静脉瘘也多为后天性,为肾穿刺活检、肾肿瘤、创伤、炎症和动脉粥样硬化所致。主要症状为血尿,高血压,分流量大时可能出现心力衰竭。瘘较大时可在腰部闻及连续性杂音。

2. 超声表现

(1)瘘口近心端供血动脉血流为高速低阻型;瘘口远端动脉缺血,如分流量大的肾动静脉瘘可导致肾萎缩。

(2)瘘口处为紊乱的血流信号,呈高速低阻型动脉样血流频谱。

(3)与瘘相连的静脉明显扩张,频谱显示静脉血流动脉化。

（4）部分患者有充血性心力衰竭表现。

3. 鉴别诊断 当动静脉瘘导致供血动脉或引流静脉扩张明显甚至形成动脉瘤和/或静脉瘤时，可因局部解剖结构失常、血流紊乱掩盖瘘口而导致误诊或漏诊，此时寻找动静脉瘘的特征性表现有助于鉴别。

4. 临床价值 超声常可对动静脉瘘做出明确的定性诊断，但对瘘口部位、大小、附近血管扩张及侧支循环形成情况的观察不如血管造影检查。

（李建初　王亚红）

第三节　肾　上　腺

一、概述

（一）解剖概要

肾上腺是腹膜后器官，位于双侧肾脏的内上方，左右各一，相当于第 1 腰椎椎体与第 11 肋水平，左侧略低于右侧。正常肾上腺高 4.0~6.0cm，宽 2.0~3.0cm，厚 0.2~0.8cm。右侧肾上腺呈三角形，部分位于下腔静脉后方，膈肌脚前方，肝右叶内侧。左侧肾上腺呈半月形，位于主动脉外侧，胰尾后上方。肾上腺表面外披一层薄的包膜，周围为脂肪组织。

肾上腺是人体内重要的内分泌器官。在显微镜下，肾上腺组织由外向内分为被膜、皮质和髓质三层。肾上腺皮质和髓质在发生、结构与功能上均不相同，实际上是两种内分泌腺，皮质来自体腔上皮（中胚层），髓质与交感神经系统相同，来源于神经冠（外胚层）。在胎儿期皮质和髓质相互靠近，形成肾上腺。肾上腺皮质较厚，位于表层，约占成人肾上腺的 90%，皮质的外层呈鲜黄色，内层为红棕色，髓质呈灰色。肾上腺皮质由外向内分为球状带、束状带和网状带。其中，球状带细胞分泌盐皮质激素，主要是醛固酮，调节电解质和水盐代谢；束状带细胞则分泌糖皮质激素主要是皮质醇，调节糖、脂肪、和蛋白质的代谢；网状带细胞分泌性激素。肾上腺髓质由交感神经细胞和嗜铬细胞组成，分泌去甲肾上腺素和肾上腺素，去甲肾上腺素的主要功能是作用于心肌，使心跳加快、加强；肾上腺素的主要作用是使小动脉平滑肌收缩，使血压升高。

肾上腺的血供非常丰富，肾上腺上、中、下动脉分别来自膈下动脉、腹主动脉和肾动脉。肾上腺动脉进入被膜后，分支形成动脉性血管丛，其中大部分分支进入皮质，形成窦状毛细血管网，并与髓质毛细血管沟通。少数小动脉分支穿过皮质直接进入髓质。肾上腺静脉不与动脉伴行，主要以静脉窦形式分布于肾上腺皮质和髓质，回流的小静脉注入中央静脉。右侧肾上腺中央静脉直接注入下腔静脉，左侧肾上腺中央静脉则注入左肾静脉。

（二）超声检查技术

1. 患者准备 为减少胃内容物引起的过多气体干扰，以晨起空腹检查为宜；对于腹部胀气或便秘患者，检查前日晚还应清淡饮食，睡前服用缓泻剂，当日晨起空腹并排便后进行超声检查。

2. 体位 正常肾上腺，由于位置深，组织薄，一般在声像图上不易显示，不同的探测体位，需要使用不同的探测手法。肾上腺的探测体位常采取仰卧位、侧卧和俯卧位。

3. 仪器 应用腹部超声诊断仪，成人常用 3.5MHz 探头，肥胖者可适当降低探头频率，选用 2.5MHz 探头；体瘦少年或儿童，可选用 5MHz 探头；新生儿可选用 7.5MHz 探头。弧形凸阵探头因具有较宽阔的深部视野，常被用于肾上腺的探测。

超声探测时为获取满意的图像质量需进行仪器设置调节。二维超声探测时应注意扫描深度、深度（时间）增益补偿、增益等的调节，并调整聚焦数及聚焦深度，以获得清晰的二维声像图。由于肾上腺位置较深，彩色多普勒血流图较难显示，检查时，应注意调节彩色总增益、滤波范围、血流速度范围、多普勒取样容积、多普勒取样角度等的调节，以提高彩色血流显示的灵敏度。超声造影时采用双幅模式同时显示常规和造影图像，注射造影剂后对照同侧肾脏和肝脏组织观察肾上腺的灌注过程，分析其增强方式、增强特征。如果检查对象肥胖、肾上腺病灶体积大或位置深,可在允许范围内增加造影剂的剂量。

4. 检查方法　肾上腺可采用多种体位及途径探测,通过不同的途径探测,可减少对肾上腺病变的遗漏。探测体位包括仰卧位、侧卧位及俯卧位,探测途径包括肋间、肋下、上腹部、背部及侧腰部。探测时嘱患者保持躯体放松,指导患者做适当的呼吸动作以获取满意的显示。

(1)常用探测体位与途径:右侧肾上腺较常用的探测体位和途径是仰卧位经肋间斜切探测,以腋前线为中心,在第7、8、9肋间向内后方做斜行扫查,探测时以肝为声窗,在右肾上极上方及下腔静脉附近可见楔形的高回声区,为肾上腺区域,其内出现条状或"Y"形低回声带为皮质回声。左侧肾上腺较常用仰卧位或侧卧位经侧腰部作冠状面探测,在左侧第9、10肋间沿腋后线以脾和左肾为声窗作纵向扫查,在腹主动脉、左肾上极可探测到左侧肾上腺。

(2)其他探测体位与途径

1)仰卧位或侧卧位经腰部探测右侧肾上腺:将探头置于腋后线或更后方,在肾内侧探及下腔静脉,在肾上极、肝与膈肌脚之间可探及右侧肾上腺。

2)仰卧位经肋间斜切面探测左侧肾上腺:将探头置于腋前线第7、8、9肋间以脾为声窗向后方扫查,在脾、腹主动脉和膈肌脚之间可探及左侧肾上腺。

3)仰卧位经肋间横切面探测肾上腺:将探头置于第9、10肋间,右侧于腋前线和腋中线,左侧于腋后线或更后方作横切面扫查,在腹主动脉外侧与下腔静脉后外侧可探及肾上腺。

4)俯卧位经背部纵切面探测肾上腺:俯卧位将探头沿着肾长轴纵切扫查,显示肾上极内上方,在左肾上极内上方与腹主动脉前外侧之间可探及左侧肾上腺,在右肾上极内上方与下腔静脉前外侧之间可探及右侧肾上腺。

5)仰卧位右肋缘下斜切探测右侧肾上腺:将探头置于右肋缘下,以肝为声窗在右肾上极与其内侧的下腔静脉之间可探及紧贴右肾上极的右侧肾上腺。

6)仰卧位右肋缘下纵切探测右侧肾上腺:将探头置于右肋缘下沿锁骨中线纵切,显示右肾纵轴切面,右肾上方内侧可探及右肾上腺。

7)仰卧位上腹部横切探测肾上腺:将探头置于上腹部胰腺水平作横切扫查,在胰腺后方探测肾上腺,右侧肾上腺可以右肝为声窗,左侧肾上腺可以充盈的胃腔作声窗,显示肾上腺。

(三)正常超声表现

正常肾上腺儿童显示率高于成人,这是因为儿童的肾上腺占肾脏大小的1/3,而成人的肾上腺只占肾脏大小的1/13,而且儿童肾周脂肪远少于成人,故易显示。儿童肾上腺声像图上的形态较多,可呈一字形、Y形、V形或三角形等,声像图上中间为较薄的强回声带,周围为较厚的低回声带。成人肾上腺右侧可以肝为声窗,而左侧由于胃肠积气等原因相对较难显示。成人肾上腺声像图多呈三角形或带状低回声,外周部则是较低的皮质回声,中央为较强的髓质回声。

二、肾上腺疾病

肾上腺疾病分为肾上腺皮质疾病和髓质疾病两类,肾上腺皮质疾病包括肾上腺皮质功能亢进症、肾上腺皮质功能不全、肾上腺性征异常症、皮质腺瘤和腺癌,其中肾上腺皮质功能亢进症主要包括皮质醇增多症(库欣综合征)、原发性醛固酮增多症及肾上腺性征异常征。肾上腺髓质疾病包括嗜铬细胞瘤、神经母细胞瘤、节细胞神经瘤等。

(一)皮质醇增多症(库欣综合征)

1. 病理与临床　皮质醇增多症(hypercortisolism),又称库欣综合征(Cushing syndrome),是指各种原因引起肾上腺皮质分泌过多的糖皮质激素所致疾病的总称。肾上腺皮质腺瘤及腺癌是库欣综合征的一大病因,属于非ACTH依赖性库欣综合征,而由于垂体分泌促肾上腺皮质激素(ACTH)过多引起的库欣综合征称为库欣病,其中80%的患者垂体内有微腺瘤,分泌过量的ACTH而引起双侧肾上腺皮质增生。垂体外病变如支气管肺癌(尤其是燕麦细胞癌)、甲状腺癌、胸腺癌、鼻咽癌等有时可分泌一种类似ACTH的物质,具有类似ACTH的生物效应,从而引起双侧肾上腺皮质增生。此外,长期大量使用糖皮质激素治疗某些疾病也可出现皮质醇症的临床表现,并抑制垂体分泌 ACTH,造成肾上腺皮质萎缩。

临床表现为向心性肥胖、满月脸、水牛背(脂肪代谢异常);因蛋白质过度消耗造成皮肤菲薄,毛细血管脆性增加,呈现典型的皮肤紫纹(蛋白质代谢异常);血糖升高,糖耐量降低(糖代谢异常);轻度水肿或低钾血症(电解质代谢异常),除此之外,还会有月经紊乱、性功能减退、高血压、骨质疏松、溢乳、烦躁、失眠等临床改变。

2. 超声表现

(1) 肾上腺内改变:肾上腺皮质增生常为双侧弥漫性,少数为结节性增生。双侧肾上腺皮质弥漫性增生可表现为肾上腺皮质低回声带增厚,部分病例超声图像无明显改变;肾上腺结节状增生表现为肾上腺区直径约 1cm 的结节,较大的结节直径可达到 2~3cm。超声造影可表现为富血供结节,由结节边缘向中央均匀地增强,达峰强度较肝脏组织高,廓清较肝组织快。肾上腺皮质腺瘤超声表现为肾上腺区圆形或类圆形低回声肿块,直径 2~3cm,边界清楚,内部回声多为均匀分布,少部分肿块也可呈分叶状,内部回声不均匀。肾上腺皮质腺癌超声表现为体积较大的肾上腺区肿块,多呈圆形或椭圆形,内部回声均匀或不均匀,肿块较大时会推挤肾脏。肿瘤生长迅速,直径 6~8cm。对于大量使用糖皮质激素造成的肾上腺皮质萎缩超声较难做出诊断。

(2) 肾上腺外改变:肾上腺皮质醇增多症在肾上腺外改变为皮下脂肪层增厚,肾周脂肪层或肾上腺周围脂肪回声也明显增厚。

3. 鉴别诊断

(1) 肾上腺库欣瘤与醛固酮瘤的鉴别:肾上腺库欣瘤一般大小在 2~3cm 左右,而醛固酮瘤相比之下要小一些,1~2cm 左右,此外两者临床表现和生化指标也有差异,可资鉴别。

(2) 肾上腺库欣瘤与嗜铬细胞瘤鉴别:嗜铬细胞瘤一般较库欣瘤大,在 3~5cm 左右,嗜铬细胞瘤内部一般呈中等回声,可伴有无回声区,此外彩色多普勒血流图显示嗜铬细胞瘤内可见星点状血流信号,而库欣瘤多没有血流信号,此外两者临床表现和生化指标也有差异,可加以鉴别。

4. 临床价值　超声对肾上腺皮质腺瘤和腺癌所引起的皮质醇增多症结合其临床症状和生化检查可做出明确的诊断,对于肾上腺皮质增生则较难鉴别,需要进一步结合其他影像学检查明确诊断。

(二) 原发性醛固酮增多症

1. 病理与临床　原发性醛固酮增多症(原醛症)是由肾上腺的皮质肿瘤或增生,醛固酮分泌增多所致。发病年龄为 30~50 岁,女性较男性多见。分泌过多醛固酮的肾上腺皮质腺瘤称醛固酮瘤。醛固酮瘤是原醛症最多见的原因,占原醛症的 60%~80%。醛固酮瘤大多数为肾上腺单个腺瘤,左侧肾上腺较为多见。双侧肾上腺皮质增生是原醛症的第二大病因,占原醛症的 20%~30%,又称为特发性醛固酮增多症。原醛症的其他原因还有醛固酮癌、异位分泌醛固酮的肿瘤以及地塞米松可抑制性醛固酮增多症等。其中,一部分肾上腺皮质腺癌也会分泌大量醛固酮,肿瘤直径多在 3cm 以上。异位分泌固酮的肿瘤较少见,可发生于肾内的肾上腺残余或卵巢肿瘤。糖皮质类固醇可抑制性固酮增多症多见于青少年男性,用生理代替性的糖皮质类固醇数周后可使醛固酮分泌量、血压及血钾恢复正常。

原醛症的临床主要表现为高血压、低血钾及碱中毒症状。高血压是本病的早期症状,多为进展缓慢的良性高血压,但常规降压药疗效不佳,随着病情进展,血压可达 210/130mmHg,病程长者可出现肾、心及脑部并发症。原醛症患者由于大量醛固酮释放促进尿钾排泄过多,可有肌肉无力、麻痹、软瘫,甚至吞咽和呼吸困难等低血钾症状,长期低血钾可造成肾远曲小管空泡变性,肾脏浓缩功能下降,患者出现口渴、多尿、夜尿增多和低比重尿等表现。因血游离钙水平下降,患者出现肢端麻木和手足抽搐等症状,尿液呈中性或碱性。

2. 超声表现　原发性醛固酮增多症的病变发生在肾上腺皮质球状带,病变分为肾上腺皮质腺瘤、肾上腺皮质腺癌和原发性肾上腺皮质增生。肾上腺皮质球状带的腺瘤又称为醛固酮瘤,是原发性醛固酮增多症最多的一种类型,超声表现为肾上腺内 1~2cm 大小的低回声肿块,呈圆形或类圆形,边界明亮清晰,肿瘤内一般没有明显的血流信号。肾上腺皮质增生的声像图可表现为皮质增厚,但大多数情况下皮质没有明显改变,如果是皮质结节状增生,其结节可达 1cm 左右。肾上腺皮质腺癌的超声表现为体积较大的肾上腺肿块,呈圆形、椭圆形或分叶状,可同时伴有皮质醇增多症的临床表现。

3. **鉴别诊断** 肾上腺醛固酮腺瘤须与肾上腺结节样增生鉴别,醛固酮腺瘤体积多较小,因此有时与肾上腺结节样增生鉴别存在一定困难。若仔细观察可见结节样增生无明显包膜,与其周围的肾上腺组织亦无明显分界,内部回声多比较高,腺瘤有较明显包膜,内部多呈低回声,与周围腺体组织的高回声差别较大,以上声像图表现有助于两者的鉴别。

4. **临床价值** 超声检查作为一种无创性检查,可发现直径在1cm以上的肿瘤,有经验的医生可探及更小的肿瘤,但一般说1cm以下肾上腺肿瘤有时会出现漏诊。CT扫描虽有一定的放射性,但它的分辨率较高,可检出7~8mm的肿瘤。然而肾上腺增生伴较大结节者也可被误诊为肿瘤,此时可结合放射性核素扫描,如双侧肾上腺皆有放射性浓聚,则双侧肾上腺增生可能性大,如两侧肾上腺放射性不对称,则可能为腺瘤。因此,超声可结合CT、核素扫描等对原醛症作出诊断,可提高肿瘤的检出率。

（三）肾上腺皮质腺瘤和腺癌

肾上腺肿瘤又可分为功能性和无功能性两大类,功能性肾上腺肿瘤指具有内分泌功能的肾上腺肿瘤,无功能性肾上腺肿瘤指无明显激素活性的肾上腺肿瘤。肾上腺功能性肿瘤主要有库欣瘤、醛固酮瘤和嗜铬细胞瘤,无功能性肿瘤主要有非功能性皮质腺瘤和腺癌、神经母细胞瘤、节细胞神经瘤,另外还包括转移性肿瘤、囊肿、脂肪瘤、血肿等。肿瘤的分类还可按其性质分为良性肿瘤或恶性肿瘤;按发生部位分为皮质肿瘤、髓质肿瘤和间质瘤等。

1. **肾上腺皮质腺瘤**

（1）病理与临床:肾上腺皮质腺瘤常为单侧单发性,有薄层包膜,大小为1~3cm,镜下多为类似束状带的泡沫状透明细胞,富含类脂质,瘤细胞排列成团,由含有毛细血管的少量间质分隔。部分腺瘤为功能性,可引起醛固酮增多症或库欣综合征,无功能性腺瘤往往无明显临床表现,在形态上与功能性腺瘤没有明显区别。

（2）超声表现:肾上腺功能性腺瘤和无功能性腺瘤在形态上无明显差异,前者发现时瘤体一般较小,呈圆形或类圆形肿块,直径1~3cm,边界清楚,内部回声均匀。后者体积较大。无功能性腺瘤超声造影增强较慢,达峰时间慢于肝脏实质,结节内部造影剂填充稀疏,呈乏血供表现。

（3）鉴别诊断:肾上腺腺瘤与腺癌鉴别:肾上腺腺瘤瘤体一般较小,呈圆形或类圆形肿块,直径1~3cm,边界清楚,内部回声均匀;腺癌一般体积较大,往往有5~8cm,肿块呈圆形或椭圆形,也可为分叶状,内部回声不均匀,CDFI可发现腺癌内部血流信号较丰富。

右侧肾上腺腺瘤与肝右叶肿瘤鉴别:前者边界清楚,肿瘤与肾和肝之间的分界线形成"海鸥征",呼吸运动时肿瘤与肝之间出现不同步运动,肝肿瘤没有以上特点。

（4）临床价值:对于肾上腺皮质功能亢进的患者超声作为一种无创性的检查方法,可对其进行定位诊断,排除大部分的肾上腺占位病变。肾上腺无功能性皮质腺瘤和腺癌的发病率相对较低,由于多数没有临床症状故不易被发现。近年来由于人们对健康体检日益重视以及医学影像技术的进步,无功能性肾上腺肿瘤的检出率也日益增加。

2. **肾上腺皮质腺癌**

（1）病理与临床:肾上腺皮质腺癌较少见,多为功能性,发现时一般体积较大,直径可达5~8cm。肿瘤内常见出血、坏死及囊性变。镜下可见瘤细胞大小不等,分化差异性高,核分裂象多见。肿瘤呈浸润性生长,破坏正常肾上腺组织,并可侵犯周围脂肪组织甚至肾脏。肿瘤可转移到腹膜后淋巴结或肺、肝等处。腺癌的临床表现主要有腰部肿块,腰痛以及肿瘤转移症状。

（2）超声表现:肾上腺腺癌一般体积较大,肿块呈圆形或椭圆形,也可为分叶状,内部回声不均匀,可伴有液性区。CDFI可发现肿瘤内部血流信号较丰富。当肿瘤出现肝转移时,肝内可见圆形或类圆形低回声肿块。

（3）鉴别诊断:肾上腺腺癌须与肾上腺嗜铬细胞瘤鉴别,两者体积一般都较大,内部都可伴有出血或钙化,肿块内都可发现彩色血流信号,故超声较难鉴别之,此时可依靠临床表现、生化检查及其他影像学检查进行鉴别。

（4）临床价值：肾上腺无功能性皮质腺瘤和腺癌的发病率相对较低，由于多数没有临床症状故不易被发现。近年来由于人们对健康体检日益重视以及医学影像技术的进步，无功能性肾上腺肿瘤的检出率也日益增加。

（四）嗜铬细胞瘤

1. **病理与临床**　嗜铬细胞在胚胎期的分布与身体的交感神经节有关，随着胚胎的发育成熟，绝大部分嗜铬细胞发生退化，其残余部分形成肾上腺髓质。因此嗜铬细胞瘤90%左右发生于肾上腺髓质，绝大部分为单侧单发性，约10%的嗜铬细胞瘤见于双侧。嗜铬细胞瘤好发于青壮年，10%的患者有遗传性。肾上腺外的嗜铬细胞瘤一般为多发性，位于主动脉两侧交感结或嗜铬体处，也可见于膀胱壁、卵巢、睾丸等处。由于肿瘤细胞可分泌去甲肾上腺素和肾上腺素，以去甲肾上腺素为主，偶尔也分泌多巴胺及其他激素，故临床主要有儿茶酚胺过高的症状，表现为血压增高，但也有10%的患者不伴高血压。嗜铬细胞瘤患者的高血压多呈间歇性或持续性发作，发病时症状剧烈，血压骤升并伴有头痛、发汗、末梢血管收缩、脉搏加快、血糖增高及基础代谢上升等症状。90%以上的肿瘤为良性，大小不一，有包膜，呈灰红色、灰褐色，常见出血、坏死、囊性变及坏死灶。3%~6%的嗜铬细胞瘤为恶性，可转移到肝、肺、骨骼、淋巴结等处。

2. **超声表现**　肾上腺嗜铬细胞瘤的声像图表现为肾上腺区圆形或椭圆形肿块，边界清楚，球体感明显。肿块大小为4~5cm，也有直径10cm的肿瘤。肿块内部回声多呈中等回声，当肿瘤出血或囊性变时，内部可出现无回声区。CDFI有时可在肿瘤内发现点状血流信号。超声造影有明显的达峰和廓清过程，呈富血供团块，造影剂由周边向中央填充，当肿瘤内部出现坏死液化时，表现为局部无增强区。肾上腺外的嗜铬细胞瘤多位于肾门附近，较大的肿瘤会推挤肾脏向外侧移位。此外，腹主动脉旁、髂血管旁、膀胱壁也可发现等回声的肿瘤。膀胱壁的嗜铬细胞瘤位于膀胱壁层，肿块处膀胱黏膜光滑，一般不向膀胱突出。恶性嗜铬细胞瘤的瘤体一般较大，转移到肝内表现为圆形或类圆形的低回声肿块，边界清楚。

3. **鉴别诊断**

（1）肾上腺嗜铬细胞瘤与肾上腺醛固酮瘤鉴别：体积小的嗜铬细胞瘤须与醛固酮瘤鉴别，嗜铬细胞瘤内部回声多为等回声，而醛固酮瘤多为低回声；嗜铬细胞瘤内部回声常常因出血或坏死而表现不均匀并有液性区，而醛固酮瘤很少出现类似改变；此外，两者的临床表现和生化指标也有不同。

（2）肾上腺嗜铬细胞瘤与肾上腺库欣腺瘤鉴别，详见前述。

4. **临床价值**　超声对嗜铬细胞瘤的诊断准确率高，而且无创伤，可作为首选检查方法。CT扫描除能对肿瘤进行定位和测量大小外，还可根据肿瘤边界等情况，判断其有否浸润、转移等，超声和CT扫描对1cm以上的肿瘤均可准确定位，对小于1cm的肿瘤超声和CT诊断有一定的困难，需结合其他检查综合分析。^{131}I-间碘苯甲基胍（^{131}I-MIBG）造影，其原理是MIBG在化学结构上类似去甲肾上腺素，能被肾上腺髓质和嗜铬细胞瘤摄取。故对嗜铬细胞瘤检查有特异性，能鉴别肾上腺或肾上腺以外其他部位的肿瘤是否为嗜铬细胞瘤，对嗜铬细胞瘤的诊断及定位提供了特异和准确率高的方法。

（五）肾上腺神经母细胞瘤

1. **病理与临床**　肾上腺神经母细胞瘤多见于儿童，肿瘤的恶性程度很高，常为多发性，转移范围广，以眼部和肝脏较多。婴幼儿肾上腺神经母细胞瘤临床表现多为腹部包块，预后较差。

2. **超声表现**　肾上腺神经母细胞瘤多表现为体积较大的实质性肿块，形态不规则，可呈分叶状，肿块内部回声不均匀，内部如有出血或坏死则可形成斑片状强回声伴声影。由于肿块较大，会对周围脏器造成挤压。

3. **鉴别诊断**　肾上腺神经母细胞瘤要与肾母细胞瘤鉴别。两者均是婴幼儿腹部恶性肿瘤，早期都不出现临床症状，发现腹部包块时肿瘤都较大，两者的不同之处是肾上腺神经母细胞瘤来源肾上腺，肿瘤虽对肾有挤压，但仍能探及完整的肾结构，而肾母细胞瘤不能探及完整的肾结构。

4. **临床价值**　由于本病在早期没有明显的症状，且预后较差，故婴幼儿如能够进行超声普查，对本病的早期诊断和及时治疗会很有帮助。

（六）其他肾上腺疾病

1. 节细胞神经瘤　节细胞神经瘤是一种起源于交感神经细胞的良性肿瘤,多见于成人,多发生于颈部至盆腔的交感神经节,发生于肾上腺者较为少见,一般为无功能性肾上腺肿瘤。本病多无临床症状或症状轻微,有时有上腹部不适、隐痛、腹胀、腹泻、乏力等表现,如瘤体较大腹部可扪及包块;偶有一部分肿瘤会释放儿茶酚胺,出现多汗、头痛、头晕、高血压、男性化及重症肌无力的症状。

节细胞神经瘤超声表现为圆形或类圆形肿块,内部回声均匀,呈低回声,边界清楚,如肿块内部出血,可出现无回声液性区。超声造影表现为肿块周边增强明显,内部增强较低,呈乏血供占位,无明显的达峰和廓清过程。

2. 肾上腺髓样脂肪瘤　肾上腺髓样脂肪瘤是一种少见的良性无功能性肿瘤,由成熟脂肪组织和数量不等的正常骨髓外造血组织组成。多数病例无临床症状,偶尔因肿瘤对周围组织的机械压迫或肿瘤内部出血及坏死产生不典型的腰痛和腹痛症状。

肾上腺髓样脂肪瘤超声表现为肾上腺区高回声或强回声肿块,内部回声细密均匀,也可呈网状结构。肿瘤组织柔软,呼吸运动时能发生形变,少数肿瘤因内部出血,表现为肿块内无回声区。超声造影表现为乏血供占位,造影剂填充缓慢,增强不均匀,强度明显低于肝实质,消退也较缓慢。

3. 肾上腺转移性肿瘤　近些年肾上腺转移癌的发病率逐渐上升。因其常为无功能性,所以少有临床症状,除非肿瘤巨大可引起腰痛等压迫症状。肾上腺转移性肿瘤多来源于乳腺癌、肾癌、肺癌等,而其中小细胞肺癌较其他类型的肺癌更易发生转移。肾上腺转移瘤发生于髓质的比率远大于皮质,可发生于单侧,也可发生于双侧。

肾上腺转移瘤超声表现肾上腺区低回声肿块,呈圆形或椭圆形,也可呈不规则形,边界清楚,内部回声均匀,如果肿瘤内出血或坏死,可有无回声液性区。

4. 肾上腺性征异常症　因肾上腺的某种先天性或后天性疾病引起的外生殖器及性征异常,称肾上腺性征异常症或肾上腺生殖综合征。本病可由肾上腺增生和肾上腺肿瘤引起,病变主要发生在皮质网状带。疾病有两类:先天性肾上腺皮质增生症中的 21-羟化酶或 11β-羟化酶缺陷症;肾上腺皮质分泌雄性激素的肿瘤。其中恶性的腺瘤多于良性的腺瘤。

因人体肾上腺产生和分泌的性激素以雄激素为主,雌性激素很少。故肾上腺性征异常主要表现在女性患者向男性转化。这种转化,只是生殖器外形的变化,其真正的性别未变,因决定其性别的性腺和性染色体未变,与真两性畸形不同,后者体内卵巢、睾丸两种性腺皆有。

肾上腺性征异常症的超声表现取决于其病因,肾上腺性征异常症除肾上腺腺瘤、腺癌引起之外,肾上腺皮质增生引进者亦占很大比例,两者的治疗方法不同。超声、CT、MRI 可对三者进行鉴别诊断。鉴别遇到困难时,可应用肾上腺同位素碘化胆固醇闪烁扫描加地塞米松抑制试验,皮质腺瘤较正常吸收较多量的放射标志物,皮质增生摄取量正常,皮质癌则不显示。

5. 肾上腺皮质功能减退症　肾上腺皮质功能减退症为两侧肾上腺绝大部分破坏,而引起皮质激素不足的一种疾病。本病可分原发性及继发性。原发性慢性肾上腺皮质功能减退症又称 Addison 病。继发性肾上腺皮质功能减退多见于下丘脑-垂体功能减退患者,由于促肾上腺皮质激素释放因子 CRF 或促肾上腺皮质激素 ACTH 的分泌不足,导致肾上腺皮质萎缩。肾上腺皮质功能减退症的病因主要包括双侧肾上腺结核、特发性肾上腺皮质萎缩和肾上腺转移瘤。

超声检查有助于对肾上腺结核和肾上腺转移瘤可作出诊断,提供有意义的信息。肾上腺结核声像图表现为双侧肾上腺低回声区,肾上腺皮、髓质界限消失,肾上腺的三层结构已无法分辨,病程较长的肾上腺结核会伴强回声钙化灶,随着治疗的进程,肾上腺的低回声区大小会相应改变。肾上腺转移瘤声像图详见前述。

（胡　兵）

参 考 文 献

［1］ NISHINO M,HAYAKAWA K,MINAMI M,et al. Primary retroperitoneal neoplasms:CT and MR imaging findings with anatomic and pathologic diagnostic clue[J]. Radiographics,2003,23(1):45-57.

［2］ 李玮,毛赛,张峰,等. 腹膜后间隙的断层解剖研究进展[J]. 白求恩医学院学报,2008,6(1):25-27.

［3］ 李晓东,安力春. 成人腹膜后血管淋巴管瘤1例[J]. 中国医学影像技术,2010,26(3):586.

［4］ 曹海根,王金锐. 实用腹部超声诊断学[M]. 第2版. 北京:人民卫生出版社,2006:625-637.

［5］ 张璟,姜玉新,孙惠文,等. 特发性腹膜后纤维化的超声诊断[J]. 中国医学影像技术,2006,22(7):1058-1060.

［6］ SPILLANE AJ. Thomas JM. Gynaecological presentation of retroperitoneal tumours[J]. BJOG,2000,107(2):170-173.

［7］ SMEENK RM,VAN VELTHUYSEN ML,VERWAAL VJ,et al. Appendiceal neoplasms and pseudomyxoma peritonei:a population based study[J]. Eur J Surg Oncol,2008,34(2):196-201.

［8］ 吴彪,宫建平. 腹膜假性黏液瘤10例报告[J]. 中国现代普通外科进展,2013,(12):110-112.

［9］ 张桂英,李新华,陈凤英,等. 25例腹膜假性黏液瘤的临床分析[J]. 中华消化杂志,2012,(7):78-80.

［10］ RUDD R M. Malignant mesothelioma[J]. Br Med Bull,2010,93(2):105-123.

［11］ 王建宏,雷一鸣,李涛,等. 超声对恶性腹膜间皮瘤的诊断价值[J]. 临床超声医学杂志,2013,15(2):98-100.

［12］ 徐秀芳,许静晶,付秀峰. 弥漫性腹膜间皮瘤超声表现1例[J]. 中华超声影像学杂志,2008,17(11):939.

［13］ 温朝阳,童一砂,主译. 血管超声经典教程[M]. 6版. 北京:人民军医出版社,2015.

［14］ 唐杰,温朝阳. 腹部和外周血管彩色多普勒诊断学[M]. 3版. 北京:人民卫生出版社,2007.

［15］ 李建初. 肾动脉狭窄的超声规范化检测与结果分析[M]. 中华医学超声杂志(电子版),2010,7(1):3-5.

［16］ 周永昌,郭万学. 超声医学[M]. 第4版. 北京:科学技术文献出版社,2007:1109-1121.

［17］ 王新房,张青萍. 中华影像医学超声诊断学[M]. 北京:人民卫生出版社,2002:533-582.

［18］ 杜联芳. 超声造影新技术的临床实践[M]. 上海:上海科技教育出版社 2008:115-121.

第十二章 妇科疾病

第一节 概　　述

一、解剖与生理概要

（一）女性内生殖器官解剖

女性内生殖器官包括阴道、子宫、输卵管及卵巢，后两者称附件。

1. **阴道**　阴道位于子宫下方，上端包绕子宫颈，下端开口于阴道前庭后部。阴道分前、后壁、上下两端；阴道壁由黏膜、肌层和纤维层构成，有很多横向皱襞称阴道皱襞，具有较大伸展性；阴道黏膜色淡红，表面为复层鳞状细胞所覆盖；阴道黏膜受性激素影响有周期性变化。幼女及绝经后妇女的阴道黏膜菲薄，皱襞少，伸展性小，易受创伤和感染。

环绕子宫颈周围的腔隙称阴道穹隆，后穹隆顶端与子宫直肠陷凹紧邻，为腹腔最低部分。当子宫直肠陷凹有积液时，可经阴道后穹隆穿刺术或引流。

2. **子宫**　子宫位于下腹部小骨盆腔中央、膀胱与直肠之间。正常成人子宫呈倒置梨形，长 7~8cm，宽 4~5cm，厚 2~3cm，重量 40~50g；子宫腔容量约为 5ml。

子宫分为子宫体、峡部及子宫颈。子宫位于两侧输卵管口之间的部分称为子宫底，宫底两侧为子宫角；子宫下部呈圆柱状的结构即为子宫颈，子宫颈部与子宫体相连部分稍狭细，称子宫峡部，在非孕期长约 1cm。子宫体与子宫颈的比例因年龄而异，一般婴幼儿期为 1:2，青春期为 1:1，生育期为 2:1，绝经后为 1:1。

子宫壁由内向外依次为内膜、肌层及浆膜层。内膜自青春期开始随卵巢激素发生周期性变化增殖与脱落，形成月经；肌层由平滑肌构成；浆膜层即覆盖于子宫的腹膜脏层。腹膜脏层沿宫壁下行至阴道后穹隆上部时，折向后上方覆盖直肠形成一腹膜凹陷，即子宫直肠陷凹。

子宫腔呈上宽下窄的三角形。子宫峡部上端为解剖学内口，下端为组织学内口，即子宫颈内口，因黏膜组织在此处由内膜转变为宫颈黏膜。宫颈管黏膜上皮细胞呈高柱状，黏膜层内有许多腺体，能分泌碱性黏液，形成子宫颈管内黏液栓。子宫颈阴道部则为鳞状上皮覆盖，表面光滑。

子宫位置由一系列子宫韧带固定，通常子宫略呈前倾前屈位。

子宫血供主要来自子宫动脉。子宫动脉起自髂内动脉，于腹膜后沿盆侧壁下行，距子宫颈约 2cm 处从前上方横行穿越输尿管到达子宫外侧缘，分支供应子宫。子宫动脉进入子宫肌层后分支行于外 1/3 肌层内，继而发出垂直分支，进入子宫内膜后弯曲形成螺旋动脉。

3. **卵巢**　卵巢为女性生殖腺，产生卵子和激素。卵巢左右各一，位于子宫底后外侧、盆腔侧壁髂内动脉和髂外动脉分叉处的下方。

卵巢呈扁椭圆形,正常成年妇女卵巢大小约为 4cm×3cm×1cm,重 5～6g。绝经后卵巢可缩小至生育期卵巢体积的 1/2。

卵巢由卵巢皮质和髓质构成,皮质位于外层,是卵泡所在区域,由数以万计的始基卵泡及致密结缔组织构成;卵巢髓质为卵巢中心部位,内含疏松结缔组织及丰富血管。卵巢表面并无腹膜覆盖,而由一层纤维组织构成的白膜覆盖。

卵巢血供来自卵巢动脉及子宫动脉卵巢支。卵巢动脉于肾动脉起点稍下方起自腹主动脉,沿腰大肌前方下行至骨盆腔,越过输尿管进入卵巢门供应卵巢。子宫动脉上行至子宫角处分出卵巢支供应卵巢。

4. 输卵管　输卵管为一细长弯曲的管状结构,左右各一,是卵子与精子受精的场所。输卵管位于子宫底两侧,走行于阔韧带上缘,其位置移动度较大。

输卵管全长 8～14cm,由内向外分为间质部、峡部、壶腹部及伞部。间质部又称壁内部,位于子宫壁内,长约 1cm,管腔狭小;峡部位于间质部外侧,长 2～3cm,管壁较厚、管腔小;壶腹部长 5～8cm,管腔较大,卵细胞常在此受精;伞部是输卵管末端,长约 1.5cm,开口于腹腔,呈漏斗状,漏斗周缘有许多指状突起称为输卵管伞,有"拾卵"作用。

（二）女性内生殖器官生理

1. 卵泡的生长发育　卵泡生长发育过程经历了始基卵泡、窦前卵泡（或次级卵泡）、窦状卵泡（或三级卵泡）和成熟卵泡 4 个阶段。

始基卵泡形成于胚胎 4 个月至生后 6 个月时,为最基本的生殖单位;其发育至形成窦前卵泡约需 9 个月;窦前卵泡继续生长发育主要受卵泡刺激素（FSH）调控,其发育至窦状卵泡约需 70 天。必须在促性腺激素刺激下,窦状卵泡才能继续发育成为排卵前卵泡,即成熟卵泡,需时约 15 天。

2. 卵巢周期　卵巢为女性的生殖腺,育龄妇女卵巢生理功能主要包括:①每个月排出一个有受精能力的卵细胞,卵巢结构和功能发生周期性变化,即卵巢周期;②分泌性激素,维持早期胚胎发育。卵巢周期分为卵泡期、排卵期、黄体期。

（1）卵泡期:指卵泡发育至成熟的阶段（月经周期第 1～14 天）。育龄妇女每月发育一批卵泡,一般只有一个优势卵泡成熟并排卵,其余卵泡在其发育的不同阶段退化,称之为卵泡闭锁。

（2）排卵期:在垂体释放的促性腺激素（LH 和 FSH）的刺激下,及卵泡内各种水解酶、纤溶酶、前列腺素等共同作用下,卵泡破裂,卵母细胞及包绕它的卵丘颗粒细胞一起被排出,称为排卵,多发生在月经周期第 14 天。排卵可由两侧卵巢轮流发生,也可由一侧卵巢连续发生。

（3）黄体期:排卵后至月经来潮前为黄体期（月经周期第 15～28 天）。排卵后卵泡液流出,卵泡壁内陷,卵泡颗粒细胞和泡膜细胞向内侵入形成颗粒黄体细胞和泡膜黄体细胞,周围由卵泡外膜包绕;同时基底膜外的毛细血管及纤维母细胞迅速增殖,并穿入基底膜内。一般在排卵后 5 天内先后形成血体及黄体,排卵后的 7～8 天,黄体体积和功能达到高峰,直径 1～2cm,外观色黄。

若卵子未受精,垂体促性腺激素进一步下降,黄体在排卵后 9～10 天开始退化,黄体细胞逐渐萎缩,血管减少,周围结缔组织与成纤维细胞侵入并取代黄体,外观色白,称之为白体。退化的黄体转变为白体需 8～10 周的时间。黄体功能衰退后激素分泌功能减退,月经来潮,卵巢中新的卵泡发育,开始新的卵巢周期。

3. 月经周期中子宫内膜的周期性变化　正常育龄妇女生殖系统呈周期性变化,以子宫内膜的变化最为突出。每月子宫内膜脱落一次,即为月经周期,平均时长为 28 天。月经周期是下丘脑-垂体卵巢轴功能的反复表现及生殖道靶器官-子宫内膜结构功能周期性变化的结果。

子宫内膜在结构上分为基底层和功能层。基底层与子宫肌层相连,对月经周期中的激素变化无反应;功能层靠近宫腔,由基底层再生而来,随卵巢激素变化而呈现周期性变化,根据其组织学变化分为增殖期、分泌期和月经期。

（1）增殖期:月经周期第 5～14 天,月经期后子宫内膜仅余基底层,在卵巢卵泡期雌激素的作用下,内膜逐渐开始修复,内膜腺体和间质细胞呈增生状态。

月经周期第 5～7 天为增殖早期,子宫内膜较薄;月经周期第 8～10 天为增殖中期,间质水肿明显,腺上皮细胞增生活跃,腺体数目增多、增粗、增长,螺旋动脉逐渐发育;月经周期第 11~14 天为增殖晚期,内膜进一步增厚,表面高低不平,腺体更长呈弯曲状,组织水肿更明显,螺旋动脉呈弯曲状,管腔增大。

(2) 分泌期:月经周期第 15~28 天,与卵巢黄体期相对应。排卵后卵巢黄体继续分泌雌激素及孕激素,在孕激素作用下,子宫内膜呈分泌反应。

排卵后第 1~5 天,即月经周期第 15~19 天,子宫内膜继续增厚,腺体更长,弯曲更明显,间质水肿,螺旋动脉继续增生、弯曲;月经周期第 20~23 天,子宫内膜厚度达高峰,并呈锯齿状,间质高度水肿,螺旋动脉进一步增生、弯曲;月经周期第 24~28 天,卵巢黄体退化,螺旋动脉迅速增长,也更弯曲。

(3) 月经期:月经周期第 1~4 天。由于雌、孕激素撤退,螺旋动脉阵发性痉挛及扩张,远端血管及组织缺血坏死,内膜功能层崩解脱落出血,形成月经。

二、超声检查技术

二维及彩色多普勒超声成像技术的发展,使超声检查成为妇科疾病不可替代的首选影像检查;高分辨率的经阴道超声又在很大程度上提高了超声对妇科疾病的诊断能力。超声诊断的准确性与合理选择检查方法有很大关系。

(一) 经腹超声检查法

经腹超声扫查范围广泛、切面及角度灵活,能够完整显示盆腔器官全貌,是最常用的妇科超声检查方法之一。适用于所有要求盆腔超声检查的妇女。

其局限性包括易受腹壁厚度、膀胱充盈程度及肠道胀气等因素影响。

1. 检查前的准备　受检者需饮水 500~1 000ml,使膀胱充盈。膀胱充盈以中度为适宜(即充盈膀胱达子宫底部或子宫底上方 1~2cm 处)。

2. 检查体位　受检者常规取平卧位。

3. 仪器　选用凸阵探头,探头中心频率多为 3.5MHz。对于较瘦患者或儿童患者,也可应用高频的腔内探头或线阵探头直接置于腹壁进行扫查。

4. 检查方法

(1) 暴露下腹部,涂抹适量耦合剂,探头直接置于腹壁皮肤进行扫查。

(2) 首先进行子宫矢状切面扫查,于子宫矢状切面上测量子宫长径、前后径及内膜厚度。

(3) 将探头旋转 90°进行横切面扫查,测量子宫横径;观察子宫及两侧附件情况,并测量卵巢大小。注意卵巢位置变化较大,卵巢最大切面多在盆腔斜切面上获得。

(4) 扫查过程中根据病灶或感兴趣区域灵活移动探头,改变扫查方向与角度,以获得病灶及感兴趣区域的最佳图像。

5. 检查技巧

(1) 强调膀胱充盈要适度:膀胱过度充盈时,盆腔正常器官被向后推移,不在最佳观察区域内,且可使子宫受压变形;同时患者因膀胱过度充盈而非常不适。膀胱充盈不佳时,无法推开肠管,导致盆腔脏器因肠气干扰不能清楚显示。

(2) 扫查范围要大,以避免漏诊位置较高的病变。

(3) 观察肿物与周围脏器关系时,应充分利用探头加压、移动连续扫查、嘱患者改变体位等手法进行观察,以了解肿物与周围脏器间的活动情况。

(二) 经阴道超声检查法

经阴道超声检查(trans-vaginal ultrasound,TVUS)是将超声探头置入阴道内进行超声检查,也是目前最常用的妇科超声检查方法之一。由于经阴道探头频率高,与盆腔器官更接近,图像分辨率佳,能更好地显示子宫、卵巢及盆腔肿块的结构特征及血流情况,且不受肠腔气体干扰和腹壁声衰减的影响,适用于能进行经阴道检查的所有患者,特别是对后位子宫、子宫腔内病变(如内膜病变、黏膜下肌瘤、妊娠物残留等)、异位妊娠、辅助生育技术监测卵泡,以及对老年患者、肥胖患者等,TVUS 均明显优于经腹超声检查;

此外,TVUS引导下穿刺也是目前介入超声最常用的方法。

局限性包括经阴道探头频率高,穿透力有限,聚焦深度<10cm,对较大盆腔肿块或位置较高的卵巢,难以显示,需结合经腹超声检查观察。

对无性生活者、阴道畸形、阴道炎症、老年性阴道明显萎缩患者及月经期不应进行TVUS。

1. 检查前的准备　受检者检查前需排空膀胱。检查者备好阴道探头及避孕套。对阴道出血患者,确因诊断需要必须进行TVUS时,检查者应准备好消毒避孕套。

2. 检查体位　受检者常规取膀胱截石位。必要时用枕头垫高臀部或嘱受检者将手置于臀部下以抬高臀部。

3. 仪器　选择经阴道腔内探头,探头中心频率多为7.5MHz。

4. 检查方法

(1) 阴道探头顶端涂适量耦合剂,套上一次性乳胶避孕套,并检查避孕套与探头间无气泡存在。

(2) 操作者右手持探头,左手轻轻分开外阴,将探头缓缓置入阴道内,探头顶端抵达阴道穹隆部。子宫后位时探头置于后穹隆,前位时置于前穹隆。

(3) 扫查时利用旋转、倾斜、抽送等基本手法对盆腔内结构进行矢状切面、横切面及斜切面扫查。于子宫矢状切面上测量子宫长径、前后径及子宫内膜厚度;将探头旋转90°,于横切面测量子宫横径。

(4) 然后将探头移向子宫左侧或右侧,扫查左、右附件区,观察双侧卵巢及周围附件区情况。卵巢位置变化较大,应转动探头多切面寻找,并于卵巢最大切面上测量卵巢大小。

(5) 扫查过程中根据病灶或感兴趣区域灵活移动探头,改变扫查方向与角度,进行多切面扫查,以获得病灶及感兴趣区域的最佳图像。同时要注意子宫直肠陷凹及附件区有无积液。

5. 检查技巧

(1) 探头置入阴道后,可以参照膀胱位置进行定位,通过子宫与膀胱的位置关系判断子宫为前位、中位还是后位。

(2) 检查过程中,可采用推拉、移动探头的方式推开肠管,并可利用探头推动或加压观察肿物的软硬度,与周围组织结构间的相互移动性等。

(3) 病灶或脏器位置较高时,可用左手在腹壁加压,使病灶更接近阴道探头。

6. 注意事项

(1) 月经期一般应避免进行TVUS,如确因诊断需要必须对子宫出血或月经期妇女进行经阴道超声检查时,应注意无菌操作。

(2) 阴道探头应定期消毒。

(三) 经直肠超声检查法

经直肠超声检查法是指将腔内探头置于直肠内进行超声检查的方法。主要用于男性前列腺疾病诊断。妇科方面用于经腹超声检查图像显示不清、但又不能进行经阴道检查的患者,如处女膜未破、阴道畸形或老年性阴道萎缩等。

1. 检查前的准备　检查前受检者需排空大小便。一般采用检查前晚服用泻药的方法(如服用酚酞2片),检查当天早上空腹,必要时还可于检查前加用两支开塞露。

2. 检查体位　受检者取左侧卧位,左腿伸直、右腿屈曲。有时也可采用膀胱截石位。

3. 仪器　采用经直肠探头,多数仪器经直肠探头与经阴道探头为同一探头。探头频率与经阴道探头一致。

4. 检查方法　探头套好乳胶避孕套后,应在避孕套上加适量耦合剂作为润滑剂,以方便将探头置入直肠内。扫查方法和观察顺序与经阴道扫查相似。

(四) 经阴道介入超声

经阴道超声引导下进行盆腔穿刺可增加定位的准确性,避免损伤。

治疗性穿刺适用于卵巢内异症囊肿(巧囊)治疗、辅助生殖中穿刺取卵、未破裂型异位妊娠局部药物治疗、卵巢单纯性囊肿穿刺治疗及盆腔脓肿、输卵管积水治疗等。

穿刺并发症包括误穿大血管形成血肿、肠管损伤,如慢性盆腔炎或子宫内膜异位症常与肠管粘连,穿刺不慎时可能损伤肠管;操作者应严格掌握 TVUS 引导下盆腔穿刺术的适应证与禁忌证,严格操作规程,防止并发症发生。

三、正常超声表现

(一)子宫

1. 形态、位置 子宫位于膀胱后方,矢状切面呈倒置梨形,宫底横切面近似三角形,体部横切面呈椭圆形。

根据长轴切面上宫体与子宫颈、子宫颈与阴道的相对位置关系判断子宫的倾、屈角度。正常子宫呈前倾前屈位,即子宫颈与阴道、子宫体与子宫颈均形成向前的倾斜角度。过度前屈子宫指宫体与子宫颈间夹角小于 90°。后位子宫的后倾后屈子宫指子宫颈倾斜向后、子宫体与子宫颈角度亦向后,若子宫体与子宫颈的纵轴角度小于 90°,则为过度后屈子宫。

2. 声像图表现

(1)子宫体:子宫体为均质实性结构,肌层呈均匀低回声。矢状切面上呈倒置梨形,子宫底横切面呈倒三角形,两侧为宫角,子宫体横切面呈椭圆形。

(2)内膜:子宫腔居中,呈线状强回声,子宫腔线周围为内膜回声层。内膜回声随月经周期改变:

1)月经期:内膜厚度 1~4mm,回声不均,子宫腔内可见无回声区。

2)增殖期:内膜受雌激素作用增生变厚,厚度 4~8mm,呈中等回声;有时可见内膜基底层呈线状回声而功能层呈低回声,与子宫腔线的强回声一起形成"三线征"。

3)分泌期:内膜在孕激素作用下继续增厚,厚度 7~14mm,血管增殖、腺体分泌,内膜功能层回声增强,使内膜全层呈较均匀一致的强回声。

由于子宫肌层的收缩,增殖期和分泌期 TVUS 时常见内膜涌动现象。

(3)子宫颈:子宫颈肌层也呈均匀低回声,但回声水平一般较子宫体肌层强。子宫颈管位于子宫颈中央、纵切呈梭形,回声常偏低。前位、中位子宫的子宫颈在子宫体的下方,而后位子宫的子宫颈则位于子宫体的上方,此时容易将子宫颈误诊为子宫前壁肌瘤等,应注意识别图像。

3. CDFI 表现

(1)TVUS 时多可见子宫外 1/3 肌层内的弓形动、静脉。放射状动脉在生育年龄妇女可能显示,而内膜的螺旋动脉生理情况下仅在分泌晚期或早孕时显示。

(2)子宫动脉:子宫颈水平两侧可显示子宫动、静脉,子宫动脉沿子宫体侧缘上行,同时向子宫肌层发出第一级分支弓形动脉,弓形动脉发出垂直于子宫长轴、辐射状分布的放射状动脉,放射状动脉进入子宫内膜,弯曲呈螺旋状称螺旋动脉。子宫动脉血流频谱特征非妊娠期表现为高速高阻型血流,妊娠期血流阻力随孕周增加渐下降。

4. 子宫大小测量 以清楚显示子宫轮廓及宫腔线为标准矢状切面,测量子宫长径和前后径;测量子宫横径时应先找到宫底最大切面(呈三角形,左右为宫角),然后将探头稍向下移,即两侧宫角处横切面的稍下方(呈椭圆形),显示子宫底内膜后,测量子宫最大横径。

育龄妇女子宫正常参考值:子宫长径为 6.0~8.5cm,横径为 3.0~5.0cm,前后径为 2.0~4.0cm;经产妇子宫各径线均较未产妇及初产妇大 1cm。需要指出的是,子宫的大小在不同书籍间的描述有一定差异,对于育龄妇女子宫正常参考值可以简单记忆为 7cm×5cm×3cm。

5. 绝经后子宫的超声表现 绝经后子宫体萎缩变小,但子宫颈缩小不明显;子宫肌层回声可不均或回声减低,浆膜下肌层内有时可见斑点状或短条状强回声,为弓状动脉钙化所致。绝经后子宫内膜萎缩变薄,呈线状,内膜正常参考值为 <5mm。

(二)卵巢

1. 形态、位置 卵巢位于子宫底后外侧、盆腔侧壁髂内、外动脉分叉处的下方,借卵巢固有韧带连于子宫角。矢状切面上卵巢位于充盈膀胱的后外侧。卵巢位置变化较多,一般采用经阴道扫查时在髂内动脉前方容易寻找到卵巢,辨认卵巢最主要的结构特征是卵巢实质内有卵泡回声;但绝经后妇女的卵巢无卵泡,辨别较困难。

卵巢为椭圆形实质性器官,月经周期中卵巢的大小可有变化,主要由于卵巢内卵泡发育和排卵所致。

2. 扫查技巧　卵巢位置变化较多,需熟练掌握扫查技巧。

(1) 经腹超声检查时,可将探头置于检查侧的对侧,以充盈膀胱作透声窗检查卵巢。若经腹超声不能显示卵巢,应进行 TVUS,一般可以清晰显示卵巢。

(2) TVUS 时,将探头侧向盆壁,于髂血管附近容易获得卵巢斜冠状切面图像;双侧卵巢往往不在同一平面上,需移动探头分别观察。

(3) 子宫不在中线而偏于一侧时,同侧卵巢也往往向上移位,应在较高位置寻找。后位子宫时卵巢往往偏于腹侧并与宫体同一水平,需改变探头方向多角度扫查方可显示。

3. 声像图表现　卵巢呈扁椭圆形,周围皮质呈低回声,皮质内可见大小不等、边界清楚、壁薄的圆形无回声区,为卵泡回声;卵巢中央部为髓质,因不含卵泡而回声略高。由于卵泡内含有卵泡液,有一定张力,成熟卵泡可突向卵巢表面,有时成熟卵泡内可见一小而薄壁的无回声区,为卵丘回声。

卵泡大小随月经周期变化,月经第 5 天起超声图像可显示卵泡,于一侧或两侧卵巢内见一至两个或数个小卵泡;随着月经周期推移,卵泡渐增大,当一侧卵巢内出现直径达 1.3cm 以上的卵泡并迅速发育者,为优势卵泡,而其他小卵泡则逐渐萎缩。优势卵泡的生长速度为 1~2mm/d,直径达 1.8~2.5cm 时即成为成熟卵泡。

排卵为一瞬间过程,超声难以直接观察到卵泡破裂的过程,但可根据间接征象判断是否排卵:①优势卵泡消失;②血体形成:卵泡破裂后迅速缩小,并由于血液充盈形成血体结构,内为不凝血,表现为卵巢皮质内边界不清、壁稍厚的混合回声区;③CDFI 显示卵巢血体周围环状血流信号,为低阻型血流频谱;④盆腔积液:由于卵泡液流出,一侧卵巢周围或子宫直肠陷凹可见少量积液。

黄体的声像图表现:排卵后血体大约持续 72h 左右,随着颗粒细胞或卵泡膜细胞长入而形成黄体。黄体的声像图表现根据排卵后血体内出血量和时间等有较大变化,超声常见为壁稍厚的无回声区,无回声区内部有点状或网状回声,CDFI 特点为无回声区周边见环绕的低阻血流;有时因为出血量较多可表现为类实性结构,应注意鉴别。月经后期若无妊娠,黄体萎缩,体积缩小。若黄体增大,直径>2.5cm 时即为黄体囊肿,黄体囊肿直径有时可达到 6.0cm 甚或更大。

4. 卵巢的 CDFI 特点　正常卵巢内血流随卵巢不同功能期呈周期性改变,TVUS 可较准确评价卵巢血供情况。月经周期第 1~7 天,双侧卵巢内血流很少;从第 9 天开始进入卵巢活动期,优势卵泡发育,卵巢血流开始丰富;黄体形成后黄体周围血管增生,囊壁上血管明显扩张,形成环绕黄体的低阻血流。

5. 卵巢大小测量　卵巢测量应包括三径线,即长径、横径、前后径。找到卵巢最大长轴切面,测量卵巢长径及前后径;将探头旋转 90°,获得卵巢最大横切面,测量卵巢横径。正常卵巢体积在生育年龄最大,绝经后逐渐缩小。育龄妇女卵巢正常参考值为 4cm×3cm×(1~2)cm。

(三) 输卵管

由于输卵管细而弯曲,位置不固定,周围被肠管遮盖,正常情况下不能清楚显示。当盆腔积液或腹水时,输卵管被无回声的液体所衬托,可以清晰地显示,表现为边界回声稍强的弯曲管状结构,下方常可见卵巢回声。

第二节　子宫疾病

一、子宫先天性发育异常

子宫先天性发育异常是生殖器官发育异常中最常见的,临床意义亦比较大。受某些因素影响,两侧副中肾管在演化过程的不同阶段停止发育,形成各种先天性子宫发育异常,包括子宫未发育或发育不全(无子宫、始基子宫、幼稚子宫)、两侧副中肾管会合受阻(残角子宫、双子宫、双角子宫)以及副中肾管会合后中隔吸收受阻所致的纵隔子宫等。

（一）子宫未发育或发育不全

1. **病理与临床**

（1）先天性无子宫：两侧副中肾管向中线融合形成子宫，如未到中线前即停止发育，则无子宫形成；先天性无子宫常合并先天性无阴道；卵巢可正常。临床表现为原发闭经，但第二性征正常。

（2）始基子宫：两侧副中肾管向中线融合后不久即停止发育，导致子宫发育停留在胎儿期，子宫很小且多数无宫腔或虽有宫腔但无内膜。无月经。

（3）幼稚子宫：青春期以前的任何时期，子宫停止发育，导致青春期后子宫仍为幼儿时期的大小。幼稚子宫临床表现为原发闭经、痛经、月经量过少、不孕等。

（4）单角子宫：一侧副中肾管发育完好，一侧未发育所致。发育完好的一侧形成单角子宫，该侧有一发育正常输卵管。约65%合并残角子宫畸形，常伴同侧肾脏发育异常。临床表现包括痛经或原发不育等；妊娠时可能引起流产或难产。

（5）残角子宫：一侧副中肾管发育正常（发育侧子宫），另一侧副中肾管中下段在发育过程中停滞，形成不同程度的残角子宫。表现为发育侧子宫旁一小子宫及其附件，小子宫有纤维组织束与发育侧的单角子宫相连。

1）残角子宫类型：残角子宫可分为无内膜型及有内膜型，后者根据其内膜腔与发育侧宫腔是否相通分为有内膜相通型与有内膜不相通型。当内膜有功能的残角子宫与发育侧子宫腔不相通时，月经来潮后即出现周期性下腹疼痛症状，经血逆流至腹腔可发生子宫内膜异位症。

2）残角子宫妊娠：残角子宫妊娠早期多无症状，有症状时与输卵管间质部妊娠相似。由于残角子宫壁肌层发育不良，肌壁较薄，不能随胎儿生长而相应增长；如未能及时发现和诊断，随着胚胎生长发育，常在妊娠3~4个月时自然破裂，引起大出血危及孕妇生命，因此及时诊治非常重要。

2. **超声表现**

（1）先天性无子宫：纵切或横切扫查时下腹部均探查不到膀胱后方的子宫图像。常合并无阴道，双侧卵巢表现可正常。

（2）始基子宫：子宫表现为一很小的条索状低回声结构，子宫长径<2.0cm，子宫体与子宫颈分界不清；无宫腔回声线及内膜回声。双侧卵巢表现可正常。

（3）幼稚子宫：子宫各径线均明显小于正常，前后径（即子宫厚径）<2.0cm，子宫颈相对较长，子宫体与子宫颈之比为1∶2；内膜薄。双侧卵巢表现可正常。

（4）单角子宫：子宫外形呈梭形，横径较小，宫腔内膜呈管状，向一侧稍弯曲，同侧可见正常卵巢。当二维超声上子宫横径小或位置偏于一侧时应怀疑到单角子宫。事实上，二维超声上较难诊断单角子宫，而必须依靠三维超声才能作出较明确的诊断。

（5）残角子宫

1）盆腔内见一发育正常子宫，其一侧可见一低回声包块，回声与子宫肌层相似，但与宫颈不相连。易与浆膜下肌瘤混淆。

2）内膜不相通型残角子宫，月经初潮后即形成残角子宫腔积血，表现为一相对正常的子宫回声结构一侧有中心为无回声的囊实性包块。

3）残角子宫妊娠：①正常子宫一侧上方见圆形包块，内见胎囊及胎芽，周围可见肌层回声；较大时见成形胎儿，但宫壁较薄。因此，超声特点为发现偏向一侧盆腔的妊娠包块，另一侧见相对正常的子宫。②妊娠囊周围内膜层与正常子宫颈管不相通。③正常子宫腔内可见厚蜕膜回声（内膜增厚）或假孕囊回声。

3. **鉴别诊断**　无宫腔内膜型残角子宫与子宫肌瘤鉴别：后者多呈类圆形、形态饱满、内部回声低而且多呈漩涡状；此外，无宫腔内膜型的残角子宫的主体子宫是单角子宫，因此检查子宫宫角形态也对诊断有帮助。

4. **临床价值**　超声检查是诊断子宫未发育或发育不全的主要影像检查方法。由于此类畸形患者常因合并先天性无阴道，或有阴道但处女膜未破（无性生活）而不能进行经阴道超声检查，因此经直肠超声检查法是此类子宫发育异常的最佳检查途径,对临床诊断帮助很大。

此外,残角子宫妊娠是需要特别引起注意的,避免漏误诊的关键是要提高对此种异位妊娠的认识。

（二）两侧副中肾管会合受阻

1. 病理与临床

（1）双子宫:两侧副中肾管发育后未完全会合,形成两个分离的子宫体和子宫颈,附有各自的输卵管。常伴有阴道纵隔或斜隔。双子宫的子宫颈可分开或相连。双子宫可无临床症状,月经正常,妊娠期分娩过程可无并发症。有症状者表现为月经过多、痛经、易流产、IUGR 等。

（2）双角子宫:两侧副中肾管已大部会合,但子宫体仍有部分会合不全,子宫体在子宫颈内口水平以上的某一部位分开,导致子宫两侧各有一角突出,称双角子宫。双角子宫妊娠结局较差,有较高的流产率、早产率。

（3）弓状子宫:为子宫底部未完全会合,子宫底部中央区有轻度凹陷的宫壁向子宫底和子宫腔轻微突出,是最轻的一种子宫发育异常。

2. 超声表现

（1）双子宫

1）可见两个完全分开的子宫,横切面观察尤为清楚,两子宫间有深的凹陷,均有内膜、肌层和浆膜层;

2）多可见横径较宽的双子宫颈,两个子宫颈管回声彼此相邻但完全分开。偶而也可为双子宫、单子宫颈。

（2）双角子宫

1）子宫外形异常,上段分开、下段仍为一体,横切面上可见两个分开的子宫角,中间凹陷呈"Y"形或"马鞍"形;子宫腔内膜回声也呈"Y"形。

2）三维超声表现:三维超声冠状切面可以直观显示子宫底中央的凹陷及两侧的子宫角,整个子宫外形呈"Y"形,或呈蝶状、分叶状;宫腔内膜也呈"Y"形或蝶状。

（3）弓状子宫

子宫外形、轮廓正常或仅子宫底处略凹陷;子宫横切面见子宫底部肌层增厚,此特点在三维超声冠状面上显示更清楚,可见子宫底部内膜呈弧形内凹;若在三维超声冠状面上于两侧宫角内膜处作一连线,计算子宫底处子宫内膜弧形内凹的垂直距离(内凹的深度),弓状子宫时此深度<1cm;这一点有助于与部分纵隔子宫相鉴别。

3. 鉴别诊断

（1）双子宫可能误诊为子宫肌瘤,子宫肌瘤向外突使子宫外形改变也可能误诊为双子宫。鉴别要点是子宫肌瘤结节内无宫腔内膜回声,回声水平通常较正常子宫肌层回声低。

（2）双角子宫与双子宫的鉴别:双角子宫表现为子宫底中央凹陷,形成两个形状完整的宫角(常呈锐角,有时膀胱可见"V"形切迹),宫体仍有部分是融合的;而双子宫则见两个完全分开的完整的子宫体,两宫体间常可见肠管回声,且多见双子宫颈。

4. 临床价值　超声检查是子宫先天性发育异常首选检查方法及主要诊断手段,特别是三维超声成像大大提高了超声对子宫发育异常的诊断能力,对临床帮助很大。

（三）两侧副中肾管会合后中隔吸收受阻

1. 病理与临床　纵隔子宫是两侧副中肾管会合后,中隔吸收的某一过程受阻,使中隔完全性或部分性未吸收,即形成不同程度的子宫纵隔,称纵隔子宫,是最常见的子宫发育异常。子宫外形、轮廓正常。

纵隔子宫分为两种类型:①完全纵隔子宫:纵隔由子宫底直至子宫颈内口或外口,未吸收的中隔将子宫腔完全分为两半,即有两个子宫腔;此型常伴有阴道纵隔。②不全纵隔子宫:纵隔终止于子宫颈内口以上任何部位。

纵隔子宫可导致不育、自然流产、习惯性流产、宫颈功能不全、早产、IUGR 等。

2. 超声表现

（1）二维超声表现

1）子宫外形、轮廓正常,但宫底横径较宽。

2）横切面时见两个子宫腔内膜回声,间以一带状低回声,即中隔回声。

3）若纵隔延续至子宫颈,见两个完整的子宫腔内膜回声,为完全纵隔子宫;若两侧内膜回声在宫腔中部或下部汇合,则为不完全纵隔子宫。

（2）三维超声表现

1）纵隔(中隔):三维超声成像的冠状面图像上子宫体中央可见一清晰的与子宫肌壁回声相似的低回声带(纵隔),自子宫底部向下延伸达到(完全纵隔子宫)或未达到子宫颈(不完全纵隔子宫)。三维超声不仅可以清晰显示宫腔中的纵隔长度,鉴别完全性与不完全性纵隔子宫,还可以显示纵隔的形态、厚度等。

2）内膜:由于完全纵隔子宫的纵隔达到子宫颈,因此子宫腔内膜回声呈很深的"V"形或彼此平行;不完全纵隔子宫的纵隔未达到子宫颈,子宫腔下段为一个子宫腔,因此子宫腔内膜回声呈"Y"形,两内膜所成夹角常<90°。

3. 鉴别诊断

（1）双子宫及双角子宫与纵隔子宫的鉴别:双子宫为两个完全分离的子宫,后者外形正常或仅子宫底处略凹陷,易于鉴别;双角子宫内膜形态与部分纵隔子宫很相似,尤其需要仔细鉴别。双角子宫外形异常,子宫底中央明显凹陷,呈"双角"表现,而纵隔子宫的外形多正常,子宫底形态正常或仅略凹陷(<1cm),据此可资鉴别。

（2）弓形子宫与不完全型纵隔子宫的鉴别:两者的子宫外形、轮廓均呈正常表现或宫底轻度凹陷,二者的鉴别诊断需依靠三维超声成像。三维超声冠状切面上于两侧子宫角内膜处作一连线,计算子宫底处子宫内膜弧形内凹的垂直距离(内凹的深度),弓形子宫此深度≤1cm;而纵隔子宫此深度>1cm。

4. 临床价值

（1）经阴道探头更靠近子宫,对双角子宫、残角子宫、纵隔子宫及一些复杂子宫畸形观察更佳;经腹超声可以观察整个子宫外形、轮廓,对双子宫等外形的观察会更全面。因此二者结合可提高对子宫畸形的诊断准确性,避免不必要的漏诊或误诊。

（2）三维超声成像提供子宫冠状面,能更准确、直观地显示宫腔内膜结构,较好地对纵隔子宫进行分型判断,为手术治疗提供可靠参考资料,是纵隔子宫最佳的诊断手段。

（四）先天性阴道斜隔综合征

1. 病理与临床　阴道斜隔综合征指双子宫、双子宫颈时,阴道内隔膜自子宫颈一侧斜行附着于阴道壁一侧(阴道斜隔),影响该侧子宫腔、子宫颈通畅性;多伴有斜隔侧的泌尿系畸形(肾缺如)。

临床表现为初潮后痛经、下腹部坠痛、白带多、有异味或经期延长等。

2. 超声表现

（1）横切面显示两个完全分离的子宫体回声,两侧子宫可对称,或大小不一;两子宫腔内均见宫腔内膜回声;一侧子宫腔(斜隔侧)常伴有明显积液(即积血)。

（2）一侧(斜隔侧)子宫下方见一边界清楚的无回声区,内见稀疏至密集的点状回声,其上方可见与之相连的子宫颈及子宫体回声,有时可见包块与子宫颈管及子宫腔内积血的相连关系,该包块即为阴道内斜隔上方积血所致的囊性包块。

（3）腹部检查见一侧肾脏缺如,多为宫腔积血侧(斜隔侧)肾缺如。

（4）经会阴超声检查可观察阴道内斜隔走行及其距子宫颈外口距离等。

3. 鉴别诊断　处女膜闭锁:处女膜闭锁也可表现为子宫颈下方囊性包块,但阴道斜隔综合征有双子宫畸形,并伴一侧宫腔积液、一侧肾缺如。经会阴超声有助明确阴道内斜隔的诊断。

4. 临床价值　超声检查以其准确、快捷、实时、无创等优势成为本病的首选诊断方法。超声不仅能显示子宫及子宫颈的数目、形态、阴道积血情况,还能准确诊断肾缺如。

（五）三维超声在子宫发育异常中的诊断作用

二维超声，特别是经阴道二维超声可以提供子宫、子宫颈、附件区域及部分阴道的清晰图像，在女性生殖道发育异常中的诊断价值是不容置疑的，但由于二维超声无法显示子宫冠状切面，在一定程度上限制了其对子宫发育异常的诊断能力。三维超声成像是对二维超声的一个很好补充。

三维超声成像的子宫冠状切面可显示整个子宫外形轮廓、子宫腔内膜回声及子宫腔形态，操作可重复性强，能更清晰、直观、立体地观察子宫及内膜的空间位置关系，较准确地对子宫先天性发育异常进行分类及鉴别诊断。国内外文献报道三维超声对子宫发育异常的诊断敏感性和特异性均较高（92%～100%），能为临床治疗和手术提供更为准确的信息。特别是对纵隔子宫、双角子宫、弓形子宫等在二维超声检查上不易鉴别的子宫发育异常，三维超声有较强的诊断与鉴别诊断能力，是目前诊断子宫发育异常的最佳影像检查方法之一，值得推广应用。

二、子宫肌层病变

（一）子宫肌瘤

1. 病理与临床　子宫肌瘤是女性生殖器官中最常见的良性肿瘤，育龄妇女发生率高达20%～25%。子宫肌瘤发生原因尚不清楚，多数学者认为与长期和过度雌激素刺激有关。

根据子宫肌瘤与子宫肌壁的关系可分为三类：

（1）肌壁间肌瘤：最多见，肿瘤位于子宫肌层内，周围有正常肌层受压形成的假包膜包绕；

（2）浆膜下肌瘤：肌壁间肌瘤向子宫表面方向发展，大部分突出于子宫表面，肌瘤表面仅覆盖一层浆膜；当肌瘤向外生长，形成仅有一蒂与子宫相连时，称带蒂浆膜下肌瘤；

（3）黏膜下肌瘤：靠近宫腔的肌壁间肌瘤向宫腔方向生长，使肌瘤大部分或完全突向宫腔内，肌瘤表面覆以子宫内膜。

肌瘤大小不一，大者可达10cm以上，使子宫明显增大、变形；小者仅黄豆大小，不改变子宫形态；数目上，子宫肌瘤常多发，甚至可多达几十至上百个。

病理上，子宫肌瘤为实性肿瘤，质地较子宫硬，表面并无包膜，但有肌瘤压迫周围肌纤维所形成的假包膜；肌瘤供血主要来自假包膜；肌瘤切面可见瘤内平滑肌组织排列致密，呈旋涡样或编织样结构。

临床症状与肌瘤生长部位、大小、数目及并发症相关。小的肌瘤多无症状，由超声检查发现。经量增多、经期延长是子宫肌瘤最常见的症状，最易发生于黏膜下肌瘤和多发肌壁间肌瘤。腹部包块多见于较大的浆膜下肌瘤或肌壁间肌瘤较大时。肌瘤恶性变时，表现为短期内迅速增大，伴有阴道不规则出血，若绝经期后肌瘤不缩小，反而继续增大时，尤应警惕。

妊娠期子宫肌瘤：妊娠期子宫血供丰富，肌瘤组织充血、水肿、肌细胞肥大，因此妊娠时肌瘤常见增大（少部分肌瘤妊娠期可无明显变化）；肌瘤变性常见于妊娠合并的肌瘤，妊娠期特别要注意肌瘤的红色样变，这是一种特殊类型的肌瘤坏死，可能由于子宫肌瘤增长较快，瘤体内的血供受阻，引起肌瘤充血、水肿，进而缺血、坏死，坏死区域血红蛋白自血管壁渗透到瘤组织内而产生红色，故称红色样变。其多发生在6cm以上的妊娠期肌瘤，患者可有发热、腹痛并伴有呕吐，局部明显压痛及白细胞增多。此外研究发现早孕期肌瘤会增加流产危险性。

2. 超声表现

（1）声像图特点

1）子宫肌瘤以低回声为主，回声可不均匀，有时可见肌瘤特有的螺旋样回声排列；部分肌瘤后方回声有衰减或伴声影，使瘤体后边界显示欠清；肌瘤较大发生坏死、囊性变时，出现回声明显不均区域或无回声区。

2）肌瘤伴钙化时，于肌瘤内见灶状、团块状、半环状或环状强回声区，后方伴声影，有时整个肌瘤呈中强回声为弥漫性钙化的表现。肌瘤钙化更多见于绝经后。

3）肌壁间小肌瘤并不引起子宫形态与大小的明显变化；较大肌壁间肌瘤使子宫体积增大，宫腔线可因肌瘤受压、变形、移位；较大肌瘤及多发肌瘤常向子宫表面突出，使子宫形态失常，表面凹凸不平。

（2）CDFI 表现：肌瘤病灶周边的假包膜区域常可见半环状、环状或条状血流；肌瘤内部的彩色血流信号多分布在病灶周边区域，表现为病灶周边区域内条状或星点状散在分布的血流信号。

（3）黏膜下肌瘤的超声特点：宫腔内见低回声或中等回声区，使宫腔内膜回声受压移位；完全突向宫腔内的黏膜下肌瘤表现为宫腔内实性低回声病灶，内膜回声则包绕在病灶周围。最好用经阴道超声观察，以鉴别黏膜下肌瘤与内膜息肉等。宫腔生理盐水造影对鉴别黏膜下肌瘤与内膜息肉很有帮助，并可以确定肌瘤的准确位置及肌瘤向宫腔内突出的百分比，为临床选择宫腔镜下切除或其他手术方式提供较大帮助。

（4）浆膜下肌瘤的超声特点：表现为向子宫表面明显突出的低回声区，边界清、形态规则；或表现为完全位于子宫外但有蒂与子宫相连的低回声包块，多数情况下可通过经腹或 TVUS 的仔细观察找到肌瘤与子宫相连的蒂部，且 CDFI 下可发现肌瘤的血供来自子宫。

（5）妊娠期肌瘤红色样变：超声表现以低回声为主、间以不规则无回声的混合回声区，为囊实性包块的特点。

（6）绝经后肌瘤：多数肌瘤在绝经后趋于稳定或缩小，但较常见钙化。这种钙化多由于肌瘤营养缺乏所致，钙化有时可仅表现为肌瘤回声弥漫性增强，并无声影。此外，激素替代治疗的绝经后妇女，其肌瘤可以增大。绝经后患者肌瘤快速增大时，应警惕肌瘤恶变或子宫肉瘤的可能性。

3. 鉴别诊断

（1）子宫腺肌瘤：子宫肌瘤与子宫腺肌瘤均可表现为子宫肌层内的局灶病灶，但肌瘤有假包膜，边界较清楚，占位效应较明显，内部回声相对均匀；而腺肌瘤无包膜，边界不清，无明显占位效应，见条索状或短线状强回声，有时可见小囊性区域。因此，需认真观察病灶内部回声及边界情况，并结合临床症状对二者加以鉴别，对育龄妇女、有进行性痛经、病灶边界欠清、内部回声明显不均、或见小囊者应首先考虑子宫腺肌瘤。CDFI 对二者的鉴别有一定帮助，肌瘤的血流信号多为周边血流较丰富，常见半环状、环状或条状血流环绕；而腺肌瘤因为并非真正的肿瘤，血供来源于子宫正常血管，内部血供可稍丰富，呈散在星点状或短条状血流信号。需要指出的是，子宫肌瘤和子宫腺肌瘤常合并存在，二者的鉴别有时不论临床还是超声都比较困难。

（2）卵巢肿瘤：带蒂浆膜下肌瘤完全向外生长，子宫大小可正常，临床可无月经紊乱等症状，可能误诊为卵巢实性肿瘤，鉴别要点是弄清楚肿块与子宫的关系，如能找到浆膜下肌瘤与子宫相连的蒂，则可明确诊断；经阴道超声对蒂的观察优于经腹超声，同时仔细观察肿物内血流情况及血供的来源，尽量寻找、追踪蒂部血流，可以帮助二者的鉴别；但经阴道超声观察范围有限，必须结合经腹超声观察以避免漏诊远离子宫的带蒂浆膜下肌瘤。当然，找到同侧正常结构的卵巢，也是鉴别诊断的要点。此外，肌瘤内部发生缺血、变性坏死、钙化等变性时，其声像图表现呈现多样化，也是造成误诊为卵巢肿瘤的原因之一，应仔细观察瘤体与子宫的关系、双侧卵巢情况，避免不必要的误诊。

（3）子宫内膜息肉：子宫黏膜下肌瘤需与子宫内膜息肉鉴别。黏膜下肌瘤多为低回声区，子宫腔内膜回声线受压移位；而内膜息肉的回声多为中强回声，若在月经周期的增殖期观察，息肉的中强回声周边有相对回声较低的增殖期内膜包绕，可资鉴别；CDFI 也有助二者鉴别，息肉可以见到滋养血管自蒂部伸入病灶中央部位，而黏膜下肌瘤则以周边血流为主。

（4）子宫畸形：双角子宫或残角子宫有时可能误诊为子宫肌瘤。鉴别要点是双角子宫或残角子宫的回声与子宫肌层回声一致，且多可见到子宫腔内膜回声，而子宫肌瘤的回声较正常子宫肌层回声低，且无宫腔内膜线。

（5）残角子宫妊娠或宫角妊娠：残角子宫妊娠或宫角妊娠偶尔需与子宫肌瘤变性鉴别。残角子宫妊娠或宫角妊娠时可见子宫一侧囊实性包块，或宫角处肌层结构紊乱，当缺乏典型妊娠囊结构时，需与变性的子宫肌瘤鉴别。CDFI 有助鉴别，妊娠囊结构附近可见较丰富血流信号，并测得低阻血流；结合病史及血β-hCG 检查可以明确诊断。

4. 临床价值 超声检查是子宫肌瘤诊断的最佳影像检查方法，准确、详细的超声报告对临床制定手术方案有很大帮助，超声也是子宫肌瘤随诊的主要手段。

超声诊断子宫肌瘤时尚需注意以下几点：

（1）子宫肌瘤的超声报告应尽量详细描述肌瘤大小、位置、数目，以及血流情况等。

（2）近子宫表面的小肌瘤仅使子宫轻度变形，可能仅见子宫与膀胱间轮廓界限稍不规则，就可以是小肌瘤存在的细微征象。

（3）CDFI评价肌瘤血流情况对临床决策有一定帮助，对预测肌瘤的生长也可能有帮助。

（4）经阴道超声对小肌瘤的识别，明显优于经腹部超声；对浆膜下肌瘤、黏膜下肌瘤及变性肌瘤等较复杂肌瘤的观察，以及蒂的寻找与血供来源方面都有优势；但巨大肌瘤、多发较大肌瘤等情况，需经腹超声才能更全面观察。

（5）浆膜下肌瘤的蒂部通常有丰富的血流信号，由子宫进入肿块内，应仔细寻找肿块与子宫连接部有无蒂，反复进行CDFI扫查，不断改变声束与扫查角度，若能显示一支或数支血流由子宫穿入肿块内，即可根据肿块的供血来源确定其为浆膜下肌瘤。

（二）子宫腺肌病

1. 病理与临床　正常情况下，子宫内膜覆盖于子宫体腔面，如因某些原因，使子宫内膜在子宫内膜区域以外的其他部位生长，即称为子宫内膜异位症，子宫内膜异位症病灶的分布较广，其常见的发生部位包括宫骶韧带，子宫直肠凹及卵巢等，以及盆腔腹膜的各个部位及盆腔脏器的表面，根据其发生的部位不同，可分为腹膜子宫内膜异位症、卵巢子宫内膜异位症等，而发生在子宫肌层的子宫内膜异位症称为子宫腺肌病。

子宫腺肌病指子宫内膜组织（包括腺体和基质组织）弥漫性侵入到子宫肌层内所形成的一种病症，是子宫内膜异位最常见的形式之一。这种异位的子宫内膜在功能上随雌激素水平而有明显变化，即产生周期性少量出血，在局部形成微小囊腔。如入侵的子宫内膜仅局限于子宫肌层的某一处，引起该处的平滑肌细胞极度增生，在子宫内形成一局灶内膜异位病变，则称之为局灶型子宫腺肌病或子宫腺肌瘤。如果子宫腺肌病以肌层内一囊性病变为主，为囊性子宫腺肌病（cystic adenomyosis），或称囊性子宫腺肌瘤（cystic adenomyoma），是一种少见类型的子宫腺肌病。

大体病理上，子宫多均匀性增大、质硬，但很少超过孕12周大小。一般为弥漫性生长，弥漫型子宫腺肌病多累及后壁；剖面上子宫肌壁明显增厚且硬，于肌层组织内见增粗的肌纤维和微囊腔，腔内可含有陈旧性积血。局灶型子宫腺肌病或子宫腺肌瘤表现为局灶性病灶，与子宫肌瘤易自肌层内剥出的特点相反，很难将腺肌瘤自肌层内剥出。囊性子宫腺肌病则表现为子宫腺肌病病灶内有充满血液的较大的囊性部分（通常直径≥10mm）。

子宫腺肌病的镜下表现为子宫肌层内异位内膜小岛，内膜小岛由典型的子宫内膜腺体与间质组成；异位内膜随卵巢激素的变化而发生周期性出血，伴有周围纤维组织增生。

子宫内异症多见于30~45岁的妇女，近年来子宫内异症的发病率呈不断上升趋势，已成为妇科常见病、多发病，特别是由于其与不育密切相关，正日益受到临床重视。子宫腺肌病的主要临床表现为进行性痛经、月经量增多、经期延长及不育。

妇科检查时发现子宫均匀性增大、质地较硬，有时有压痛。子宫腺肌瘤的局部结节触诊也较硬。

2. 超声表现

（1）弥漫型子宫腺肌病

1）子宫呈球形弥漫性增大；前后壁肌层不对称性增厚，多以后壁增厚更明显；或仅表现为后壁或前壁的明显增厚。

2）受累肌层回声增强、明显不均，见紊乱的点状或条索状强回声，间以蜂窝状样小低回声区，有时也可见散在的小无回声区，仅数毫米。

3）后方常伴有放射状或栅栏状细条淡声影。

（2）局灶型子宫腺肌病或子宫腺肌瘤：为局灶性的子宫腺肌病。子宫肌层内局灶性病灶，表现为不均质中等回声区，边界不清，回声结构特点与弥漫性子宫腺肌病相似，病灶子宫可有局限性隆起。称为子宫腺肌瘤时病灶往往相对更局限，二维声像图表现与子宫肌瘤相似但边界不清。

（3）囊性子宫腺肌病：超声表现为子宫肌层或邻近位置见一无回声区或低回声区（此时的低回声实为透声差的无回声），周边有较厚的低回声或中等回声包绕，回声不均，病灶边界不清；CDFI可见病灶周围无环绕血流，内部实性区域可见稀疏星点状血流信号，中心囊性区域无血流信号。超声检查易误诊为子宫肌瘤囊性变或残角宫腔积血。

（4）子宫腺肌病患者常合并卵巢子宫内膜异位症。受累卵巢有内膜异位囊肿的相应表现（见后详述）。

（5）经腹超声若观察到子宫弥漫性增大，但外形轮廓正常，内膜正常，但肌层明显不均时，即应考虑到子宫肌腺病；此时应用经阴道超声能更准确评价肌层病灶的回声细节与特点。

3. 鉴别诊断

（1）弥漫性子宫腺肌病与子宫多发肌瘤：子宫肌瘤表现为子宫内多个大小不等的低回声结节，子宫的增大多伴形态轮廓改变，见多个突起，且肌瘤的低回声结节与子宫肌层分界较清；而子宫腺肌病时子宫呈弥漫性增大、饱满，外形轮廓规则，病灶呈弥漫性不均质稍强回声，常常后壁增厚更明显，根据这些超声特点不难鉴别弥漫性子宫腺肌病与子宫肌瘤。

（2）子宫腺肌瘤与子宫肌瘤：对局灶性的子宫腺肌瘤与子宫肌瘤的鉴别，不论临床还是超声上都比较困难，需仔细判断。

鉴别要点：

1）包膜回声：子宫肌瘤有假包膜，边界规整、清晰；而腺肌瘤则无包膜，病灶与周围肌层分界不清。

2）部位、数目和大小：子宫肌瘤可发生于子宫各部位，多发、数目不等，大小不一，小者仅数毫米，大者可达10cm以上；而腺肌瘤多发生于子宫后壁，以单发为主，平均大小在4cm左右。

3）内部回声：肌瘤以低回声、等回声为多见，多数回声较均，可伴钙化；而腺肌瘤多以稍强回声多见，内部回声明显不均，不伴钙化。

4）子宫形态：肌瘤因部位及数目不同，常致子宫表面形态不规则或凹凸不平，腺肌瘤多数不突出于子宫表面或仅轻度突出。

5）CDFI：肌瘤周边可见环绕或半环绕血流信号，而腺肌瘤周边血供不丰富。值得注意的是，约有半数子宫腺肌病患者同时合并子宫肌瘤，这二种疾病常同时存在增加了鉴别诊断的难度。

（3）囊性子宫腺肌瘤与子宫肌瘤囊性变及残角宫腔积血的鉴别：子宫腺肌病囊性病变与子宫肌瘤囊性变超声影像特征非常相似，易混淆；尤其是腺肌病合并子宫肌瘤时，极易误诊。与肌瘤囊性变的鉴别要点是囊性腺肌瘤的无回声区多相对规则，似巧囊表现，而肌瘤囊性变的无回声区不规则，内部也多无毛玻璃样表现，同时也应密切结合临床，囊性腺肌瘤痛经较明显。与残角宫腔积血的鉴别在于残角子宫位于与主体子宫之外，而囊性腺肌瘤位于子宫肌层内。

4. 临床价值

（1）根据声像图表现，结合临床病史、症状、体征及妇科检查，超声可对大多数子宫腺肌病作出判断，特别是对有典型声像图表现的弥漫性子宫腺肌病，超声完全可以作出较明确的诊断。因此，超声在子宫腺肌病的诊断中发挥着越来越重要的作用。

（2）经阴道超声能清楚观察子宫内部回声结构，有利于发现微小的囊性病灶，且CDFI观察也优于经腹超声，诊断困难时应进行经阴道超声检查，尤其是对过度肥胖、术后盆腔脏器粘连所致的解剖结构不清或肠胀气等患者，应采用经阴道超声检查。

（3）部分子宫腺肌病患者同时合并子宫肌瘤，给诊断带来困难，应仔细观察子宫形态、回声情况及CDFI表现，并结合临床资料综合判断。

（4）误漏诊原因包括：

1）对子宫腺肌病超声特征认识不足。

2）仅采用经腹超声检查，加上受肠气、肥胖等因素干扰，导致漏、误诊。

3）满足单一的诊断，对腺肌症常与子宫肌瘤同时存在的情况缺乏足够了解。

4）对局灶性腺肌瘤的声像图特征观察不充分，未能仔细辨认其边界及内部回声。应进行全面、仔细、多方位的扫查,并结合临床综合判断以减少漏诊和误诊。

(三)子宫肉瘤

子宫肉瘤是一组起源于子宫平滑肌组织或子宫肌层内结缔组织的子宫恶性肿瘤。多发生于 40~60 岁绝经期前后的妇女。

1. 病理与临床　子宫肉瘤组织学成分复杂,包括子宫平滑肌、内膜间质、结缔组织、上皮或非上皮等成分。分类繁多,且分类仍未统一。有学者按发生部位分为子宫平滑肌肉瘤、子宫内膜间质肉瘤、淋巴肉瘤等;按组织来源又主要分为间质来源及上皮与间质混合来源的混合型两类,间质来源包括子宫平滑肌肉瘤及内膜间质肉瘤,上皮与间质混合来源常见的如恶性中胚叶混合瘤(又称为恶性苗勒氏管混合瘤,即子宫癌肉瘤)。

大体病理上,肿瘤体积较大,多位于肌壁间,可有较清楚假包膜,或呈弥漫性生长,与肌层完全分界不清;切面呈鱼肉样,肌瘤典型的螺旋样或编织样结构消失;瘤内常见出血、坏死。

阴道不规则出血为其最常见临床症状。表现为月经不规律或绝经后阴道出血;下腹疼痛也是较常见的症状,这是由于肿瘤增大迅速,或瘤内出血、坏死,或肿瘤穿透子宫壁所致;下腹部常可扪及腹部包块;其他症状包括压迫症状(如尿频、尿急或尿潴留、大便困难、下肢水肿)。

子宫肉瘤虽罕见,但恶性程度高,较早血行转移以及复发率高,预后差。

2. 超声表现

(1)二维超声表现

1)典型表现为子宫内形态不规则(或呈分叶状)、边界不清、回声不均的混合回声包块,内部回声为不规则无回声、低回声或中强回声相间分布,有时呈蜂窝样或网格样表现。

2)病灶以单发多见,少数表现为多发病灶。

3)病灶质地较软,探头加压可见变形。

4)子宫正常肌层变薄或受侵犯。

(2)CDFI:典型表现为内部及周边较丰富的血流信号,不规则且方向紊乱(杂乱彩色血流);可探及高速低阻型动脉频谱。

3. 鉴别诊断

(1)子宫肌瘤

1)子宫肌瘤形态规则,呈圆或椭圆形,而子宫肉瘤形态不规则。

2)子宫肌瘤以实性为主,见旋涡样回声结构,而子宫肉瘤多以囊实性包块为主,呈蜂窝样。

3)肌瘤边界清晰,肉瘤则边界模糊。

4)肌瘤的 CDFI 呈周边分布,边缘或可见环状或半环状血流,而肉瘤内部可见丰富血流,且多见杂色血流。

(2)子宫内膜癌:子宫内膜间质肉瘤可表现为位于黏膜下的病灶,需与子宫内膜癌进行鉴别。内膜癌多呈宫腔内不均匀中强回声,病灶内很少见无回声区。而黏膜下子宫内膜间质肉瘤一般多呈息肉状或实性肿物,回声不均匀常见病变坏死液化形成的无回声区。但文献报道约半数分化较好的内膜间质肉瘤可以局限于内膜层,呈内膜不均匀增厚,超声上很难与Ⅰ、Ⅱ期内膜癌鉴别,诊断性刮宫有助明确诊断。

4. 临床价值　影像学检查仍是子宫肉瘤主要的术前诊断方法,超声为首选检查方法。根据超声表现及其他影像学检查结果,结合临床症状、体征及诊断性刮宫,可在术前对一部分病例作出诊断。

三、子宫内膜病变

(一)子宫内膜息肉

1. 病理与临床　子宫内膜息肉是妇科常见疾病,其形成可能与炎症、雌激素水平过高相关。

大体病理上,息肉可单发或多发,呈卵圆形或舌形向宫腔内突起;病灶小者仅 1~2mm,一般体积多在 1cm 以下,最大者可达 5cm,充满宫腔;息肉质地柔软,表面光滑,呈粉红色;有蒂,蒂粗细、长短不一,蒂较长时息肉可突向子宫颈管或阴道内;息肉表面可有出血坏死,亦可合并感染。子宫内膜息肉由子宫内膜腺体及间质组成,表面被覆一层立方上皮或低柱状上皮。息肉中间部分形成纤维性纵轴,内含血管。

临床上,本病可发生于青春期后任何年龄,常见于35~50岁妇女。较小息肉常无临床症状。较大者或多发者常见症状为:①月经改变,如月经过多、经期延长、月经淋漓不尽等;②阴道不规则出血,如经间出血或血性白带;③绝经后阴道出血;④息肉突入子宫颈管或阴道内时,易发生坏死、感染等,引起不规则出血及脓性分泌物。

2. 超声表现

(1) 二维超声表现

1)典型单发内膜息肉表现为子宫腔内中强回声或中等回声区,与肌层分界清楚,呈卵圆形或舌形,回声常不均。

2)子宫腔内膜线局部变形或消失。

3)增殖期内膜呈低回声时观察,可见息肉的中等回声与正常内膜的低回声分界清楚;

4)多发内膜息肉则更多表现为子宫内膜回声增厚、不均,见多个中强回声区,与正常内膜分界欠清。

5)合并宫腔积液时,则形成自然的宫腔造影,内膜息肉显示清晰。

(2) 超声检查时机:由于增殖晚期与分泌期子宫内膜明显增生,声像图上表现为中强回声,与息肉回声相近,超声上难以清楚显示内膜息肉;增生早期子宫内膜较薄且呈低回声,与内膜息肉回声差别较大,此时检查,内膜息肉易于为超声检出。因此,超声检查较合适的时机是月经干净后第1~7天。

(3) 少数息肉病灶内可见多个小无回声区,为腺体扩张囊性变的表现,常见于绝经后妇女的内膜息肉。

(4) CDFI:典型表现为自息肉蒂部伸入息肉中央区的短条状彩色血流信号。

3. 鉴别诊断 内膜息肉需与黏膜下肌瘤、内膜增生、内膜癌等子宫内膜病变鉴别。

(1) 黏膜下子宫肌瘤

1)黏膜下肌瘤多呈圆形,而息肉以椭圆形多见。

2)肌瘤多以低回声为主,较明显球体感,后方可伴衰减,而息肉呈中等或中强回声,不伴衰减。

3)肌瘤致内膜基底层变形或中断,息肉时内膜基底层完整无变形。生理盐水宫腔超声造影有助明确诊断。

(2) 子宫内膜增生:内膜增生多表现为内膜均匀性增厚,宫腔线居中,不难与息肉鉴别。但当内膜增生表现为内膜不均匀性增厚时,则较难与多发小息肉鉴别。内膜囊性增生也难以与内膜息肉的囊性变区分。

(3) 子宫内膜癌:内膜癌的内膜回声明显不均、与肌层分界不清,CDFI可见内膜癌病灶内及受浸润肌层处有丰富的彩色血流信号。但息肉体积较大且形态不规则、回声不均匀时难以与内膜癌鉴别。

4. 临床价值 超声检查是子宫内膜息肉的首选影像检查方法,经阴道超声观察内膜更清晰,对于具有典型超声表现的息肉病灶,经阴道超声多可明确诊断。生理盐水宫腔超声造影对子宫内膜病变鉴别诊断有很大价值,有助鉴别内膜息肉、黏膜下肌瘤、内膜增生及内膜癌,当然,确诊仍需宫腔镜检查和刮宫病理检查。

(二)子宫内膜增生症

1. 病理与临床 子宫内膜增生症指发生在子宫内膜的一组增生性病变,是由于内源性或外源性雌激素增高引起的子宫内膜腺体或间质增生;其具有一定的癌变倾向,子宫内膜增生、不典型增生和子宫内膜癌,无论是形态学还是生物学上都呈一连续演变的过程。但研究表明绝大多数子宫内膜增生症是一种可逆性病变,或保持长期良性状态,仅少数发展为癌。

病因学上,内源性雌激素刺激包括:

(1) 不排卵:见于青春期、围绝经期,或内分泌失调、多囊卵巢综合征等,卵巢不排卵时子宫内膜持续性受到雌激素作用,无孕激素拮抗。

(2) 肥胖。

(3) 内分泌功能性肿瘤。

外源性雌激素刺激包括：

（1）雌激素替代疗法，若替代疗法仅用雌激素则会刺激内膜增生，需同时联合应用孕激素以避免内膜增生。

（2）三苯氧胺等抗雌激素作用的药物应用，在雌激素低的条件下，三苯氧胺又有微弱的类似雌激素作用。

大体病理上，一般可见子宫内膜普遍增厚，可达 0.5～1cm（指内膜实际厚度，而超声测量的为双层内膜厚度）以上，表面光滑，柔软。

组织学上一般将子宫内膜增生分类为单纯增生、囊性增生、腺瘤样增生及不典型增生，按病变程度不同，不典型增生又可分为轻、中、重三度。重度不典型增生有时与内膜高分化腺癌较难鉴别。

子宫内膜增生可发生于任何年龄段，青春期、生殖期、围绝经期或绝经期均可发生，以 40 岁以上更多见。而子宫内膜不典型增生主要发生在生育年龄段妇女。月经异常是本病突出症状之一，以不规则出血为最常见，一般为无排卵性功血；因内分泌失调造成长期不排卵使此类患者生育力低、不育。

2. 超声表现

（1）子宫内膜增厚：生育年龄段妇女内膜厚度>15mm；绝经后妇女的内膜厚度≥4mm。内膜增厚常为弥漫性，也可为局灶或不对称性增厚。

（2）内膜回声：内膜呈均匀强回声，宫腔线清晰、居中；有时回声不均匀，见小囊性区域，为囊状扩张的腺体，又称内膜囊性增生。

3. 鉴别诊断

（1）内膜息肉

1）内膜息肉表现为宫腔内中强回声区，一个或多个，宫腔线不清或变形；内膜增厚则多表现为均匀强回声，宫腔线居中。

2）可选择在月经干净后 1~7 天进行超声检查，此时内膜处于增殖期，易于识别息肉的中强回声；但对于月经异常不规则出血的患者，有时则较难鉴别内膜增生与息肉。

3）CDFI 上如可见滋养血管自蒂部伸入息肉内则可能有一定帮助。

4）绝经后妇女的内膜息肉较难与内膜增生鉴别。

5）宫腔生理盐水超声造影检查可鉴别内膜增生息肉并明确诊断。

（2）子宫内膜癌：多发生于绝经后妇女，常有阴道不规则出血。超声检查见局部或弥漫性宫腔内不均匀性中强回声区；但早期内膜癌可仅表现为内膜不均匀性增厚，与单纯内膜增生难以鉴别；诊断性刮宫是明确诊断的最佳检查方法，对绝经后阴道出血妇女内膜厚度≥4mm 时，应进行诊刮以避免漏诊内膜癌。

4. 临床价值　超声检查是子宫内膜增生首选的影像检查方法。经阴道超声能够更好地观察内膜病变，特别是对绝经后妇女应强调采用经阴道超声评价。宫腔生理盐水造影在进一步评价内膜病变方面价值较大，有助鉴别局灶性病变和弥漫性异常。

但超声检查难以鉴别内膜增生与早期内膜癌、增生与小息肉等，均需通过诊断性刮宫及病理检查来明确诊断。

（三）子宫内膜癌

1. 病理与临床　子宫内膜癌又称为子宫体癌，是女性生殖器官最常见恶性肿瘤之一，仅次于宫颈癌，占女性生殖道恶性肿瘤的 20%～30%。过去 20 年中子宫内膜癌的发病率呈明显上升趋势。发病率升高与内外环境因素均可能有关。

可以肯定雌激素和内膜癌的发生有密切关系，雌激素长时期持续刺激，引起子宫内膜的过度增生、不典型增生，进而发生内膜癌。

子宫内膜癌的危险因素包括：①肥胖；②糖尿病；③高血压。三者可能与高脂饮食有关，而高脂饮食与子宫内膜癌有直接关系。其他危险因素包括：①多囊卵巢综合征；②月经失调；③分泌雌激素的卵巢肿瘤如颗粒细胞瘤、卵泡膜细胞瘤等；④外源性雌激素。

大体病理上,子宫内膜癌表现为癌组织局灶性或弥漫性侵犯子宫内膜组织,局灶性者病变多位于子宫底部和宫角,后壁较前壁多见。早期局部病灶表现为内膜表面粗糙,可无明确肿物表现;当肿块向宫腔内生长时,形成突向宫腔的菜花状或息肉状肿块。

内膜癌虽可发生于任何年龄,但平均年龄在 55 岁左右。主要表现为阴道不规则出血或绝经后出血。由于 50% ~ 70% 患者发病于绝经之后,因此绝经后出血是最常见的症状;未绝经者,则表现为不规则出血或经量增多、经期延长等。其他症状还包括阴道异常分泌物。

2. 超声表现

(1)子宫内膜增厚:绝经后妇女未用激素替代疗法时,若子宫内膜厚度≥4mm,视为内膜增厚。子宫内膜癌的早期病灶可仅表现为内膜轻度增厚,且回声尚均匀,难与内膜增生鉴别,需诊断性刮宫。若内膜厚度<4mm,内膜癌的可能性小。

(2)病灶回声特性:子宫内膜癌病灶局灶性或弥漫性累及宫腔,回声表现为局灶性或弥漫性不均匀中强回声或低回声;中央出现坏死出血时可呈低回声或无回声区。内膜癌病灶形态通常不规则。病灶较大时,子宫肌层受压变薄。

(3)病灶边界:内膜癌病灶可以有清楚的边界。但当肿瘤浸润肌层时病灶与肌层分界不清,局部受累肌层呈低而不均匀回声,与周围正常肌层界限不清。

(4)当病灶位于子宫颈内口附近或累及子宫颈,或癌肿脱入子宫颈管引起阻塞时,可出现宫腔积液。

(5)CDFI:病灶内可见较丰富点状或短条状血流信号,有肌层浸润时,受累肌层局部血流信号也可增加。

3. 鉴别诊断

(1)子宫内膜息肉:鉴别要点见前述内膜息肉一节中。

(2)子宫内膜增生

1)内膜增生时内膜多呈较均匀性增厚,而内膜癌回声则不均匀、不规则。

2)内膜增生时增厚内膜与肌层分界清,而内膜癌累及肌层时分界不清。

3)内膜癌病灶及受浸润的肌层内有较丰富的血流信号,对鉴别诊断也有较大帮助。当然,早期子宫内膜癌与内膜增生在超声上是较难鉴别的。

(3)晚期子宫内膜癌偶尔需与多发性子宫肌瘤鉴别:多发性子宫肌瘤结节周边可见假包膜,子宫内膜回声正常,而晚期内膜癌内膜增厚明显,与肌层分界不清。

内膜癌的超声诊断与鉴别诊断应密切结合临床病史,对有不规则阴道出血的中老年妇女,尤其是绝经后妇女,超声发现内膜增厚、回声异常时应高度警惕子宫内膜癌的可能性。

4. 临床价值 经阴道超声是目前评价子宫内膜癌最好的检查途径,尤其对绝经后妇女强调采用经阴道超声评价内膜癌。但尽管如此,早期子宫内膜癌与内膜增生及息肉的鉴别仍比较困难,必须进行诊断性刮宫才能明确诊断。因此,诊刮仍是目前临床获得内膜癌病理诊断及制定治疗方案的必要手段。

四、宫颈病变

(一)宫颈癌

1. 病理与临床 宫颈癌是最常见的妇科恶性肿瘤之一,其发病率有明显地域差异,在发展中国家其发病率仍居妇女恶性肿瘤第一位,而在欧美等发达国家中其发病率远低于乳腺癌。

早婚、性生活过早、性生活紊乱、多产等是宫颈癌的高危因素,也与患者经济状况、种族及环境等因素有一定关系。近年研究发现,人乳头状病毒(HPV)感染与宫颈癌发病有密切关系,HPV 感染也成为宫颈癌的主要危险因素。

病理学上,宫颈上皮内瘤变(cervical intraepithelial neoplasia,CIN)是一组与宫颈浸润癌密切相关的癌前病变的统称,包括宫颈不典型增生及宫颈原位癌,反映了宫颈癌连续发展的过程,即宫颈不典型增生(轻→中→重)→原位癌→早期浸润癌→浸润癌的一系列病理变化。

宫颈癌好发部位在子宫颈管单层柱状上皮与子宫颈外口鳞状上皮间的移行区域。宫颈浸润癌中

90%为鳞状细胞癌,约5%为腺癌,其余5%为混合癌。

大体病理上,宫颈浸润癌可分为4种类型,即外生型、内生型、溃疡型及宫颈管型,前三种类型常向阴道内生长,阴道窥器检查时容易观察到病灶。后一种类型病灶发生于子宫颈管内,多为腺癌,可向上累及子宫体。

临床表现上,宫颈癌早期常无症状。宫颈浸润癌的主要症状包括:①接触性出血;②阴道排液,早期为稀薄水样液,晚期合并感染时可见脓性恶臭白带;③肿瘤侵犯周围器官时可出现尿道刺激症状、大便异常、肾盂积水等。妇科检查时可见宫颈肥大、质硬及子宫颈口处肿物。

宫颈细胞学检查,特别是液基薄层细胞检测(TCT)是早期宫颈癌诊断的必要手段。

宫颈癌的分期:

(1) 0期:即原位癌(CIS),肿瘤仅局限于子宫颈上皮内。

(2) Ⅰ期:病变局限于子宫颈部位。依肿瘤侵犯程度分Ⅰa与Ⅰb两期。

(3) Ⅱ期:病变超出子宫颈,但未达盆壁。阴道浸润未达阴道下1/3。

(4) Ⅲ期:病变浸润达盆壁,阴道浸润达阴道下1/3。

(5) Ⅳ期:病变浸润已超出真骨盆,或已浸润膀胱、直肠(Ⅳa),甚至发生远处转移(Ⅳb)。

2. 超声表现　首先需指出,声像图上并不能显示宫颈不典型增生与宫颈原位癌,而且宫颈浸润癌早期因病灶较小,子宫颈大小、形态、子宫颈管梭形结构等仍可正常;随着肿瘤增大,子宫颈形态学改变较明显时,超声检查特别是经阴道超声检查有助宫颈浸润癌及病变范围与宫旁浸润情况的判断。

宫颈浸润癌的超声表现包括:

(1) 子宫颈增大,子宫颈管回声线中断。

(2) 子宫颈区域可见实性肿物,外生型肿瘤表现为子宫颈外口处不均质低回声的实性肿物;内生型肿瘤则表现为子宫颈肌层内不规则低回声区,与周围组织分界不清,有时可见蟹足状表现;宫颈腺癌时可见子宫颈管回声弥漫性增强(较子宫颈肌层回声强),呈实体性结构。

(3) 侵犯周围组织的表现:宫颈癌侵犯阴道时,阴道与子宫颈分界不清,阴道缩短;侵犯宫体时,子宫下段内膜和肌层与子宫颈界限不清;侵犯膀胱时,可致膀胱后壁回声连续性中断,或可见肿物向膀胱内突起,与子宫颈分界不清;肿物压迫输尿管时,可致肾输尿管积水。宫旁转移时则表现为子宫颈两侧混合回声包块。

需要注意的是,对向阴道内生长的宫颈浸润癌,经阴道超声检查时可能出现接触性出血,应注意尽量小心操作、动作轻柔,避免接触性出血,特别是较多量的出血。

(4) CDFI:子宫颈肿块内见丰富血流信号,呈散在点、条状或不规则状;可见低阻型动脉频谱,RI可<0.40。

3. 鉴别诊断　目前,临床有很好的辅助检查手段来诊断宫颈癌,即液基薄层细胞检测(TCT),因此宫颈癌的诊断并不困难。超声上需要与宫颈浸润癌鉴别的主要是宫颈炎性改变,如慢性宫颈炎、宫颈肥大等,慢性宫颈炎可表现为子宫颈增大、变硬,但无肿物的局灶性表现,可助鉴别。但慢性宫颈炎与早期宫颈癌的鉴别仍主要依靠宫颈细胞学检查。

4. 临床价值　目前,临床有很好的检查手段来诊断宫颈癌,包括宫颈细胞学检查诊断宫颈不典型增生与宫颈原位癌及早期浸润癌,阴道窥器下直接观察外生型宫颈癌等,因此临床上大多数宫颈癌的诊断并不困难。

超声对宫颈癌的临床价值在于:

(1) 超声检查尤其是经阴道超声检查对了解宫颈癌病灶的浸润范围及盆腔内转移情况有很大临床价值,如了解宫腔内、膀胱、直肠受侵及宫旁受侵等情况,为临床分期及治疗提供帮助。

(2) 对宫颈管型宫颈癌,经阴道超声结合彩色多普勒超声检查(CDFI)可对子宫颈管病变作出较早期诊断,有较大的临床价值。

(3) 宫颈癌放射治疗(放疗)期间,超声随诊观察、评价宫颈癌病灶大小的变化、血流改变等有很大临床价值。CT、磁共振(MRI)及正子放射断层摄影(PET)检查对了解宫颈癌周围脏器浸润情况也有帮助。

（二）宫颈肌瘤

1. 病理与临床　由于子宫颈间质内仅含极少量平滑肌，所以原发的宫颈平滑肌瘤比较少见。常见的宫颈平滑肌瘤是子宫肌瘤，位于子宫颈，多为单发，多发生在子宫颈后唇，也有发生在前唇或侧方者。宫体肌瘤与宫颈肌瘤之比为12:1。

若子宫肌瘤向子宫颈管内生长，甚或突向阴道内，为宫颈黏膜下肌瘤。当宫颈肌瘤向外生长时，即为宫颈浆膜下肌瘤（也有称宫颈肌瘤悬垂型）。

宫颈肌瘤与子宫肌瘤一样，可能与体内雌激素水平过高，长期受雌激素刺激有关。多见于中年妇女，绝经后肌瘤多停止生长并逐渐萎缩；患者常合并子宫肌瘤，也可伴发子宫内膜增生、卵巢颗粒细胞瘤等（可分泌雌激素）。

宫颈肌瘤常无症状，行妇科检查时偶然发现。宫颈黏膜下肌瘤患者常有不规则阴道流血，量或多或少；月经期表现为月经过多。浆膜下（即悬垂型）宫颈肌瘤可表现为阴道分泌物增多，以及肌瘤引起的压迫症状，如将子宫膀胱陷窝及膀胱顶向上推挤压膀胱，甚至输尿管移位，患者出现尿频、尿痛、尿潴留、排尿不畅等症状；如肌瘤充满小骨盆腔并伴粘连时，可引起便秘、排便困难、里急后重等。偶尔也可见宫颈肌瘤压迫盆底的脊髓神经，导致下肢疼痛、坐骨神经痛等。

大体病理上，宫颈肌瘤也为实性肿瘤，肌瘤较大时可使子宫颈变形，肌瘤切面可见瘤内平滑肌组织排列致密，呈旋涡样或编织样结构。

2. 超声表现

（1）子宫颈肌层内低回声区，边界多较清晰、形态规则，可伴声衰减。

（2）宫颈肌瘤较小时，子宫颈形态多无明显变化；肌瘤较大时可使子宫颈增大变形，肌瘤所在部位的子宫颈壁明显增厚，而无肌瘤的子宫颈部分被伸展拉长、变薄，子宫颈管偏移或显示不清。

（3）向阔韧带或后腹膜生长的宫颈肌瘤，常使子宫颈延长。

（4）CDFI显示肌瘤周边有环状或半环状血流信号，并有分支进入瘤体内部。

3. 鉴别诊断　需与子宫体部肌瘤鉴别，有时宫颈肌瘤较大占据骨盆腔，将子宫体推向上方，难于鉴别是宫体或是宫颈肌瘤，此时可见颈管明显被拉长，宫腔位置较高。

此外需与慢性子宫内翻相鉴别，子宫内翻往往有产后出血史以及经量增多，妇科检查可见翻出的子宫突出于子宫颈口外，声像图上子宫底连续性中断，可见强回声的浆膜层向内凹陷直至子宫颈处，并且内翻的宫底位于阴道内，呈倒置"梨形"，再结合临床发病史，一般可以作出判断。

4. 临床价值　超声检查仍然是宫颈肌瘤最重要的检查手段，根据病史、临床及超声表现，宫颈肌瘤的诊断并不困难。但需注意肌瘤生长在子宫颈部位，易改变子宫颈的解剖位置，如检查不仔细、考虑不全面，则会引起误诊或漏诊。

五、滋养细胞疾病

（一）葡萄胎

1. 病理与临床　葡萄胎是一种良性的滋养细胞肿瘤，局限于子宫，其病理特征是绒毛水肿，形成一个个形如葡萄的水泡，故名葡萄胎，也有称为水泡状胎块。水泡大小不一，小者如米粒大小，大者直径1~2cm。

葡萄胎分为完全性与部分性两种，以完全性葡萄胎为多见，部分性较少见。完全性葡萄胎为全部胎盘绒毛变性、水肿呈葡萄样，无正常绒毛、无胚胎及胎儿附属物；部分性葡萄胎为胎盘的部分绒毛变性，水肿呈葡萄样。有部分正常绒毛可见，可伴有胚胎或胎儿及胎儿附属物，有时妊娠可持续到孕中期。

葡萄胎的镜下病理特点为：绒毛间质水肿、间质血管稀少或消失、滋养细胞不同程度增生。病理组织学上，完全性和部分性葡萄胎最重要的区别是部分性葡萄胎绒毛有功能性循环。葡萄胎的另一病理变化为黄素化囊肿，常呈双侧性，表面光滑、囊壁薄，多单房但可多房性。葡萄胎排出后可逐步萎缩。

临床上葡萄胎的症状常与正常妊娠相似，但妊娠反应较正常妊娠明显，可有不规则阴道流血，葡萄胎自行排出时可发生大出血；少数患者还可出现蛋白尿、水肿、高血压等妊娠期高血压疾病表现。

妇科检查时,约占 50% 葡萄胎子宫常比相应月份子宫为大,子宫下段常较正常妊娠宽而软;一侧或两侧附件区常可扪及卵巢黄素化囊肿。部分性葡萄胎子宫常不见明显增大,黄素化囊肿也较少见。

完全性葡萄胎中,一般找不到胚胎或胎儿、胎盘;部分性葡萄胎则可见到发育不良的胚胎及胎盘等组织。双胎妊娠中,偶可见一胎为葡萄胎而另一胎为正常胎儿,甚至出生存活的;或为死亡胎儿受压而成一纸样胎儿。

根据北京协和医院统计,良性葡萄胎恶变率为 14.5%。

2. 超声表现

(1) 子宫均匀性增大,大小超过相应的停经周数。

(2) 完全性葡萄胎时,宫腔内未见妊娠囊及胚胎组织回声,充满大小不等、蜂窝状无回声;或因出血宫腔内出现片状或不规则无回声区或云雾状低回声。

(3) 部分性葡萄胎时,宫腔内可见妊娠囊及胚胎回声,胎盘绒毛部分或全部呈大小不等的蜂窝状无回声。

(4) 部分患者图像不典型,缺乏明显水泡状表现。

(5) CDFI:宫腔内蜂窝状无回声区之间可见少许散在血流信号,子宫肌壁内血流信号较丰富;频谱多普勒显示为低阻动脉血流频谱。

(6) 部分患者双侧卵巢见单房或多房无回声区,其内见分隔,CDFI 显示分隔上有时可见细条状血流信号,为卵巢黄素囊肿表现。

黄素囊肿一般在葡萄胎清除后 3~6 个月自行消退,研究认为清宫术后囊肿还存在不能作为本病复发或恶性变的依据。

3. 鉴别诊断　完全性葡萄胎需与过期流产鉴别,过期流产表现为宫腔内不规则或不均质回声;此外还需与子宫黏膜下肌瘤囊性变鉴别,后者无妊娠相关病史,hCG 正常。部分性葡萄胎需与胎盘水泡样变性鉴别,后者停经时间较长,hCG 水平较低。

4. 临床价值　超声检查能清晰显示葡萄胎时宫腔内的蜂窝样葡萄结构,对临床诊断葡萄胎至关重要,是必不可少的检查手段之一。

(二) 侵蚀性葡萄胎

1. 病理与临床　侵蚀性葡萄胎又称"恶性葡萄胎",多发生于葡萄胎之后 6 个月内。侵蚀性葡萄胎时滋养细胞侵蚀到子宫肌层、破坏血管并在肌层内形成血窦。

侵蚀性葡萄胎的病理特点是葡萄胎组织侵入子宫肌层或其他组织中,侵入程度自数毫米至可深达浆膜面。显微镜下肌层内可见绒毛结构或阴影,滋养细胞有不同程度的增生。血行转移是侵蚀性葡萄胎转移的主要途径,可引起肺或阴道转移,偶可见脑、肝脾等其他脏器的转移,转移灶病理所见与子宫原发灶病变基本相似。侵蚀性葡萄胎原发于子宫的病灶切除后,有时转移灶可自行消失,但不多见。

侵蚀性葡萄胎主要临床表现常是在葡萄胎排出后,阴道持续不规则出血,血或尿内 HCG 持续下降不满意或一度正常又转不正常,胸部 X 线片或肺 CT 可见肺内阴影。如有阴道转移,则可见阴道紫蓝结节。侵蚀性葡萄胎侵蚀子宫肌层并穿破浆膜层时,可引起腹内出血、急性腹痛等。

侵蚀性葡萄胎很早就可以发生转移,常见于阴道和肺,偶见于脑及其他脏器转移。

妇科检查时侵蚀性葡萄胎患者子宫常有增大,也可扪及一侧或双侧黄素化囊肿,黄素化囊肿发生扭转或破裂时可出现腹痛。

2. 超声表现

(1) 子宫轻度或较明显增大,肌层回声不均,肌层内见不规则片状或团块状混合回声区,内可有呈蜂窝样无回声区表现的水泡状结构;病灶边界常不清晰。

(2) 子宫腔内可因积血呈不均质低回声;病灶可穿透肌层,侵犯宫旁组织,此时子宫部分结构显示不清,外形不规则。

(3) CDFI 显示肌层病灶内见丰富的五彩镶嵌血流信号,并可记录到动静脉瘘的高速低阻频谱,有时宫旁可见异常扩张的血管,宫旁受侵犯时血管更是极度扩张,呈蜂窝状、管状无回声区。

（4）单侧或双侧附件区可见单房或多房性、内壁光滑之无回声区囊肿。

（5）临床治疗后可见病灶逐步减小、血流信号减少,可观察直至病灶消失。黄素化囊肿减小直至消失。

3. 鉴别诊断 侵蚀性葡萄胎的子宫病变需与妊娠残留物相鉴别,后者病灶局限于宫腔内,hCG 低水平。此外侵蚀性葡萄胎的病灶与绒癌病灶超声表现相似,鉴别较困难。

4. 临床价值 经阴道彩色多普勒超声能显示侵蚀性葡萄胎肌层内的不均质病灶,并明确其内丰富的动静脉血流,尤其是通过频谱测定其内的高速低阻血流,对侵蚀性葡萄胎的诊断帮助极大,是临床首选的影像检查。超声在侵蚀性葡萄胎的早期诊断、监测化疗效果以及预估病变转归方面具有较大临床应用价值。

（三）绒毛膜癌

1. 病理与临床 绒毛膜癌(简称绒癌)是一种高度恶性的滋养细胞肿瘤。主要发生于生育年龄段妇女,绝大多数绒毛膜癌继发于正常或不正常妊娠之后,由妊娠时滋养细胞发生恶变所致;但也有极少数绒癌发生于未婚女性、甚至男性青年,常与卵巢或睾丸的恶性肿瘤(如生殖细胞瘤,睾丸细胞瘤等)同时存在,系胚胎时原始生殖细胞异常分化形成,称原发性绒癌或非妊娠性绒癌。这两类绒癌在病理形态上无明显差别。

妊娠性绒癌中前次妊娠可以为葡萄胎,也可以为流产(包括异位妊娠,人工流产和稽留流产)或足月产及早产。

绒癌的病理特点是滋养细胞高度增生,并大片侵犯子宫肌层和血管,血管浸润明显,且绒癌无内在的间质性血管,常伴有明显广泛的出血及坏死,常伴有远处转移。

大体病理上,子宫呈不规则增大、柔软,表面可见紫蓝色结节样突起。剖面病灶局部呈暗红色,伴有出血、坏死及感染,组织软而脆。术前若经多个疗程化疗者,子宫病变局限,病灶与周围间界限较清,切面呈退化的棕黄色或黄白色。

镜下病理显示绒癌为浸润性肿瘤,由两型滋养细胞组成,瘤组织排列紊乱,缺乏绒毛结构;大多病例中,有明确的细胞滋养细胞及合体滋养细胞,或是以中间型滋养细胞及合体滋养细胞结合形式出现在肿瘤区域。

绒癌的临床症状常见为葡萄胎、流产或足月产后,阴道持续不规则出血,或表现为一段时期正常月经之后再发生不规则阴道出血,此时易与流产混淆。如绒癌未及时发现(早期者),也可合并再次妊娠,此时可表现为妊娠中反复出血,因而误诊为先兆流产(早期妊娠)或前置胎盘(中晚期妊娠)。与侵蚀性葡萄胎一样,子宫内肿瘤穿破浆膜时可引起腹腔出血。

绒癌发生转移后,临床症状因转移部位不同而症状不同。一些患者主诉可能为转移瘤的症状,易致误诊,特别是少数病例子宫原发灶消失而转移病灶继续发展时,更易引起误诊。

绒癌妇检时子宫增大、柔软,形状不规则。有时也可扪及双侧卵巢增大的黄素化囊肿,但不如在葡萄胎中常见。

异位绒癌指原发于子宫以外(输卵管或卵巢)的绒癌,而不是由子宫绒癌转移至输卵管或卵巢所形成的转移癌。可以是输卵管或卵巢妊娠后滋养细胞发生恶变而形成,因此也属妊娠性绒癌的一种。妊娠性卵巢绒癌须和非妊娠卵巢绒癌鉴别,鉴别要点在于后者常合并其他卵巢生殖细胞肿瘤。

2. 超声表现 绒毛膜癌与侵蚀性葡萄胎声像图表现相似,主要表现有:

（1）子宫轻度或较明显增大,肌层回声不均,肌层内见低回声区或混合回声区病灶,内可有蜂窝样无回声区,病灶边界常不清晰;此外,病灶可穿透子宫肌层,侵犯到宫旁组织,此时子宫部分边界不清、外形不规则。

（2）CDFI 显示肌层病灶内见丰富的五彩镶嵌血流信号,尤其低回声区或混合回声区周围可见环绕着极其丰富的血流信号,频谱多普勒可见较多动静脉瘘的高速低阻血流频谱;有时宫旁也可见较多异常扩张的血管,宫旁受侵犯时血管扩张更明显,呈蜂窝状、管状无回声区;肌层较小病灶可仅表现为局部点状血流。

（3）单侧或双侧附件区可见无回声区，呈单房性或内见多个分隔的多房性表现、囊壁及分隔光滑，为黄素囊肿的超声表现。

（4）彩色多普勒超声可以对绒癌化疗过程进行动态观察，临床有效化疗后，可见子宫肌层内病灶逐渐减小至消失，可观察恢复正常肌层回声；CDFI 则显示异常丰富的血流信号区域逐渐缩小，动静脉瘘频谱逐渐消失，子宫动脉阻力指数逐渐上升，最后恢复正常子宫血流状况；黄素化囊肿减小直至消失。

3. **鉴别诊断** 绒毛膜癌需与侵蚀性葡萄胎相鉴别，但二者声像图表现相似，鉴别主要依靠病史以及病理诊断。

绒毛膜癌与侵蚀性葡萄胎还需与妊娠残留物、剖宫产瘢痕妊娠（CSP）、宫角妊娠等相鉴别，后者病灶局限于宫腔内，hCG 水平低。二者还需与合体细胞子宫内膜炎、子宫肌瘤变性、胎盘残留、子宫内膜癌等鉴别。二维灰阶超声+彩色多普勒+频谱多普勒对鉴别诊断有重要价值。

4. **临床价值** 经阴道彩色多普勒超声是临床上首选的绒毛膜癌影像检查，可以清楚显示肌层内病灶及病灶内丰富的五彩镶嵌的火海样血流信号，频谱多普勒可见动静脉瘘频谱，结合临床病史及血 hCG 值等，可以获得该病的较明确诊断。

绒毛膜癌化疗过程中，应用经阴道彩色多普勒超声也可以有效监测化疗效果，通过子宫肌层内病灶的缩小及血流信号的减少等表现表明化疗有效。因此，超声对本病的诊断与治疗监测有着重要临床价值。

（四）胎盘部位滋养细胞肿瘤

1. **病理与临床** 胎盘部位滋养细胞肿瘤（placental site trophoblastic tumor，PSTT）是妊娠滋养细胞肿瘤（gestational trophoblastic neoplasm，GTN）中最为少见的类型，主要由中间型滋养细胞组成（而葡萄胎、侵蚀性葡萄胎和绒癌则主要由细胞滋养细胞和合体滋养细胞组成）；发生率约为 1/10 万次妊娠，占所有GTN 的 1%~2%，与绒毛膜癌一样可见于葡萄胎、足月产、流产等各种妊娠之后，多数在上次妊娠结束后1 年内发病。临床上此肿瘤一般呈良性经过，但部分患者会出现复发和转移，具有恶性潜能，甚至可表现为致命的侵袭性疾病。

大体病理上 PSTT 大多呈实性，多位于子宫肌层内，肿瘤中心可有坏死，但大多数病灶不伴有广泛性坏死，通常无明显出血。血管出现纤维素样坏死是此病的另一个特征性病理改变。

镜下病理显示 PSTT 主要由中间型滋养细胞组成，为细胞形态较复杂、密度不一的滋养细胞肿瘤，位于子宫内膜及肌层，其在细胞组成上类似胎盘部位浸润的非肿瘤性滋养细胞；大多中间型滋养细胞是单核的，但双核及多核者也常见到，肿瘤细胞对肌层有明确浸润性，呈单个分散状或小片状沿子宫肌束间进行浸润的特征。

PSTT 主要见于育龄妇女，30~40 岁最为常见，最常见的临床表现为葡萄胎、足月产或流产后出现停经和不规则阴道出血，停经原因可能是肿瘤分泌胎盘泌乳素（HPL），导致高催乳素血症。根据北京协和医院的资料，发病距前次妊娠时间最长为 5 年，最短的在剖宫产同时发现，停经和阴道流血分别见于63.6% 和 72.7% 的患者。同时伴子宫增大，部分病例可合并肾病综合征。肿瘤呈息肉状生长，黄白色，质软，突向宫腔生长，可侵犯子宫肌层甚至穿破浆膜层，病变区有小出血灶，但不似绒毛膜癌的弥漫性出血。

此外，大多数 PSTT 患者在治疗前的 β-hCG 水平均低于 1 000IU/L。尽管 PSTT 产生的 hCG 明显较绒癌少，β-hCG 仍然是检测治疗反应和随诊中最好的血清学标志物。

大多数 PSTT 无转移，并且预后良好，但仍有 15%~30% 的病例发生转移，一旦发生则常常广泛播散，且预后不良。

2. **超声表现** PSTT 的超声表现与侵蚀性葡萄胎及绒癌的表现相似。

（1）子宫不同程度增大，子宫腔或子宫肌层内出现回声不均的低回声或混合回声区。病灶边界多不清晰。

（2）CDFI：病灶内血流信号常见丰富，并可见低阻血流信号频谱，部分患者可表现为五彩镶嵌的"火海"征。

由于 PSTT 的临床表现各异，超声表现又缺乏特异性，诊断必须结合病史、超声表现及其他辅助检查来综合判断。确诊主要依靠病理学检查。

3. **鉴别诊断**　PSTT 主要需与绒癌鉴别,绒癌患者血 hCG 高于 PSTT,但仍主要依靠病理及免疫组化确诊。具备上述滋养细胞肿瘤的超声声像图表现,结合临床表现及低水平的血 hCG,应高度怀疑 PSTT。但较低的 hCG 水平使得 PSTT 在诊断上仍难以与早期侵葡及绒癌鉴别。PSTT 的诊断除必须结合病史、体征及超声等辅助检查,确诊依赖于病理检查。

此外,PSTT 还需与不全流产、子宫黏膜下肌瘤等相鉴别。根据病史、超声表现及实验室检查结果可资鉴别。

4. **临床价值**　虽然超声检查常常会将子宫的病灶误诊为其他疾病,如子宫黏膜下肌瘤、不全流产等,但是超声诊断仍然是最常见的初步诊断 PSTT 的影像学方法,经阴道超声检查能实时显示病灶的部位、大小、形态、内部回声、血流动力学等情况,特别是临床上血 hCG 测定可能仅轻度升高,而超声发现子宫肌层内血流信号丰富的病灶时,对 PSTT 诊断有较大临床价值。同时超声也能在一定程度上预测疾病的侵袭和复发。

第三节　卵巢疾病

一、卵巢瘤样病变

卵巢瘤样病变是指一组病因、病理、临床表现各异的疾病,多发生于生育年龄段妇女。根据 WHO 的分类,卵巢瘤样病变主要包括滤泡囊肿、黄体囊肿、黄素化囊肿、内膜异位囊肿、多囊卵巢、卵巢冠囊肿等。

(一) 滤泡囊肿

1. **病理与临床**　滤泡囊肿是由于卵泡不破裂,滤泡液聚集所形成的卵巢单纯性囊肿,是最常见的卵巢生理性囊肿。正常生理情况下卵泡发育为成熟卵泡并排卵,若卵泡不破裂排卵,致卵泡液积聚则形成囊状卵泡,当其直径>2.5cm 时即称为滤泡囊肿。滤泡囊肿多发生于单侧且单发,表面光滑,向卵巢表面局部隆起,囊壁薄而光滑,内含液体清亮。滤泡囊肿直径多<5cm,少数达 7~8cm,甚至 10cm 以上。

患者一般无自觉症状,由妇检或超声检查偶尔发现。囊肿 4~6 周后可自然吸收、消失。个别患者由于持续性卵泡分泌雌激素,可引起子宫内膜增生及功能性子宫出血,偶可见滤泡囊肿破裂或扭转所致急腹症。

2. **超声表现**

(1) 滤泡囊肿声像图表现呈典型单纯性囊肿的特点:于一侧卵巢上可见无回声区,边界清楚、光滑、壁薄、后方回声增强,多数直径<5cm,但少数较大,甚或>10cm。

(2) 生理性囊肿在生育年龄妇女常见,尤其是年轻女性。多数在 1~2 个月经周期内消失(最多 4~5 个月经周期),因此随诊观察囊肿变化非常重要。常间隔 6 周复查,观察到囊肿变小以至消失,可明确诊断。

(3) CDFI:内部无血流信号。

3. **鉴别诊断**

(1) 卵巢子宫内膜异位囊肿(巧囊):经阴道超声检查时巧囊内常见密集点状回声,且巧囊不会在数月内自行消失,因此随诊观察可资鉴别。

(2) 卵巢冠囊肿:卵巢冠囊肿也具有单纯性囊肿的特点,但其不是生理性囊肿,不会自行消失。

(3) 黄素囊肿:黄素囊肿发生在妊娠期或滋养细胞肿瘤时,以及辅助生殖促排卵治疗时。

4. **临床价值**　超声不仅是卵巢滤泡囊肿的首选检查方法,也是随诊的最好方式。多数患者可通过超声及超声随诊得到准确诊断,从而避免进行其他不必要的影像检查。

(二) 黄体囊肿

1. **病理与临床**　黄体囊肿也属生理性囊肿,是由于黄体吸收失败或黄体出血所致,较滤泡囊肿少见,也多单侧发生。正常或妊娠期黄体直径<2cm,若黄体直径达 2~3cm,称囊状黄体;直径>3cm 时则称黄体囊肿,囊肿直径很少>5cm,偶可达 10cm 者。黄体囊肿常伴有出血,因此黄体腔内多为褐色液体或凝血块。多数在 1~2 个月经周期后自行消失。

临床上,黄体囊肿多发生于生育年龄段妇女,一般无明显自觉症状,患者可能诉月经延迟,常在行妇检或超声检查时发现囊肿。

卵巢黄体或黄体囊肿破裂:卵巢黄体或黄体囊肿破裂可由于性交、排便、腹部受撞击等外力引起,也可自发性破裂。由于黄体囊肿位于卵巢表面,张力大、质脆而缺乏弹性、内含丰富血管,发生破裂时,极易出血,血液积聚于盆腹腔,刺激腹膜引起腹痛,这是为什么黄体囊肿破裂易致急腹症,而成熟卵泡排卵并不引起急腹症的原因。应该充分认识到卵巢黄体或黄体囊肿破裂是妇产科较常见的急腹症之一,以避免不必要的漏诊、误诊。其临床症状主要表现为月经中后期腹痛,疼痛程度不一,出血多者可伴休克。一般无阴道出血。文献报道多数黄体破裂发生于黄体囊肿。

2. 超声表现

(1) 黄体囊肿超声表现变化较大,取决于囊内出血量多少及出血时间长短。无出血的黄体囊肿声像图表现与滤泡囊肿相似。

(2) 黄体囊肿出血时,可见囊壁稍厚,囊内见网状中强回声及散在点状回声;或可见血凝块的团块状中等回声等各种血液不同时期的表现。随诊观察可见其内回声改变。于月经周期中的不同时期进行随诊是诊断本症的要点之一,常常是间隔 6 周后复查,可观察到囊肿变小以至消失,即可明确诊断。

(3) CDFI:囊肿周边(壁)可见环状血流信号(即有环绕血流),频谱呈低阻型,而囊内无血流信号。

(4) 黄体囊肿破裂时,破裂早期可仍为黄体囊肿的回声表现,经阴道超声下有时可见卵巢包膜不完整;随之出现卵巢囊性或混合性包块,包块边界不清;或表现为附件区一囊实性包块,内见边界不清的卵巢及黄体回声。临床表现为急腹症,易误诊为宫外孕破裂。

3. 鉴别诊断

(1) 卵巢肿瘤:黄体囊肿出血时呈混合回声表现,需与卵巢肿瘤鉴别。鉴别要点为黄体囊肿出血时见网状、点状及团块状回声,随诊观察时可见囊内回声变化较大,囊肿大小也呈缩小趋势,且囊内无血流信号等,均有助鉴别。

(2) 黄体囊肿破裂的鉴别诊断:超声上黄体囊肿破裂应与宫外孕、急性盆腔炎、卵巢囊肿或肿瘤扭转相鉴别。

鉴别要点:

1) 宫外孕:卵巢黄体囊肿破裂腹痛均发生于月经中后期且往往在性生活等外力作用后,血 hCG 阴性;而宫外孕一般有停经史及不规则阴道出血,血 hCG 升高,经阴道超声上可见宫外孕形成的附件包块与卵巢相邻但能分开,内大多可探及低阻型血流。密切结合临床与超声表现,一般不难鉴别。

2) 急性盆腔炎:常有发热、腹痛、白带增多,血白细胞升高等急性感染表现,盆腔内混合回声包块形态不规则,边界不清,经阴道后穹隆穿刺为非血性液体,卵巢多未见明显异常等可资鉴别。

4. 临床价值　超声检查不仅是黄体囊肿的首选检查方法,也是最好的随诊方式。多数患者可通过超声及超声随诊得到准确诊断。

(三)卵巢子宫内膜异位囊肿

1. 病理与临床　卵巢子宫内膜异位症是指具有生长功能的子宫内膜组织异位到卵巢上,与子宫腔内膜一样发生周期性的增殖、分泌和出血所致的囊肿。由于异位到卵巢的子宫内膜没有一个自然引流的途径,从而在局部形成一个内容物为经血的囊性包块,因其内容物似巧克力,又称巧克力囊肿,简称巧囊。卵巢子宫内膜异位是内膜异位症最常见的形式,约80%的子宫内膜异位症累及卵巢。

卵巢子宫内膜异位症多发生于生育年龄段妇女,以 30~45 岁为多见,与异位到子宫肌层的内膜异位症(子宫腺肌病)一样,卵巢子宫内膜异位症的发病率近年来也呈明显上升趋势,成为妇科的常见病、多发病,也是女性不育的重要原因之一。其发生学说包括子宫内膜种植学说、体腔上皮化生学说、转移学说等,其中以种植学说最为广泛认同,认为子宫内膜及间质组织细胞随月经血通过输卵管逆流进入盆腔,种植到卵巢和盆腔腹膜上。

卵巢子宫内膜异位症囊肿可单侧发生,也常可双侧发生,大小从数毫米到十几厘米不等,多数大小5~8cm,囊壁厚薄不均。

临床表现上卵巢子宫内膜异位症的主要症状包括慢性盆腔痛、痛经、性交痛、月经量多,以及不育等,其中痛经是最常见症状,病变侵及子宫直肠窝、宫骶韧带时,疼痛可放射到直肠会阴及后腰背部;囊肿破裂则导致急腹症。一部分患者的临床症状不甚明显或没有症状,由超声检查发现病灶。

近年来发现卵巢子宫内膜异位症与不育的关系越来越密切,约有1/3不明原因的不育患者腹腔镜检查到内膜异位症病灶,而在内膜异位症病例中则有半数左右合并不育。

2. 超声表现

(1) 典型巧囊的超声表现为边界清楚的附件区囊性包块,包块内充满密集均匀的点状回声,这一特征性表现在经阴道超声图像上显示率高,图像更清晰。少部分巧囊经腹部及经阴道超声均显示内部为完全性无回声,且壁薄而光滑,与单纯囊肿如滤泡囊肿难以鉴别。

(2) 巧囊的囊壁常较厚,壁上有时可见点状或条状中强回声,部分巧囊内可见分隔;巧囊内部也常可见局灶性中等或中强回声(为血凝块的实性回声,CDFI无血流信号)。

(3) CDFI:巧囊内无血流信号,仅在囊壁上见部分环状或条状血流信号。

(4) 巧囊的大小、回声特性随月经周期可能有变化,诊断时应结合临床与声像图特征综合判断。

3. 鉴别诊断

(1) 巧囊虽有较典型的超声表现,但单纯囊肿伴囊内出血、畸胎瘤、卵巢上皮性肿瘤、盆腔脓肿等均可能表现为囊肿内充满均匀点状回声;而巧囊内血凝块的实性回声也需与卵巢肿瘤的壁上结节鉴别。

巧囊与其他病变的鉴别要点:

1) 出血性黄体囊肿:出血性囊肿内常见网状、条索状或较粗的点状低回声,不均匀;而巧囊内多为均匀细腻的点状回声。随诊观察囊肿大小与回声的变化是鉴别出血性囊肿与巧囊的关键,出血性黄体囊肿多发生于月经周期的中后期,间隔2~6周后复查大小与回声变化较大。

2) 畸胎瘤:畸胎瘤的点状回声水平高于巧囊,并常有伴声影的团块状强回声可资鉴别。

3) 卵巢上皮性肿瘤:卵巢壁上的实性结节,CDFI可见血流信号。

4) 盆腔脓肿:不同时期的盆腔脓肿都可以有类似于内膜异位症囊肿的超声表现,但是二者临床表现完全不同,盆腔脓肿临床常有发热、下腹疼痛与明显压痛等急性感染的症状。

(2) 巧囊有时呈类实性表现,需与卵巢实性肿瘤相鉴别,可以通过经阴道超声CDFI观察其内的血流信息,不能确诊时,进行超声造影将对诊断帮助很大,可以明确病灶内有否血供,超声造影上巧囊为内部完全无血供的囊性包块,而卵巢实性肿瘤则为内部有血供的实性肿物。

4. 临床价值　超声检查是巧囊首选的检查方法。多数患者可通过超声表现、临床症状、体征,以及超声随诊得到明确诊断。

经阴道超声可更好地观察到病变内部回声结构及病灶内血流信息,在巧囊的鉴别诊断中发挥着非常重要的作用,如显示巧囊内部典型的均匀细腻的点状低回声、出血性囊肿内部典型的网状回声等,经阴道超声均明显优于经腹超声。

(四) 卵巢冠囊肿

1. 病理与临床　卵巢冠囊肿指位于输卵管系膜与卵巢门之间的囊肿,目前认为其组织来源包括间皮、副中肾管及中肾管来源。以生育年龄妇女多见,为良性囊肿,但也偶有腺癌样恶变的报道。病理上,囊肿多为5cm左右,但也可>15cm以上,单发,壁薄光滑,内为清亮液体。临床常无自觉症状,囊肿较大时可及包块。

2. 超声表现　位于一侧卵巢旁,为典型单纯性囊肿的表现,呈圆形或椭圆形,单房、壁薄,双侧卵巢可见正常。囊肿偶见扭转和破裂。

3. 鉴别诊断　应与卵巢其他单纯囊肿(如滤泡囊肿)鉴别。典型卵巢冠囊肿表现为附件区圆形或椭圆形单房囊肿,常可见完整卵巢声像图,随诊观察时不会自行消失;经阴道超声检查时用探头推之可见囊肿与卵巢分开。而滤泡囊肿时卵巢图像不完整或显示不清,且随诊观察可见自行消失。

4. 临床价值　卵巢冠囊肿多数可通过超声发现,并通过超声长时间随诊得到较明确诊断。

（五）卵巢黄素囊肿

1. 病理与临床　卵巢黄素囊肿指卵泡壁上卵泡膜细胞在大量绒毛膜促性腺激素(hCG)刺激下黄素化、分泌大量液体而形成的囊肿。可见于:①滋养细胞疾病,如葡萄胎、侵蚀性葡萄胎、绒癌等;②正常妊娠、双胎、糖尿病合并妊娠、妊娠期高血压疾病等产生过多 hCG 的情况;③促排卵时治疗引起卵巢过度刺激,其卵巢的多囊性改变同黄素囊肿。

卵巢黄素化囊肿常为双侧性,数厘米大小。大多无临床症状,可自行消退。

2. 超声表现　卵巢黄素化囊肿具有典型卵巢单纯性囊肿的回声特点,即圆形或椭圆形无回声区、壁薄、光滑、边界清;可表现为单侧或双侧,单房或多房。

3. 鉴别诊断　需与其他卵巢单纯性囊肿鉴别,密切结合临床资料一般不难鉴别。

4. 临床价值　卵巢黄素化囊肿多数通过超声发现及明确诊断。

（六）多囊卵巢综合征

1. 病理与临床　多囊卵巢综合征(polycystic ovary syndrome,PCOS)是以慢性无排卵、闭经或月经稀发、不育、肥胖、多毛及双侧卵巢多囊性改变为特征的临床综合征。是育龄期妇女无排卵最常见的原因。关于 PCOS 的发病机制,至今尚不十分清楚,认为可能与促性腺激素分泌异常、代谢异常、肥胖、卵巢内分泌失调、高雄激素水平以及遗传等有关,主要内分泌特征包括 LH/FSH 比例增大、雄激素过高等。

大体病理上,60%~70% 的 PCOS 患者表现为双侧卵巢对称性增大,少数病例卵巢无增大或仅单侧增大,切面显示卵巢白膜明显增厚,白膜下一排囊性卵泡,数个至数十个不等,直径 0.2~0.6cm。镜下见白膜增厚、卵巢间质和卵泡膜细胞增生。

PCOS 主要为青春期发病,临床表现包括:

（1）月经失调,为长期不排卵所致。表现为月经稀发、量少,或继发闭经,偶见功能性出血。

（2）不育,系慢性无排卵所致。

（3）多毛,多毛常见于口唇、下颌颊侧、下腹、耻上、股内侧,并伴有痤疮。

（4）肥胖,约半数患者有不同程度的肥胖。

（5）双侧卵巢增大,呈对称性,比正常卵巢大 1~3 倍。

（6）激素测定:LH/FSH>3,血清睾酮升高、高胰岛素血症等。

2. 超声表现

（1）PCOS 的典型超声特点

1）双侧卵巢增大(但约 30% 的 PCOS 患者卵巢体积可正常)。

2）双侧卵巢内见多个小卵泡,沿卵巢周边部呈车轮状排列,卵泡大小 0.2~0.8cm,每侧卵巢最大切面卵泡数目≥10 个卵泡。

3）卵巢表面见强回声厚膜包绕。

4）卵巢中央的卵巢髓质回声增强。

（2）经阴道超声可更好地观察小卵泡情况,若观察到卵巢髓质回声增强也是一个较敏感而特异的诊断指标。

（3）少数 PCOS 患者上述卵巢的超声表现仅为单侧性。

3. 鉴别诊断　根据 PCOS 卵巢的特征性超声表现,并密切结合临床资料,一般较易与其他病变鉴别。

4. 临床价值　超声检查是 PCOS 首选的影像检查方法,其典型超声表现也是 PCOS 诊断的最佳指标之一,根据卵巢的特征性表现,结合临床表现与生化检查,一般可以对多囊卵巢作出较明确诊断。

经阴道超声不受患者肥胖的影响,在 PCOS 诊断中起着重要的作用,如其显示 PCOS 小卵泡及髓质情况即明显优于经腹超声,可提高 PCOS 的诊断准确性。

（七）卵巢过度刺激综合征

1. 病理与临床　卵巢过度刺激综合征(ovarian hyperstimulationsyndrome,OHSS)是指应用药物诱发超

排卵过程中对卵巢刺激过度,卵巢内较多卵泡明显增大、且不破裂,常发生于控制性超促排卵(controlled ovarianhyperstimulation,COH)的患者中,是近年来辅助生育技术控制性超促排卵中的常见医源性并发症。偶也可见于自发排卵周期,尤其是多胎妊娠、甲状腺功能减退症、PCOS 患者。

目前 OHSS 的发病机制尚不十分清楚,认为与促排卵治疗时卵巢中同时有多个增大的卵泡及黄体形成、卵泡液中含有大量雌二醇、前列腺素、肾素原或肾素样活性物质、生长因子等有关。

由于过度增大的卵泡分泌大量雌二醇,以及应用 hCG 和上述一些物质的作用,毛细血管通透性增加,引起蛋白渗出,发生低蛋白血症,引起胸腹腔积液及全身水肿,血液浓缩、黏稠度增加,少尿、电解质紊乱、肝肾功能受损等一系列症状和体征。临床表现为腹胀、胃肠不适、胸闷、胸腹腔积液、少尿、卵巢增大,重者可危及生命。如不能及早发现、及时治疗,后果严重。因此早期诊断、预防 OHSS 的发生具有极其重要的临床意义。

根据临床表现与实验室检查,可将 OHSS 分为轻、中、重度。临床表现主要包括体重迅速增加、腹胀、胸腹腔积液、少尿或无尿、白细胞增多、低血容量、电解质失衡(常为低钠和高钾)和肝、肾功能受损等。此外,卵巢囊肿还可能发生扭转或破裂。严重者可合并急性呼吸窘迫综合征(ARDS)、血管内栓塞形成、多器官功能衰竭等,可危及生命。

妇科检查时通常见腹部膨隆。

2. 超声表现

(1)双侧卵巢体积均明显增大,内见多个大小不等无回声区,使卵巢完全呈多房囊性表现,囊壁薄,囊内无回声区透声好。依 OHSS 程度不同,囊腔大小一般在 2~6cm。

(2)子宫直肠窝见积液无回声,较严重时盆腔较大量积液、腹水,严重者可出现胸腔积液。

(3)CDFI:卵巢内多房分隔上有时可见条状、分支状血流信号。

OHSS 的超声诊断标准暂定为:超声检查发现药物诱导排卵者的两侧卵巢增大,一侧卵巢内直径>1cm的卵泡数多于 10 个,即诊断为 OHSS。此外也有学者根据超声必须对 OHSS 进行程度甄别:①轻度:卵巢直径<5cm,少量腹腔积液;②中度:卵巢直径为 5~10cm,中等量腹腔积液;③重度:卵巢直径>10cm,大量腹腔积液,并可伴胸腔积液。

需要指出的是,OHSS 为临床诊断,超声检查需结合临床病史、症状、体征以及实验室检查才能做出较准确的提示。

3. 鉴别诊断　　OHSS 卵巢的多囊状改变应与多房性的卵巢囊腺瘤相鉴别,根据促排卵的病史鉴别不困难。

4. 临床价值　　OHSS 具有自限性疾病的特点,重点在于预防。进行超促排卵治疗前超声监测十分必要,促排卵治疗后,超声动态监测卵巢及胸腹腔积液情况,在患者未出现严重 OHSS 之前,对 OHSS 出现的早期声像图表现认真监测观察,及时提示给临床医师,指导其临床用药。做到对 OHSS 早期诊断,及时对症保守治疗,具有重要的临床指导意义,是首选的检查方法。

二、卵巢上皮性肿瘤

卵巢肿瘤是女性生殖系统常见肿瘤,其中恶性肿瘤约占卵巢肿瘤的 10%。卵巢恶性肿瘤是仅次于宫颈癌和子宫内膜癌的女性生殖道第三大癌瘤,恶性程度高、死亡率高,尽早发现、及时手术与治疗是提高卵巢癌生存率的关键。

卵巢肿瘤组织类型繁多而复杂,以上皮性肿瘤最为多见,约占所有原发卵巢肿瘤的 2/3、卵巢良性肿瘤的 50%、原发卵巢恶性肿瘤的 85%~90%。上皮性肿瘤又分为良性、交界性、恶性肿瘤;根据细胞类型,上皮性肿瘤分为浆液性肿瘤、黏液性肿瘤、子宫内膜样肿瘤、透明细胞肿瘤等。良性上皮性肿瘤包括囊腺瘤、乳头状囊腺瘤等;恶性包括囊腺癌、乳头状囊腺癌、腺癌等。

卵巢上皮性肿瘤多发生于 40~60 岁,很少发生于青春期前。

(一)卵巢浆液性肿瘤

卵巢浆液性肿瘤是卵巢上皮性肿瘤中最常见的,占卵巢肿瘤的 30%~40%,而恶性浆液性肿瘤约占卵巢癌的50%。卵巢浆液性肿瘤包括：①良性浆液性肿瘤；②交界性浆液性肿瘤；③浆液性乳头状囊腺癌。其中良性约占70%。

1. 良性浆液性肿瘤

（1）病理与临床：主要有囊腺瘤及乳头状囊腺瘤两种。大体病理上为囊性肿物，大多单侧发生，直径1~20cm，单房或多房；囊内壁无明显乳头或有简单乳头者为囊腺瘤；有较复杂乳头者为乳头状囊腺瘤。囊的内壁、外壁均光滑，多数囊内含清亮的浆液，少数也可能含黏稠液。

可发生于任何年龄，但以育龄期多见。小者无临床症状，大者可及下腹包块、或有压迫症状、腹痛等。

交界性浆液性肿瘤：9%~15%的浆液性肿瘤为交界性。肿瘤外观与良性浆液性囊腺瘤或乳头状囊腺瘤相似，唯乳头结构更多而细密复杂，且体积较大，可伴腹水。镜下表现为交界性肿瘤的细胞核特点。

（2）超声表现

1）单纯性浆液性囊腺瘤：肿块呈圆形或椭圆形无回声区，边界清楚，单房多见，囊壁薄而完整、内壁光滑，囊内含清亮透明浆液或略混浊囊液；大小多在5~10cm，较黏液性囊腺瘤小。

2）浆液性乳头状囊腺瘤：单房或多房囊性肿物，边界清楚，囊内见单个或多个内生性和/或外生性乳头状突起。囊内液体多为完全性无回声区，当囊内为混浊囊液时，无回声区内可充满点状回声。CDFI：乳头上可见少许血流信号。

3）交界性浆液性乳头状囊腺瘤的表现与上述相似，但乳头可能更多、更大，CDFI可能显示乳头上较丰富血流信号。

（3）鉴别诊断

1）单纯性浆液性囊腺瘤与其他单纯性卵巢囊肿表现相似，一次超声检查有时鉴别较困难，可结合临床并通过随诊观察大小变化等加以区别。滤泡囊肿属生理性囊肿，多会自行消失；卵巢冠囊肿位于卵巢旁；黄素囊肿多于高hCG状态有关。

2）浆液性乳头状囊腺瘤需与巧囊等鉴别，巧囊内或壁上的实性回声CDFI上无血流信号，乳头状囊腺瘤的乳头上可见血流信号，超声造影可帮助明确诊断。

（4）临床价值：超声是良性浆液性肿瘤较为可靠的首选影像检查方法。

2. 浆液性囊腺癌

（1）病理与临床：浆液性乳头状囊腺癌是最常见的卵巢原发恶性肿瘤，好发于40~60岁。肿瘤平均直径10~15cm，常以形成囊腔和乳头为特征，切面为囊实性，有多数糟脆的乳头和实性结节。囊内容为浆液性或混浊血性液。

临床上，早期常无症状而不易发现，后期随着肿瘤增大扪及包块或出现腹水时才被发现，对高危人群的重点普查有助早期发现卵巢肿瘤。

（2）超声表现

1）常表现为多房性囊实性混合回声肿块，囊壁及分隔较厚且不规则及厚薄不均；内部回声呈多样性，实性回声不均质、不规则，囊内壁或隔上可见较大乳头状或不规则状实性回声团块向无回声区内突起。

2）常合并腹水。

3）CDFI于囊壁、分隔及肿瘤实性部分均可探及丰富的低阻血流信号，RI值常<0.5。

（3）鉴别诊断：见后述卵巢良恶性肿瘤的鉴别。

（4）临床价值：超声检查是诊断卵巢肿瘤的首选检查方法，能发现附件区肿物，判断其为实性、囊性或囊实性肿块，并能对肿物良、恶性作出一定判断，为临床诊治提供较充分的依据。应充分利用超声检查这一便捷手段，结合生化检查如CA125检测等，对高危人群重点普查，以助早期发现卵巢肿瘤。

（二）卵巢黏液性肿瘤

卵巢黏液性肿瘤亦是卵巢常见的上皮性肿瘤。良性黏液性囊腺瘤约占卵巢良性肿瘤的20%，恶性黏液性肿瘤约占卵巢癌的15%。

1. **黏液性囊腺瘤**

（1）病理与临床

1）良性黏液性囊腺瘤：大体病理上，肿瘤为囊性，呈圆形，体积可巨大；表面光滑，切面常为多房性，囊壁薄而光滑，有时因房过密而呈实性。囊腔内充满胶冻样黏稠的黏液，乳头少，但少数囊内为浆液性液。

2）交界性黏液性囊腺瘤：较交界性的浆液性肿瘤少见。大体病理与黏液性囊腺瘤或囊腺癌很难区别。一般体积较大，切面多房性，有时囊壁较厚，有囊内乳头。

（2）超声表现：常为单侧性，囊肿较大，直径15～30cm，多数为多房性，且分隔较多，囊壁及分隔光滑而均匀；囊内无回声区中充满较密或稀疏点状回声（由于黏液物质引起）。少数可见乳头状突起。

（3）鉴别诊断：与卵巢囊性畸胎瘤鉴别。

1）肿瘤大小：卵巢畸胎瘤中等大小，黏液性囊腺瘤则多见较大；

2）肿瘤内部回声：畸胎瘤内可见团块状强回声区，后方有衰减或声影，囊内可见脂液分层。黏液性囊腺瘤的无回声区内多见充满较密或稀疏点状回声（也可表现为单纯性无回声区），分隔较多，后方回声增强，无声影等，可资鉴别。

参见后述卵巢良恶性肿瘤的鉴别中相关内容。

（4）临床价值：超声是良性黏液性肿瘤较为可靠的首选影像检查方法。

2. **黏液性囊腺癌**

（1）病理与临床：大体病理上肿瘤切面多房性，囊腔多而密集，囊内壁可见乳头，囊内见实性区及实性壁内结节。囊液为黏稠黏液或血性液，但约有1/4囊内含浆液性黏液。

临床症状、表现与浆液性癌相似，一般表现为腹部肿物、腹胀、腹痛或压迫症状。晚期出现恶病质、消瘦等。

（2）超声表现

1）超声表现与浆液性囊腺癌相似，不同的是黏液性囊腺癌的无回声区内可充满密集或稀疏点状回声（黏液）。

2）部分黏液性囊腺瘤包膜穿透或破裂后，发生腹膜种植，形成腹腔内巨大囊肿，又叫腹膜假性黏液瘤。超声表现为腹水，腹水内有特征性点状回声和无数的小分隔，充满盆腹腔，这种情况也可发生在阑尾和结肠的黏液瘤。

（3）鉴别诊断：参见后述卵巢良、恶性肿瘤的鉴别中相关内容。

（4）临床价值：参见浆液性囊腺癌。

（三）卵巢子宫内膜样癌

1. **病理与临床**　子宫内膜样癌占卵巢癌的16%～31%，约1/3为双侧性；大体上肿物为囊实性或大部分为实性，多数直径10～20cm，囊内可有乳头状突起，但很少有表面乳头。如囊内含血性液则应仔细检查是否有子宫内膜异位囊肿。镜下组织结构与子宫内膜癌极相似。

临床表现包括盆腔包块、腹胀、腹痛、不规则阴道出血、腹水等。

2. **超声表现**　声像图表现类似卵巢乳头状囊腺癌，以实性为主的囊实性肿块，肿瘤内有许多乳头状突起和实性回声。

3. **鉴别诊断**　需要指出的是，术前超声很难作出卵巢癌组织类型的判断。良恶性鉴别见后述卵巢良恶性肿瘤鉴别的相关内容。

本病可能为子宫内膜异位囊肿恶变，也可与子宫内膜癌并发，因此当发现囊实性类似囊腺癌的肿块时，若有内异症囊肿病史、或同时发现子宫内膜癌时，应注意子宫内膜样腺癌的可能。

4. **临床价值**　参考浆液性囊腺癌。

三、卵巢性索-间质肿瘤

卵巢性索-间质肿瘤包括由性腺间质来源的颗粒细胞、泡膜细胞、纤维母细胞、支持细胞或间质细胞发生的肿瘤,性索间质肿瘤的很多类型能分泌类固醇激素,从而导致临床出现相应的内分泌症状如月经紊乱、绝经后出血等,有助于临床诊断,但最终诊断要根据肿瘤的病理形态。

(一)颗粒细胞瘤

1. 病理与临床   卵巢颗粒细胞瘤属低度恶性的卵巢肿瘤,是性索-间质肿瘤的主要类型之一。约75%以上的肿瘤分泌雌激素。自然病程较长,有易复发的特点。

大体病理上,肿瘤大小不等,圆形、卵圆形或分叶状,表面光滑;切面实性或囊实性,可有灶性出血或坏死;少数颗粒细胞瘤以囊性为主,内充满淡黄色液体,大体病理上似囊腺瘤。

颗粒细胞瘤可分为成人型及幼年型,成人型约占95%,而幼年型约占5%。幼年型患者可出现性早熟症状。

成人患者好发年龄为40~50岁妇女及绝经后妇女,主要临床症状包括月经紊乱、绝经后阴道不规则出血;其他临床症状包括盆腔包块、腹胀、腹痛等。

颗粒细胞瘤的临床症状与肿瘤分泌雌激素相关,幼女发病(幼女型)可出现性早熟;生育年龄段妇女可出现月经紊乱、月经过多、经期延长或闭经等症状;而绝经后妇女表现为绝经后阴道出血,甚至出现月经周期;高水平雌激素的长期刺激使子宫内膜增生,或出现息肉甚至癌变,还会出现子宫肌瘤等。

2. 超声表现

(1)颗粒细胞瘤可以为实性、囊实性或囊性,因而声像图表现呈多样性。小者以实性不均质低回声为主,后方无明显声衰减。大者可因出血、坏死、囊性变而呈囊实性或囊性,可有多个分隔而呈多房囊实型,有时表现为实性包块中见蜂窝状无回声区;囊性为主包块可表现为多房性甚或大的单房性囊肿。

(2)CDFI:由于颗粒细胞瘤产生雌激素,使瘤体内部血管扩张明显,多数肿瘤实性部分和分隔上可检出较丰富血流信号。

(3)子宫:肿瘤产生的雌激素可导致子宫内膜增生、息肉甚至内膜癌表现。

3. 鉴别诊断

(1)实性卵巢颗粒细胞瘤需与浆膜下子宫肌瘤鉴别:肌瘤内部回声一般无囊腔,且多数情况下可发现蒂或通过CDFI观察发现浆膜下肌瘤与子宫间血流的密切关系;颗粒细胞瘤内部常见小囊腔回声,结合临床资料一般可以鉴别。

(2)多房囊实性卵巢颗粒细胞瘤,与其他卵巢肿瘤如浆液性囊腺癌、黏液性囊腺瘤/癌等较难鉴别。典型浆液性囊腺癌囊壁及分隔厚而不均,囊内实性回声不规则,常见乳头;黏液性囊腺瘤/癌囊内有含黏液的密集云雾状低回声。而颗粒细胞瘤囊内分隔有时呈蜂窝样或网格状,形态相对规则,囊壁及分隔尚光滑,无乳头状结节突入囊腔。需结合临床资料综合判断,但多数情况下鉴别仍困难。

(3)囊肿型颗粒细胞瘤内含清亮液体回声且壁薄,需与囊腺瘤甚或卵巢单纯性囊肿鉴别。多数情况下鉴别较困难,需密切结合临床资料综合判断。

4. 临床价值   超声检查有助于本病的诊断,是必不可少的影像检查方法。

(二)卵泡膜细胞瘤

1. 病理与临床   卵泡膜细胞瘤基本为良性肿瘤,也有分泌雌激素的功能。多中等大且质实,瘤细胞含脂质使肿瘤切面呈黄色,间以灰白色的纤维组织。

卵泡膜细胞瘤好发于绝经前后,约65%发生在绝经后,几乎不发生在月经初潮之前。临床症状与颗粒细胞瘤非常相似,雌激素增高引起的功能性表现尤为明显,包括月经紊乱、绝经后阴道出血等。

需要注意的是,卵泡膜细胞瘤分泌雌激素的功能并不如颗粒细胞瘤明显,部分患者可无雌激素增高引起的症状。

卵泡膜细胞瘤与卵巢纤维瘤常混合存在,故有卵泡膜纤维瘤之称。

2. 超声表现

(1)肿物以实性低回声或中等强回声为主,呈圆形或卵圆形,边界清楚;伴出血、坏死、囊性变时可见无回声区;偶可见钙化灶。

(2)卵泡膜细胞瘤中纤维组织成分较多时,实性包块后方常伴回声衰减;细胞成分多、纤维成分少时,以均匀低回声为主,后方不伴回声衰减;肿物囊性变时则后方回声呈增强效应。

（3）CDFI:肿瘤内部血流一般不丰富,但有时也可见血流较丰富者。

（4）少部分病例伴胸腹腔积液。

3. 鉴别诊断

（1）子宫浆膜下肌瘤:浆膜下肌瘤向子宫外生长,可仅有细蒂与子宫相连,可以通过经阴道彩色多普勒显示细蒂及肿块血供来源,从而判定肿块来自子宫;如能探及卵巢,且肿物与卵巢分离,则浆膜下肌瘤可能性大。肌瘤的内部漩涡状回声表现也有助鉴别诊断。

（2）卵巢纤维瘤:亦是性索-间质肿瘤常见的类型,与卵泡膜细胞瘤存在连续组织学谱系,故两者声像图不易区分。由于纤维细胞含量不同声像图有一些区别,如卵泡膜细胞瘤后方回声衰减程度较轻,而纤维瘤则衰减更明显。

（3）卵巢恶性肿瘤:大量腹腔积液、盆腔包块及 CA125 升高是卵巢癌的典型临床表现,但卵巢卵泡膜细胞瘤有时也有类似表现,这种情况下无论临床还是超声都难以与卵巢恶性肿瘤鉴别。超声上卵巢恶性肿瘤以囊实性为主、形态不规则、内部血流丰富有助鉴别诊断。

4. 临床价值　卵泡膜细胞瘤声像图表现有一定特点,超声检查有助于本病的诊断,是常规的影像检查方法。

（三）卵巢纤维瘤

1. 病理与临床　卵巢纤维瘤发生率明显高于卵泡膜细胞瘤,约占卵巢性索-间质肿瘤的 76.5%。肿瘤呈圆形、肾形或分叶状。质实而硬,表面光滑,有包膜。切面白色、灰白或粉白色编织状。镜下形态与一般纤维瘤相同。

临床上,卵巢纤维瘤多发于中老年妇女。主要临床症状包括腹痛、腹部包块以及由于肿瘤压迫引起的泌尿系症状等。特别是卵巢纤维瘤多为中等大小、光滑活动、质实而沉,很易扭转而发生急性腹痛。有相当的病例并没有临床症状,于体检及其他手术时发现,或因急性扭转始来就诊。

少部分卵巢纤维瘤可能合并腹腔积液或胸腹腔积液,即麦格综合征(Meig's 综合征),肿瘤切除后胸腹腔积液消失。

2. 超声表现

（1）为圆形或椭圆形低回声区(回声水平多较子宫肌瘤更低),边界轮廓清晰,常伴后方衰减。有时难与带蒂的子宫浆膜下肌瘤或阔韧带肌瘤鉴别。

（2）需指出的是,卵泡膜细胞瘤与卵巢纤维瘤都起自卵巢基质,即使病理上都可能很难将二者鉴别开来,有大量泡膜细胞的肿瘤确定为卵泡膜细胞瘤,而卵泡膜组织很少但有大量纤维细胞时定义为卵泡膜纤维瘤或纤维瘤,泡膜细胞瘤可产生雌激素,而纤维瘤罕见产生雌激素,因此常无症状。

（3）CDFI:卵巢纤维瘤内可见走行规则的条状血流。

3. 鉴别诊断

（1）子宫浆膜下肌瘤:大多数情况下,可以发现浆膜下肌瘤与子宫相连的蒂,鉴别较易;不能观察到蒂时,若见双侧正常卵巢,则可以判断为浆膜下子宫肌瘤,若同侧的卵巢未显示则卵巢纤维瘤可能性大。

（2）卵巢囊肿:少数质地致密的纤维瘤,声像图上回声极低,尤其经腹扫查时可表现为无回声样包块,可能误诊为卵巢囊肿。经阴道超声仔细观察后方增强特征及病灶内有否血流信号可帮助明确诊断。

4. 临床价值　卵巢纤维瘤的声像图表现有一定特点,超声检查有助于本病的诊断,是首选而常规的影像检查方法。

四、卵巢生殖细胞肿瘤

卵巢生殖细胞肿瘤发病率低于上皮性肿瘤,占原发性卵巢肿瘤的第二位,其中 95% 为良性。大多数生殖细胞肿瘤来源于胚胎期性腺的原始生殖细胞,包括畸胎瘤、无性细胞瘤、卵黄囊瘤(内胚窦瘤)、胚胎癌等。

（一）成熟性畸胎瘤

1. 病理与临床　成熟性畸胎瘤即良性畸胎瘤,肿瘤以外胚层来源的皮肤附件成分构成的囊性畸胎瘤为多,故又称皮样囊肿,是最常见的卵巢肿瘤之一。占卵巢肿瘤的 10%～20%,占卵巢生殖细胞肿瘤的 97%。

大体病理上,肿瘤最小的仅 1cm,最大可达 30cm 或充满腹腔,双侧性占 8%～24%;肿瘤为圆形或卵圆形,包膜完整光滑;切面多为单房,亦可多房性。囊内含黄色皮脂样物和毛发等。囊壁内常有一个或数个乳头或结节。头节常为脂肪、骨、软骨,可见到一个或数个完好的牙齿长出,偶可见部分肠、气管等结构。镜下头节处可见多胚层组织,但外胚层最多。

成熟性畸胎瘤可发生在任何年龄,但 80%～90% 为生育年龄妇女。通常无临床症状,多在盆腔检查或影像检查时发现。肿瘤大者可及腹部包块。并发症有扭转、破裂和继发感染。扭转和破裂均可导致急腹症发生。

2. 超声表现　成熟性畸胎瘤的声像图表现多样,从完全无回声到完全强回声均有,特征性表现与其成分密切相关。

（1）皮脂部分表现为密集的细点状中强回声,而毛发多表现为短线状回声,或无回声区内团块状强回声。以皮脂和毛发为主要成分者表现为强回声区间以少部分无回声、或无回声区内团块状强回声、或整个肿物完全呈强回声。瘤内有时可见牙齿或骨骼的灶状强回声,后方伴声影,也是成熟性畸胎瘤特征性的表现。

（2）肿物多呈圆形或椭圆形,表面光滑,形态规则,但常见边界不清,特别是肿物后方伴衰减时,后壁很难显示。

（3）有时可见脂-液平面,为特征性表现之一。

（4）少数成熟性畸胎瘤表现为多房性,内壁或分隔上可见单个或多个低回声或强回声结节样突起,病理上称头节,可为牙齿、骨骼或其他组织的化生,因此结节突起后方可伴声影。

（5）CDFI:肿物内部无血流信号,偶可于壁或分隔上见规则的短条状血流。

（6）有时仍可见患侧的部分卵巢结构(卵巢组织)。

3. 鉴别诊断　成熟性畸胎瘤的声像图表现较典型,鉴别较易。但仍需与下列疾病相鉴别。

（1）卵巢巧克力囊肿:巧囊可能与良性囊性畸胎瘤混淆,需仔细观察。畸胎瘤内密集点状回声的回声水平常高于巧囊,且常见有后方声影的团状强回声。

（2）卵巢出血性囊肿:囊内回声水平较畸胎瘤低。

（3）盆腔脓肿:临床有腹痛、发热等急性感染症状,不难与畸胎瘤鉴别。

特别需要注意的是,畸胎瘤可能被误认为肠道内气体回声而漏诊,应仔细观察肠管蠕动,必要时嘱患者排便后复查。

4. 临床价值　超声检查是成熟性畸胎瘤最佳影像检查方法,可以使绝大多数成熟性畸胎瘤的诊断得以明确;当肿瘤较小、尚不具备手术指征时,超声检查也是随诊的主要手段。其他影像检查如 CT 检查也有助于本病的诊断。

（二）未成熟性畸胎瘤

1. 病理与临床　卵巢未成熟畸胎瘤即恶性畸胎瘤,较少见,仅占卵巢畸胎瘤的 1%～3%。未成熟中除三胚层来的成熟组织外还有未成熟组织,最常见的成分是神经上皮。

大体病理上,大多数肿瘤为单侧性巨大肿物。肿瘤多数呈囊实性,实性部分质软,肿瘤可自行破裂或在手术中撕裂。可见毛发、骨、软骨、黑色脉络膜及脑组织等,但牙齿少见。

未成熟畸胎瘤多见于年轻患者,平均年龄 17～19 岁。常见症状为腹部包块、腹痛等;因腹腔种植率高,60% 有腹水。血清 AFP 可升高。

2. 超声表现　未成熟畸胎瘤病理上以神经外胚层多见,如脑及神经组织;毛发、皮脂则较少见,牙齿、肠绒、骨骼等器官样结构也很少见,因此声像图表现可无特异性。

（1）常为囊实性包块,无回声区内可见呈"云雾样"或"破絮状"实性中等回声,有时可见伴声影的团状强回声(钙化)。

（2）部分型未成熟畸胎瘤时，与成熟囊性畸胎瘤并存，因此可合并成熟囊性畸胎瘤的特征性声像图表现，给鉴别带来困难。

（3）CDFI:肿瘤内实性区域可显示血流信号，可见低阻力血流，RI≤0.40。

3. 鉴别诊断

（1）成熟性畸胎瘤:未成熟性畸胎瘤肿物更大，且短期内增大明显，内部无毛发、皮脂、牙齿、骨骼等成熟性畸胎瘤常见组织结构的特征性声图像表现，且 CDFI 上常见血流信号；而成熟性畸胎瘤内无血流信号，有助于鉴别。年轻患者的包块迅速增大，超声上表现为囊实性肿物，实性成分呈"云雾样"表现等，应考虑到卵巢未成熟畸胎瘤的可能性。

（2）其他卵巢恶性肿瘤，由于未成熟性畸胎瘤的超声表现特征性不强，鉴别较困难，需密切结合临床资料判断。

4. 临床价值　超声检查有助于本病的诊断，是必不可少的影像检查方法。

（三）无性细胞瘤

1. 病理与临床　卵巢无性细胞瘤来源于尚未分化以前的原始生殖细胞，其病理形态及组织来源与睾丸精原细胞瘤很相似。为少见的肿瘤，但为儿童、青少年和妊娠妇女常见的卵巢恶性肿瘤，好发年龄 10~30 岁，平均 20 岁，17% 的患者合并妊娠。

大体病理上，肿物呈圆形或卵圆形，切面实性，可有灶性出血坏死，囊性变不常见。肿瘤平均直径 15cm。

常见症状包括盆腔包块、腹胀。肿瘤生长迅速，病程较短。

2. 超声表现

（1）以低回声为主的实性包块，回声较均匀，有时瘤内可见树枝状稍强回声分隔，将实性肿瘤组织分隔成小叶状低回声区；囊性变可呈混合回声(囊实性)。

（2）肿物边界清楚，边缘规则，后方回声无衰减，或呈后方回声增强效应。

（3）肿块大，且增大速度快，腹水常见。

（4）CDFI 显示瘤内散在血流信号，可为高速低阻力血流。

3. 鉴别诊断　需与其他卵巢肿瘤鉴别，无性细胞瘤患者年轻，肿物大、实性回声、边界清、后方无衰减等特点可资鉴别。

4. 临床价值　本病的声像图表现较具特征性，结合临床资料，超声检查可在一定程度上作出较明确判断，是首选影像检查方法，对临床诊治帮助较大。

五、卵巢转移瘤

（一）病理与临床

卵巢转移性肿瘤指从其他脏器转移至卵巢的恶性肿瘤。不少原发于消化道的肿瘤及乳腺癌都可能转移到卵巢，以胃肠道肿瘤转移为多见，典型者为库肯勃瘤转移。

大体形态上来源于生殖器官以外的卵巢转移瘤一般均保持卵巢的原状，卵巢均匀增大，呈肾形或长圆形，表面光滑或结节状，可有完整的包膜，极少与周围组织粘连；切面实性。双侧性是转移性卵巢瘤的另一个突出特点，报道双侧性卵巢转移占 60%~80%。

卵巢转移瘤一般无自觉症状，原发于胃肠道的转移瘤可有腹痛、腹胀，以及原发肿瘤的相应症状。腹水在转移性卵巢癌中相当常见。

（二）超声表现

卵巢转移瘤常表现为双侧卵巢增大，但形态仍为肾形或卵圆形，呈双侧性实性包块，表面可结节状改变；无明显包膜回声，但边界清晰。常伴腹水，腹水既可为原发性也可为转移性。CDFI 显示瘤内血流丰富。

（三）鉴别诊断

主要需要与原发性卵巢肿瘤鉴别。卵巢转移瘤常有卵巢以外部位的原发肿瘤病史，且多为双侧性；而原发肿瘤无其他部位肿瘤病史，单侧多见，可资鉴别。

六、超声对附件包块的鉴别诊断价值

（一）卵巢肿瘤良恶性鉴别

根据声像图特征结合 CDFI 表现可对一部分卵巢肿瘤的良恶性进行判断。

1. 良性肿瘤多表现为囊性或以囊性为主的混合性包块，如单房囊肿、无实性成分或乳头，或多房囊肿，有分隔，但无实性成分或乳头，一般为良性；有乳头但数目少且规则，也多为良性。

2. 有实性成分的单房或多房囊肿，乳头数目较多、不规则时要考虑到恶性；以实性为主的囊实性，或回声不均匀的实性肿瘤则大多为恶性。恶性肿瘤较大时形态不规则、边界欠清、内部回声明显不均，可见厚薄不均的分隔，多合并腹水。

3. CDFI 对卵巢肿瘤良恶性鉴别的帮助也是肯定的。恶性肿瘤由于其大量新生血管及动静脉瘘形成、血管管壁缺乏平滑肌，CDFI 可见丰富血流信号，动脉血流呈低阻型，多数学者认为 RI<0.4 可作为诊断恶性卵巢肿瘤的 RI 阈值。

（二）卵巢瘤样病变及炎性包块与卵巢肿瘤的鉴别

卵巢瘤样病变如生理性囊肿合并出血、不典型卵巢内异症囊肿以及盆腔炎性包块等的声像图表现与卵巢肿瘤有较多重叠；而临床表现及生化检查上，卵巢内异症囊肿及盆腔炎性包块等与卵巢肿瘤特别是恶性肿瘤也不易区分，如均可有 CA125 升高等，给鉴别诊断带来困难，需要超声医师高度重视。

鉴别要点：

1. **卵巢生理性囊肿合并出血**　主要指黄体囊肿出血。出血性囊肿的囊壁上若有结节或乳头回声，为凝血块附着所致，结节或乳头内无血流信号，且 2~6 周后随诊可见大小及回声的变化；而卵巢囊性肿瘤的实性结节和分隔上可见血流信号，随诊无明显变化，可资鉴别。

2. **卵巢内异症囊肿**　典型的巧囊内常含均匀密集的点状低回声（毛玻璃样变），其内也常见团块状中等回声，CDFI 显示无血流信号。而不典型巧囊可表现为无回声区内见附壁类实性回声，有时与囊腺瘤鉴别较困难，鉴别要点是应用经阴道超声观察病灶内血流情况，巧囊内附壁类实性回声无血流信号。超声造影可帮助确定诊断，因此必要时可进行超声造影检查。利用探头推动包块，观察病灶内回声移动情况，也有助判断。当然，需结合临床资料综合判断。此外，单纯型黏液性囊腺瘤也需与较大的巧克力囊肿鉴别。

3. **盆腔炎性包块**　盆腔炎性包块的二维及 CDFI 特征与卵巢恶性肿瘤有不少相似之处，是超声鉴别诊断的难点。仔细观察是否有正常卵巢回声是鉴别诊断的关键，若在附件区域或病灶包块内如可见正常卵巢结构则首先考虑是炎性病变；当然，当盆腔炎症明显累及卵巢（如输卵管-卵巢脓肿）时，单凭超声表现是很难确定的，必须密切结合临床病史、症状及体征进行综合判断。

（三）超声诊断卵巢肿瘤注意事项

1. 卵巢肿瘤组织学种类繁多，声像图表现各异，超声检查通常无法作出组织学判断。超声医师虽可根据超声特点对一部分肿瘤的组织学作出判断，超声报告时也可提示组织学诊断的可能性，但不可太绝对。

2. 一部分卵巢肿瘤如畸胎瘤、浆液性囊腺瘤、黏液性囊腺瘤、纤维瘤等有较典型超声特征，根据这些超声特征可做出较明确的良恶性判断，但超声医师仍需密切结合临床病史、症状、体征及实验室检查进行综合分析判断。

3. 经阴道超声检查能更清晰地显示肿瘤内部回声、边界、与周围脏器的关系及肿瘤血供情况，对卵巢肿瘤的诊断与鉴别诊断帮助较大；特别是对小的卵巢肿瘤，可能较早期发现病变。

4. 尽管畸胎瘤有较特征性超声表现，但临床上即使有经验的超声医师也可能漏诊或误诊畸胎瘤。主要原因是畸胎瘤回声与肠管内气体强回声非常相似，如不仔细观察或对此类肿瘤认识不充分，就可能误认为是肠管而漏诊,或将肠道气体误诊为畸胎瘤。仔细观察仍是诊断关键。观察不清时,应嘱患者排便后复查。

5. 三维超声成像不仅能显示与二维超声相似的结构断面,还能显示肿瘤整体观及内部结构,如囊壁的特征、分隔厚度、乳头数目、大小、位置等,对肿瘤边界的显示亦优于二维超声,有望在卵巢肿瘤的诊断中发挥越来越大的作用。

6. 超声造影能更准确地提供附件包块的血流信息,对常规超声上表现为类实性的囊性病变,超声造影可以起到关键的诊断作用;对一些疑难的附件包块良恶性鉴别诊断,造影能提供较常规超声丰富的诊断信息,可以作为附件区包块疑难病例的辅助检查手段之一。

第四节　盆腔其他常见疾病

一、输卵管病变

(一)盆腔炎性疾病

1. **病理与临床**　盆腔炎性疾病(pelvic inflammatory diseases,PID)主要包括子宫内膜炎、输卵管炎、输卵管-卵巢炎、输卵管-卵巢脓肿,以及盆腔腹膜炎等,其中以输卵管炎最常见。PID 是妇科常见病、多发病。

引起 PID 的致病菌分为内源性及外源性两类,前者来自寄居于阴道内的菌群(包括需氧菌及厌氧菌,以两者的混合感染多见),后者主要为性传播疾病的病原体如淋球菌。

感染途径主要包括上行性感染与邻近脏器炎症蔓延两种。性生活紊乱或经期性交、产后、剖宫术后,都可能导致外来及内在的致病菌经内膜剥脱面、胎盘剥离面、剖宫术切口、胎盘残留等部位上行性感染引起 PID;妇科器械操作也是感染的原因之一,如人工流产、宫内节育器放置、诊断性刮宫、输卵管通液等都可能造成上行性感染。邻近脏器的炎症如阑尾炎、憩室炎、腹膜炎蔓延至输卵管可引起 PID。

当慢性盆腔炎反复急性发作,则形成盆腔粘连,或形成盆腔炎性包块、输卵管积水、积脓等。PID 的发生与年龄、性活动、避孕方式及经济状况等诸多因素有关。

大体病理上,输卵管炎时可见输卵管壁明显增厚、增粗、充血、水肿、炎性渗出液或脓性渗出液,并与卵巢粘连形成盆腔炎性包块;输卵管上皮发生退行性变脱落时引起管腔粘连、闭塞,致输卵管伞端闭锁,即形成输卵管积水或积脓。由于卵巢表面包裹卵巢白膜,形成天然屏障,因此卵巢很少单独发生炎症;当输卵管发生炎症时,输卵管伞端与炎症蔓延粘连,发生卵巢周围炎;严重时即形成输卵管-卵巢脓肿(脓肿位于子宫后方、阔韧带与肠管之间)。

急性盆腔炎症或慢性炎症急性发作时,盆腔内常常可见积液,为渗出液积聚在盆腔粘连的间隙内,或子宫-直肠窝处;有时也可形成单个或多个脓肿。

慢性盆腔炎为急性盆腔炎未能彻底治疗,或患者体质较差,病程迁延所致,以慢性输卵管炎最常见。输卵管积水又是慢性输卵管炎最常见的表现,系炎症引起输卵管伞端闭锁,管腔中渗出液积聚而成;有的则为输卵管积脓,脓液吸收液化后呈浆液状,演变成输卵管积水。

PID 的临床表现视病情轻重及病变范围而不同。轻者可无临床症状或仅有轻微下腹痛等;下腹隐性不适感、腰背部及骶部酸痛、发胀、下坠感是 PID 常见的症状,常因劳累而加剧;重者可发热甚至高热,伴明显下腹痛。其他包括月经过频、月经量过多(可能为盆腔充血及卵巢功能障碍所致),白带增多,性交痛,痛经,以及继发性不孕等。

妇科检查时可见阴道、子宫颈充血,黄色或脓性分泌物,宫颈举痛,双附件增厚或扪及盆腔包块。

2. **超声表现**　早期 PID 的声像图可以正常,随着疾病进展,出现相应超声表现:

(1) 子宫内膜不规则增厚或宫腔少量积液时,提示子宫内膜炎,但子宫内膜炎的这些声像图表现并无特异性,很难由超声诊断,必须结合临床。

(2) 急性输卵管炎早期仅见输卵管轻度肿大、增粗,卵巢饱满、回声减低;继之出现回声不均、边界不清的盆腔囊实性包块,双侧性常见。

(3)卵巢周围炎时,表现为卵巢增大、呈多囊性改变(多个小囊性区)及卵巢边界欠清。

(4)随着感染加重,卵巢和输卵管粘连、融合形成输卵管-卵巢炎,用阴道探头推之,卵巢与输卵管不能分开。进一步发展形成输卵管-卵巢脓肿,表现为混合回声包块,形态不规则、壁厚、有多个分隔、边界不清,内部有点状或团块状回声,常有后方回声增强。因这些表现无特异性,超声上较难与其他附件包块或卵巢肿瘤鉴别,需密切结合临床。

(5)盆腔积脓可以发生在子宫腔或子宫直肠窝,表现为充满点状回声的积液;宫腔积脓时,应注意有无子宫颈口狭窄或占位引起的阻塞。

(6)输卵管积水的主要超声特征为输卵管扩张并伴有不全分隔。具体表现为:

1)附件区囊性包块,常为双侧性。

2)包块呈曲颈瓶状、"S"形、粗管状或"腊肠"形,边界清楚,张力较低。

3)囊壁厚薄不一,囊内见不完整分隔(经阴道超声下仔细观察可见分隔呈双层壁结构,即褶皱表现),这是输卵管积水的重要声像图特征。

4)常可见正常的卵巢回声。

5)输卵管积脓时液体内充满点状回声。

(7)盆腔积液也是PID感染时常见的超声征象,表现为子宫两侧或子宫直肠隐窝局限性无回声区,张力低,有时内部可见薄的纤细分隔。

(8)CDFI:PID时输卵管壁常增厚、增粗、充血、水肿,CDFI可见输卵管壁血流信号增加;卵巢周围炎时,卵巢血流信号也增加。

3. 鉴别诊断

(1)与卵巢瘤样病变鉴别

1)滤泡囊肿或黄体囊肿随诊可见变化(缩小或消失);黄素化囊肿多见于与妊娠相关的情况。而输卵管积水未累及卵巢时可探及正常卵巢回声,这一点对鉴别诊断很重要。应仔细观察两侧卵巢回声、囊性包块内有无不完整分隔等,以明确输卵管积水的诊断。

2)卵巢冠囊肿鉴别:卵巢冠囊肿是位于阔韧带内靠近输卵管侧的囊肿,多为圆形或椭圆形、单房、壁薄而光滑、张力较高,可探及正常卵巢。而输卵管积水的形态往往呈长椭圆形或腊肠形,常见不完整分隔,张力较低等可资鉴别。重度输卵管积水时,积水的输卵管已不具有"腊肠"形或"S"形特征,而呈类圆形,此时超声鉴别困难,结合临床病史及症状、体征有助判断。

3)卵巢巧克力囊肿鉴别:囊肿内见细小密集的点状回声是巧囊与输卵管积水鉴别的要点,但输卵管脓肿时内部也充满点状回声,较难鉴别,需结合临床;巧囊与输卵管积水在囊肿形态上也多不同,巧囊为圆形或椭圆形,而输卵管积水多呈"腊肠"形或"S"形等。

(2)淋巴管囊肿:患者常有手术史,手术清扫淋巴结后出现淋巴囊肿,为圆形或椭圆形囊肿,淋巴管囊肿有较特定的发生部位,即双侧髂血管旁,可助鉴别。

(3)巨输尿管:超声显示为类圆形、长柱形或腊肠样无回声区,内径可达4cm以上,分段追踪检查可显示输尿管全段扩张,合并不同程度肾积水。

(4)与卵巢肿瘤鉴别:输卵管卵巢炎、输卵管卵巢脓肿等,均表现为非特异性的囊实性包块,且盆腔炎时CA125也可以升高,因此临床及超声上与卵巢肿瘤鉴别均较困难。若包块内或其旁见到正常卵巢回声,则炎性包块可能性很大;炎性包块多形态欠规则,边界模糊不清,而卵巢肿瘤多数边界尚清;另外,双侧性囊实性包块,尤其是可见卵巢样结构时,为炎性包块。必要时需行穿刺或腹腔镜手术探查。

4. 临床价值　经阴道超声可更好地观察壁上褶皱,囊壁边界、血流等,有助诊断与鉴别诊断。根据输卵管积水典型的声像图表现,并尽可能找到卵巢声像图,同时结合临床病史及妇科检查,超声多数应该能提示盆腔炎性包块及输卵管积水的诊断。

但事实上,往往由于对本病的超声特征及鉴别诊断认识不足,临床上超声诊断准确率并不理想,超声医师应提高对盆腔炎症及输卵管积水的认识,避免不必要的误诊。

（二）原发性输卵管癌

1. **病理与临床**　原发性输卵管肿瘤以输卵管癌为多。由于输卵管肿瘤体积小,无特异性症状和体征,且卵巢癌常累及输卵管,临床上易漏诊、误诊。

输卵管癌有原发和继发两种。大多数输卵管癌为继发性,原发灶多数位于卵巢和宫体,其中又以继发于卵巢癌多见,也可由对侧输卵管、宫颈癌、直肠癌、乳腺癌、胃肠道转移而来。原发性输卵管癌(primary fallopian cancer)约占女性生殖道恶性肿瘤的0.5%。发病高峰年龄为52~57岁。病变多位于输卵管中段或外侧1/3段黏膜,通常为单侧;肿瘤可导致输卵管伞端闭塞,引起输卵管积水或积血。

原发性输卵管癌的症状和体征取决于原发灶,早期多无症状,可仅表现为输卵管增厚,诊断较困难;随着病情发展,临床上表现为阴道排液、下腹痛和盆腔肿块的输卵管癌的"三联"征的典型表现;其中阴道排液是最常见最典型的症状,阴道排液量多少不一,多为黄色水样液、或为淡血水,一般无臭味排液,排液常呈间歇性。但临床上呈典型症状者并不多,其他症状包括阴道出血、不育等。

2. **超声表现**

（1）附件区腊肠状或不规则形包块,可为囊性、囊实性或实性;囊内见附壁乳头状或团块状中等回声,或囊内壁不光滑呈锯齿状。

对绝经后有不规则阴道排液或阴道出血病史的患者,超声诊断输卵管积水时,应警惕输卵管癌的可能性,注意包块内壁上是否有乳头状突起,是否可探及低阻血流等。

（2）可观察到卵巢回声时,卵巢形态多完整,位于包块周边;但因包块常常与卵巢紧邻,诊断仍较困难。

3. **鉴别诊断**　输卵管癌需与卵巢肿瘤、输卵管积水、积脓等鉴别。

（1）与输卵管积水鉴别:输卵管积水表现为盆腔内"腊肠"状无回声区,内见不完整分隔,囊壁较薄,光滑,多无乳头状突起,彩色多普勒超声显示囊壁内血流较少。而输卵管癌时,囊壁上多有乳头状突起,血流信号较丰富,或可见低阻血流。遇到间歇性阴道排液症状的妇女,尤其是阴道排液伴腹痛、腹部肿块时,若超声检查发现输卵管积水,尤其应警惕输卵管癌的可能性,仔细观察囊性包块的囊壁表现,避免漏诊、误诊。

（2）与输卵管脓肿鉴别:输卵管脓肿时管壁较厚,较难与输卵管癌鉴别,其无回声区透声差,见密集点状回声及不规则团块状回声,CDFI仅囊壁见血流信号,鉴别必须密切结合临床,抗感染治疗后包块缩小,症状好转则考虑输卵管脓肿。输卵管癌则抗炎治疗无效。

（3）与卵巢癌鉴别:输卵管与卵巢在解剖位置上紧密相邻,二者发生的恶性肿瘤很难鉴别开来,不少输卵管癌误诊为卵巢肿瘤。

对于在附件区可观察到形态、结构完整回声正常的卵巢的患者,疑诊附件区恶性肿瘤时,则考虑输卵管癌的可能性大。但绝经后妇女因卵巢萎缩,一般不易显示。临床上阴道不规则排液有助于鉴别。但原发性输卵管癌的发病率很低,其中具有典型三联征者更少,实际工作中鉴别仍较困难。此外,与卵巢癌比较,输卵管癌合并腹水较为少见,且腹水量少。

4. **临床价值**　输卵管癌虽然少见,但认真仔细检查,并结合临床病史,超声影像仍有较好的诊断与鉴别价值;超声疑诊附件区囊实性肿物时,如果临床伴有大量阴道排液,应该考虑到输卵管癌的可能性。经阴道超声有助于提高原发性输卵管癌诊断能力,尤其对绝经前后期妇女的经阴道超声检查尤为重要;三维超声可较准确观察输卵管壁的突起和不完整分隔,有时对输卵管癌的诊断有一定帮助。

二、计划生育相关疾病超声诊断

（一）宫内节育器及其并发症

宫内节育器(intrauterine device,IUD)是一种放置在子宫腔内的避孕装置,由于初期使用的装置多是环状的,故通常也称为节育环。宫内节育器避孕法已有近百年的历史,是一种安全、高效、简便、经济、经济的可逆性节育方法,一次性放置可避孕5、7、10年甚至更长时间,深受广大妇女的欢迎,被育龄妇女广泛使用。

我国开始引进和推广使用宫内节育器(IUD)已有 50 多年,是我国育龄妇女使用最多的避孕方法,采取 IUD 避孕的妇女已占已婚育龄采取避孕措施人群的约 49%,占全世界使用 IUD 妇女的三分之二左右,对于调节育龄妇女生育,控制人口增长,起着重要的作用。

宫内节育器(节育环)的避孕原理:宫内节育器作为异物可引起子宫内膜的无菌性炎症,从而影响受精卵的着床,使胚胎无法在子宫内正常着床受孕。带药的宫内节育器除上述作用外,还能缓慢释放药物,加强避孕作用。如含铜的宫内节育器释放铜离子,对精子和胚胎有杀伤作用。

育龄妇女如无禁忌证均可选择 IUD 避孕。对已有子女想采用简便方法避孕的妇女、产后正在哺乳的妇女,或者至少 2 年内不准备怀孕又不想或不宜服用口服避孕药的妇女等尤为适合。

1. 宫内节育器的常见类型　宫内节育器(IUD)种类繁多,经历了第一代的惰性 IUD,第二代的释放活性物质的活性 IUD,第三代的无支架型 IUD 等不断的改进。目前国内外应用的 IUD 多达 50~60 种,大致分为两大类:①惰性 IUD,由惰性材料如不锈钢丝或塑料、硅胶等制成;②活性 IUD,含铜、孕激素或其他药物等活性物质。超声上通常见到的金属单环、宫形环属于惰性 IUD,TCu 环、MLCu 环属于活性 IUD。

带药的宫内节育器可提高避孕效果,故称之为带药或活性宫内节育器。

(1) 带铜宫内节育器是使用最广泛的一类活性宫内育器,利用铜对精子或受精卵的杀伤作用来增强避孕效果。

(2) 含孕激素的宫内节育器可长期少量向宫腔内释放孕激素,能使子宫内膜腺体萎缩和间质蜕膜化,不利于受精卵着床,同时改变宫颈黏液性状,影响精子穿透、输送和获能,提高了避孕效果,并可明显减少出血。

(3) 释放止血药物的宫内节育器:可有效控制宫内节育器放置后月经量的增加。

吉妮 IUD、爱母 IUD 为含铜 IUD,曼月乐 IUD 为含药 IUD,含孕激素左炔诺孕酮,这些均为活性 IUD。

2. 宫内节育器的常见并发症

(1) 病理与临床:IUD 的种类繁多,使用过程中常会发生一些并发症,如疼痛、经量增多、经期延长、不规则阴道出血、子宫穿孔、感染、宫内节育器下移、嵌顿、异位、带器妊娠等。

1) 疼痛:引起宫内放置节育器后产生疼痛的原因有很多,一般主要分为早期疼痛、延迟疼痛、晚期疼痛以及性交疼痛。包括下腹部与腰骶部疼痛、性交痛等。①早期疼痛:放环后 10 天内发生,放置后的疼痛多与 IUD 的刺激有关,系 IUD 机械性刺激或化学刺激引起子宫强烈收缩所致,一般在 1 周左右自然消失。②延迟疼痛:如疼痛持续 10 天以上,提示 IUD 大小可能与子宫腔大小、形态不匹配。③晚期疼痛:前两种类型疼痛缓解后又重复出现,应进一步查明原因,需排除感染、异位妊娠、IUD 变形、嵌顿、下移等因素所致。④性痛:多系 IUD 尾丝过硬、过短、过长或下移后刺激男性龟头引起。明确疼痛原因后可对症处理,严重者常需取环。

2) 不规则阴道出血:不规律阴道出血是临床最常见的并发症,一般发生在节育器宫内放置一年以内,发生率为 5%~10%,表现为经量增多和/或经期延长或点滴不规则出血,常发生于放置 IUD 后 1 年内,其发生原因主要是由于宫内节育器机械压迫子宫内膜和血管内皮细胞损伤,释放大量前列腺素、纤溶酶原激活因子、激肽等物质致血管渗透性增加,纤溶活性增加所致。

3) 子宫穿孔:①急性穿孔:IUD 放置时不慎或技术不熟练,放置 IUD 过程中手术器械损伤子宫壁致子宫穿孔,直接穿透子宫进入盆腔。②慢性穿孔:系宫内 IUD 嵌顿入子宫肌层并穿透肌层所致穿孔,可继发其他严重并发症如肠梗阻、盆腔炎等。

子宫穿孔往往是手术者检查子宫位置、大小错误或未按手术操作常规进行,操作粗暴所致;子宫本身的特殊情况也易发生子宫穿孔,如子宫过度前屈、后屈、瘢痕子宫、畸形子宫、哺乳期等。其临床表现与穿孔大小、部位,是否伴有血管、内脏损伤有关。如系单纯穿孔,多无自觉症状,少数感觉腹痛,经短时休息后症状缓解;若损伤肠管、膀胱或伴内出血可出现急腹症,是宫内节育器的严重并发症。

4) 感染:IUD 放置后的感染一般在 20 天内发生,诊断依据为必须具有下列 4 项中的 3 项,且前 2 项是必备条件:①阴道检查前,口腔体温>38℃;②下腹部压痛和肌紧张;③阴道检查时宫颈举痛;④单侧或双侧附件区压痛或伴有包块。常见病因有:无菌操作不严格,生殖道本身存在感染灶,IUD 尾丝过长,导致上行性感染,均可引起急性或亚急性盆腔炎发作,可导致一些妇女在使用 IUD 之后的几个星期内 PID 或 STD 发病率上升。此外,术时子宫穿孔、肠管等脏器损伤,人工流产同时置器因流产不全而发生流产感染,术后出血时间较长合并其他疾病致患者机体抵抗力较低等,术后过早性生活及外阴不洁等。

主要症状为腰腹疼痛,阴道分泌物多,伴有异味,体温升高。血白细胞增高,分类中性白细胞比例增高。严重感染时,子宫增大,附件增厚、压痛,盆腔炎时可伴炎性包块,败血症时可出现全身中毒症状。

5）IUD 下移、异位及嵌顿:均为节育器不在子宫腔的正常位置。导致 IUD 位置异常的原因可能是节育器大小与宫腔大小不相适应、操作不当、放置方向不正确或操作过程中损伤子宫肌层等,以及节育器放置时间选择不当,如在产后 3 个月及哺乳期内放置,由于此时子宫壁柔软及子宫未完全复旧,容易造成节育器的嵌顿或下移。

其中节育器嵌顿多由于节育器过大或置放操作时不当致宫壁损伤,导致节育器部分或全部嵌入子宫肌层内。声像图表现为节育器偏离宫腔中心部位,嵌入肌层或接近浆膜层。节育器嵌顿和成角常可引起腹痛、腰酸、阴道不规则出血等症状。如穿透子宫肌层则发展为节育器的宫外异位,如异位于腹腔、阔韧带等部位

6）带器妊娠:带器宫内妊娠指当 IUD 在宫腔内而妊娠者。带器异位妊娠多见于 IUD 过小、下移或异位于子宫肌壁、盆腔或腹腔等情况,受精卵的着床部位一般位于宫腔上部的前壁或后壁,如果 IUD 下移,受精卵就可在该位置着床,即造成带器妊娠,目前尚无妊娠率为零的理想 IUD。

带器妊娠后一般主张终止妊娠。虽然带器妊娠的胎儿畸形发生率未见增加,但亦可见到报道不锈钢圆环套在胎儿身上或肢体或耳朵上,且继续妊娠的自然流产、死产率高且感染机会增加,因此,确诊带器妊娠后应取出 IUD,并做人工流产。

（2）超声表现

1）宫内节育器的正常超声表现:

①宫内节育器形态上以金属环（"O"形）,"T"形环、"V"形环多见。共同的声像图特征是均呈高回声,与节育器本身形态相似,尤其三维超声检查时可清楚地显示与节育器本身形态一致;含金属的节育器回声最高,塑料或非金属的节育器回声水平次之;节育器回声的后方伴有"彗星尾"征和声影。正常位置时节育器位于宫腔内,上缘距宫底外缘距离<20mm。

②近年来的一些新型节育器多为活性 IUD,由于它们的制造材料及置入方法不同,其超声表现与以往常见的"O"形环、"T"形环以及宫形环等有所不同,需我们超声医师仔细注意辨别。

曼月乐 IUD 为聚乙烯材料,超声上回声稍弱,且不易显示完整的 IUD 形状。纵切扫查时,曼月乐 IUD 常常呈"＝"样两条或数条稍强的平行带状回声,其横臂则常难以显示;曼月乐 IUD 有时也呈不连续的"＝"样回声,若是近宫底处平行带状回声显示不清晰,则难以准确判断曼月乐 IUD 位置的异常,尤其经腹超声扫查时易致误诊,经阴道超声则利于曼月乐 IUD 的完整显示。

吉妮 IUD 是由一根聚乙烯手术线串联 6 个高纯度铜套管组成。手术线顶端有一个小结,放置时将其植入子宫底肌层起固定作用。正常声像图纵切面扫查时可见宫腔内串珠状高回声伴后方声影。不认识其植入肌层的手术线结回声时可能误判为 IUD 嵌顿。

爱母系列 IUD 是采用医用金属材料镍钛记忆合金丝制成。是我国目前广泛使用的含铜 IUD 中铜表面积相对较少、副作用少的 IUD。其正常声像图表现为:横切面上,于子宫两侧宫角处各显示两个粗大的点状或短棒状高回声、子宫内口上方显示另一个粗大点状或短棒状高回声;正中矢状切面（纵切面）上则仅显示子宫内口上方的一个粗大点状或短棒状高回声,需左右转动探头作连续扫查才可显示位于两侧宫角的粗大点状或短棒状高回声。一般这些粗大点状高回声后方伴"彗星尾"征。需要指出的是,由于爱母 IUD 声像图与常用 IUD 不同,需纵切与横切扫查连续动态观察才能显示清楚,且需要以宫腔内膜回声为参照判断其在宫腔中的位置正常与否。

2）宫内节育器并发症的超声表现:

①节育器并发的盆腔感染主要为子宫内膜炎及附件区炎症,包括输卵管炎,严重时引起盆腔脓肿或输卵管卵巢脓肿。超声上可表现为子宫内膜增厚、附件区炎性包块（如输卵管增粗、管壁增厚、回声增强

以及积水等表现),盆腔积液也常见。

②节育器下移表现为宫腔内可探及节育器高回声,但节育器位置下移,下缘达宫颈内口或在内口以下,子宫纵切面图像上测量 IUD 上缘至宫底外缘子宫浆膜层的距离(FUD)>2.0cm。怀疑爱母系列 IUD 位置下移时,可以通过纵切、横切面的连续扫查观察 IUD 与宫底内膜的关系,或进行三维超声扫查,观察 IUD 与子宫内膜及子宫肌层的关系。

③节育器嵌顿多由于节育器过大或置放操作时不当致宫壁损伤,导致节育器部分或全部嵌入子宫肌层内。声像图表现为节育器偏离宫腔中心区域,嵌入肌层或接近浆膜层。可见 IUD 的一部分位于子宫肌层内。或 IUD 上缘与宫底浆膜层之间的距离<10mm、IUD 至宫腔前后壁浆膜层的距离不对称、IUD 强回声与子宫纵轴不平行等。三维超声检查有助确定 IUD 嵌顿部位,三维冠状切面以子宫内膜为参照点,可以准确显示 IUD 嵌顿的情况。

④节育器宫外异位时,超声扫查显示子宫内无节育器高回声,于子宫外的宫旁、直肠子宫陷凹或腹腔内等部位见节育器高回声。

⑤带器妊娠时,宫腔内既可见妊娠囊回声,又可见节育器的高回声,节育器常见下移变形等情况。

3)超声漏诊、误诊节育器及其并发症的可能原因:

①子宫内病变的干扰影响节育器的显示。

②子宫严重后倾后屈,肠道气体干扰导致节育器显示不清。

③节育器形态改变,失去正常表现导致误判。

④患者肥胖,或操作者技术问题或经验不足等。

(3)临床价值:超声检查可以清晰地显示宫内节育器的类型、形态、大小、位置以及子宫大小、形态、有无妊娠、子宫异常病变及子宫周围组织等,及时发现问题,具有很重要的临床指导意义,是判断宫内节育器位置是否正常的首选检查方法。

尤其近年来广泛应用的三维超声技术,可以获得二维超声无法显示的子宫冠状切面,能更立体、清晰地显示 IUD 的具体形状、位置、类型,尤其是 IUD 与子宫内膜、肌层的关系,为临床医生提供了可靠的信息,对节育器及其并发症的诊断有很好的临床应用价值。

(二)人工流产和药物流产后组织物残留

1. 病理与临床 人工流产术是指妊娠早期(妊娠 14 周以内)用人工方法终止妊娠的手术,药物流产是指通过服用抗孕药物终止妊娠的方法,人工流产与药物流产是很多妇女用来补救避孕失败的两项措施。

人工流产术包括负压吸引人工流产术(即吸宫术)及钳刮人工流产术(即刮宫术),前者用于妊娠 10 周内终止妊娠,后者则适用于终止 11~14 周妊娠及不宜用药物引产者。

吸宫术采用负压吸引装置将子宫内胚胎组织物吸出,手术时间短、并发症少,无须麻醉,可在门诊进行。刮宫术是通过扩张子宫颈后,用钳取出胎儿及胎盘的手术,手术时间也较短,无药物副作用,但偶有宫颈撕裂、子宫穿孔等并发症。而且由于药物流产的广泛应用,妊娠 11 周以上者也可用药物引产,效果好且损伤少,故钳刮手术正逐步为药物引产所替代。

药物流产是一种相对安全、简便、有效、患者痛苦少的方法。目前,药物流产主要采用米非司酮片配伍米索前列醇口服,使子宫蜕膜变性、子宫颈软化、子宫收缩,促使胚胎排出,达到终止早期妊娠目的。

药物流产作为终止早期妊娠的一种非手术治疗方法,已被广大育龄期妇女接受,并广泛应用于医疗实践。

无论人工流产手术还是药物流产,由于绒毛具有侵蚀子宫肌层血管的生物学特性,都可能出现胚胎组织物的宫内残留,如胎膜、蜕膜、绒毛组织等残留,即人工流产或药物流产不全。一般药物流产的完全流产率约为 90%,不全流产率为 6%~10%。

病理上,宫内残留物多由蜕膜、绒毛组织及血块组成。

人流后及药流后不全流产的临床表现主要为淋漓不尽的阴道出血,以及宫腔感染的相应症状等。

子宫腔残留物可导致子宫收缩不良,导致阴道淋漓不尽出血、宫腔感染、腹痛等,甚至导致绒毛膜癌等,给患者健康带来极大影响;此外,出血严重者还可导致失血性贫血。因此,对人流术后及药流后阴道淋漓不尽出血者,应及时进行经彩色多普勒超声检查,提示宫腔内有残留物时,临床应及时行清宫术等治疗。

2. 超声表现　超声上,根据人流后及药流后不全流产的子宫腔内组织物残留的量与时间的不同,宫腔内回声呈现多样化表现。

(1) 宫腔内有较多妊娠物残留时,宫腔内可见团块状不规则的中高回声或不均质低回声区,与子宫肌层分界不清;宫腔内常伴不均匀的无回声区,为宫腔积血的超声表现。此外,子宫体积常较大,形态饱满。

(2) CDFI:彩色多普勒显示宫腔内不均质中高回声区或其基底部及相应的内膜不均质回声区内常见较丰富血流信号,频谱多普勒显示为低阻的滋养层血流频谱;特别是宫内残留物较少时,宫腔内回声中见局灶性血流信号,对诊断少许绒毛组织的残留起着关键的作用。

3. 鉴别诊断　人工流产术或药物流产后妊娠组织残留,需与恶性滋养细胞疾病、子宫内膜癌等相鉴别。

(1) 如宫腔内妊娠物残留较多时,需与妊娠滋养细胞疾病、黏膜下子宫肌瘤、子宫内膜息肉、子宫内膜癌等相鉴别。宫内残留物一般于残留的绒毛组织内部(即宫腔内异常回声区内)或残留物基底部与肌壁间见丰富的血流信号,对人流术或药流后淋漓不尽阴道出血者,若有上述超声发现,应高度警惕绒毛残留的可能;

而葡萄胎时,子宫增大,宫腔内可见充满弥漫分布、大小不等的葡萄样蜂窝状无回声区;恶性滋养细胞肿瘤病灶多位于子宫肌层内,多数表现为子宫肌层内回声不均匀区域,内可见不规则无回声,CDFI 示病灶内血流信号异常丰富,见低阻血流频谱,结合临床检验血 hCG 值明显升高等可进行鉴别。

子宫内膜息肉表现为宫腔内可见高回声团,形态和边缘较规整,CDFI 显示基底处条状血流信号,尿 hCG 阴性,无停经后阴道流血史。

子宫黏膜下肌瘤时,宫腔内可见实性占位性病变,CDFI 可见病灶周边环绕血流信号。

(2) 宫腔内残留物较少时,需与子宫内膜癌等鉴别,此时需结合临床病史,包括停经史、流产史及血 hCG 值的测定等,可资鉴别。

4. 临床价值　当人工流产或药物流产不全时,临床医师需了解宫腔是否有妊娠组织物残留、残留组织的部位及范围,并需对宫内残留物进行诊断及鉴别诊断,经阴道彩色多普勒超声可准确判断宫内残留物情况,已成为人流不全及药物不全流产后宫腔内残留物检查的首选辅助检查方法,对诊断人工流产术及药物流产后宫内残留物具有较高的临床应用价值,为临床选择治疗措施提供客观可靠的依据。对人工流产术及药物流产后持续阴道出血患者,及时行彩色多普勒超声检查是非常必要的。

(三) 子宫穿孔

1. 病理与临床　子宫穿孔包括机械性和病理性两种,前者更为常见。机械性是指子宫腔手术所造成的子宫壁全层损伤,导致宫腔与腹腔,或宫腔与其他脏器相通,是女性生殖道器械损伤中较为严重的并发症。常见的宫腔内操作手术,如放置或取出宫内节育器、人工流产、中期引产、诊刮术等,当进行探针、宫颈扩张器、吸管、刮匙、胎盘钳夹等操作,甚或手指操作时,均可能造成子宫穿孔。穿孔部位可发生在子宫底部、峡部或子宫颈管,其中以子宫角处和子宫峡部最为常见。

机械性因素导致子宫穿孔时,甚至可穿入阔韧带、膀胱后壁、肠袢等,导致内出血、阔韧带内血肿及继发性腹膜炎等。宫腔操作导致穿孔的同时,随着器械回拉,可将大网膜等结构拉入子宫肌层内,形成特有的超声征象,即子宫肌层内条状强回声。

导致机械性子宫穿孔的原因包括操作医生的技术和子宫本身状况两方面。操作医生进行宫腔手术时经验不足、操作不熟练、或用力不当、动作粗暴都可能导致子宫穿孔;或术者术前对子宫大小和位置未检查清楚,术中使用的探针、扩张器、吸管或卵圆钳操作不当也会造成子宫穿孔。

子宫本身状况包括肌层的,如长期应用避孕药及哺乳期女性,子宫壁软而薄,进行手术操作时容易发生穿孔;子宫体部肌瘤剔除术、剖宫术致子宫体部有瘢痕者,瘢痕部位容易发生穿孔。此外,子宫位置过度前屈或后屈、宫颈狭窄等也易导致子宫穿孔;子宫发育异常如单宫颈双子宫、双角子宫等子宫畸形时,由于子宫内侧壁较薄弱也容易发生穿孔。

病理性穿孔是由于子宫器质性病变引起的子宫自发穿孔,最常见于恶性滋养细胞肿瘤(侵袭性葡萄胎、绒癌)。

临床上,子宫穿孔常常合并腹腔内出血,如不严密观察和及时处理,可能危及病人生命,因此必须及时、准确、慎重地诊断与处理子宫穿孔,避免发生严重的不良后果。

机械性因素导致的子宫穿孔是一种医源性并发症,虽发病率并不高,但极易引发医疗纠纷,特别是伴有其他严重的并发症如子宫以外脏器损伤、盆腔内有活动性出血、感染等情况时,若不及时处理会危及患者生命。因此,临床上必须及早、准确、慎重诊断及处置子宫穿孔,避免严重后果发生。

子宫穿孔可以分为单纯性子宫穿孔、子宫穿孔合并组织(包括肠管、大网膜等)嵌顿、子宫穿孔合并膀胱等内脏损害等。

子宫穿孔的临床症状包括宫腔手术过程中突发下腹疼痛,手术操作者突感宫壁阻力失去,所用器械进入宫腔的深度远超预估宫腔的实际深度,同时检查发现患者下腹压痛、反跳痛。若看到器械夹出脂肪组织或肠管,则子宫穿孔确定无疑。当子宫穿孔损伤大血管时,短时间内即可发生失血性休克。如从子宫峡部穿入阔韧带损伤血管形成血肿时,可扪及宫旁包块。

2. 超声表现

(1) 单纯性子宫穿孔:子宫局部(穿孔处)肌层、浆膜层连续性中断,内见线状或管状高回声,该回声近端与宫腔相连,远端可见与腹腔回声相连;有时盆腔和/或宫腔见少量无回声区(少许积液)。

子宫穿孔部位与子宫位置关系密切,前屈子宫穿孔部位多在宫体下段后壁,后屈子宫穿孔部位多在宫体下段前壁。

(2) 子宫穿孔伴并发症:常见的是伴网膜、脂肪组织嵌入子宫肌层内,声像图表现为子宫肌层内有条状或管状、团块状不均质高回声贯通,其一端与腹腔回声相连,子宫浆膜层连续完全中断;其另一端可延续至宫腔内膜的强回声带。

并发肠管损伤及嵌入子宫肌层时,还可见肠管扩张,局部肠管蠕动减少或消失,盆腔积液较多。

并发节育器嵌入子宫肌层者,于子宫肌层可见相应形态节育器的特殊强回声表现。并发宫旁血肿者,宫旁可见不均质的低回声包块。

(3) CDFI:损伤处未见血流信号,少数情况下于肌层带状强回声内可见点、条状血流信号。

临床操作过程中疑子宫穿孔进行超声检查时,应注意多切面认真扫查,观察整个宫腔,包括峡部及宫角处。若怀疑有小的穿孔或不完全穿孔应该进一步行经阴道超声(TVS)检查以明确诊断,避免漏诊。

超声检查子宫无阳性发现时,应注意盆腔及上腹部腹腔内有无游离的积液回声,若有应该对子宫进行更仔细全面的检查,并结合临床作出判断。

为避免医疗纠纷的发生,超声检查时给予子宫穿孔的超声诊断一定要慎重,且应尽可能采取保守治疗。单纯性子宫穿孔及子宫穿孔伴网膜、脂肪组织嵌入子宫肌层但不合并腹腔内出血的,一般超声可提示为子宫肌层异常回声,而不直接下子宫穿孔的诊断。

3. 鉴别诊断 子宫穿孔应与宫内残留、子宫小肌瘤伴钙化、节育器嵌顿和剖宫术切口相鉴别。

(1) 宫内残留物:子宫浆膜层回声完整、光滑,宫腔内不均质回声以中等回声为主,形态不规则,CDFI可见较丰富血流信号。但需注意子宫穿孔常可合并人工流产组织物残留,容易导致漏诊,必须密切结合手术中患者突发腹痛、操作者感觉操作异常等情况进行鉴别。

(2) 子宫小肌瘤伴钙化:肌瘤周边的环状血流有助鉴别,并结合临床表现判断。

(3) 节育器嵌顿:嵌顿于子宫肌层的节育器后方可有强回声的彗星尾征。

(4) 剖宫术切口瘢痕:于子宫前壁下段切口处见线状或带状低回声,愈合欠佳时瘢痕回声不均匀。

4. 临床价值 子宫穿孔具有一定的超声声像图特征,经阴道超声(TVS)及经腹部超声(TAS)的联合应用明显提高了超声对子宫穿孔的诊断率,尤其是超声可以直观地发现穿孔的部位、程度,清楚显示宫旁及盆、腹腔情况,对穿孔的并发症及腹腔内出血情况进行及时而较准确地判断,为临床选择治疗方案提供了可靠依据。同时,超声可以监测临床进行保守治疗的患者的转归情况,保证保守治疗的安全性。

三、盆腔病变

(一)盆腔淤血综合征

1. **病理与临床**　盆腔淤血综合征是由于长期慢性盆腔静脉淤血引起的一组综合性病症,最常见于25~40岁的妇女。

任何使盆腔静脉流出不畅或受阻的因素,均可导致盆腔静脉瘀血。引起盆腔淤血的因素很多,常见的因素主要包括四个方面:解剖学因素、患者体质因素、力学因素、植物神经功能紊乱。

(1)解剖学因素:女性盆腔静脉数量多于动脉,且盆腔静脉较身体其他部位的静脉管壁要薄,缺乏四肢静脉所具有的由筋膜组成的外鞘,没有瓣膜(只是进入大静脉前才有瓣膜),缺乏固有的弹性,从而容易扩张和形成众多迂曲的静脉丛,穿行在盆腔疏松的结缔组织之中;中小静脉没有瓣膜又使盆腔静脉系统像一个相通的血池一样容纳大量血液。并且与膀胱、生殖器官及直肠的静脉丛彼此相通。盆腔静脉这样的解剖特点促成了盆腔静脉瘀血。

(2)体质因素:有些患者由于体质的原因,血管壁比较薄弱,弹力纤维较少,弹性较差,易于形成静脉血流的瘀滞和静脉曲张。

(3)力学因素:长期从事站立工作的人,盆腔静脉压力持续增高,易于形成盆腔瘀血;子宫后位时子宫卵巢血管丛随子宫体下降屈曲在髂凹两侧,使静脉压力增高而淤血;此外,早婚、早育及孕产频繁、便秘等等也都是易于产生盆腔静脉瘀血的力学因素。

(4)植物神经紊乱:尽管有上述种种原因及解剖学病变,但至今不少妇产科工作者认为盆腔瘀血综合征的一些主要症状如:易疲劳、慢性疼痛、腰痛、性感不快、抑郁、忧伤、心情烦躁等,在很大程度上与患者的精神状态有关,可能系因植物神经功能紊乱的结果。

盆腔静脉淤血是本病的主要病理变化。由于淤血引起的局部组织及相关器官的水肿。

大体病理可见外阴静脉充盈、曲张,阴道黏膜紫蓝着色,宫颈肥大、水肿,宫颈管黏膜常呈外翻性糜烂,周围黏膜紫蓝着色,有时可在宫颈后唇见到充盈的小静脉,宫颈分泌物较多。手术可见盆腔静脉增粗、迂回、曲张或成团,有的甚至呈静脉瘤样表现。输卵管系膜内的静脉也较正常明显增粗、充盈。镜下病理可见子宫内膜间质水肿,静脉充盈,扩张。卵巢一般较大、囊状,呈水肿样表现。此外乳房腺体水肿、充血,可导致乳房胀痛。

盆腔淤血综合征最主要的临床症状是下腹部坠痛、低位腰痛、性交痛、性感不快、极度疲劳感、瘀血性痛经和经前期乳房胀痛。这些疼痛往往是在月经前数天加重,月经来潮后第一或第二天减轻,亦有少数患者持续性痛经。疼痛还常常在患者站立一段时间后及跑、跳、或突然坐下时加重,性交后亦加重,下午较上午重。深部性交痛也是常见而又不愿启齿的症状。盆腔静脉淤血引起疼痛的原因,可能与迂曲扩张的静脉压迫伴随的淋巴管和神经纤维有关。本症的严重程度与疼痛性质呈正相关。

除上述疼痛外,常见的症状还有月经量多、白带多、便秘、膀胱刺激症状、阴道坠痛、肛门坠痛、性情烦躁等。多数患者已婚,症状多半在某次分娩或流产后短时间内开始。最常见于25~40岁的妇女,极少在绝经前期。

妇科检查时,有时子宫颈、后穹隆、子宫体可有触痛,附件区有压痛,似有增厚感;后宫旁组织触痛亦多见。但妇检时常常阳性体征不多、无特异性。

如前所述,盆腔瘀血症的症状涉及范围极广,而体征上又与一些疾病相似,因此常造成临床诊断上的困难。盆腔淤血综合征的诊断常需盆腔静脉造影、腹腔镜或开腹手术证实有盆腔静脉增粗、迂回、曲张或成团,并除外生殖器官其他器质性病变。

临床诊断时需注意详细询问病史,注意症状与体征上的差异,除外其他有关疾病,结合盆腔静脉造影及腹腔镜检查,可作出较为可靠的诊断。

2. **超声表现**　PCS的声像图表现:

(1)子宫可轻度均匀性增大,多呈后倾后屈位;一侧或双侧宫旁可见走行迂曲、扩张,呈管道状、蜂窝状或串珠样无回声区；一般最宽处内径 0.5~1.0cm。

盆腔静脉淤血严重时，迂曲、扩张的无回声区内径可>1.0cm，相互交错且连通，无回声区内可见密集点状回声或呈云雾状表现，为静脉血流速度缓慢的灰阶超声表现。同时，子宫肌层内外 1/3 处的弓形静脉迂曲、扩张。

卵巢也可因水肿稍增大，严重者卵巢可呈轻度多囊性改变。

（2）CDFI：宫旁无回声区内见方向不同的红蓝相间的彩色血流信号，呈丛状、团状、蚯蚓状等，明暗不等或色彩斑斓；频谱多普勒显示为持续、低速、平坦的静脉血流频谱，较严重者子宫肌层内可见迂曲扩张的弓状静脉，扩张静脉内血流速度缓慢。

（3）三维彩色多普勒超声成像可以比较直观形象地显示盆腔内迂曲、扩张的静脉血管网图像。三维超声上 PCS 迂曲扩张的静脉呈管网状或树枝状，相互交通、纵横交错，立体感强烈，血管三维空间关系较清楚。

3. 鉴别诊断　髂静脉狭窄或受压及血栓形成等均可导致盆腔静脉广泛淤血、扩张、迂曲，盆腔后壁的肿物也可压迫髂静脉导致盆腔静脉淤血。因此，盆腔淤血综合征需与髂静脉狭窄受压、髂静脉内血栓形成以及盆腔后壁肿物压迫髂静脉所致的盆腔静脉扩张相鉴别，髂静脉狭窄、受压或血栓形成引起的淤血多仅限于患侧，并可找到相应引起静脉淤血的原因，如盆腔肿物、髂静脉内血栓等。

PCS 还应与下肢静脉综合征相鉴别。下肢静脉综合征为肾静脉以下管腔栓塞所致，由下端静脉血栓发展而来，且多有双下肢水肿，同时在下腔静脉下段内低回声区的表现，可资鉴别。

鉴别诊断困难时，可行诊断性腹腔镜或选择性卵巢静脉造影检查。

4. 临床价值　盆腔淤血综合征自觉症状多但妇科检查阳性体征少，常给临床诊断带来一定困难，易被误诊为慢性盆腔炎或附件炎。以往诊断此病依靠盆腔静脉造影，属于有创检查，且有一定辐射，现在临床上已较少应用。经阴道超声检查能清楚显示子宫位置、子宫卵巢大小、形态、内部回声及血流情况、子宫两旁附件区迂曲静脉范围、最宽内径、其内血流速度及频谱、子宫直肠陷窝内有无积液；可综合分析判断并提示出盆腔淤血综合征的淤血程度、范围、部位等，为临床治疗提供及时有价值的诊断依据，且无创、价格低廉、可重复性强，是诊断 PCS 的首选检查方法之一。

经阴道三维超声检查可以对盆腔血管进行全面、立体显像，更加形象直观，对盆腔静脉的检查具有较高诊断准确率，在盆腔静脉淤血综合征的诊断中也有着重要的临床价值。

（二）盆腔动静脉畸形

1. 病理与临床　盆腔动静脉畸形（arteriovenous malformations，AVMs）是指子宫及盆腔的动脉与静脉之间通过瘘直接相通，形成畸形血管团，临床罕见。按发病机制通常分为先天性和获得性两种。

先天性动静脉畸形常位于脑、肺和肾脏。先天性的盆腔动静脉畸形临床相当罕见，文献报道多为个案报道；一般认为，先天性 AVMs 为胚胎时期胎儿局部毛细血管发育障碍引起的；有自行消退趋势。

获得性 AVMs 是指后天因素导致的血管畸形，其中手术创伤（如刮宫、剖宫产、流产、分娩等）中，缝扎穿透血管壁、创面受到挤压或血管暴露破裂等，都有可能会导致相邻的动静脉瘘形成，是获得性 AVMs 发病的重要因素。其他因素包括滋养细胞疾病、多次妊娠分娩，或在其他妇科恶性肿瘤的基础上发生。

盆腔 AVMs 包括子宫 AVMs 和宫旁 AVMs，子宫 AVMs 是导致阴道大出血的少见原因之一。

盆腔 AVMs 的主要病理变化包括创伤或损伤的动脉分支与静脉之间出现多个小的动静脉瘘，或单根动、静脉吻合形成血管瘤。

盆腔 AVMs 的临床表现可以是多种多样的，常见的有间歇性下腹痛、阴道不规则出血等。患有子宫 AVMs 的患者如在未诊断出该病的情况下刮宫，可发生子宫大出血，严重时可导致休克；宫旁 AVMs 患者一般无任何症状。

2. 超声表现

（1）盆腔 AVMs 的主要超声表现是盆腔内可见多发的管状或圆形无回声区，边界清楚；经阴道超声有时可以显示无回声区内见点状回声的翻动现象；病灶位于子宫肌层内、内膜下时，为子宫 AVMs；位于子宫旁时则为宫旁 AVMs。

（2）CDFI：显示盆腔无回声区包块内充满血流信号，似假性动脉瘤样表现，频谱多普勒可记录到动静脉瘘频谱。

3. **鉴别诊断** 由于盆腔 AVMs 的超声表现主要为盆腔内无回声的囊性结构，必须与附件区的卵巢囊肿、肿瘤及充满液体的肠袢相鉴别。鉴别关键点是采用 CDFI 观察，AVMs 的无回声结构内可见充满血流信号，并常见动静脉瘘频谱，易与附件区肿物鉴别。

4. **临床价值** 盆腔 AVMs 通过彩色多普勒超声可快速诊断，可作为大出血紧急诊断的首选方法。但确诊应行选择性髂内动脉或腹主动脉造影，精确显示 AVMs 的大小、供血血管和侧支循环，还能做血管内栓塞治疗；即使不能做血管内栓塞治疗，也可为外科手术提供信息。

（戴 晴）

参 考 文 献

［1］曹泽毅.中华妇产科学［M］.第 3 版.北京：人民卫生出版社,2014:1001-2069.
［2］常才.经阴道超声诊断学［M］.第 2 版.北京：科学出版社,2007:53-139.

第十三章 产科疾病

第一节 概　　述

一、妊娠解剖及生理概要

妊娠是指胚胎/胎儿在母体子宫内生长、发育的过程,自卵子受精开始,至胎儿及其附属物自母体排出为止,全过程平均约 38 周(相当于月经龄 40 周)。临床上以月经龄计算,早期妊娠为孕 13 周末前,中期妊娠为孕第 14 周至第 27 周末,晚期妊娠为孕 28 周后。受精后 8 周(月经龄 10 周)内的孕体称为胚胎(embryo),自受精后 9 周(月经龄 11 周)起称为胎儿(fetus);胚胎/胎儿在整个孕期中处于不断发育成熟中;母体子宫及卵巢为了适应胚胎/胎儿发育生长的需要发生一系列适应性解剖及生理改变。

（一）胚胎/胎儿发育过程（表 13-1）

表 13-1　胚胎/胎儿发育过程

时间(月经龄)	发育过程
孕 4 周	妊娠囊平均内径约 3mm,胚盘与体蒂形成,卵黄囊出现,初级绒毛膜形成
孕 5 周	胚长 2~5mm,原肠胚形成,建立三胚层胚盘,即外胚层、中胚层与内胚层,原条和脊索形成,脊索诱导上方的外胚层形成神经板,神经管开始闭合,中胚层形成原始心管,并出现心管搏动
孕 6 周	胚长 6~10mm,神经管于该期末完全闭合,三个初级脑泡即前脑(前脑泡)、中脑(中脑泡)和后脑(菱脑泡)发育形成,原肠形成,上肢肢芽出现,眼沟、听窝及耳结节出现
孕 7 周	胚长 10~14mm,大脑的三个初始脑泡进一步分化,演变为各部位的脑室系统,大脑各结构原基开始形成,眼、鼻和口也开始发育,手板形成,下肢肢芽出现,尾部变细
孕 8 周	头臀长(crown-rump length,CRL)约 20mm,胚胎已初具人形,可区分头部及躯干,头占胎体一半,足板形成,能分辨出眼、耳、鼻、口,心脏外形形成,原始生殖腺开始发育,直肠与泌尿生殖窦分开
孕 9 周	CRL 30mm,四肢更明显,可辨认肱骨及股骨,躯干开始增长和变直,同时可出现明显的生理性中肠疝
孕 10 周	CRL 约 40mm,完成胚胎过程。心脏、面部结构已基本形成,外周血管最终形成,肛膜出现孔眼,颅骨、脊柱开始骨化,男女性腺开始分化
孕 11 周	CRL 约 50mm,肾脏上升至正常位置,四肢可活动,手指、足趾形成,生理性中肠疝回复到腹腔内
孕 12 周	CRL 60~70mm,可出现躯干活动,如翻身等,肾脏与集合管相通,开始产生尿液
孕 14 周末	CRL 约 80mm,部分可确定胎儿性别,大脑外侧裂开始形成一浅沟,羊膜与绒毛膜的胚外中胚层相连封闭胚外体腔

时间(月经龄)	发育过程
孕 16 周末	CRL 约 120mm,外生殖器发育完全,头皮已经长出头发,开始出现呼吸运动,部分产妇已能自觉胎动
孕 19 周	胼胝体、小脑蚓部逐渐发育完成
孕 20 周末	大脑外侧裂发育完成,眼睛上、下睑分开
孕 24 周末	重约 630g,各脏器均已发育
孕 28 周末	体重约 1 000g,眼睛半张开,出现眼睫毛
孕 32 周末	体重约 1 700g,睾丸下降
孕 36 周末	体重约 2 500g,睾丸已位于阴囊
孕 40 周末	体重约 3 400g

（二）胎儿血液循环特点

来自胎盘的有氧血通过脐静脉进入胎体,经肝静脉、门静脉及静脉导管后进入下腔静脉,与来自胎儿下半身回流的含氧量低的血流一起回流入右心房,下腔静脉回流的血流 50% 以上通过开口正对下腔静脉的卵圆孔进入左心房,供应胎儿上半身;上腔静脉回流入右心房的血流及小部分下腔静脉回流血流通过三尖瓣进入右心室后流入肺动脉,肺动脉血液大部分经动脉导管流入主动脉供应胎儿下半身,仅约 10% 的血液经肺静脉回流入左心房。流入主动脉的血除了供应胎儿下半身,大部分通过脐动脉流向胎盘进行气血交换。

胎儿血液循环通道在出生后发生改变,如脐静脉出生后闭锁为肝圆韧带,静脉导管闭锁为静脉韧带,动脉导管闭锁为动脉韧带,脐动脉闭锁成为脐动脉索,卵圆孔瓣因左心房压力增高覆盖卵圆孔,卵圆孔关闭。

（三）妊娠期母体子宫及卵巢的变化

妊娠期间母体子宫体积从非孕期 6cm×5cm×3.5cm 增加至足月的 35cm×25cm×22cm,宫体容积从非孕期 5ml 增加到足月的 5 000ml。宫体位置自妊娠 12 周后自盆腔上升至腹腔,此时,超声检查无须充盈膀胱。子宫肌壁非孕时厚约 1cm,妊娠期可增厚达 2~2.5cm,至妊娠末期变薄,特别是子宫下段,但正常情况下,下段肌层亦≥0.3cm。妊娠期间子宫颈管会出现逐渐变短,但一般≥3cm,子宫颈管的正常长度是胎儿在宫内生存至足月的重要保证。子宫动脉为了供应胎儿生长发育出现相应变化,中孕期子宫动脉直径可增加 40%~60%,舒张期流速增高,阻力降低,舒张早期切迹消失(一般在孕 17 周后)。

母体卵巢妊娠期略增大,排卵和新卵泡发育停止。在孕妇的卵巢中一般仅能发现一个妊娠黄体,黄体功能一般于孕 10 周完全由胎盘取代,黄体开始萎缩。

二、超声检查技术

（一）患者准备

检查前应告知孕妇产科超声检查的适应证、最适检查时间、该次检查内容、检查的风险、检查所需时间、孕妇所需准备等。

经腹部超声检查:早孕期(孕 11 周前),患者需充盈膀胱,要求与妇科经腹部超声检查前一致;孕 11 周及其后检查胎儿无须特殊准备,但此期要检查孕妇子宫颈情况时需适度充盈膀胱。

经会阴、阴道超声检查:排空膀胱后进行。

（二）体位

1. 经腹部超声检查 孕妇一般取仰卧位,患者充分暴露下腹部,中晚孕期为了更好显示胎儿解剖结构,可根据胎儿体位调整孕妇体位,如左侧卧位、右侧卧位。为了更好显示子宫颈与子宫颈内口,可垫高孕妇臀部。

2. 经会阴、阴道超声检查 孕妇取截石位。

（三）仪器

实时超声显像仪,常用凸阵探头,在探测深度内尽可能使用高频率探头,常用腹部探头频率 3.0~6.0MHz,阴道探头频率 7.0~10.0MHz。

（四）检查方法

1. **早孕期**　主要通过子宫一系列纵切面、横切面观察妊娠囊、卵黄囊、胚胎/胎儿数目、胎心搏动、胚长或头臀长、绒毛膜囊数、羊膜囊数、孕妇子宫形态及其肌层、宫腔情况;在宫底横切面上探头稍向左侧、右侧偏斜观察双侧附件情况。

颈后透明层:最适检查时间在 11~13^{+6} 周。取胎儿正中矢状切面,尽可能将图像放大,使图像只显示胎儿头部及上胸,令测量光标的轻微移动只会改变测量结果 0.1mm,并在胎儿自然姿势(无过曲或过伸)时测量 NT,测量时游标的内缘应置于颈后无回声带的外缘测量。此外,此期超声检查还可以观察胎儿大体解剖结构,但信息有限,仍不能替代中孕期超声检查。

2. **中晚孕期**　超声检查内容包括某些解剖结构的测量,如双顶径、头围、腹围、股骨长等,预测孕周大小;其次是估计胎儿体重、判断胎位、胎儿数目、估测羊水量、观察胎盘、脐带、孕妇子宫、子宫颈等,最后也是在这个时期最重要的检查内容是对胎儿解剖结构的全面检查。

中孕期最适检查时间是 18~24 孕周,此时期是检查胎儿解剖结构和筛查胎儿畸形的最佳时期,能对胎儿各个系统的重要解剖结构进行系统检查。目前已有多个产科超声检查指南发表,最详细的检查为胎儿系统超声检查,要求检查的胎儿解剖结构包括颅脑结构、颜面部、颈部、肺、心脏、腹腔脏器(肝脏、胆囊、胃肠道、肾脏、膀胱)、腹壁、脊柱、四肢(包括手和足)等。这些结构的观察与检查,可以通过胎儿多个标准切面实现,常用的超声切面有 32~36 个切面。

三、正常妊娠超声表现

（一）早孕期超声表现

1. **妊娠囊**　正常妊娠囊(gestational sac,GS)位于宫腔中上部,周边为一完整、厚度均匀的高回声环,厚度至少不低于 2mm,这一高回声环由正在发育的绒毛与邻近的蜕膜组成。早早孕时,妊娠囊表现为子宫内膜内极小的无回声,有人将此称为"蜕膜内"征。随着妊娠囊的增大,形成特征性的"双绒毛环"征或"双环"征。这一征象在妊娠囊平均内径为 10mm 或以上时能恒定显示。

当妊娠囊内未见卵黄囊或胚胎时,须与假妊娠囊鉴别。假妊娠囊轮廓不规则或不清楚,形状与宫腔一致,囊壁回声低,厚度不一,无"双环"征,内无胚芽和卵黄囊,有时可见少许点状回声。

2. **卵黄囊**　卵黄囊(yolk sac,YS)是妊娠囊内超声能发现的第一个解剖结构。正常妊娠时,卵黄囊呈球形,囊壁薄呈细线状,中央为无回声,透声好,在 5~10 周间,其大小稳步增长,最大不超过 5~6mm,至孕 12 周时卵黄囊囊腔消失。

3. **胚芽及心管搏动**　一般来说,胚芽(embryo bud)长为 4~5mm 时,常规能检出心管搏动,相应孕周为 6~6.5 周,相应妊娠囊大小为 13~18mm。胚芽长≥5mm 仍未见胎心搏动时,提示胚胎停止发育。

4. **羊膜囊**　早期羊膜囊(amniotic sac,AS)囊壁菲薄(厚 0.02~0.05mm),超声常不能显示。孕 7 周以后加大增益或用高频阴道探头检查,可以清楚显示薄层羊膜,在绒毛膜腔内形成一球形囊状结构即为羊膜囊,胚胎则位于羊膜囊内。在头臀长达 7mm 或以上时,正常妊娠常可显示弧形羊膜及羊膜囊,在超声束与羊膜垂直的部分更易显示出羊膜回声。一般在孕 12~16 周羊膜与绒毛膜全部融合,绒毛膜腔消失,羊膜不再显示。

5. **颈后透明层**　颈后透明层(nuchal translucency,NT)是指胎儿颈部皮下的无回声带,位于颈后皮肤高回声带与深部软组织高回声带之间。这是早孕期尤其在早孕晚期,所有胎儿均可出现的一种超声征象。早孕期 NT 增厚与唐氏综合征的危险性增高有关。增厚的 NT 可以逐渐发展成为大的水囊瘤,可伴有或不伴有胎儿水肿。绝大部分胎儿 NT 增厚,没有明显的胎儿水肿。

NT 于 20 世纪 90 年代开始应用于临床后,现已广泛用于筛查胎儿染色体异常,特别是唐氏综合征。据统计,利用 NT 及孕妇年龄可以筛查 75% 左右的唐氏综合征患儿。

（1）NT 检查时间：在 11~13^{+6} 周，此时头臀长相当于 45~84mm。

（2）NT 测量方法：应取得胎儿正中矢切面图，并在胎儿自然姿势时测量 NT，测量时应在 NT 的最宽处测量垂直于皮肤高回声带的距离，测量游标的内缘应置于 NT 高回声线的内缘。

应将图像尽量放大，使影像只显示胎儿头部及上胸，即令光标尺的轻微移动只会改变测量结果 0.1mm。

应在皮肤与颈椎上的软组织之间距离最宽的透明带位置测量，注意分辨胎儿皮肤及羊膜。

游标尺应放在定义 NT 厚度的界线上。横标尺不应放于颈部积水上，而应放置在高回声线的边界，直至两者融合而横标尺不易被察看到。

应测量多次，并记录测量所得的最大数值。

有颈部脑脊膜膨出、颈部脐带时，注意辨认，避免误测。颈部脐带时，应测值上下端最宽距离，取两者的平均值。

（3）NT 判断标准：最近研究表明，早孕期胎儿 NT 正常值范围随孕周的增大而增大，因此，在早孕晚期与中孕早期测量 NT，显然不能使用同一个标准来判断。目前多数学者认为不同孕周使用不同截断值来判断更敏感且更具特异性，但目前大部分研究仍使用 NT≥3mm 为异常标准。Nicolaids 等研究结果表明随着头臀长的增大，NT 在第 5、第 25、第 75 和第 95 百分位数增大。第 99 百分位 NT 为 3.5mm。

（二）中晚孕期超声表现

1. **胎儿头颅** 胎儿头颅主要采用横切面检查。最重要、最常用的横切面有丘脑水平横切面、侧脑室水平横切面和小脑横切面，通过这三个切面可以观察颅内重要结构，包括大脑、丘脑、透明隔腔、第三脑室、侧脑室、脉络丛、小脑、小脑蚓部、颅后窝池等，测量双顶径和头围、侧脑室宽度、小脑横径等。

2. **胎儿脊柱** 胎儿脊柱主要检查切面包括矢状切面、横切面及冠状切面。矢状切面上脊柱呈两行排列整齐的串珠状平行强回声带，从枕骨延续至骶尾部并略向后翘，最后融合在一起。在腰段膨大，两强回声带略增宽，两强回声带之间为椎管，其内有脊髓、马尾等。横切面上脊椎呈三个分离的圆形或短棒状强回声，两个后骨化中心较小且向后逐渐靠拢，呈"∧"形排列，前方中央较大者为椎体骨化中心。冠状切面上可见整齐排列的两条或三条平行强回声带，中间一条反射回声来自椎体，两侧的来自椎弓骨化中心。

3. **胎儿面部** 胎儿面部可通过矢状切面、冠状切面及横切面来检查，主要的观察的结构有双眼球及眼眶、上唇等结构。

4. **胎儿肢体骨骼** 妊娠中期时羊水适中，胎动较活跃，四肢成像较好，此时期是检查胎儿四肢畸形的最好时期。四肢超声检查应遵循一定的检查顺序，对胎儿每条肢体从近段逐一追踪显示至远段，分别依次显示肱骨、尺骨、桡骨、手、股骨、胫骨、腓骨、足。

5. **胎儿胸部** 观察胎儿的胸部最常用的切面是横切面，横切面上肺脏位于心脏两侧，两侧肺脏大小相近，呈实质性均匀中等回声，随妊娠进展，肺脏回声渐强。胎儿胸廓的大小与肺的大小有关，观察和测量胸廓的大小可以间接了解胎儿肺的发育情况。

6. **胎儿心脏** 检查胎儿心脏的主要切面有四腔心切面、左室流出道切面、右室流出道切面、三血管切面或三血管气管切面、主动脉弓切面、动脉导管弓切面、上下腔静脉长轴切面等。通过这些切面观察胎儿心脏各个结构，包括左心房、右心房、左心室、右心室、主动脉、肺动脉、动脉导管、房间隔、卵圆孔及卵圆孔瓣、室间隔、二尖瓣、三尖瓣等。

7. **胎儿腹部** 腹部脏器主要有肝脏、胆囊、胃、肠、双肾、膀胱。主要筛查切面有上腹部横切面、双肾横切面、脐孔切面、膀胱切面等。

8. **胎儿外生殖器** 男胎外生殖器较女胎易显示。胎儿生殖器在 20 周后 94%~100% 可正确辨认。男性可显示阴茎和阴囊，32 周后睾丸下降，在阴囊内可显示双侧睾丸回声。女性可显示双侧大阴唇、小阴唇回声。

9. **胎盘** 超声观察的内容包括胎盘着床位置、大小、数目、内部回声、成熟度、与子宫颈内口关系、胎盘后方回声以及胎盘内多普勒血流情况等。一般情况下，胎盘厚度 2.0~4.0cm，超声测量胎盘厚度时应在近胎盘中心的横切面或纵切面上，垂直于胎盘内外缘测量最厚处厚度。

胎盘分级:临床上通常用胎盘分级来估计胎盘功能和胎儿成熟度,胎盘分级主要根据绒毛膜板、胎盘实质、基底膜三个部分的回声特征进行判断,见表 13-2。

表 13-2 胎盘声像分级

级别	绒毛膜板	胎盘实质	基底膜
0 级	直而清晰,光滑平整	均匀分布,回声细微	分辨不清
Ⅰ级	出现轻微波状起伏	出现散在点状强回声	似无回声
Ⅱ级	出现切迹并伸入胎盘实质内,未达到基底膜	出现逗点状强回声	出现线状排列小点状强回声其长轴与胎盘长轴平行
Ⅲ	深达基底膜	出现环状回声和不规则点状和团状强回声,后方伴声影	点状强回声增大,可融合相连,后方伴声影

10. 脐带 脐带横切面可显示 2 条脐动脉和 1 条脐静脉的横断面呈"品"字形排列,纵切面上表现为两条脐动脉围绕脐静脉呈螺旋状排列。整个孕期脐带长度几乎和胎儿身长一致,但超声不能确定正常妊娠脐带长度。脐动脉多普勒血流成像可评估胎盘-胎儿循环。脐动脉搏动指数(PI)、阻力指数(RI)及收缩期最大血流速度(S)与舒张末期血流速度(D)比值(S/D)均是用来反映胎盘血管阻力,正常情况下 PI、RI、S/D 随孕周增大而降低,孕 7 周脐动脉阻力大,只可测到脐动脉收缩期血流信号,孕 14 周后,所有胎儿都应该出现舒张期血流,通常晚孕期 S/D 比值低于 3.0。

11. 羊水超声测量

(1) 羊水指数:以母体脐部为中心,划分出左上、左下、右上、右下四个象限,声束平面垂直于水平面,分别测量四个象限内羊水池的最大深度,四个测值之和即为羊水指数(amniotic fluid index,AFI)。在妊娠 37 周前,AFI≤8.0cm 为羊水过少,AFI≥25.0cm 为羊水过多;在妊娠 37 周后,AFI≤5.0cm 为羊水过少,AFI≥25.0cm 为羊水过多。

(2) 最大羊水池深度:寻找羊膜腔内最大羊水池,内不能有肢体或脐带,声束平面垂直于水平面,测量其最大垂直深度即为最大羊水池深度(largest single pocket depth)。最大羊水池深度≤2.0cm 为羊水过少,最大羊水池深度≥8.0cm 为羊水过多。

12. 胎儿生物物理评分 胎儿生物物理评分主要应用于晚孕期评估胎儿是否存在宫内缺氧,通过实时超声持续观察 30 分钟评价四项指标:胎儿呼吸样运动、胎动、肌张力及羊水量,总分 8 分(表 13-3)。临床医师可根据评分做出相应的处理,8 分为无明显缺氧改变,可于一周内或后再重复监测一次;6 分为可能有缺氧,如胎肺成熟,子宫颈条件好,可予以终止妊娠;≤4 分为胎儿宫内情况不良,特别是 0~2 分需终止妊娠。

表 13-3 胎儿生物物理评分

项目	2 分(正常)	0 分(异常)
FBM	30 分钟内至少有一次且持续 30 秒以上	30 分钟内无 FBM 或持续时间不足 30 秒
FM	30 分钟之内出现 3 次以上躯干、胎头或大的肢体活动	30 分钟内出现小于 3 次躯干、胎头或肢体活动或无胎动
FT	胎儿躯干或肢体至少有 1 次伸展并恢复至原来的屈曲状态,手指推开合拢	无活动,胎儿肢体伸展不屈或胎动后不回复屈曲位
AFV	最大羊水池深度≥2cm	最大羊水池深度<2cm

(1) 胎儿呼吸样运动:在实时超声观察下见胎儿胸廓或腹壁节律的运动为胎儿呼吸样运动(fetal breathing movement,FBM),也可经矢状切面观察膈肌的上下节律运动。

(2) 胎动:胎动(fetal movement,FM)是指胎儿在宫内的活动,指躯体旋转及四肢运动。

（3）胎儿肌张力：正常情况下胎儿在宫内有一定张力，肌肉有一定的收缩性，肢体一般处于屈曲状态，胎体和肢体活动后又回复到原来的屈曲状态为正常的胎儿肌张力（fetal tone，FT）。

（4）羊水量：羊水量（amniotic fluid volume，AFV）即羊膜腔内羊水容量，最大羊水池深度≥2cm 为正常。

第二节　异常妊娠

一、流产

（一）病理与临床

流产（abortion）是指妊娠不足 28 周、胎儿体重不足 1 000g 而终止者，发生在妊娠 12 周前称早期流产，发生在妊娠 12 周后称晚期流产。

临床上分为先兆流产、难免流产、不全流产、完全流产、稽留流产。导致自然流产的病因很多，包括子宫畸形、染色体异常、孕妇内分泌失调（黄体功能不足、严重甲状腺疾病和糖尿病）、免疫因素、宫颈功能不全、母体传染性疾病、服用抗癌类药物、酗酒、外伤等，但 68% 的自然流产病因不明。流产的主要临床症状：有停经史，妊娠试验阳性，阴道流血，腰背部酸痛，腹部阵发性疼痛。早期流产先出现阴道流血，而后出现腹痛。晚期流产先出现腹痛，后出现阴道流血。

大多数早期流产物由蜕膜和不成熟绒毛/胎盘组织混合，少数可同时见到胚胎/胎儿组织。晚期流产物可见胎儿及胎盘组织。

（二）超声表现

1. **先兆流产**　子宫、妊娠囊、囊内胚芽或胎儿大小与停经孕周相符，有胎心搏动，子宫颈内口紧闭。部分先兆流产患者可表现为妊娠囊一侧局限性新月形无回声区或云雾样低回声区。

2. **难免流产**　子宫颈内口已开，妊娠囊可部分下移至子宫颈内口或子宫颈管，妊娠囊变形呈"葫芦状"。胚胎停育后流产症状迟早会发生，也属难免流产。胚胎停育超声表现为妊娠囊变形，囊壁欠平滑；经腹部超声检查妊娠囊平均内径为 20mm 或以上或经阴道超声检查妊娠囊平均内径为 8mm 或以上时，未显示卵黄囊；经腹部超声检查妊娠囊平均内径为 25mm 或以上时，未显示胚芽；经阴道扫查显示妊娠囊平均内径为 16mm 或以上时，未显示胎心搏动；CRL≥5mm 时，未显示胎心搏动。

3. **不全流产**　部分妊娠物排出子宫腔，子宫腔内见不规则斑状、团状回声，CDFI 检查无明显血流信号，但相邻子宫肌层内可见局灶性血流信号。

4. **完全流产**　妊娠物已全部排出，子宫内膜呈线状，子宫腔内可有少许积血声像，无斑状或团块状回声。

5. **稽留流产**　胚胎或胎儿已死亡，无胎心搏动；妊娠囊存在者，妊娠囊皱缩变形，囊壁回声减弱、变薄，内壁毛糙；妊娠囊消失者，子宫腔内回声杂乱，不能分辨妊娠囊和胚胎结构，呈团块状实质性回声和低或无回声区杂乱分布。CDFI 检查团块状实性回声区及无回声区周边可见较丰富血流信号。子宫颈内口未开，子宫较停经孕周小。

（三）鉴别诊断

1. **双胎妊娠**　先兆流产伴宫内积血时需与双胎妊娠鉴别。双胎妊娠可见两个妊娠囊声像，呈高回声环，形态规则，每个妊娠囊内均可见卵黄囊、胚芽。先兆流产时子宫腔内的积血多呈新月形分布，高回声壁不明显，无回声区内无卵黄囊及胚芽。

2. **宫颈妊娠**　难免流产妊娠囊下移至子宫颈时应与宫颈妊娠鉴别。宫颈妊娠时，子宫颈膨大，与子宫体比例近 1∶1，甚至大于子宫体，子宫腔内膜增厚并蜕膜化，子宫颈内口闭合，宫颈妊娠囊内可见胚芽和胎心搏动。

3. **异位妊娠**　异位妊娠子宫腔内积血可表现为假妊娠囊，需与胚胎停育的空妊娠囊鉴别，特别是异位妊娠包块较小，经腹超声易将假妊娠囊误诊为胚胎停育。假妊娠囊周边为子宫内膜，无"双环征"，形态与宫腔一致。

4. 葡萄胎 稽留流产需与葡萄胎鉴别,葡萄胎子宫大于停经月份,质地软,呈蜂窝状回声,CDFI 检查血流信号不明显。

（四）临床价值

超声医师可以通过妊娠囊、卵黄囊、胚芽、胎心搏动以及子宫颈内口情况,结合停经史判断胚胎是否存活,如果超声检查不能确定胚胎存活,可结合血 hCG 检查。对超声诊断难免流产及稽留流产的,临床可以及时处理,避免盲目安胎,以致造成不全流产大出血,甚至宫内感染等。

二、异位妊娠

（一）病理与临床

孕卵在子宫腔以外着床发育,称为异位妊娠(ectopic pregnancy)。本病 95%~98% 发生在输卵管,其中 80% 发生在输卵管壶腹部,有时也可发生在腹腔、卵巢、子宫颈等。本节主要介绍输卵管妊娠。

与异位妊娠有关原因主要有盆腔炎症、输卵管结核、子宫内膜异位、输卵管手术、盆腔手术、宫内节育器、性激素与避孕药、辅助生育手术、受精卵游走、输卵管发育异常、吸烟、多次流产史等。

输卵管妊娠(tubal pregnancy)主要临床表现有停经史、腹痛、阴道流血、晕厥等;未破裂的输卵管妊娠无明显腹痛;流产型有腹痛但不剧烈;破裂型腹痛较剧烈,伴贫血;陈旧性输卵管妊娠不规则阴道流血时间较长,曾有剧烈腹痛,后呈持续性隐痛。体征为腹部压痛或反跳痛、一侧髂窝压痛、宫颈举痛(包括阴道超声检查时)、宫体增大柔软。经阴道后穹隆穿刺可抽出不凝血。

输卵管间质部妊娠(intramural pregnancy)是特殊、少见的输卵管妊娠,输卵管间质部肌层较厚,妊娠可维持至 14~16 周才发生破裂。临床表现多为妊娠 14~16 周时突发性腹痛,伴有脸色苍白、手脚冰冷、大汗淋漓等休克症状。

异位妊娠时子宫内膜对异位妊娠产生的激素有反应,腺体呈分泌亢进、蜕膜样变和局灶 Arias-Stella 反应。手术切除送检标本有绒毛、胚胎/胎儿组织或新鲜种植部位。

（二）超声表现

输卵管妊娠的共同声像为子宫稍增大,子宫内膜明显增厚,但宫内无妊娠囊结构,有时可见子宫腔内积血,形成假妊娠囊声像。根据症状的轻重、结局分为 4 种类型。

1. 未破裂型 附件区可见一类妊娠囊环状高回声结构,壁厚回声强,中央呈无回声,似"甜面圈",故称为"甜面圈"征(Donut 征)。在类妊娠囊周围可记录到类滋养层周围血流频谱。停经 6 周以上经阴道扫查常可以见到卵黄囊、胚胎和原始心管搏动。此期盆腔和腹腔多无积液声像。

2. 流产型 附件区可见边界不清、形态不规则混合回声包块,包块内有时可以辨认类妊娠囊结构,盆腔内可见液体,量较少。

3. 破裂型 附件区可见较大、形态不规则混合回声包块,无明显边界,内部回声杂乱,难辨妊娠囊结构,盆、腹腔内大量游离液体,内有大量细密点状回声或云雾样回声。

4. 陈旧型 附件区可见实质性不均匀高回声包块,边界清楚,包块内不能辨认妊娠囊结构,可有少量盆腔积液。CDFI 包块内血流信号不丰富,可检测到怪异型血流频谱。

输卵管间质部妊娠是一种较特殊的输卵管妊娠,与子宫腔距离近,需要与宫角妊娠区分。超声表现为子宫内膜增厚,子宫腔内无妊娠囊,子宫底一侧向外突出一包块,内见妊娠囊结构,囊内可见胚芽或胎儿,妊娠囊周围有薄层肌组织围绕,但子宫内膜线在角部呈闭合状,子宫内膜与包块无连续关系。

（三）鉴别诊断

1. 难免流产 难免流产时子宫腔内妊娠囊变形,高回声环变薄,回声减低,与输卵管妊娠宫腔积血形成的假妊娠囊相似,但难免流产的妊娠囊内有时可见变形的卵黄囊(直径>7mm)及胚芽,双侧附件区无包块声像。

2. **黄体破裂**　多发生在月经周期后期,一般无停经史,腹痛突起。超声表现子宫未见明显增大,子宫内膜无明显增厚,患侧卵巢增大,可见不规则混合回声包块,盆、腹腔可见积液。血与尿 hCG 阴性。

3. **宫角妊娠**　妊娠囊位于一侧宫角,妊娠囊与子宫腔相连,子宫内膜在角部呈喇叭状,妊娠囊与内膜相连续。宫角妊娠有两种转归,如果大部分绒毛种植于宫腔内膜,妊娠过程中随着妊娠囊的增大,妊娠囊突入宫腔,成为正常妊娠,临床表现无特殊;若绒毛种植面正位于输卵管开口处,妊娠囊向输卵管间质部方向生长,则可发展成为输卵管间质部妊娠。

（四）临床意义

超声检查是辅助诊断输卵管妊娠的主要手段。经阴道超声扫查较经腹扫查能较早检出附件区包块,早期治疗,避免出现腹腔内大出血等危急情况。超声检查还能描述输卵管妊娠包块大小及盆腔出血多少,帮助临床医生决定治疗方案及手术方式。

三、多胎妊娠

（一）病理与临床

多胎妊娠(multiple pregnancy)是指一次妊娠同时有两个或两个以上胎儿的妊娠。人类的多胎妊娠中以双胎多见,三胎少见,四胎或四胎以上罕见。双胎妊娠可以是由两个独立的卵子或单个卵子受精而形成。大约 2/3 的双胎是双卵双胎,1/3 是单卵双胎。所有双卵双胎均是由两个胚泡种植而成,形成双绒毛膜囊双羊膜囊双胎妊娠。单卵双胎是在从卵裂到原条出现这一阶段,尚具有全能分化潜能的细胞群,每份都发育成一个完整胚胎的结果。根据两个全能细胞群分离时间的早晚不同,单卵双胎的绒毛膜、羊膜数目也不同,从而形成双绒毛膜囊双羊膜囊双胎、单绒毛膜囊双羊膜囊双胎、单绒毛膜囊单羊膜囊双胎。

早期妊娠时多胎妊娠与单胎妊娠相比,其差别不显著。中期妊娠时,多胎妊娠子宫明显增大,明显超过单胎妊娠子宫大小。晚期妊娠,子宫显著增大,可压迫腹腔内脏器,孕妇常难以平卧,特别是合并急性羊水过多或双胎输血综合征时。

多胎妊娠属高危妊娠,其围生期死亡率可高达 10%～20%。多胎妊娠对母儿均可有不良影响,多胎妊娠孕妇较单胎妊娠孕妇易合并妊娠高血压综合征、产后出血、产后感染等。胎儿并发症也多,如双胎生长不一致、双胎之一死亡等,其中联体双胎、无心畸胎序列征、双胎输血综合征等是单绒毛膜囊双胎特有的并发症。

（二）超声表现

1. **多胎妊娠的绒毛膜囊与羊膜囊的确定**　由于单绒毛膜囊双胎比双绒毛膜囊双胎妊娠具有更高的围生儿发病率和病死率,因此,明确双胎类型,对产前咨询和临床处理有非常重要的临床意义。

（1）双绒毛膜囊双羊膜囊双胎:所有双卵双胎及部分单卵双胎(受精后第 4 天分离)属此类。

1）胎盘绒毛声像:早期妊娠可以清晰显示两个绒毛膜囊。早期妊娠后期,两胎种植部位较远者可以显示两个分开的胎盘;两胎种植部位较近时,两个胎盘发生融合,融合处可见三角形的突起(即双胎峰)。偶尔两胎盘融合完全,无明显三角形突起。

2）双胎之间分隔膜:分隔膜较厚,尤其在早期。妊娠中晚期分隔膜变薄,较难判断,有时可显示三层或四层分隔膜。

3）胎儿性别:两胎若性别不同则可肯定是双卵双胎,但如果性别相同则可能是单卵双胎也可能是双卵双胎。

（2）单绒毛膜囊双羊膜囊双胎:此类双胎为单卵双胎的一种,分离发生在受精后第 4~8 天,羊膜囊形成之前,囊胚期内细胞团复制成两个发育中心,各自形成独立胚胎。两胎共用一个胎盘,可能发生双胎间输血。

1）胎盘绒毛声像:宫内仅见一个绒毛膜囊(孕 7~9 周检查时最为准确),一个胎盘,无"双胎峰",囊内可见两个羊膜囊、两个胚胎或胎儿。

2）双胎之间分隔膜：分隔膜较薄，仅能显示两层。

3）胎儿性别：两胎性别相同。

（3）单绒毛膜囊单羊膜囊双胎：此类双胎亦为单卵双胎的一种，分离发生在受精第9天后。两胎儿发生双胎间输血、脐带缠绕、连体畸形等机会明显增加。

1）胎盘绒毛声像：同单绒毛膜囊双羊膜囊双胎胎盘声像。

2）双胎之间分隔膜：两胎间无羊膜分隔，两个胚胎/胎儿均位于一个共同的羊膜囊内。

3）胎儿性别：两胎性别相同。

2. 多胎妊娠常见并发症

（1）双胎生长不一致（discordant growth of twins）：双胎体重相差在20%或以上可提示诊断，计算方法：(A-B)×100%/A，A为体重较重的胎儿，B为体重较轻的胎儿。比较双胎的腹围也可相对较准确预测双胎生长不一致，24周后双胎腹围相差20mm或以上对预测双胎出生后体重相差20%的阳性预测值达85%。

（2）连体双胎（conjoined twins）：连体双胎有多种类型，如头部连胎、胸部连胎、腹部连胎、脐部连胎、臀部连胎、双头连胎、双上半身连胎、面部寄生胎、背部寄生胎等。仅有一个胎盘及一个羊膜囊，两胎之间无分隔膜。两胎胎体的某一部位相连，不能分开，相连处皮肤相互延续。胎儿在宫内的相对位置较固定，总是处于同一相对位置，胎动时亦不会发生改变。

（3）无心畸胎序列征（acardiac twins sequence）：双胎中一胎形态、结构发育正常，另一胎出现严重畸形，以上部身体严重畸形为主，表现为无头、无双上肢、胸腔发育极差，部分无心畸胎上部身体结构难辨，仅表现为一不规则实质性团块组织回声，内部无内脏器官结构。下部身体发育相对较好，如可有双下肢等结构。胸腔内无心脏及心脏搏动，如果存在心脏残腔或心脏遗迹，可有微弱搏动。

（4）双胎输血综合征（twin-twin transfusion syndrome）：是指两个胎儿循环之间通过胎盘的血管吻合进行血液输注，从而引起一系列病理生理变化及临床症状，是单绒毛膜囊双胎的一种严重并发症，绝大多数为单绒毛膜囊双羊膜双胎。超声主要表现为单绒毛膜囊双羊膜囊双胎出现典型的一胎（供血儿）羊水过少/一胎（受血儿）羊水过多序列征改变，此外，受血儿膀胱增大，水肿或有充血性心力衰竭，表现为胸腹腔积液、心包积液、三尖瓣A峰<E峰，并可出现三尖瓣反流等；供血儿膀胱小或不充盈，脐动脉舒张期血流减少或反向，甚至胎死宫内。

Quintero等提出TTTS产前超声诊断标准为：①单绒毛膜双羊膜囊双胎（同性别，单胎盘，有一薄层分隔膜，"T"字征）。②两羊膜囊内的羊水量差异，受血儿羊水过多（20周前羊水最大垂直深度≥8cm，20周后≥10cm），供血儿羊水过少（羊水最大垂直深度≤2cm）。

基于产前超声表现将TTTS分为5级：

①Ⅰ级：供血儿羊水过少，受血儿羊水过多，可见供血儿膀胱。

②Ⅱ级：供血儿膀胱不显示；受血儿羊水过多。

③Ⅲ级：多普勒超声异常，可包括以下异常之一或以上：脐动脉舒张期血流频谱消失或反向、静脉导管a波血流消失或反向、脐静脉血流出现搏动。

④Ⅳ级：胎儿水肿。

⑤Ⅴ级：单胎或双胎之一死亡。

（三）鉴别诊断

1. 宫腔内粘连带　超声表现为宫腔内高回声带，细薄呈线样，为不完全的分隔带，走行无规律。宫腔内粘连带应与双羊膜囊双胎并其中一胎自然减灭鉴别，后者羊膜腔分隔完全，其两侧是独立的羊膜腔。

2. 双胎之一胎羊膜早破　羊水外漏时，该胎儿羊水少可表现为"贴附儿"，在双绒毛膜囊及单绒毛膜囊双胎中均可发生，应与双胎输血综合征鉴别。前者另一胎羊水正常，且不会出现双胎输血综合征受血儿的改变，如水肿、膀胱增大等。

（四）临床意义

多胎妊娠的绒毛膜囊及羊膜囊数对临床处理及预后有重要意义，超声在早期妊娠可准确评估。定期超声检查可对多胎胎儿生长速度及并发症进行监测，对预防并发症发生或在并发症发生时的及时处理提供重要依据。

四、胎儿生长受限

（一）病理与临床

胎儿生长受限（fetal growth retardation，FGR）是指孕 37 周后，胎儿出生体重<2 500g；或胎儿体重小于正常值的第 10 百分位数。

临床表现为孕妇子宫大小与孕周不符，宫高低于正常宫高平均值 2 个标准差，孕妇体重增加缓慢或停滞。凡能影响以下环节均可导致 FGR，如营养物质和氧气传输至胎盘、通过胎盘或胎儿对这些物质的吸收、胎儿生长速度的调节。这些影响因素可分为母体因素、子宫因素、胎盘因素和胎儿因素。

胎儿生长受限胎儿可分为匀称型（头部和身体成比例减小）和非匀称型（腹围缩小与头部、肢体不成比例）。匀称型生长受限是孕早期暴露于化学物品、发生病毒感染或非整倍体引起遗传性细胞发育异常等造成头部和身体成比例减小。非匀称型是在孕晚期因高血压等引起的胎盘功能下降，从而使反映肝脏大小的胎儿腹围减小，而大脑和头部可正常发育。

50% 的 FGR 病例病理学检查发现胎盘存在异常，其中最常见的胎盘异常包括胎儿血管血栓形成、慢性胎盘缺血、慢性绒毛膜炎，少见的异常包括梗死、慢性绒毛间质炎和感染性慢性绒毛炎。

（二）超声表现

1. FGR 的二维超声表现

（1）生长参数异常：头围（HC）、腹围（AC）、股骨长（FL）低于正常平均值的两个标准差（M-2SD），匀称型 FGR 的 HC/AC 比值正常；非匀称型 FGR 的 HC/AC（或 FL/AC）比值异常增加。

（2）胎儿大小与体重：当胎儿体重低于第 10 百分位数，可能为小于胎龄儿或 FGR，但 FGR 者多次超声评价可见生长速度降低，小于胎龄儿稳定生长。

（3）FGR 常合并羊水过少。当合并羊水增多时，胎儿染色体异常风险明显增高。

2. FGR 的多普勒超声表现　多普勒超声可以支持 FGR 的诊断，但不可排除 FGR 的可能。

（1）子宫动脉：在孕 34 周以前检查母体子宫动脉多普勒较有意义，主要表现为子宫动脉血管阻力增高，舒张早期出现明显切迹。

（2）脐动脉：正常情况下，晚孕期脐动脉 S/D≤3。脐动脉多普勒频谱舒张期成分减少、缺如或逆向，提示胎盘功能不良，胎盘循环阻力增高。脐动脉舒张末期血流缺如或反向者，围产儿死亡率高，不良妊娠结局增加。

（三）鉴别诊断

小于胎龄儿：小于胎龄儿稳定生长，生长速度正常，且多普勒超声脐动脉、子宫动脉等频谱无异常改变。

（四）临床意义

怀疑 FGR 者应进行羊水或脐血管穿刺染色体核型分析及基因测序，以除外胎儿染色体和基因异常。如果胎儿脐动脉、子宫动脉等多普勒存在异常时，应每星期复查一次检查。多普勒正常时，每 2~3 周复查一次超声，了解羊水量、胎儿生长速度及多普勒参数的变化。

五、巨大胎儿

（一）病理与临床

新生儿体重达到或超过 4 000g 者为巨大胎儿（fetal macrosomia）。糖尿病孕妇、孕妇肥胖或身材高大的父母易导致巨大胎儿的发生。临床表现为孕妇肥胖、孕期体重增加明显，腹部明显膨隆，子宫长度>35.0cm。

（二）超声表现

胎儿生长指标超过正常范围,胎儿双顶径(biparietal diameter,BPD)、HC、AC、FL、体重均超过正常值上限。部分巨大胎儿 BPD(HC)不超过正常值的上限,但 AC、体重超过正常值范围的上限。此外,巨大胎儿常合并羊水过多。

（三）临床意义

巨大胎儿分娩时可出现头盆比例不称,出肩困难,发生难产的概率高,肩难产可造成新生儿臂丛神经损伤、锁骨骨折、颅内出血等分娩并发症,甚至可造成新生儿死亡。母亲方面则可发生严重产道裂伤,甚至子宫破裂、尾骨骨折、尿漏等,因此产前超声预测巨大胎儿,指导分娩方式选择,对围生期保健有重要意义。

六、胎死宫内

（一）病理与临床

胎死宫内(intrauterine fetal death)是指妊娠物从母体完全排出之前胎儿发生死亡,胎心停止搏动。不同国家对胎死宫内的孕周界定不一,我国死胎的定义为孕 20 周以后的胎儿死亡及分娩过程中的死产。

胎儿严重畸形、脐带打结、胎盘早剥等可造成胎儿宫内死亡。孕妇自觉胎动消失,子宫不再增大。腹部检查:宫高与停经月份不相符,无胎动及胎心音。胎儿死亡时间长于 4 周,孕妇可感到乏力、食欲不振、下腹坠痛或有少量阴道出血。

（二）超声表现

胎死宫内时间较短者,胎儿形态结构无明显变化,实时二维、M 型、多普勒超声均显示胎儿无胎心搏动和胎动征象,CDFI 检测胎体、胎心均无血流信号,羊水、胎盘无明显变化。

胎死宫内时间较长者,除无胎心搏动和胎动外,可出现明显形态学异常,包括胎儿全身水肿,皮肤呈双层回声;颅骨重叠,颅内结构模糊不清;脊柱弯曲度发生改变,甚至成角;胸腹腔内结构模糊不清,可见胸腹腔积液;胎盘肿胀,内部回声减弱,绒毛膜板模糊不清,甚至胎盘轮廓难以分辨、成片状或团状高回声;羊水无回声区内出现大量漂浮点状回声,羊水量减少。

（三）临床意义

胎死宫内超过 4 周后可能引起母体凝血功能障碍。因此超声及时诊断,使死胎尽快排出母体,可防止胎盘组织发生退行性变,释放凝血素进入母体循环,引起弥漫性血管内凝血。

七、羊水过多与过少

（一）羊水过多

1. 病理与临床 妊娠晚期羊水量超过 2 000ml 为羊水过多(polyhydramnios)。分慢性羊水过多和急性羊水过多两种,前者是指羊水量在中晚期妊娠即已超过 2 000ml,呈缓慢增多趋势,后者指羊水量在数日内急剧增加而使子宫明显膨胀。

任何导致胎儿尿液生成过多、吞咽受阻(消化道闭锁、神经管缺陷、颈部肿物、膈疝、多发性关节挛缩、13-三体、18-三体)、羊膜与绒毛膜电解质转运异常(糖尿病、感染)都可导致羊水过多。

羊水过多常出现于中期妊娠以后,伴有孕妇腹围大于孕周,腹部不适或子宫收缩等。90% 病例表现为缓慢发展过程,10% 病例可表现为严重急性羊水增多。急性羊水过多者,子宫迅速增大造成的机械性压迫导致孕妇出现一系列的症状,压迫膈肌导致呼吸急促、压迫盆腔血管导致外阴及下肢水肿、偶见压迫输尿管引起少尿。临床检查方法包括测量宫高及腹部触诊,当出现腹部紧张、胎儿肢体触诊或胎心听诊不清时可提示羊水过多。

2. 超声表现 羊膜腔内可见多处羊水较深的区域,胎儿自由漂浮、活动频繁且幅度大,胎盘变薄,AFI ≥25.0cm 或最大羊水池深度≥8.0cm 为羊水过多。

羊水过多时,应仔细认真观察胎儿有无合并畸形存在,较常见的胎儿畸形有神经管缺陷,以无脑儿、脊柱裂最多见,其次为消化道畸形,主要有食管闭锁,十二指肠闭锁等,胎盘绒毛膜血管瘤、双胎输血综合征等也常导致羊水过多。

3. **临床意义**　超声检查包括评估羊水量及详细的胎儿解剖学结构检查,是寻找导致羊水过多原因的重要影像诊断工具,如果超声未发现胎儿畸形,临床上可根据羊水增长的速度及临床症状、孕周大小决定处理方案。

（二）羊水过少

1. **病理与临床**　妊娠晚期羊水量少于 300ml 为羊水过少(oligohydramnios)。导致羊水过少的原因有:双肾缺如、双肾发育不全、多囊肾、双侧多发性囊性发育不良肾、尿道梗阻、严重胎儿生长受限、胎膜早破、染色体异常(通常为三倍体)等。胎盘功能不良者常有胎动减少。胎膜早破者有阴道流液。腹部检查:宫高、腹围较小。

2. **超声表现**　超声检查时目测羊水无回声区总体上少,图像上很少出现羊水无回声区,胎儿紧贴子宫壁,胎儿肢体明显聚拢,胎动减少,最大羊水池深度≤2.0cm,在妊娠 37 周前 AFI≤8.0cm 或在妊娠 37 周后 AFI≤5.0cm。

发现羊水过少时,应进行详细系统胎儿畸形检查,尤其是胎儿泌尿系统畸形,如双肾缺如、双侧多囊肾、双侧多囊性发育不良肾、尿道梗阻、人体鱼序列征等。

3. **临床意义**　超声检查亦是寻找导致羊水过少原因的重要影像诊断工具,重点应注意胎儿泌尿系统的解剖结构检查。对于确诊羊水过少且不伴有胎膜早破及胎儿异常的患者,超声还可以每周随诊以监护胎儿生长发育,包括羊水量、脐动脉多普勒检查及妊娠 26 周以后的生物物理评分等一系列生长指标监测。

第三节　胎盘脐带异常

一、前置胎盘

（一）病理与临床

前置胎盘(placenta previa)可发生于 0.4%~0.8% 的妊娠中,是指妊娠 32 周后胎盘部分或全部位于子宫下段,甚至胎盘下缘达到或覆盖子宫颈内口,其位置低于胎先露部。

前置胎盘病因未明,但已证实与孕妇年龄(>35 岁)、经产数、剖宫产史有关,其他原因与吸烟、酗酒、流产史、前置胎盘史有关。

前置胎盘的分类,通常根据胎盘下缘与子宫颈内口的关系来定。以往前置胎盘分为完全性前置胎盘、边缘性或部分性前置胎盘、低置胎盘,目前认为边缘性或部分性前置胎盘在临床上很难区分,不再保留这两种类型,把所有覆盖子宫颈内口的胎盘称为前置胎盘,胎盘下缘距子宫颈内口 2cm 以内、但是未覆盖子宫颈内口任何部位的胎盘称为低置胎盘。

值得注意的是胎盘下缘与子宫颈内口的关系,随诊断时期不同而有变化,分类可随之改变。因此前置胎盘应以最后一次超声检查结果为准。

孕妇妊娠晚期常发生反复无痛性阴道出血。但亦有少数完全性前置胎盘直至妊娠足月而无阴道流血,不过一旦出血,血量较多。胎儿可发生窘迫,甚至胎死宫内。因子宫下段有胎盘占据,影响胎头下降,故往往胎头高浮,常伴有胎位异常,主要是臀位。在耻骨联合上缘可听到胎盘杂音。部分前置胎盘合并胎盘植入。

（二）超声表现

前置胎盘的正确诊断要求了解子宫颈内口与胎盘的关系,必要时可在膀胱适当充盈状态下经腹部进行检查,或采取经会阴及经阴道仔细扫查,来确诊前置胎盘。只要选择合适的方法和条件,超声诊断前置胎盘是目前最可靠的方法,诊断正确率可达 95% 以上。经阴道超声由于其分辨率高以及离子宫颈内口近,图像质量好,可准确地诊断前置胎盘。有研究报道经腹超声相对经阴道超声有 25% 的前置胎盘是不正确或模棱两可的。如果无阴道壁水肿、胎膜早破,即使存在少量阴道出血,行阴道超声检查也无明显禁忌,但是应注意操作轻柔和预防感染,不要将探头一开始即抵达子宫颈或穹隆,而是先将探头插入阴道中段,如能获得满意的子宫颈内口和胎盘下缘的图像,就不必再推进探头。如果存在阴道壁水肿、胎膜早破、阴道炎及阴道出血较多等情况,采取经会阴超声检查,可避免胎头颅骨声影的干扰,较好地显示胎盘下缘与子宫颈内口的关系,较经腹部超声更准确地诊断前置胎盘。

胎盘位置较低,附着于子宫下段或覆盖子宫内口,胎先露至膀胱后壁或至骶骨岬的距离加大。

1. **低置胎盘** 胎盘最低部分附着于子宫下段,胎盘下缘距子宫颈内口 2cm 以内,接近但未抵达子宫颈内口。

2. **前置胎盘** 子宫颈内口完全被胎盘组织覆盖。横切面时,子宫颈上方全部为胎盘回声。

3. 有剖宫产史合并前置胎盘,且胎盘附着在子宫前壁下段时,应仔细观察是否存在胎盘植入的可能。

4. 胎盘附着在子宫后壁,因胎先露部遮住胎盘回声,经腹部超声不能充分显示胎盘与子宫颈内口的关系,容易漏诊前置胎盘。此时应将孕妇臀部垫高,在腹部用手向上轻推胎先露,使后壁胎盘在羊水的衬托下显示清楚,或采取经会阴或经阴道超声扫查以免漏诊。

5. 孕 16 周之前,一般不进行前置或低置胎盘的诊断,确诊前置胎盘应该在 32 周以后进行。

（三）鉴别诊断

1. **胎盘边缘血窦破裂** 临床上可有明显阴道出血,与前置胎盘表现相似。但超声检查子宫颈内口上方无胎盘覆盖,胎盘位置可正常,胎膜下可见出血所致的不均质低回声。

2. **子宫下段局限性收缩** 子宫下段收缩时,肌壁增厚隆起,回声增高,类似胎盘回声,可误诊为低位胎盘或前置胎盘,待子宫收缩缓解后复查可区别。

3. 在膀胱过度充盈的情况下,子宫下段受膀胱压迫,前后壁贴近,造成子宫颈内口上移假象,出现前置胎盘的假阳性。应在排尿后适度充盈膀胱的状态下再检查可减少这种假阳性的发生。

（四）临床意义

前置胎盘是妊娠晚期阴道出血的常见原因之一。严重出血不仅危及孕妇生命,而且常常因此必须终止妊娠。超声检查胎盘定位是诊断前置胎盘的首选方法,安全、简便、准确、可重复,对减少围生期孕妇及胎儿的死亡率有重大价值。

二、胎盘早剥

（一）病理与临床

胎盘早剥(placental abruption)是在妊娠 20 周后或分娩期胎儿娩出前,胎盘部分或全部从子宫壁分离,引起局部出血或形成血肿。

胎盘早剥与下列因素有关:①血管病变:重度妊娠高血压综合征、慢性高血压及慢性肾脏疾病等全身血管病变患者;胎盘底蜕膜小动脉痉挛硬化,引起远端毛细血管缺血坏死、破裂出血,导致宫壁与胎盘分离;②机械性因素:如腹部外伤、外倒转术矫正胎位、脐带过短或脐带绕颈及子宫腔内压骤减等导致胎盘早剥;③子宫静脉压突然增高:当孕妇长时间处于仰卧位时,妊娠子宫压迫下腔静脉,使子宫静脉压增高,蜕膜静脉床充血,可引起部分或全部胎盘剥离。

胎盘早剥根据出血去向可分为显性、隐性及混合性 3 种类型。胎盘剥离所出血液经子宫颈阴道向外流出,称显性剥离或外出血;如果胎盘剥离后所出血液积聚在胎盘与子宫壁之间,即为隐性剥离;当出血到一定程度时,血液冲开胎盘边缘与胎膜而外流,形成混合性出血即混合性剥离。根据出血程度分为轻型和重型两种类型:轻型者胎盘剥离面不超过胎盘面积的 1/3,包括胎盘边缘血窦破裂出血,以阴道出血为主要临床表现,体征不明显;重型以隐性出血为主,胎盘剥离面超过胎盘面积的 1/3,同时有较大的胎盘后血肿,主要症状为突发性剧烈腹痛,可无或仅有少量阴道出血,可有贫血。腹部检查:子宫压痛、硬如板状,胎位不清,胎儿严重宫内窘迫或死亡。

胎盘早剥主要病理变化是底蜕膜出血,形成血肿,使胎盘从附着处分离。出现胎盘早剥时,有时大体标本可见层状黏附性血块,有时血块进入并破坏附近胎盘实质,陈旧性胎盘剥离的血凝块变得坚硬、干燥、纤维化,最终呈褐色。粘附性血凝块附近胎盘可以是暗红色、变薄或坚硬呈灰色。

（二）超声表现

尽管关于胎盘早剥的超声征象早已进行系统总结(如下文),然而其产前超声检出率仍然很低,根据报道有 2% ~50% 。Sholl 报道了 48 例胎盘早剥,仅 25% (12 例)在产前超声上有表现。胎盘早剥的临床表现与体征在产前诊断中仍然非常重要,超声表现阴性者,不能排除胎盘早剥。胎盘早剥因胎盘着床部位、剥离部位、剥离面大小、出血时间等的不同,胎盘早剥有不同超声表现。

1. **隐性剥离**　胎盘后方无血液积聚,胎盘形态无变化,超声难以诊断。

2. **显性剥离**　由于受剥离部位积聚血液的影响,剥离区的胎盘增厚,既可表现为胎盘后方与宫壁间的包块回声,该处胎盘胎儿面突向羊膜腔。CDFI 无明显血流信号,也可表现为胎盘异常增厚,呈不均匀高回声,胎盘厚度>5cm。凝血块突入羊膜腔时,可形成羊膜腔内肿块,为重型胎盘早剥的声像。

3. 胎盘与子宫壁之间形成的血肿内部回声杂乱,随胎盘剥离出血时间的不同而表现多种多样,文献报道急性期 10~48 小时包块内部较为均匀的高回声,剥离出血后 3~7 天包块为等回声,1~2 周后变化为内部混有高回声团的无回声,2 周后血块的一部分变为无回声。

4. 如果剥离面过大,可能出现胎心减慢甚至胎死宫内。

5. **胎盘边缘血窦破裂**　如果胎盘边缘与子宫壁剥离,胎盘边缘胎膜与宫壁分离、隆起,胎膜下出血表现为不均质低回声,形成胎盘后血肿。

（三）鉴别诊断

1. **胎盘内血池**　位于胎盘实质内,在胎盘切面内呈不规则形无回声区,内有云雾样回声流动。

2. **胎盘后方子宫肌瘤**　边缘较清,形态规则,常呈圆形或类圆形,多呈不均质低回声,CDFI 可见肿块内血流信号。

3. **胎盘囊肿**　位于胎盘的羊膜面或母面,边缘清楚,圆形,壁薄,内部为无回声,CDFI 包块内无血流信号。

4. **胎盘血管瘤**　多位于绒毛膜板下胎盘实质内,可突向羊膜腔,回声较均匀,边界清,CDFI 包块内可见较丰富血流信号。

5. **子宫局部收缩**　若发生在胎盘附着处,可见向胎盘突出的半圆形低回声,可根据子宫舒张后图像恢复正常与血肿鉴别。

（四）临床意义

如果剥离面较小,无明显临床症状,临床要求超声检查的概率少。剥离面较大时,出现腹痛、阴道出血等临床症状,应行超声检查,可以发现和诊断胎盘早剥,指导临床及时处理可避免出现子宫胎盘卒中、产后大出血等危重情况。但胎盘位于后壁时,诊断较困难,应结合患者病史和体征作出判断。胎盘早期剥离一经诊断明确,应考虑立即终止妊娠,拖延时间越长,发生不良结局的机会增加。如果剥离出血广泛,母体可能发生休克和 DIC,胎儿可能出现宫内缺氧或胎死宫内。因胎盘早剥导致的围生儿死亡占所有围生儿死亡的 15% ~20% ,15 倍于无胎盘早剥者。

三、胎盘植入

（一）病理与临床

胎盘植入(placenta accreta)是指胎盘附着异常,表现为胎盘绒毛异常植入到子宫肌层。

大部分患者有刮宫、剖宫产等宫腔操作病史。胎盘植入大多因为蜕膜基底层缺乏,蜕膜部分或完全由疏松结缔组织替代,因此子宫瘢痕、黏膜下肌瘤、子宫下段、残角子宫等部位容易发生胎盘植入。合并前置胎盘可出现阴道出血。产后出现胎盘滞留、大出血、子宫穿孔、继发感染等。

正常子宫胎盘植入的发生率为 1/22 154，但瘢痕子宫胎盘植入发生率上升到 93/1 000。如果患者有3~4 次剖宫产史，胎盘前置和胎盘植入的发生率则升高到 67%。据文献报道，泰国、智利、新几内亚等地区的发生率较高。

根据植入程度，胎盘植入通常分为三种类型：①植入较浅胎盘仅与宫壁肌层接触；②植入较深，胎盘绒毛深达深部肌层；③植入更深者胎盘绒毛穿透宫壁肌层，常侵入膀胱或直肠，这三种情况分别称为胎盘粘连、胎盘植入、胎盘穿透。产前超声检查尚难以明确区分这三种类型的胎盘植入，通常需要经产后组织病理检查才能明确区分。另外根据胎盘植入面积又可分为完全性和部分性两类。完全性者反而不出血，而部分性者则出血。

（二）超声表现

认真分析胎盘后混合回声有助于胎盘植入的诊断。正常情况下，胎盘后方可显示无回声的胎盘后血管（主要是子宫静脉）、低回声的子宫肌层、高回声的蜕膜界面等，如果出现下述一项以上超声特征，即应警惕胎盘植入可能。据报道，国外胎盘植入产前超声诊断的敏感性为 30% ~ 90%，国内报道为7.1% ~ 62%。胎盘植入的超声诊断方法如下。

1. 胎盘后方子宫肌层低回声带消失或明显变薄<1mm。

2. 胎盘后间隙消失。正常情况下，孕 18 周后胎盘与子宫肌壁间为一带状无回声分隔，为静脉丛。胎盘植入时由于蜕膜缺乏或发育不全，该无回声区部分或完全消失。

3. 子宫与膀胱壁的强回声线变薄，变为不规则或中断。

4. 在胎盘植入时，胎盘内常存在显著的多个无回声腔隙，通常也称作"硬干酪"现象。这种征象最早可在孕 16 周时观察到。

5. 胎盘附着处出现子宫局部向外生长的包块。在极少数胎盘绒毛组织侵及膀胱的病例中，经腹超声可能显示与子宫相邻的膀胱浆膜层强回声带消失，表现为一个局部外突的、结节状、增厚的膀胱壁包块。

6. 既往有剖宫产史，有前壁胎盘合并前置胎盘时应高度警惕胎盘植入的可能。

7. 彩色多普勒显示胎盘周围血管分布明显增多，并且粗而不规则。虽然胎盘周围血管间隙于胎盘正常附着时也很常见，但有胎盘植入的患者的胎盘血管间隙趋向于更多更大。

8. 已有早孕期诊断胎盘植入的研究报告，该作者主要研究有剖宫产史的高危孕妇，发现如果滋养细胞植入位置低，子宫切口瘢痕被滋养细胞覆盖，胎盘植入可能性高。

9. 有研究认为 MRI 用于诊断胎盘植入优于超声，特别是除了前壁下段以外的植入，因此对于胎盘植入高危孕妇，应建议行 MRI 检查。

（三）鉴别诊断

胎盘植入应与胎盘内血池鉴别，胎盘血池表现为胎盘内有一个或数个无回声腔隙，内见缓慢流动血流，结合胎盘与子宫肌层关系综合分析可供鉴别。

（四）临床意义

胎盘植入可导致产后大出血、子宫穿孔、继发感染等，是产科严重并发症。对超声提示诊断者临床可以提前计划治疗方案。

四、胎盘血管瘤

（一）病理与临床

胎盘血管瘤（placenta hemangioma）又称胎盘绒毛膜血管瘤，是一种原发性良性非滋养层肿瘤，较少见。

病理检查发现肿瘤多生长在胎盘表面，较少生长在胎盘实质内。肿瘤大小不一，小者产前容易漏诊，亦无并发症。大者(通常指肿瘤直径>5cm)可产生一些母儿并发症,而且血管瘤越大,越接近脐带胎盘入口处,其产生并发症的危险性越大。常见并发症为羊水过多、妊娠高血压综合征、低体重儿、早产,其他少见的胎儿并发症有胎儿非免疫性水肿、胎儿宫内窘迫、死胎。也有胎盘血管瘤合并先兆子痫、产前母体血清 AFP 升高的报道。

(二)超声表现

1. 肿瘤为边界清楚的圆形或类圆形肿块,位置常邻近脐带入口,靠绒毛膜表面,内部回声以低回声或蜂窝状无回声较多见,高回声较少见,后者可能与肿瘤内部既往发生过出血、梗死、纤维化等病理变化有关。

2. 肿块较大者常合并羊水过多或胎儿宫内生长迟缓。

3. 评价和监测胎儿循环负荷,胎儿其他并发症,如胎儿心脏增大、水肿、胎儿宫内窘迫。彩色多普勒超声测量脐动脉血流的各参数对评价有无胎儿宫内窘迫很有用。

4. 肿瘤内部血流较丰富,彩色多普勒可显示肿瘤内有高速或低速血流。

5. 如果肿块直径接近 5cm,即使无母胎并发症的有关异常超声表现,也应行系列超声检查追踪观察,一般 2~3 周复查 1 次。

(三)鉴别诊断

1. **胎盘内血池**　位于胎盘实质内,呈不规则形无回声区,内有流动的云雾样回声。

2. **胎盘后方子宫肌瘤**　边缘较清,形态规则,常呈圆形或类圆形,多呈不均质低回声,CDFI 可见肿块内血流信号。

3. **胎盘囊肿**　位于胎盘的胎儿面或母面,边缘清楚,圆形,壁薄,内部为无回声。

4. **胎盘畸胎瘤**　位于羊膜与绒毛膜间,为囊实性混合性肿块,40% 有钙化,肿块内常有强回声团伴声影,有时可见骨骼回声。

(四)临床意义

胎盘血管瘤是一种良性肿瘤,一般不伴胎儿结构畸形,预后较好。肿瘤直径>5cm 者,易发生母胎并发症,尤其肿瘤接近脐带胎盘入口处时,母胎并发症更易发生,产前应每 2~3 周对肿瘤及胎儿观察一次,加强胎儿监护。

五、胎盘囊肿

(一)病理与临床

胎盘囊肿(placental cyst)是一类良性的继发性胎盘肿瘤,较为常见,直径为 0.5~2cm,偶尔可大到 8~10cm。胎盘囊肿根据起源及部位可分为两类。

1. **羊膜囊肿(amniotic cyst)**　位于胎盘胎儿面的羊膜和绒毛膜血管下,可靠近脐带附着处,常因羊膜皱褶粘连而形成,多单发,直径数毫米至数厘米不等,囊内含黄色透明液体,有时可凝集并有出血,多不影响胎盘功能。

2. **绒毛囊肿(chorionic cyst)**　常位于胎盘母体叶间隔绒毛膜端,故又称间隔囊肿(septal cyst),是胎盘组织中常见的小囊肿,多见于水肿的胎盘、糖尿病或母胎 Rh 型血型不合的胎盘,可能为胎盘叶间隔顶端缺血后液化囊性变形成。

(二)超声表现

胎盘囊肿产前超声主要表现为胎盘胎儿面或胎盘实质的无回声区,前者向羊膜腔突出,后者位于胎盘实质内,边界清晰,包膜完整,内透声好;如合并囊壁出血时,囊肿内液区透声差;囊壁及基底部均无彩色多普勒血流信号;常为单个,直径数毫米至数厘米不等。

(三)鉴别诊断

1. **胎盘静脉血池**　位于胎盘实质内,在胎盘切面内,呈不规则形无回声区,内有云雾样回声流动。

2. 胎盘血管瘤 超声可见胎盘胎儿面圆形包块,有包膜,边界清,内呈低回声,回声不均,见网状或条索状回声,可探及血流信号。

3. 脐带囊肿 脐带某一段胶质内见囊性无回声,囊壁菲薄、光滑整齐,囊肿向外突起,彩色多普勒显示囊内无血流信号,其旁边可见正常脐血管。当囊肿位于脐带胎盘插入口时,两者超声鉴别困难。

（四）临床意义

胎盘囊肿多数比较小且多突向羊膜腔,对胎盘不会产生明显压迫,胎盘功能不受影响,不需做特殊处理。如果胎盘囊肿体积较大时在分娩过程中存在破裂和出血风险,可适当放宽剖宫产手术指征。同时应注意妊娠期囊肿破裂,因其可引起胎盘局部出血,严重时甚至发生胎盘早剥,危及母儿安全,故需严密观察,一旦确诊胎盘早剥,应立即终止妊娠,娩出胎儿以控制子宫出血。

六、单脐动脉

（一）病理与临床

正常脐带中有两条脐动脉与一条脐静脉,脐带中仅有一条脐动脉者称为单脐动脉(single umbilical artery,SUA)。

单脐动脉的发生可能是一支脐动脉先天性未发育,在镜下只见到一支脐动脉,而无第二支脐动脉痕迹;也可能是胚胎初期存在两支脐动脉,但以后在发育过程中一支脐动脉继发性萎缩而逐渐消失,在镜下除见到一支脐动脉外,还可见到一根十分细小而萎缩的血管,管腔闭锁,甚至仅见到血管壁或弹力纤维的痕迹。

单脐动脉本身可无明显临床表现,但单脐动脉可能增加 FGR 及染色体异常的风险。合并胎儿畸形者,出现相应临床表现。

（二）超声表现

在膀胱水平横切面上膀胱两侧只能显示一条脐动脉,CDFI 显示更清楚。在游离段脐带的横切面上,正常由两条脐动脉和一条脐静脉组成的"品"字形结构消失,而由仅含一条脐动脉和一条脐静脉组成的"吕"字形结构所取代,CDFI 显示一红一蓝两个圆形结构。

（三）鉴别诊断

1. 双脐动脉之一细小 膀胱横切面,CDFI 检查只见一条脐动脉,但将探头向头侧或足侧偏斜,还可见另一条细小的脐动脉,脐动脉游离段横切面可见三个圆形无回声断面,其中一个相对细小。

2. 胎儿股动脉 当胎儿下肢屈曲贴近胎儿腹壁时,膀胱横切面上有时可将胎儿股动脉误认为脐动脉,漏诊单脐动脉。追踪血管的走行方向可资鉴别。

（四）临床意义

单纯单脐动脉预后良好。合并畸形时,其预后视合并畸形情况而定。但到目前为止,尚未发现单脐动脉与某种特定畸形存在明确的相关性。单脐动脉可能与所有较大器官畸形有关,也可能与染色体异常有关,而且具有单脐动脉的胎儿,即使无相关畸形存在,其 FGR 的危险性也可能增加。超声检查发现单脐动脉后,应仔细扫查胎儿有无合并其他部位畸形。

第四节 胎 儿 畸 形

一、胎儿中枢神经系统发育异常

胎儿中枢神经系统畸形是最常见的先天畸形之一,据欧美国家的一项长期监测研究表明,新生儿中发生率达 3%～4%。自发性流产病例中此类畸形发生率更高。神经系统畸形是超声最早用于产前诊断的领域之一,随着现代高分辨率超声仪器及阴道超声的进展,超声可在神经系统发育早期对其进行观察。但神经系统的胚胎发育本身是一个非常复杂的过程,在其生长发育过程中,其内部结构也在不断变化着,不同时期,脑内结构可以有不同表现,同时脑内结构复杂,产前超声对所有脑内结构都辨认出来是困难的。回顾现有的关于产前超声预测神经系统畸形敏感性的研究内容,一些对低危人群的胎儿神经系统初步筛查的研究报道其敏感性达80%以上,这可能高估了其诊断能力。因为这些研究都只是短期追踪,只包括开放性脊柱裂、无脑儿、脑膨出等严重结构畸形。现已经证实许多因素对产前超声诊断胎儿颅脑畸形有一定的影响。如在妊娠早期,即便是很严重的畸形也只有很轻微的超声表现;大脑在孕晚期甚至在新生儿期仍在不断发育,因此超声检查对神经系统增生相关的异常(如小头畸形、肿瘤及大脑实质的异常)诊断能力十分有限。另外,有些脑部病变不是由于胚胎发育异常所致,而是继发于产前或产时的损伤。即使是很有经验的专家,对一些神经系统异常都难以、甚至不能够给予宫内诊断,此部分异常的发生率也同样不可能得到准确判断。本章节主要简单介绍几种胎儿常见的神经系统畸形。

（一）无脑畸形

1. **病理与临床**　无脑畸形(anencephaly)系前神经孔闭合失败所致,是神经管缺陷的最严重类型。其主要特征是颅骨穹隆缺如(眶上嵴以上额骨、顶骨和枕骨的扁平部缺如),伴大脑、小脑及覆盖颅骨的皮肤缺如,但面部骨、脑干、部分枕骨和中脑常存在。眼球突出,呈"蛙样"面容。

2. **超声表现**　颅骨在孕12周后才骨化,超声在此前一般不诊断无脑畸形。孕12周后,无脑畸形超声表现主要有:颅骨强回声环缺失,仅在颅底显示部分强回声的骨化结构及脑干与中脑组织,无大脑半球,有人称之为"瘤结"。头颅形态严重异常,不能测量双顶径。面部冠状切面与双眼球横切面均可显示双眼球向前突出,呈蛙状面容,眼眶上方无颅盖骨。有时可显示胎手碰触搔扒暴露在羊水中的脑组织。脑组织破碎,脱落于羊水中,使羊水变"混浊",回声增强,大量点状回声在羊水中漂浮,似"牛奶样"羊水。50%合并颈段或腰骶段脊髓脊膜膨出。妊娠后期,因吞咽反射缺乏致羊水增多。

3. **鉴别诊断**

（1）小头畸形:颅骨强回声环存在,双顶径、头围等生物学测量参数明显减小,前额后缩。

（2）露脑畸形:颅盖骨部分或完全缺失,脑组织存在,但结构紊乱,浸泡于羊水中。

4. **临床意义**　无脑畸形预后极差,一般在出生后几小时内死亡。因此,无脑畸形一旦作出诊断,应终止妊娠。

（二）脑膨出及脑膜膨出

1. **病理与临床**　脑膨出(encephalocele)是指颅骨缺损伴有脑膜和脑组织从缺损处膨出,脑膜膨出(meningocele)则仅有脑膜而没有脑组织从颅骨缺损处膨出。从胎头额部起,沿颅顶中线至后枕部均可发生脑或脑膜膨出(约占85%),其中约75%发生在枕部。少部分发生在偏中线的其他部位,如顶部偏中线区(约占12%)。包块可大可小,包块内容物为脑膜、脑脊液和/或脑组织。常伴有小头、脑积水、脊柱裂,可见于羊膜带综合征、Meckel-Gruber综合征、Walker-Warburg综合征等。额部脑或脑膜膨出常伴有面部中线结构畸形,如眼距过宽、鼻畸形等。

2. **超声表现**　颅骨强回声连续性中断,是脑或脑膜膨出的特征性超声表现之一。当颅骨缺损处有脑组织和脑膜膨出时,呈不均质低回声包块,当有大量脑组织膨出时,可导致小头畸形。当颅骨缺损处仅有脑膜膨出时,囊内仅含脑脊液而呈无回声区。

3. **鉴别诊断**　颈部脑膜膨出应与颈部水囊瘤相鉴别,而位于额部者应注意和额、鼻部的畸胎瘤相区别。位于额部脑或脑膜膨出,常有眼距过宽、面部畸形、胼胝体发育不良等。

4. **临床意义**　该病预后与膨出的部位、大小、膨出的脑组织多少、染色体是否异常、有无合并其他畸形等有关。脑组织膨出越多、合并其他畸形越多或染色体异常者,其预后越差。脑或脑膜膨出新生儿总死亡率约40%,存活者80%以上有智力和神经系统功能障碍。额部小的脑膨出,不伴有其他畸形时,其预后较其他部位的相同大小脑膨出预后好,这可能与小部分额叶皮质缺失仅引起较少的神经功能缺损有关,但额部脑膨出可导致语音障碍。

（三）脊柱裂

1. **病理与临床**　脊柱裂(spina bifida)是后神经孔闭合失败所致,主要特征是背侧两个椎弓未能融合,脊膜和/或脊髓可通过未完全闭合的脊柱疝出或向外暴露。可以发生在脊柱的任何一段,常见于腰骶部和颈部。脊柱裂的分类方法很多,以往主要根据是否有明显临床体征将脊柱裂分为隐性脊柱裂和显性脊柱裂,但这一分类方法不适合产前超声诊断,我国卫生与人口计划生育委员会在产前诊断管理办法中采用了开放性与闭合性脊柱裂的分类方法,该分类法是根据是否有神经组织(神经基板)暴露在外或病变部位是否有完整的皮肤覆盖将脊柱裂分为开放性脊柱裂和闭合性脊柱裂。

2. 超声表现

(1)开放性脊柱裂:背部皮肤缺损,神经组织与外界相通,脑脊液可以通过裂口进入羊膜腔,导致脑脊液的循环障碍,从而出现一系列颅脑声像图和羊水化学成分改变。因此产前可通过特征性脊柱、颅脑声像图改变、母体血清学 AFP、羊水 AFP、羊水乙酰胆碱酯酶测定等手段诊断开放性脊柱裂。声像图表现包括:

1)脊柱声像图改变:①矢状切面上,正常脊柱椎体和椎弓骨化中心形成的前后平行排列的两条串珠样强回声带,在脊柱裂部位后方的(椎弓骨化中心所形成的)强回声线连续性中断,同时该处皮肤高回声带和软组织低回声缺损。合并脊膜和脊髓脊膜膨出时,裂口处可见一囊性包块,包块内有马尾神经或脊髓组织,壁较薄。较大脊柱裂时,矢状切面可显示明显的脊柱后凸畸形。②脊柱横切面时脊椎三角形骨化中心失去正常形态,位于后方的两个椎弓骨化中心向后开放,呈典型的"V"柱或"U"字形改变。③脊柱冠状切面亦可显示后方的两个椎弓骨化中心距离增大。

2)颅脑声像改变:特征性颅内改变是颅后窝池消失及小脑异常,后颅窝池消失,小脑变小,弯曲向前似"香蕉",称为"香蕉小脑",即小脑扁桃体疝,又称为 Chiari Ⅱ 畸形。有文献报道,几乎所有的开放性脊柱裂都表现为小脑异常及颅后窝池消失。这个特征对于鉴别开放性和闭合性脊柱裂非常重要。其他颅脑声像图改变有"柠檬头"征、脑室扩大、双顶径小于孕周等。

3)并发症:常并发羊水过多、脑积水及无脑畸形。

4)合并畸形:最常见为足内翻畸形,也可有足外翻、膝反屈、先天性髋关节脱位。其他畸形有染色体畸形、肾脏畸形等。

(2)闭合性脊柱裂声像图表现:闭合性脊柱裂种类较多,脊柱声像表现不尽相同,但具有共同特征即背部皮肤连续完整。有包块型闭合性脊柱裂且包块较大时,矢状切面和横切面背部均可见包块,能够观察到包块与椎管的关系,病变范围较广时,亦可观察到位于后方的两个椎弓骨化中心向后开放,呈典型的"V"或"U"字形改变。对于无包块型闭合性脊柱裂,除尾端退化综合征外,脊柱声像改变均不明显,很难被产前超声所检出。尾端退化综合征表现为尾端椎体缺如,合并多种畸形,产前有可能被检出,但需要特别有经验的医生才有可能检查出来。脊髓纵裂脊柱冠状切面显示后方的两个椎弓骨化中心距离增大,两者之间可见高回声包块将脊髓分为两半。颅脑无明显异常声像改变。

(3)脊柱裂合并其他畸形:包括足内翻、足外翻、膝反屈、先天性髋关节脱位、脑积水、肾脏畸形、羊水过多等。

当发现脊柱裂后,应仔细观察背部皮肤的连续性是否中断,有无"柠檬"征、"香蕉小脑"、脑积水等颅脑声像图改变,以区分是开放性还是闭合性脊柱裂。脊柱后方有囊性包块时,因仔细观察囊壁厚度,是单纯的脊膜覆盖,还是由较厚皮肤覆盖,囊内容物的回声强弱,是单纯的液性回声,还是包含神经组织,病变所在部位,同时也要观察圆锥水平、椎体有无异常和有无脊柱侧弯畸形。另还应对胎儿全身做系统的评价,观察有无伴发其他畸形。尾端细胞团与泄殖腔的发育在同一时期,因此尾端脊柱异常时常伴发下消化道和泌尿生殖道畸形,如脐膨出、泄殖腔外翻、肾脏畸形等。

3. 鉴别诊断 半椎体可伴脊柱侧凸畸形,颅后窝池存在,皮肤连续性完好,脊柱横切面和冠状切面可见椎体的一侧存在,另一侧缺如,无囊性包块膨出。

4. 临床意义 脊柱裂的预后与病变平面及囊内容物有关。病变平面越低,病变内含脑脊液及神经组织越少,其预后越好。约 25% 为死产胎儿。

开放性脊柱裂常导致脊神经损伤,引起双下肢运动障碍和大小便失禁,另外 Arnold-Chiari Ⅱ 型畸形导致脑室扩张或脑积水,影响运动、脑神经、认知功能。

闭合性脊柱裂的预后明显好于开放性脊柱裂。闭合性脊柱裂受累段脊髓神经损伤常常较轻,新生儿和婴幼儿期症状不明显,随着年龄增长椎管生长较脊髓快,而脊柱裂导致脊髓圆锥及马尾神经丛和椎管后壁的粘连,使脊髓圆锥位置不能随发育而向头侧位移,被粘连部位或者异常神经终丝牵拉缺血,导致脊髓栓系综合征,神经功能受损症状可能会越来越明显,但随着诊断水平提高、诊断时间提早及神经外科显微手术发展,闭合性脊柱裂的治疗已取得较好临床疗效。

（四）脑积水

1. **病理与临床**　胎儿脑积水(hydrocephalus)是指脑脊液过多地聚集于脑室系统内,致使脑室系统扩张和压力升高。其发生率在新生儿中发生率约 2‰。侧脑室后角宽径>10mm,<15mm 为轻度脑室扩张。侧脑室后角宽径>15mm 为脑积水或重度脑室扩张,第三脑室和第四脑室也可增大,如果没有合并其他脑发育异常称为孤立性脑积水。

中脑水管狭窄是脑积水最常见的原因,可因胎儿宫内病毒感染、常染色体隐性基因及 X 连锁隐性基因引起。此外脉络丛乳头状瘤可导致脑脊液产生过多、Dandy-Walker 综合征可引起第四脑室正中孔和外侧孔闭锁,以及某些原因影响脑脊液吸收等均可导致脑积水。

单纯轻度脑室扩张不伴有其他异常时,大部分不会发展成为脑积水,但少数病例可能为脑损伤或脑发育异常的早期表现。有作者对 234 例侧脑室扩张资料分析后发现 23% 的病例出现不良结果。围生期病死率为 4%。染色体异常,主要为 21-三体综合征,发生率为 4%。9% 的病例中孕期超声未检出畸形,11% 出现神经系统后遗症。

2. **超声表现**　脑室系统扩张,脉络丛似"悬挂"于侧脑室内。可为一侧侧脑室扩大,或两侧侧脑室扩大,也可表现为侧脑室、第三脑室、第四脑室均扩大。中脑导水管狭窄导致的脑积水,第四脑室不扩张。根据梗阻程度、扩张的脑室可推测梗阻平面。

发现胎儿脑积水,应寻找脑内可能存在的其他畸形、可能引起脑积水的脑外畸形及其他脏器可能的合并畸形。

3. **鉴别诊断**

（1）胼胝体发育不全或缺失:双侧侧脑室常增大,但侧脑室形态异常,呈泪滴状改变,透明隔腔消失,第三脑室上抬,胼胝体不显示。

（2）全前脑:无大脑镰和半球裂隙,胼胝体和透明隔腔消失,丘脑融合,单一原始脑室,同时可检出颜面部严重畸形,包括独眼、喙鼻、单鼻孔、正中唇腭裂等。

（3）脑裂畸形:大脑裂开成前后两部分,裂开处呈无回声,分别与侧脑室及蛛网膜下腔相通。

4. **临床意义**　一般来说,胎儿脑积水的预后与其伴发畸形有密切关系。侧脑室扩张最关键的是排除神经系统异常、染色体异常和宫内感染等异常。5% 合并染色体异常,5% 合并感染,5% 合并其他神经系统异常。

轻度侧脑室扩张(≤15mm)一般预后良好,大部分不会发展成为脑积水,但当脑室后角扩大>15mm 时神经系统发育异常风险增加。但轻度侧脑室扩张发生染色体异常(21-三体综合征)的危险性增高。此外少数单侧脑室扩张者,可伴有大脑发育不良(如无脑回畸形)或坏死病灶(如脑室周围白质软化)。

（五）Dandy-Walker 畸形

1. **病理与临床**　Dandy-Walker 畸形(Dandy-Walker malformation)是一种伴有多种先天性异常的复合畸形。有以下几个特点:

（1）小脑蚓部先天性发育不良或发育不全,伴小脑向前上方移位。

（2）第四脑室极度扩张,或后颅窝巨大囊肿与第四脑室交通。

（3）并发脑积水。

（4）第四脑室出口即外侧孔和正中孔先天性闭锁。

但是上述的第（3）和第（4）项特点并不一定都存在。

2. 超声表现

（1）小脑水平横切面上，表现为两侧小脑半球分开，中间无联系，蚓部完全缺如，后颅窝池明显增大，第四脑室增大，两者相互连通。

（2）小脑蚓部正中矢状切面上，小脑蚓部完全缺失或蚓部面积缩小，面积缩小一般超过50%；24孕周之后原裂、次裂及第四脑室顶部显示不清或不显示；九个蚓叶分枝的高回声较相同孕周正常胎儿变少或显示不清；蚓部向上方旋转，窦汇明显上移。

（3）小脑蚓部重度向上方旋转，即逆时针旋转。

3. 鉴别诊断　颅后窝池蛛网膜囊肿，有包膜，呈类圆形，位置可正中或偏离中线，小脑可受压移位，但蚓部发育良好。

4. 临床意义　典型Dandy-Walker畸形产后死亡率高（约20%），存活者常在1岁内出现脑积水或其他神经系统症状，40%~70%患者出现智力和神经系统功能发育障碍。Dandy-Walker畸形越典型，预后不良的可能性越大。

（六）胼胝体发育不良

1. 病理与临床　国外文献报道胼胝体发育不良（agenesis of the corpus callosum，ACC）的发生率在新生儿约5‰，可能与胼胝体胚胎发育异常或坏死有关，常与染色体畸形（多为18-三体综合征、8-三体综合征或13-三体综合征）和100种以上基因综合征有关。50%病例伴有其他部位的结构畸形，主要为Dandy-Walker畸形和先天性心脏畸形。根据胚胎胼胝体发育停滞的时期，胼胝体发育异常可分为完全型胼胝体缺失（complete agenesis of the corpus callosum，CACC），部分型胼胝体缺失（partical agenesis of the corpus callosum，PACC）和胼胝体发育不良（hypoplasia of the corpus callosum，HPCC）。

另一种分类根据胼胝体有无合并其他畸形而分为单纯型胼胝体缺失和复杂型胼胝体缺失。单纯型胼胝体缺失（isolated ACC）：从神经解剖学角度包括完全型及部分型胼胝体缺失，但不伴有其他脑部异常，如灰质异位或精神分裂症等，即只有胼胝体本身的改变，但不伴有胼胝体外其他的结构或系统改变。复杂型胼胝体缺失（complex ACC）：从神经解剖学角度除了包括完全型及部分型胼胝体缺失外，还合并有其他颅内异常，如前脑无裂畸形、Dandy-Walker畸形等，或者合并存在于某些遗传综合征，如Andermann综合征、Aicardi综合征等。

此两种方法都是产前超声诊断ACC常用的诊断分类，两者各有优点及局限性，在诊断中可相互补充。不同类型的ACC对预后有不同的影响，胼胝体是否完整的预后虽然尚未完全肯定，但是胎儿有无合并其他异常对其预后的影响是非常大的。因此发现胼胝体异常时，超声筛查最紧要的任务是排除有无合并其他异常，对评估预后具有重要指导意义，然后再评估胼胝体缺失的程度。

2. 超声表现　超声可在冠状切面和矢状切面上清楚显示胼胝体结构。正常情况下，在矢状切面上，胼胝体超声图像呈弧形薄带状低回声。在冠状切面上，胼胝体亦呈弧形薄带状低回声，在胼胝体的下方，从前向后依次可显示无回声的透明隔腔、第三脑室，在透明隔腔和第三脑室的上外侧可显示两侧侧脑室，同时可清楚显示胼胝体是侧脑室、第三脑室及透明隔腔的顶部，而两侧侧脑室的底部为两侧丘脑的顶部，第三脑室的两侧壁为两侧丘脑的内侧面。

胎儿超声检查时，超声最易获得的胎儿颅脑切面为横切面，胎儿冠状切面及矢状切面很难显示，只有当胎儿头顶部对着母体前腹壁时，胎儿脑部冠状及矢状切面才能较好显示；当头先露时，经阴道超声较易显示这些切面。近年随着三维超声技术的发展，能够利用横切面扫描获取三维容积，然后在三维容积数据中获取正中矢状切面，从而观察胼胝体和小脑蚓部，但通过三维重建获取正中矢状切面受诸多因素影响，只能在部分胎儿中获得相对满意的图像。因此，胎儿ACC的直接征象很难获得，主要根据胎儿颅脑横切面获得的间接征象进行判断。因此，正确认识这些间接征象，对发现和诊断胎儿ACC

非常重要。

（1）ACC的间接征象

1）侧脑室增大呈"泪滴"状（teardrop appea-rance）。胎头横切面图上，侧脑室表现为前窄后宽，似"泪滴"，即侧脑室前角窄小，后角及三角区增大。此征象在90%的ACC胎儿可以见到，且极少在其他脑内畸形中出现。

2）透明隔腔明显减小或消失。

3）第三脑室不同程度增大，且向上移位，当第三脑室明显增大时，在中线区显示为一囊肿样图像，此时应与脑中线其他囊性病变相鉴别，如中线区蛛网膜囊肿、大脑大静脉畸形（Galen静脉畸形）。

（2）ACC的直接征象：产前超声尽可能获得经胎儿前囟的颅脑冠状及矢状切面。颅脑冠状切面及正中矢状切面ACC表现为形态特殊的胼胝体结构不显示或仅能显示部分胼胝体回声（一般为后部不显示），应考虑有完全型或部分型ACC的可能。孕30周以上，胎儿脑回脑沟发育增多，胼胝体完全缺如时，颅脑正中矢状切面表现为透明隔腔、扣带回及扣带沟均消失，第三脑室上抬，脑回脑沟沿着第三脑室呈放射状排列。胼胝体部分缺如时，颅脑正中矢状切面表现为透明隔腔小或消失，胼胝体缺如区域对应上方脑沟回沿着第3脑室呈放射状排列。

如果不能显示胎儿颅脑冠状和矢状切面，可嘱孕妇起床活动30min，待胎儿体位改变后再次检查，有可能获得这些切面。但很多时候，胎儿颅脑正中矢状切面和冠状切面始终不能清楚显示，因而难以获得ACC的直接征象。

（3）三维超声在诊断ACC的意义：现代三维超声能够在起始切面为颅脑横切面的三维容积数据中，用自由解剖成像方法获取颅脑正中矢状切面，在二维超声不能获取颅脑正中矢状切面的胎儿有重要的意义。但是通过这一方法获取颅脑正中矢状切面，仍然有部分胎儿不能获得有诊断意义的图像。

（4）彩色多普勒（CDFI）诊断ACC的意义：正常情况下，CDFI显示胼胝体周围动脉起始大脑前动脉，沿着胼胝体的上缘呈弧形向后走行，胼胝体缘动脉从大脑前动脉分出后走行在扣带沟内，亦呈弧形向后走行。胼胝体完全缺如时，在胼胝体上缘呈弧形走行的胼胝体周围动脉消失，胼胝体缘动脉走行异常，大脑前动脉向上直线走行，其分支呈放射状分布到大脑各区域；胼胝体发育不良时，胼胝体周围动脉短小，在胼胝体缺如处胼胝体周围动脉亦消失。

（5）常常合并脑中线结构异常：如脂肪瘤和半脑间囊肿等。该种脂肪瘤主要超声表现为胼胝体区域均匀的高回声占位性病变。位于脑前部中线处的脂肪瘤50%合并ACC，但中孕期常不会出现脂肪瘤的表现，多数要到晚孕期才能被发现。ACC合并半脑间囊肿起源于神经上皮，可能与第三脑室过度扩张有关。

3. 鉴别诊断

（1）孤立性脑积水或侧脑室扩张：主要表现为一侧或双侧脑室扩张，侧脑室前角不外展，颅脑正中矢状切面或冠状切面上可显示胼胝体回声。

（2）全前脑：无大脑镰和半球裂隙，胼胝体和透明隔腔消失，丘脑融合，单一原始脑室，同时可检出颜面部严重畸形，包括独眼、喙鼻、单鼻孔、正中唇腭裂等。

4. 临床意义 ACC的预后与引起ACC的病因有关。合并染色体异常或脑部其他畸形（复杂型胼胝体缺失胎儿）者，预后较差。Santo等人通过对22篇临床研究分析，发现45.8%的ACC患者合并颅内异常，染色体异常率达17.8%。Serur等报道35例复杂型胼胝体发育异常胎儿的结局，其中82%的患儿合并不同程度的神经发育迟缓，43%的患儿合并癫痫，29%的患儿合并脑瘫，仅3%的患儿发育正常。Shevell和Ercole也证明，凡合并多小脑回、巨脑回、灰质异位等畸形的ACC患者，均合并中-重度发育迟滞。虽然复杂型ACC预后较差，单纯ACC预后尚有争论。Gupta和Lilfor等对9篇文献所报道的31例单纯型ACC患儿进行系统评价，发现单纯型ACC的结局良好。Mangione等也得到同样的结论，认为约70%的产前诊断为单纯型胼胝体发育异常胎儿的远期预后良好。此外，该作者还对26例产前诊断的单纯性胼胝体发育异常胎儿进行前瞻性研究，得出的结论与系统评价的结论高度一致。然而2003年Moutard等对 17 名产前诊断单纯型 ACC 的患儿进行前瞻性研究,发现尽管患儿发热惊厥概率增加(3/17),智力随年龄增加呈下降趋势,但结果显示总体预后良好,运动发育正常者达 100%,智力发育正常者达 81%。10年后此团队再对这 17 名患儿进行评估,发现至少一半患儿在学业方面存在问题,其中 3/4 智力水平在正常范围内的患儿也存在轻度的阅读障碍,这一研究表明即使被认为有良好预后的单纯型 ACC,仍然可引起行为及认知等社会能力的损害,且这些损害并非出生时即表现,而是随着年龄增加而逐渐显现。

由此可看出,评估胼胝体发育不良预后非常复杂,故产前咨询时明确告知父母胎儿的预后非常困难。评估胼胝体缺失预后不能单纯以胼胝体缺失的多少来决定,而应结合胼胝体大小、形态、结构、有无合并神经系统其他病变、有无合并神经系统外畸形等综合考虑。单纯型 ACC 的诊断需要排除所有胼胝体外畸形,而许多研究显示,即使最广泛最详细的产前筛查,也很难完全确定此异常为单纯型 ACC。因此,在进行产前咨询时,告知父母这些因素所造成预后的不确定性同样很重要。ACC 常合并染色体异常、代谢性疾病或其他综合征。Fratelli 等 2007 年报道产前诊断 117 例 ACC,70%(82 例)的病例合并有染色体异常(33 例)和其他结构异常(49 例),其中染色体异常的病例中,非整倍体有 29 例,其他染色体异常 4 例。对于孤立性 ACC 且染色体正常者,除合并严重脑积水外,建议正常经阴道分娩。

（七）前脑无裂畸形（或全前脑）

1. 病理与临床 前脑无裂畸形(holoprosencephaly)为前脑未完全分开成左右两叶,而导致一系列脑畸形和由此而引起的一系列面部畸形。其发生率约 1/10 000。本病常与染色体畸形如 13-三体、18-三体、18 号染色体短臂缺失等有关,也与其他类型的染色体异常如不平衡移位或基因突变有关,但仍有许多病例发病原因不清楚。对于非染色体异常所致的全脑无裂畸形多为散发性,其再发风险率约 6%。

根据大脑半球分开程度,前脑无裂畸形(全前脑)有以下 3 种类型:

（1）无叶全前脑:最严重,大脑半球完全融合未分开,大脑镰及半球裂隙缺失,仅单个原始脑室,丘脑融合成一个。

（2）半叶全前脑:为一种中间类型,介于无叶全前脑和叶状全前脑之间。颞叶及枕叶有更多的大脑组织,大脑半球及侧脑室仅在后侧分开,前方仍相连,仍为单一侧脑室,丘脑常融合或不完全融合。

（3）叶状全前脑:大脑半球及脑室基本完全分开,大脑半球的前后裂隙发育尚好,丘脑亦分为左、右各一,但仍有大脑半球额叶近颅底处、穹隆柱等结构的融合,透明隔缺如。

由于脑半球不分开,可形成一系列不同程度的面部中线结构畸形。眼畸形可表现为轻度眼距过窄,严重者可形成独眼畸形,眼眶融合成一个,甚至眼球亦融合成一个。鼻畸形可表现为单鼻孔畸形、无鼻孔长鼻畸形或称喙鼻畸形,此种长鼻常位于独眼眶的上方。可伴有中央唇裂、两侧唇裂、小口畸形等。

2. 超声表现 全前脑可根据单一侧脑室、丘脑融合、脑中线结构消失及长鼻、眼距过窄或独眼等做出正确诊断。但叶状全前脑由于脑内结构异常产前超声识别较困难,以及面部结构异常不明显,胎儿期很难被检出。

（1）无叶全前脑:正常结构如侧脑室、丘脑融合,不能显示两个侧脑室、两侧丘脑,仅可见一个较大的原始脑室,中央见单一丘脑低回声结构,呈融合状。脑中线结构消失,如脑中线回声消失,透明隔腔及第三脑室消失。胼胝体消失,脑组织变薄。

（2）半叶全前脑:侧脑室前部为单一脑室腔,后部可分开为两个脑室,两侧大脑半球部分分开,分开的大脑半球间可见脑中线结构回声,常常枕叶分开最为常见,丘脑融合可部分融合或不融合。

（3）叶状全前脑:胎儿期不易识别,主要表现为透明隔缺如,双侧脑侧脑室前角、大脑半球额叶近颅底处和穹隆柱等结构的融合。

（4）常合并面部结构严重异常:可出现长鼻畸形或喙鼻畸形,单眼眶或眼眶缺失,单眼球,中央唇裂等。

3. 鉴别诊断 孤立性透明隔缺如,主要与叶状全前脑相鉴别,两者均表现为透明隔缺如,侧脑室前角融合。而两者之间主要鉴别点是大脑半球和穹隆是否完全分开,孤立性透明隔缺如这两个结构完全分开。

4. 临床意义　全前脑是严重的颅脑发育异常,30%~50%的全前脑伴有染色体异常,其中 13-三体约占所有染色体异常的 75%,如伴有其他结构异常,则染色体异常的风险进一步增加。如染色体核型分析正常,可进行羊水细胞 DNA 突变检测,如 SHH、TGIF、SIX3、ZIC2。

存活者可能有严重的智力障碍、癫痫、窒息、喂养困难、内分泌病如尿崩症等。无叶全前脑的儿童往往不能行走、伸手取物和说话。在一项包含 104 名存活全前脑的长期研究中,30 名半叶全前脑中仅有 4 名手臂运动正常,2 人可以成句表达,相反,约有一半的叶状全前脑能独立行走、上肢运动正常、能够成句表达。

全前脑是多因素引起的先天畸形。如果是常染色体隐性遗传,再发风险约 25%。对于散发病例,其再发风险约 6%。全前脑受累家族中,再发严重神经系统异常的风险约 12%。如果胎儿染色体异常,再发风险约 1%,如父母染色体平衡易位,则再发风险更高。母体患有糖尿病,再发风险约 1%。

(八)小头畸形

1. 病理与临床　小头畸形(microcephaly)即头颅小,其诊断不是根据头颅的形态结构异常做出的,而是由生物统计学数据得出。一般来说,小头畸形是脑发育不良的结果,可以只是小头而不伴其他结构畸形,也可以是多发畸形或某些综合征中的一种畸形。其发生率约为 1/1 000。其发病原理可能与染色体畸形或基因突变有关,也可能与胎儿宫内缺氧、先天感染、接触 X 线或致畸物等有关。常伴发于其他脑畸形如全前脑或脑膜脑膨出。

头围明显缩小,比同龄组头围均值小 2~3 倍标准差或以上。头颅小而面部正常,因而颅面比例明显失调,前额向后倾斜,脑发育差,脑缩小,且大脑半球受累较间脑和菱脑更明显。常有脑回异常,如巨脑回、小脑回或无脑回畸形,还可伴有基底神经节萎缩。可有侧脑室扩大。伴有其他脑畸形时,有相应畸形的特征,如脑穿通畸形、无脑回畸形、全前脑、脑膜膨出等。

2. 超声表现　超声诊断小头畸形主要根据生物学测量数据来判断,因此,在诊断小头畸形时应注意除外胎儿宫内生长迟缓,因此腹围与头围的比值在区别两者时很重要。另外小头畸形能否在 24 周以前做出正确诊断尚不得而知,因为许多小头畸形在此时期之前头颅未低于正常的第 5 百分位或 3 倍标准差以上,更有甚者,许多小头畸形常伴发胎儿宫内生长迟缓,此时更难判断。因此,小头畸形超声诊断多在晚孕期才能被诊断。由于小头畸形常合并存在于各种原因所致的脑发育迟缓疾病,如先天感染、染色体畸形、全前脑、脑膨出等,因此超声发现胎儿小头畸形后,应对胎儿各系统结构进行详细、系统的检查,寻找出可能存在的其他畸形。

(1)胎儿头围测值低于同龄胎儿的 3 倍标准差以上,是诊断小头畸形最可靠的指标之一,有研究表明,头围测值与智力发育迟缓相关性较高。

(2)双顶径低于同龄胎儿的 3 倍标准差以上,但其假阳性率较高,可达 44%。许多假阳性病例是由于胎头入盆后头受压变长所致,出生后正常。而头围测量可不受此影响,较双顶径更准确。

(3)其他生长参数如胎儿腹围、股骨长、肱骨长等可在正常值范围内。

(4)头围/腹围、双顶径/腹围、双顶径/股骨长比值明显小于正常,这些参数在诊断小头畸形时有重要意义。

(5)额叶明显减小。额叶测量:侧脑室前角后壁与前额颅骨内侧面之间的距离。

(6)有小头畸形家族史者,从孕 16 周即应开始观察测量上述诸指标,如果多次测量胎儿头围均在正常第 50 百分位左右,而不达正常值的第 5 百分位,或不低于正常值 2 倍标准差,则可除外小头畸形。

3. 鉴别诊断　长头。虽然双顶径低于同龄胎儿的 2 倍标准差以上,但其头围在正常范围。

4. 临床意义　小头畸形的预后取决于引起该畸形的病因。小头畸形合并其他畸形的预后较单纯小头畸形严重。小头畸形常伴有中、重度智力障碍。一般来说,头围越小,智力障碍越严重。Dolk 等人的研究中,随访至 7 岁,IQ 低于 70 在头围低于 3 倍标准差的患儿中占 51%,头围低于 2 倍标准差的患儿中占

11%。95%患儿有神经、内分泌紊乱症状,如肌张力失调、痉挛性脑性脑瘫、生长迟缓或精神运动功能缺陷等。小头畸形也常合并先天性代谢性疾病,如苯丙酮尿症、高氨酸尿症、甲基丙二酸血症。

该病的再发风险取决于其病因。单纯小头畸形的遗传方式可以为常染色体显性与隐性遗传。如18-三体综合征导致的小头畸形,其再发风险约为除母体年龄风险外再加上1%。如染色体重组或缺失导致的小头畸形,应检查父母染色体有无平衡异位,如果有,则增加再发风险。如为药物暴露和感染导致的小头畸形,则再发风险较小。在伴有智障的小头畸形中,其弟、妹的再发风险为5.9%~20%。

二、胎儿面部畸形

人的许多重要功能如视觉、听觉、嗅觉、语言、表情等都通过颜面与外部世界交流。因此,颜面部的畸形,并不是简单的畸形问题,而是一个深深影响着一个人的心理、精神的重要问题。所以,产前应尽可能准确地进行诊断。

从医学诊断学角度考虑,产前检出胎儿颜面部畸形的意义在于,颜面部畸形常是染色体畸形或一些综合征的局部表现,常合并其他部位的严重畸形。单纯颜面部畸形的检出,有利于父母及其家人有充分的思想准备,并通过产科、儿科及正畸专家的咨询,协助父母做出最终决策。本章主要简介几种常见胎儿面部畸形。

(一)唇腭裂

1. 病理与临床　唇腭裂(cleft lip/palate)有多种分类方法,根据唇腭裂的部位、程度可分以下几类。

(1)单纯唇裂:可分为单侧和双侧唇裂。根据唇裂的程度可分为:

1)Ⅰ度唇裂:裂隙只限于唇红部。

2)Ⅱ度唇裂:裂隙达上唇皮肤,但未达鼻底。

3)Ⅲ度唇裂:从唇红至鼻底完全裂开。

Ⅰ、Ⅱ度唇裂为不完全唇裂,Ⅲ度唇裂为完全唇裂。

(2)单纯腭裂:可分为单侧与双侧腭裂。根据腭裂的程度可分为:

1)Ⅰ度腭裂:悬雍垂裂或软腭裂。

2)Ⅱ度腭裂:全软腭裂及部分硬腭裂,裂口未达牙槽突(即无原发腭裂或牙槽突裂)。

3)Ⅲ度腭裂:软腭、硬腭全部裂开且达牙槽突(即包括原发腭与继发腭之间及继发腭与鼻中隔之间均未隔合)。

Ⅰ、Ⅱ度腭裂为不完全腭裂,Ⅲ度腭裂为完全腭裂。前者一般单独发生,不伴唇裂,仅偶有伴发唇裂者;后者常伴有同侧完全唇裂。

(3)完全唇裂伴牙槽突裂或完全腭裂:可分为单侧和双侧。

(4)正中唇腭裂:常发生在全前脑与中部面裂综合征,唇中部、原发腭缺失,裂口宽大,鼻发育异常。

(5)不规则唇裂:与羊膜带综合征有关,唇裂常不规则、奇形怪状,常在少见的部位出现。除唇裂外,常伴有其他部位的严重异常,如裂腹、缺肢、脑膜膨出等。

2. 超声表现

(1)单纯唇裂:在胎儿颜面部冠状切面和横切面上观察最清楚,主要表现为一侧或双侧上唇连续性中断,中断处为无回声带,可延伸达鼻孔。上牙槽突连续性好,乳牙排列整齐。

(2)单侧完全唇裂:合并牙槽突裂或完全腭裂,除上述唇裂征象外,横切面示上颌骨牙槽突连续性中断,乳牙排列不整齐,呈"错位"征象。

(3)双侧完全唇裂:合并牙槽突裂或完全腭裂,双侧上唇、牙槽突连续性中断,在鼻的下方可显示一明显向前突出的强回声块,该强回声块浅层为软组织(上唇中部及牙龈),深层为骨性结构(前颌突),称为颌骨前突(premaxillary protrusion)。颌骨前突在正中矢状切面最明显。

(4)单纯不完全腭裂(不伴唇裂和牙槽裂):在超声图像上难以显示出它的直接征象,产前常漏诊。

（5）正中唇腭裂:上唇及上腭中部连续性中断,裂口宽大,鼻结构明显异常,常伴发于全前脑和中部面裂综合征。

（6）不规则唇裂:常表现为面部及唇严重变形,裂口形态不规则,形状怪异,裂口可发生在唇的任何部位。此外,除上述裂畸形外,常可检出胎儿其他部位,包括头部、躯干、肢体等部位的明显异常,如不规则脑或脑膜膨出、腹壁缺损、缺肢、缺指(趾)等。常有羊水过少。

3. 鉴别诊断

（1）假性唇裂:正常口裂由于切面不标准可误为唇裂,脐带压迫唇部、子宫壁贴近唇部、人中过深等均可造成唇裂假象,所以诊断唇裂应通过相互垂直的多个切面相互印证,才能减少假阳性结果。

（2）上颌骨肿瘤:双侧完全唇腭裂常有颌骨前突表现,在鼻的下方呈明显向前突出的强回声块,应注意与来源于上颌骨的肿瘤如畸胎瘤相鉴别,后者肿块从口腔或鼻腔内突出,唇和牙槽突连续。

4. 临床意义　不伴其他结构畸形的单纯唇腭裂预后较好,可通过手术修补治愈。但正中唇腭裂及不规则唇裂常预后不良。唇腭裂伴有其他结构畸形或染色体异常者,其预后取决于伴发畸形的严重程度。

（二）无眼畸形

1. 病理与临床　无眼畸形(anophthalmia)极其罕见,主要因胚胎期眼泡形成障碍所致眶内眼组织缺失,完全没有眼球、眼睑、结膜、睫毛和泪器。无眼畸形在活产儿中的发生率约为1/20 000。

多数为散发病例,少数为常染色体隐性遗传病,也与一些少见基因综合征有关。发病原因可能与胚胎3~4周时孕母受风疹病毒感染、过量X线照射、维生素A过多摄入有关。

无眼畸形主要特征是眼球缺如,眼眶缩小或缺如,眼睑闭锁,眼窝下陷。病理学上除有眼球缺如外,晶体、视神经、视交叉及视束均缺如。可单侧或双侧发生。

2. 超声表现

（1）双眼横切面上一侧或双侧眼球不显示,眼眶仅表现为一浅凹。

（2）当超声能显示一小的眼眶时,应仔细检查有无晶状体,如晶状体缺如,则为无眼畸形。如能显示晶状体,则为小眼畸形。

3. 鉴别诊断　小眼畸形。小眼的主要特征是眼球及眼眶明显缩小,眼裂也小。产前超声测量眼距低于正常孕周预测值的第5百分位数时,应怀疑有小眼的可能。常合并有脑积水、肾发育不全、并指、喉闭锁等。

4. 临床意义　无眼畸形患者完全无视力,外科治疗是通过安置体积逐渐增大的内置假体来刺激眶骨发育,使容积增大,一般要经过3~5次置换。如合并其他畸形,则无眼畸形的预后取决于合并畸形的严重程度。

单发无眼畸形是散发性的。最近文献报道认为一些基因突变与无眼、小眼畸形有关,如*SOX2*、*CHX10*、*RAX*、*SIX3*、*PAX6*、*PAX2*。

（三）小下颌畸形

1. 病理与临床　小下颌畸形(micrognathia)的主要特征是下颌骨小,下巴后缩,下唇较上唇位置更后。轻者外观可无明显异常,也可能为正常变异,严重者下颌骨极小,外观上几乎看不出明显的下巴或仅为一小下巴,且下巴明显后缩,下唇明显后移。据报道,发生率为1/1 600。小下颌畸形的病因不清楚,可能与鳃弓形成下颌骨的过程受到某种损害而引起下颌骨、上颌骨和耳的畸形有关。也有可能是遗传因素所致。

明显的小下颌畸形常伴发腭裂,目前普遍认为小于9孕周胎儿下颌区的发育不良是本病的原发缺陷,这使得舌的位置后移,因而破坏了更靠后的腭瓣间的闭合。另小下颌畸形常伴发于许多染色体畸形、综合征和骨骼系统发育不良性疾病中,因此常伴有胎儿其他结构或系统的畸形,如小耳畸形、短肢畸形等。

2. 超声表现　产前超声诊断明显小下颌畸形主要在胎儿面部正中矢状切面上,通过主观目测下巴小且后缩、下唇较上唇明显后移来诊断。轻度小下颌畸形则应根据下颌骨的生长发育参数来判断,临床上可大致根据下颌骨的长度和双顶径的比较进行初步估计,正常下颌骨长度约等于胎儿双顶径的一半,而小下颌畸形则明显低于此值。

(1) 正中矢状切面上,下唇及下巴形成的曲线失常,正常呈"S"形或反"S"形,而小下颌畸形由于下颌骨小,下巴明显后缩,下唇后移,而使曲线变为一小圆弧形。畸形越严重,下巴越小,下巴及下唇越向后移,曲线越平直。

(2) 冠状切面上亦显示下巴小,正常面颊至下颌的平滑曲线消失,此曲线在口裂以下突然内收而使曲线失去正常平滑特征,变为不规则或中断。

(3) 胎儿常处于半张口状态,舌相对较大而伸于口外,严重小下颌时,舌会下垂到咽喉部。

(4) 下颌骨长度明显较正常为小。

(5) 常伴有羊水过多。

(6) 发现小下颌畸形后应对胎儿行详细系统的检查以全面了解胎儿的畸形谱,以达到最贴近正常的诊断。此外还应对胎儿腭行特殊切面检查了解是否合并腭裂,合并腭裂时表现为腭骨强回声的连续性中断。

(7) 三维超声可直观显示小下巴、口张开或舌伸于口外。

3. 鉴别诊断　无下颌并耳畸形。下颌骨完全未显示,双耳低,下降颈前中线,且形态异常,可发生融合。

4. 临床意义　严重小下颌可导致舌向后坠导致喉梗阻发生呼吸困难,需经口气管插管术抢救。严重伴发畸形亦是婴儿死亡的原因之一。另外,小下颌畸形常伴发于许多畸形综合征中,其预后各不相同。产前本病最常见于 18-三体综合征,预后极差。

小下颌畸形的再发风险取决于其遗传方式及合并异常。常染色体显性遗传的单基因遗传病再发风险为 50%(Stickler 综合征、Treacer Collins 综合征等),常染色体隐性遗传的再发风险为 25%(Robin 序列征,多发翼状胬肉综合征等),合并染色体异常的再发风险为 1%(如果母体年龄风险高于 1%,则与母体年龄风险相当)。

三、胎儿心脏常见畸形

先天性心脏畸形是一种常见的先天畸形,其发病率在活产新生儿中占 5‰~26.6‰,在死胎中可高达 30‰。胎儿先天性心脏畸形的疾病谱与小儿先天性心脏畸形不同,许多先天性心脏畸形由于胎儿出生后即死亡或在宫内死亡,只有能存活下来的先天性心脏畸形患儿有可能进行超声检查,因此胎儿期许多先天性复杂心脏畸形在新生儿或小儿的超声检查中是见不到的,是胎儿时期特定的心脏畸形。其次,由于胎儿时期血流动力学与新生儿及小儿血流动力学明显不同,不能根据血流动力学原理做简单的推理,而应根据先天性心脏畸形的顺序节段诊断法有序地、逐一进行分析,并结合胎儿心脏生长发育特点才能准确地发现和诊断先天性心脏结构畸形。这里主要介绍几种严重心脏畸形的产前超声诊断。

(一) 单心房

1. 病理与临床　单心房(single atrium)是一种罕见的先天性心脏病,系胚胎发育期房间隔的第 1 隔和第 2 隔均未发育所致,有两个心耳,但仅有一个共同心房腔,房间隔的痕迹也不存在。

2. 超声表现　胸骨旁四腔心及心尖四腔心切面显示房间隔回声消失,由房间隔、室间隔、二尖瓣、三尖瓣在心脏中央形成的"十"字交叉消失,变为"T"字形。二、三尖瓣处于同一水平。

当发现单心房后,应详细检查心内其他结构,排除合并其他心内畸形,如二尖瓣裂、单心室、永存动脉干、永存左上腔静脉等。

3. 鉴别诊断 房间隔缺损。巨大房间隔缺损酷似单心房,前者在心房底部可显示房间隔回声,合并有原发孔缺损者,二尖瓣和三尖瓣附着在室间隔同一水平。后者心房内不能显示任何房间隔回声,二尖瓣和三尖瓣附着在室间隔同一水平。

4. 临床意义 单心房因房内存在混合血,可引起缺氧、发绀,可因红细胞增多而发生脑栓塞、感染等。故诊断明确的患儿,只要尚未发生严重的肺血管阻塞性病变,均应争取早期手术。

（二）单心室

1. 病理与临床 单心室(single ventricle)是指一个较大的主心腔接受来自心房血液,可以有两组房室瓣或只有一组房室瓣,房室瓣均对向主心腔。

主心腔形态有三种类型:

（1）左室型:主腔为形态学左心室,附属腔为形态学右心室,位于主腔的前方(可为正前、左前、右前方),占 65%~78%。

（2）右室型:主腔为形态学右心室,附属腔为形态学左心室,位于主腔的左后或右后方,占 10%~15%。

（3）中间型:主腔形态介于左心室与右心室之间,无附属腔,占 10%~20%。

2. 超声表现 四腔心切面上"十"字交叉失常,室间隔不显示,仅显示一个心室腔,房室瓣均与这个心室相连,心室形态多为左心室。附属腔常难以显示,如能显示,多位于主腔前方。CDFI 可显示心房内血液经房室瓣流向一共同心室腔内,双房室瓣时可见两股血流束进入单一心室腔后混合,单一房室瓣时仅见一股血流束进入单一心室。常合并有大动脉异常出现相应超声表现。

3. 鉴别诊断

（1）室间隔缺损:巨大室间隔缺损易和单心室混淆,注意室间隔、乳头肌、房室瓣等结构的辨认,对鉴别诊断有重要意义。

（2）心内膜垫缺损:心尖部可见室间隔,室间隔上部、房间隔下部缺损,共同房室瓣等是其特征,单心室可有共同房室瓣特征,乳头肌粗大者可将其误认为室间隔。

4. 临床意义 单心室预后不良,50% 死于出生后 1 个月内,74% 死于头 6 个月。

（三）心内膜垫缺损

1. 病理与临床 心内膜垫缺损(endocardial cushion defect)又称为房室间隔缺损(atrioventricular septal defect),是一组累及房间隔、房室瓣和室间隔的复杂性先天性心脏畸形。

2. 超声表现 胎儿四腔心切面是诊断本病的主要切面,大部分异常征象都能在此切面上显示。

（1）完全型心内膜垫缺损:胎儿四腔心切面上显示房间隔下部与室间隔上部连接性中断,仅见一组共同房室瓣在心脏中央启闭运动,由房室间隔和房室瓣在心脏中央形成的"十"字交叉图像消失,4 个心腔相互交通。CDFI 更直观地显示 4 个心腔血流交通,正常双流入道血流消失,为一粗大血流束进入两侧心室,收缩期可有明显的瓣膜反流。

（2）部分型心内膜垫缺损:四腔心切面上房间隔下部连续性中断(即原发孔缺损)。二尖瓣和三尖瓣在室间隔的附着点在同一水平上,正常三尖瓣附着点较二尖瓣更近心尖的"错位"征消失。有瓣膜反流时,CDFI 和脉冲多普勒有相应表现。

3. 鉴别诊断 应与单心房、单心室、室间隔缺损等鉴别。

4. 临床意义 心内膜垫缺损总的预后并不乐观,50% 伴发于染色体异常,尤其是 21-三体(占 60%)和 18-三体(占 25%)。产后未接受手术治疗的婴儿中有 50% 在 1 岁内死于心力衰竭、心律失常、肺动脉高压所致的右向左分流。6 个月内接受手术治疗疗效较好,但 10% 的患儿需行第二次房室瓣修补术或置换术。伴有染色体异常尤其是 21-三体和 18-三体,常有智力低下。

（四）埃勃斯坦畸形

1. 病理与临床 埃勃斯坦畸形(Ebstein anomaly)又称三尖瓣下移畸形,主要特点在于三尖瓣部分或全部下移至右心室,下移的瓣叶常发育不全,表现为瓣叶短小或缺如,隔叶与室间隔紧密粘连而使瓣叶游离部显著下移,或隔叶起始部虽近于瓣环,但体部与室间隔粘连而使瓣尖下移。右心室被下移的三尖瓣分成两部分,房化右心室及功能右心室,房化右心室与原有右心房共同构成巨大的右心房,功能右心室腔则变小,常失去正常右心室收缩功能。由于三尖瓣的发育不良及下移,常伴三尖瓣反流,加重了右心房负荷。三尖瓣下移极易发生心力衰竭,发生率约 50%。

2. 超声表现

(1) 四腔心切面上显示心脏明显增大,尤以右心房扩大为甚。三尖瓣回声增强、增厚,瓣膜附着点或瓣尖明显下移至右心室。下移轻者,产前超声难检出。

(2) CDFI 与频谱多普勒显示三尖瓣严重反流,反流血流束宽大、明亮,常达右心房底部。

(3) 心胸比例明显增大,心脏增大,导致严重肺发育不良,心力衰竭时可伴心包积液。

3. 鉴别诊断　应与扩张型心肌病等鉴别。

4. 临床意义　预后极差,特别是合并右室流出道和左室流出道梗阻、三尖瓣严重反流,出生后多数不能存活。轻型三尖瓣下移畸形直至成年才被发现,这说明产前检出的这些畸形比儿童期或成人期检出者严重得多。

(五)法洛四联症

1. 病理与临床　法洛四联症(tetralogy of fallot)的主要特征有肺动脉口狭窄(主要为瓣下狭窄)、主动脉根部增宽右移骑跨、室间隔缺损、右心室壁肥厚。胎儿时期右心室壁肥厚可不明显。

2. 超声表现　法洛四联症主要在左心长轴、右室流出道与肺动脉长轴及大动脉短轴切面上观察,仅在四腔心切面上不能诊断本症,四腔心切面可正常,右心室常无明显肥厚,左、右心室对称,大小基本相等。左心长轴切面上可显示较大的室间隔缺损,主动脉增宽并骑跨。右室流出道与大动脉短轴切面示主肺动脉较主动脉明显缩小。CDFI 可显示主动脉同时接受左右心室的射血。

3. 鉴别诊断　应与右室双出口等相鉴别。

4. 临床意义　本病在胎儿期和新生儿期均少出现心力衰竭。右室流出道有严重梗阻时,出生后可出现发绀,右室流出道梗阻较轻者,发绀可在 1 岁左右才出现。肺动脉闭锁者,随着动脉导管的闭合,病情可突然加重导致新生儿死亡。手术(出生后 3 月手术)生存率在 90% 以上,约 80% 生存者可以耐受正常体力。

(六)大动脉转位

1. 病理与临床　大动脉转位(transposition of the great arteries)分两种类型:

(1) 完全型大动脉转位:房室连接正常,主动脉起自右心室,肺动脉起自左心室。

(2) 矫正型大动脉转位:房室连接不一致,大动脉与心室亦不一致。因此,血流动力学得以完全矫正。

50% 的大动脉转位伴有心内其他畸形,如室间隔缺损、肺动脉狭窄、二尖瓣畸形等,但伴发心外畸形者少见。

2. 超声表现

(1) 完全型大动脉转位:四腔心切面上左、右心室对称,房室连接一致。大动脉与心室连接不一致。主动脉起自右心室,行程长,分出头臂动脉后主干仍存在;肺动脉起自左心室,行程短,分出左、右肺动脉后主干消失,可见动脉导管与降主动脉相连,肺动脉瓣与二尖瓣前叶相延续。大动脉根部形成的"十"字交叉排列关系消失,代之以两大动脉平行排列。主动脉常位于肺动脉的右前方。

(2) 矫正型大动脉转位:四腔心切面上两心室对称,但房室连接不一致。位于左侧的心室为形态学右心室,心室内壁较粗,心尖部可见调节束,房室瓣附着点更靠近心尖,左心房与之相连。位于右侧的心室为形态学左心室,心室内壁较光滑,房室瓣附着点高于对侧,右心房与之相连。主动脉与左侧心室即形态学右心室相连,肺动脉与右侧心室即形态学左心室相连,大动脉与心室连接不一致,大动脉在心底平行排列,动脉起始部的交叉关系消失而呈平行排列,主动脉位于肺动脉的左侧。

3. 鉴别诊断　应与右室双出口等相鉴别。

4. **临床意义** 由于胎儿血液循环的特殊性,完全型大动脉转位胎儿在宫内可继续发育。完全型大动脉转位不伴室间隔缺损时,出生后即刻出现青紫并很快恶化,因严重缺氧而死亡。伴有室间隔缺损者,发绀较轻,临床表现可在出生后2~4周才出现,最常出现的表现是心力衰竭。伴有室间隔缺损和严重肺动脉狭窄时,临床与法洛四联症相似。单纯矫正型大动脉转位预后较好,直至40岁分别有40%出现左侧三尖瓣关闭不全和完全性房室传导阻滞,随着年龄增长,大部分病例出现左侧心室功能减退,发生心力衰竭;伴发有其他心内畸形时,视伴发畸形的严重程度而定。

（七）肺动脉闭锁

1. **肺动脉闭锁伴室间隔完整**（pulmonary atresia with intact ventricular septum）

（1）病理与临床:此病特征性改变是肺动脉瓣闭锁而室间隔完整,右心室与主肺动脉之间无交通,血液不能从右心室腔射入主肺动脉,从右心房经三尖瓣进入右心室的血液,由于室间隔连续完整,唯一出路是再经三尖瓣反流入右心房。右心室壁常肥厚,而右心室腔却偏小,伴有严重三尖瓣反流时,右心室可扩张。回流入右心房的血流则只有经过卵圆孔到左心房,再经左心室到主动脉,最后分布到全身,因此左心系统承担了整个心脏的输出负荷,左心房、左心室增大,主动脉增宽。肺动脉的灌注则来自动脉导管的倒流。

（2）超声表现:四腔心切面上"十"字交叉存在,但左、右心室不对称,右心室壁明显增厚而心腔缩小。伴有明显三尖瓣反流时,右心室腔可扩张,右心房可明显增大。主动脉与肺动脉不成比例,主动脉较肺动脉为宽,部分病例肺动脉极小而显示不清。本病多为肺动脉瓣闭锁,在右室流出道及肺动脉长轴切面上,可显示肺动脉瓣呈膜状高回声带,实时超声检查无启闭运动。CDFI不能检出右心室至肺动脉的血流信号,但可显示由动脉导管内反流入肺动脉的血流信号。左、右房室瓣血流明显不对称,左侧血流束粗大,右侧则细小。如有三尖瓣反流,则可显示收缩期右心室经三尖瓣反流入右心房,血流束反流速度一般很高。

2. **肺动脉闭锁伴室间隔缺损**（pulmonary atresia with ventricular septal defect）

（1）病理与临床:此病特征性改变是主肺动脉干闭锁,室间隔缺损(多为流出道缺损),主动脉前移并骑跨。常有较大分支直接从主动脉分出供应肺,左、右肺动脉可存在。

（2）超声表现:四腔心切面上房室大小可表现正常,伴右心室发育不良者,可表现为右心明显缩小。可伴有三尖瓣闭锁。五腔心切面上可显示主动脉增宽、骑跨、流出道型室间隔缺损。如能显示胸骨旁左室长轴切面,则上述表现更为清楚。右室流出道切面不能显示主肺动脉,有时可显示出左、右肺动脉。CDFI可显示动脉导管内和肺动脉内反向血流,三血管平面显示肺动脉内与主动脉内血流方向相反。

（3）鉴别诊断:应与永存动脉干等鉴别。

（4）临床意义:本畸形属于圆锥干畸形,有可能存在染色体22q缺失,因此有条件者建议进行荧光原位杂交法排除22q缺失;本病预后较差,如不经过处理,50%死于生后2周内,85%在6个月内死亡。存活者需多次手术治疗。合并其他心内外畸形者,预后尚取决于合并畸形。肺动脉闭锁合并VSD者,当动脉导管闭合时,约有50%在生后6个月内死亡,90%在1岁内死亡。

四、胎儿胸部发育异常

胎儿胸腔内有行使呼吸和循环两大重要功能的脏器,即肺和心脏。两者中任何一脏器的严重畸形均可能威胁胎儿生命,因此胸腔有关畸形的产前超声诊断非常重要,此处主要叙述心脏畸形以外的几种常见胸腔内畸形。

（一）隔离肺

1. **病理与临床** 隔离肺(pulmonary sequestration)又称肺隔离症,是由胚胎的前原肠、额外发育的气管和支气管肺芽接受体循环的血液供应而形成的无功能肺组织团块,与正常气管、支气管不相通。

隔离肺是由于远离气管支气管芽的原始前肠发生异常肺芽,并在胚胎发育过程中不断远移,与前肠分离,形成独自的血供而形成。根据隔离肺组织有无独立的脏层胸膜可分为叶内型(intralobar sequestrations,ILS)和叶外型(extralobar sequestration,ELS)两大类。胎儿叶内型隔离肺罕见,大多数为叶外型。隔离肺的发生率0.15/100~1.7/100,胎儿隔离肺至少占胎儿胸腔肿块的12%~16%。多见于男性,男女比例为4:1。

(1) 叶内型隔离肺:隔离肺组织发生于正常肺叶内,与正常肺组织有同一层胸膜,ILS 98%出现在下肺叶,主要在左侧(60%),很少双侧累及。供血动脉来自体循环,静脉血回流至肺静脉。

(2) 叶外型隔离肺:常称为副肺叶或副肺段,与正常肺组织分离,有独立的脏层胸膜。80%~90%发生于左肺基底部,位于左肺与横膈之间,也发生在纵隔、膈内、膈下或心包内。供血均来自体循环动脉(胸主动脉或腹主动脉),约80%供血动脉为单一血管。静脉回流通常引流至奇静脉、半奇静脉、腔静脉。常合并先天性膈疝、膈膨升、膈麻痹,其他合并畸形有食管胃畸形、支气管囊肿、心包缺陷、异位胰腺、脊柱异常等。

2. 超声表现   胎儿隔离肺有典型超声表现者,产前诊断不难,图像不典型者,位于少见部位及不能清楚显示其供血动脉时,明确诊断则较困难。

(1) 典型超声表现为边界清晰的高回声团块,呈叶状或三角形,多位于左肺底部。

(2) 包块大小不一,较大者可引起纵隔移位和胎儿水肿,绝大多数内部回声均匀,少数内部可有囊肿。

(3) 包块滋养血管来自胸主动脉或腹主动脉。彩色多普勒可以帮助区分ELS与其他肿块(如先天性肺囊腺瘤、肺泡性肺气肿、支气管闭锁等)。后者的滋养血管来自肺动脉。大部分ELS的静脉回流到体静脉。

(4) 同侧胸腔内可出现胸腔积液,少数可出现胎儿水肿。

(5) 动态观察ELS,大部分(50%~70%)隔离肺随孕周的增加而部分或完全萎缩。

(6) 10%~15%的ELS位于膈内或膈下(通常在左侧),在纵隔或心包内者极罕见。

3. 鉴别诊断   主要与肺囊腺瘤畸形、支气管闭锁等相鉴别,通过观察包块滋养血管的来源,ELS来自体循环供血,如胸主动脉或腹主动脉,后者的滋养血管均来自肺动脉。

4. 临床意义   隔离肺预后好,尤其在逐渐缩小的隔离肺胎儿,预后更佳,出生后可不出现任何呼吸道症状。合并有胸腔积液者,可导致严重肺发育不良和胎儿水肿,威胁胎儿生命,预后差。

本病为散发病例,再发风险为零,但也见有在同胞兄弟中复发的个案报道。

(二) 先天性肺囊腺瘤畸形

1. 病理与临床   先天性肺囊腺瘤畸形(congenital cystic adenomatoid malformation,CCAM)即支气管末端的过度增生及发育异常所致的错构瘤,缺乏肺泡组织。先天性肺囊腺瘤畸形在活产儿中的发生率为1/25 000~1/35 000,占肺内病变的25%,男性略高于女性,占胎儿肺肿块的76%~80%。

确切病因尚不清楚。有学者认为本病的原发病灶为支气管闭锁,闭锁远端的肺组织发育不良,是一种继发改变。

肺囊腺瘤典型者为单侧,可累及一侧或一叶肺,95%以上仅限于一叶或一段肺。偶尔,CCAM可累及双侧肺(不到2%)或一叶以上的肺叶或整侧肺。该组织不能发挥正常的肺功能。CCAM可分为三种类型:

(1) Ⅰ型:大囊型,病变以多个较大囊肿为主,囊肿大小不等,多为2~10cm。

(2) Ⅱ型:中囊型,病变内有多个囊肿,囊肿大小不超过2cm。

(3) Ⅲ型:小囊型,病变内有大量细小囊肿,囊肿大小不超过0.5cm,呈实质性改变,有大量腺瘤样结构,其内有散在的、薄壁的、类似支气管的结构。

2. 超声表现

(1) 超声分型可简单地分为大囊型和微囊型。大囊型:单个或多个囊泡,囊泡直径>5mm,以囊性病变为主,呈囊实混合回声;微囊型:囊泡直径<5mm,为实性均质高回声。

（2）多为单侧病变,病变侧肺肿大,纵隔和心脏向健侧移位,双侧病变时心脏严重受压。

（3）彩色多普勒可显示包块的供血来自肺动脉。

（4）可引起肺发育不良、胎儿水肿和羊水过多。

（5）一些病例和隔离肺共存。

（6）肿块可随孕周的增大而缩小。

（7）CCAM预后评估参数:肺囊腺瘤体积＝长×高×宽×0.52。肺囊腺瘤体积比(CCAM volume ratio, CVR)＝肺囊腺瘤体积/头围,当CVR≥1.6时,80%的病例会发生水肿。

3. **鉴别诊断**

（1）隔离肺:见前面的内容。

（2）支气管闭锁:主要与微囊型CCAM相鉴别,两者均表现为实性高回声,但在大多数微囊型CCAM病灶的高回声内至少可检出一个囊肿,尽管这个囊肿很小。

4. **临床意义** 在CCAM三种类型中,Ⅰ型及Ⅱ型若不合并其他异常,预后相对较好;Ⅲ型容易引起胎儿水肿,预后相对较差。随着对本病认识的加深,以及超声仪器的改善,目前认为肿块大小、纵隔移位程度、是否出现胎儿水肿和羊水过多,肺面积/头围比值、肺囊腺瘤体积/头围比值均与预后有关,都是判断预后的重要指标。出现胎儿水肿者,预后最差,有学者报道其病死率高达100%。

根据肿块大小、心脏纵隔移位的程度以及是否伴发其他畸形,胎儿预后可大致分为良好、较差、差。凡单侧肿块较小、无心脏及纵隔移位、未合并其他畸形者,预后最好,成活率可达100%。Bromley等报道,80%生存者中,90%患者属于此种情况。Adzick等报道,除外引产病例,总生存率可达75%。

如果CCAM随着妊娠的进展逐渐缩小,则预后良好,有报道其生存率可高达100%。但遗憾的是这种萎缩常在晚孕期才出现。

据报道,约70%的CCAM病例,肿块大小较稳定;约20%产前明显萎缩或消失;仅10%是进行性增大。在有症状的新生儿中,手术后生存率达90%,而无症状的新生儿是否需要手术治疗尚不肯定。

CCAM染色体异常的风险尚不清楚,美国费城儿童医院研究认为CCAM并不增加胎儿染色体异常的风险。

（三）先天性膈疝

1. **病理与临床** 先天性膈疝(congenital diaphragmatic hernia,CDH)是膈的发育缺陷导致腹腔内容物疝入胸腔,疝入胸腔的脏器常为胃、小肠、肝、脾等。

先天性膈疝的发生率为1/10 000~4.5/10 000,男女比例基本相等。基因突变和/或维生素A代谢途径改变可能对膈疝的发生起着重要作用。

CDH大多数发生于左侧,占85%~90%,发生在右侧约为10%,双侧发病者<5%。膈肌缺损,左侧膈疝进入胸腔内容物常为胃和小肠,其次为结肠和脾脏;右侧膈疝多为右肝,其次为结肠和小肠。临床上根据缺损部位不同将膈疝分为三种类型,即胸腹裂孔疝、胸骨后疝及食管裂孔疝。其中以胸腹裂孔疝最为常见。腹腔内脏疝入胸腔可以是交通性的,根据腹腔内压力的不同,疝入内容物可回到腹腔。腹腔内容物通过膈肌缺损处疝入胸腔,可压迫肺,引起肺发育不良,同时肺血管分支内径亦缩小,肺小动脉肌层持续为胎儿型,故产后新生儿常出现肺动脉高压。

2. **超声表现**

（1）左侧膈肌缺损多见,胸腔内显示腹腔内脏器回声(肝、胃及肠管等脏器回声),形成胸腔内包块,腹部横切面胃泡不显示时应怀疑左侧膈疝的存在。右侧膈疝时,则疝入胸腔的器官主要为肝右叶,与肺实质回声相近,用彩色多普勒显像追踪显示肝门静脉,如果门静脉超过膈肌水平,可确定胸内实质回声为肝脏,从而确立诊断。

（2）胸腔内肺、心脏及纵隔等受压并移位。

（3）由于内脏疝入胸腔,故腹围缩小。

（4）超声很难显示膈肌弧形低回声带中断或消失的直接征象,只有在较大的膈肌缺损时,此征象才明显。

（5）在胎儿吸气时,受累侧腹内容物向上(向胸腔方向)运动,而正常侧腹内容物则向下运动,有助于膈疝的诊断。

（6）膈疝可合并羊水过多,部分胎儿可有胸腹腔积液、胎儿水肿及颈后透明层明显增厚。

（7）交通性膈疝,疝入胸腔的腹内容物可随腹内压力的变化改变,超声图像上可表现为胸腔内肿块时大时小。

（8）有研究利用肺面积/头围比值(fetal lung area to head circumference ratio,LHR)评估膈疝的预后,LHR 在二维超声四腔心切面上测量的膈疝对侧肺面积与头围的比值,强调此时的测值单位应为 mm(毫米),LHR<0.6,预后差,LHR>1.4,预后良好。

3. 鉴别诊断   应注意与肺囊腺瘤畸形鉴别,因该畸形有时可表现为胸腔内的囊性病灶和心脏纵隔的移位,易与 CDH 相混淆。但其囊性灶通常大小不等,壁不如胃壁厚,囊腔大小短时间内不会有变化,而疝入胸腔的胃在短时间内可扩大或缩小,实时超声还可显示疝入胸腔内的胃及肠管蠕动,可进一步明确诊断。

4. 临床意义   先天性膈疝的预后主要与下列因素有关:膈疝出现的孕周、膈疝的部位和大小、腹腔脏器疝入胸腔的多少,尤其是胸腔中是否有肝脏存在、对侧肺脏大小、心室结构不对称、有无合并畸形、有无胎儿水肿和羊水量多少等。孕早期发现膈疝或颈后透明层增厚,说明胸腔压力早已升高,肺发育受损,随妊娠的进展死亡率极高。如果在妊娠中期末至妊娠晚期才发现先天性膈疝,预后相对较好。若先天性膈疝合并其他部位畸形及染色体异常,则预后更差,胎儿死亡率达 50%。肝脏位于腹腔的先天性膈疝围产儿生存率为 93%。孤立性的先天性膈疝再发风险为 2%。

五、胎儿腹腔脏器发育异常

胎儿腹腔脏器发育异常是常见的先天畸形,高分辨率实时超声仪对胎儿腹内许多先天畸形能做出产前诊断。产前检出胎儿胃肠道畸形,其远期预后取决于胎儿是否伴有染色体畸形或是否合并其他结构畸形,伴发畸形越多,预后越差。同时胎儿腹内解剖结构较多,变异大,因此,正确区分正常解剖变异与结构畸形以及细致全面的胎儿检查极其重要。本章主要叙述的几种常见胎儿腹腔脏器发育异常。

（一）消化道闭锁与狭窄

1. 病理与临床   消化道闭锁与狭窄可发生在消化道的任何部位,如食管闭锁、十二指肠闭锁与狭窄、空肠闭锁、回肠闭锁、结肠闭锁、肛门闭锁等。

2. 超声表现   消化道闭锁与狭窄的共同超声特征有闭锁以上消化道扩张,出现逆蠕动,羊水过多。不同部位的闭锁与狭窄有其特征性表现。

（1）食管闭锁:胃泡小或胃不显示。伴有气管食管瘘者,由于有足够的羊水经过瘘管到胃,胃可正常充盈。闭锁以上食管可随吞咽出现扩张和缩小交替变化,80% 食管闭锁(伴有或不伴有气管食管瘘)胎儿在晚孕期均有羊水过多的表现。

（2）十二指肠闭锁:典型超声表现为胃及十二指肠近段明显扩张,胎儿上腹横切时可见典型的"双泡征",位于左侧者为胃,右侧者为扩张的十二指肠近段,侧动探头时两泡在幽门管处相通。

（3）空肠与回肠闭锁:如果产前超声发现胎儿腹中部多个扩张肠管切面,内径>7mm,实时超声下肠蠕动明显增强,并出现逆蠕动,应怀疑小肠闭锁的可能。但是闭锁的确切部位、闭锁类型与导致闭锁的原因产前超声不能显示与确定。

（4）肛门闭锁:产前超声诊断本病主要依靠结肠扩张来推断,但很多肛门闭锁不表现结肠扩张。因此肛门闭锁产前超声诊断困难。有时在胎儿盆腔下部显示出"V"形或"U"形扩张的肠管。

3. **鉴别诊断**　胎粪性腹膜炎。胎粪性腹膜炎可出现肠管扩张,但胎粪性腹膜炎回声混杂,可见散在分布的点状、斑状、团状高回声,可有腹水,透声差,或假性囊肿。

4. **临床意义**　先天性食管闭锁的预后与其是否有伴发畸形有关,不伴其他畸形者预后较好,新生儿死亡率低于10%,多发畸形者死亡率可高达85.7%。

单纯十二指肠闭锁与狭窄预后较好。但十二指肠闭锁者患唐氏综合征的危险性明显增高,约30%十二指肠闭锁胎儿有唐氏综合征,而15%的唐氏综合征胎儿可发生十二指肠闭锁。

空肠与回肠闭锁外科手术治愈率较高,总死亡率低于10%。长期随访资料表明患儿生长发育和智力发育未见障碍,能正常生活、学习和工作。

肛门闭锁手术治疗效果较好,总死亡率低于10%。

（二）胎粪性腹膜炎

1. **病理与临床**　胎粪性腹膜炎(meconium peritonitis)是在胎儿期肠道穿孔,胎粪进入腹腔后引起的无菌性、化学性腹膜炎。导致胎粪性腹膜炎的主要原因有肠扭转、闭锁、供血不足及胎粪性肠梗阻。此外,也可能与母体吸毒、巨细胞病毒感染有关。13.5%的胎粪性腹膜炎由先天性囊性纤维化引起。

胎粪性腹膜炎是一种发生在胎儿腹腔内的病理过程,含有各种消化酶的无菌胎粪,通过肠道的穿孔溢入腹腔内,引起严重的化学性和异物性腹膜炎反应。腹腔内病理改变以大量纤维素渗出和纤维母细胞增生为主,造成腹腔内广泛粘连,黏稠的胎粪堆积在穿孔的周围与腹腔炎性渗出液混合,受胰液的影响钙质沉淀而形成钙化块,将穿孔完全堵塞。如果肠穿孔并未封住或在长期溢漏后才封住,则可有膜状组织包裹部分肠袢,形成假性囊肿;如果肠穿孔发生于分娩前几天之内,出生后穿孔仍然开放,则腹腔内充满染有胎粪的腹水,形成弥漫性腹膜炎,并迅速演变为化脓性腹膜炎或气腹;如果在腹膜鞘状突闭合前发生肠穿孔,胎粪不仅进入腹腔,亦可进入阴囊,生后阴囊内可见钙化及合并隐睾。

有学者将胎粪性腹膜炎分为2型,不合并肠道异常者为单纯性胎粪性腹膜炎,伴有肠道异常者为复杂性胎粪性腹膜炎。

2. **超声表现**　产前超声的主要特征有腹腔内钙化、肠管扩张、胎儿腹水、胎粪性假囊肿、羊水过多,如果有膈疝者,可出现胸腔内钙化及胸腔积液等。Staebler等将胎粪性腹膜炎分为单纯型和复杂型,前者仅出现腹腔内的钙化灶伴声影,后者除钙化灶外还伴其他超声异常表现。

腹内钙化性高回声可在86%的胎粪性腹膜炎中出现,动物实验表明胎粪进入腹腔后至少要8天超声才能检出钙化灶回声。钙化灶较大者,高回声后方可伴声影,钙化灶较小者后方可无声影。

3. **鉴别诊断**　本病的腹腔内钙化应与先天性感染、肝坏死及肿瘤导致的肝、脾内钙化灶相区别。前者分布于腹膜腔的广大区域内,而后者仅局限在肝、脾等部位。

4. **临床意义**　产前超声怀疑胎粪性腹膜炎者,除钙化性高回声外,应特别注意观察肠梗阻、肠穿孔、腹水及假囊肿形成等超声表现。建议胎儿囊性纤维化突变基因分析以排除囊性纤维化,并咨询儿外科医师以详细了解其预后,应注意监测羊水量的变化及病变的进展。

X线检查进一步确定产前的诊断,消化道造影检查确定有无肠穿孔、肠狭窄或闭锁及胎粪性假性囊肿。50%的胎粪性腹膜炎患儿需手术治疗。本病预后取决于引起胎粪性腹膜炎的原因。没有囊性纤维灶者,预后一般较好,单纯型可能为较轻型胎粪性腹膜炎,预后较好,不须手术治疗;复杂型则可能为严重的胎粪性腹膜炎,预后较差。不合并囊性纤维化时无再发风险,合并囊性纤维化时再发风险为25%。

（三）消化道重复畸形

1. **病理与临床**　消化道重复畸形(intestinal duplication)是一种少见的先天畸形,从口腔至直肠的任何部位都可发生,小肠重复畸形最多见,其发病率为0.025%～1%。

发病原因可能是多源性的,包括原肠腔化障碍、憩室样外袋增生膨出、脊索-原肠分离障碍、原肠缺血坏死等。

肠重复畸形多数与主肠管关系密切,贴附在其系膜侧,有共同的血液供应,相同的组织结构,相同的浆膜、平滑肌及黏膜。肠重复畸形根据其外观形态可分为以下两种类型:

(1) 囊肿型:约占82%,囊肿呈椭圆形,位于小肠系膜侧,大小不等,多与肠腔不相通,少数可有交通孔。囊肿位于肠壁肌层外者,称肠外囊肿型;位于肠壁肌间及黏膜下层者,称肠内囊肿型。

(2) 管状型:约占18%,重复肠管呈管状,位于主肠管侧缘,与主肠管平行走行,外观呈平行管状,短者长几厘米,长者可超过100cm。管状重复畸形与主肠管有共壁,多在其远端有共同开口,但也有在近端开口者或两端均有开口者。近端有开口而远端无开口者,其远端重复肠腔内的潴留液过多,肠腔扩张而形成包块。

2. 超声表现

(1) 囊肿型肠重复畸形主要表现为圆形或椭圆形囊性无回声区,位于胎儿腹腔内,根据其发生的部位不同表现也不同。此型很难与腹腔囊肿鉴别。放大图像或采用高频探头探查,可显示囊壁较厚,与肠壁或胃壁回声相似,有时可见囊肿壁有蠕动改变,更支撑肠重复畸形的诊断。

(2) 管状肠重复畸形多与主肠管相通,超声难以发现。有潴留物积聚者,超声可显示为椭圆形或长条状无回声区,其壁偶可见蠕动波。

(3) 食管重复畸形亦为囊性包块,位于后纵隔内,向前压迫气管,食管被推向一侧,重复食管可伸展到颈部或腹部,可与主食管、气管、胃及小肠相通,相通者超声难以检出。

(4) 胃重复畸形多表现为胃腔内囊性包块或胃近端的囊性包块。

3. 鉴别诊断　产前超声发现腹腔内囊性包块,应注意鉴别诊断,如卵巢囊肿、胆总管囊肿等,仔细观察囊肿位置、大小、形态、囊壁厚度,囊壁是否有蠕动,囊内回声等。尽可能确定囊肿的来源以及与周围结构的关系,对鉴别诊断很有帮助。

4. 临床意义　肠重复畸形不需要进行宫内治疗。建议咨询儿外科医生。如果出生后不引起临床症状,不需要急诊手术治疗。但是即使没有症状,所有的囊肿都应该在幼儿期切除。

肠重复畸形预后良好,手术切除成功率高,新生儿病死率<4%。新生儿常见的并发症为肠梗阻、出血及腹膜炎。多数肠重复畸形为散发病例。

六、胎儿腹壁发育异常

胎儿腹壁发育异常是指前腹壁皮肤肌层的异常发育所导致的各种畸形。前腹壁畸形的发生率不到1/3 000,脐膨出和腹裂是最常见的前腹壁畸形。其他前腹壁畸形,如 Beckwith-Wiedemam 综合征、泄殖腔外翻、羊膜带综合征、肢体-体壁综合征、Cantrell 五联征则相对少见。Prune-belly 综合征也是一种较罕见的下腹壁畸形。

(一) 腹裂

腹裂(gastroschisis)是与腹腔脏器外翻有关的一侧前腹壁全层缺陷的先天畸形。腹裂发生率约为1/30 000。

1. 超声表现　在脐带入口右侧的前腹壁全层连续性中断,一般为2~3cm,极少数腹壁缺损可位于脐带入口左侧前腹壁。胃、肠等腹腔内脏器外翻至胎儿腹腔外,其表面无膜状物覆盖,肠管自由漂浮在羊水中。外翻的肠管有时可见局部节段性扩张,管壁增厚,蠕动差,肠腔内容物呈密集点状低回声,这与继发的肠畸形如肠闭锁、肠扭转、肠梗阻有关。腹围小于孕周。常伴羊水过多,羊水内可见较多点状低回声翻动。CDFI 可较好区分外翻的肠管与脐带。

2. 鉴别诊断　脐膨出。脐膨出腹壁连续性中断,但脐膨出包块表面有包膜,膨出物没有直接漂浮于羊水中,脐带插入部位异常,位于包块表面。

3. 临床意义　腹裂的预后总体来说较好。新生儿存活率为85%~95%,新生儿结局与进入羊膜腔内的小肠数量无关。腹裂胎儿宫内死亡率约为10.6%,胎儿窘迫发生率为43%,早产发生率为40%~67%,

FGR 发生率为 25%~48%。与腹裂有关的不良神经系统结局亦有报道。腹裂围生期发病率和死亡率不受分娩方式影响。

（二）脐膨出

1. **病理与临床** 脐膨出（omphalocele）是先天性前腹壁发育不全，在正中线处脐带周围腹壁肌肉、皮肤缺损，致使腹膜及腹腔内器官一起膨出体外，膨出内容物的表面覆盖有一层很薄的膜，为羊膜和腹膜，在两层膜之间有华腾氏胶。病理上根据脐膨出及腹壁缺损大小，将脐膨出分为巨型和小型两种。

2. **超声表现** 前腹壁中线处腹壁连续性中断，中断处可见一个向外膨出的包块，包块内容物依缺损大小而不同，缺损小者包块内仅含肠管，缺损大时，除了肠管外，还有肝脏、脾脏等内容物。包块表面有一线状高回声膜覆盖，表面可有囊肿。脐带腹壁入口明显异常，往往位于包块的表面，可以是中央顶端，也可以偏于一侧，CDFI 有助于显示脐带插入部位。

3. **鉴别诊断** 应与腹裂畸形相鉴别。

4. **临床意义** 脐膨出的预后很大程度上取决于合并畸形的存在与否及其严重程度，如果存在较严重的合并畸形或染色体异常或两者均存在，则围产儿死亡率高达 80%~100%，因此仔细的超声检查，尽可能发现有关的合并畸形，对胎儿的预后评估方面很有用。

不合并其他畸形的脐膨出胎儿预后良好，尽管部分病例手术需要进行分期腹壁修补。小型脐膨出不一定需要在出生数小时内立即行外科手术，可以延迟修复。

七、胎儿泌尿系统发育异常

胎儿泌尿生殖系统是产前超声检查的重要组成部分。产前超声成像技术对胎儿泌尿生殖系统的解剖结构较易显示，目前已成为筛查各种泌尿生殖系统先天畸形的最有效检查方法。由于超声对含液性结构显示敏感，大多数泌尿系统梗阻性病变及其他含液性疾病容易为产前超声所发现，但产前超声对非含液性病变的检出要困难得多。此外，超声可通过估计羊水量及仔细观察膀胱寻找尿液生成的证据来评价胎儿肾功能状态。虽然胎儿大多数泌尿生殖系统先天畸形对生命并不造成很大威胁，可以存活，不影响生存质量，如一侧异位肾、一侧多发性囊性发育不良肾、一侧肾积水等，但仍有约 10% 的双侧严重肾脏畸形是致死性畸形，此类畸形一般应终止妊娠，如双肾不发育（缺如）、双侧多囊肾等。

（一）肾积水

1. **病理与临床** 胎儿肾积水（hydronephrosis）可由泌尿道梗阻性病变和非梗阻性病变（如膀胱输尿管反流）引起。最常见的原因是肾盂输尿管连接处梗阻、膀胱输尿管反流、膀胱输尿管连接处梗阻、后尿道瓣膜以及重复肾中的梗阻。

2. **超声表现** 肾积水严重程度不同，超声表现有一定差异，可仅有肾盂扩张，也可以表现为肾盂、肾盏均扩张，肾皮质变薄。

美国胎儿泌尿学会建议将胎儿上尿路扩张分为 5 级：

（1）0 级：无肾盂扩张。

（2）Ⅰ级：仅肾盂扩张。

（3）Ⅱ级：肾盂扩张，肾盏可见。

（4）Ⅲ级：肾盂肾盏均扩张。

（5）Ⅳ级：除有Ⅲ级表现外，扩张更严重，伴有肾皮质变薄。

超声诊断胎儿肾盂积水的标准和小儿及成人不同，因为肾盂扩张在许多正常胎儿中亦相当常见。许多学者提出了肾盂扩张前后径不同的截断值来诊断不同孕周胎儿肾积水，目前较公认的诊断标准是按照肾盂前后径对产前肾盂扩张进行分级，如表 13-4 所示。但由于约有 25%~50% 的胎儿肾盂积水病例会在产后消退，即使使用不同的截断值来诊断，似乎不能明显改善其敏感性和假阳性率，超声诊断肾积水的敏感性为 69%~100%，假阳性率可高达 37%~81%。

表 13-4　按肾盂前后径对产前肾盂扩张分级

肾盂扩张程度	妊娠中期	妊娠晚期
轻度	>4mm 且<7mm	≥7mm 且<9mm
中度	≥7mm 且≤10mm	≥9mm 且≤15mm
重度	>10mm	>15mm

3. 临床意义　肾盂扩张<4mm,大多数胎儿为正常胎儿。肾盂扩张为 5~10mm,或者有膀胱扩张、输尿管扩张、肾盏扩张或仅可显示肾盏的肾盂扩张,应在以后妊娠过程中随访观察监测。如果肾盂扩张在 10mm 以内,肾盂/肾脏前后径之比<0.5,且胎儿无其他异常发现,那么产后出现临床相关疾病的可能性较低。肾盂扩张>10mm,出现肾脏病理情况的可能性增加。产后应行肾功能检查及排泄性膀胱尿路造影除外梗阻和膀胱输尿管反流。

(二) 肾不发育

1. 病理与临床　肾不发育(renal agenesis)又称肾缺如。由于输尿管芽不发育,不能诱导后肾原基使其分化为后肾,从而导致肾缺如。双侧肾缺如是泌尿系统最严重的畸形,双肾完全缺如,常导致严重羊水过少。由于羊水过少,胎儿受压及活动受限,进一步导致典型的 Potter 综合征,如耳低位、眼距过远、小下颌畸形、扁平鼻、内眦上赘、皮肤皱褶、四肢挛缩、足内翻畸形、长头畸形、肺发育不良等。单侧肾缺如,如果对侧肾脏发育正常,羊水可正常。

2. 超声表现

(1) 双肾缺如:双侧肾床区、盆腔、腹腔其他部位及胸腔内均不能显示胎儿肾脏图像。肾上腺相对增大,出现肾上腺"平卧"征("lying down" adrenal sign)。胎儿膀胱长时间不充盈而不显示。羊水严重过少。CDFI 不能显示双侧肾动脉。

(2) 单侧肾缺如:缺如的一侧超声不能显示肾脏图像,可显示肾上腺"平卧"征,发育正常的肾脏呈代偿性增大。CDFI 可显示患侧肾动脉缺如,而健侧肾动脉存在。胎儿膀胱显示良好。羊水量正常。

3. 鉴别诊断　异位肾。肾床区不能显示肾脏图像,肾上腺增大呈"平卧"征,但盆腔异位肾在盆腔可见肾脏图像,交叉异位肾在另一侧可见两个肾脏图像,冠状切面上容易显示。

4. 临床意义　双肾缺如是致死性的,出生后不能存活。新生儿主要死于严重肺发育不良。再发肾缺如的危险性约为3%。但有家族史者,再发风险高得多,有报道一对夫妇连续四胎均为双侧肾缺如。

不合并其他畸形的单侧肾缺如预后好,可正常生存,预期寿命亦不受影响。

(三) 多囊肾

1. 常染色体隐性遗传性(婴儿型)多囊肾(potter Ⅰ型)

(1) 病理与临床:常染色体隐性遗传性多囊肾(autosomal recessive(infantile)polycystic kidney disease,ARPKD),又称婴儿型多囊肾,是一种常染色体隐性遗传病。该病少见。切面上,在肾实质内集合管囊状扩张呈放射状排列,类似海绵断面。本病除肾脏受累外,常累及肝脏,表现为不同程度的门脉周围纤维化和胆管发育不良,且肾与肝受累程度呈典型反比关系。本病发病基因位于 6 号染色体短臂。

(2) 超声表现:ARPKD 产前超声的主要表现有:①羊水过少;②双侧肾脏对称性、均匀性增大;③晚孕期胎儿双侧肾脏常显著增大,可达正常肾脏的 3~10 倍,充满整个腹腔;④双侧肾脏回声增强,且回声增强主要在肾髓质部分,而皮质部分则表现为低回声。

(3) 鉴别诊断:成人型多囊肾。可表现为肾脏增大,回声增强,但肾脏增大较 ARPKD 轻,回声增强主要在肾皮质,而髓质仍为低回声。父母一方可检出多囊肾。

(4) 临床意义:本病预后与肾脏病变的严重程度有关。围生期即表现有严重肾脏病变者,预后最差,多数患儿在新生儿期死亡。随着肾脏病变的减轻,其预后也变好。远期并发症有高血压、尿路感染和门静脉高压症。本病的复发危险性为 25%。

2. 常染色体显性遗传性（成人型）多囊肾（potter Ⅲ型）

（1）病理与临床：常染色体显性遗传性多囊肾（autosomal dominant（adult）polycystic kidney disease，ADPKD）又称成人型多囊肾，是一种常染色体显性遗传病。本病的主要病理特征是肾单位的囊状扩张及肾脏增大。但临床上多在成人期才表现出临床症状，临床开始出现症状的平均年龄约为 40 岁，主要表现为高血压和肾功能衰竭。

目前的研究认为，本病的发病基因有 3 个：①90% 与位于 16 号染色体短臂上的 PKD1 基因有关；②1% ~4% 与位于 4 号染色体的 PKD2 基因有关；③PKD3 基因的确切部位尚不清楚。

（2）超声表现：本病超声表现与 ARPKD 相似，亦表现肾脏增大，回声增强。但与 ARPKD 相反的是，ADPKD 可较好地显示低回声的肾髓质，且肾髓质无明显增大。由于 ADPKD 不引起胎儿肾功能不全，因此，羊水在正常范围。而 ARPKD 则常在 24 周后出现羊水中度或严重过少。

当怀疑 ADKPD 时，应对父母双方均进行检查，如果父母一方患有此病，则对本病的诊断很有帮助。

（3）鉴别诊断：婴儿型多囊肾。

（4）临床意义：产前诊断本病者，其预后尚不完全清楚。文献报道的结果亦相差较大。从本病家族研究报告看，产前诊断本病者，约 43% 病例在 1 岁内死亡，存活者中 69% 发生高血压，约 3% 在 3 岁内出现严重肾功能衰竭。多数本病的成人患者在 40 岁之前可无任何临床症状，50 岁后可出现高血压和肾功能不全。

3. 多发性囊性发育不良肾（Potter Ⅱ型）

（1）病理与临床：多发性囊性发育不良肾（multicystic dysplastic kidney，MCDK）是较常见的一种肾脏囊性疾病，其发生率约为 1/3 000。本病无遗传，以男性多见，常为单侧发病，对侧肾脏多发育正常，但双侧发病者亦可高达 23%。本病是新生儿期腹部肿物的常见原因，但临床上仅 37% 的婴儿可触及包块。

（2）超声表现：有特征性超声表现者，产前诊断较容易，表现为病变侧无正常形态的肾脏图像，代之为一多房性囊性包块，包块可大可小，位于脊柱的前方，其内的囊肿大小不等，形态各异，囊与囊之间互不相通，随机分布，周边较大的囊增大可使肾轮廓扭曲变形为葡萄串样。肾脏中央或囊之间常可见团状或小岛样实质性组织，但肾周围无正常的肾皮质，亦不能显示正常的集合系统回声。CDFI 显示肾内肾动脉分枝紊乱，主肾动脉难显示，动脉频谱为高阻型频谱。

如为双侧 MCDK，则常有羊水过少及膀胱不显示等特征。

当梗阻发生于妊娠较晚时期（10 周之后，38 周之前），MCDK 表现为非典型的肾盂积水形态。虽然病理学上的改变与上述典型者极相似，但肾盂及漏斗部不闭锁，肾盂扩张，并与周围囊相通，肾脏形态较典型者扭曲较少，超声上较难与肾盂积水区分。

大多数病例在肾单位完全消失之前随孕周的增大而增大，在肾单位完全消失之后，肾脏逐渐缩小甚至完全消失，即使尸解亦可能检不出肾脏、输尿管及肾动脉。

（3）临床意义：单侧多囊性发育不良肾患者，如果对侧肾脏发育正常，预后好；如果对侧肾脏异常，则预后取决于这个肾脏畸形的严重程度。如果伴有肾外畸形，则预后不良。双侧多囊性发育不良肾预后不良，因常伴羊水过少，引起肺严重发育不良而导致新生儿死亡。

单侧者在出生后应定期随访观察，一般认为 1 岁内每 3 个月 1 次，然后每半年 1 次，随访至 3 岁，以后应每年 1 次超声检查随访。

单侧病变者长期随访结果发现 18% 患者在 1 岁内病变消失，13% 在随访后 2 年内，23% 在 5 岁内消失。44% 在 5 岁后维持不变，估计 20 年后均会消失。

八、胎儿骨骼系统发育异常

胎儿肌肉骨骼系统畸形及肢体畸形并不少见，发生率约为 1/500，且畸形种类繁多，受累部位亦多，形成原因复杂。骨发育不良或骨软骨发育不良常表现为全身性骨骼及软骨发育异常,而非全身性或局限性骨骼畸形也常有多个畸形同时存在。因此肌肉骨骼系统及肢体畸形常表现为全身性或多发性畸形,单一畸形较少见。

由于超声检查要求常规测量股骨长度,因此对于严重短肢畸形产前诊断不易遗漏,但对于其他畸形尤其是膝关节以下及肘关节以下的畸形,产前遗漏较常见。据报道,肌肉骨骼系统畸形产前超声总的检出率为20%~64%不等。为提高肢体畸形的检出率,笔者采用连续顺序追踪超声检测法检测胎儿四肢,畸形检出率明显提高,达87.18%。因此,常规胎儿超声检查时按一定方法及顺序检查是提高产前诊断骨骼及肢体畸形的有效途径。

(一)骨发育不良

1. 致死性骨发育不良

(1)病理与临床:致死性骨发育不良包括致死性侏儒(thanatophoric dysplasia,TD)、软骨不发育(achondrogenesis)、成骨不全(osteogenesis imperfecta,OI)Ⅱ型,罕见的还有磷酸酶过少症、短肋多指综合征、屈肢骨发育不良等。

(2)超声表现:致死性骨发育不全的共同超声表现有肢体严重短肢及弯曲;四肢长骨长度低于正常孕周平均值的4个标准差或以下,FL/AC<0.16;窄胸,胸围低于正常孕周平均值的第5百分位,心胸比值>60%;某些特殊征象如"听筒"状长骨、"三叶草"形头颅、骨折等。

1)致死性侏儒:长骨明显缩短,TDⅠ型骨干明显弯曲,长骨干骺端粗大呈"电话听筒"状。TDⅡ型骨干弯曲较Ⅰ型为轻,无典型之"听筒"状长骨。胸腔狭窄,胸围明显缩小,心胸比值>60%。腹部明显膨隆,正中矢状切面上胸部向腹部移行时,移行处在腹侧突然增大。头颅大,前额向前突出。TDⅡ型常有典型的"三叶草"形头颅,TDⅠ型此种征象不明显。其他特征有皮肤增厚、水肿、浆膜腔积液、胎儿在宫内的姿势和运动异常、羊水过多等。

2)软骨不发育:四肢长骨极度短小,因骨化差而回声强度减弱,骨后方声影不明显。胸腔狭窄,腹部较膨隆,可有腹水。椎体骨化极差而呈低回声,腰骶部更明显,横切时不能显示椎体及两侧椎弓内的三角形骨化中心。头颅增大,双顶径、头围与孕周不符,不成比例。30%的胎儿可有全身水肿,浆膜腔积液,颈部水囊瘤等表现。50%的病例有羊水过多。

3)成骨发育不全Ⅱ型:四肢严重短小,长骨短而粗,弯曲,且有多处骨折声像,骨折后成角、弯曲变形,骨折愈合后局部变粗,钙化差。胸部变形,横切胸腔时因肋骨骨折而导致胸部变形,肋骨可有多处骨折表现。因骨化差或不骨化,胎儿颅骨薄,回声明显低于正常,颅骨回声强度较脑中线回声为低,近探头侧脑组织及侧脑室等结构可显示清晰。实时超声下探头对胎儿头部略加压,即可见到胎头变形,颅骨柔软。眼眶及面部其他各骨骨化亦差,眼眶可呈低回声。可伴有羊水过多。

(3)临床意义:预后不良,胎儿出生后不能存活。

2. 非致死性骨发育不良

(1)病理与临床:非致死性骨发育不良极其少见,发生率<1/20 000,部分类型极其罕见。主要有杂合子软骨发育不良,成骨不全Ⅰ、Ⅲ、Ⅳ型等。

(2)超声表现:产前超声可以发现非致死性骨发育不良,但很难对它们的具体类型一一作出鉴别。主要超声表现有轻—中度短肢,部分短肢在中孕晚期或晚孕期才出现,如杂合子软骨发育不良,可有前额隆起、水平肋、窄胸等骨骼异常表现,但窄胸不是渐进性的,可伴有其他畸形,如轴后多指、小下颌、足内翻、先天性心脏病、唇(腭)裂等,常伴羊水过多。

(3)鉴别诊断:股骨低于第十百分位数或-2SD以下,胎儿可以是正常的生理变异或FGR,正常生理变异者父母亲身材均不高,FGR者可伴多普勒异常或羊水异常,这些胎儿均不伴有窄胸、前额突出、颅骨异常等骨发育不良声像。

(4)临床意义:多能存活,患儿身材矮小,智力可正常。

（二）肢体缺失和截肢

1. **病理与临床**　先天性肢体缺失和截肢（congenital limb deficiencie and amputation）分类、命名尚不统一，目前广泛采用的命名分类方法是国际义肢和支具学会在苏格兰由 Kay 起草的一个统一命名草案，该草案将此类畸形分为两大类，即横形肢体缺陷（先天性截肢）和纵形肢体缺陷。横形肢体缺陷包括某一肢体完全缺失、部分缺失。纵形肢体缺陷包括近侧纵形、远侧纵形和混合纵形缺陷。

2. **超声表现**

（1）横形肢体缺陷（先天性截肢）：胎儿某一肢体完全或部分缺失，缺失以远的肢体软组织及其内的骨骼均不显示。

1）完全截肢：上肢或下肢整条肢体完全缺失，在肩关节以远的上臂、前臂、手及其内的骨骼或髋关节以远的大腿、小腿、足及其内的骨骼均缺失，产前超声只能显示三条肢体图像。缺失侧的肩关节或髋关节，不显示参与该关节构成肱骨头或股骨头，断端一般较平整。

2）部分截肢：在截肢平面以上的肢体可显示，截断平面以下的肢体不显示，断端可规则、整齐、也可不规则、不整齐。上臂中段截肢，超声仅显示近段上臂及其内近段肱骨，可显示肱骨头，该肢体的远侧不显示。前臂截肢，则可显示完整的上臂，其内的肱骨亦完整，但肱骨以远的前臂、手及其内骨骼均缺失而不能显示。手腕水平截肢，超声可显示上臂、前臂及其内骨骼，而手腕、手及其内的骨骼均缺失而不显示。下肢部分截肢的表现与上肢一样，在截肢平面以下的肢体缺失而不显示。

（2）纵形肢体缺陷

1）上臂或大腿完全或部分纵形缺陷：上臂或大腿及其内的肱骨或股骨完全或部分缺如而不显示，前臂或小腿直接与肩关节或髋关节相连。

2）上臂与前臂或大腿与小腿完全缺如：手、足直接与躯干相连，称为完全性海豹肢畸形。也可仅表现为单侧或双侧上肢或下肢海豹肢畸形。

3）前臂纵形缺陷：如果尺、桡骨完全缺如，则前臂完全缺如，手直接和上臂远端相连；仅有桡骨或尺骨缺如，前臂软组织回声及手仍显示，前臂内仅显示一根长骨回声，桡骨缺如较尺骨缺如多见。可合并手畸形。

4）小腿纵形缺陷：胫骨和腓骨完全缺如时，小腿完全缺如而不显示，足直接与大腿远端相连。仅有胫骨或腓骨缺如时，小腿只显示一根长骨回声，以腓骨缺如多见。常合并足畸形。

3. **临床意义**　如不合并其他畸形，患儿出生后可存活，但生存质量受影响。

九、胎儿水肿综合征

（一）病理与临床

胎儿水肿（hydrops fetalis）是较常见的胎儿异常之一，过多的液体在组织间隙和体腔内积聚称为水肿。孤立的颈部水囊瘤、胸腔积液、心包积液或腹腔积液不能称为水肿。水肿不是独立的疾病，而是一种重要的病理过程。发生在皮肤及皮下组织者，表现为四肢、躯干、颜面和会阴部等皮肤皮下组织水肿。发生于体腔内者，则称之为积液，如心包积液、腹腔积液、胸腔积液等。

胎儿水肿可分为免疫性和非免疫性两大类。免疫性水肿（immune hydrops）是由红细胞抗体引起的同种免疫，占胎儿水肿的 10% ~ 20%。其他原因引起的水肿为非免疫性胎儿水肿（non-immune fetal hydrops，NIFH）。

免疫性胎儿水肿主要由于血型不合导致胎儿贫血引起的。目前，已发现有 50 多种抗红细胞抗体可导致胎儿宫内贫血，Rh 血型不合是最常见的，ABO 血型不合占极少数。因为 ABO 血型抗体主要是 IgM，不能通过胎盘。当有 IgG 抗体产生时，则可以通过胎盘而导致胎儿贫血以致胎儿水肿，但非常少见。

在 Rh 血型不合中，最常见的有抗 D、抗 K1 和抗 c 抗体引起的胎儿贫血。Rh 血型不合是指母亲与胎儿 Rh 中抗原存在不一致。以 RhD 抗原为例子,D 抗原存在为 Rh 阳性,D 抗原不存在为 Rh 阴性。当 Rh 阴性的母亲第一次怀上 Rh 阳性的胎儿,在没有预防的情况,胎儿红细胞会进入母体血液中,其胎儿 Rh 抗原激发母体免疫系统产生抗体,一般初次致敏后产生的抗体滴度低但不至于导致胎儿贫血。当该孕妇再次怀上 Rh 阳性的胎儿时,免疫应答反应会很快发生,此次免疫应答产生高滴度 IgG 抗体,该抗体能通过胎盘进而攻击红细胞引起胎儿溶血和贫血。大多数 Rh 血型不合引起的胎儿或新生儿溶血性疾病是轻至中度的,仅 20%~25% 是重度的且在宫内表现为胎儿水肿。发生宫内水肿的孕周不一。我国汉族妇女绝大多数是 Rh 阳性的,Rh 阴性的仅占 0.34%,故新生儿溶血病极为少见,且产前的预防、监测、治疗手段都有很大的进展。现在临床上很少出现胎儿严重免疫性水肿。我国 ABO 血型不合虽然较常见,占妊娠总数的 20%~25%,但一般病情较轻,危害性较小,引起胎儿免疫性水肿十分罕见。

非免疫性水肿在活产胎儿中的发生率不高,1/1 500~1/4 000,但所报道的发生率尚受到水肿胎儿宫内死亡、水肿自行消退和不同地区不同检查方法等因素的影响,所以胎儿 NIFH 的真正发生率更高。

引起胎儿 NIFH 原因有许多,其中最常见的胎儿异常包括心脏畸形、心律失常、染色体异常、复合畸形、胸部畸形、血液病、遗传性疾病、感染等,50% 以上的 NIFH 由上述原因引起,另外 13.4%~35.8% 未能发现明确病因,即使产后病理解剖也不能明确其病因。在不同地区和人种中引起胎儿水肿的主要原因不同,在东南亚胎儿水肿的主要原因是纯合子 α-珠蛋白生成障碍性贫血,相反,在白人中主要是心血管异常、感染、染色体异常等原因引起的胎儿水肿。在我国华南及西南各省,较多的 NIFH 也常常是由珠蛋白生成障碍性贫血、G-6-PD 缺乏等原因引起。不同孕周胎儿发生水肿的主要原因不同,据报道,孕 28 周前 34.5% 的 NIFH 是由于染色体异常所引起,孕 28 周后 24.2% 的 NIFH 是由于心血管异常引起。

病理生理学上,水肿的发生是由于血管内外液体交换平衡失调所致,促使液体溢出血管的驱动力为毛细血管静水压与组织间液胶体渗透压之差,而促使液体进入血管的驱动力为组织间液静水压与血浆胶体渗透压之差。充血性心力衰竭、肿瘤压迫静脉或静脉内血栓形成引起毛细血管静水压增高;α-珠蛋白生成障碍性贫血所致的血浆胶体渗透压降低、严重的肾脏疾患引起的水钠潴留引起毛细血管静水压增高等均可引起血管内外液体交换平衡失调而导致水肿发生。此外,血管壁通透性大,血管内液体容易丢失到组织间隙,也容易出现水肿,如各种炎症感染可致血管壁通透性增加而发生水肿。

（二）超声表现

超声诊断胎儿水肿,须至少探及胎儿 2 处或 2 处以上液体积聚,但在早期也可能仅存在一个部位的液体积聚,对某些已经明确能产生胎儿水肿的疾病,如动静脉畸形,发现一处积液即足以诊断胎儿水肿。皮下水肿、胸腔积液、心包积液、腹腔积液同时出现 2 项或 2 项以上即可诊断胎儿水肿。由于胎儿水肿的预后通常较差,所以超声检查者应严格遵循胎儿水肿的诊断标准。胎儿水肿主要声像特征如下:

1. 胎儿局部和全身皮肤回声低,明显增厚,至少>0.5cm,横切躯干和四肢时,水肿增厚的低回声皮肤及皮下组织如茧样包绕内部结构。颅骨强回声带与头皮高回声线明显分开,两者之间出现环状低回声带。

2. 胎儿肝脾可能增大,腹围大于相应孕周。腹围/双顶径,腹围/头围,腹围/股骨长等比值异常增大。

3. 胎盘增厚,厚度常>5.0cm。胎盘增厚可能是胎儿水肿的早期表现。

4. 浆膜腔积液,包括胸腔积液、腹腔积液、心包积液,表现为胸腔、腹腔、心包腔内出现游离无回声暗区,大量胸腹腔积液时可见胸腔、腹腔内脏器如肺或胃肠等漂浮在积液暗区内。

5. 可有胎儿心功能不全的声像表现,包括胎儿心脏三尖瓣反流,二、三尖瓣 A 峰<E 峰,心脏扩大,心胸比值增大,胎心过速,胎心过缓等。

6. 羊水过多,见于 30%~75% 的 NIFH,晚期往往羊水过少。

7. 有时超声可检出引起水肿的其他原发病灶,如肿瘤、胎儿畸形、胎盘病灶等,均有相应的超声表现。

（三）临床意义

胎儿水肿的预后很大程度上取决于引起水肿的病因。如果是心脏畸形、染色体异常引起的，预后较差。也有些胎儿水肿可以行宫内治疗，但宫内处理方法要依水肿的原因而定，一般来说，当水肿持续存在且胎儿成熟，可以在严密产前监护下行期待疗法。如胎儿因室上性心动过速导致心力衰竭而发生水肿，可尝试母体用地高辛，β受体拮抗剂，维拉帕米等来纠正。

母体方面的并发症主要有先兆子痫发生率升高，据报道可见于50%的病例中，并可能引起早产及被迫终止妊娠。

一般来说，非免疫性的胎儿水肿再发风险低。

十、淋巴系统发育异常

（一）病理与临床

淋巴管瘤与淋巴管异常发育有关。淋巴管瘤有四种组织类型：毛细淋巴管瘤、海绵状淋巴管瘤、水囊瘤、血管淋巴管异常。常发生在颈部。

颈部水囊状淋巴管瘤（cystic hygroma of the neck）又称颈部淋巴水囊瘤，是颈部最常见的异常，在自发性流产胎儿中发生率约为0.5%，在低危孕妇中约为1/700，但新生儿罕见。

淋巴水囊瘤是一种淋巴系统的发育异常，表现为厚壁囊肿，内部常有多个分隔带，多位于头、颈的背侧，也可出现在颈部前方、两侧及腋下。其可能的原因是在淋巴系统发育过程中，颈部淋巴管与颈内静脉未能正常连接，从而导致颈部淋巴回流障碍，引起淋巴管的极度囊状扩张，也可出现全身性非免疫性水肿。

无分隔的水囊瘤常较小，多位于颈部两侧，内部无分隔。

（二）超声表现

超声将水囊瘤分为有分隔和无分隔水囊瘤两种类型。

1. 无分隔水囊瘤（non-septated hygromas） 主要表现为单房囊性包块，多位于颈前部两侧，体积多较小，易漏诊。

2. 有分隔水囊瘤（septated cystic hygromas） 此种类型水囊瘤的典型超声表现为多房囊性肿块，内有明显的分隔高回声带，有时仅可见中央单一分隔高回声带将囊分为左、右两半。囊肿一般较大，最多见于颈背部，偶可位于颈前部、腋窝及纵隔内。

有分隔水囊瘤常合并染色体畸形、心血管畸形及胎儿水肿。最常见的染色体畸形为 Turner 综合征（45,XO）（占75%），其次为18-三体（占5%）及21-三体（占5%），其余15%的水囊瘤胎儿染色体则正常。伴发的心血管畸形主要为主动脉弓缩窄（见于40%以上的 Turner 综合征胎儿）。伴发胎儿水肿时，可在68%以上 Turner 综合征中出现，有水囊瘤的染色体正常胎儿82%会发生水肿。

（三）临床意义

产前超声发现颈部水囊瘤应进一步详细检查胎儿结构，特别是心脏结构，因为颈部水囊瘤常合并心脏畸形。再者应评估是否合并胸腹腔积液。因颈部水囊瘤特别是有分隔颈部水囊瘤常合并染色体异常，应建议进行染色体检查。

有分隔水囊瘤伴有胎儿水肿者，预后极差，其总病死率高达80%~90%，单纯水囊瘤不伴其他异常、且染色体核型正常者，预后较好，可在新生儿期手术切除而治愈。如果水囊瘤发生时间较晚，在晚孕期才表现出来，则预后较好。笔者曾遇到1例颈前外侧水囊瘤者，31周检查时病变范围较大，上达耳郭，向下达肺尖水平，向外达肩部，但1个月后复查，肿块完全消失，出生后未见明显异常。

位于颈部前方的水囊瘤，可压迫呼吸道，在新生儿期可导致呼吸困难，因此产时应对新生儿进行严密监护。

伴发染色体畸形、心血管畸形及其他畸形者，预后差。

无分隔水囊瘤合并染色体畸形的发生率低,预后较上述有分隔者好。

十一、羊膜带综合征

(一)病理与临床

羊膜带综合征(amniotic band syndrome,ABS)又称羊膜破裂并发症,是由于羊膜带缠绕或粘连引起一组包括肢体、颅面部、躯干等复合畸形,畸形严重程度不一,轻的可以仅表现为羊膜腔内羊膜带,严重的可以是截肢畸形、颅面部缺陷、体壁缺陷等。

据估计活产儿的发生率为1/1 200,但实际发生率要高得多,其原因一方面羊膜带可引起胎儿自然流产,另一方面临床上对此类畸形认识不足和羊膜带未引起胎儿畸形而漏诊。

羊膜带自发性或医源性破裂后,羊水外流至羊膜囊外,羊膜部分或全部回缩,而形成羊膜带,羊膜带缠绕或粘连胎儿导致胎儿畸形。一般认为羊膜破裂发生在植入后28天~孕18周之间。

羊膜带综合征可以是轻微的,也可能是产后不能存活的严重畸形。胎儿被束缚缠住的部位是随机的,所形成的缺陷在分类上是非胚胎性的。胎头、躯干、肢体可单独受累或联合受累。所引起的畸形种类常为多发性不对称性畸形,如肢体缺损、颅面缺损、脏器缺损及脊柱侧凸等。

(二)超声表现

羊水中可见漂浮的带状回声黏附于胎儿。羊膜带粘连处胎儿的身体可出现畸形,胎头、躯干、肢体可单独受累或合并受累,其特征主要为多发性、不对称性、不规则畸形。头颅畸形以无脑儿、脑膨出较常见;颜面部畸形常表现为不规则、非常见部位的唇、腭裂、鼻发育异常。躯干畸形主要为广泛腹壁皮肤缺损,肝、脾、胃、肠管、膀胱和心脏均外翻在少量的羊水内,脊柱呈"V"形,并向腹侧屈曲;肢体畸形可见肢体的环状缩窄和截断、并指(趾)及足内翻畸形;往往合并羊水过少,胎动多受限制。

(三)临床意义

出生后需对新生儿行详细的体格检查评估新生儿是否被羊膜带粘连、牵拉导致异常及异常的程度,视情况给予处理。

羊膜带综合征的预后视畸形严重程度而定,可仅为一羊膜带,松解后即可恢复正常,亦可为近端截肢,需安装假肢。本病散发性发病,再发风险为零。

十二、胎儿肿瘤

胎儿肿瘤较少见,对胎儿与母体健康都有重要影响。一旦产前检出胎儿肿瘤,应由多学科组成的医疗小组对胎儿及母体进行严密监护,包括对妊娠期可能出现的问题预测、早期发现与认识、分娩方式的选择以及产后新生儿的监护与处理。据国外资料报道,少数胎儿肿瘤,目前已有可能在宫内进行治疗。有些胎儿肿瘤可能是恶性肿瘤,可以转移到胎儿身体内的其他器官和胎盘,但转移到母体其他器官者尚未被证实。与此相反,若母亲在怀孕期间患有恶性肿瘤(如恶性黑色素瘤、白血病、乳腺癌等),可转移至胎盘,并可转移至胎儿内脏器官。本章主要叙述的几类常见的胎儿肿瘤。

(一)血管瘤

1. 病理与临床　血管瘤(hemangioma)是一种良性的血管内皮增生性改变,全身的皮肤、颅内、纵隔、心脏、肝脏、肠、膀胱等部位均可发生,其病理改变多样,有毛细血管瘤、海绵状血管瘤、淋巴血管瘤、纤维血管瘤、毛细血管海绵状血管瘤等。可发生于身体的许多部位。

大多数学者认为人体胚胎发育过程中特别是在早期血管性组织分化阶段,由于其控制基因段出现小范围错构而导致其特定部位组织分化异常,并发展成血管瘤。

血管瘤是一种良性的血管内皮增生性改变,全身的皮肤、颅内、纵隔、心脏、肝脏、肠、膀胱等部位均可发生,其病理改变多样,有毛细血管瘤、海绵状血管瘤、淋巴血管瘤、纤维血管瘤、毛细血管海绵状血管瘤等。海绵状血管瘤不仅包含有表皮血管异常,而且瘤体可达皮肤深层或皮下组织,瘤内有明显扩张的静脉窦。血管瘤可以在整个妊娠过程中大小维持不变,也可以逐渐增大。范围广泛者可累及头、颈、面部及四肢、躯干的大部分区域。血管瘤一般不破坏或压迫邻近的组织器官。

2. 超声表现 许多血管瘤不能为产前超声所发现。能为产前超声检出的血管瘤常为海绵状血管瘤。声像图上主要表现为混合性或均质性实质肿块,多数血管瘤表现为均质性实质性肿块回声,回声特征与胎盘回声相类似。部分肿瘤有囊性暗区,此即为扩张的静脉窦。彩色多普勒有可能检出因动静脉瘘形成的高速低阻血流信号,瘘口处出现五彩血流信号。

3. 临床意义 本病预后良好,但如果肿瘤较大,彩色多普勒检出明显动静脉瘘时,可引起心衰而死亡,应进行严密产前及新生儿监测。

（二）心脏横纹肌瘤

1. 病理与临床 心脏横纹肌瘤(cardiac rhabdomyoma)是胎儿、新生儿、小儿原发性心脏肿瘤中最常见的一种类型,是伴有骨骼肌分化的心脏原发性肿瘤。占出生总数的 1/10 000,男女比例为 1∶1。

50% 心脏横纹肌瘤伴有结节性硬化症。肿瘤可单发,也可多发。多发肿瘤者伴结节性硬化症的可能性更大。偶尔可见合并心内心外畸形。心内畸形可见左心发育不良、法洛四联症等,心外畸形有报道腭裂、多囊肾、畸形足等。肿瘤可阻碍心脏血流而引起胎儿水肿甚至宫内死亡。

2. 超声表现 超声应描述肿瘤的大小、数目、发生部位、回声性质及强度,另外应注意心室流入道或流出道解剖及血流情况。

（1）心腔内出现实质性高回声肿块,边界清楚,回声均匀,随心脏的舒缩运动,肿块有一定的活动幅度。

（2）肿块可单发,也可多发。心脏的每个腔室内均可发生,发生于心室及室间隔者更常见。

（3）肿块在胎儿期可随着妊娠进展而增大。

（4）彩色多普勒血流显像可显示肿块内血流及肿块阻塞心脏流入道或流出道血流情况,阻塞处血流束细小,血流速度增高而呈五彩血流及湍流。

（5）严重者肿块可突出心腔外进入纵隔。

3. 临床意义 本病预后与肿瘤的大小、数目、发生部位及是否伴有结节性硬化症、胎儿心律失常有关。肿瘤较小者临床上可完全无症状,肿瘤较大、数目较多、胎儿水肿、位于心室流出道造成心脏血流动力学受损及伴有结节性硬化症、胎儿心律失常者,临床症状严重且预后不良。合并结节性硬化者为常染色体显性遗传,再发风险为 50%,也有散发病例。

（三）骶尾部畸胎瘤

1. 病理与临床 骶尾部畸胎瘤(sacrococcygeal teratoma)起源于胚胎原条、原结或 Hensen 结,正常胚胎发育过程中,原条及原结最终消失,当原结不消失而持续存在时,可在骶尾部形成畸胎瘤,肿瘤组织可包括含有内胚层、中胚层、外胚层来源的各种组织。活产儿中发病率约为 1∶40 000,女性发病率约为男性 4 倍。

常位于骶尾部前方,根据肿瘤的部位及肿瘤组织伸向盆腔内的程度,可分为 4 种类型:Ⅰ型:肿瘤瘤体主要凸于体腔外,仅小部分位于骶骨前方;Ⅱ型:肿瘤瘤体显著突出体腔外,但也明显向盆腔内生长、伸展;Ⅲ型:肿瘤瘤体突出体腔外,但肿瘤的主要部分位于盆腔和腹腔内;Ⅳ型:肿瘤仅位于骶骨前方。80%骶尾部畸胎瘤为良性,其中Ⅰ型居多。

2. 超声表现

（1）肿瘤常较大,位于胎儿臀部与脊柱相连。

（2）因肿瘤组织成分复杂,85% 肿瘤回声可呈实性或是混合型回声,15% 为囊性回声。

（3）肿瘤组织可对周围器官造成压迫和扭曲,例如直肠和膀胱,引起一系列超声声像。

（4）彩色多普勒血流可显示肿块内血流丰富,发生动静脉瘘者可引起胎儿心衰和水肿,频谱图上显示高速低阻血流频谱。

（5）骶尾部前的肿块除了骶尾部畸胎瘤,还包括脊髓瘤、原肠囊肿、肉瘤、脂肪瘤、淋巴瘤等,应注意仔细鉴别。

3. 鉴别诊断 骶尾部囊性畸胎瘤易与脊髓脊膜膨出混淆,主要从脊柱的完整性及肿块与椎管的关系相区别,同时颅内结构也是鉴别点之一。

4. 临床意义 肿块直径<4.5cm且无合并其他畸形时,可行阴道分娩;若肿瘤直径大于4.5cm,建议行剖宫产。有文献报道可行胎儿宫内治疗,但手术疗效还有待进一步探讨。骶尾部畸胎瘤大多为良性,但是随着婴儿年龄增大,肿瘤有恶性倾向,应尽早在出生后完整切除。

肿瘤较小者且无其他畸形时预后良好,出生后手术切除成功率高;肿瘤较大、出现胎儿心衰水肿或分类为Ⅲ、Ⅳ型时预后较差。

骶尾部畸胎瘤部分为散发性,但也有遗传类型的报道,多数为Ⅳ型,为常染色体显性遗传病,再发风险为50%。

第五节 妊娠滋养细胞疾病

妊娠滋养细胞疾病(gestational trophoblastic disease)包括葡萄胎、侵蚀性葡萄胎、绒毛膜癌及胎盘部位滋养细胞肿瘤。侵蚀性葡萄胎是从葡萄胎发展而来,绒毛膜癌及胎盘部位滋养细胞肿瘤可发生在葡萄胎、足月妊娠、流产或异位妊娠后。

一、葡萄胎

葡萄胎(hydatidiform mole)与孕妇年龄有关,年龄<15岁并怀孕者发生该病的风险比25~30岁高6倍,大于45岁怀孕者风险更高,约300倍。部分还与胚胎/胎儿染色体异常相关(如三倍体),此类多为部分性葡萄胎。

葡萄胎分为完全性和部分性葡萄胎。完全性葡萄胎的滋养叶细胞增生和绒毛间质水肿变性、绒毛间质血管消失,形成无数大小不等葡萄样小囊泡组织块,水泡状物占满整个宫腔,无胎儿、脐带或羊膜囊成分。部分性葡萄胎表现为胎盘绒毛部分发生水肿变性及局灶性滋养细胞增生活跃,可见胎儿、脐带或羊膜囊等。

临床表现为停经,阴道流血(常发生在停经后8~12周),子宫大于停经月份,腹痛,呕吐,双侧附件区可扪及包块。实验室检查hCG水平异常升高。

(一)完全性葡萄胎

1. 超声表现 子宫一般显著增大,明显大于孕周。极少数患者由于水肿、变性的绒毛组织大量排出,子宫增大可不明显,甚至子宫各径线减小,与孕周不符。在子宫腔内可见弥漫分布的点状和小囊泡样回声,小囊泡的直径大小不等,0.3~1cm左右,大者达2cm以上,呈蜂窝状。分辨力低的仪器显示不出小囊泡样或蜂窝状回声,而呈弥漫分布的粗点状高回声或落雪状图像。子宫肌壁回声与蜂窝状回声分界清楚,肌壁完整。

完全性葡萄胎常合并卵巢黄素化囊肿,发生于25%~60%的患者。多为双侧性,位于子宫底部两旁或子宫直肠窝内,多数呈椭圆形多房结构,后壁回声增强。

2. 鉴别诊断

(1)稽留流产:稽留流产(回声混杂型)宫腔内回声混杂,有团状实性回声及无回声区等,葡萄胎呈蜂窝样或落雪样改变,CDFI有助于鉴别,稽留流产宫内异常回声周边子宫肌层血流信号丰富,而葡萄胎血流信号不明显。结合hCG水平可以准确诊断。

(2)部分性葡萄胎:可见存活或死亡胎儿,子宫大小与孕周相符或小于孕周。

3. 临床意义 葡萄胎如未及时诊断、处理,可发生反复出血、宫腔积血,也可在自然排出时发生大出血。确诊需病理活检,超声可以辅助诊断葡萄胎,为临床及时处理、减少并发症提供依据。超声还能指导临床清宫,评价清宫是否完全。

(二)部分性葡萄胎

1. 超声表现 子宫大小与孕周相符或小于孕周,宫腔内可见到存活或死亡的胎儿。与宫腔大小相比,胎盘明显增大。个别局限性胎盘水泡样变性,可见多个小圆形无回声区,有正常胎盘组织,正常与异常胎盘组织间分界清楚。

2. 鉴别诊断

(1)完全性葡萄胎:子宫大于停经月份,宫腔内充满蜂窝状无回声区,无羊膜腔与胎儿,多合并卵巢黄素化囊肿。

(2)稽留流产:部分稽留流产(类似水泡状胎块型)胎盘回声减低,呈蜂窝状回声,但稽留流产是整个胎盘回声发生变化,且稽留流产胎儿结构常变形、模糊不清。

3. 临床意义 部分性葡萄胎与稽留流产虽然临床处理都是清宫、排胎,但部分性葡萄胎常需追踪复查,以预防恶变等并发症发生。虽然超声诊断对临床处理有着十分重要的指导作用,但部分性葡萄胎的确诊需病理活检。

二、侵蚀性葡萄胎及绒毛膜癌

(一)病理与临床

侵蚀性葡萄胎(invasive hydatidiform mole)为葡萄胎超出宫腔范围,多发生在葡萄胎后的 6 个月内。

绒毛膜癌(choriocarcinoma)是继发于正常或异常妊娠后的滋养细胞肿瘤,距前次妊娠时间长短不一,而继发于葡萄胎的绒癌绝大多数在 1 年以上才发病。

侵蚀性葡萄胎与绒癌临床表现相同,出现持续的阴道不规则流血,量多少不定,子宫复旧不全或不均匀性增大,多伴卵巢黄素化囊肿,少数出现腹痛,可伴发转移性病灶,如肺转移、阴道转移、肝转移、脑转移等,发生转移时出现相应的临床症状。

侵蚀性葡萄胎可见子宫肌壁内有大小不等、深浅不一的水泡状组织,宫腔内可有原发病灶,也可以没有原发病灶。侵蚀病灶可接近浆膜层或穿破浆膜层。镜下可见侵入肌层的水泡状组织的形态和葡萄胎相似,可见绒毛结构及滋养细胞增生和分化不良。

绒癌大多数原发于子宫,肿瘤常位于子宫肌层内,也可突向宫腔或穿破浆膜。镜下特点为滋养细胞不形成绒毛或水泡状结构,成片高度增生,并广泛侵入子宫肌层并破坏血管,造成坏死。

(二)超声表现

绒毛膜癌的声像图表现与侵蚀性葡萄胎的声像图表现相似。子宫轻度或明显增大,肌层回声分布不均,有不均质回声肿块,边缘不清且欠规整,CDFI 显示肿块血流丰富,频谱多普勒为低阻血流。肿瘤细胞可破坏血管壁,形成动静脉瘘,出现典型高速低阻频谱。合并黄素化囊肿者有相应表现。发生宫旁转移时可出现盆腔肿块。

(三)鉴别诊断

1. 子宫肌瘤变性 有子宫肌瘤病史,无阴道流血及 β-hCG 增高,肿块边界清,呈类圆形,CDFI 血流不丰富。

2. 胎盘残留 有近期分娩史,残留胎盘回声较高,边界清,CDFI 血流不丰富。

3. 子宫内膜癌 发生在绝经前后妇女,宫腔内回声不均,血 β-hCG 阴性。

(四)临床意义

依据超声表现,结合临床表现,可辅助临床诊断及鉴别诊断,且对临床分期及预后、随访提供重要信息。需要注意的是极少数绒癌在子宫体可查不出原发灶,因此,超声检查阴性不能否定绒癌的诊断。

第六节 宫颈功能不全

（一）病理与临床

宫颈功能不全（cervical incompetence）亦称宫颈内口闭锁不全、宫颈口松弛症。宫颈功能不全患者的子宫颈含纤维组织、弹性纤维及平滑肌等均较少，或由于子宫颈内口纤维组织断裂，峡部括约肌能力降低，使子宫颈呈病理性扩张和松弛。在大多数病例中，宫颈功能不全是由于创伤性或手术损伤，或者极少数情况下，是由于先天性疾病或相关组织疾病所导致。值得注意的是绝大多数妇女，即使是最高危的患者，都未在早孕期出现子宫颈短，这可能是由于早孕期生长中的妊娠囊作用于子宫颈的压力还不足以打开最薄弱的子宫颈。

宫颈功能不全的临床表现主要是早产及中、晚期重复性流产，反复流产者发生率为 8%~15%。

（二）超声表现

宫颈超声检查选择方法很重要，经腹部超声观察子宫颈的敏感性非常低（8%），明显低于经会阴超声检查和阴道超声检查，所以，经腹部超声不能用于评价子宫颈，也不能用做筛查。经会阴超声检查和阴道超声检查是临床推荐观察子宫颈并准确测量的理想方法，这两种方法检查均需排空膀胱。但有时直肠气体经会阴超声会干扰子宫颈尤其是子宫颈外口的显示，此时应改用经阴道超声检查。经阴道超声检查已成为临床上评价子宫颈的金标准。经阴道超声检查子宫颈，筛查宫颈功能不全，必须执行特定的标准。

有多个不同子宫颈参数作为宫颈功能不全的预测指标，子宫颈管长径是重复性和可靠性最高的测量指标。

在妊娠 14~30 周时，正常的子宫颈管长径在 25~50mm，25mm 在低风险单胎妊娠中大约占 10%，在高风险单胎妊娠中大约占 25%。子宫颈短是指上述孕周期间，子宫颈管长径<25mm。最佳预测宫颈功能不全的孕周在妊娠 16~24 周。子宫颈越短，宫颈功能不全风险越高。几乎所有孕妇，早期妊娠或中期妊娠的早期子宫颈长度是正常的。子宫颈缩短或漏斗形成常见于 18~22 周。因此，无论是否有过典型病史，子宫颈长度开始测量的时间应该是 14~16 周，而子宫颈长度的临界值定于 25mm。怀疑有宫颈功能不全的孕妇，可于 14~16 周开始，间隔 2 周连续监测子宫颈的变化情况。

超声所见用"T、Y、V、U"四种形状来描述子宫颈管的变化。如果子宫颈管是关闭的，只需测量子宫颈管长径这一个参数。子宫颈管有弯曲时，可用轨迹的方法或两条直线相加的方法。缩短的子宫颈大都是直的。弯曲的子宫颈通常意味着子宫颈管长径>25mm。

高危病例中有 25%~33% 的子宫颈内口是开的，即子宫颈管上端明显分离，产生一个楔形的间隙，形成漏斗。测量子宫颈打开部分的长度（漏斗长度）和内口的直径（漏斗宽度）。计算 Funneling% =漏斗长度/（漏斗长度+子宫颈闭合部分长度）。中孕期超声子宫颈内口宽度>15mm，Funneling% >25% 与早产的发生明显相关。

应该注意的是，有 5% 的患者子宫颈长度在检查的 5~10 分钟内可发生变化，子宫颈管上方的漏斗可以出现或者消失。在加压子宫底后，5% 的病例可出现子宫颈缩短。应记录最短的子宫颈长度。有宫颈功能不全的高危因素，但子宫颈长度未达到诊断标准时，可采用宫颈应力试验（cervical stress test），经子宫底加压或孕妇站立一段时间后观察子宫颈结构的变化，如果子宫颈明显缩短或子宫颈内口呈现漏斗状，则宫颈功能不全的可能性大，有助于早期诊断。

在没有高危因素的孕妇中，子宫颈管长径<25mm，早产的发生率是 4%，子宫颈管长径阳性预测值（PPV）是 18%，对于低危孕妇，连续的超声宫颈筛查不应列为常规。即使是高危患者，妊娠早期或中期的早期子宫颈管长径也是正常的，在妊娠 10~14 周只有 5% 的子宫颈长度<25mm。在有高危因素的孕妇中，检测到子宫颈缩短的孕龄越早，早产的风险越大，14~18 周子宫颈管长径<25mm，<35 周早产风险为 70%；19~24 周子宫颈管长径<25mm，<35 周早产风险为 40%。单纯子宫颈缩短而没有早产的高危因素，

早产的发生风险很低;单纯有高危因素而无子宫颈缩短,早产的风险也很低,对于这些孕妇,如果在18~24周子宫颈管长径>35mm,在高危单胎或双胎中早产的风险只有4%。

经阴道超声检查子宫颈的推荐操作规范如下。

1. 检查前患者排空膀胱。

2. 准备套好避孕套的洁净探头。

3. 置入探头(也可由患者自己置入以减轻不适)。

4. 将探头放置于阴道前穹隆处。

5. 沿着子宫颈管最长径获取其长轴矢状切面。

6. 后退探头直至图像模糊,然后再加以适当的压力调整图像至清晰(避免对子宫颈加压过大而使子宫颈可能拉长)。

7. 放大图像,使得子宫颈至少占据图像的2/3,并且在子宫颈外口和内口都要清晰显示。

8. 测量沿着子宫颈管从子宫颈内口到子宫颈外口的子宫颈长度。

9. 至少测量三次,以mm为单位记录最短的最佳测值。

10. 在子宫底加压15秒,再次记录子宫颈长度。

（三）临床意义

应该明确宫颈环扎术仅仅是宫颈功能不全的治疗措施之一,长期卧床休息和术后管理也很重要,仅仅完成了手术不代表治疗的成功。宫颈环扎术是一种有创的治疗方法,术后可能发生出血、感染、胎膜早破;产时还可能发生宫口梗阻性难产,宫颈撕裂,产后出血。因此,必须严格掌握手术指征,完善术前、术后的管理。绒毛膜羊膜炎、胎膜早破、胎儿畸形、胎死宫内、活动性子宫出血等都是宫颈环扎术的绝对禁忌证;前置胎盘、胎儿生长受限是环扎术的相对禁忌证。

一旦确诊,应告知患者卧床休息;如果宫口已开大,甚至伴有羊膜囊脱出应当绝对卧床,必要时抬高床尾,保持大便通畅,防止屏气用力。

手术时机一般在14~28周。因14周后可排除严重的胎儿畸形,可避免为怀有严重异常胎儿的孕妇手术。而28周内,胎儿早产后尚不能获得较好的结局,予以缝合,可有效延长孕周,提高早产儿存活率和生存质量。

第七节　晚期产后出血

（一）病理与临床

晚期产后出血(late postpartum hemorrhage)指分娩24小时后,在产褥期内发生的子宫大量出血,出血量超过500ml,又称产褥期出血。主要原因如下。

1. **胎盘残留**　第3产程处理不当,过早牵拉娩出胎盘,如有大块胎盘缺损或副胎盘残留在子宫腔内而未能及时发现,残留的胎盘组织发生变性、坏死、机化,形成胎盘息肉。当其坏死脱落时,其基底部血管破裂出血。

2. **胎膜残留**　亦可引起晚期产后出血,但主要表现为持续性红色恶露时间过长,大出血少见。妇科检查发现子宫复旧不良。

3. **蜕膜残留**　正常蜕膜组织多于产后1周内脱落并随恶露排出。子宫畸形如双子宫、双角子宫等,蜕膜容易剥离不全而长时间残留,影响子宫复旧,容易继发子宫内膜炎,导致晚期产后出血,好发于产后2周左右。

4. **胎盘附着部位子宫复旧不全或子宫内膜修复不全**　子宫胎盘附着部位血管在胎盘排出后即有血栓形成,其后血栓机化,透明样变,血管上皮增厚,管腔狭窄、堵塞。胎盘附着部位边缘的子宫内膜向内生长,底蜕膜深层的残留腺体和内膜重新生长,使子宫内膜正常修复,该过程需6~8周。如该部位发生感染,血栓脱落,血窦重新开放可以导致大出血。常发生于产后 2~3 周。

5. 剖宫产术后子宫切口裂开 多见于子宫下段剖宫产横切口的两侧端。造成切口裂开的原因有:子宫切口感染、切口选择过低或过高、缝合技术不当等。

6. 肿瘤 产后滋养细胞肿瘤或子宫黏膜下肌瘤等均可引起晚期产后出血。

（二）超声表现

超声表现与是否存在胎盘等组织残留、出血量、子宫剖宫产术切口情况等有关。

1. 胎盘等组织残留时,超声表现为子宫明显增大,子宫腔线显示不清,子宫腔内混合性团块,以高回声为主。

2. 胎膜和脱膜残留时,超声表现为子宫稍增大,子宫腔内有细小高回声团或液性暗区。

3. 子宫复旧不全或子宫内膜修复不时,超声表现为子宫明显增大,子宫腔及子宫颈管内可见混合性团块回声。

4. 剖宫产术后晚期产后出血应重点观察子宫切口处是否开裂和血肿回声。

5. 肿瘤导致晚期产后出血的超声表现详见相关章节的内容。

（三）临床意义

主要通过超声检查判断出血的原因,为临床进一步处理提供依据。需要行清宫术者,可在超声引导下进行。

（李胜利）

参 考 文 献

[1] 周永昌,郭万学.超声医学[M].第 5 版.北京:科学技术文献出版社,2005:902-981.

[2] 李胜利.胎儿畸形产前超声诊断学[M].北京:人民军医出版社,2004.

[3] Peter W. Callen. Ultrasonography in Obstetrics and Gynecology[J]. 4th edition. Philadelphia,WB Saunders,2000.

[4] 常才,戴晴,谢晓燕,主译.妇产科超声学[M].北京:人民卫生出版社,2010.

第十四章　外周血管疾病

第一节　颅　脑　血　管

一、概述

（一）解剖概要

随着颅脑血管超声技术的发展，颅内动脉超声检查模式，从 80 年代末单纯频谱多普勒模式如经颅多普勒超声（transcranial Doppler，TCD），发展到近 10 年来逐渐在临床推广应用的经颅彩色多普勒超声（transcranial color coded sonography，TCCS），具有二维结构、彩色血流与不同能量多普勒血流成像模式及频谱多普勒血流动力学参数评估的多模式整体化评估的优势，TCCS 在临床的应用将有利于颅内动脉病变诊断准确性的提高。

正常人脑血流供应来源于颈内动脉（前循环系统）和椎基底动脉（后循环系统）两大系统。

1. 颈内动脉系统

（1）颈内动脉（internal carotid artery，ICA）分段：根据解剖位置及超声可以检查部位，正常 ICA 分颅内段与颅外段两大部分。

1）ICA 颅外段：自颈总动脉（common carotid artery，CCA）分支至颈动脉管口入颅前段。正常人右侧 CCA 由无名动脉（innominate artery，INA）分出，左侧 CCA 直接起自主动脉弓。双侧 CCA 走行于胸锁乳突肌的内侧缘，在甲状软骨上缘或第 4 颈椎椎体水平分出 ICA 和颈外动脉（external carotid artery，ECA）。

2）ICA 颅内段：是指 ICA 入颈动脉管口内至大脑半球动脉分支之前段，包括岩骨段（C_5 段）、海绵窦段（C_4 段）、膝段（C_3 段）、床突上段（C_2 段）和终末段（C_1 段）。C_2、C_3、C_4 段组成颈内动脉虹吸部（carotid shiphon，CS）。

（2）ICA 分支：正常 ICA 的 C_1 段分出大脑中动脉（middle cerebral artery，MCA）、大脑前动脉（anterior cerebral artery，ACA）、后交通动脉（posterior communicating artery，PCoA）。双侧 ACA 之间为前交通动脉（anterior communicating artery，ACoA）。眼动脉（ophthalmic artery，OA）是从 CS 发出。

2. 椎基底动脉系统　椎基底动脉系解剖组成主要包括椎动脉（vertebral artery，VA）、基底动脉（basilar artery，BA）及供应小脑血液的三支动脉（小脑后下动脉、小脑前下动脉及小脑上动脉）。

（1）双侧 VA：正常 VA 自双侧锁骨下动脉（subclavian artery，SA）近心段分出，少数人直接起源于主动脉动脉弓（生理变异）。正常 VA 在颈部向上穿行于颈椎横突孔，经枕骨大孔入颅，至脑桥下缘双侧 VA 汇合形成基底动脉（basilar artery，BA）。

（2）BA 及分支：BA 沿脑干上行至中脑水平分出双侧大脑后动脉（posterior cerebral artery，PCA），是 BA 的终末分支。正常情况下，PCA 的血液供应多数来自椎基底动脉系统。但是，正常人有 25% ~ 30% 的

PCA 血供直接来源于同侧 ICA（即胚胎型 PCA）。在 ICA 的 C_1 段与 PCA 之间可形成 PCoA，以 PCoA 为界，将 PCA 分为近段（交通前段、P_1 段）和远段（交通后段、P_2 段）。

3. 脑动脉侧支循环途径　正常人颅底动脉通过 ICA 与 VA-BA 脉系统的不同动脉构成一个类似"六边形"的颅底动脉环，或称之为 Willis 环。Willis 环是由双侧颈内动脉 C_1 段、ACA 的 A_1 段、PCA 的 P_1 段和 ACoA、PCoA 组成，是正常人双侧 ICA 系统之间、ICA 与 VA-BA 系统之间的侧支循环通路，是脑血管超声检查的重要部分。典型侧支循环有三条途径：①通过眼动脉建立起 ICA-ECA 之间的侧支循环，称颈内-外动脉侧支通路。②通过 ACoA 建立双侧 ICA 系统之间的侧支循环通路。③通过 PCoA 建立 ICA 与 VA-BA 之间的侧支循环通路。

（二）超声检查技术

1. 患者准备　检查前患者无须特殊准备，正常进食及饮水。

2. 体位

（1）ICA 颅外段及双侧半球动脉（MCA、ACA、PCA、ACoA、PCoA）的检查通常采用仰卧位。

（2）VA-BA 系统动脉检查通常采用侧卧位或坐位，嘱患者头稍低颈部放松。

3. 检查仪器

（1）TCD 探头频率选择：TCD 检查常规选择 1.6~2.0MHz 探头。选择 1.6MHz 探头较 2.0MHz 的探头明显提高颅内动脉的检出率。

（2）TCCS 探头频率选择：TCCS 检查常规选择 1~5MHz 的纯净波探头，中心频率 2.0MHz。近年来随着 TCCS 对脑血管病临床筛查的推广应用，对于中心频率的选择能达到 1.8~2.0MHz，将明显提高声波的穿透性，有助于获取清晰的颅内脑实质二维结构与动脉血流成像。

4. 检查方法

（1）TCD 检查：通过多普勒频谱分析系统对颅内动脉血流动力学参数进行评价。

1）通过检查深度、血流信号的连续性、血流方向获得动脉的解剖定位与不同动脉的鉴别评估。

2）通过双侧半球、前后循环相关动脉的血流动力学参数与血流方向的差异性评估侧支循环的建立。

3）通过颈总动脉压迫试验评估血流灌注来源及侧支循环途径的鉴别。

4）通过屏气或过度换气试验对脑血管舒缩功能进行评价。

5）通过多普勒频谱测定血流速度及血管搏动指数。

6）TCD 检查以获得颅内动脉最清晰的频谱进行血流速度的测量。

（2）TCCS 检查

1）首先采用二维超声成像显示双侧半球（额、顶、枕叶）脑实质基本结构。

2）采用彩色多普勒血流成像观察颅内动脉的血流方向、血流充盈成像及速度分布。

3）采用脉冲波多普勒分支、分段检测血流频谱，获取相关动脉的血流动力学参数。TCCS 检查时取样容积不宜过大，多普勒取样与血流束之间的夹角应小于 45°。

（3）检测声窗：无论是 TCD 或 TCCS 检查，均需通过特定检测部位即检测声窗完成。常规检测声窗包括：①颞窗（经颞骨鳞部），可以检查 MCA、ACA、PCA、ACoA、PCoA。②眼窗（经闭合的上眼睑），可以检查眼动脉及 ICA 颅内各段。③枕窗（经枕骨大孔）可以检查 VA、小脑后下动脉、BA。

（4）多普勒频谱

1）正常颅内动脉 TCD 或 TCCS 检测的多普勒频谱是一致的，呈类似直角三角形。周边为明亮色彩，中间接近基线水平色彩偏低区域为"频窗"。

2）收缩期快速上升达最高波峰为 S_1 峰，也是收缩期峰值流速的测量点。

3）S_1 峰后的波峰为 S_2 峰，是血液进入大动脉后的血管搏动波。

4）心脏舒张早期的波峰为 D 峰。正常舒张期末流速测值是在 D 峰以后的最低值。

5）正常颅内动脉血流频谱波峰测值高低顺序是 $S_1>S_2>D$（cm/s）。TCCS 检测与 TCD 检测方式不同，是在彩色血流成像的基础上，获取动脉的血流频谱，检测准确性相对升高。

（5）颅内动脉血流动力学参数：由于 TCD 与 TCCS 仪器分属不同的厂家，TCD 或 TCCS 检测的血流动力学参数显示包括:①收缩期峰值血流速度(systolic velocity 或 systolic peak velocity,Vs 或 PSV)。②舒张期末流速(diastolic velocity 或 end of diastolic velocity,Vd 或 EDV)。③平均血流速度(mean velocity,Vm)。④血管搏动指数(pulsitility index,PI),通过血流速度公式计算 PI=Vs-Vd/Vm 或 PI=PSV-EDV/Vm 和血管阻力指数(resistance index,RI)。RI=(Vs-Vd/Vs)。正常颅内动脉 PI 值 0.65~1.10、RI 值为 0.55~0.85。Vm=[(Vs-Vd/3)+Vd]。正常颅内动脉血流速度参数见表 14-1。

表 14-1 颅内动脉 TCD 检测正常值(Aaslid,1982)

检测动脉	声窗	深度/mm	血流方向	平均血流/(cm·s⁻¹)
MCA	颞窗	30~60	正向	55±12
ACA	颞窗	60~85	负向	50±11
PCA	颞窗	60~70	正向、负向	40±10
TICA	颞窗	55~65	正向	39±09
CS	眼窗	60~80	正向、双向、负向	45±15
OA	眼窗	40~60	正向	20±10
VA	枕窗	60~80	负向	38±10
BA	枕窗	80~110	负向	41±10

二、颅脑血管疾病

(一)颅外段颈内动脉狭窄、闭塞

颅外段 ICA 发生重度狭窄或闭塞性病变,TCD 或 TCCS 的检查主要目的是针对颅外段 ICA 发生重度狭窄或闭塞性病变导致的颅内动脉侧支循环建立的准确性评估。

1. 超声表现

(1)双侧半球血流动力学参数变化

TCD 与 TCCS 均可探及:

1)双侧 MCA、ACA 血流速度、PI 值不对称;患侧半球血流速度、PI 值明显减低;健侧代偿性升高或变化不明显(无前交通侧支循环开放)。

2)双侧 PCA 血流速度不对称,患侧代偿升高或变化不明显(无后交通侧支循环开放)。

3)双侧眼动脉(OA)血流速度、PI 值不对称,患侧流速与 PI 值均减低。

(2)侧支循环开放特征

1)前交通动脉(ACoA)开放:TCD 检测显示患侧 ACA 血流方向逆转,通过压迫健侧 CCA,患侧 ACA 血流速度减低或血流信号消失;TCCS 检测显示患侧 ACA 为朝向探头的红色血流成像(方向逆转),TCD 与 TCCS 的检查特征均可以证实 ACoA 开放。

2)后交通动脉(PCoA)开放:TCD 检测显示患侧 PCA 流速高于健侧 PCA 与患侧 MCA,通过压迫健侧 CCA,患侧 PCA 流速瞬时升高,提示 PCoA 开放。

3)颈内、外动脉侧支循环开放:患侧 OA 血流方向逆转。

2. 鉴别诊断

(1)MCA 狭窄闭塞性病变:一侧 MCA 狭窄或闭塞,可导致双侧 MCA 不对称性血流动力学参数改变。

鉴别的重点是:

1)患侧 MCA 狭窄段流速明显升高,狭窄远段流速及 PI 减低,狭窄段/狭窄远段流速比值≥3∶1,提示 MCA 重度狭窄。

2)MCA 闭塞:MCA 流速及 PI 明显减低,与颅外段 ICA 重度狭窄或闭塞导致的患侧 MCA 血流动力学变化有相似之处。但是,MCA 慢性闭塞性病变特征是,TCD 或 TCCS 沿 MCA 主干检测不到连续性血流信号,以低速(PSV<50cm/s)、低阻力(PI<0.65)为特征,TCCS检查患者声窗良好的情况下,以彩色或能量多普勒成像可观察到MCA供血区域多支、单向或双向的低速血流成像。

（2）一侧ACA生理性发育不良:一侧ACA发育不良者,该侧ACA流速减低,健侧ACA流速代偿性升高,表现出双侧ACA的流速不对称,但是双侧ACA血流方向均为负向,可以区别ACoA开放的ACA血流动力学变化特征。

3. 临床价值　TCD或TCCS对于ICA颅外段重度狭窄或闭塞性病变评估的临床价值在于,准确评价颅内动脉侧支循环的建立途径,为患者选择有效的治疗手段,提供重要的、客观的颅内动脉血流动力学变化信息,特别是对于接受外科血运重建治疗的患者,与其他影像学检查方法比较,TCD与TCCS是首选评估颅内外动脉侧支循环是否建立的最直接、无创、准确的方法。

（二）颅内动脉狭窄和闭塞

1. 超声表现

（1）大脑中动脉狭窄

1）血流速度与PI值变化特征:TCCS检查通过彩色多普勒或能量多普勒血流成像显示狭窄段血流束节段变细,重度狭窄者显示血流束纤细,这是MCA狭窄重要的直观成像特征。TCCS与TCD检查均可发现狭窄段流速升高,狭窄近段流速正常或相对减低,狭窄远段流速相对减低(当狭窄>50%)。根据DSA血管狭窄程度及血流动力学改变可将MCA狭窄分类为:

①轻度狭窄:DSA显示MCA血管内径减小50%。TCD检测MCA狭窄段流速相对升高,PSV(Vs)140~180cm/s,平均流速Vm 90~120cm/s。PI值与血流频谱变化不明显。

②中度狭窄:DSA显示血管内径减小50%~69%。MCA狭窄段流速升高,PSV(Vs)180~210cm/s,Vm达120~150cm/s。狭窄近段流速正常,远段流速相对减低,但是PI值尚在正常范围。

③重度狭窄:DSA显示血管内径减小≥70%。狭窄段流速PSV(Vs)≥210cm/s,狭窄近、远段流速均减低,特别是狭窄远段M_2段明显下降,PI明显减低。狭窄段/狭窄远段的PSV比值≥3.0。

2）血流频谱变化特征:MCA轻度狭窄时随着流速的相对升高,血流频谱无明显异常。中度、重度狭窄病变特别是重度狭窄时,狭窄段伴随流速升高的同时,收缩期"频窗"充填涡流与湍流混杂的血流信号,收缩峰加速度时间明显延迟,狭窄远段血流频谱呈低速度低阻力特征改变。

3）TCCS检测特征:MCA狭窄段CDFI血流束纤细,伴随紊乱的"五彩镶嵌样"血流成像。狭窄以远段的血流束相对增宽,至狭窄远段、M2段血流束纤细。

（2）大脑中动脉闭塞

1）大脑中动脉急性闭塞:①TCD沿MCA主干检测深度40~65mm均未探测到血流信号或仅探及不连续的低速高阻力型或单峰型血流信号。通过对侧颞窗交叉探测(深度达90~100mm)也未探及MCA主干血流信号。②患侧ACA、PCA流速与健侧比较基本对称(无代偿)。③TCCS检查MCA供血区域无动脉血流成像,同侧ACA与PCA血流成像无异常。

2）大脑中动脉慢性闭塞:①TCA沿MCA主干(深度40~65mm)探及低流速低阻力型(PI值明显减低)不连续性血流信号。②患侧ACA、PCA流速明显升高(高于健侧ACA、PCA 20%~30%),伴PI减低(软脑膜动脉代偿特征),血流频谱形态正常或收缩峰加速度时间相对延长。

（3）椎基底动脉狭窄、闭塞

1）基底动脉狭窄与闭塞

①基底动脉狭窄:a.TCD与TCCS检查均表现为狭窄段流速明显升高。近心端双侧VA流速相对减低,PI相对升高。BA狭窄段以远的PCA(由BA供血者)流速明显减低伴PI下降,收缩期加速度时间延长。b.TCCS可以检测到双侧VA与BA形成的"Y"字形血流成像。双侧VA汇合以远段BA节段性纤细的血流束成像(中度及以上狭窄程度)。c.BA远段(小脑上动脉分支水平或BA末端)重度狭窄,TCCS通过枕窗的检查存在一定的难度。但是,可通过BA远段供血动脉PCA的血流动力学特征间接判断,特征表现包括PCA流速的下降伴随PI值低于正常低限(或与健侧比较)。

②基底动脉闭塞:a.急性BA闭塞指双侧椎动脉流速明显减低伴高阻力型血流频谱改变(PI值升

高)。沿双侧 VA 连续加深检测深度,到达 BA 检查深度范围内,血流速度明显减低伴高阻力特征改变或血流检测不到。双侧 PCA 血流方向或流速异常(与 PCoA 是否开放相关)。b. 慢性 BA 闭塞指在 BA 重度狭窄的基础上发生闭塞。在后交通动脉开放的情况下,双侧 PCA 流速可以正常(血供来源于同侧前循环 ICA)。c. 侧支循环代偿征指若双侧后交通动脉开放,TCCS 血流成像可观察到双侧 ICA 与 PCA 之间背离探头的血流束成像(后交通动脉)。d. 双侧 PCA 血流方向 P1 段为负向、P2 段为正向。若患者仅有一侧后交通动脉开放(另一侧无后交通动脉),双侧 PCA 的 P1 段血流方向一致,均为背离探头负向血流。这是因为,血流经一侧 ICA 的终末端(C1 段)通过后交通动脉到达同侧的 P1 段及另一侧 PCA 的 P1 段,血流方向均为负向背离探头。e. 若 BA 闭塞于小脑前下动脉与小脑上动脉之间,通过 TCCS 可以检测到小脑半球之间的侧支循环通路开放的血流成像,小脑前下动脉血流代偿征。

2)椎动脉狭窄、闭塞

①椎动脉狭窄:a. 一侧 VA 狭窄者,将出现患侧 VA 节段性血流速度升高特征。b. TCCS 可以检测到一侧或双侧 VA 颅内段血流束纤细,狭窄段可见"五彩镶嵌"样的血流成像。单侧 VA 重度狭窄者,患侧小脑后下动脉血流速度减低并伴低阻力性血流频谱特征改变。c. 双侧 VA 重度狭窄(狭窄≥70%)时,其远段供血动脉(BA、PCA)的血流速度明显减低,PI 低于正常,并且一侧或双侧 VA 血流灌注明显减低的血流动力学变化特征。

②椎动脉闭塞:a. TCCS 或 TCD 检测闭塞侧的 VA 无血流信号。b. TCCS 检测无双侧 VA 与 BA 形成的典型"Y"字形血流成像特征。c. 非病变侧的 VA 血流成像清晰,流速代偿性升高。

2. 鉴别诊断

(1)与 MCA 狭窄鉴别的动脉病变

1)脑血管痉挛:继发与蛛网膜下腔出血的血流动力学改变。特征包括:①颅内动脉血流速度升高广泛性;②流速的升高与原发病变的病程密切相关;③血流速度升高存在一定的时间规律性;④通过临床针对脑血管痉挛的治疗,血流速度的升高具有时间、时程的变化性;⑤通过针对血管痉挛的药物治疗,血流速度的升高可以在一定程度上得到控制。

2)脑动静脉畸形:由于颅内 MCA 供血区域出现动-静脉之间的短路,供血动脉阻力明显减低,血流速度升高。其血流速度的升高是病变动脉的全程、收缩与舒张末期非对称升高,低阻力性血流频谱特征。MCA 狭窄病变的收缩与舒张期末流速呈对称性升高的特征。

(2)与椎基底动脉狭窄鉴别的病变:主要是颅外段 ICA 狭窄或闭塞性病变,导致后交通动脉开放时产生的 VA、BA 流速升高。此类病变出现的 VA、BA 流速升高是全程代偿血流动力学变化。

3. 临床价值 对于颅内动脉狭窄性或闭塞性病变的 TCD 或 TCCS 检查,临床关注的是:①狭窄闭塞病变导致的血流灌注异常。②颅内侧支循环的建立与血流代偿特征。③血流动力学变化的实时监测与临床治疗的有效性。④脑膜支代偿的客观评估特征。⑤药物或介入治疗的有效性评估。

(三)蛛网膜下腔出血

1. 超声表现

(1)血流速度变化:蛛网膜下腔出血(subarachnoid hemorrhage,SAH)后的血流动力学变化特征主要是,动脉血管痉挛导致颅内动脉收缩,出现广泛性血流流速升高,并随着病程的延长出现动态性变化:①出血后 4~8 天,颅内动脉血流速度开始升高,高峰持续时间 1~2 周,3~4 周后血流速度逐渐恢复正常。②血流速度的升高以 MCA 为著,因此 MCA 通常作为监测血管。③交通动脉瘤如 ACoA、PCoA 或 BA 动脉瘤破裂的早期,以 ACA、PCA、BA(载瘤动脉)流速升高显著。对于 SAH 患者应早期尽快检测其基础血流动力学参数、动态观察血流速度变化与病变发展的相关性。

根据 MCA 与颅外段 ICA(extracranial internal cerebral artery,EICA)的 PSV 比值(PSV$_{MCA}$/PSV$_{EICA}$),确定血管痉挛(vasospasm,VSP)的诊断及程度分级。正常人 PSV$_{MCA}$/PSV$_{EICA}$ 比值为 1.2~2.5:1。当 PSV$_{MCA}$/PSV$_{EICA}$≥3 即可以考虑 VSP 的形成,当 PSV$_{MCA}$/PSV$_{EICA}$≥6 为重度 VSP,介于二者之间为中度。PSV$_{MCA}$/PSV$_{EICA}$ 比值越高 VSP 越严重。轻度血管痉挛的 PSV$_{MCA}$120~140cm/s,中度 PSV$_{MCA}$140~200cm/s,PSV$_{MCA}$>200cm/s 为重度。实践工作中要将 PSV$_{MCA}$ 及 PSV$_{MCA}$/PSV$_{EICA}$ 测值综合分析评估。

（2）血流频谱变化：随着 SAH 的病程进展，多普勒血流频谱呈现收缩峰（S_1 峰）尖锐，S_1 与 S_2 峰融合，随着 VSP 程度的减轻血流速度逐渐恢复，血流频谱形态也出现动态改变。当血管痉挛程度不缓解，随着患者血管痉挛程度的进展，脑血流灌注逐渐减低，脑缺血缺氧加重，导致脑水肿等继发性病理生理改变，血管阻力升高（PI 值≥1.10），继发颅内高压，进一步影响脑血流的有效灌注，血流频谱呈现舒张期流速进行性下降，PSV/EDV>2.4。

（3）血管搏动指数变化：SAH 血流动力学的变化与血管阻力的升降密切相关，PI 值的变化可以客观反映颅内动脉血流灌注的阻力。正常人颅内动脉 0.65<PI<1.10。

2. 鉴别诊断　与蛛网膜下腔出血后的血管痉挛产生的血流动力学变化鉴别的主要疾病有以下几种。

（1）动脉硬化性颅内动脉狭窄：血流速度的升高为节段性改变，狭窄段升高，狭窄近段血流速度正常或相对减低，PI 相对升高，狭窄远段的动脉血流速度相对减低，PI 下降。

（2）脑动静脉畸形：血流速度的升高为非对称性、舒张期流速相对升高；PI 明显减低；血流频谱混杂信号特征等，详见下文。

3. 临床价值　TCD 或 TCCS 对于 SAH 后血流动力学的变化，是临床预防 VSP 发生、减少脑缺血并发症的重要检查和监测手段。随着血管痉挛程度的加重，患者出现脑缺血、脑组织水肿导致的颅内压升高的病理生理改变，血管搏动指数（PI）进行性升高，为临床提供血管痉挛与颅内压的动态变化，具有重要的临床价值。

（四）脑动静脉畸形

脑动静脉畸形（arteriovenous malformation，AVM）是颅内某一部位的供血动脉与引流静脉之间形成短路，并逐渐引起静脉迂曲扩张而形成的异常"血管团"。

1. 超声表现

（1）血流速度异常：通过 TCCS 可以直接检测异常血管团的大小。采用 TCD 和 TCCS 联合检查 AVM 的血流动力学参数特征包括：①病变的供血动脉血流速度明显升高，高于正常的二倍、三倍或更多。②收缩期与舒张期流速为非对称性升高，以舒张期血流速度升高为著，收缩与舒张流速比值 PSV/EDV<2∶1，正常 PSV/EDV 为 2.0~2.4∶1。

（2）血流频谱异常

1）AVM 供血动脉的血流频谱的频带增宽，因舒张期流速非对称性升高。

2）舒张期无平滑线性下降特征，呈"毛刺样"改变。

3）收缩期频窗消失，充填涡流、湍流混杂的血流频谱。

4）收缩期至舒张期早期呈现"索条状"高强声频信号，分布于频谱的基线上下方，并伴高频"乐性"血管杂音。

（3）血管搏动指数异常：由于 AVM 供血动脉血管阻力非常低，收缩期于舒张期血流速度出现非对称升高，PI 值低于正常。正常颅内动脉的 PI 为 0.65~1.10，AVM 供血动脉的 PI 通常<0.65。

（4）血流声频异常：血流声频紊乱粗糙，伴随高频血管杂音，如同"机器房样"混乱嘈杂。

（5）自动调节功能异常：AVM 病变局部血管扩张、血管壁变薄，失去正常的血管弹性。脑血管自动调节功能减退或消失，供血动脉血流速度随血压的升高而增加，血压减低而下降。

（6）脑动脉舒缩功能异常：正常人血液中 CO_2 浓度在一定范围内升高时，可使脑血管扩张，脑血流量增加，血流速度升高。AVM 血管团内动、静脉血液的混杂，即使增加血液中 CO_2 浓度，供血动脉的血流速度也无明显改变，即脑舒缩功能明显减低。采用 TCD 监测功能模式，并通过屏气（增加 CO_2 浓度）、过度换气（减低 CO_2 浓度）的方法，可以观察到试验前后供血动脉的血流速度变化率较正常者明显减低，反应脑动脉舒缩功能异常。

（7）TCCS 检测 AVM 的血流成像特征：TCCS 在二维超声模式下显示，病变处脑组织局限性回声不均或呈中-高回声。CDFI 模式显示病变区域异常团块状血流成像。频谱多普勒血流检测显示血流速度明显升高，血流频谱与声频改变与 TCD 检测特征相同。

2. 鉴别诊断　TCD 对于 AVM 的检查主要与动脉硬化性血管狭窄或血管痉挛引起的动脉血流速度升

高相鉴别(详见前文)。

3. 临床价值　TCD 和/TCCS 对于 AVM 的检查意义在于客观评估供血动脉的血流动力学特征,动态随访 AVM 介入或手术治疗后供血动脉血流动力学变化。

(五) 颅内高压与脑死亡

1. 病理与临床　颅内压(intracranial pressure,ICP)升高的常见原因有两种:①颅腔内容积的增大。如各种外伤性或非外伤性病变引发脑组织缺血缺氧导致脑水肿继发颅内压升高。②颅腔的减小。如狭颅症、颅骨纤维结构发育不良、颅底凹陷症、内生性颅骨骨瘤等病变使颅腔空间相对缩小,脑组织受压,颅内调节受限或不能调节引发颅内压升高,严重的颅内压升高最终导致脑循环停止。

2. 超声表现

(1) 血流速度变化:ICP 增加可导致颅内动脉血流速度的减低。在 ICP 升高早期,以舒张期末流速下降为主,随着 ICP 不断增加,收缩期流速逐渐下降。

(2) 血流频谱异常:血流频谱表现为收缩峰高尖,S_2 峰消失,收缩期末、舒张期前出现短暂"切迹"频谱。

(3) 血管搏动指数升高:随着 ICP 的升高,舒张期流速的下降,导致 PI 值进行性增加,即高阻力性血流改变,要与老年人的收缩压、舒张压的不对称性鉴别。

(4) 脑死亡血流动力学变化:随着颅内压的不断升高,导致脑血流灌注急剧下降,呈现典型脑死亡的血流动力学特征有:①收缩期峰值流速<50cm/s。②舒张期血流方向逆转,出现"振荡型"血流频谱。③血流方向指数(direction flow index,DFI)小于 0.8,DFI=1-R/F(R、F 分别为反向与正向血流速度值)。④舒张期流速为零,出现"钉子波"。⑤无血流信号,收缩与舒张期血流信号消失,即脑血流循环停止。

3. 鉴别诊断　TCD 对于颅内动脉血流动力学变化的监测,是临床无创评价颅内压升高的重要手段。但是,检查过程中应及时注意与血压相对减低引发脑灌注压下降导致相对颅内压升高的血流动力学改变特征相鉴别。另外,对于重症脑病患者的脑死亡判断,需要考虑无声窗、或骨窗开放等情况对血流评价的影响。

4. 临床价值　20 世纪 90 年代初,美国临床医学领域已采用 TCD 对颅内高压、脑死亡进行监测与评估判断。通过 TCD 或 TCCS 对脑动脉血流动力学变化的监测,指导临床及时纠正颅内高压,及时发现重症脑病患者脑死亡血流动力学变化特征,具有重要的客观评估、指导临床诊疗的价值。

(华 扬)

第二节　颈 部 血 管

一、概述

(一) 解剖概要

1. 颈总动脉 (common carotid artery，CCA)

(1) 解剖走向与分支:右侧 CCA 起源于头臂干-无名动脉,左侧 CCA 直接发自主动脉弓。双侧 CCA 走行于胸锁乳突肌内缘,在甲状软骨水平上缘或第 4 颈椎椎体水平,分出颈内动脉(ICA)和颈外动脉(ECA)。

(2) CCA 与脑血流灌注:①正常人脑血流供应 70% 来源于 CCA,30% 为椎动脉(VA)。②CCA 分出 ICA 与 ECA,其中 70% 的血液上行向 ICA 系统供血,30% 分流入 ECA。因此,ICA 管径大于 ECA。③正常 ICA 颅外段无分支,从 CCA 分出后向后外侧上行经颈动脉管进入颅内。

2. 颈外动脉 (external carotid artery，ECA)

(1) ECA 自 CCA 分出后,位于 ICA 的前内侧,在颈动脉三角内上升。

(2) 两侧 ECA 之间有丰富的侧支吻合。当一侧 ECA 存在血供异常时,对侧 ECA 在颈部形成丰富的侧支血管,向患侧供血。

(3) ECA 的重要解剖分支按顺序依次为甲状腺上动脉、舌动脉、面动脉、枕动脉、咽升动脉、颞浅动脉、上颌动脉、脑膜中动脉。上颌动脉和颞浅动脉是 ECA 的两大终末分支。

3. **颈内动脉（internal carotid artery，ICA）**　ICA 在甲状软骨上缘自 CCA 分出。

（1）ICA 近端管径相对增宽，称为颈内动脉球部，远段经颈动脉管到达颅内。

（2）入颅后 ICA 沿蝶鞍外侧经海绵窦上行。

（3）ICA 在颅底部走行弯曲，解剖分段有岩骨段（C_5 段）、海绵窦段（C_4 段）、膝段（C_3 段）、床突上段（C_2 段）、颅底段（终末段，C_1 段）。

（4）眼动脉是 ICA 入颅后的第一大分支，ICA 狭窄或闭塞是造成缺血性眼病的重要原因。

4. **椎动脉（vertebral artery，VA）**

（1）双侧 VA 分别发自于左右侧锁骨下动脉。

（2）VA 从锁骨下动脉发出至入颅之前段，按其解剖结构上行途径分为：颈段（或 V_1 段）（从锁骨下动脉分出到进入椎间隙横突孔之前段）；横突孔内段（椎间隙段，或 V_2 段，沿颈椎横突孔上行）。枕段（或 V_3 段）（出横突孔进入枕骨大孔之前段）。

5. **锁骨下动脉（subclavian artery，SA）**　正常右侧 SA 自 INA 分出，左侧 SA 直接起源于主动脉弓。双侧 SA 同样可能存在生理性起源异常。双侧 SA 是后循环动脉系统的重要血供来源。

6. **无名动脉（innominate artery，INA）**　INA 直接发自主动脉弓，在胸锁关节水平分出右侧 SA 和 CCA。INA 同样存在生理性不发育的情况，即右侧 SA、CCA 直接起源于主动脉弓。

（二）超声检查技术

颈部动脉超声常规检测的动脉包括 INA 及双侧 CCA、ICA、ECA、VA 和 SA。常规测量参数包括动脉血管内径、内-中膜厚度（intimal midial thikeness，IMT）和血流动力学参数。血流动力学参数包括收缩期峰值流速（peak systolic velocity，PSV）、舒张期末流速（end diastolic velocity，EDV）、血管阻力指数（resistence index，RI）、血流加速度时间、血流量测值等。

1. **患者准备**　颈部动脉超声检查前一般无须特殊准备。被检者应穿着低领服装，特别是在冬季接受检查的患者应注意。

检查前应简略询问病史，并向被检者简单介绍超声检查步骤，以获得检查过程中被检者的配合。

（1）病史：①主要临床症状与体征。②与颈动脉病变相关的危险因素与发病时间，如高血压、糖尿病、冠心病、高脂血症、吸烟与戒烟时间、TIA 与卒中发病史及接受心脑血管病药物、介入、手术等治疗史。

（2）体检：双上肢血压及心率的测量、颈部血管杂音的听诊、局部有无手术治疗后瘢痕等。

2. **体位**　常用检查体位是平卧位，头枕高低以患者头部舒适为宜（尤其老年患者），检查一侧颈部动脉时患者头略向对侧（视患者颈部条件），避免过伸造成肌肉紧张影响检查。

3. **仪器**　颈动脉超声检查所用的超声仪应配备：①线阵探头，频率 4MHz～8MHz 或 4MHz～9MHz，不主张高频探头，特别是体型肥胖、颈部短粗的患者，线阵探头非常难于获得清晰的二维与彩色成像，特别是 ICA 中远段、VA 的 V1 段或 SA 检查受限。②对于线阵探头检查不清晰的患者可选择微凸阵探头（4MHz～8MHz）、或 2MHz～5MHz 凸阵探头。③强调根据颈部不同血管检测的需要，选择超声成像所需的不同频率探头。

4. **检查方法**

（1）采用二维超声显示颈部动脉解剖走行；动脉管腔、血管壁结构特征；颈动脉内-中膜厚度及血管内径测量。

（2）采用彩色多普勒、能量多普勒成像观察动脉血流充盈状态、血流方向、血流速度分布等。

（3）通过脉冲波多普勒频谱，测量血流速度、血管阻力指数等参数（PSV、EDV、RI）。

（4）根据病变检查图像的清晰适时调整多普勒取样与血流束之间的角度（≤60°）、取样容积大小（不大于彩色层流带宽度）、速度量程、图像增益、视频与音频输出显像等功能键。

（三）正常超声表现

1. **颈总动脉（CCA）**

（1）二维超声

1）通过探头声束方向调整，经横断切面与纵断切面联合动态扫查的模式，分布从前后位、内外侧位、后前位,对双侧 CCA 解剖走行、血管壁结构(前后壁、内外侧壁、必要时后前壁)动态检查评估。

2) 正常 CCA 管壁结构分为 3 层。①内膜层:血管壁内层,细线样连续光滑的等回声带;②中膜层:回声低于内膜层(低回声暗带)(平滑肌及弹性结缔组织构成);③外膜层:血管壁最外层结构,为疏松结缔组织层,超声成像表现为高于内膜层的高回声带,后方无声影。

3) 在 CCA 分叉水平(ICA 与 ECA 分支)下方 1.0~1.5cm 范围内(CCA 远段)无斑块的管腔节段,测量内-中膜厚度(intimal medial thikeness,IMT)和 CCA 内径。

(2) 彩色多普勒

1) 正常 CCA 彩色多普勒血流成像受红细胞流速及血液黏滞性影响,管腔中央相对色彩明亮且流速较高,管腔周边为低流速带,由明亮变暗的色彩变化,为典型的"抛物线型"层流血流动力学特征。

2) 注意彩色多普勒成像角度,取样区域(取样框)的角度(在-20°~+20°)校正,可以提高血流成像的清晰度与流速测量的正确导向。

(3) 脉冲多普勒:正常 CCA 多普勒频谱为窄带型,收缩期频窗清晰,舒张期流速线性减低,收缩与舒张期血流同方向,血管阻力介于 ICA 与 ECA 之间。

2. 颈内动脉(ICA)

(1) 二维超声

1) 正常 ICA 自 CCA 分出后出现局限性管径相对增宽,称颈内动脉球部。球部以远的 ICA 管腔大小相对减小并均匀一致。

2) ICA 与 ECA 及 CCA 远端在同一断面可以显示出典型的"Y"字形结构。

3) ICA 内径常规测量包括球部、近段(CCA 分支水平上方 1~1.5cm,球部以远测量)。

(2) 彩色多普勒:正常 ICA 球部局限性增宽,彩色血流成像显示低速涡流血流信号(红蓝交替色彩)。球部以远 ICA 管腔内径相对球部减小,血流为层流,CDFI 成像再次出现中心亮带血流特征。

(3) 脉冲多普勒:正常 ICA 向颅内动脉供血,多普勒血流频谱显示收缩期与舒张期呈对称性比例(PSV/EDV=2~2.4:1)、低阻力性血流频谱特征(血管阻力指数低于 CCA)。

3. 颈外动脉(ECA)

(1) 二维超声:ECA 自 CCA 分支后即可观察到多个分支,是 ECA 与 ICA 鉴别的解剖结构特征。

(2) 彩色多普勒:彩色血流成像可见多条动脉分支结构,是与 ICA 鉴别的解剖结构特征。

(3) 脉冲多普勒:正常 ECA 多普勒血流频谱为高阻力型,高于 CCA。当 ICA 闭塞后,ECA 血管相对增宽,血流阻力相对减低,出现颈外动脉"颈内动脉化"的血流动力学特征,提示 ECA-ICA 侧支循环通路开放,表 14-2 是 ECA 与 ICA 的基本鉴别内容。

表 14-2　颈内、外动脉的鉴别

分类	颈内动脉	颈外动脉
解剖特征	无分支	多个分支
检测位置	后外侧,探头朝向脊柱	前内侧,探头朝向颜面
频谱形态	低阻力型	高阻力型
颞浅动脉敲击试验	无变化	传导性震颤性血流频谱

4. 椎动脉(VA)

(1) 二维超声

1) 正常 VA 二维超声成像可观察到节段性管腔结构特征,与椎动脉在横突孔内上行相关。

2) VA 绕行一个或多个横突上行者,称椎动脉上行生理性变异。

(2) 彩色多普勒:彩色多普勒血流成像显示 VA 呈节段性血流充盈特征。正常 VA 血流成像同样具备层流血流特征。当存在双侧管径生理性不对称时,管径纤细的一侧,可以无典型中心亮带血流特征。

(3) 脉冲多普勒:椎动脉血流频谱为相对低阻力型,与 ICA 相似。当出现生理性管径不对称,管径纤细一侧 VA 可以表现出相对阻力升高的血流频谱特征。

5. 锁骨下动脉（SA）

（1）二维超声：通过线阵、微凸或凸阵探头可以清晰显示主动脉弓上动脉血管分支，自右向左依次为无名动脉、左侧 CCA 及左侧 SA。通过二维超声成像可以观察 SA 的分支起源。

1）右侧 SA 与 CCA 均由无名动脉分出，形成典型近似横向"Y"字形结构特征。

2）若 SA 左侧 SA 先于左侧 CCA 从主动脉弓分出，称之为迷走 SA，检查中应注意鉴别。

3）采用单纯线阵探头检测左侧 SA 起始段的二维结构较为困难，以微凸探头或凸阵探头（分辨力较差）检查相对容易，以 CDFI 模式观察 SA 起始段结构与血流充盈特征成像。

（2）彩色多普勒：双侧 SA 的彩色多普勒血流成像与 CCA 及 ICA 不同，SA 是外周血管，CDFI 显示中心亮带中相间低速的蓝色血流信号（负向血流）。

（3）脉冲多普勒：血流频谱显示为外周型，三相波或四相波特征。

6. 无名动脉

（1）二维超声：无名动脉管径较 CCA、SA 相对粗，近端自主动脉弓分支，远端分为 CCA、SA 呈"Y"字形。正常检测在锁骨上窝，以斜横段切面显示无名动脉的纵向断面二维结构特征。

（2）彩色多普勒：彩色血流成像显示管腔内血流充盈呈层流状态，中心亮带存在。应注意从无名动脉自主动脉弓分支处的血流成像开始观察，防止病变遗漏。

（3）脉冲多普勒：无名动脉的多普勒血流频谱与 CCA 基本一致，为相对高阻力性血流频谱特征。

二、颈部血管疾病

（一）颈动脉粥样硬化病变

1. 超声表现

（1）二维超声

1）IMT 增厚：颈动脉内膜层与中层平滑肌融合，呈局限性和弥漫性增厚。①当 IMT≥1.0mm 界定为内-中膜增厚；IMT≥1.5mm 为斑块形成。②斑块的基本解剖结构定义为：斑块表面的纤维帽、其内中间区域为核心部、接近外膜层的部分为基底部、纵向显示斑块的上端与下端为上、下肩部。

2）形态学分类：分为规则形（纤维帽完整）、不规则形（纤维帽不完整）和溃疡性斑块（即纤维帽破裂形成"火山口"征），"火山口"宽≥2.0mm，深≥2.0mm。

3）声波特征分类：①均质性回声：斑块内的回声均匀一致，可分为均匀性高、中、低回声三类。②不均质回声：斑块内高、中、低回声混合。不均回声斑块的定义是斑块内部有≥20% 面积的回声不一致。

4）颈动脉狭窄和闭塞：是颈动脉粥样硬化病变发展的严重阶段。通常二维超声对于血管狭窄率的计算可通过长轴（纵断面扫查）管径测量法和短轴（横断面扫查）面积测量法。管径测量一般根据 DSA 所采用的几种标准方法：①北美症状性颈动脉内膜剥脱术标准（NASCET）。②欧洲颈动脉外科标准（ECST）。③面积测量法：狭窄率＝[1－（狭窄处最小血管腔截面积/原始血管腔截面积)]×100%。④管径测量法：NASCET 狭窄率＝[1－（狭窄处最小血管腔内径/狭窄远段原始血管腔内径)]×100%。ECST 狭窄率＝[1－（狭窄处最小血管腔内径/狭窄段原始血管腔内径)]×100%。

上述管径或面积测量的狭窄率存在一定的差异性。对于颈动脉狭窄率的评估，不能单纯依据血管径或面积测量确定狭窄率，应充分结合血流动力学参数，才能获得较高的准确率（与 DSA 比较）。

（2）彩色多普勒：彩色多普勒血流成像对于颈动脉粥样硬化病变的检查可以发现以下特征：①血流充盈不全或"缺损"（不规则或溃疡性斑块表面）。②狭窄段病变血管腔内血流束充盈局限性或长段纤细，狭窄以远段血管腔相对扩张，"五彩镶嵌样"涡流湍流血流成像。③当动脉血管闭塞后，病变血管腔内血流信号消失。

（3）多普勒频谱：狭窄段血流频谱增宽，血流速度增快。狭窄近、远段流速正常或减低。对于颈动脉狭窄程度的超声评估，2003 北美放射年会超声会议通过的标准（表 14-3）、国内相关补充标准（表 14-4），并且明确颈动脉狭窄诊断的标准是血流动力学参数，并非血管内径和面积测量。表 14-3 列出的颈动脉狭窄性病变程度分类有四级。Ⅰ级:0~49%(轻度);Ⅱ级:50%~69%(中度);Ⅲ级70%~99%(重度);Ⅳ级:血管闭塞。表14-4补充了斑块处内径狭窄率与中度狭窄的诊断界定值的细化。

表14-3 2003美国放射年会超声会议公布的标准

狭窄程度	PSV/(cm·s⁻¹)	EDV/(cm·s⁻¹)	PSV$_{ICA}$/PSV$_{CCA}$
0~49%	<125	<40	<2.0
50%~69%	≥125,<230	≥40,<100	≥2.0,<4.0
70%~99%	≥230	≥100	≥4.0
闭塞	无血流信号	无血流信号	无血流信号

表14-4 颈内动脉狭窄超声诊断标准(2006,中国脑血管病杂志,宣武医院)

狭窄率%	PSV$_{ICA}$/(cm·s⁻¹)	斑块处/%	EDV$_{ICA}$/(cm·s⁻¹)	PSV$_{ICA}$/PSV$_{CCA}$	PSV$_{ICA}$/PSV$_{Dis}$
0~49	<155	<50	<60	<2.0	<2.0
50~69	155~230	≥50,<70	60~100	2.0~4.0	2.0~4.0
70~99	>230	≥70	>100	>4.0	>4.0
闭塞	无血流信号	100	无血流信号	无血流信号	无血流信号

注:PSV、EDV狭窄处峰值流速与舒张期末流速。PSV$_{ICA}$/PSV$_{CCA}$颈内动脉/颈总动脉PSV比值。PSV$_{ICA}$/PSV$_{Dis}$颈内动脉狭窄段/颈内动脉狭窄远段PSV比值。

2. 鉴别诊断 颈动脉硬化性血管狭窄或闭塞应该与以下病变鉴别。

(1)大动脉炎性血管狭窄或闭塞:病变的基本病理是由于非特异炎性病变造成CCA管壁结构损害,ICA与ECA很少受累。二维超声表现主要有:①颈总血管壁弥漫性、均匀性增厚;②管腔相对均匀性狭窄、或血栓形成、或血管闭塞;③ICA、ECA管壁结构基本正常。

(2)颈动脉栓塞:见于心房纤颤等心源性病变,血栓自心腔内脱落造成颈动脉闭塞。二维超声表现为病变局部血管壁结构显示清晰,血管腔内充填低回声或不均质回声(与病变时程相关)。

(3)颈内动脉纤维肌发育不良

1)一侧颈内动脉全程纤细呈"串珠样"(节段性平滑肌增生与发育不良相间)或ICA颅外全程可视长度(4~6cm)范围内管壁相对增厚(平滑肌增生)。

2)血流充盈显示管腔纤细。

3)多普勒频谱显示ICA为高阻力型血流动力学改变,无节段性血流速度升高特征。

3. 临床价值 颈动脉粥样硬化病变从IMT增厚、斑块形成、动脉狭窄、血管闭塞的病理改变,超声随访检查可以动态观察,对于临床颈动脉源性脑卒中的发生与易损性斑块的结构特征相关、与血管狭窄病变程度导致的血流动力学变化相关。易损性斑块的评估对于病变的进展与超声随访具备重要的临床价值,以下我们结合病理学特征,介绍斑块易损性特征。

(1)主要条件

1)活动性炎症特征:即斑块内单核细胞或巨噬细胞浸润,一些斑块伴T淋巴细胞浸润。炎性细胞的浸润是斑块易损性的重要指征。

2)薄纤维帽与脂质核大:斑块纤维帽厚度<65μm,薄纤维帽伴大的脂质核心(脂质成分>40%)者,增加斑块破裂的危险性。

3)斑块破裂:①斑块表面纤维帽破裂导致血小板、血细胞的聚集,继发血栓形成。②斑块破裂致斑块内出血,导致斑块体积的增大,继发或加重动脉狭窄程度或闭塞,使病变侧脑血流灌注明显减低,增加脑缺血发生的风险。③溃疡形成,继发血栓引起病变段动脉闭塞或颅内动脉栓塞的风险升高。

4）重度血管狭窄：血管狭窄≥70%，在血流剪切应力的作用下，对于纤维帽厚薄不均的斑块，容易斑块破裂、血栓形成、血管闭塞。超声可以客观实时评估斑块纤维帽的厚薄不均与连续性。

（2）次要条件

1）斑块表面钙化：二维超声观察到斑块表面强回声（钙化）成点片状分布。

2）黄色斑块（脂质斑块）：二维超声观察斑块以低回声为主（脂质斑块）。

3）斑块内出血：二维超声显示斑块内低至无回声区，是斑块内出血的特征。①斑块内出血可以是纤维帽断裂导致血管腔内血液向斑块内注入。②也可以是斑块基底部外膜层小的滋养血管破裂引起斑块内出血。因此，二维超声斑块内出现低至无回声区，可以初步判断斑块内出血。

4）血管内皮细胞功能异常：动脉血管内皮细胞功能异常，可能导致斑块表面血细胞的聚集形成血栓。

5）动脉粥样硬化管腔正性重构期：斑块早期炎性细胞浸润、脂质沉积导致血管壁增厚、内膜不光滑、血管壁功能异常、血流剪切力改变等，即正性重构期。此阶段动脉粥样硬化斑块导致的血管腔残余内径或面积与病变原始管径、面积之比相对应的血管狭窄程度与血流动力学变化存在不对称性改变，二维结构显示狭窄程度较明显，但是血流动力学参数达不到对应狭窄程度。

（二）颈动脉非粥样硬化病变

1. 颈内动脉纤维肌发育不良

（1）病理与临床：颈内动脉纤维肌发育不良是 ICA 肌性结构发育不良。

1）一种病因不明的先天性 ICA 血管壁结构异常病变。

2）多见于青少年或 30~40 岁年龄组。

3）病理检测发现，动脉中层肌纤维结构异常，中膜层增厚与变薄病理改变交替存在。增厚处中膜纤维和平滑肌细胞增生肥大，突向管腔，造成血管狭窄，变薄处中膜肌纤维减少，局部内弹力板结构不完整或消失，管壁受血流切应力作用向外扩张膨出，形成微动脉瘤或小的囊性动脉瘤。

4）数字减影血管造影显示动脉管腔呈"串珠样"改变。

5）患者因患侧颅内动脉血流灌注减低出现缺血性临床症状与体征。

（2）超声表现

1）二维超声：①一侧或双侧 ICA 动脉管径不均匀性缩窄，动脉内-中膜结构显示不清，无正常中膜层平滑肌层特有的低回声暗带。②一侧或双侧（临床以单侧多见）ICA 于分支以远段相对健侧管壁均匀性增厚伴高回声，但无后方声影征。

2）彩色多普勒：彩色多普勒显示无中心亮带血流特征。病变侧 ICA 颅外段全程管腔内呈节段性、亮暗色彩交替改变的血流成像。

3）脉冲多普勒：病变 ICA 在多普勒检查模式下，血流频谱呈低流速高阻力特征改变，节段性血流速度升高或减低。

（3）鉴别诊断：对于 ICA 纤维肌发育不良导致的血管狭窄，应注意与先天性 ICA 生理性发育不对称性鉴别。后者超声表现为全程管径纤细但无节段性狭窄，彩色显示血流充盈均匀一致无中心亮带特征。脉冲多普勒频谱也为高阻力型（与健侧比较），但无节段性血流速度改变。

（4）临床价值：对于颈内动脉肌纤维发育不良性血管狭窄的准确诊断，关系患者的治疗方法的选择，通常采用内科治疗。如果引起严重的脑缺血临床改变，应实施外科血运重建治疗，即颅内外动脉搭桥治疗。

2. 颈动脉夹层

（1）病理与临床：因各种原因，导致颈动脉内膜或内膜与中膜层撕裂，使颈动脉血管壁结构损伤，继发颈动脉狭窄或闭塞性病变。颈动脉夹层超声常见结构特征包括：①壁内血肿型；②双腔型；③夹层动脉瘤型。

（2）超声表现

1）二维超声：①壁内血肿型：颈动脉内膜撕脱，血流进入内膜层与中膜层之间形成血栓，导致动脉原始管腔增宽,内膜与中层血管壁之间形成低回声充填(假腔),血管腔(真腔)内径减小。②双腔型:颈动脉内膜撕脱,管腔内可见等回声膜状结构,随血流漂动,颈动脉管腔呈现"双腔结构"。③夹层动脉瘤:颈动脉内膜、中膜层撕脱,血流进入中膜层与外膜层之间,形成局部凸向管腔外、但有明确的动脉外膜包绕的动脉瘤样结构特征。

2) 彩色多普勒:由于夹层结构存在差异性,彩色多普勒血流成像特征不同。①壁内血肿型:真腔血流加速度成像,假腔内无血流成像。②双腔型:真假双腔内均可检测到彩色血流成像。a. 血流方向变化:CDFI 显示真、假双腔内血流方向存在不确定性。若破裂口入口位于近心端、出口位于远心端者,真、假双腔内的血流方向一致。若破裂口的出口为盲端,假腔内血流为涡流低速双向性。b. 血流成像色彩差异性:真腔管径减小,血流速度升高呈高亮带、呈现涡流和/或湍流血流相间的加速度血流成像特征;假腔内为低速高阻力无亮带血流成像特征。

3) 脉冲多普勒:①双腔型:真腔内 PSV 升高或基本正常,但 EDV 相对减低(与夹层血管结构损伤相关),血管阻力相对升高(与健侧比较)。假腔内血流频谱异常,PSV 与 EDV 相对低于真腔,以 EDV 减低相对显著,血管阻力相对升高。②壁内血肿型:由于假腔的大小与血栓形成后的假腔内径大小不同,导致真腔狭窄程度不一,应根据 ECST 公式通过残余内径与原始内径、血流动力学参数综合评估狭窄程度。

(3) 鉴别诊断

1) 动脉粥样硬化性血管狭窄:颈动脉夹层壁内血肿,容易与动脉粥样硬化型低回声性斑块混淆。鉴别的关键是:①相关脑血管危险因素与年龄因素:二者存在一定的相似性,特别是高血压(舒张压高)因素。但是,青壮年发病者应首先考虑颈动脉夹层导致可能。②发病时的症状与体征:二者均有可能存在相似的症状体征,但是颈动脉夹层患者伴随脑缺血相关临床体征外,颈部与头部疼痛的症状显著(与夹层相关的颈动脉交感神经丛受压相关),特别是颈部疼痛的症状具有较高的特异性。③二维超声特征:动脉粥样硬化患者除责任病变段颈动脉 IMT 增厚、斑块形成外,其他颈部动脉也存在相关的动脉粥样硬化改变。

2) 颈动脉瘤:夹层动脉瘤与颈动脉瘤的主要鉴别如下。①真性动脉瘤:超声成像显示血管壁结构完整,血管腔呈瘤样扩张,病变管腔内探及低速涡流血流信号。②假性动脉瘤:与外伤或医源性诊疗操作等导致的血管壁损伤相关。超声成像显示,病变段颈动脉管壁腔与周边组织间隙形成无血管壁结构的搏动性包块。包块内探及低速涡流血流频谱,其后方或侧方与颈动脉之间形成细小管状或针孔样通道,脉冲多普勒检测到双向"振荡性"血流频谱,彩色多普勒显示"红蓝"交替性血流信号。

(4) 临床价值:颈动脉夹层是引起急性缺血性脑血管病变的重要原因。超声检查对于颈动脉夹层的检查是相对简便而且特异性高的诊断方法,特别是对于颈动脉夹层治疗随诊具有重要的临床价值。对于壁内血肿型夹层的检查评估准确性相对高于其他影像学检查。

(三) 椎动脉狭窄性疾病

1. 病理与临床 颅外段椎动脉(VA)狭窄性病变可发生于起始段(V_1 段)、椎间隙段(横突孔内段或 V_2 段)、寰枢椎段(V_3 段)任何节段,以 V_1 段最多见。椎动脉 V_1 段狭窄的发生率仅次于颈动脉分叉处狭窄,与 V_1 段狭窄或闭塞相关的后循环脑缺血或缺血性卒中的发生率达 10% 左右。由于 V_1 段解剖位置较深(特别是左侧)检测难度相对增加,应选择线阵与微凸阵或凸阵探头联合检测,以提高 V_1 段病变的检出率和诊断准确率。

2. 超声表现

(1) 二维超声

1) 病变结构评估:V_1 段、V_2 段或 V_3 段探及环形或偏心性(粥样硬化斑块)管腔内径减小,测量病变处残余与原始内径,计算狭窄率。

2) 狭窄评估:截至目前,国际上尚无统一的 VA 起始段狭窄评估的统一标准。我们推荐国内宣武医院血管超声团队首先发表,2017 年被欧洲血管外科联盟纳入椎动脉狭窄评估指南以 DSA 为标准研究的 V_1 段狭窄超声评估标准(表 14-5)。

表 14-5 椎动脉狭窄血流参数评估标准(2009 年 Am J Roentgenol)

狭窄率	$PSV_{VA-OR}/(cm \cdot s^{-1})$	$EDV_{VA-OR}/(cm \cdot s^{-1})$	PSV_{VA-OR}/PSV_{VA-IV}
<50%(轻度)	≥85	≥27	≥1.3
50%~69%(中度)	≥140	≥35	≥2.1
70%~99%(重度)	≥210	≥50	≥4.0

注:PSV_{VA-OR} 与 EDV_{VA-OR} VA 起始段收缩期峰值流速与舒张期末流速;PSV_{VA-OR}/PSV_{VA-IV} 狭窄段与狭窄远段(椎间隙段或 V_2 段)PSV 比值。

(2)彩色多普勒

1)重度狭窄(70%~99%):CDFI 检测 VA 狭窄段的血流束显像出现节段性变细(与相邻阶段 VA 管腔比较),呈现"五彩"相间的紊乱血流成像,狭窄远段管腔血流充盈,但色彩变暗,搏动性明显减低。

2)中度狭窄(50%~69%):彩色血流充盈不全特征(相对变细),无明显涡流与湍流血流特征。

3)轻度狭窄(<50%):血流声像无明显特征改变。

(3)频谱多普勒

1)V_1 段重度狭窄:无论 V_1 段、V_2 段或 V_3 段重度狭窄,狭窄段的血流速度均明显升高;达到或高于上述 70%~99% 的评估标准,即 PSV>210cm/s,EDV>50cm/s。狭窄远段的血流速度明显减低,$PSV_{狭窄段}/PSV_{狭窄远段}$≥4.0,血流频谱呈现低阻力性改变。

2)V_2 段重度狭窄:血流动力学改变与 V_1 段基本相同。不同点是狭窄以近段 V_1 段血流速度相对减低,血管阻力指数相对升高(与健侧比较)。

3)V_3 段重度狭窄:①V_3 段位置较高,应采用低频率凸阵探头或微凸阵探头。②以 CDFI 导引模式,从 V_2 段节段性血流成像连续扫查,声束指向颅底,动态调整血流充盈成像,出现类似"弧形"或"马蹄形"血流成像特征即为 V_3 段。③V_3 段重度狭窄时,V_1 与 V_2 段血管阻力均升高,PSV 与 EDV 均达到或超过表 14-4 重度狭窄的血流动力学参数诊断标准。

3. 鉴别诊断 对于椎动脉狭窄的鉴别诊断,主要关注不同病因学的鉴别,即非动脉粥样硬化性狭窄。临床比较多见的是椎动脉夹层继发的椎动脉狭窄,其主要的鉴别点有:①发病的原因多数患者有颈部损伤,或慢性损伤接受过按摩等被动运动、寰枢椎关节滑脱等。②超声表现以椎动脉节段狭窄为特征。二维结构显示病变椎动脉管径呈节段性增宽。彩色血流成像显示节段性充盈纤细。频谱多普勒检查血流速度节段性升高。③椎动脉夹层导致的血管狭窄通过临床规范化治疗,上述超声表现在一定时间内可以改善,甚至恢复正常血管结构与血流动力学特征。

4. 临床价值 通过超声检查,对椎动脉狭窄性病变的血管结构特征与血流动力学变化的准确诊断,对于椎动脉狭窄患者的病因学鉴别、临床治疗方案的选择可以提供客观、准确的信息,对于病变血管的结构特征变化与治疗的有效性提供随访依据。

(四)锁骨下动脉盗血综合征

1. 病理与临床 无名动脉(INA)、一侧或双侧锁骨下动脉(SA)因各种原因发生重度狭窄或闭塞后,均可导致患侧上肢动脉、VA 供血异常,出现上肢缺血和后循环缺血的临床症状和体征,即锁骨下动脉盗血综合征(subclavian steal syndrome,SSS),盗血程度不同,超声表现不同。

2. 超声表现 盗血类型:正常 VA 收缩与舒张期血流方向均为负向(背离探头),从颅外向颅内供血。超声检查基于 SA 病变程度与患侧 VA 血流方向与血流频谱改变特征,对锁骨下动脉盗血的程度分类为三级。

(1)Ⅰ级盗血(隐匿型盗血)

1)50%<SA 狭窄<70% 双上肢血压相差<20mmHg 时,VA 血流方向正常。

2）收缩期达峰时延长伴"切迹样"或"峰钝挫"特征。

3）当患侧上肢活动增加或采用上肢袖带加压式束臂试验时,患侧 VA 血流频谱出现收缩期"切迹"明显加深,但血流方向正常特征,确定Ⅰ级盗血。

（2）Ⅱ级盗血(部分型盗血)

1）70%≤SA 狭窄<90%。双上肢血压相差≥20mmHg。

2）患侧 VA 血流方向逆转,收缩期正向(正常 VA 收缩期血流方向为负向)、舒张期仍然为负向的双相血流频谱。

3）彩色血流成像表现为"红-蓝"交替性血流色彩征。

（3）Ⅲ级盗血(完全型盗血)

1）90%≤SA 狭窄或闭塞。

2）患侧 VA 血流方向完全逆转。

3. 鉴别诊断

（1）非锁骨下动脉狭窄病变:既往认为 SA 盗血的类型与 SA 狭窄程度一致。但是,随着临床超声对 SA 盗血的病因学研究的深入,发现非锁骨下动脉病变也可能产生Ⅰ级盗血(隐匿型盗血)。常见一侧椎动脉 V_1 段重度狭窄时,狭窄远段的 VA 血流频谱出现收缩峰"切迹"征,即Ⅰ级盗血(隐匿型盗血)的血流频谱特征,需要认真鉴别。

（2）SA 病变程度与盗血程度不一致:在 SA 狭窄或闭塞性病变合并一侧或双侧 VA 狭窄≥70%,或者一侧 VA 闭塞而另一侧 SA 重度狭窄或闭塞的患者,可能出现无 SA 盗血或盗血级别与 SA 狭窄程度不一致。这是因为盗血的途径不畅。主要的原因有:①一侧 VA 闭塞者(无论颅内段或颅外段),无"盗血"发生。②双侧 SA 重度狭窄者,无明显压力梯度改变,无"盗血"发生。③一侧 SA 重度狭窄,一侧 SA 闭塞,颅外段 VA 无盗血征,但双侧 VA 颅内段之间可探及盗血征。④患侧 VA 重度狭窄,"盗血"程度减低。

4. 临床价值　超声对锁骨下动脉盗血的评估,特别是对于盗血程度、盗血类型的综合评估,将有利于对锁骨下动脉与椎动脉病变程度的精准评估与"盗血程度"影响因素的客观分析,对锁骨下动脉盗血类型与程度对后循环缺血的影响及治疗方案确定具有临床意义。

（五）颈动脉支架

超声技术对于颈动脉狭窄介入治疗患者的检查,应该包括支架置入前、后血管结构与血流动力学变化的动态评估。对于支架置入术后的超声评估,是观察支架置入术后的血流改善、支架残余狭窄或再狭窄等情况的重要方法。

1. 超声表现

（1）二维超声

1）纵断面成像显示血管腔内与动脉血管壁平行强回声"双线征"覆盖于斑块表面。

2）动态调整声束方向,可探及网状强回声贴覆于动脉血管内壁。

3）横断面成像显示血管壁与支架形成双环状回声结构,内层强回声为支架成像,外层为血管壁或压缩不全的斑块结构成像。

4）二维超声测量支架下段(近段)、中段、上段(远段)的内径。

5）当支架扩张不全时,应测量支架残余内径。

6）术后 3、6、12 个月超声均要测量内膜增生及斑块再发情况。

（2）彩色多普勒

1）支架置入成功:支架内血流充盈完全,与二维结构对应。

2）彩色血流成像显示血流速度分布正常。

3）支架以远段支架外动脉管腔内和支架旁 ECA 的血流速度分布均无异常。

4）支架术后再狭窄的评估同术前。支架再狭窄后,彩色血流充盈不全。

（3）脉冲多普勒：支架内血流速度、血流频谱正常。若支架内流速异常升高，可疑支架内残余狭窄或再狭窄时，可以观察到支架近、中、远段的流速变化，特别是狭窄段与狭窄远段（尽可能长范围检测）流速变化。同时，要结合颅内动脉血流动力学的检测结果分析，准确判断支架术后再狭窄程度。术后再狭窄程度的超声评价，可以参照表14-2诊断标准。

2. 鉴别诊断　对于颈动脉支架的超声检查，应注意支架内血栓形成与支架内膜增生或斑块的再生相鉴别。

（1）支架内血栓形成　通常发生于支架术后1周内，支架贴附的斑块破裂，粥样硬化脂质核释出、支架网状结构对斑块的"切割效应"，导致斑块突出于血管腔，血栓形成。

（2）支架术后残余狭窄与再狭窄

1）支架术后1周内检测，二维超声显示支架扩张不全，存在不同程度的狭窄，称为支架术后残余狭窄，狭窄程度可以分为<50%，50%~69%，70%~99%。

2）支架术后再狭窄：支架术后3个月以上因支架内膜增生、斑块"再生"导致支架内狭窄，为支架术后再狭窄。此类患者多数为不规律用药、停药、或在支架残余狭窄的基础上发生。超声表现为支架表面覆以低回声或不均质回声，血流充盈不全（注意仪器增益调节）。

3. 临床价值　超声对于颈动脉支架术后的动态检查，是颈动脉狭窄介入治疗后远期疗效随访的重要手段，对于再狭窄的早期诊断，预防缺血性脑血管病的再发生率具有重要的临床意义。

（六）颈动脉内膜剥脱术超声检查

1. 病理与临床　颈动脉狭窄的外科治疗手段除介入治疗外，还可以采用颈动脉内膜剥脱术（carotid endarterectomy，CEA）。CEA是针对颈动脉狭窄血运重建的外科经典治疗手段。

2. 超声表现　超声检测内容应包括患侧颈动脉术前、术中和术后解剖结构及血流动力学变化的综合评估。

（1）二维超声

1）CEA术前超声检测包括病变血管腔内动脉粥样硬化斑块大小，血管残余与原始内径大小。

2）术中检查病变血管内膜结构、斑块的祛除，血管腔内径恢复正常。血管前壁显示点状强回声（血管壁缝合征）。要注意残留的细小片状内膜结构或残留的斑块。残余狭窄率依据血管腔原始内径与支架内直接测量技术（参照颈动脉狭窄的直径测量方法）。

3）术后超声检查血管腔内的透声良好，病变血管腔内斑块去除，管腔内径明显改善。

（2）彩色多普勒

1）术前狭窄血管血流充盈呈细线征，局部出现"五彩镶嵌"血流成像，狭窄远段血流色彩相对减低呈单色低速血流成像。

2）术中颈动脉开放后病变血管血流充盈成像恢复正常，中心层流带恢复。若狭窄部位残留斑块，或因手术缝合造成血管再狭窄时，彩色血流成像技术可以发现病变。

（3）脉冲多普勒

1）术前颈动脉狭窄段呈高流速特征，狭窄远段流速明显减低。

2）术中斑块祛除完整，血流速恢复正常，即CEA成功。

3）术中发现斑块残留时，血流速度测值应与术前比较，流速较术前测值相差不明显，说明CEA不成功。

4）术后1周内观察病变侧颈动脉血流动力学恢复情况。

3. 临床价值　CEA术中及时评估血管的通畅性、术后24小时内及时发现颈动脉血栓形成，对提高临床CEA成功率具有重要的价值。要注意：①术后24小时内是急性动脉血栓形成的危险期，应根据患者病情，动态观察患侧血流动力学的变化，是CEA术成功的关键。②CEA术后1周常规颈动脉超声检查应注意原狭窄部位管腔的通畅性、有无新鲜的血栓、残留的内膜、动脉管腔周边软组织有无异常回声（组织间隙血肿）、术后血肿的形成是造成围手术期并发症的重要原因，超声检查对CEA的术前、术中、术后的评估具有重要价值。

（七）颈静脉扩张症

1. 病理与临床　颈静脉扩张症是指颈内、颈外、颈前或耳后静脉呈梭形扩张或局限性囊性扩张。临床上以颈内、颈外静脉扩张多见,病因尚不十分清晰,可能与颈静脉血管壁结构异常(平滑肌纤维、弹力纤维减少或缺失)、颈内静脉瓣受损或生理性发育异常,导致颈内静脉回流障碍,继发颈内静脉扩张。

颈内静脉扩张分为原发性与继发性两种类型:①原发性颈内静脉扩张,即生理性发育异常、颈静脉瓣冗长(开放关闭功能异常)等导致先天性颈内静脉扩张。②继发性颈内静脉扩张多见于外伤、炎性病变、颈内静脉或上腔静脉血栓形成、纵隔肿瘤、心功能异常(右、心功能不全)、等导致颈静脉回流障碍等,继发颈内静脉扩张。

2. 超声表现 根据颈内静脉的解剖定位分段,颈内静脉从颅段(出颈静脉孔)至相当于颈动脉球部水平段为 J3 段;从颈动脉分叉向下至甲状腺上静脉汇入颈内静脉段为 J2 段;颈内静脉汇入无名静脉水平段(颈内静脉瓣水平段),为 J1 段。

(1) 二维超声

1) 局限性扩张,以 J1 段多见,J2、J3 段内径正常。检查中应注意颈内静脉瓣叶的数量;确定单叶瓣(是否冗长)、前后双叶瓣,注意瓣膜开放与关闭功能状态。

2) 颈内静脉全程(J1~J3 段)血管内径大于正常内径 1.5 倍以上。

3) 颈内静脉先天性瓣环狭窄(相对少见)。

4) 对于扩张的颈内静脉管腔,血流流动相对缓慢,应注意管腔内有无血栓形成。

(2) 彩色多普勒

1) 扩张的静脉管腔内随呼吸节律血流充盈呈低速、红蓝色相间的涡流血流成像。

2) 嘱患者深吸气,胸腔压力增加时,扩张的颈内静脉管腔进一步增加,血流充盈缓慢或消失。

3) 加压检查时,扩张的静脉管腔可见瞬时变形减小、并出现血流充盈相对明亮的特征。

4) 若为静脉瓣环、静脉瓣冗长导致开放受限者,于扩张的静脉管腔以下段、入无名静脉水平段出现相对流速升高伴加速度血流成像。

(3) 频谱多普勒

1) 扩张的颈内静脉管腔内多普勒血流检查显示为相对低速平稳的双峰型、具有时相性(随呼吸时相性变化)血流频谱。

2) 血流速度、回流血流量及血流压力梯度均低于 J2 段及 J3 段。

3. 鉴别诊断

(1) 上腔静脉阻塞综合征:各种原因如肿瘤、血栓、先天性上腔静脉发育不良等,导致上腔静脉狭窄或闭塞、颈静脉回流障碍,继发颈内静脉扩张。鉴别的特征是:①双侧颈内静脉扩张伴颈外静脉、锁骨下静脉的回流血流缓慢,并可能继发血栓异常。②颈部浅表静脉、胸壁浅表静脉扩张。③随着病程的延长,或患者年龄的增加,因上腔静脉的狭窄、闭塞患者,颈内静脉、锁骨下静脉继发血栓,静脉管腔粗大,但无静脉回流成像。颈部、胸腹部壁浅静脉扩张。

(2) 右心衰竭:右心衰竭患者,不仅导致上腔静脉回流障碍伴发管腔扩张、双侧颈内静脉、锁骨下静脉等回流障碍,同时并发肝大、腹水、下肢水肿等下腔静脉回流障碍的临床表现。

4. 临床价值 对于颈内静脉扩张症,超声检查的价值在于:①通过二维超声对静脉管腔的检查,确定相关结构异常特征与病因学相关性。②彩色多普勒血流成像提示扩张的静脉管腔血流充盈成像特征与病变结构相关性。③频谱多普勒血流动力学参数与血流方向性测定,鉴别静脉回流途径与血流方向的相关性。

(华 扬)

第三节 四 肢 动 脉

一、概述

(一) 解剖概要

1. 上肢主要动脉 上肢动脉主要包括锁骨下动脉、腋动脉、肱动脉、桡动脉和尺动脉。

左锁骨下动脉直接从主动脉弓发出,右锁骨下动脉发自头臂干(无名动脉)。锁骨下动脉最重要的分支包括椎动脉和内乳动脉,前者参与颅脑供血,后者则常用作心脏冠状动脉旁路搭桥手术的移植血管。甲状颈干、肋颈干和椎动脉共同起源于锁骨下动脉。

锁骨下动脉穿过锁骨和第1肋之间的间隙成为腋动脉。腋动脉在越过大圆肌外下缘后成为肱动脉。肱动脉的主要分支为肱深动脉,肱动脉闭塞时,肱深动脉成为重要的侧支循环动脉。肱动脉在肘部分为桡动脉和尺动脉。桡动脉走行于前臂的外侧至腕部并与掌深弓相连接;尺动脉则走行于前臂的内侧至腕部并与掌浅弓相连接。骨间动脉是尺动脉的重要分支,桡动脉和尺动脉闭塞时,骨间动脉可成为侧支循环的重要供血动脉。

上肢动脉的解剖变异包括:①左锁骨下动脉与左颈总动脉共同发自主动脉弓;②肱动脉高位分叉;③桡动脉、尺动脉可直接发自腋动脉。

2. 下肢主要动脉　下肢动脉主要包括股总动脉、股浅动脉、腘动脉、胫前动脉、胫腓干、胫后动脉、腓动脉和足背动脉。

股总动脉在腹股沟韧带水平延续于髂外动脉。股总动脉在腹股沟水平分出股深动脉与股浅动脉。股深动脉走行于股浅动脉的前外侧深部,其分支通常为大腿肌肉供血。股深动脉的分支与盆腔动脉及腘动脉均有交通,是髂股动脉闭塞后的重要侧支循环动脉。股浅动脉通常沿大腿内侧下行至腘窝,延续为腘动脉。股浅动脉在下肢大腿段水平走行过程,一般无重要分支。

腘动脉经膝关节后方下行,先后发出膝上内、膝上外、膝下内、膝下外动脉。当股浅动脉与腘动脉闭塞时,膝关节周边动脉分支将成为重要的侧支循环动脉。

胫前动脉在膝下从腘动脉分出,向前外侧穿过骨间膜后沿小腿前外侧下行至足背成为足背动脉。足背动脉走行于拇长伸肌腱和趾长伸肌腱之间,位置较浅,可触及其搏动。

腘动脉分出胫前动脉后成为胫腓干。后者又分出胫后动脉与腓动脉。胫后动脉沿小腿浅、深屈肌之间下行,经内踝后方转入足底并分出足底内侧动脉和足底外侧动脉。腓动脉沿腓骨的内侧下行,至外踝上方浅出,分布于外踝和跟骨的外侧面。

下肢动脉可出现不同的解剖变异,包括:①股总动脉高位分叉;②股深动脉上段位于股浅动脉的内后方;③胫前动脉在膝关节或膝关节以上水平从腘动脉发出;④腓动脉发自胫前动脉。

(二)超声检查技术

1. 患者准备　检查室和患者身体要保证足够温暖。检查床要足够宽以使患者的四肢和躯干能舒适放松。患者要处于安静平和状态。

2. 体位

(1)上肢动脉:一般采用平卧位,被检肢体外展、外旋,掌心向上。若被检者存在可疑胸廓出口压迫综合征时,可采用坐位来检查锁骨下动脉和腋动脉,以便了解上肢体位变化对上述血管产生的影响。

(2)下肢动脉:一般采用平卧位,被检肢体略外展,外旋,膝关节略为弯曲,顺序扫查股总动脉、股浅动脉、腘动脉、胫前动脉的起始部、胫后动脉及腓动脉。从小腿前外侧、或从小腿后外侧分别扫查胫前动脉和腓动脉时,嘱患者肢体伸直,必要时略为外旋。

3. 仪器

(1)上肢动脉:通常采用5~10MHz线阵探头,对于肥胖或肢体肿胀的患者,可选择4~8MHz微凸阵探头。检查无名动脉及左侧锁骨下动脉起始段位置较深的患者,可采用4~8MHz微凸阵探头或2~5MHz凸阵探头。

(2)下肢动脉:通常采用4~7MHz、4~9MHz线阵探头或4~8MHz微凸阵探头或2~5MHz凸阵探头。胫前动脉的远段和足背动脉则较为浅表,可采用5~10MHz、4~8MHz线阵探头。

4. 检查方法

(1)四肢动脉超声检查内容:①首先采用灰阶超声成像,观察动脉血管壁和管腔结构,测量动脉内径,识别解剖变异;②采用彩色多普勒血流成像观察血流方向、流速分布、异常高速血流产生的彩色混叠特征;③通过频谱多普勒对被检动脉进行血流动力学参数的检测及多普勒频谱分析。

（2）上肢动脉检查步骤

1）锁骨下动脉：超声检查从锁骨上窝开始。右侧锁骨下动脉从头臂干（无名动脉）发出，一般可以清晰显示其起始段。左侧锁骨下动脉从主动脉弓发出，通过微凸阵或凸阵探头可以检测到起始段，其远心段可从锁骨下方检测显示。

2）腋动脉和肱动脉：锁骨下动脉直接延续为腋动脉。腋动脉可从肩部前方或经腋窝扫查。腋动脉下行至上臂成为肱动脉。锁骨下动脉、腋动脉和肱动脉为同一动脉主干的延续，解剖学上可根据动脉各段所在的解剖部位分段命名。腋动脉与锁骨下动脉的分界点为第一肋的外侧缘，与肱动脉的分界点为大圆肌的下缘。超声检查时一般可以根据以上解剖特点来判断。当动脉病变处于锁骨下动脉与腋动脉交界部，可以测量并记录动脉病变部位与体表解剖标志（如肘窝皮肤皱褶的距离）来协助病变的定位。肱动脉上段可从上臂内侧显示。肱动脉远心段可从肘窝及前臂上段的前方显示。

3）桡动脉和尺动脉：肱动脉在前臂上段分出桡动脉和尺动脉，经前外侧臂和内侧臂分别显示。在前臂上段，尺动脉通常较桡动脉的位置深。桡动脉和尺动脉在手腕部甚为浅表，较易显示。必要时可从腕部开始逆向检查显示桡、尺动脉的起始部。

（3）下肢动脉检查步骤

1）股总动脉：超声检查从腹股沟部开始，首先采用横切面扫查，显示位于股总静脉外侧的股总动脉，然后逐渐下移超声探头直至显示股总动脉分叉。然后，旋转超声探头，显示股总动脉的纵切面，分别显示股浅动脉和股深动脉上段。

2）股深动脉：在股总动脉分叉处，股深动脉通常位于股浅动脉的内后方。股深动脉分支较多，一般可以连续追踪扫查至大腿中部。当股浅动脉闭塞后，股深动脉成为下肢的主要供血动脉，其分支可成为重要的侧支循环动脉，对远端膝下动脉的供血甚为重要。

3）股浅动脉：股浅动脉的扫查，通常可经大腿内侧开始。股浅动脉的近段较为浅表，一般容易显示。股浅动脉近段，位于股浅静脉的上方。股浅动脉远段走行于收肌管内段的部位较深，检查时应适当调节超声仪的设置，必要时改用频率较低的超声探头，使该段动脉显示良好。此外，也可以通过腘窝显示腘动脉后，向上调整声束方向，逆向扫查显示股浅动脉远段及股-腘移行段，以保证显示股浅动脉全程。股浅动脉远段为下肢动脉闭塞性病变的好发段，近段腘动脉瘤也可累及股浅动脉的远段。

4）腘动脉：经腘窝，可以显示位于腘静脉后方的腘动脉。检查腘动脉时，除了采用平卧位以外，也可采用下肢外展、外旋位，使下肢肌肉放松。无论采用何种体位检查，都应保证被检肢体膝关节放松。腘动脉是动脉瘤的好发部位，应注意其内径变化，并观察动脉腔内是否有附壁血栓。腘动脉的近段是股浅动脉延续，即股-腘移行，可从大腿内侧扫查显示。

5）胫前动脉：从膝下腘动脉发出，其近端可经腘窝显示。经腘窝扫查时，胫前动脉位于腘动脉的下方，与腘动脉几乎垂直。经膝后扫查一般只能显示短段胫前动脉，为1~2cm。胫前动脉近段穿过小腿骨间膜进入小腿前外侧。在小腿上部经前外侧扫查可显示该段动脉朝向超声探头略呈弧形。胫前动脉在沿小腿下行过程中，先贴着骨间膜，然后走行于胫骨前方至足背部成为足背动脉。胫前动脉远段、足背动脉解剖位置浅表，可采用高频线阵探头检查。

6）胫腓干、胫后动脉和腓动脉：腘动脉分出胫前动脉后成为胫腓干。胫腓干可从小腿上部的后内侧扫查。胫腓干走行较短，终端分出胫后动脉和腓动脉。胫后动脉位于小腿浅层易于检查，腓动脉通常在小腿内侧检查相对容易，也可从小腿后外侧检测。有时可通过小腿前外侧检查显示，腓动脉位于胫前动脉的深部。胫前动脉、胫后动脉和腓动脉的远心段的位置浅表，较其上段容易检测。

（三）正常超声表现

1. 灰阶超声　正常肢体动脉管腔清晰，无局限性狭窄或扩张；管壁规则，无斑块或血栓形成。在灰阶超声图像上，动脉壁的内膜和中层结构分别表现为条带状均质等回声和低回声，如腋动脉、肱动脉、股总动脉、股浅动脉的近段以及腘动脉。当动脉处于较深的部位和/或动脉内径较小时，动脉管腔和管壁结构的成像的清晰度相对减低,可通过彩色多普勒血流成像显示。

2. **彩色多普勒**　正常肢体动脉的管腔内可探及良好的血流充盈成像,通常为红色和蓝色交替成像。解剖走行相对平直、血管结构正常的动脉管腔内血流呈层流,表现为动脉管腔的中央流速较快,色彩较为明亮;管腔的边缘流速较慢,色彩较深暗。正常肢体动脉的彩色血流成像具有搏动性,呈现与心动周期相对应的、周期性红蓝相间的动脉血流成像。红色代表收缩期血流前向,蓝色代表舒张期短暂性血流反流。

3. **脉冲多普勒**　肢体动脉循环属于高阻力性血液循环系统。静息状态下,正常肢体动脉的典型脉冲多普勒频谱为三相型,即收缩期的高速上升波,舒张早期的短暂反流波和舒张晚期的低流速上升波。在老年或心脏输出功能较差的患者,脉冲多普勒频谱可呈双相型,甚至单相型。当肢体运动、感染或温度升高而出现血管扩张时,外周阻力下降,舒张早期的反向血流消失,收缩期和舒张期血流均为正向,位于基线一侧。

正常肢体动脉的脉冲多普勒频谱显示,收缩期呈现清晰的频窗。肢体动脉的血流速度从近端到远端逐渐下降。当正常动脉走行非平直者,呈相对弯曲或呈弧形结构特征者,会导致血流速率分布不均,出现阶段性流速加快、且快速血流带位于非管腔中心区域。

应用脉冲多普勒检测动脉血流速度对诊断动脉狭窄甚为重要,临床上一般测量狭窄段 PSV 以及狭窄段与狭窄以近段或狭窄远段 PSV 的比值,评估下肢动脉狭窄的程度。

二、四肢动脉疾病

(一)动脉硬化闭塞症

1. **病理与临床**　动脉硬化闭塞症(arteriosclerosis obliterans)是由动脉粥样硬化病变引起的动脉粥样硬化斑块形成、动脉中层变性继发血栓形成可导致动脉管腔狭窄或闭塞,引起病变动脉血流异常,导致肢体缺血性改变。肢体动脉粥样硬化性重度狭窄或闭塞症可引起肢体发冷、麻木、间歇性跛行、静息痛以至肢端溃疡或坏疽,下肢动脉病变远较上肢动脉多见,特别是以内收肌管内的股浅动脉为常见,股深动脉则较少累及。糖尿病患者的动脉闭塞性病变可先发生在下肢小腿动脉,如胫前动脉和/或胫后动脉。上肢动脉病变以锁骨下动脉近段较为多见。

2. **超声表现**

(1)灰阶超声:动粥样脉硬化闭塞症的灰阶超声表现包括动脉内-中层增厚,管壁钙化、斑块形成,可伴有附壁血栓形成。动脉粥样硬化斑块可为局限性,也可为弥漫性。

由于斑块的成分不同可有不同的超声表现:

1)钙化斑块:具有强回声特征,且斑块后方可探及"声影"。

2)低回声:以脂质为主的斑块。

3)低至无回声:新鲜附壁血栓。单独采用灰阶超声成像评估有一定的难度,需要借助 CDFI 进行鉴别。

4)以纤维组织成分为主的斑块:多为等回声特征。

5)混合型斑块:具有以上各种斑块的不同特征表现。混合型斑块内出现低回声或低至无回声特征,往往提示斑块内脂质核的坏死或斑块内出血。应注意斑块纤维帽结构的不连续性或溃疡性斑块的存在。

(2)彩色多普勒:通过彩色多普勒血流成像,可以观察到病变动脉管腔狭窄的血流成像特征,包括血流充盈不规则、缺损、血流束变细、血流速度增快,或呈涡流和/或湍流相间的、明亮的"五彩镶嵌样"或"花彩"血流成像,其狭窄远段的管腔血流充盈成像显示相对低速"暗淡"。发生动脉闭塞者,病变动脉段无血流成像,可见其病变近心段有小动脉侧枝分出,进入闭塞病变以远段动脉主干,即侧支循环形成,并向病变远心段供血。

(3)脉冲多普勒:正常下肢动脉的频谱多普勒为"双向波、三相波、四相波",收缩期为正向、舒张期早期反向、中晚期再次出现低速的正向与反向波。通常以 PSV 与 PSV 比值评估下肢动脉的狭窄程度(表14-6)。

表 14-6　下肢动脉狭窄和闭塞的超声诊断标准（Cossman 等,1989）

动脉狭窄程度	病变处收缩期流速峰值/cm·s^{-1}	收缩期流速峰值比*
正常	<150	<1.5:1
30%~49%	150~200	1.5:1~2:1
50%~75%	200~400	2:1~4:1
>75%	>400	>4:1
闭塞	无血流信号	

*病变处与相邻近侧正常动脉段相比;动脉狭窄程度:直径狭窄率。

3. 鉴别诊断

（1）上肢动脉硬化闭塞症与其他上肢动脉疾病的鉴别

1）胸廓出口综合征:胸廓出口综合征为锁骨下动、静脉及臂丛神经在胸廓出口处受压而出现的相应临床症状和体征,锁骨下动脉受压时可出现患肢发凉、麻木、无力,桡动脉搏动减弱甚至消失,发病通常与患肢的体位有关,据此可与上肢动脉硬化闭塞症鉴别。

2）雷诺综合征:多见于女性。临床上表现为肢体远端（通常为手指）阵发性苍白—发绀—潮红,发病与寒冷刺激或精神紧张引起的肢体远端动脉痉挛有关,可与上肢动脉粥样硬化闭塞症相鉴别。

3）多发性大动脉炎:多见于年轻女性（<40 岁）。如果病变累及锁骨下动脉,临床上可出现上肢缺血的症状,双上肢血压明显不对称。但是,多发性大动脉炎多为全身病变的一部分,较少独立发生,颈动脉常同时受累,临床表现为肢体无力、麻木、脉搏减弱或无脉;疾病活动期有发热和血沉升高等现象。

（2）下肢动脉硬化闭塞症与其他下肢动脉疾病的鉴别

1）血栓闭塞性脉管炎:血栓闭塞性脉管炎多见于青壮年男性;动脉病变主要累及肢体中、小动静脉;病变多呈节段性,病变之间血管相对正常;发病早期可出现游走血栓性静脉炎。下肢动脉硬化闭塞症则常见于 50 岁以上的男性,患者常有糖尿病、高血压、高血脂病史:病变主要累及大、中动脉（糖尿病患者可发生在小动脉）;病变呈弥漫性。

2）急性下肢动脉栓塞:急性下肢动脉栓塞起病急骤,患肢突然出现疼痛、苍白、厥冷、麻木、运动障碍及动脉搏动消失;多见于心脏病患者,特别是房颤患者,发病前可无间歇性跛行等下肢慢性缺血症状。可与下肢动脉硬化闭塞症鉴别。

3）多发性大动脉炎:多发性大动脉炎如果病变累及髂动脉,临床上可出现下肢缺血的症状,但此疾病多见于年轻女性,动脉病变主要累及主动脉及其分支的起始部,疾病活动期有发热和血沉升高等现象,可与下肢动脉硬化闭塞症鉴别。

4. 临床价值　彩色多普勒超声在诊断四肢动脉疾病方面具有很高的特异性和敏感性,已经成为四肢动脉疾病的首选检查方法。由于超声对四肢动脉狭窄的定量诊断主要依赖于动脉狭窄的多普勒频谱分析和血流速度测定,因此,准确分析和测量甚为重要。

（二）四肢动脉其他疾病

1. 急性动脉栓塞

（1）病理与临床:急性动脉栓塞是指来源于心脏或近心端动脉壁的栓子脱落到达肢体动脉,引起受累动脉供应区组织的急性缺血而出现相应的临床症状。肢体动脉急性栓塞具有特征性临床表现,即所谓"5P"征,即疼痛（pain）、麻木（parasthesia）、苍白（pallor）、无脉（pulseless）和运动障碍（paralysis）。上述各种症状出现的时间并不一致,症状与栓塞的位置、程度、继发性血栓的范围、是否有动脉粥样硬化性动脉狭窄以及侧支循环代偿功能相关。在肢体动脉栓塞中,下肢动脉栓塞远多于上肢,发病率约是上肢动脉的 10 倍。下肢动脉栓塞以股动脉发病率最高,其次是腘动脉。上肢动脉栓塞则以肱动脉最多见。

（2）超声表现

1）灰阶超声:动脉管腔内不均质实性偏低回声充填,或探及规则或不规则形、伴点片状强回声为主的斑块,其后方存在典型或不典型性声影,急性期血栓栓塞动脉管腔的近心端可见漂浮的血栓头。

2）彩色多普勒：急性动脉完全栓塞时，彩色血流于栓塞部位突然中断。不完全性栓塞时，病变血管腔内径变细，呈现不规则条状或线条状血流成像，色彩与病变的长度相关，较短节段的病变，呈现血管重度狭窄征，出现明亮的、加速度血流成像，长段病变者血流相对缓慢，病变段及其病变以远段血流速度明显减低，呈现相对低速黯淡的血流成像特征。

3）脉冲多普勒：动脉完全性栓塞时，病变段血管腔无血流频谱。不完全栓塞时，病变管腔内血栓与管壁间可见不规则、低速血流信号，脉冲多普勒频谱波形无正常三相波特征。如果病变动脉周边建立了良好的侧支循环，栓塞病变的远心端动脉管腔内可探及低速、低阻或单相连续性血流频谱。

（3）鉴别诊断：急性肢体动脉栓塞须与急性肢体深静脉血栓形成鉴别，后者可引起动脉反射性血管痉挛，使远心端动脉搏动减低、皮温降低、皮色苍白，以致和急性肢体动脉栓塞相混淆；但是，急性肢体深静脉血栓形成时，二维超声可发现肢体深静脉血栓，彩色多普勒显示深静脉血流充盈异常，而动脉血流通畅，血流频谱正常，但是流速相对升高，即动脉血管痉挛特征改变。

（4）临床价值：由于肢体动脉的急性栓塞起病急，发展快，若不及时治疗可使患者终身残疾，甚至危及生命。因此，超声检查的价值在于，尽快对栓子的部位、继发血栓的范围作出诊断，为临床实施血运重建（如动脉取栓）治疗患者的术前与术后血管结构与血流动力学变化提供重要的客观信息。

2. 血栓闭塞性脉管炎

（1）病理与临床：血栓闭塞性脉管炎（Buerger 病）是一种发作性和节段性的炎症和血栓并存的疾病，侵犯四肢中小动脉和静脉，好发于下肢，以 20~40 岁年轻吸烟的男性多见。病因尚不明确，目前公认的可能因素包括吸烟，内分泌紊乱，地理环境，自身免疫，血液高凝状态等。血栓闭塞性脉管炎的主要病理改变是非化脓性全层血管炎症、增厚。病变早期有动脉内膜增厚，伴管腔内血栓形成；晚期动、静脉周围显著纤维化，伴侧支循环形成。

Buerger 病的早期症状较轻，可以表现为肢体特别是足趾发凉、怕冷、麻木和感觉异常等；随着病情的发展，患者出现间歇性跛行；晚期动脉缺血严重时，患肢可出现静息痛，甚至出现指端或足趾的溃疡甚至坏疽。

（2）超声表现

1）灰阶超声：病变动脉管壁不均匀增厚、内膜粗糙不平呈"虫蚀"状、内径不均匀性变细导致严重狭窄甚至闭塞。由于病变呈节段性改变特征（正常结构的动脉段与病变段交替存在）；病变段无动脉粥样斑块形成，钙化性病变相对较少。本病变以腘动脉以下病变为主。

2）彩色多普勒：病变动脉段彩色血流束变细、边缘不规则，导致动脉节段性狭窄。当出现完全性闭塞者，无彩色血流成像。病程较长者，其病变近心段探及侧支循环的建立。

3）脉冲多普勒：由于血栓闭塞性脉管炎一般会累及一段较长的动脉，呈非局限性特点，不同于动脉粥样硬化性病变呈节段性改变特征。病变较轻者，仅有内膜的不均匀增厚或管腔的相对减小，频谱形态可接近正常的三相波。但是，多数患者的脉冲多普勒频谱呈单相波，流速增高或减低，病变以远段正常动脉的多普勒频谱呈现管腔狭窄、伴随低流速低阻力性血流频谱改变。当发生动脉闭塞者，病变段探测不到脉冲多普勒频谱。

（3）鉴别诊断

1）动脉粥样硬化：老年人好发，动脉管壁上可见粥样斑块及钙化，两者根据临床表现和超声图像特点容易鉴别。

2）结节性动脉周围炎：主要累及中、小动脉，肢体可出现类似血栓闭塞性脉管炎的缺血症状。其特点是病变广泛，常侵犯心、肾等器官，沿动脉走行的皮下出现排列呈串的结节，临床科出现乏力、发热，血液检查红细胞沉降率增快、高球蛋白血症（α 和 α2）。确诊需做活组织检查。

（4）临床价值：超声检查具有分辨力高的优点，可准确、直观地显示血管闭塞性脉管炎受累的范围和程度，并能够反映疾病造成的血流动力学改变，有助于疾病的分期和疗效的判断。

3. 动脉瘤

（1）真性动脉瘤

1）病理与临床：真性动脉瘤是病变动脉管径增大为相邻正常管径的 1.5 倍或以上，其发生的原因是动脉粥样硬化病变。真性动脉瘤的瘤壁由动脉壁全层(内膜、中膜和外膜)组成,可以继发性发生破裂、附壁血栓、感染等。

四肢真性动脉瘤破裂并不常见,主要临床表现是动脉瘤附壁血栓脱落形成急性动脉栓塞;动脉瘤管腔扩张压迫局部周围神经和静脉;其他症状包括疼痛、感染和动脉瘤腔闭塞导致肢体缺血。腘动脉瘤是四肢动脉最常见的真性动脉瘤。

2)超声表现

①灰阶超声:动脉局限性梭状或囊状扩张,内径为相邻正常动脉的1.5倍或以上;内壁回声可能有异常改变,如回声增强、不光滑或毛糙或见大小不等、形态各异的强回声斑块,部分斑块后方伴声影;可有附壁血栓,呈低回声或中等回声。

肢体动脉瘤最大直径的测量方法是从动脉外膜至外膜,尚需测量动脉瘤长度及血栓厚度(如果有血栓),同时应该测量瘤体近端至近心端动脉分叉、瘤体远端至远心端动脉分叉的距离,为临床介入治疗提供更多信息。

②彩色多普勒:动脉瘤内血流紊乱,其程度与动脉扩张的大小与形状有关。在扩张明显或呈囊状扩张的病变区内可见涡流。附壁血栓形成时,可见彩色血流充盈缺损。彩色多普勒对发现是否因血栓形成导致动脉闭塞具有重要价值。

③脉冲多普勒:动脉瘤管腔内血流紊乱,呈低速涡流改变。在动脉瘤腔的不同位置取样,可检测到不同的血流速度与频谱波形。

3)鉴别诊断:参见表14-7。

表14-7　真性动脉瘤与假性动脉瘤、动脉夹层的鉴别诊断

参数	真性动脉瘤	假性动脉瘤	动脉夹层
病因	动脉粥样硬化	外伤、感染	动脉粥样硬化、梅毒、Marfan综合征等
起病	缓慢	较慢	急骤
好发部位	肾动脉以下	—	升主动脉、主动脉弓、胸主动脉、向下延伸
形态	梭形、囊状	囊状	梭形或螺旋形
纵切面	梭形	类圆形或不规则	双腔(真腔和假腔)
横切面	圆形、类圆形	动脉外侧,类圆形或不规则	双腔
CDFI	血流紊乱或涡流	瘤腔内见高速射流	真、假腔内彩色血流不同(方向、彩色血流亮度等)
PW	频谱方向可于基线上、下,流速一般无明显增快	湍流或高速射流频谱,收缩期进入瘤体,舒张期返回	真、假腔内多普勒频谱不同(方向、流速等)

4)临床价值:彩色或脉冲多普勒对于评价有无附壁血栓形成,血栓是否导致动脉闭塞具有重要诊断价值。超声可以测量瘤体距近心端和远心端动脉分支或分叉处的距离,为临床介入治疗提供资料。

(2)假性动脉瘤

1)病理与临床:局部动脉壁全层破损,引起局限性出血及动脉旁血肿形成,形成假性动脉瘤。常见诱因是局部创伤,如动脉刺伤或插管、挫伤、贯通伤、动脉断裂等,当动脉损伤后,血液进入肌肉和筋膜间隙,形成搏动性血肿。很多情况下,动脉破口可自行愈合,血肿自行吸收。否则,在动脉管腔与血肿之间存在着血流交通,血肿的中心部仍处于液性状态,周围则形成凝血块。一段时间后,凝血块和血肿的周围机化吸收,形成纤维组织的外层,其内衬以一层上皮细胞。这种动脉瘤的形态常不规则,绝大部分是偏心性的,即动脉瘤体位于损伤动脉的一侧。

不同原因所致、不同部位的假性动脉瘤,症状有所不同。一般来讲,多有疼痛,如果瘤体压迫周围脏器组织可能产生局部压迫症状,也可能伴发感染,位于浅表部位动脉的假性动脉瘤可能有搏动性包块。

2）超声表现

①灰阶超声：动脉外侧可见无回声病灶，呈类圆形或不规则，即假性动脉瘤瘤腔。当伴有血栓形成时，瘤腔壁见厚薄不均的低或中等回声。高频探头可以显示瘤腔内血流回声，呈"云雾"状流动。如果动脉与病灶之间的开口较大（>2mm），灰阶图像即可以帮助确定动脉破口位置。

②彩色多普勒：瘤腔内血流紊乱或呈涡流状。除此之外，彩色多普勒还可以帮助确定灰阶超声不能显示的动脉与瘤腔之间的小破裂口，即瘤颈。于瘤颈处可见收缩期由动脉"喷射"入瘤体内的高速血流束，舒张期瘤体内的血液流回动脉腔，彩色血流暗淡。瘤体内的彩色血流充盈情况与瘤颈的大小及腔内有无血栓形成有关。如瘤体内有血栓形成，彩色血流显示局限性充盈缺损。

③脉冲多普勒：于瘤颈处可探及双向血流频谱，即收缩期由动脉流入瘤体的高速血流频谱，舒张期瘤体内的血流反流入动脉的低速血流频谱，这是假性动脉瘤的特点和诊断要点。在瘤腔内血流紊乱，不同位置探及的血流频谱不同。

3）鉴别诊断：请参见表14-7。

（3）动脉夹层

1）病理与临床：四肢的动脉夹层主要为主动脉夹层发展所累及。当超声检查诊断有四肢动脉夹层，应该进一步检查主动脉；相应地，当诊断主动脉夹层后，应该进一步检查四肢动脉是否也被累及。经动脉导管介入性操作，也可造成四肢动脉夹层。动脉夹层为动脉内膜与中层分离。

2）超声表现

①灰阶超声：显示动脉夹层的整个外径较正常增宽，但没有真性动脉瘤明显。动脉管腔被分成两个部分，即真腔和假腔，假腔内径一般大于真腔。真腔和假腔之间的隔膜随每一次动脉搏动而摆动，收缩期撕脱的内膜摆动的方向一般是假腔所在的位置。假腔内可并发血栓形成。

②彩色多普勒：真腔与假腔具有不同的血流类型。真腔的血流方向与正常动脉相似，而假腔内血流常不规则。如能发现动脉夹层的破裂口，彩色多普勒可显示收缩期血流从真腔经破裂口流入假腔内，流经破裂口的血流速度可以很高；假腔内的血流可在舒张期经破裂口回流至真腔；有时可能因为假腔内血流速度太低或血栓形成而不能探及明确血流信号。

③脉冲多普勒：可以很好地显示真腔与假腔血流类型的差异，包括血流方向和流速等。

3）鉴别诊断：参见表14-7。

4）临床价值：超声对动脉瘤的部位、大小、瘤内有无血栓等提供证据，具有确诊价值；多普勒超声可用于假性动脉瘤的随访，观察瘤体大小变化瘤体内血流充盈状况，并可观察假性动脉瘤的治疗效果。

近年来，利用超声引导对股动脉假性动脉瘤进行治疗，疗效肯定。主要有两种方法，超声引导下压迫治疗和超声引导下注射凝血药物治疗。①在超声引导下，用超声探头局部加压股动脉假性动脉瘤，彩色多普勒观察分流口处无血流通过时，再持续加压一段时间即可完成。如果失败，可以重复进行。②超声引导下经皮瘤内注入促凝药物（如凝血酶）致血栓形成，对假性动脉瘤治疗。两种方法均可取得较好的临床疗效。

4. 胸廓出口综合征

（1）病理与临床：胸廓出口综合征（thoracic outlet syndrome，TOS）胸廓出口内神经、血管受压而出现的临床症状，称为TOS。根据受压部位和结构不同，可分为3种，即神经性TOS（臂丛神经受压），静脉性TOS（锁骨下静脉受压），动脉性TOS（锁骨下动脉受压）。许多患者只有在一定的体位下才会发生神经、血管的压迫。锁骨下动脉和腋动脉长期受压可出现管壁受损，部分患者可出现动脉狭窄和动脉瘤。锁骨下静脉和腋静脉长期受压，因静脉壁的损伤或血液回流的受阻，部分患者可出现静脉血栓形成。

TOS的临床表现一般以神经受压为主，表现为患侧上肢及手部的疼痛、麻木和针刺感，以尺侧多见。患肢无力，上举不能，上肢及手部肌肉萎缩。部分患者同时出现血管受压表现，锁骨下动脉或腋动脉受压时，可出现患肢缺血症状，如麻木无力、肢体苍白。锁骨下静脉或腋静脉受压时，可出现患肢静脉回流障碍的表现，如肢体肿胀，上肢下垂时前臂和手指青紫；临床症状的严重程度与动脉栓塞和静脉血栓等并发症相关。

TOS 的超声检查应于锁骨上方和锁骨下方联合逐段扫查锁骨下动、静脉和腋下动、静脉。患者体位首先采取自然平卧,头部略转向对侧,上肢位于身体两旁,掌心向上外展位。其次,患者肘关节弯曲,掌心朝上并置于枕后,观察上肢处于不同位置时,是否出现动、静脉受压的表现。若上述检查无受压,可令被检者坐在检查床的边缘,头部转向对侧,上肢外展约 90°,肘关节弯曲呈锐角,挺胸,上臂用力向后(行军礼位)或肘关节的弯曲呈直角或钝角(宣誓位);以诱发患者可能出现临床症状的体位下进行扫查。

（2）超声表现

1）灰阶超声:对于不存在动脉并发症,即动脉尚无器质性病变的患者,锁骨下动脉和腋动脉通常无异常表现。对于病程较长、病情较重的患者,由于动脉长期受压而受到损伤,可出现动脉狭窄和/或动脉扩张。扩张动脉段(动脉瘤)多见于狭窄动脉段的远心段。如发现动脉瘤,应注意瘤腔内是否存在附壁血栓。

2）彩色多普勒:发生动脉狭窄时,显示彩色混叠及湍流;发生动脉闭塞时,闭塞动脉段动脉血流信号消失。

3）脉冲多普勒:对于不存在动脉并发症,即动脉尚无器质性病变的患者,锁骨下动脉和腋动脉的血流频谱呈正常三相型。发生锁骨下动脉狭窄时,狭窄处血流速度增快、频带增宽。当发生闭塞或严重狭窄时,其远心端的腋动脉流速明显减低,收缩期和舒张期均为正向血流,伴低阻力性血流频谱特征。

（3）鉴别诊断:通常,无特殊疾病需要与本病相鉴别。超声检查已经成为胸廓出口综合征患者动、静脉辅助检查的首选方法。其他影像学检查方法,如 X 线平片、CT 血管成像、磁共振血管成像和动脉造影也可用于此征的辅助诊断,并对发现引起动、静脉挤压的骨性组织或软组织具有重要意义。

（4）临床价值

1）超声检查可用于判断锁骨下动、静脉和腋下动、静脉是否受压,可以明确诊断 TOS。

2）可用于诊断动、静脉长期受压后出现的并发症,如动脉狭窄、动脉瘤、动脉血栓形成、动脉栓塞以及静脉血栓形成。

3）可以评价 TOS 患者动脉受压后的受损情况,以及病变远段动脉的血流灌注情况,提供临床选择客观的治疗方法。

4）可用于评估 TOS 患者手术治疗的疗效,并可用于动脉血管移植术后的长期随访。

（宁　彬）

第四节　四 肢 静 脉

一、概述

（一）解剖概要

1. **上肢静脉**　分为深静脉和浅静脉两类。深静脉多走行于深筋膜的深面并与同名动脉相伴而行;浅静脉走行于皮下组织内,不与动脉伴行;深浅静脉之间常通过穿支静脉相互交通。上肢深静脉包括桡静脉、尺静脉、肱静脉、腋静脉和锁骨下静脉;浅静脉包括头静脉、贵要静脉和肘正中静脉。

桡、尺静脉分别伴行于桡、尺动脉的两侧,向上汇入肱静脉。肱静脉伴行于肱动脉的两侧,其近端在腋窝水平,与头静脉、贵要静脉汇合成为腋静脉。腋静脉相当于在第一肋骨的外侧缘汇入锁骨下静脉。锁骨下静脉进入胸腔出口向近端走行在第一肋上缘、前斜角肌的前方,与锁骨下动脉以前斜角肌相隔。

头静脉与贵要静脉均起于手背静脉网,二者分别沿前臂桡侧与尺侧上行,在肘窝处与肘正中静脉相交通。头静脉沿肱二头肌外侧间沟上行,经三角胸大肌间沟穿过深筋膜,汇入腋静脉或锁骨下静脉。贵要静脉沿肱二头肌内侧间沟伴随肱动脉内侧上行至上臂中段、穿深筋膜上行至大圆肌的下缘与肱静脉相同汇入腋静脉。上肢前臂的浅静脉存在有多种变异。

2. **下肢静脉**　分为深静脉与浅静脉及其交通支穿静脉。下肢深静脉与同名动脉伴行。下肢深静脉包括小腿胫前静脉、胫后静脉、腓静脉、胫腓静脉干;腘窝处的腘静脉;大腿的股浅静脉、股深静脉和股总静脉。下肢浅静脉包括大隐静脉和小隐静脉。

胫后静脉伴随胫后动脉走行于小腿后部,腓静脉与腓动脉伴行,二者在腘窝汇合为胫腓静脉干。胫前静脉伴随胫前动脉上行于小腿前外侧,在胫骨近端的后方穿骨间膜从内侧向中部汇入胫腓静脉干,后者向上延续为腘静脉。腘静脉在腘窝内位于胫神经和腘动脉之间,向上行至大腿收肌腱裂孔处延续为股浅静脉,位于股浅动脉的后外侧,为大腿主要的回流静脉,由于其表面没有肌肉组织,因此位置表浅。股深静脉是大腿穿支静脉的相应静脉属支汇合而成,位于股深动脉前方,在腹股沟韧带下方7~8cm处与股浅静脉汇合成股总静脉。股总静脉上行至股三角的尖处位于股动脉后方,在股三角内上行至腹股沟韧带逐渐转至动脉的内侧。

大隐静脉为全身最长的浅静脉,起源于内侧足背静脉网,经内踝前方沿小腿内侧和大腿内侧上行,在大腿根部的前方,于耻骨结节下外方3~4cm处穿隐静脉裂孔向深部汇入股总静脉。大隐静脉在汇入股静脉之前,沿途收集旋髂浅静脉、腹壁浅静脉、阴部外浅静脉、股内侧浅静脉和股外侧浅静脉5条属支的静脉血流。大隐静脉有10~20对静脉瓣,末端有一对较为固定的瓣膜,对防止血液的逆流发挥重要作用,若此瓣膜功能丧失可导致大隐静脉曲张。

小隐静脉起源于外侧足背静脉网,经外踝后方沿小腿后面上行,经腓肠肌间隙上行到达腘窝处汇入腘静脉。

穿静脉通常穿过深、浅静脉之间的肌层分为两类,一种是直接连接深、浅静脉之间的静脉,另一种则通过肌肉内静脉连接深、浅静脉。穿静脉多位于大腿远心段(膝上)和小腿。正常情况下,穿静脉的功能是将浅静脉系统的血液向深静脉引流,穿静脉瓣膜功能不全将导致静脉血液从深静脉向浅静脉逆流,引起踝部肿胀、浅静脉曲张、皮肤色素沉着、增厚和慢性静脉溃疡等临床症状。

（二）超声检查技术

1. 患者准备　检查室温暖适宜,减少低温导致血管收缩而引起静脉变细,超声检查相对困难。检查床要足够宽以使患者的四肢和躯干舒适放松,肌肉收缩压迫,将阻滞静脉回流影响检查的准确性。患者平静呼吸,尽量减少因呼吸引起的胸压变化而影响静脉血流回流。

2. 体位

（1）上肢静脉:一般采用平卧位,被检者肢体外展、外旋,掌心向上。

（2）下肢静脉:一般采用平卧位,被检者肢体肌肉放松,呈外展、外旋位,膝关节略为弯曲,顺序检查股总静脉、股浅静脉、腘静脉、胫腓静脉干。再从小腿前外侧和后外侧分别扫查胫前静脉和腓静脉。卧位检查如有困难时,可站立位检查。由于站立位静脉充盈较好,易于静脉血栓性病变的血流充盈情况的观察,但是不适合医生长时间检查。

3. 仪器

（1）上肢静脉:锁骨下静脉和腋静脉一般可联合应用线阵、微凸阵、凸阵探头检测;根据患者肢体情况,调节适宜检查的中心频率。

（2）下肢静脉:一般使用线阵探头或微凸阵探头。有时,肢体粗大者且静脉位置较深(如股浅静脉远心段)根据检查成像需求,选择适宜的探头频率,获得清晰的二维与彩色打破了血流成像。浅表静脉位置表浅,选择探头频率,以获取清晰的图像为标准。

4. 检查方法

（1）四肢静脉超声检查内容:四肢静脉疾病主要包括静脉血栓和静脉瓣功能不全。每条（段）静脉的观察内容大致相同,包括:①观察静脉是否存在变异、内膜的光滑性、血管腔内异常回声情况;②进行探头加检查试验,观察静脉管腔的可压闭程度,评估有无静脉血栓;③平静呼吸状态下,观察静脉管腔内自发性血流信号以及血流信号的充盈情况;④检查瓣膜的启闭功能。

（2）上肢静脉检查步骤

1）上肢深静脉:扫查方式可以沿锁骨下静脉向下至腕部下行扫查,也可以从尺、桡静脉连续上行到达锁骨下静脉的扫查方法。锁骨下静脉通常可经锁骨上、下路径或胸骨上窝路径进行检测。腋静脉可经腋窝处,通过调整声束方向扫查腋-锁静脉移行、腋-肱静脉移行段。肱静脉可从肱二头肌内侧寻找肱动脉,在肱动脉的内外侧进行动态、移行、连续扫查;在肘关节水平连续向下分别扫查尺、桡静脉。

2)上肢浅静脉:①顺向(自上而下)扫查:先在三角肌旁找到头静脉汇入锁骨下静脉或腋静脉水平段,然后沿肱二头肌外侧追踪观察头静脉。检查贵要静脉首先在上臂找到贵要静脉与肱静脉汇入腋静脉水平段,然后沿肱二头肌内侧追踪观察。②逆向(自下而上)扫查:分别沿头静脉、贵要静脉远段,逆行向上检查,分别扫查头静脉与贵要静脉的解剖路途,直至分别汇入锁骨下静脉与腋静脉。

(3)下肢静脉检查步骤

1)下肢深静脉:①在腹股沟韧带中段水平,分别以纵断切面或横断切面显示股总静脉,髂外静脉-股总静脉移行段。股浅静脉远心段位置较深,其位于收肌管内段位置最深,加压检查存在一定的难度,应将探头移至内侧再加压扫查。②检查腘静脉时患者可取仰卧位,膝关节弯曲,呈外旋外展位,踝关节部垫一小枕,使膝关节轻度屈曲,使腘静脉处于良好的充盈状态。③将探头置于股浅静脉远心段,使收肌管裂孔处的股、腘静脉清晰成像,直到追踪观察至胫前静脉汇入腘静脉。④胫后静脉探查常用小腿前内侧路径:患者取仰卧位,膝关节稍弯曲,小腿外展,探头置于小腿前内侧,声束指向后方或后外方,沿胫骨外侧与肌肉之间的间隙向上追踪观察。腓静脉探查可采用与胫后静脉探测相同的小腿前内侧路径,在胫后静脉后方显示腓静脉。胫前静脉探查常采用仰卧位小腿前外侧径路,探头先置于内外踝连线的中点附近,显示胫前静脉远心端,然后沿小腿前外方向上追踪观察。腓肠肌静脉和比目鱼肌静脉也最好常规检查,特别是当患者小腿局部疼痛和/或触痛而深静脉系统正常时,探查这些静脉是否有血栓很重要。

2)下肢浅静脉:大隐静脉常规检测方法可以是:①自上而下连续性扫查法:以二维灰阶成像为基础,以纵断、横断切面结合的扫查模式,从大隐静脉入股总静脉汇入水平段开始,于患者平均呼吸状态下,观察大隐静脉管腔结构与隐-股静脉瓣的启闭功能。然后,以横断切面、二维成像与 CDFI 模式联合模式、在大腿内侧经膝关节延续至小腿内侧,再下行扫查至踝关节内上方,连续性观察管腔结构与血流充盈状态、间断性加压观察管腔的可压闭性。②自下而上连续扫查法:沿小腿踝关节内上方上行,连续扫查经过膝关节内侧,再沿大腿内侧上行,并逐渐转向前内侧,最后于腹股沟韧带水平观察大隐静脉汇入股总静脉。小隐静脉超声检查临床相对较少。其走行表浅,行程较短(汇入腘静脉)。常规检测是经过外踝后外侧,沿小腿后外侧上行,经腓肠肌间隙上行,于腘窝汇入腘静脉。

(4)探查注意事项

1)深静脉与同名动脉的解剖关系:在超声检查时,通常可以发现深静脉与同名动脉伴行,是寻找静脉的鉴别标志。

2)常规检测静脉管腔注意探头用力适当,以观察到静脉管腔随呼吸出现的期相性变化为宜。

3)静脉血栓的超声检查:首先以横断面二维灰阶成像与 CDFI 成像结合、探头间断性(1~2cm)加压检测,观察静脉血管腔的不可压闭性或不完全性压闭的特征。扫查整条血管。静脉腔被压闭程度的判定可以反映静脉血栓的有无。若探头加压检查是静脉管腔消失,近、远侧静脉壁完全贴敷,可以表明无静脉血栓。反之为静脉血栓形成。

4)小腿静脉检查:应采用横切面加压检查与纵切面 CDFI 成像相结合的方法。一般以横切面加压法从踝关节开始检查,或以胫腓骨为标志寻找容易发现胫(前、后)、腓静脉。采用纵切观察管腔内的彩色血流信号,特别是在小腿上部,成对的静脉汇合成静脉干。

5)小腿深静脉的超声检查:主要受骨骼、位置深和水肿的影响,而且当动脉粥样硬化导致动脉闭塞、二维成像显示不清时,小腿静脉的检查也会受到限制。小腿静脉内的血流通常不是自发性的,需要通过不断的按压足部或检查处远端小腿来显示血流。

(三)正常超声表现

1. 灰阶超声　四肢深静脉的内径基本上大于伴行动脉内径,且随呼吸出现期相性变化。通过 Valsalva 试验可以观察到静脉管腔内径的变化。在深吸气末后屏气,因胸腔压力增大,静脉回流阻力相对升高,静脉内径较平静呼吸时明显增宽;随着呼气时相的开始,至深呼气末观察静脉内径明显减小。

因此,通过灰阶超声可以观察到正常肢体静脉典型声像图特征:①静脉壁非常薄,在灰阶超声上相对动脉管壁显示欠清晰;这是因为静脉管壁中层平滑肌薄。②内膜光滑;③超声成像显示管腔内为无回声,高分辨力超声仪可显示"带状"流动的红细胞"自显影"征;④静脉管腔的可压缩性,通过探头加压检查,静脉管腔消失,这一特征说明无静脉血栓,是鉴别是否发生静脉血栓的重要方法。对于粗大的肢体静脉可以清晰显示静脉瓣的启闭功能,如锁骨下静脉、股总静脉、股浅静脉上段及大隐静脉(汇入股总静脉水平)。

2. 彩色多普勒　正常四肢静脉 CDFI 显示为单一方向的回心血流成像,并充盈于管腔。在 CDFI 模式下:①通过挤压肢体远端、或压迫小腹部(患者无膀胱充盈的情况下)可观察到静脉血流回流加速特征。②通过深呼吸动作(Valsalva 试验),观察静脉回流的通畅性。深吸气末屏气,静脉回流血流信号瞬时中断或短暂反流后中断;细小的静脉(尺、桡静脉,胫、腓静脉)可无自发性血流;随着快速呼气动作的开始,静脉回流明显加快,中心亮带清晰,接近深呼气末静脉回流的血流速度逐渐减低。因此,通过肢体远段的挤压、小腹部瞬间压迫、Valsalva 试验等方法,有助于评估肢体静脉回流的通畅性。但是,对于具有呼吸性疾病、老年病患者、检查不配合等患者,不建议 Valsalva 试验;正常情况下,单纯Valsalva 试验并不能达到有效评估的患者,建议采用挤压肢体远端与小腹部的压迫试验模式结合,完成上述静脉回流通常性的评估。

3. 脉冲多普勒　正常四肢静脉多普勒频谱特征对于静脉结构与静脉瓣功能的评估具有重要的临床意义。①自发血流征:当受检者平卧位、平静呼吸状态下,肢体大、中型静脉内可探及回流的血流信号。②期相性血流征:正常四肢静脉回流速度和血流量随呼吸运动而变化,脉冲多普勒能直接测量化静脉血流频谱变化。吸气时,胸压降低,右心房压随之降低,上肢静脉压与右心房压的压力阶差增大,上肢静脉血液回流增加、血流速度加快;呼气时则相反。下肢静脉血流的期相性变化与上肢静脉相反。吸气时,膈肌下降,腹内压增高,下腔静脉受压,下肢及外周静脉与腹部静脉之间的压力阶差降低,造成下肢血液回流减少、血流速度减慢;呼气时则相反。③当静脉血流的期相性消失,出现连续性血流频谱,提示检查部位的近心端,有时远端深静脉阻塞导致的静脉回流血流减少。④通过 Valsalva 试验、挤压远端肢体、瞬时压迫受检者小腹部可以观察静脉回流速度的增加,鉴别近心端静脉回流的通畅性(参见上文)。⑤静脉瓣功能的评估。正常肢体静脉为单向、期相性回心血流特征。当存在静脉瓣功能不全时,出现静脉血液反流特征,反流的时间与静脉瓣膜功能不全程度相关。

二、四肢静脉疾病

(一) 四肢静脉血栓

1. 四肢浅静脉血栓

(1) 病理与临床:四肢浅静脉血栓常发生于静脉输液的部位。由于输入的药物或静脉腔内留置输液管的刺激,导致输液静脉的炎性改变或血栓的形成。另外,浅静脉曲张是膝以下的大隐静脉及其属支最多见。四肢浅静脉血栓具有明显体征,能够在静脉走行区皮下触及条索状肿块,有触痛,可伴有局部红斑。虽然浅静脉血栓较少发展到深静脉血栓,但深静脉血栓常累及浅静脉。

(2) 超声表现

1) 灰阶超声:使用高频探头,在静脉走行区皮下不能探及正常的浅静脉,取而代之的是一条索状的低或中强回声,边界清晰或模糊,管腔不能被压闭。血栓处静脉壁明显增厚呈低回声,与血栓导致相邻静脉壁炎症反应相关。

2) 彩色多普勒:显示病变静脉管腔内无血流信号;或可见部分再通的静脉血流信号。

(3) 鉴别诊断:四肢浅静脉血栓与深静脉血栓的鉴别:浅静脉血栓可在病变静脉解剖走行区域,触及皮下条索状结节改变,常不发生远端肢体肿胀,超声显示为典型的浅静脉血栓形成,病变周围无伴行的动脉。四肢深静脉血栓部位较深,不易触及异常,常出现血栓病变水平以下的肢体肿胀,超声检查发现病变静脉旁伴行的动脉。

(4) 临床价值:对于肢体浅静脉血栓的超声检查,不仅能够准确判断血栓部位、累及的范围、是否累及深静脉(如上肢的头静脉至锁骨下静脉、下肢大隐静脉至股总静脉等);还可以监测血栓的发生、发展与进程,有助于临床治疗方案的选择。

2. 四肢深静脉血栓

（1）病理与临床：四肢深静脉血栓是一种比较常见的疾病，以下肢多见。Fowkes 等人系统研究出四肢深静脉血栓在全体人群中的发病率约为每年 5/10 000，这一数字随年龄增高明显增加，70～79 岁可达 20/1 万。长期肢体制动或偏瘫、全麻、感染以及先天性解剖变异等均可引起静脉血流回流缓慢；化学药物、机械性或感染性损伤可导致内膜损伤，继发外源性凝血；大型手术、严重脱水、严重感染、晚期肿瘤和先天遗传性疾病等使血液处于高凝状态，上述条件均可导致血栓形成。

下肢深静脉血栓以股浅静脉和腘静脉的发生率为最高，股总静脉次之，多段受累常见。常见的临床表现有：①血栓病变水平以下的肢体持续肿胀，站立时加重，呈凹陷性水肿。②疼痛和压痛，皮温升高，其主要原因为血栓性静脉炎性反应和静脉回流受阻所致。③浅静脉曲张；深静脉血栓回流异常，浅静脉代偿性扩张。④"股青肿"是下肢急性静脉血栓患者最为严重的并发症。这是因为，当整个下肢静脉回流严重受阻时，组织张力极度增高，致使下肢动脉痉挛，导致肢体缺血，严重者出现肌肉组织坏死。⑤肺栓塞；血栓脱落到达肺动脉，造成肺动脉阻塞。70%～90% 肺栓塞的栓子来源于下肢深静脉。因此，下肢深静脉血栓的及时诊断，对于临床的诊疗具有非常重要的价值。

（2）超声表现

1）灰阶超声：

①急性血栓形成：a. 静脉血栓形成后数小时到数天之内，管腔明显增宽，探头适当加压检查，管腔减小不明显或无改变。b. 管腔内血栓表现为无回声，病变 1 周后逐渐变为低回声，低于周围肌肉组织，边界清晰。部分血栓在管腔内随回流的血流飘动或随肢体挤压而作飘动征，这是急性血栓的诊断依据，是预测肺动脉栓塞风险的重要依据。c. 血栓病变的静脉壁明显增厚，低回声，与血栓导致静脉壁周边组织的炎症相关。d. 侧支循环形成：随着病程的延长，静脉血栓的附近或较远的部位，出现走行迂曲或交错排列细小静脉血流回流途径。

②亚急性血栓形成：a. 血栓形成 2 周至 6 个月。b. 静脉管腔内血栓的回声较急性期逐渐增强，血栓变小且固定，静脉扩张程度减轻，甚至恢复至正常管腔。c. 探头加压检查，血栓病变管腔部分压闭。原"漂浮性"血栓黏附于静脉壁。

2）彩色多普勒：急性期完全性静脉血栓形成，病变静脉内完全无血流信号，亚急性期可能探及"线"样充盈不全的血流信号。血栓再通者，静脉管腔内血流信号逐渐增加，血流充盈改善，但不能预示病变静脉血流恢复正常。一些患者，始终存在机化的静脉附壁血栓，静脉回流表现为部分改善特征。

3）脉冲多普勒：血栓形成，导致静脉完全闭塞时，血栓病变静脉以远段的静脉频谱的期相性消失，出现连续性血流的特征频谱。Valsalva 动作及挤压远端肢体后，静脉回流无反应。若静脉血栓为慢性期但血栓导致管腔部分阻塞或阻塞后形成丰富的侧支循环时，可能不发生这些改变。

综上所述，只有在二维灰阶成像显示清晰的静脉管壁、正常的管腔结构、腔内无异常回声；CDFI 显示血流充盈完全、频谱多普勒显示期相性血流频谱等特征，才能提示静脉回流恢复正常。

（3）鉴别诊断

1）四肢深静脉血栓形成的误判：将正常四肢静脉误认为静脉血栓的情况见于髂静脉、收肌管内股浅静脉、腘静脉以及小腿深部静脉。其产生的主要原因除了缺乏自发性血流信号，加之仪器检查条件的调节不当、图像质量差、静脉挤压检查的技术不到位，导致静脉血栓的误判。

2）急性、亚急性与慢性四肢静脉血栓鉴别：急性血栓是指发生时间在 2 周之内，亚急性血栓一般指血栓发生的时间在 2 周到 6 个月，慢性期血栓是指血栓发生在 6 个月以上。超声可以依据血栓的回声特点来推断血栓形成的时间与时程。

①急性期：血栓形成后数小时到数天之内。超声表现为无回声，1 周后回声逐渐增强呈低回声；血栓处静脉管径明显扩张，显著大于相邻动脉；近心端往往是最新形成的凝血块，血栓末尾附着于静脉壁，漂浮在管腔中。

②亚急性期：超声检查显示血栓回声逐渐增强，也可以表现为不均质回声；血栓体积相对减小且固定，静脉扩张程度减轻，甚至恢复至正常大小。由于血栓机化，静脉腔内血流充盈与回流改善。

③慢性期：血栓逐渐发生纤维化，但血流通畅性没有完全恢复。超声特点包括静脉管壁不均匀性增厚、静脉瓣膜增厚、关闭活动受限，存在静脉反流、侧支静脉循环形成等。

3）四肢浅静脉与深静脉血栓鉴别：见本节四肢浅静脉血栓。

4）四肢静脉血栓与外压性静脉狭窄鉴别：手术后、肿瘤压迫、左髂总静脉受压综合征及胸出口综合征等因素均可导致静脉回流障碍而引起肢体肿胀，且受阻静脉的远心段血流频谱异常改变，通过二维灰阶成像、CDFI与频谱多普勒超声观察受压迫静脉及其周围组织结构变化，是正确鉴别诊断的关键。

5）四肢静脉血栓与静脉血流缓慢的鉴别：当静脉管腔内血液流动缓慢或使用较高频率探头时，血液可表现为云雾状似血栓样回声。通过压迫试验，静脉回流加速可以与静脉血栓病变相鉴别。

6）四肢静脉血栓与四肢淋巴水肿的鉴别诊断：淋巴水肿是指淋巴液回流受阻或淋巴液反流所引起的浅层组织内体液积聚、继而产生的纤维增生、脂肪硬化、筋膜增厚及整个患肢变粗的病理状态。两者鉴别的关键是静脉血流的通畅是关键。

7）四肢静脉血栓与动脉血栓形成的鉴别诊断：见表14-8。

表14-8　四肢静脉血栓与动脉血栓形成的鉴别诊断

分类	四肢静脉血栓	四肢动脉血栓
两端连接关系	与静脉相连	与动脉相连
血栓位置	静脉内	动脉内
血流频谱特点	静脉频谱	动脉频谱
		远端血流频谱为低速低阻力性改变
血管壁	无三层结构、无钙化斑块	三层结构、钙化斑块常见
临床表现	肢体水肿、皮温升高、有脉搏	肢体疼痛、皮温降低、脉搏消失

（4）临床价值：下肢深静脉血栓形成存在肺动脉栓塞的危险。超声不仅能够准确判断血栓部位，而且能够监测血栓发展，有助于临床治疗方案的制定，具有重要的临床意义。Goodacre等通过系统综述和Meta分析超声对肢体静脉检查的可靠性指出，对于近段和远段下肢静脉血栓诊断的敏感性分别为96%和75%。

（二）下肢静脉瓣膜功能不全

1. 病理与临床　下肢静脉瓣膜功能不全包括下肢浅静脉、深静脉和穿静脉的瓣膜功能不全，依据他们单独发生或继发于静脉血栓而分为原发性与继发性两类。

原发性下肢静脉瓣膜功能不全的病因至今尚未完全清晰，有以下几种可能性：①瓣膜先天发育异常或缺如。②应力性损害。③瓣膜弹性纤维组织变性。④瓣膜相对关闭不全。静脉壁弹性下降、静脉扩张，造成瓣膜相对关闭不全。

下肢深静脉瓣膜功能不全可引起一系列症状。由于静脉反流，导致下肢静脉回流相对减少，血流淤积，病程早期出现病变肢体疼痛、酸胀不适的早期症状，在静息站立时发生，逐渐加重；行走后症状相对减轻，但长时间行走后又复现或加重；平卧休息后症状可改善。当小腿深静脉（或同时穿静脉）瓣膜功能不全时，久站或远行之后，出现小腿踝关节部位肿胀，以傍晚较明显，休息一夜后即减轻或消失。病程后期，足踝内侧至小腿下部皮肤颜色发生改变，呈棕褐以至明显的色素沉着，继而出现局部组织乏氧性营养不良，乃至破溃不愈。

下肢浅静脉瓣膜功能不全的患者可出现进行性加重的下肢浅静脉扩张、隆起和迂曲，尤以小腿内侧最为明显，有时可并发血栓性静脉炎和急性淋巴管炎。其他表现与下肢深静脉瓣膜功能不全相似。

2. 超声表现

（1）灰阶超声：下肢浅静脉瓣膜功能不全表现为病变处浅静脉扩张、迂曲，病变处浅静脉可发现血栓。部分患者合并穿支静脉瓣膜功能不全，穿支迂曲扩张，内径增宽。对于继发性浅静脉瓣膜功能不全，可同时观察到同侧下肢深静脉的血栓病变和/或瓣膜功能不全。

　　下肢深静脉瓣膜功能不全常表现为静脉管腔增宽,管壁内膜平整、不增厚,管腔内无实性回声,探头加压后管腔可压闭。有的患者超声检查显示较大的静脉或浅表静脉瓣膜,可观察到瓣膜关闭不全或瓣膜长度不对称、瓣膜增厚,甚至缺如。

　　(2) 彩色多普勒:静脉血流充盈,回心血流无明显异常。Valsalva 动作或挤压肢体远端后,可在静脉瓣下探及"线"样或束状反向血流信号,其持续时间的长短与瓣膜功能不全的程度相关。

　　(3) 脉冲多普勒:脉冲多普勒测定的反流时间和峰值流速可用于确定反流及反流程度的初步评估。目前,针对反流程度的判断尚没有建立统一可靠的诊断标准。多数学者认为,反流时间<0.5s 提示正常,以反流时间>1.0s 来诊断下肢深静脉瓣膜功能不全较为合适,而采用反流峰值流速诊断下肢瓣膜功能不全存在较大争议。

　　3. 鉴别诊断

　　(1) 原发性与继发性下肢浅静脉瓣膜功能不全鉴别:前者深静脉并不受累,因此,超声能够显示从髂静脉到小腿深静脉血流正常;后者深静脉系统受累,超声检查显示深静脉慢性闭塞病变和/或瓣膜功能不全。

　　(2) 下肢浅静脉瓣膜功能不全与先天性动、静脉瘘鉴别:先天性动、静脉瘘可以出现明显的浅静脉曲张,应与颈静脉瓣功能不全鉴别。患有先天性动、静脉瘘的患者,病变局部可触及震颤和闻及连续性血管杂音,皮温相对升高。其病变远端肢体出现皮温减低等缺血表现。彩色多普勒检查显示,病变部位团块状异常血管网,呈现色彩明亮的五彩镶嵌样血流信号。频谱多普勒检查,供血动脉管腔相对扩张伴流速升高及低阻力性血流动力学改变特征,特别是瘘口处流速升高更为显著,常可探及高频"线条状"血管杂音。静脉管腔明显扩张,其内探及动脉化搏动性血流频谱。

　　(3) 原发性与继发性下肢深静脉瓣膜功能不全鉴别:由于两者病因不同,治疗方法也不尽相同,对其鉴别具有重要的临床意义。若发现静脉腔内有急性血栓或患者既往有下肢静脉血栓病史,可以明确患者瓣膜功能不全是继发性。但是,深静脉血栓后血流完全或绝大部分再通后所致瓣膜功能不全与原发性的鉴别却存在一定的困难,通过病史的认真询问、超声检查的阳性特征可以进行辨别,见表 14-9。

表 14-9　原发性与继发性下肢深静脉瓣膜功能不全的鉴别要点

项目	原发性	继发性
病史	多为长期站立或强体力劳动者	多有血栓病史
浅静脉曲张	局限于下肢	范围广泛,可涉及下腹壁
内膜	平整	既毛糙又增厚
瓣膜	活动正常	不但增厚而且活动僵硬甚至固定
管腔内血栓	无血栓	可有残存细小血栓
挤压后管腔改变	消失	血栓处不消失

　　(4) 下肢动、静脉瘘继发静脉瓣功能不全鉴别:由于动、静脉瘘导致的异常短路,使静脉管腔血流量增加,继发管腔增宽,导致深静脉瓣膜功能不全。因此,明确动静脉瘘病变的存在,结合临床症状和体征,可以明确动静瘘继发深静脉瓣功能不全的诊断。

　　(5) 先天性静脉曲张性骨肥大综合征鉴别:先天性静脉曲张性骨肥大综合征(Klippel-Trenaunay syndrome)为先天性下肢深静脉发育不良导致静脉回流异常,继发下肢浅静脉、深静脉瓣膜功能不全。其病变的特点是累及静脉瓣膜功能不全较广泛,患侧肢体较健侧增粗增长,且皮肤呈斑片状深紫色"血管痣",但无动静脉瘘。

　　4. 临床价值　超声检查对于明确下肢静脉瓣膜功能不全的性质、范围、程度及治疗方法的选择非常有帮助。

　　(1) 大隐静脉瓣膜功能良好,但是瓣环处静脉相对扩张,可行缩环术治疗。

　　(2) 超声排除深静脉血栓和/或瓣膜功能不全,单纯穿静脉、浅静脉瓣功能不全,可采用剥脱浅静脉、穿支治疗的方法。

（3）如果患者拟定进行前静脉结扎治疗术，彩色多普勒成像能够精准定位病变静脉体表标记。

（4）超声可以评估大隐静脉瓣膜功能不全术后复发的原因等。

（三）四肢动、静脉瘘

1. 病理与临床　动、静脉瘘是指动脉和静脉之间存在的异常通道，有先天性和后天性两种，前者为先天性发育异常，后者继发与动静脉的损伤（外伤性或医源性），两种类型的特征均为动脉和静脉之间血流短路，对局部、周围循环和全身循环造成不同程度的影响。

后天性动、静脉瘘的临床表现因瘘口大小、部位和形成时间而异。急性动、静脉瘘的临床表现为损伤局部有血肿，绝大多数有震颤和杂音，部分病例伴有远端肢体缺血症状。慢性期的表现有静脉功能不全，局部组织营养障碍，患侧皮温升高，杂音和震颤，严重者可有心力衰竭的表现。

2. 超声表现

（1）灰阶超声：动、静脉瘘较大者，瘘的近心端动脉内径增宽或呈瘤样扩张，而瘘的远心端动脉变细。动、静脉瘘较小者，瘘的近、远心端动脉内径无明显变化。有的患者出现引流静脉瘤样扩张，或引流静脉内血栓形成，呈低或中强回声。动-静脉瘘之间的异常通路，可以表现为导管型（细小管道结构）、裂孔型、瘤样扩张型。

（2）彩色多普勒：显示血流从动脉流向静脉，并可根据瘘口处血流束的宽度大致测量瘘的大小。高速血流的冲击造成瘘口或瘘道周围组织振动，产生"五彩镶嵌样"彩色血流信号；同时造成引流静脉扩张、血流紊乱伴搏动性，压迫瘘近心端供血动脉，引流静脉内动脉样血流流速降低。彩色多普勒超声检查时，应注意动、静脉瘘和动脉瘤的同时存在，因为动脉瘤可逐渐粘连、瘤壁变薄破裂再形成新的动、静脉瘘，若发生外伤者，也可造成假性动脉瘤与动、静脉瘘的并存。

（3）脉冲多普勒：动脉血流通过瘘口直接分流到静脉内，导致引流静脉管腔扩张，静脉动脉化血流频谱，这是后天性动、静脉瘘的特征性表现之一。瘘口或瘘道处血流为高速低阻力型动脉样频谱，频带明显增宽；瘘口近心端供血动脉血流阻力降低，流速增快；远心端动脉血流方向正常，频谱形态呈三相波或二相波，少数患者血流方向逆转。Valsalva 动作时，与瘘口相连的静脉内高速血流信号消失，证明分流量较小，而与瘘口相连的静脉内仍存在持续的高速血流信号则证明分流量较大。

3. 鉴别诊断

（1）四肢动、静脉瘘与动脉瘤鉴别：临床上症状不明显损伤性动、静脉瘘易于动脉瘤混淆，应给予鉴别见表 14-10。

表 14-10　四肢动、静脉瘘与动脉瘤的鉴别要点

项目	动、静脉瘘	动脉瘤
搏动性肿块	较小，搏动不明显	最常见
杂音	持续性、收缩期增强	收缩期
局部浅静脉	明显曲张	无变化或轻度曲张
远侧动脉压	可减低	无变化或减低
脉压	增大	无变化
心脏	可扩大	无变化
动、静脉之间	有异常通道，为高速动脉样血流信号	无异常通道
受累动脉	瘘口近端动脉高速低阻血流，很少合并瘤样扩张，瘘口远端动脉血流频谱基本正常	局限性明显扩张或通过瘤颈部与邻近的搏动性肿物血流交通
受累静脉	扩张、血栓形成和血流动脉化	一般不累及静脉
动脉造影	动静脉之间有异常通道	无异常通道

（2）四肢动、静脉瘘与血栓性深静脉炎鉴别：由于动、静脉瘘患者肢体肿胀和静脉曲张，有时需与血栓性深静脉炎鉴别。血栓性深静脉炎患者肢体静脉曲张比较轻，局部没有震颤和杂音，动、静脉之间无异常通道，静脉内无动脉样血流信号，邻近动脉也无高速低阻血流。应用彩色多普勒超声，两者容易鉴别。

4. 临床价值　对于四肢后天性动、静脉瘘，大多数患者通过彩色多普勒超声检查可以作出判断，对瘘口准确定位，体表标记瘘口的位置。避免术前的血管造影检查，指导手术时寻找瘘口。但有的患者发现静脉内有动脉样血流频谱和其他动、静脉瘘超声征象，而未能判断瘘具体位置时，则可作出推断性结论。

彩色多普勒超声能够评价瘘分流量的大小，瘘远端动脉血供情况，引流静脉有无功能障碍，为临床治疗方案的选择提供重要依据。

（四）先天性四肢血管畸形

1. 四肢血管瘤

（1）病理与临床：血管瘤可分为毛细血管瘤、海绵状血管瘤和蔓状血管瘤3类。发生于肢体皮下或深层肌肉组织中的先天性血管瘤，以后两者多见。

海绵状血管瘤是小静脉向脂肪组织周围延伸、扩张而形成的薄壁的囊腔状结构，并大片互相吻合，其囊腔内血流相对缓慢，有时可形成血栓；多数生长在皮下组织内，并常常侵袭到深部组织和肌肉内，病变可以增大并导致周围组织的压迫。海绵状血管瘤可呈局限或弥漫性生长，病变局部皮肤可以正常或呈暗蓝色，可有毛细血管扩张。瘤体局部略有隆起、边界模糊不清，患者可有轻度压痛感。发生在肌肉内的海绵状血管瘤常使患侧肢体出现久站后肿胀等不适的感觉。

蔓状血管瘤是由于细小的动脉和静脉异常吻合并呈丛状扩张、迂曲形成局部血管瘤样病变。瘤体范围广泛、界限不清，其内血管形态不规则、瘤蒂直径较宽、壁较厚，瘤体内存在动、静脉瘘。病变可累及皮下及深层肌肉组织，也可侵入骨组织。

蔓状血管瘤表现为患处不规则的、呈紫蓝色的囊状肿物，其表面常有蜿蜒的小血管。瘤体受压后可以缩小，放松后恢复原样。在瘤体部位能触及震颤、闻及血管杂音。由于瘤体内血管的搏动性压迫挤压皮下神经，导致患者出现明显的疼痛感。病变发生在下肢时，由于组织营养障碍，皮肤变薄、色素沉着、甚至出现破溃坏疽。

（2）超声表现

1）灰阶超声：海绵状血管瘤瘤体内可见大小不等、形态各异、分格状的低回声或无回声囊腔，边界不清，无包膜；囊腔内探及低回声、等回声、强回声混杂的不均质回声的血栓。蔓状血管瘤瘤体表现为不规则、走行迂曲的无回声管腔样结构，无明确边界。瘤体受压后观察，上述两种病变均可减小。

2）彩色多普勒：海绵状血管瘤表现为在瘤体内无回声区中有不规则、红蓝相间、小片状血流信号。颜色较暗者，可无血流信号显示；探头加压后快速放松时，瘤体内血流信号可显示或者颜色较前变亮；瘤体受压时可变小，瘤体内的血流信号消失，而压力解除或挤压瘤体远端的肢体时，瘤体恢复原来的大小。上述现象可以帮助确定海绵状血管瘤的存在。

蔓状血管瘤瘤体内有丰富的红蓝相间、颜色明亮的彩色血流，有细小动、静脉瘘部位的血流呈"五彩镶嵌样"。与海绵状血管瘤不同的是无须加压，瘤体内的彩色血流即可清楚显示。

3）脉冲多普勒：海绵状血管瘤可以测到不规则、速度较低的静脉性血流频谱。瘤体供血动脉的血流阻力减低，呈现低阻力型特征。蔓状血管瘤瘤体内为高速、低阻力型血流特征。动、静脉瘘可以测得高速涡流与湍流相间的血流频谱；在瘤体瘘口的静脉端血管内检测与心动周期一致、相对流速升高的、低搏动性静脉血流频谱；在瘤体瘘口的动脉段可检测到高流速低阻力性动脉血流频谱。

（3）鉴别诊断

1）四肢血管瘤与血管球瘤的鉴别：血管球瘤较小，表面可呈浅红色、紫色或稍暗色特征。病变多发生在指、趾末端甲床及其附近。临床主要表现为阵发性剧烈疼痛，寒冷刺激时明显。二维灰阶超声表现为包膜完整的低回声肿物。彩色多普勒检测显示瘤体内及其周边血流丰富,呈"花环状",与正常组织血流之间比较存在明显的差异性。脉冲多普勒检测瘤体内呈现低速低阻力性血流动力学特征表现,与四肢血管瘤存在明显的差异,是容易鉴别的。

2)四肢血管瘤与淋巴管瘤的鉴别:四肢淋巴管瘤与血管瘤的二维灰阶超声成像不易鉴别,特别是二者混合生长时很难分辨。但是,通过 CDFI 检查模式,淋巴管瘤挤压后可见红蓝色液体流动征(淋巴液流动),是与血管瘤鉴别的特征。当血管瘤与淋巴瘤混合生长者,鉴别存在一定的难度,通过频谱多普勒分段、分点测量,血管瘤性病变可探及与心动周期一致的血流频谱。

(4)临床价值:彩色多普勒超声可以作为肢体先天性血管瘤的初步筛查手段和随访工具,通过彩色多普勒超声可以进一步鉴别和明确诊断海绵状血管瘤或蔓状血管瘤,对于临床的诊断治疗具有指导价值。

2. 先天性动、静脉瘘

(1)病理与临床:先天性动、静脉瘘是由于胚胎原基在演变过程中,动、静脉之间形成的异常交通所致。动、静脉瘘可以发生于人体任何部位,最常见于下肢,特别是踝部。上肢动-静脉瘘管常起源于尺动脉的分支、手掌动脉和手指动脉。

先天性动、静脉瘘分为 3 型:①干状动、静脉瘘:在动、静脉主干之间存在横向交通为瘘口,瘘口分流量较大。②瘤样动、静脉瘘:动、静脉主干分支之间存在众多细小的交通(瘘口),其累及局部软组织和骨骼,伴有瘤样血管扩张,分流量较小;③混合型:多发性干状与瘤样动、静脉瘘。

此类病变在婴幼儿期常无症状,到学龄期或青春发育期临床表现逐渐出现:患肢增长、增粗、皮温升高、静脉曲张、血管瘤等症状与体征。在骨骺闭合前,先天性动、静脉瘘的存在能刺激骨骺增长,伴有毛发增长、出汗增多现象。由于静脉压的增高,导致静脉曲张,并伴发色素沉着、溃疡,如瘘口远端的周围组织灌注不良,可表现为缺血症状,如麻木、坏疽等。病变处可触及震颤和闻及血管杂音。病变广泛、瘘口较大及病程较长者,可出现心悸,甚至心力衰竭,但多数患者心功能正常。

(2)超声表现

1)灰阶超声:受累部位可见许多散在的管状和圆形无回声区,呈蜂窝样改变。

2)彩色多普勒:病变区域内充满血流信号,并可见散在分布明亮的"五彩镶嵌样"混杂的血流信号。

3)脉冲多普勒:病变动脉侧血流频谱为高速低阻力型特征,病变周边可观察到许多扩张的静脉,并具有动脉化血流频谱特征。在病变的动脉端显示增宽的供血动脉,走形迂曲,甚至呈现瘤样扩张改变特征,血流频谱为高速低阻力型血流动力学特征。

(3)鉴别诊断:先天性动、静脉瘘与后天性动、静脉瘘鉴别最重要的鉴别依据是病史。后天性动-静脉瘘继发于外伤、医源性血管损伤、动脉粥样硬化、动脉瘤等病因;而先天性动、静脉瘘是先天性发育异常。后天性动-静脉瘘的瘘口可大可小;供血动脉与引流静脉之间有异常通道(导管型)或裂孔(裂孔型),有时瘘口呈瘤样扩张。先天性动-静脉瘘常发生于细小的动、静脉之间,瘘口众多、细小,不容易判断瘘口的具体位置。

(4)临床价值:彩色多普勒超声可作为本病的初步检查手段和术后的随访工具。典型者彩色多普勒超声可以做出明确诊断。不典型者,彩色多普勒超声难以确诊,应建议行其他影像学检查。动脉造影的动态观察可显示病变的部位和范围,对确定治疗方案有决定性意义。

3. 先天性静脉曲张性骨肥大综合征

(1)病理与临床:先天性静脉曲张性骨肥大综合征又称为 Klippel-Trenaunay 综合征,目前病因尚未明确,根据临床和组织学研究认为与先天静脉发育不良有关。1990 年法国医生 Klippel、Trenaunay 首先报道,是一种罕见的先天性疾病。其基本病变包括:①浅静脉曲张,常伴有深静脉和或淋巴管的发育异常,表现为深静脉缺如、静脉狭窄或扩张,并伴静脉瓣缺如、淋巴管畸形;②皮肤毛细血管或海绵状血管瘤(紫红色素斑);③受累肢体的骨骼和软组织过度生长。

（2）超声表现

1）灰阶超声：可在病变肢体外侧探及扩张、迂曲、呈网状生长的浅静脉。曲张静脉内可有血栓形成。如伴有海绵状血管瘤时可见静脉石（静脉血栓和钙化）回声，同侧深静脉变细或增粗改变，或探查不到深静脉（缺如）。

2）彩色多普勒：可直接显示浅、深静脉的分支、走行、管壁回声，管腔的透声情况。如合并栓塞血栓形成时，可见管腔内实性回声，探头加压管径无变化或不全压闭特征，并可观察到浅静脉弥漫分布呈瘤样扩张或团块状改变；并可探及交通静脉的形成。通过 Valsalva 动作，可直接观察到静脉内彩色血流信号的反转。一些患者深静脉缺如或部分缺如或不同程度的发育不全，如静脉狭窄、瓣膜畸形等。通过探头的减压加压检查，可以观察到血管瘤内静脉血流信号的充盈与消失交替改变特征。

3）脉冲多普勒：诊断浅、深静脉瓣的功能异常的评估。对海绵状血管瘤可直接检测到动脉型或动-静脉瘘型血流动力学变化特征。

（3）鉴别诊断：由于肢体增粗、增长和浅静脉曲张，临床上易与动、静脉瘘等先天性血管发育不全或肢体血管瘤相混淆。Klippel-Trenaunay 综合征患者的动脉发育正常，无动、静脉瘘，是鉴别诊断的依据。

（4）临床价值：超声检查可发现深静脉的畸形、发育不良、缺如，静脉瓣的发育异常（缺如、反流），可发现浅静脉的扩张和分布范围的异常，也可与动、静脉瘘鉴别，对疾病的发现及明确诊断具有重要的应用价值。

（宁　彬）

参 考 文 献

［1］ ALEXANDROV AV，SLOAN MA，TEGELER CH，et al. Practice standards for transcranial Doppler（TCD）ultrasound. Part II. Clinical indications and expected outcomes［J］. J Neuroimaging，2012，22：215-224.

［2］ CENCETTI S，CULTRERA D. Transcranial Doppler Ultrasonography in Intensive Care［M］. Springer，2012.

［3］ ARKUSZEWSKI M，SWIAT M，HURST RW，et al. Vertebral and basilar arteries：transcranial color-coded Duplex ultrasonography versus conventional TCD in detection of narrowings［J］. Neuroradiol J，2012，25：12-23.

［4］ 饶明俐，林世和. 脑血管疾病［M］. 北京：人民卫生出版社，2012.

［5］ 周瑛华，华扬，刘玉梅，等. 经颅多普勒超声对颅内段椎动脉狭窄血流动力学的评价标准［J］. 中国脑血管病杂志，2015，12：397-403.

［6］ YANG J，HUA Y，LI X，et al. The assessment of diagnostic accuracy for basilar artery stenosis by transcranial color-coded sonography［J］. Ultrasound Med Biol，2018，44：995-1002.

［7］ 杨洁，华扬，王力力，等. 经颅多普勒超声及经颅彩色多普勒超声评估基底动脉狭窄的准确性研究［J］. 中华医学超声杂志（电子版），2015，12：15-20.

［8］ 国家卫生计生委脑卒中防治工程委员会. 中国脑卒中血管超声检查指导规范［J］. 中华医学超声杂志（电子版），2015，12：599-610.

［9］ VON REUTERN GM，GOERTLER MW，BORNSTEIN NM，et al. Grading carotid stenosis using ultrasonic methods［J］. Stroke，2012，43：916-921.

［10］ ZACHRISSON H，FOULADIUN M，BLOMSTRAND C，et al. Functional assessment of high-grade ICA stenosis with duplex ultrasound and transcranial doppler［J］. Clin Physiol Funct Imaging，2012，32：241-246.

［11］ KOCH S，BUSTILLO AJ，CAMPO B，et al. Prevalence of vertebral artery origin stenosis and occlusion in outpatient extracranial ultrasonography［J］. J Vasc Interv Neurol，2014，7：18-22.

［12］ GOKALDAS R，SINGH M，LAL S，et al. Carotid Stenosis：From Diagnosis to Management，Where Do We Stand？［J］. Curr Atheroscler Rep，2015，17：480.

［13］ ACHARYA UR，MOOKIAH MR，VINITHA SREE S，et al. Atherosclerotic plaque tissue characterization in 2D ultrasound longitudinal carotid scans for automated classification：a paradigm for stroke risk assessment［J］. Med Biol Eng Comput，2013，51：513-523.

［14］ 刘蓓蓓，华扬，刘玉梅，等. 颈动脉粥样硬化斑块二维超声特征与斑块标本一致性研究［J］. 中华医学超声杂志（电子

版),2015,12:668-674.

[15] 贾凌云,华扬,吉训明,等.颈内静脉病变与颅内静脉窦血栓的相关性研究[J].中国脑血管病杂志,2012,9(12):652-655.

[16] 李秋萍,华扬,王力力,等.锁骨下动脉盗血综合征患者颅内外椎动脉血流频谱的分析[J].中华医学超声杂志(电子版),2015,12(8):663-667.

[17] ZHOU Y,HUA Y,JIA L,et al. Evaluation of Interventional Therapy for Patients with Intracranial Vertebral Artery Stenosis by Transcranial Color-Coded Sonography[J]. Ultrasound Med Biol,2016,42(1):44-50.

[18] 李兆强,华扬,贾凌云,等.颈内动脉与椎动脉夹层的血管超声评估及管腔再通性的差异分析[J].中国脑血管病杂志,2019,16(4):175-180.

[19] 中国医师协会超声医师分会.血管和浅表器官超声检查指南[M].北京:人民军医出版社,2011:61-88.

[20] Raptis CA,Sridhar S,Thompson RW,et al. Imaging of the Patient with Thoracic Outlet Syndrome[J]. RadioGraphics,2016,36(4),984-1000.

第十五章 浅表器官疾病

第一节 眼 部

一、概述

（一）解剖概要

眼为人体的视觉器官,分为眼球、视路和眼附属器三部分。眼球和视路共同完成视觉功能,眼附属器则起到保护、运动等辅助作用。

1. **眼球** 近于球形,位于眼眶内。其前后径为 24mm,垂直径为 23mm,水平径为 23.5mm,分为眼球壁和眼内容物两个部分。眼球壁包括三层,外层为纤维膜,中层为色素膜,内层为视网膜。眼内容物包括房水、晶状体和玻璃体。

（1）眼球壁:自外向内为纤维膜、色素膜和视网膜三层结构。

1）纤维膜是由角膜和巩膜组成眼球壁外层,主要由纤维结缔组织构成,故总称为纤维膜。角膜完全透明约占纤维膜的 1/6,中央厚度 0.5~0.57mm、周边厚度约 1.0mm。周边部的角膜嵌入巩膜内而巩膜前层覆盖在角膜上,此移行的部分称为角巩膜缘。巩膜是纤维膜不透明部分,由纤维结缔组织和少量弹力纤维组成,占纤维膜的 5/6,色瓷白、前与角膜相连后与视神经相连。巩膜后极部视神经周围最厚达 1.0mm,向前逐渐变薄,赤道部 0.4~0.6mm,直肌附着处最薄仅 0.3mm。

2）色素膜又称葡萄膜（uvea）或血管膜,位于巩膜和视网膜之间富含色素的血管性结构,分虹膜（iris）、睫状体（ciliary body）和脉络膜（choroid）三部分。其内血供丰富,脉络膜的血供主要来自睫状后短动脉,虹膜、睫状体的血供主要由睫状后长动脉提供。睫状后长动脉在距离视神经约 4mm 处斜行穿过巩膜走行于脉络膜上腔,供应 50% 的眼前段血流,它的损伤可导致脉络膜上腔积血;睫状后短动脉在视神经周围进入巩膜也走行于脉络膜上腔供应赤道后的脉络膜;静脉的排出主要通过涡静脉系统注入眼上、下静脉,大部分经海绵窦流入翼腭静脉丛到颈外静脉。

3）视网膜（retina）前界为锯齿缘、后界为视盘周围、外为脉络膜、内为玻璃体。后极部可见一直径约 1.5mm 边界清晰的淡红色圆盘状结构称为视盘（optic disc）。视盘内有视网膜中央动、静脉通过并分布于视网膜。视盘颞侧 3mm 处可见直径约 2mm 的浅漏斗状小凹陷称为黄斑,其中有一小凹为黄斑中心凹,为视网膜视觉最敏锐的部位。视网膜为神经外胚叶发育而成,当视泡凹陷形成视杯时其外层发育为视网膜色素上皮层,内层分化为视网膜内 9 层。两层之间存在一个潜在的间隙,视网膜脱离即色素上皮层和神经上皮层之间的脱离。

（2）眼内容物:包括眼内腔和眼内容两部分。

1）眼内腔:

①前房为角膜与虹膜、瞳孔区晶状体之间的空间,其内充满房水,容积约 0.2ml。前房角是角膜缘后

与虹膜根部前的隐窝，为房水排出的主要通路。小梁网位于前房角的角巩膜缘区，切面呈三角形位于Schwalbe 线与巩膜突之间，由很多薄层结缔组织重叠排列而成，充当瓣膜作用使房水只能从小梁网排出而不能反流。

②后房指睫状体前端与晶状体悬韧带、晶状体前面的环形间隙，容积约 0.06ml。

③玻璃体腔前界为晶状体、晶状体悬韧带和睫状体后面，后界为视网膜前面，其内充满透明的玻璃体。其容积占眼球容积的 4/5，约 4.5ml。

2）眼内容：

①晶状体（lens）由晶状体囊和纤维组成形似双凸镜的透明体借晶状体悬韧带与睫状体相连，固定在虹膜后、玻璃体前，富有弹性。晶状体直径为 9~10mm，厚度 4~5mm，前后两面相接处为晶状体赤道部。晶状体囊为一透明膜完整地包绕在晶状体外面。晶状体纤维在一生中不断增生，作规则排列。晶状体悬韧带是连接晶状体赤道及睫状体的纤维组织，由透明、坚韧缺少弹性的胶原纤维组成。

②玻璃体（vitreous body）为充满眼球后 4/5 空腔内的透明无色胶体，其 99% 为水分充满在晶状体后，玻璃体内没有血管和神经，在其外层有少量游走细胞。玻璃体组织由玻璃体界膜、玻璃体皮质、中央玻璃体、中央管及玻璃体细胞构成。玻璃体周围部分密度较高，称为玻璃体膜。为致密浓缩玻璃体，而非真正意义上的玻璃体膜，除玻璃体基底部的前方和透明管的后端外其余部分均有界膜存在。依其部位的不同又可分为前界膜和后界膜。玻璃体皮质是玻璃体外周与睫状体及视网膜相贴部分，致密，由胶原纤维、纤维间隙内的蛋白质和黏多糖积聚而成。以锯齿缘为界将玻璃体皮质分为前皮质和后皮质。其中位于锯齿缘前 2mm 及之后 4mm 的区域为玻璃体与眼球壁结合最紧密的部位，即使受病理或外伤的影响也不致使之脱离，该处的玻璃体称为玻璃体基底部。玻璃体中央由后向前有一管状透明区，自视盘连向晶状体后极称 Cloquet 管，为胚胎发育中的原始玻璃体所在部位，可有透明样动脉残留。

③房水由睫状突无色素上皮细胞分泌产生的透明液体充满前房和后房，主要功能是维持眼压，营养角膜、晶状体和玻璃体，保护眼结构的完整性和光学透明性。房水与角膜之间的物质交换在角膜正常代谢过程中发挥重要作用。角膜从空气中获得大部分氧，周边角膜则从角巩膜缘的血管获得营养成分，中央区角膜从循环的房水中获得葡萄糖，氨基酸可能通过扩散进入角膜。

2. 眼附属器　包括眼睑、泪器、结膜、眼肌、眼眶和血管等。

（1）眼睑分别为上睑和下睑，眼睑的游离缘称为睑缘，上、下睑缘之间的间隙称为睑裂。眼睑的血液由面部动脉系统和眼动脉的各分支供给，这些动脉相互吻合在睑板前后有交通支并在离上、下睑缘 3mm处形成睑缘动脉弓，动脉弓的分支穿过睑板至睑结膜并营养之。

（2）泪器分为两个部分即泪液的分泌部和排出部。前者包括泪腺和副泪腺，后者包括泪小点、泪小管、泪囊和鼻泪管。泪腺（lacrimal gland）主要功能为分泌泪液，位于眼眶的外上方额骨和眼球之间的泪腺窝内由细管状腺和导管组成，长约 20mm，宽 12mm，借结缔组织固定在眶骨膜上。泪腺由眼动脉分出的泪腺动脉供给血液，受三叉神经的第一支泪腺神经支配。

（3）结膜为透明的薄黏膜，覆盖在眼睑内面和眼球的前面，止于角膜缘。结膜以上、下睑缘为其外口形成囊状称为结膜囊。结膜分为三部分即睑结膜覆盖在眼睑后面、穹隆结膜为睑结膜和球结膜的移行部、球结膜覆盖在眼球的前部巩膜外。

（4）眼肌：眼内肌在眼球内包括瞳孔括约肌、瞳孔开大肌和睫状肌。眼外肌（extraocular muscle）共有6 条，包括内直肌、外直肌、上直肌和下直肌 4 条直肌，以及下斜肌和上斜肌 2 条斜肌。除下斜肌外其余的眼外肌均起自视神经孔周围的总腱环，向前附着于赤道部附近的巩膜上。

（5）眼眶（orbit）为四边棱形骨性腔，左右对称开口向前向外，尖端朝向后内。眼眶壁由额骨、颧骨、蝶骨、筛骨、腭骨、上颌骨和泪骨构成，上壁称为眶顶、下壁称为眶底。眼眶的外侧壁较厚，其余三壁较薄且与额窦、筛窦、上颌窦相毗邻，若副鼻窦发生病变可以累及眼眶。眼眶前面为眼睑，内为眼球和其他组织，成年人眼眶深度 40~50mm，容积 25~28ml。眶尖指向后内方，尖端有卵圆形的视神经管道通向颅腔即视神经孔（optic foramen），大小 4~6mm，长度 4~9mm，内有视神经及其 3 层鞘膜、眼动脉和交感神经小分支通过。

（6）眼部血管解剖

1）动脉系统

①眼动脉（ophthalmic artery，OA）是颈内动脉的第一分支通过视神经管与视神经相伴行进入眼眶。其在眶内的行程可以分为三部分。在眶外下方向前走行到视神经然后在眶中部穿越视神经到其鼻上方，约85%的病例眼动脉在视神经的上方越过，其余在视神经的下方越过，在视神经鼻侧眼动脉分出末支。

②视网膜中央动脉（central retinal artery，CRA）为眼动脉的分支在眼球后约12mm进入视神经下表面，然后在视神经实质中向前行走直到眼球为止。在视神经内视网膜中央动脉和视网膜中央静脉相伴行。

③睫状后长动脉和睫状后短动脉为眼动脉的分支包括6~8条短动脉和2条长动脉均在视神经附近进入眼内，睫状后短动脉（posterior ciliary artery short，PCAs）为脉络膜、睫状后长动脉（posterior ciliary artey long，PCAl）为虹膜和睫状体供血。睫状后短动脉为2~3支，主干再分为6~8支终末支，因此其解剖变异较大但是在视神经的鼻侧和颞侧至少各有一支睫状后短动脉。

2）静脉系统

①眼静脉（ophthalmic vein，OV）共两支即眼上静脉（superior ophthalmic vein，SOV）和眼下静脉（inferior ophthalmic vein，IOV）。其中眼上静脉是引流眼球和其附属器的主要血管直接向后引流至海绵窦。眼下静脉在进入海绵窦之前发出分支汇入眼上静脉，另一支汇入翼状丛。

②涡静脉（vortex vein，VV）为引流脉络膜、睫状体和虹膜的主要血管。脉络膜后部的静脉向前集合，赤道前的脉络膜血管则向后集合在赤道部附近形成四五支涡静脉。

③视网膜中央静脉（central retinal vein，CRV）走行在视神经内与视网膜中央动脉伴行经眼上静脉或直接回流到海绵窦。

3. **视路** 指视觉纤维由视网膜到达大脑皮质视觉中枢的传导路径。包括视神经、视交叉、视束、外侧膝状体、视放射和视皮质。视神经（optic nerve）是中枢神经系统的一部分，从视盘起至视交叉前脚的这段神经称为视神经全长约40mm。按照部位划分为眼内段、眶内段、管内段和颅内段四个部分。

（二）超声检查技术

1. **患者准备** 检查前应通过与患者的交流消除其紧张、恐惧心理，配合医生的检查，如平稳呼吸、减少瞬目等。通过询问病史、阅读病历了解患者的基本病情。

2. **体位** 一般为仰卧位检查，特殊情况下可以采用坐位检查。

3. **仪器** 一般使用高频线阵探头、仪器内置的小器官条件即可，但需降低发射功率、尽量缩短多普勒检查的时间。

4. **检查方法**

（1）二维超声检查方法：将仪器的增益调整至最高，以免将细小的病变遗漏。一般依照如下顺序进行扫描：①横切扫描：将探头置于6点角膜巩膜缘，得到上方眼球后极部的图像，向下（穹隆部）移动探头，依次得到眼球后极部、赤道部、周边部的图像。应用相同的方法分别对眼球的下方、鼻侧、颞侧进行检查。②纵切扫描：如果应用横切扫描有异常发现或者有不能详尽观察的盲区，可以进行纵切扫描。旋转探头90°（即与横切扫描相垂直），同样自角膜巩膜缘向穹隆部移动探头，观察病变的情况。③轴位扫描：将探头置于眼球中央，得到自角膜顶点至视神经的眼球图像为轴位图，可以明确病变与视神经、黄斑之间的关系。

（2）彩色多普勒成像的检查方法：这里主要介绍眶内血管的检查方法。

作眼球的轴位切面，在视神经的两侧找寻类似英文字母"S"形的粗大血管即眼动脉。视神经的低回声区内可以发现红—蓝相间的血流信号即视网膜中央动脉和视网膜中央静脉。在视神经的两侧可以发现单一颜色的血流信号为睫状后短动脉。

（三）正常超声表现

1. **眼的结构** 眼球呈类圆形，由带状回声区和无回声区相间组成。角膜呈弧形带状回声，如果探头对角膜加压可见角膜形态发生改变即角膜顶点的回声局限扁平。前房为半球形无回声区。虹膜显示为对称的带状回声,中央区回声局限缺如为瞳孔区。晶状体的全部均可清晰显示呈类椭圆形中强回声。玻璃体表现为无回声区,与眼球壁回声之间界限清晰。球壁回声为类圆形带状强回声,与玻璃体回声形成明显的对比,受仪器分辨力的影响正常情况下超声诊断仪无法将球壁的三层结构明确分辨。

眼眶主要由中强点状回声组成呈英文字母"W"形,视神经表现为带状无回声区,前与视盘回声相连,向后延伸至颅内,但一般的超声诊断仪仅能显示深度 60mm 左右的眶内结构。眼球的上、下、鼻、颞侧各有一条肌肉,二维超声表现为带状回声,边缘回声较中央明显增强,与周边的眶脂肪组织可以清晰分辨。泪腺位于眼球的颞上方,呈类三角形,内为中低回声,边界清晰,无压缩性。

2. 眶内的血管　眼动脉为颈内动脉的主要分支,自视神经孔进入眶内。呈英文字母"S"形与视神经相伴,自视神经孔走行到眼前部。眼动脉在走行的过程中分出视网膜中央动脉和睫状动脉;视网膜中央动脉自球后 15mm 处进入视神经内,向前直达视盘;睫状后短动脉分为 6~8 支包绕在视神经旁。眼眶内的血管根据其解剖及走行,CDFI 检查一般只对眼动脉、视网膜中央动脉和睫状后短动脉进行观察和定量测量。所有的眼局部动脉血管的频谱与颈内动脉类似,均为三峰双切迹状。

二、眼部疾病

(一) 玻璃体积血

1. 病理与临床　色素膜、视网膜、巩膜的血管破裂使血液流入并积聚在玻璃体腔时称为玻璃体积血。导致玻璃体积血的原因常见的有视网膜血管性疾病,如糖尿病视网膜病变、视网膜静脉周围炎、视网膜静脉阻塞等;其他如视网膜裂孔、眼外伤、老年黄斑变性等。出血进入玻璃体凝胶的间隙中,若积血长期不吸收可导致玻璃体变性和增生性改变。

2. 超声表现

(1) 二维超声表现:玻璃体内均匀的弱点状或条带状回声,可位于玻璃体的任何部位,一般不与眼球壁回声紧密相连或仅部分与眼球壁回声相连。

(2) 运动试验和后运动试验均阳性。

(3) CDFI 检查:病变内无血流信号。

3. 鉴别诊断　玻璃体积血超声诊断时需要与玻璃体积脓、玻璃体变性等同样表现为玻璃体内点状回声的疾病相鉴别。玻璃体积血与玻璃体积脓很难鉴别,尤其是部分病例积血合并积脓,单纯依靠形态改变将二者完全鉴别有一定困难,需要联系患者的临床表现、病史等仔细鉴别。玻璃体变性的回声较玻璃体积血强,与眼球壁之间的界限清晰,活动度差。

4. 临床价值　超声诊断对玻璃体积血的诊断与检眼镜的观察同样重要,除非临床医生能够明确只有玻璃体积血而无其他并发症的存在,否则一般均需要进行超声检查除外玻璃体后脱离、视网膜脱离、脉络膜脱离等并发症。

(二) 玻璃体后脱离

1. 病理与临床　玻璃体后皮质与视网膜分离形成玻璃体后脱离。玻璃体发生液化时由于未液化的胶样玻璃体较水样液稍重,当玻璃体中央的液化腔逐渐扩大,胶样玻璃体下沉并前移所致。本病成年人尤其老年人常见,合并高度近视、玻璃体积血的患者多见。

2. 超声表现

(1) 二维超声表现:玻璃体内可探及光滑、连续条带状弱至中强回声,一般不与后极部球壁回声相连,部分病例可与眼球壁回声相连。病变的运动和后运动试验均阳性。

(2) CDFI 检查:玻璃体内带状病变上未见异常血流信号。

3. 鉴别诊断　光滑和连续是诊断玻璃体后脱离的最基本的条件。完全玻璃体后脱离一般容易诊断,不完全玻璃体后脱离尤其与视盘相连时容易与视网膜脱离相混淆,CDFI 在鉴别上有诊断价值,玻璃体后界膜上没有血流信号为二者的主要鉴别点。

玻璃体后脱离可以独立出现,患者的主诉为眼前黑影飘动及闪光感与视网膜脱离的主诉类似,也可以和玻璃体积血同时出现。

4. **临床价值** 玻璃体后界膜为重要的结构,在玻璃体腔内准确识别玻璃体后界膜与玻璃体手术的时机、手术方式以及手术预后都有直接的关系。如有诊断能力,希望能在玻璃体膜状回声中区分出玻璃体后界膜。

（三）视网膜脱离

1. **病理与临床** 视网膜脱离是视网膜神经上皮与色素上皮之间的分离,因为有视网膜裂孔存在所致的视网膜脱离称为裂孔源性视网膜脱离。视网膜变性、玻璃体液化、玻璃体后脱离是形成视网膜裂孔的主要原因,任何年龄均可发病,成年人尤其合并高度近视和周边部视网膜格子样变性多见。

2. **超声表现**

（1）玻璃体内光滑、条带状中强回声,至少有一端与视神经相连。

（2）带状回声有轻度的动度,呈钟摆状,后运动一般阴性。

（3）CDFI检查:可见视网膜中央动静脉的血流信号自视神经内向病变延续,为动脉与静脉伴行的血流频谱。

3. **鉴别诊断** 与视网膜脱离超声表现相似的常见疾病有玻璃体内积血、机化膜、玻璃体后脱离、脉络膜脱离等。一般而言如果病变内没有血流信号,玻璃体积血、机化膜、玻璃体后脱离的可能性较大;如果病变内的血流信号不与视网膜中央动脉相延续且为单纯低速动脉型血流频谱,则脉络膜脱离的可能性较大。

4. **临床价值** 视网膜脱离是一种严重致盲的眼部疾病,需要及时、准确地诊断。超声检查对视网膜脱离的诊断尤其合并白内障、玻璃体积血等导致屈光间质混浊的疾病时有极高的诊断价值。对于手术方式的选择与预后都有指导意义。

（四）脉络膜脱离

1. **病理与临床** 由于脉络膜血管内皮细胞结合疏松,仅靠少量结缔组织和单层内皮细胞的窦腔连接,在外界因素的作用下,血管外压力突然下降导致血浆大量渗出,积聚于脉络膜上腔发生脉络膜脱离。脉络膜脱离多见于外伤性眼病或眼内手术后,也可见于巩膜炎、葡萄膜炎等炎症疾病和眼局部循环障碍性疾病。

2. **超声表现**

（1）玻璃体内对称的双弧形条带状中强回声,与赤道部或后极部球壁回声相连。

（2）类冠状切面可见"花瓣"征。

（3）CDFI检查:可见带状中强回声上有较丰富的血流信号,血流频谱为低速动脉型。

3. **鉴别诊断** 与视网膜脱离的鉴别诊断相同。

4. **临床价值** 脉络膜脱离一般继发于眼外伤或眼内手术之后,患者一般伴有眼压降低且一般没有显著的视力障碍,临床诊断存在一定困难。超声检查结合其特殊的形态改变和血流特点一般可以得到准确诊断,对疾病的诊断和治疗有一定的帮助。

（五）视网膜母细胞瘤

1. **病理与临床** 视网膜母细胞瘤为婴幼儿常见的眼内恶性肿瘤,严重危害患儿的生命和视力。临床表现为"白瞳",可单眼亦可双眼发病,部分病例有遗传史,无显著性别差异。平均发病年龄单眼病例为24个月（7岁以上少见）,双眼病例在10个月左右（3岁以上少见）,有家族史者的发病年龄较单独发生的病例发病年龄早。随着生物科学技术的发展,视网膜母细胞瘤的典型病理过程揭示了人类肿瘤发生的机制之一,即抗癌基因失活导致细胞恶变的代表疾病。

2. **超声表现**

（1）二维超声表现:眼内可见不规则形实性病变,内回声不均匀,典型病例病变内可见斑块状强回声即"钙斑"。

（2）CDFI检查:病变内可见视网膜中央动、静脉向内延伸,频谱为动脉与静脉伴行血流频谱。

3. **鉴别诊断** 本病主要需与其他同样表现为"白瞳"的疾病进行鉴别,如Coats病、原始永存玻璃体增生症、早产儿视网膜病变等相鉴别。视网膜母细胞瘤为婴幼儿多发的疾病,应用超声诊断有极高的价值。详见表15-1。

表 15-1　白瞳症鉴别诊断表

病种	患侧	形状	内回声	声衰减	血流
视网膜母细胞瘤	单侧或双侧	球形,单个或多个	强弱不等,有低回声区	钙斑可见	与 CRA-CRV 相延续,频谱特征亦相同
Coats 病	单侧或双侧	多条带状,其下均匀点状回声	均匀,有流动性	无	带状回声上有与 CRA-CRV 相延续的血流信号
早产儿视网膜病变	双侧	晶状体后花冠状	弱回声	不显著	与 CRA-CRV 相延续,频谱特征亦相同
永存原始玻璃体增生症	单侧或双侧	圆锥形,由前向后	中强	不显著	与 CRA-CRV 相延续,频谱特征亦相同

4. 临床价值　通过对肿瘤形态特征和血流特点的分析,可以准确地诊断视网膜母细胞瘤。此外,对于视网膜母细胞瘤可以采用放射治疗、化学治疗、冷冻治疗等保存视功能疗法,超声检查可以了解治疗后病变的大小改变、血流变化等,为观察治疗效果提供依据。

（六）脉络膜黑色素瘤

1. 病理与临床　脉络膜黑色素瘤由恶性黑色素性瘤细胞组成,其组织上是发生于脉络膜基质内的黑色素细胞。典型病例眼底检查早期为结节状色素性肿物,由于生长在 Bruch 膜下,故生长速度缓慢;如果随瘤体的增大突破 Bruch 膜和视网膜色素上皮层,则病变沿破裂处向视网膜下生长呈典型的蕈状病变,其表面可见斑块状橘皮样色素沉着,可以引起继发浆液性视网膜脱离。

2. 超声表现

（1）二维超声表现:典型病例呈蕈状,边界清晰,内回声不均匀以中低回声为主,部分病例可见"挖空"征和脉络膜凹陷。部分病例可以继发视网膜脱离。

（2）CDFI 检查:病变内可见血流信号,频谱为低速动脉型血流频谱。

3. 鉴别诊断　本病需要与其他脉络膜肿瘤相鉴别。脉络膜血管瘤眼底检查呈橘红色圆形实性病变,表面可有色素沉着。超声检查病变内回声均匀,为中等强度,无脉络膜凹陷和声衰减等特点。脉络膜转移癌超声检查为视网膜下结节状扁平隆起,边界欠整齐。内部回声较均一,内部回声强度介于血管瘤和黑色素瘤之间。

4. 临床价值　超声检查可以及时了解病变的形态、内部回声、大小以及继发改变等,为确定治疗方法提供帮助。此外可对治疗后肿瘤的大小进行定量测量来评估治疗效果。

（七）脉络膜血管瘤

1. 病理与临床　脉络膜血管瘤为良性、血管性、错构性病变。大多数为海绵状血管瘤,毛细血管型血管瘤极为罕见。临床上将脉络膜血管瘤分为孤立性和弥漫性两类。孤立性脉络膜血管瘤多发生在眼球后极部,边界清晰;弥漫性脉络膜血管瘤无明显界限,一般自锯齿缘延伸至眼球后极部,而且常伴发脑-颜面血管瘤病（sturge-weber syndrome）。

2. 超声表现

（1）二维超声表现:眼球内可见半球形实性占位病变,以后极部多见,边界清晰,内回声均匀一致,以中强回声为主。

（2）CDFI 检查:病变基底部可见较丰富的血流信号,为低速单纯动脉型血流频谱。

3. 鉴别诊断　同脉络膜黑色素瘤。

4. 临床价值　脉络膜血管瘤为眼内良性占位病变,一般可采用眼内激光光凝、光动力等方法治疗。超声诊断对病变的随访有很大帮助,检查时应注意病变大小、病变内的血流信号变化等以观察治疗效果。

（八）眶海绵状血管瘤

1. **病理与临床** 海绵状血管瘤是成年时期最常见的眼眶原发性良性肿瘤。多见于成年人,平均发病年龄接近40岁。主要临床表现为轴位眼球突出,无自发性疼痛,晚期可引起视力下降和眼球运动障碍。肿瘤长期压迫可致视神经萎缩、脉络膜褶皱。如肿瘤原发于眶尖早期可视力下降,肿瘤位于眶前部时可触及有弹性肿物,表面光滑。由于肿瘤由充满血液的管腔构成这样一种特殊的组织结构,间隔为纤维结缔组织,从而在超声上显示出一种较特殊的超声特征。

2. **超声表现**

（1）二维超声表现:病变呈圆形或椭圆形,边界清晰、光滑,有肿瘤晕,内回声均匀为中强回声,压缩试验阳性。

（2）CDFI检查:病变的边缘可见点状血流信号。

3. **鉴别诊断** 临床上最容易混淆的是神经鞘瘤,两者均发生于肌锥内,但后者发病率稍低。二维超声表现海绵状血管瘤是中强回声,而神经鞘瘤是中低回声肿瘤。超声表现与海绵状血管瘤相似的是泪腺混合瘤,但后者主要发生于眼眶外上方的泪腺区,因肿瘤质地较硬常引起局部骨质凹陷,二维超声显示肿瘤后界向后突出,为海绵状血管瘤不具备的超声特征。

4. **临床价值** 超声诊断眼眶海绵状血管瘤其定性准确性可高达90%以上,其对于手术入路的选择非常重要。受超声诊断穿透能力的影响,位于眶尖部的病变超声检查可能无法探查。CT检查显示病变多位于肌锥内、视神经外侧,视神经多受病变的挤压而变形。病变密度较高,均质。CT显示肿瘤的数量和全貌优于超声。MR检查可以更明确显示肿瘤的位置、范围、边界以及肿瘤和周边组织结构的关系。MR更大的优势在于显示病变与视神经的关系。T1WI肿瘤为中等强度信号,T2WI肿瘤为高信号。

（九）良性泪腺混合瘤

1. **病理与临床** 良性泪腺混合瘤是最多见的泪腺良性上皮性肿瘤,多发于成年女性、病程长、主要表现为眼球突出并向下移位。大多数病例发生在眶部泪腺很少累及睑部泪腺。病变一般向球后生长,可以压迫脉络膜、眼球壁及眶壁的骨质。如果肿瘤只累及睑部泪腺,病变一般向眼前段生长且内有骨质受累。

2. **超声表现**

（1）二维超声表现:泪腺区圆形或椭圆形实性占位病变,边界清晰,内回声欠均匀,鼻下移位,前界回声强,后界回声弱,可见声衰减,无压缩性。

（2）CDFI检查:病变内血流信号欠丰富。

3. **鉴别诊断** 泪腺位于眼眶外上方,除了泪腺本身的肿瘤外,还可发生表皮样囊肿、炎性假瘤等。此位置的表皮样囊肿和多形性腺瘤有非常类似的二维超声表现,鉴别困难,必要时应参考CT图像。在超声上和此瘤类似的是海绵状血管瘤,但后者很少发生于泪腺区。

4. **临床价值** 由于肿瘤的特殊位置,可以结合CT、MR检查。CT检查显示水平面上方类圆形高密度影,肿瘤内有囊腔时病变内密度不均匀。大的病变可以导致泪腺区骨压迫吸收、局部骨缺失。MR检查显示T1WI肿瘤为低或中等强度信号,T2WI肿瘤为高信号。

（十）神经胶质瘤

1. **病理与临床** 视神经胶质瘤是发生于视神经胶质细胞的良性或低度恶性肿瘤。肿瘤起自视神经孔附近,可发生于眶内或颅内,儿童较成人多见,多为单侧发病,病变进程缓慢。临床表现为视力下降、眼球向正前方突出、视神经水肿或萎缩等,视力下降多发生在眼球突出之前。肿瘤向颅内蔓延可以引起视神经孔增大。晚期肿瘤增大,眼球高度突出,由正前方变为向眼球的外下突出,可在眼眶的内上触及质地坚硬的肿块。眼底检查可见明显的视神经萎缩是本病与其他肌锥内肿瘤相鉴别的重要特点。

2. **超声表现**

（1）二维超声检查:视盘回声隆起,视神经呈梭形或椭圆形增大,边界清晰,内回声减低,伴有无回声区,无压缩性。

（2）CDFI检查:病变内未见异常血流信号。

3. **鉴别诊断** 视神经鞘脑膜瘤成年人多见,且女性多于男性,年龄越小恶性程度越高。未发生眼球突出之前视力正常,发生眼球突出之后视力逐渐下降。二维超声视神经呈管状、锥形增粗,视神经的宽度增加,边界清晰。视神经内回声低且不均匀,增粗视神经内常有强回声光斑或钙化,声衰减明显。

4. 临床价值　应用 CT 检查可以清晰地显示神经胶质瘤的完整形态,更有优势的是可以显示病变是否向颅内蔓延,提供更全面的诊断信息。MR 检查显示 T1WI 肿瘤为中等强度信号,T2WI 肿瘤为高信号。

（十一）甲状腺相关性免疫眼眶病

1. 病理与临床　甲状腺相关性免疫眼眶病(thyroid-related immune orbitopathy,TRIO)又称内分泌性眼外肌病、Graves 病,以眼球突出、上睑退缩、迟落,复视和眼球运动障碍为特征的一组综合征。近年来发现本病为一种原因不明的、与甲状腺相关的自身免疫性疾病。眼眶组织及眼外肌与甲状腺自身抗原之间有交叉免疫反应,免疫反应的靶组织是球后成纤维细胞,某些自身抗体及细胞因子有刺激成纤维细胞增生的作用,导致球后组织间质的水肿与纤维组织增生,引起本病的上述临床表现。

2. 超声表现

（1）二维超声检查:可见眼外肌增厚,部分病例球后可见"T"形征,眶脂肪垫增厚。

（2）CDFI 检查:一般无异常血流信号,部分病例可见眼上静脉扩张。

3. 鉴别诊断　眶内炎性假瘤同样表现为低回声病变,但可发生在眼眶的任何部位,且病变边界欠清晰,部分病例伴有疼痛等症状。

4. 临床价值　超声诊断甲状腺相关眼病是一种常用的检查方法,通过对眼外肌厚度的测量可以观察病变的严重程度、治疗效果等。MR 检查可以全面观察眼肌厚度的变化,此外还可以显示眼外肌纤维化的程度。

（十二）异物

1. 病理与临床　异物占眼外伤的 2%~6%。异物伤中最多见为金属异物,对于受伤眼的病史询问非常重要,受伤时的工作状态,致伤物等对诊断很有价值。有时病史不明确,发现眼部有细小穿通伤痕,更应进一步详查。在屈光间质透明时,可以借助裂隙灯及检眼镜直接发现异物所在部位,根据异物的形态、外观来推测异物的性质。穿通伤合并前房积脓或眼内炎者,多有异物存在。铁质及铜质沉着症的出现是眼内铁和铜异物存在的佐证。铁锈沉着于角膜及晶状体前囊时,由于血流的影响,绝大多数异物滞留在睫状体附近。

2. 超声表现

（1）眼部不规则形强回声,降低增益 50% 后此强回声不随增益下降而减弱。

（2）伴有彗尾征及声影。

3. 鉴别诊断　眼部钙化。一些特殊情况下如视网膜母细胞瘤、脉络膜骨瘤、眼球萎缩等疾病,可在病变内出现斑块状强回声,部分病例可以伴有声影等与异物类似的表现,需要结合病史、超声表现等进行鉴别。

4. 临床价值　应用超声检查可以将眼球和异物置于一个平面上,因此可以准确显示异物的位置,如异物在玻璃体内、眼球壁上等。此外应用超声检查可以对异物伴随的情况进行诊断,如是否合并玻璃体积血、玻璃体积脓、视网膜脱离、脉络膜脱离等。

（十三）晶状体脱位

1. 病理与临床　由于外伤或先天因素,晶状体悬韧带可发生部分或全部断离,使悬韧带的固定作用产生不对称或完全丧失,由此产生晶状体不全脱位(半脱位)或完全脱位。重度的不全脱位,患者可主诉单眼复视,检查可发现前房深浅不一,瞳孔区可见部分晶状体边缘,检查眼底时可发现所谓"双重眼底"现象。晶状体全脱位可向前脱入前房,向后脱入玻璃体。晶状体不全脱位或全脱位均可引起继发性青光眼。

2. 超声表现

（1）二维超声表现:晶状体不完全脱位可见晶状体脱离正常的解剖位置向玻璃体一侧移位;晶状体完全脱入玻璃体内则在玻璃体内探及椭圆形环状病变,环为中强回声,内为无回声区。椭圆形环可与球壁回声相连,亦可独立地存在于玻璃体内伴有轻度的运动。

（2）CDFI 检查:脱位的晶状体上无异常血流信号。

3. **鉴别诊断** 玻璃体内猪囊尾蚴。同样表现为玻璃体内囊样病变,但因囊尾蚴的头节存在,囊样病变内可见点状中强回声且正常的晶状体位置仍可见晶状体回声存在。

4. **临床意义** 超声检查尤其 UBM 检查可检测出用其他手段发现不了的小范围的晶状体不全脱位,避免了临床漏诊,可精确测出前房深浅不一的程度与范围,并能显示出房角情况,对推测预后有可靠的依据。超声检查避免了散瞳的繁琐,又能判断晶状体脱位,能精确测出晶状体脱位的范围、程度。能清晰显示晶状体与睫状突的关系,是否有接触、刺激,范围多少,对估计预后、决定手术方式有根本性的指导意义。

（十四） **晶体混浊**

1. **病理与临床** 晶状体混浊称为白内障。白内障可分为先天性、老年性、并发性、外伤性、后发障等多种类型。至今,白内障最为有效的治疗方法仍为手术治疗。因此手术前了解晶状体的相关情况是十分必要的。此外由于晶状体为屈光间质的重要组成部分,晶状体混浊可以导致无法窥清眼底,被混浊的晶状体遮挡的眼内情况也是在白内障手术前必须了解的。

2. **超声表现** 白内障一般表现为晶状体囊性回声较正常显著增厚,回声增强。如果白内障不仅晶状体皮质混浊而且晶状体核也混浊,超声检查可见晶状体椭圆形回声普遍增强。

3. **鉴别诊断** 先天性白内障一定注意与其他表现为白瞳的疾病相鉴别,如视网膜母细胞瘤、Coats 病、永存原始玻璃体增生症、早产儿视网膜病变等。超声检查时注意晶状体后和视盘前有无异常回声以免漏诊。

4. **临床意义** 对于外伤性白内障超声检查可以了解晶状体后囊膜情况,对于决定植入何种类型人工晶状体有重要的参考意义;老年性白内障注意病人黄斑区的情况,湿性黄斑变性超声表现为黄斑区球壁回声隆起、局限强回声等,这有助于评估白内障手术的预后。

（杨文利）

第二节 唾 液 腺

一、概述

（一）解剖概要

唾液腺属于外分泌腺,主要包括腮腺、颌下腺及舌下腺三对大腺体,这些腺体左右对称,均有导管与口腔相连,它们所分泌的透明黏稠的唾液,经导管排入口腔。唾液中含有淀粉酶和溶菌酶,能够帮助食物的消化和病原菌的溶解。腮腺为唾液腺中最大的腺体,大多数的唾液腺疾病好发于腮腺,某些疾病可同时发生于多个腺体。

1. **腮腺** 腮腺位于外耳道前下方,咬肌后缘,下颌后窝内,被覆致密的筋膜。其形状为不规则楔形,实质内有面神经分支穿过,将腮腺分为深叶和浅叶,浅叶是肿瘤的好发区域。腮腺前上缘向前延伸形成副腮腺,其长 1.5~1.8cm,宽 1.0~1.2cm。腮腺导管始于腺泡腔,经润管、小叶内导管、叶间导管至主导管。主导管从腮腺浅叶前缘发出,并穿过颊肌而开口于口腔颊黏膜,其外径约 3mm,长 5~6cm。主导管开口的体表投影位于耳屏至鼻翼根部连线的中点上。腮腺筋膜下分布数个淋巴结,收纳腮腺及周围组织的淋巴液。

2. **颌下腺** 颌下腺位于颌下三角内,呈哑铃形或椭圆形,大小如鸽蛋。下颌舌骨肌将颌下腺分为深、浅两叶,腺体大部分为浅叶,深叶位于下颌舌骨肌的深部。颌下腺主导管外径约 3mm,长约 5cm,从深叶内侧面发出,开口于舌系带外侧方、舌下肉阜。颌下腺导管开口口径较大,异物容易进入。导管走形弯曲,使异物容易滞留而形成结石。

3. **舌下腺** 舌下腺位于口底舌下襞下方,形态如杏仁。舌下腺有 5~15 条小导管,从腺体上缘发出,并开口于舌下皱襞上。

（二）超声检查技术

1. **患者准备** 唾液腺超声检查前，患者不需要做准备。

2. **体位** 患者取仰卧位，检查腮腺时，头部偏向对侧。检查颌下腺、舌下腺时，头部后仰，充分暴露下颌区。

3. **仪器** 腮腺、颌下腺位置浅表，检查时多选用线阵探头，频率 7.0MHz~14.0MHz。舌下腺位置较深，特别对肥胖患者检查时，应选用低频凸阵探头，频率 3.0MHz~5.0MHz。检查明显肿大的腺体，应加用低频率探头。

4. **检查方法** 直接接触皮肤扫查，对腮腺、颌下腺进行纵切、横切及多方位扫查。检查舌下腺时，声束朝向口底，尽可能多切面扫查。

（三）正常超声表现

1. **灰阶超声** 腮腺纵切或横切时，其形态近似倒三角形。以下颌骨表面延长线为标志，把腮腺分为浅叶、深叶。浅叶边缘清晰，深叶后缘不容易完整显示。颌下腺纵切呈哑铃形或椭圆形，以下颌舌骨肌为标志，分为浅叶、深叶，浅叶边界清晰。舌下腺形态可呈椭圆形，两侧舌下腺相连时，其形态近似马蹄形，舌下腺边界不容易完整显示。

唾液腺实质为均匀高回声，略高于甲状腺实质的回声。唾液腺的导管不易显示。副腮腺沿腺体前缘向前延伸，实质回声与腮腺一致。在腮腺周缘被膜下的淋巴结呈椭圆形或圆形低回声，或可见到淋巴门部回声。

2. **彩色与频谱多普勒** 唾液腺实质内血流信号大多为稀疏点状分布，少数显示为条状分布。动脉血流频谱呈高阻型。

3. **唾液腺测量方法及正常参考值** 平行于耳郭纵切腮腺，并取其最大切面，测量上下径（长径）和左右径（厚径）。取腮腺最大横切面，测量前后径（宽径）。平行于下颌骨纵切颌下腺，并取最大切面，测量长径和厚径。舌下腺位置深，不容易完整地显示其长径和厚径，可在最大斜冠状面，测其左右径（宽径）。

腮腺长径 5~6cm，宽径 4~5cm，厚径 1.5~2cm。颌下腺长径 3~4cm，厚径 1.5~2cm。舌下腺长径 2.5~3cm，宽径 1~1.5cm。

二、唾液腺疾病

（一）唾液腺炎症

1. **病理与临床** 唾液腺炎症的病因主要包括细菌性、病毒性及特异性感染，根据其病程可分为急性炎症、慢性炎症及复发性炎症。炎症多见于腮腺，其次为颌下腺，舌下腺很少见。

急性腮腺炎以流行性腮腺炎多见，单侧或双侧发病，流行病学、血液检查能够帮助鉴别。急性化脓性炎症少见，多发生于成年人，年老体弱者易于发病，主要发生于腮腺及颌下腺，以单侧为主。炎症急性发作时，局部疼痛、皮肤红肿，饮食时症状加剧，口腔内导管开口充血肿胀，严重者可见脓液排出。唾液腺结核极少见。

慢性腮腺炎分为阻塞性和复发性。慢性阻塞性腮腺炎，因腺导管结石、外伤或异物的梗阻而引起的，临床表现为梗阻侧腮腺反复发生肿痛，进餐时症状尤为明显，挤压腺体导管口，分泌物为黏稠性唾液或稀脓液。慢性复发性腮腺炎，以 5 岁以下儿童多见，既往有流行性腮腺炎病史，临床表现为局部肿胀疼痛反复发作，年龄越小，发作次数越频繁，挤压腺体时，口腔内导管口分泌物异常。

慢性腮腺炎病理表现：腺体正常结构不清，腺泡不同程度变性、萎缩，腺体内小导管节段性狭窄或扩张，管周及间质炎症细胞浸润。

2. **超声表现**

（1）急性炎症：细菌性炎症以单侧多见，唾液腺腺体呈中度至重度肿大，包膜不清晰，腺体实质回声不均匀，血供丰富。当腺体实质出现含有点状回声漂浮的液性区时，提示脓肿形成。脓肿单发多见，边界不规则，脓腔后方见声增强效应，腔内无血流信号显示。流行性腮腺炎，多为双侧腺体发病，双侧同时发生，或先后发生。

（2）慢性炎症：唾液腺腺体无明显肿大，边界不光滑，腺实质回声呈弥漫性增粗、不均匀，或表现为局灶性不均匀区、边界不清晰，腺体内血流信号轻度至中度增多。慢性阻塞性炎症，可见到腺导管扩张，内或可见到结石的回声。

3. **鉴别诊断**

（1）流行性腮腺炎：应与急性细菌性腮腺炎相鉴别，流行病学、发病特征及血液检查有助于区别。

（2）慢性炎症：应与良性淋巴上皮病相鉴别，眼干、口干、鼻干等干燥综合征的特有症状有助于两者的鉴别。局灶性炎症，易与恶性肿瘤相混淆，病史及随访观察能够帮助鉴别。

（二）唾液腺结石

1. **病理与临床**　唾液腺结石，腮腺少见（约占 10%），大多数发生于颌下腺（约占 80%），多见于中青年人。唾液腺结石单发或多发，位于扩张的腺导管内，常伴发唾液腺炎症。小结石可无症状，大结石阻塞时，唾液淤滞，引起局部胀痛，进餐时症状加重，容易反复发作。

2. **超声表现**　唾液腺结石以颌下腺多见，结石大多数为椭圆形，单发或多发。典型的结石，表现为强回声团，后方伴声影，近端腺导管扩张。

3. **鉴别诊断**　唾液腺结石应与腺体内钙化灶区别，结石位于腺导管内、伴有导管扩张，而钙化位于腺实质内或导管壁。

（三）唾液腺肥大

1. **病理与临床**　唾液腺肥大为一种非炎性、非免疫性、非肿瘤性的唾液腺良性病变，与肥胖、糖尿病、高血压及营养代谢异常等全身性疾病有关，以中老年人多见，主要发生于腮腺，颌下腺不多见。

临床表现：唾液腺肿大，形态无明显改变，呈无痛性、弥漫性及对称性肿大，导管口无红肿，分泌物无异常。

病理改变：唾液腺腺泡体积增大，可达正常腺胞的 2~3 倍，导管系统多无明显改变，腺小体间质无炎症细胞浸润、主要为脂肪细胞沉积。

2. **超声表现**

（1）唾液腺肥大多表现为腮腺双侧、对称性肿大，偶伴有颌下腺肿大。

（2）肿大的腮腺浅叶腺体边界清楚，深叶边界不清楚，颌下腺显示完整。

（3）腺体实质回声增强，分布均匀，腺导管不容易显示。

（4）CDFI 检查：腺体内可见少量稀疏、点状血流信号分布。

3. **鉴别诊断**　唾液腺肥大应与唾液腺慢性炎症相区别，年龄、病史、症状及体征等有助于鉴别。

（四）唾液腺良性淋巴上皮病

1. **病理与临床**　良性淋巴上皮病（亦称干燥综合征）为自身免疫性疾病。病理主要表现，早期，淋巴细胞弥漫浸润唾液腺实质（腺小叶），一般不越过小叶间的结缔组织，小叶内小导管扩张，腺小叶形态无明显改变；后期，腺泡萎缩，甚至消失。可累及多对腺体。少数的良性淋巴上皮病可能发展为非霍奇金淋巴瘤。

临床上多见于中老年女性，主要表现为双侧腮腺无痛性肿大，大多数病例为弥漫性肿大，少数病例为不对称局灶性肿大。触诊，腺体质地较硬，表面不平。口腔干燥明显，可伴有眼干、鼻干等症状。部分患者出现系统器官组织损害。

2. **超声表现**

（1）双侧腮腺弥漫性肿大，腺体内回声不均，可见散在小低回声灶，呈"网格"样分布。

（2）少数病灶表现为结节状、团块状，边界不清晰，内部回声不均匀。

（3）CDFI 检查：大多数受累腺体内血流信号明显增多。

（4）颌下腺及舌下腺也可同时存在相应的超声表现。

3. **鉴别诊断**　良性淋巴上皮病应注意与慢性腮腺炎相鉴别，病史、症状等有助于鉴别。

（五）唾液腺囊肿

1. **病理与临床**　唾液腺囊肿好发于舌下腺，腮腺、颌下腺少见。唾液腺囊肿有以下几种类型：①潴留性黏液囊肿,囊壁有导管上皮衬里。腺导管发育异常、阻塞或狭窄使局部导管扩张而形成囊肿,囊内潴留黏液。②外渗性黏液囊肿,亦称假性囊肿,囊壁主要成分是纤维结缔组织或肉芽组织。腺导管破裂、黏液外漏入组织间隙而形成此类囊肿。③淋巴上皮囊肿,囊壁内有丰富的淋巴组织,其组织发生来源尚不明确。

临床主要表现为局部无痛性肿块,质软,境界清楚。囊肿伴发感染时,肿块明显触痛。舌下腺囊肿多发生于青少年,可自行破溃,也易复发。

2. 超声表现

(1) 唾液腺囊肿形态多呈圆形,少数呈哑铃形,如舌下腺外渗性黏液囊肿,其两端分别位于颌下区的浅叶和舌下区的深叶。

(2) 囊壁薄而清晰,边界清楚,囊壁及后方伴有声增强效应。

(3) 囊内呈无回声,或含有稀疏细点状回声。

(4) 伴发感染时,囊壁增厚,囊内见密集细点状或絮状回声。

3. 鉴别诊断　腮腺囊肿要注意与第一鳃裂囊肿区别,后者可伴有鳃裂瘘;舌下腺囊肿要注意与口底皮样囊肿区别,后者位于口底。唾液腺囊肿含有密集细点状回声时,要注意与实性肿瘤区别。

（六）鳃裂囊肿

1. 病理与临床　鳃裂囊肿属于先天性疾病,由鳃裂未完全退化的组织异常发育而成。可发生于任何年龄,以30岁左右多见,无明显症状。鳃裂囊肿可分为上中下三组,腮腺鳃裂囊肿来自第一鳃裂。鳃裂囊肿囊壁厚薄不一,外层为纤维结缔组织,内衬鳞状上皮或柱状上皮,含有淋巴组织,囊内液体清亮或含有胆固醇结晶、角蛋白等,继发感染可伴有豆腐渣样改变。

2. 超声表现

(1) 腮腺鳃裂囊肿,单发为主,常呈圆形、椭圆形。

(2) 囊壁薄,囊内多可见漂浮的点状高回声。

(3) 伴发感染,囊壁较厚,囊内回声密集,或可呈类实性改变。

(4) CDFI检查:囊内无血流信号,厚的囊壁,可见少量血流信号。

3. 鉴别诊断　腮腺鳃裂囊肿(类实性型)要注意与乳头状淋巴囊腺瘤、多形性腺瘤相鉴别,后两者瘤内可见血流信号。腮腺鳃裂囊肿不易与腮腺囊肿鉴别,可以通过穿刺针吸进行鉴别。前者常常抽出黄白色或灰黄色黏液或浓稠分泌物,如病理检查见到鳞状上皮及其角化物或柱状上皮即可鉴别。

（七）唾液腺多形性腺瘤

1. 病理与临床　多形性腺瘤(或称混合瘤)是唾液腺良性肿瘤中最常见的类型,好发于腮腺,其次为颌下腺,在舌下腺中罕见。混合瘤多为单发,术后复发者可为多发,形态多呈圆形,大的瘤体也可呈分叶状,瘤体边界清晰,为纤维组织包绕。大多数的瘤体呈实性,由腺样上皮和间充质组织构成,有的瘤体呈囊性变,也可含有软骨样组织。

临床主要表现为局部无痛性,缓慢生长的肿块。大约5%的混合瘤可发展为恶性混合瘤。

2. 超声表现

(1) 大多数混合瘤的形态呈圆形或椭圆形,有的瘤体呈分叶状。

(2) 瘤体边界清晰,瘤体后方组织可出现回声增强。

(3) 瘤内回声多样性,可呈均质或不均质低回声,有的瘤内出现液性区或钙化灶。

(4) CDFI检查:大多数混合瘤内部,尤其体积大的瘤体常显示较丰富的血流信号,PW检测多为低阻动脉血流频谱。

3. 鉴别诊断　多形性腺瘤要注意与乳头状淋巴囊腺瘤、恶性混合瘤相鉴别。恶性混合瘤,边界不清楚,瘤内回声不均匀,伴有钙化点,瘤内动脉血流频谱为高速高阻型。

（八）唾液腺乳头状淋巴囊腺瘤

1. 病理与临床　在唾液腺良性肿瘤中,乳头状淋巴囊腺瘤(亦称Warthin瘤)仅次于混合瘤,好发于腮腺,也可同时见于多个唾液腺中。乳头状淋巴囊腺瘤起源于唾液腺内上皮和淋巴组织,可呈多发性,瘤体形态呈圆形或椭圆形,有包膜。瘤体内呈囊实性,含有大小不等的囊腔,内含黏液样液体,囊壁有乳头状结构。

临床表现,以中老年男性多见,肿块多发生于腮腺后下极,为无痛性生长,病程缓慢,质软,无压痛。

2. 超声表现

（1）Warthin 瘤的瘤体形态,多呈圆形或椭圆形,少数呈分叶状。

（2）瘤体边界清晰,瘤体后方可伴有声增强效应。

（3）瘤体内部多呈低回声,可见到多发性小液性区,也可见到有分隔的囊性区。

（4）肿瘤可呈多发性,单个腺体或多个腺体分布。

（5）CDFI 检查:实性瘤体内可见到较丰富血流信号,以囊性为主的瘤体血供不丰富。

3. 鉴别诊断　要注意与多形性腺瘤相鉴别,乳头状淋巴囊腺瘤的特点是瘤体呈多发性、囊实性、多个唾液腺分布。

（九）唾液腺恶性肿瘤

1. 病理与临床　在唾液腺恶性肿瘤中,黏液表皮样癌居首位,好发于腮腺;腺样囊性癌也较多见,但好发于颌下腺。黏液表皮样癌,肿瘤多无包膜,瘤内含有大小不等的囊腔,根据病理不同改变,可分为低度、中度和高度恶性,低度恶性黏液表皮样癌不易与良性肿瘤区别。腺样囊性癌,呈实性,常有出血灶;唾液腺淋巴瘤,大多数发生自唾液腺内或唾液腺旁淋巴结。

临床表现,肿块生长缓慢,病程后期肿块质硬、触痛、界限不清。

2. 超声表现

（1）恶性肿瘤,以单发为主,形态多呈不规则,边缘不清晰。

（2）黏液表皮样癌,以不均匀低回声多见,内可含有液性区、呈囊实性,后方可出现回声增强。

（3）腺样囊性癌,内部为不均匀低回声,后方常伴声衰减。瘤体较大时,可出现局灶性液性区。

（4）唾液腺淋巴瘤,圆形或近圆形,内部呈低回声,或近无回声,边界较清楚。

（5）瘤体内可见到丰富血流信号,PW 检测多为高速动脉血流频谱。

（6）可伴有同侧唾液腺周围淋巴结肿瘤转移征象。

3. 鉴别诊断　唾液腺恶性肿瘤,根据其肿块的形态、边界、回声、血供及周围淋巴结是否肿大,可与良性肿瘤进行鉴别,但低度恶性肿瘤容易与良性肿瘤混淆。

4. 临床价值　X 线唾液腺造影、超声检查、CT、MRI 和同位素锝^{99m} 等检查对唾液腺疾病的诊断都有一定的价值,但目前应用较多的方法是超声检查,它在囊实性病变、炎症及结石等疾病的诊断较其他影像学检查更具优势。但也有不足之处,如超声检查容易发现唾液腺主导管的扩张,而对小叶间导管、末梢导管的显示则不如 X 线造影检查。识别深部肿瘤与周围组织(尤其是骨组织)关系的能力逊于 CT、MRI。超声弹性成像通过判别唾液腺病变组织或肿瘤的硬度,以获得更多的鉴别诊断信息。超声造影提供了唾液腺肿瘤内部更为敏感的血管灌注和分布的信息。超声引导下唾液腺组织细针吸取细胞学检查,操作简单,有助于明确诊断,其符合率可达 90% 以上。但要注意的是,唾液腺肿瘤的组织活检可能导致肿瘤沿切割针道种植。

（薛恩生）

第三节　甲状腺和甲状旁腺

一、概述

（一）解剖概要

1. 甲状腺　甲状腺是成年人体内最大的内分泌腺,由左、右两侧叶和连接两侧叶的峡部组成,呈"H"形横跨于气管上段。有 30% ~50% 的人在峡部上缘有一尖端向上的锥体叶。成年人甲状腺重量为 15 ~30g;侧叶长 4~6cm,宽 1.5~2cm,厚 1~2cm,峡部长 1.2~1.5cm,厚 0.2cm。

（1）甲状腺周围结构：前方为胸骨舌骨肌及胸骨甲状肌，外前方为胸锁乳突肌，两侧叶后方为颈长肌。两侧叶的后内侧与喉和气管、咽和食管，以及喉返神经等相邻，后外侧为颈总动脉和颈内静脉。甲状腺表面覆盖有两层被膜，外层称甲状腺假被膜，覆盖甲状腺的前面和两侧；内层称甲状腺真被膜，贴于腺体组织表面，并伸入腺体实质内，将腺体组织分隔为若干小叶。

（2）甲状腺血供：血供非常丰富，主要由双侧的甲状腺上、下动脉及少数人存在的甲状腺最下动脉构成。甲状腺的静脉起自甲状腺腺体的表面和气管前面的静脉丛，分为上、中、下3对静脉。

（3）甲状腺激素分泌：主要分泌甲状腺激素和降钙素，生理功能十分广泛，主要是促进人体的能量代谢和物质代谢，促进生长和发育。

2. **甲状旁腺**　甲状旁腺位于甲状腺两侧叶的背面，为黄褐色圆形小体，有薄层结缔组织被膜。成人每个腺体重30~50mg；长3~6mm，宽2~4mm，厚0.5~2mm。

（1）数目和位置：变化较大。约90%人群有4个甲状旁腺，每侧上、下2个，有的人为3个或5个腺体。上一对甲状旁腺位置比较恒定，多位于甲状腺侧叶后缘上中1/3交界处。下一对甲状旁腺位置变化较大，约60%位于甲状腺侧叶下极的后缘（正常位置），可异位于甲状腺胸腺韧带内、纵隔和颈动脉鞘内。

（2）甲状旁腺血供：上一对甲状旁腺由甲状腺上动脉或甲状腺下动脉或两者的吻合支供血，下一对甲状旁腺由甲状腺下动脉发出的分支供血。甲状旁腺的静脉回流同甲状腺，分别回流至颈内静脉和头臂静脉。

（3）甲状旁腺激素分泌：甲状旁腺主细胞分泌甲状旁腺素，具有升高血钙、降低血磷的作用。甲状旁腺素的分泌主要受血钙浓度的负反馈调节，并与甲状腺C细胞分泌的降钙素以及$1,25\text{-}(OH)_2$维生素D_3共同调节钙磷代谢，控制血浆中钙、磷水平。

（二）超声检查技术

1. **患者准备**　检查前患者无特殊准备。

2. **体位**　一般取仰卧位，颈后垫一小枕使头略向后仰，充分暴露颈部。

3. **仪器**　一般使用具有高频线阵探头（5~10MHz）的彩色多普勒超声仪对甲状腺和甲状旁腺进行探测。必要时采用扇形探头结合吞咽动作对锁骨后或胸骨后甲状腺肿或异位甲状旁腺病变进行观察。

4. **检查方法**

（1）甲状腺

1）测量甲状腺大小和体积：沿侧叶纵切扫查，取最大切面测量上下径，横切扫查时取最大横切面测量横径和前后径；横切面测量峡部的最大前后径。必要时，测量甲状腺体积，常用的方法为椭圆体计算法：以椭圆体公式（$V=\pi/6\times$上下径$\times$横径$\times$前后径）计算两侧叶的体积，然后相加即为甲状腺的总体积（峡部不计量）。

2）从上至下、从外向内做一系列横切和纵切扫查，观察甲状腺实质及结节的二维超声表现。结节回声水平分为：极低回声（低于颈前肌）、低回声（高于颈前肌，低于甲状腺实质）、等回声（与甲状腺实质回声相当）和高回声（高于甲状腺实质回声）。判断甲状腺实质回声水平，以邻近胸锁乳突肌回声作参照。

3）彩色多普勒血流显像（color Doppler flow imaging，CDFI）：观察腺体和结节的血流信号的分布和丰富程度，测量结节内动脉血流的峰值流速和阻力指数。必要时，测量甲状腺上、下动脉的内径、峰值流速和阻力指数。

（2）甲状旁腺

1）正常位置甲状旁腺的超声检查方法与甲状腺的基本相似。由于甲状旁腺位置更深，必要时可以使用频率更低的探头，特别是甲状旁腺明显增大时。

2）甲状旁腺常异位于甲状腺内、颈动脉鞘内、食管后和胸骨上窝，应仔细扫查。

3）嘱患者做吞咽动作,使病灶提升,同时采用扇形探头(扫查方向朝向足侧)在胸骨上窝和锁骨上方进行探测,有可能发现异位于胸骨或锁骨后方的病灶。

（三）正常超声表现

1. 甲状腺

（1）正常甲状腺左、右侧叶上下径 4~6cm,左右径 1.5~2cm,前后径 1~2cm;峡部前后径 0.2~0.4cm。正常甲状腺大小存在较大个体差异,但侧叶前后径的个体差异相对较小,若侧叶前后径>2cm,可诊断甲状腺肿大。

（2）甲状腺被膜为一薄而规整的高回声带,实质为分布均匀的细而密集的中等回声,回声水平明显高于邻近的胸锁乳突肌回声。高档彩色多普勒超声仪显示腺体内弥漫性分布的较为丰富的点状、条状血流信号。

（3）甲状腺上、下动脉的平均内径约 2mm,为搏动性动脉血流频谱,收缩期峰值流速为 30~50cm/s。甲状腺的 3 对静脉为连续性低振幅频谱。

2. 甲状旁腺 由于正常甲状旁腺体积过小(平均大小 5mm×3mm×1mm),且与周围组织不能形成良好的反射界面,超声很难显示。正常甲状旁腺回声与甲状腺相近或略低,多为边界清楚的卵圆形或圆形的均匀低回声,内部一般无明显的血流信号。

二、甲状腺和甲状旁腺疾病

（一）甲状腺先天发育异常

1. 甲状舌管囊肿（thyroglossal cyst）

（1）病理与临床:甲状腺的发生开始于胚胎第 3~4 周,在咽底部(相当于舌盲孔处)的内胚胎层增生,形成甲状舌管后下降到正常甲状腺处,发育成甲状腺峡部及左、右叶,而甲状舌管在胚胎 5~6 周时,即开始退化、闭锁、消失。若甲状舌管退化停滞,可在出生后有不同程度的保留,部分扩张形成甲状舌管囊肿,尚有一部分病例在甲状舌管或囊肿内残留有功能或无功能的甲状腺组织。

（2）超声表现

1）二维超声:①多见于颈前区中线上部(舌骨下方),能随吞咽或伸舌、缩舌运动而上下活动。②通常表现为 1~2cm 大小的圆形或不规则形的无回声区,包膜完整,与周围界限清晰,后方回声增强。③当囊肿内部液体黏稠时,可表现为类实性低回声;当囊肿合并感染时,内见大小不等的点状回声;当囊肿内残留甲状腺组织时,可探及类甲状腺实质结构;文献报道,囊肿内也可发生乳头状癌,表现为其内实性低回声。

2）CDFI 检查:一般内部无明显血流信号。合并乳头状癌时常在实性部分探及血流信号。

（3）鉴别诊断:通常,无特殊疾病需要与本病相鉴别。需要注意的是,当内部液体黏稠时,不要误诊为肿瘤;残留正常甲状腺组织或在此基础上发生各类甲状腺病变,应警惕误诊。

（4）临床价值:超声常常能够明确提示本病,并有助于对残留正常甲状腺组织或在此基础上发生各类甲状腺疾病的诊断。

2. 异位甲状腺（ectopic thyroid gland）

（1）病理与临床:是一种胚胎发育异常的疾病。由于某种原因甲状腺部分或全部未下降到颈部正常解剖位置。女性是男性的 4 倍。异位甲状腺常常合并正常解剖部位甲状腺缺如;少数为正常解剖部位甲状腺与异位腺体并存。异位甲状腺绝大多数(90%)位于舌根部,其功能与腺体的发育相关,可无临床症状或表现为甲状腺功能减退。

（2）超声表现

1）正常解剖部位未能探及甲状腺组织,或发现甲状腺较正常明显减小,但声像图无明显异常。

2）在可能发生异位的部位显示类似甲状腺组织回声的结构,表现为实性均匀的中等回声,边界清晰,CDFI示内部血流信号丰富。

3）异位的甲状腺也可并发各种甲状腺疾病而具有相应声像图表现。

（3）鉴别诊断

1）异位甲状腺与肿物的鉴别：前者表现为回声类似甲状腺组织,呈边界清晰的均匀中等回声,血流信号分布规则；而后者具有各类新生肿物、炎症等表现。

2）甲状腺缺如与颈前肌肉的鉴别：正常解剖部位无甲状腺组织十分少见。若无典型的甲状腺组织,诊断为甲状腺缺如和/或异位甲状腺时,应注意勿将颈前肌肉误诊为甲状腺组织。

3）甲状腺先天发育不全与后天性甲状腺萎缩的鉴别：后天性甲状腺萎缩常常见于桥本甲状腺炎病程后期,表现为腺体回声减低、不均,并可见许多条状高回声；而甲状腺发育不全和异位甲状腺均可出现甲状腺体积小,但腺体回声无明显异常。

（4）临床价值：当在颈部、口腔内或其他可能发生甲状腺异位的部位探及实性"肿物",同时发现正常解剖部位未探及甲状腺或甲状腺明显较正常小但声像图无明显异常时,应想到甲状腺发育不全和异位甲状腺,切不可轻易做出肿物的诊断,导致将异位甲状腺切除而造成甲状腺功能减退的不良后果。核素显像是发现和诊断异位甲状腺的最佳影像检查方法,可以对甲状腺缺如和异位甲状腺的部位、数量做出明确诊断。

（二）甲状腺炎症性疾病

1. 亚急性甲状腺炎（subacute thyroiditis）

（1）病理与临床：是一种自限性非化脓性炎性疾病,多见于20~50岁的女性,迄今病因尚不确定。发病初期有上呼吸道感染的表现,之后出现受累甲状腺局部有疼痛,可放射至下颌、耳部或枕骨部。病程一般持续2~3个月,可自行缓解消失。

（2）超声表现

1）患侧甲状腺肿大,被膜下病灶常使甲状腺与颈前肌之间的间隙模糊或消失。

2）腺体内见边界模糊的散在性或融合性片状低回声,被称为冲洗过征（wash-out sign）,为本病的特征表现。病程初期低回声区常有压痛。CDFI:病灶内显示原有甲状腺血管穿行,周边无明显环绕血管。

3）病灶回声随病程而改变,恢复期回声增强、不均,低回声区缩小甚至消失,恢复为正常腺体回声。

（3）鉴别诊断：亚急性甲状腺炎主要应与甲状腺癌和局限性桥本甲状腺炎相鉴别（表15-2）。

表15-2 亚急性甲状腺炎、甲状腺癌与局限性桥本甲状腺炎的超声鉴别诊断要点

	甲状腺癌	局限性桥本甲状腺炎	亚急性甲状腺炎
数量	单发多见	单发多见	多发多见,分布于双侧叶
占位效应	有	无	无
内部回声	实性不均质低回声	散在条状高回声	可见正常腺体组织
钙化	微小钙化	无	无
晕环	常无	常无	无
环绕血管	<1/2 圈	常无	常无
内部血流	血供丰富,分布不规则,无正常穿行血管	血供丰富,正常穿行血管	血供随病程有变化,正常穿行血管
局部疼痛	常无	无	发病初期常有
颈部淋巴结转移	可伴有	无	无

（4）临床价值：超声结合患者临床症状和体征不仅能明确诊断本病，而且是随访的良好手段。

2. 桥本甲状腺炎（Hashimoto thyroiditis）

（1）病理与临床：又称为慢性淋巴细胞性甲状腺炎，是一种自身免疫性疾病。好发于30~50岁的青中年女性。镜检见病变甲状腺组织中滤泡破化、萎缩，腔内胶质含量减少，滤泡上皮嗜酸性变和间质内淋巴细胞和浆细胞浸润，并有突出生发中心的淋巴滤泡形成和不同程度的纤维化。本病起病隐匿，常无特殊症状。体检触及甲状腺正常大小或中度弥漫性肿大，腺体质韧如橡皮。

（2）超声表现

1）甲状腺两侧叶弥漫性肿大，以前后径改变最为明显，峡部也明显增厚；病程后期可表现为腺体萎缩。

2）腺体声像图表现为以下类型：①弥漫回声减低型：表现为肿大腺体弥漫性回声减低，较为均匀，伴有许多条状高回声，腺体内布满搏动性彩色血流信号，密集如一片火的海洋，称之为火海征（inferno），与弥漫性毒性甲状腺肿表现类似；②弥漫网络型：肿大腺体内见许多散在细小低回声而呈网络状改变，CDFI显示血供丰富，呈弥漫性分布；③萎缩型：腺体呈弥漫性萎缩，无或轻度血流信号增加；④局限型：病变局限在某一区域。

3）病程早期甲状腺上动脉流速明显加快，血流量增多。

（3）鉴别诊断：本病鉴别诊断见本节"弥漫性毒性甲状腺肿"和"亚急性甲状腺炎"。

（4）临床价值：仅依赖超声表现常不能对本病做出明确诊断。超声检查结合患者症状和体征，尤其实验室检查甲状腺过氧化物酶抗体和球蛋白抗体的滴度明显升高，方能做出明确诊断。

（三）甲状腺增生性疾病

1. 弥漫性毒性甲状腺肿（diffuse toxic goiter）

（1）病理与临床 又称原发性甲状腺功能亢进症、突眼性甲状腺肿或Graves病，是一种伴甲状腺激素分泌增多的器官特异性自身免疫病。本病多见于20~40岁青年女性，男女比例约1:5。甲状腺的主要病理变化是实质组织的增生和肥大。其临床特征为多器官受累和高代谢状态，主要表现有心慌、怕热、多汗、食欲亢进、大便次数增多、消瘦、情绪激动等。

（2）超声表现

1）甲状腺弥漫性对称性肿大，被膜规整。

2）未经治疗的初发者，腺体表现可分为两种类型：①弥漫回声减低型：双侧腺体弥漫性回声减低、较为均匀，CDFI表现为火海征；②散在回声减低型：双侧腺体内见多个边界模糊的片状回声减低区，探头挤压后回声增强和范围缩小，CDFI：回声减低处血流信号尤为丰富。此型常见于年龄较大者。

3）有的病程较长或反复发作者，腺体回声水平可与正常腺体相当，不均匀，部分病例因形成纤维分隔而伴有条状高回声。

4）多数病例甲状腺上、下动脉内径增宽，流速明显加快，阻力减低。

（3）鉴别诊断：弥漫性毒性甲状腺肿的弥漫回声减低型需与早期桥本甲状腺炎和单纯性甲状腺肿相鉴别（表15-3），散在回声减低型需与亚急性甲状腺炎、单纯性结节性甲状腺肿相鉴别（表15-4）。桥本甲状腺炎的病程后期或病程较长者，虽也表现为双侧腺体回声弥漫性减低，但腺体萎缩、纤维化改变更明显，血流信号仅轻度或无明显增加，与弥漫性毒性甲状腺肿声像图表现有较大差异，两者较易鉴别。

表15-3　弥漫回声减低型弥漫性毒性甲状腺肿、早期桥本甲状腺炎与
单纯性甲状腺肿的超声鉴别要点

	弥漫性毒性甲状腺肿	早期桥本甲状腺炎	单纯性甲状腺肿
肿大特点	以侧叶长径增大为主	以侧叶前后径和峡部增大为主	以侧叶长径增大为主
腺体回声	弥漫性回声减低	弥漫性减低伴条状高回声，或网络样改变	正常水平、不均
腺体血供	火海征	火海征或中度增加	正常或轻度增加

注：弥漫性毒性甲状腺肿患者是指表现为弥漫性回声减低者，且未经抗甲亢药物治疗

表 15-4　散在回声减低型弥漫性毒性甲状腺肿、亚急性甲状腺炎与
单纯性结节性甲状腺肿的超声鉴别要点

	弥漫性毒性甲状腺肿	亚急性甲状腺炎	单纯性结节性甲状腺肿
病灶回声	类实性低回声,边界模糊	类实性低回声,边界模糊	回声水平不一,边界清晰或模糊
血供	回声减低区尤为明显	病变区无或轻度增加	病变区丰富程度不一
病灶占位效应	无,原有血管穿行	无,原有血管穿行	有,原有血管绕行
探头挤压后	回声减低区缩小	病变区无明显变化	实性结节无明显变化

注:弥漫性毒性甲状腺肿患者是指表现为散在、局灶回声减低者,且未经抗甲亢药物治疗

（4）临床价值:仅依靠超声检查较难对本病做出明确诊断,需结合临床症状、体征及实验室检查结果方能做出明确诊断。另外,超声能够准确测量甲状腺体积,了解腺体的血供状况,从而帮助选择治疗方式、计算^{131}I用量和判断疗效。

2. 单纯性弥漫性甲状腺肿（simple diffuse goiter）

（1）病理与临床:是单纯性甲状腺肿的早期阶段,甲状腺两侧叶呈对称性弥漫性肿大,一般不伴有甲状腺功能变化和全身症状。甲状腺过度肿大者可压迫周围器官组织而产生相应的症状:①压迫气管造成呼吸困难;②压迫食管引起吞咽困难;③压迫颈静脉、上腔静脉造成头面部及上肢水肿;④压迫周围神经引起声音嘶哑或霍纳综合征（Horner syndrome）。

（2）超声表现

1）甲状腺呈弥漫性、对称性肿大,表面平整,肿大程度常较弥漫性毒性甲状腺肿明显。腺体肿大明显时,可压迫气管、颈部血管,并使血管移位。

2）病程早期腺体内部回声基本正常;病程后期除腺体实质回声普遍不均外,由于滤泡内充满胶质而高度扩张,腺体内显示弥漫分布的多发薄壁无回声区伴囊内点状强回声。

3）腺体内血流信号无明显增多,甲状腺上动脉内径正常或稍增宽,流速在正常范围内或轻度增高。

（3）鉴别诊断:本病需与弥漫性毒性甲状腺肿和结节性甲状腺肿相鉴别,见本节"弥漫性毒性甲状腺肿"。

（4）临床价值:依据甲状腺声像图表现和甲状腺功能正常,较易诊断本病,但有时与单纯性结节性甲状腺肿较难鉴别。超声能够准确测量甲状腺大小,是本病随访和判断疗效的良好方法。

3. 单纯性结节性甲状腺肿（simple nodular goiter）

（1）病理与临床:是单纯性甲状腺肿发展至后期的表现。在甲状腺弥漫性肿大的基础上,滤泡上皮细胞反复增生和不均匀的复原,形成增生性结节。结节进一步发展,压迫结节间血管,使结节血供不足而发生变性、坏死、出血等改变。出血和坏死组织可逐渐纤维化,形成不规则瘢痕,其中可发生钙盐沉积。本病一般无明显症状,但肿大的甲状腺可压迫周围组织如气管和食管而产生相应的症状。

（2）超声表现

1）甲状腺正常大小或两侧叶不对称性增大,表面不平整。

2）腺体内见单个或多个回声不同的结节,边界清晰或模糊,可伴有弧形或颗粒状钙化。结节内血供状态不同,有的增生结节内部血流丰富,甚至呈彩球状,有的增生结节以退化（如囊性变、液化、坏死等）为主,结节内部无或见少许血流信号。

3）结节以外的腺体回声可能表现为均匀、不均或散在的点状或条状高回声,血供无明显增多。

4）甲状腺上动脉内径正常或稍增宽,流速在正常范围内或稍加快。

（3）鉴别诊断:本病需与单纯性弥漫性甲状腺肿、弥漫性毒性甲状腺肿和甲状腺肿瘤相鉴别,见本节相应疾病。

（4）临床价值:超声不仅是本病的首选检查方法,而且较易诊断本病,多数患者能够避免进行其他影像学检查。但是,超声对结节是否合并癌变,是否合并甲状腺功能亢进症的判断存在一定困难。

4. 甲状腺囊肿（thyroid cyst）

（1）病理与临床：指的是甲状腺中发现含有液体的囊状物。临床较常见，多为良性疾病，女性多见。甲状腺囊肿可能是结节型甲状腺肿周围纤维组织增生包裹导致结节缺血坏死囊性变或甲状腺腺瘤缺血发生退行性囊性变导致的。囊肿内为液化坏死组织及继发性出血的混合物，囊壁常残存滤泡上皮，可以继续产生胶质使囊肿继续增大。通常无临床症状，而体积较大的囊肿可能会压迫周围组织产生压迫症状，如疼痛、呼吸困难、吞咽困难等。

（2）超声表现

1）甲状腺大小多数正常，少数较大囊肿可能导致甲状腺增大。

2）腺体内见单个或多个无回声，圆形或椭圆形，边界清晰，后方回声增强，大多数透声好。

3）当囊肿合并出血或感染时，内部可见细小的点状低回声或高回声。

4）无回声内可能伴有点状强回声，后伴彗星尾。

5）CDFI 显示内部无血流信号。

（3）鉴别诊断：甲状腺囊肿一般无须与其他疾病鉴别，但是当囊肿合并出血或感染时应注意与甲状腺实性肿瘤鉴别，后方回声增强及 CDFI 显示内部无血流信号有助于诊断为甲状腺囊肿。另外，当囊肿内出现实性乳头样结构，同时伴有偏心、形态不规则、微钙化等恶性特征时，要警惕囊性甲状腺癌。

（4）临床价值：超声能够明确诊断甲状腺囊肿，是本病的首选检查方法。

（四）甲状腺肿瘤

1 甲状腺腺瘤（thyroid adenoma）

（1）病理与临床：系良性肿瘤，起自腺上皮组织，可分为滤泡型腺瘤、乳头状腺瘤和混合型腺瘤 3 种。多见于中青年女性。肿瘤生长缓慢，患者一般无明显自觉症状。若肿瘤内突然出血，则肿块迅速增大，伴局部疼痛。少数病例可发生功能自主性腺瘤，出现甲状腺功能亢进症状。10% 的腺瘤可以癌变。体检触及单个圆形或椭圆形肿块，质韧，表面光滑，无压痛，可随吞咽而活动。

（2）超声表现

1）腺瘤一般为单发，极少数为多发；呈圆形或椭圆形，肿物长轴常与腺体的长轴平行，如腺瘤位于峡部，则其长轴与身体矢状面垂直。

2）肿物内部回声类似正常腺体实质回声，多数为均匀等回声或高回声，少数为低回声；较大者易合并囊性变、出血或坏死，内部有不规则无回声区、钙化灶或浓缩胶质。浓缩胶质表现为无回声内的点状强回声，后方伴彗星尾征，此为良性结节的特征性表现。

3）肿物边界清楚、整齐，有高回声包膜，80% 肿瘤周边见规整的薄晕环；后壁及后方无明显变化，若肿物以无回声为主，则后壁及后方回声增强。

4）CDFI：内部血供程度不等，多数腺瘤内部可见丰富血流信号，有的形成网状或彩球状；周边常见较为完整的环绕血管。

（3）鉴别诊断：主要应与单纯性结节性甲状腺肿和甲状腺癌相鉴别（表 15-5）。

（4）临床价值：多数甲状腺腺瘤仅凭超声即可做出提示，但少数腺瘤与边界清晰的恶性病变较难区分。另外，超声对腺瘤恶变和功能自主性腺瘤的诊断价值有限。

2. 甲状腺癌（thyroid cancer）

（1）病理与临床：占所有恶性肿瘤的 1%，好发年龄 40～50 岁，女性多见。通常分为乳头状癌、滤泡癌、髓样癌和未分化癌 4 种。乳头状癌占所有甲状腺癌的 75%～90%，发展缓慢，可多年无任何症状。未分化癌和少数髓样癌发展迅速。临床表现因病理类型不同而异。

（2）超声表现

1）边界：较大癌灶常表现为边界模糊，未分化癌可呈蟹足样改变，但髓样癌和微小癌（直径<1cm）可表现为边界清晰。癌灶周边晕环常不完整或厚薄不均，环绕血流信号不规整，<1/2 圈。

表 15-5　甲状腺癌、甲状腺腺瘤与单纯性结节性甲状腺肿的超声鉴别要点

	甲状腺癌	甲状腺腺瘤	单纯性结节性甲状腺肿
数量	单发多见	单发多见	多发多见
形态	不规则	椭圆形或圆形	规则
边界	模糊,不整	清晰,整齐,有高回声包膜	清晰或模糊、整齐或不整齐
内部回声	多为实性不均质低回声	均匀,多为等或高回声	回声水平不等
囊性变	少见	常见	常见
晕环	多数无晕环,少数不规则晕环	常有规则晕环	有或无
环绕血管	无或<1/2 圈	常有,>1/2 圈	有或无
钙化	微小钙化	少见,粗大	常见,弧形、颗粒状
后方回声	衰减或无变化	无变化或增强	无变化、增强或衰减
血供	癌灶血供丰富,分布不规则	实性部分血供丰富,分布尚规则	血供程度不一
颈部淋巴结转移	可伴有	无	无

2）内部回声:癌灶常表现为实性不均质低回声,较少出现囊性成分。微小癌回声常低于颈前肌肉回声,较大癌肿回声有所增强,但常低于正常腺体回声。微小钙化(1mm 左右的点状强回声)预测恶性的特异性较高,但敏感性低。CDFI:内部血流信号分布不规则,可见穿支血管。

3）形态:较大癌灶常表现为形态不规则,可见小分叶或毛刺,前后径与横径比值>1。

4）合并颈部淋巴结转移癌　参见本章第六节。

（3）鉴别诊断:甲状腺癌应与单纯性结节性甲状腺肿、腺瘤相鉴别,有时需与甲状腺炎相鉴别。

（4）临床价值:超声是甲状腺癌较为可靠的首选影像学检查方法。但是,甲状腺癌具有多种不同病理类型和生物学特征,其复杂多样的声像图表现给超声检查带来困难。若无法明确诊断,可进行超声引导下针吸活检检查。当临床怀疑原发性肿瘤对周围组织侵犯或者广泛淋巴结转移时,可以应用增强 CT 或 MRI 辅助诊断,术前不常规推荐患者进行[18]FDG-PET 检查。

3. 甲状腺淋巴瘤（thyroid lymphoma）

（1）病理与临床:罕见,占所有甲状腺癌的 1%～3%。一般为非霍奇金淋巴瘤,常见于老年女性患者,多发生于既往有桥本甲状腺炎的基础上。多为弥漫型,大者可累及甲状腺两侧叶,结节型很少见。典型临床表现为老年女性患者甲状腺迅速增大,并触及质硬的无痛性肿物。

（2）超声表现

1）弥漫型:腺体弥漫性肿大,回声较低,呈较均匀低回声,后方回声增强,但无明显结节,易漏诊。

2）结节型:肿大腺体内见边界模糊的不规则低回声区,呈假囊征或网格样改变,后方回声增强。

3）混合型:表现介于前两种类型之间,腺体增大,回声明显不均,呈片状减低。

4）病灶钙化、坏死少见。

5）CDFI:病变无明显环绕血管,内部可见明显增加的血流信号。

（3）鉴别诊断:本病应注意与桥本甲状腺炎和亚急性甲状腺炎鉴别。

（4）临床价值:甲状腺淋巴瘤多发生于桥本甲状腺炎的基础之上,病灶占位感不强,边界模糊,超声检查易漏诊。本病的定性诊断主要依靠超声引导下粗针穿刺组织活检,必要时外科切开活检。

（五）甲状旁腺疾病

1. 病理与临床

（1）甲状旁腺腺瘤:在原发性甲状旁腺功能亢进症患者中,80% 以上由腺瘤引起。腺瘤可以单发,也可以是多发性内分泌腺瘤的一部分。多见于女性,以 40～60 岁多见。

（2）甲状旁腺增生：约10%原发性甲状旁腺功能亢进症是由原发性增生所致,而对于继发性增生,则于慢性肾脏疾病的患者较为常见。增生常累及多个腺体。

（3）甲状旁腺癌：其占原发性甲状旁腺功能亢进症患者的2%~4%,平均发病年龄国外报道为45岁,国内约44岁,发病率无性别差异。大多数甲状旁腺癌是功能性的,无功能性癌较少。

上述3种疾病均可由于钙、磷代谢障碍而引起骨质疏松、脱钙及骨折。另外,甲状旁腺癌还可以侵犯周围组织器官而引起相应的临床表现。

2. 超声表现

（1）甲状旁腺腺瘤：①肿瘤位于甲状腺与颈长肌、颈总动脉与气管之间,属正常位置。肿瘤为椭圆形、三角形或不规则形,其长轴与身体矢状面平行;②肿瘤为均匀低回声,边界清晰、规则,可见高回声包膜回声,少数可伴有钙化灶或囊性变;③肿瘤与甲状腺之间可见双层中强回声带,可能为甲状腺被膜与腺瘤的包膜所致;④肿瘤前缘常有明显的血管绕行,并可见多条动脉分支进入瘤体内,内部血供丰富,有时可显示肿瘤的蒂部。病灶较小、囊性变或位置较深时,可显示少量血流信号,甚至无血流信号。

（2）甲状旁腺增生：可显示数个甲状旁腺不同程度增大,形态呈椭圆形或不规则形,内部为均匀低或等回声,一般无囊性变或钙化灶,血供不如腺瘤丰富。

（3）甲状旁腺癌：①肿瘤较大,形态不规则或呈分叶状;②内部为不均匀低回声,可伴有囊性变或钙化灶;③肿瘤可侵犯邻近的解剖结构;④CDFI:癌灶内部及周边血供丰富,分布不规则;⑤可发现同侧颈部淋巴结转移癌。

3. 鉴别诊断

（1）甲状旁腺占位应与甲状腺结节和颈部气管旁淋巴结相鉴别:甲状腺结节位于甲状腺轮廓的包膜内,但是带蒂的甲状腺结节常引起诊断困难(表15-6)。气管旁淋巴结常倾向于多发并排列成链状,同时可观察到淋巴结门和门型血流。

表15-6 甲状旁腺肿物与甲状腺结节的超声鉴别要点

项目	甲状腺结节	甲状旁腺肿物
部位	甲状腺内	甲状腺后方或异于其他部位
回声水平△	多种回声	低回声
囊性变	常见	少见
钙化灶	常见	少见
晕环	常见	一般无
周边环绕血管	常有	一般无
甲状旁腺功能亢进	无	有

△与甲状腺实质回声水平比较

（2）甲状旁腺腺瘤与增生的鉴别:腺瘤常为单发,而增生常为多发;腺瘤常较增生病变体积大。

（3）甲状旁腺腺瘤与腺癌的鉴别:肿瘤体积大、内部回声明显不均、有钙化灶、侵犯邻近解剖结构和颈部淋巴结转移等征象有助于提示腺癌。

4. 临床价值 高频彩色多普勒超声可显示5mm左右的甲状旁腺病灶,诊断敏感性达90%以上,已成为甲状旁腺肿物术前定位的首选检查方法。如在颈部反复探测未发现肿大甲状旁腺,大致能排除正常位置的甲状旁腺病变,但可能遗漏小的病灶;如甲状旁腺功能亢进诊断明确,而超声在颈部未发现异常增大的甲状旁腺,则需辅以CT成像、核素显像技术等检查手段寻找异位甲状旁腺病变。超声引导下针吸细胞学检查可以明确诊断。

（六）甲状腺疾病的超声分类及超声鉴别诊断步骤

1. 甲状腺疾病的超声分类

（1）为了便于超声鉴别诊断,将甲状腺疾病大致分为两大类,即甲状腺弥漫性病变和甲状腺结节。

前者主要包括弥漫性毒性甲状腺肿、单纯性甲状腺肿、亚急性甲状腺炎、桥本甲状腺炎及弥漫型的原发性淋巴瘤所致的甲状腺弥漫性肿大,少部分为甲状腺弥漫性萎缩。临床上甲状腺结节被描述为正常大小或弥漫性肿大的腺体内单发或多发结节,包括结节性甲状腺肿、甲状腺腺瘤、甲状腺癌、局限性炎性结节。

（2）甲状腺弥漫性病变与甲状腺结节的临床处理原则不同,因此超声区分两者具有重要的临床意义。前者多数是良性疾病,一般不需外科手术治疗,但是,当弥漫性肿大是由原发性淋巴瘤引起时,需要积极治疗。而后者需重视鉴别诊断,应尽可能发现并鉴别那些需外科手术治疗的结节。甲状腺炎无论以弥漫性肿大还是结节的形式出现,都不需要外科手术治疗。

2. 甲状腺疾病的超声鉴别诊断步骤

（1）定位鉴别诊断:需与甲状腺病变鉴别的疾病包括甲状旁腺肿物、周围淋巴结疾病和气管、食管肿瘤、食管憩室等。

（2）区分甲状腺弥漫性病变与甲状腺结节:一般来说,超声能很好地区分甲状腺弥漫性病变与甲状腺结节。当甲状腺结节很大几乎占据整叶腺体或表现为均匀等回声结节时,有可能误诊为弥漫性肿大或遗漏结节。观察结节周边晕环或环绕血流信号有助于发现结节。

（3）区分哪一种疾病引起甲状腺弥漫性病变或甲状腺结节。

（4）鉴别颈部有无异常淋巴结以及淋巴结的良恶性,参见本章第六节。

（李建初）

第四节　乳　　腺

一、概述

（一）解剖概要

正常乳腺位于前胸壁的左、右两侧,呈半球形突出,从外向深层分别为皮肤、皮下组织、乳腺腺体组织、乳腺后筋膜和脂肪、胸肌。乳腺实质由 15~20 个小叶构成,每个小叶与一条输乳管相通,一个腺叶包含 20~40 个终末导管小叶单位。输乳管直径为 1~2mm。而位于乳头后方的壶腹部或输乳窦部局限性扩张直径可达 4mm。由末梢导管、腺泡及其周围组织组成的结构称为终末导管小叶单位（terminal ductal lobular units, TDLU）,是乳腺腺体最基本的组织学单位。也是乳腺肿瘤的好发部位。

（二）超声检查技术

1. 患者准备　乳腺超声检查前应该尽量穿着宽松服装,其余无特殊准备。

2. 体位　一般取仰卧位,双手上举,充分暴露乳腺和腋窝、锁骨下区域。

3. 仪器　一般使用具有高频线阵探头（5~18MHz 或更高）的超声仪。探头频率的选择应该根据检查深度决定,乳腺组织较薄时可以选择更高的超声频率,如 10~15MHz;当乳腺组织较厚时,需要较大的检查深度,频率根据检查深度情况选择较低的频率。

仪器具备高分辨力二维超声、彩色多普勒超声;有条件情况下可以使用低机械指数超声造影和弹性超声技术。

4. 检查方法

（1）乳腺

1）乳腺检查原则:乳腺超声检查可以采用从上至下、从外向内做一系列横切和纵切扫查或以乳头为中心做环状扫查或由外向中心（乳头）、由中心向外做放射状扫查。观察乳腺腺体组织、导管和间质（脂肪）的二维超声表现。以乳腺中脂肪组织回声作为等回声,分别描述乳腺中不同组织的回声强度。

2）彩色多普勒超声检查:在二维超声观察的基础上,叠加彩色超声可以观察组织和病灶内部血管是否存在、血管的走向和分布,利用多普勒超声可测量动脉血流的峰值流速和阻力指数。有条件可以进行超声造影,补充多普勒超声显示微弱血流信号的不足

3）弹性超声:在二维超声基础上,增加弹性超声技术,可以反映组织或病灶的硬度变化,从而协助疾

病的诊断和鉴别。

（2）腋窝淋巴结：腋窝淋巴结的位置：腋窝淋巴结位于腋窝大血管周围、胸大肌和胸小肌周围，检查方法为将超声探头放置也腋窝区域进行连续的横或纵切扫查，观察大血管周围、胸大肌和胸小肌周围以及锁骨下大血管周围淋巴结是否存在以及存在时的形态表现。腋窝淋巴结位于腋窝蜂窝脂肪组织中，可分为五群。外侧淋巴结、胸肌淋巴结、肩胛下淋巴结、中央淋巴结和尖淋巴结。注意识别胸小肌，胸小肌是乳腺癌淋巴结转移定位的重要标志，胸小肌位于胸大肌深层，起自第 3~5 肋骨前面，止于肩胛骨喙突。胸小肌外侧的淋巴结是第 I 水平，胸小肌深面的淋巴结是第 II 水平，胸小肌内侧的淋巴结是第 III 水平。

乳腺超声检查的注意事项：

①检查时各扫查断面相互覆盖，不能有遗漏区域。

②检查速度恒速、匀速滑行。

③探头与皮肤表面尽量垂直，检查时不宜过度加压，以免改变肿块形态、位置等，特别在检查肿块血流时，加压会使小血管难以显示。

（三）正常超声表现

1. 乳腺

（1）二维灰阶超声：正常乳腺厚度和大小个体差异较大。超声图像上正常乳腺结构可分为四层，即皮肤、皮下脂肪层、腺体层及乳腺后间隙脂肪层。库柏韧带为穿行于其间的线状高回声，乳腺导管呈纤细单线或双线样的稍高回声。乳腺以脂肪回声为等回声，作为判断乳腺病变的回声强度的参考。女性乳腺腺体厚度和回声强度以及乳腺内脂肪组织的含量个体差异很大，与年龄和是否哺乳有密切关系。正常乳腺组织位于图像中层；高回声结构包括小叶间的结缔组织分隔、乳腺前后筋膜、部分可见的导管壁和皮肤组织；等回声组织主要为脂肪组织、小叶、导管上皮组织。

（2）彩色多普勒超声：超声图像上从浅到深依次为高回声皮肤、低回声皮下组织、等回声脂肪组织、乳腺腺体组织和腺体后方间隙。乳腺腺体组织层主要由腺体小叶、导管和脂肪组织构成，表现为等回声的脂肪组织、低回声的腺体组织和条状低回声的导管组织镶嵌，类似结节状表现。

2. 乳腺的血液供应和淋巴引流
乳腺的动脉血供来自于锁骨下动脉分支（内乳动脉），腋动脉分支（胸外侧动脉和肋间动脉）。

乳腺的淋巴引流途径自腺体深方到局部淋巴结，至少 75% 引流到腋窝淋巴结，其余引流至胸骨旁淋巴结（胸内侧）。前哨淋巴结是接受肿瘤区淋巴引流的第一个淋巴结，被视为肿瘤淋巴转移的第一站。

超声检查时根据解剖结构关系，可以显示各级血管以及分布，同时按照解剖关系寻找不同部位的淋巴结。

二、乳腺疾病

（一）乳腺增生性病变

1. 病理与临床
乳腺增生性病变是一组以乳腺腺体、末梢导管和间质组织增生或复旧不良而产生的病理变化，为一种病理细胞学诊断。临床命名多样，包括乳腺小叶增生、乳腺腺病和乳腺纤维囊腺增生等。

2. 诊断要点

（1）超声腺体组织层增厚、致密，结构紊乱，或出现局限性增厚。

（2）腺体层内出现多发低回声结节状结构、无回声囊性结构，散在分布。

（3）临床上可表现随月经周期变化的周期性疼痛等主观症状和客观腺体局限增厚。

（4）乳腺增生性病变是一种病理诊断，可以有或无临床表现，但超声图像特征往往不典型或缺乏明显的超声图像特征。

3. 鉴别诊断
乳腺增生性病变时由于小叶及其周围组织的不同程度增厚，在腺体组织内形成多个低回声、等回声结节状增厚或团块状结构，但通过探头的转动或移动，超声图像上显示并非所有的切面上均有占位现象，从而可以与占位性病变（纤维腺瘤、乳腺恶性肿瘤）鉴别。囊性增生时腺体层内可以出现多发无回声囊肿样结构。

（二）乳腺炎性疾病

1. 病理与临床　乳腺炎性病变是指由于各种病原体导致的乳腺组织炎性改变,常见的为细菌性炎症,可发生于任何年龄和哺乳期。临床上表现局部的红肿和疼痛。

2. 诊断要点

（1）好发哺乳期或 20~50 岁。

（2）受累乳腺局部有肿痛,质坚韧,压痛明显。

（3）病灶局部明显增厚,呈团块状,内部回声不均匀,病变早期以细胞浸润、水肿为主时,超声表现为病变区域呈低回声团块,内部回声不均匀,缺乏明显边界,后方回声可以增强、不变或轻微衰减;彩色多普勒超声可以显示内部和周边组织中血管扩张,血流阻力降低。后期可能随着组织液化或脓肿的形成可以出现不规则的无回声结构或弱回声结构。

（4）可伴同侧腋窝淋巴结肿大,呈低回声,皮质增厚,淋巴门结构消失。

3. 鉴别诊断　出现占位性改变时需要与乳腺腺病、纤维腺瘤和乳腺恶性肿瘤鉴别。

（三）乳腺良性肿瘤

1. 乳腺纤维腺瘤

（1）病理与临床:乳腺纤维腺瘤是乳腺最常见的良性肿瘤,属良性间叶和上皮混合性肿瘤。

（2）诊断要点

1）常见于 18~25 岁青年女性患者,月经初潮前及绝经后妇女少见。

2）图像特征:乳腺的腺体层内出现球形、椭圆形低回声结节,边缘光整或呈浅分叶状,形态规则,内部回声均匀,后方见回声增强,活动度好,生长缓慢,发生在青少年的纤维腺瘤可以生长速度较快,少数病例可以出现粗大强回声钙化伴声影。

3）彩色多普勒超声显示病灶区域点状散在血流信号、周边条状血流信号或无血流信号存在,弹性超声显示病灶硬度类似周围组织或稍硬。

（3）鉴别诊断:乳腺纤维腺瘤需要和乳腺局灶性增生(乳腺病结节)、炎性病变、乳腺癌等鉴别。

2. 导管内乳头状瘤

（1）病理与临床:导管内乳头状瘤是发生在乳腺导管上皮的一类病变,分为中央型(大导管内)乳头状瘤和周围型(末梢导管内)乳头状瘤,可单发或多发,有 5%~33% 的癌变率。

（2）诊断要点

1）临床表现:乳头溢液为常见临床症状,可以表现为浆液性或血性溢液。

2）发病年龄:18~82 岁,以 30~54 岁多见。

3）超声特征:乳晕下或乳晕周围探及低回声结节,其周围可见导管呈囊状或管状扩张,自乳头向外侧延伸;或表现为囊性无回声区中见不规则的实性低回声结节;扩张的导管追踪扫查见远端导管内有乳头状实性回声,管壁不规则;实质内低回声结节不伴导管扩张。病灶形态较规则,回声均匀,边缘光滑;较大者可呈"菜花"状,内回声不均匀,边缘不光滑。少数患者可有典型临床表现,但超声图像缺乏特征性改变。

4）彩色多普勒超声显示较大结节内可见少量点棒状血流信号显示,频谱多普勒测及动脉频谱,结节较小时血流信号可以显示不清。

5）腋窝淋巴结呈长椭圆形,淋巴门髓质强回声增宽,皮质变窄或均匀增宽,周边包膜完整。

（3）鉴别诊断:本病需与乳腺增生性疾病、纤维腺瘤、乳腺癌等鉴别。

3. 乳腺分叶状肿瘤

（1）病理与临床:乳腺分叶状肿瘤是一种少见乳腺肿瘤,大部分为良性,大约 16% 有恶性成分的存在。

（2）诊断要点

1）发病率:较为少见,是乳腺良性肿瘤的一种,16% 可有恶性成分。占乳腺肿瘤的 0.3%。是乳腺间质肿瘤的常见类型。

2）年龄:好发于 40 岁左右女性,平均发病年龄晚纤维腺瘤 15~20 年。

3）临床:质地中、活动、边界清的占位,生长较快,极少数可有恶性表现和皮肤改变。

4）超声表现:形态呈卵圆形、边界清晰,肿块较大时,超声探头往往难以显示全貌。内部常有囊性无回声部分,实质性部分回声均匀或轻微不均匀,如果出现明显不均匀,应该留意恶性可能。内部可出现高回声分隔,并显示血管的存在。

（3）鉴别诊断:本病需与乳腺纤维腺瘤、乳腺增生和恶性肿瘤鉴别。

（四）乳腺恶性肿瘤

乳腺癌已经成为世界上主要国家女性的第一大恶性肿瘤,在我国城市中乳腺癌的发病率呈逐年上升趋势,发病率从 1978 年的 30/10 万到 2004 年的 70~80/10 万,上升速度之快位居所有恶性肿瘤之首。在许多大城市,乳腺癌发病率已上升至女性恶性肿瘤的第一位,成为妇女健康的头号威胁。来源于乳腺导管和小叶上皮的恶性肿瘤是最常见的乳腺恶性肿瘤,少见的包括髓样癌、黏液癌、淋巴瘤等。

1. 乳腺导管腺癌

（1）诊断要点

1）最常见的乳腺癌类型之一,分为导管内原位癌和浸润性导管癌。

2）导管内原位癌是浸润性导管癌的前期,发生率占新发病例的 20%~30%,大约 80% 原位癌的常见表现是非肿块性的簇状钙化,故超声对原位癌的诊断价值不如钼靶,仅部分有明确软组织肿块存在的病例超声容易发现。

3）浸润性导管癌多见于中年女性,40~45 岁和 60~65 岁是高发年龄段。

4）早期可缺乏临床表现,常见临床表现为乳头溢血和发现肿块。

5）超声表现:乳腺内发现低回声结节,边界尚清,边缘呈分叶状、毛刺状等,内部回声不均匀,可见簇状强回声点,少数可出现无回声区域,周边见不规则和厚度不均匀的等或高回声晕,后方回声衰减,腋窝可见异常肿大淋巴结。

6）彩色多普勒超声显示病灶周边血流信号丰富,内部见条状穿支血流信号。

（2）鉴别诊断:主要应与乳腺小叶癌、乳腺增生、炎性病变等鉴别。

2. 乳腺小叶癌

（1）诊断要点

1）发生率仅次于导管癌,可分为原位癌和浸润性小叶癌。

2）小叶原位癌好发于生育年龄女性,发病隐匿,缺乏临床表现和影像学（包括超声）特征,早期诊断率非常低。

3）常表现为多灶性和双侧性。

4）超声特征:类似浸润性导管癌表现,呈现为低回声,边缘分叶状或毛刺状,内部回声不均匀,点状强回声较为少见。腋窝可见肿大淋巴结。

5）彩色多普勒超声可见周边和内部条状血流信号。

（2）鉴别诊断:主要应与乳腺导管癌、乳腺增生、炎性病变等鉴别（表 15-7）。

3. 腋窝转移淋巴结

（1）诊断要点

1）腋窝内探及淋巴结结构,形态饱满（纵横比）,皮质部分增厚（均匀性或不均匀性）,淋巴门结构缩小或消失。

2）皮质回声不均匀,可以出现液化无回声区域。

3）彩色多普勒超声显示周边和内部见多个条状血流信号,呈周围型分布和混合型分布。

（2）鉴别诊断:需要与腋窝反应性增生淋巴结和淋巴瘤鉴别。

表 15-7 乳腺良恶性肿瘤的超声鉴别要点

	良性	恶性
形状	椭圆形	球状、不规则形
边界	清	清,不清
边缘	光整	不光整
内部回声	低回声	强弱不均
后方回声	增强或不变化	衰减
恶晕征	无	可见
钙化	无或少见或粗大	多见,细小
血流	稀少	丰富
淋巴结转移	无、有(正常)	有
周围组织变化	无变化	扭曲、水肿等

（常　才）

第五节　阴囊与阴茎

一、概述

（一）解剖概要

1. 阴囊

（1）阴囊:由中隔分为对称的左右两侧,分别容纳睾丸、附睾和末段精索。阴囊壁的结构由皮肤、肉膜、精索外筋膜、提睾肌、精索内筋膜和睾丸鞘膜壁层组成。

（2）睾丸:呈卵圆形,除附着于阴囊壁的上端后部和后缘外,其余部分由鞘膜脏层所包裹,光滑而游离。睾丸鞘膜腔由鞘膜脏层和鞘膜壁层围成,内有少量液体。睾丸被膜由鞘膜脏层、白膜和血管膜构成。白膜在睾丸后缘凹陷于睾丸实质内,形成条索状睾丸纵隔,直细精管汇入睾丸纵隔、形成睾丸网。

（3）附睾:分为头部、体部和尾部,分别附着于睾丸的上端、后外侧缘和下端。附睾头部主要由输出小管组成,体部和尾部由附睾管盘曲而成,输出小管连接睾丸网和附睾管。

（4）精索:内含有输精管、动脉及蔓状静脉丛等,精索鞘膜包裹其表面。

（5）附件:睾丸和附睾的附件分别附着于睾丸上极和附睾头,大多数附件为带蒂、卵圆形。

（6）动脉:供应睾丸及附睾的血液主要来自睾丸动脉和输精管动脉。睾丸动脉由腹主动脉发出,经腹股沟在睾丸上方分为睾丸支和附睾支,大多数睾丸支在睾丸血管膜内延伸为包膜动脉,包膜动脉向睾丸实质分出向心动脉,分布于大部分睾丸实质。少数睾丸支经睾丸纵隔延伸为穿隔动脉,后者穿过睾丸实质至对侧血管膜内形成包膜动脉。附睾支分布于附睾头。输精管动脉由膀胱下动脉发出,分布于睾丸下极和附睾体尾部。

（7）静脉:蔓状静脉丛收纳睾丸附睾的血液,围绕睾丸动脉周围上行,在阴囊根部汇合成数条精索内静脉。穿越腹股沟后,左侧精索内静脉汇入左肾静脉,右侧精索内静脉汇入下腔静脉。精索外静脉主要收纳提睾肌及其周围组织的血液,沿蔓状静脉丛后方上行,汇入髂外静脉。蔓状静脉丛与精索外静脉之间存在交通支。

2. 阴茎

（1）结构:阴茎主要由一个尿道海绵体和两个阴茎海绵体构成,阴茎海绵体位于阴茎背侧,两个海绵体并行排列,它的前端嵌入龟头内,它的后端形成阴茎脚,位于尿道球两侧。两侧阴茎海绵体之间的背侧和腹侧各有一条纵沟,背侧沟容纳血管、神经,腹侧沟与尿道海绵体相邻。尿道海绵体前端膨大为龟头,后端膨大为尿道球。海绵体表面被覆白膜和筋膜,白膜位于内侧,致密坚韧。阴茎海绵体白膜厚1~2mm,尿道海绵体白膜厚0.2~0.4mm。阴茎海绵体之间的白膜融合形成梳状隔,隔的前部薄且有许多裂隙,隔的后部厚而致密。筋膜位于外侧,结构松软,分为深浅两层。尿道穿行于尿道海绵体中央,尿道球内和龟头内的尿道局部膨大,分别形成尿道壶腹和舟状窝。

（2）动脉:阴茎的血液主要有阴茎深动脉和阴茎背动脉供应。阴茎深动脉穿行于阴茎海绵体中央,左右海绵体各一条深动脉,阴茎深动脉垂直分出螺旋动脉,进入海绵体窦。阴茎背动脉有两条,走行于阴茎海绵体背侧沟内、白膜与筋膜之间,其分支供应阴茎海绵体和被膜的营养,二条阴茎背动脉的末端相吻合并发出分支营养龟头。此外,阴茎还有尿道动脉、尿道球动脉,各动脉之间均有广泛吻合。

（3）静脉:阴茎的血液主要由阴茎深静脉和阴茎背深静脉回纳。阴茎深静脉穿行于阴茎海绵体深部,每侧海绵体各有 3~4 条以上,不与阴茎深动脉伴行。阴茎背深静脉仅有一条,走行于阴茎背动脉之间。

（4）功能:阴茎是男子的性交器官,具有丰富的血管、神经。性刺激后,通过初级勃起中枢形成完整的神经反射弧,阴茎深动脉扩张、血流量明显增大,同时静脉系统回流明显减少,使海绵体窦充血扩张、阴茎勃起。性刺激时,阴茎深动脉供血不充足,或静脉系统回流量明显增多,都可导致阴茎勃起障碍。

（二）超声检查技术

1. **患者准备**　患者一般无特殊准备,适当充盈膀胱以利于盆腔内隐睾的寻找,应在能够保护患者隐私的环境中完成检查。阳痿患者检查前,备好罂粟碱等扩血管药物。

2. **体位**　患者受检时,常用仰卧位,充分暴露外阴部。对于精索静脉曲张、疝应加站立位检查。

3. **仪器**

（1）仪器选择:使用彩色多普勒超声诊断仪,将仪器调至小器官或阴囊条件,选用 7MHz~14MHz 频率的线阵探头。检查明显肿大的阴囊时,应使用 3.5MHz~5MHz 频率的凸阵探头。检查阴茎应选用 10MHz~14MHz 频率的线阵探头。

（2）仪器调节:适当调节频率、增益、聚焦点及时间增益补偿,清晰显示阴囊阴茎的结构。适当调节彩色多普勒频率、速度、增益、取样框、聚焦及壁滤波,以利于观察阴囊阴茎的血流分布。多普勒血流量程调节在低速范围,多普勒取样线与被测血管之间的夹角应小于 60°。

4. **检查方法**

（1）阴囊:用灰阶超声完整地观察阴囊壁、睾丸、附睾、附件、鞘膜腔及精索的形态和回声,要进行多切面和双侧对照扫查,以避免遗漏小病灶,必要时测量睾丸、附睾的大小。利用彩色多普勒超声观察睾丸、附睾动脉的分布及静脉的血流方向。采用 Valsalva 动作,以利于精索静脉曲张或隐睾的诊断。

（2）阴茎:将阴茎上拉、平放于阴阜上,探头置于阴茎腹侧,纵切、横切阴茎,观察阴茎皮下组织、白膜、海绵体及尿道的形态和回声。也应从阴茎背侧进行扫查,以避免遗漏小病灶。纵切阴茎,分别显示海绵体深动脉、阴茎背深动静脉,尽可能显示其全程。脉冲多普勒检测各血管的血流动力学参数。

（三）正常超声表现

1. **阴囊**

（1）二维灰阶超声:睾丸纵切呈卵圆形,横切呈近圆形。睾丸表面光滑,实质呈中等回声,分布均匀。睾丸纵隔位于睾丸后外侧缘,呈高回声,纵切面呈条索状,横切面呈近圆形。

附睾附着于睾丸后外侧缘,纵切面头部、尾部膨大,体部狭小,横切面呈扁圆形或圆形。头部回声与睾丸相似,体部尾部回声略低于睾丸。

精索纵切面呈条索状,上段走向较平直、下段弯曲,横切面呈圆形。精索呈不均匀高回声,内可见到数条管状结构。

睾丸、附睾附件,大多数的形态呈卵圆形、带蒂,少数呈其他形状。附件内部,大多数呈均匀、中等回声,少数呈无回声。成年人附件容易显示。

阴囊壁、阴囊中隔呈中等回声,正常成年人的睾丸鞘膜腔内可存在少量液体。

（2）彩色与频谱多普勒:睾丸动脉位于精索内,上段走向较平直,下段弯曲,血流信号明亮。包膜动脉环绕于包膜下,以两侧边缘容易显示。穿隔动脉穿越睾丸实质,走行平直。向心动脉呈点状或条状血流信号,分布于睾丸实质内。附睾内动脉血流信号多呈点状分布。在平静呼吸状态下,精索内静脉、蔓状静脉丛的血流不易显示,深吸气时可见血液回流。睾丸动脉及其分支的血流频谱均为低速低阻型。

（3）睾丸附睾测量方法及正常参考值:取睾丸最大纵切面和横切面,分别测量长径和厚径、宽径。取附睾最大纵切面,分别测量头部、体部和尾部的厚径。正常成年人,睾丸长径3.5~4.5cm,厚径1.8~2.5cm,宽径2~3cm,附睾头部厚径<1cm,尾部厚径<0.8cm。

2. 阴茎

（1）二维灰阶超声:阴茎的海绵体呈均匀、略低回声。纵断面,海绵体呈长条状。腹侧横断面,尿道海绵体位于前方,两侧阴茎海绵体位于其后,三者呈"品"字形排列。阴茎皮下组织呈略低回声,海绵体周围的白膜呈高回声,纵断面阴茎海绵体之间的白膜（前部）可呈梳状。尿道海绵体纵断面,尿道壁呈线状高回声。

（2）彩色与频谱多普勒:阴茎海绵体动脉呈双线状高回声,位于海绵体中央。阴茎背深动脉位于阴茎背侧皮下组织内,背深静脉位于背深动脉之间。阴茎海绵体动脉的血流频谱为高阻型。

阴茎勃起时,海绵体增粗,动脉扩张,血流速度加快,阻力指数升高,阴茎海绵体动脉收缩期峰值流速>30cm/s,阻力指数>0.85,两者随充血时间和状态而变化。海绵体窦扩张,静脉管腔扩张,阴茎背深静脉为间断或低速静脉血流。

二、阴囊与阴茎疾病

（一）睾丸附睾炎

1. 病理与临床　临床上,急性睾丸炎多继发于流行性腮腺炎或并发于急性附睾炎,单纯性急性睾丸炎罕见。急性附睾炎较多见,主要是因前列腺的细菌通过输精管逆行感染所致。附睾局部肿大,多见于附睾尾部。附睾也可弥漫性肿大,或伴有睾丸弥漫性肿大。睾丸附睾组织水肿、充血,严重者可形成脓肿。临床表现为阴囊急性肿大、发红、疼痛,以一侧多见,少数患者伴有高热、寒战等症状。继发于流行性腮腺炎的急性睾丸炎,有流行性腮腺炎的病史,后期可出现睾丸萎缩。

2. 超声表现

（1）二维灰阶超声:急性睾丸炎,多表现为一侧睾丸弥漫性肿大,回声不均匀,继发于流行性腮腺炎的睾丸炎症可发生于双侧睾丸。急性附睾炎,附睾尾部肿大,多呈不均匀低回声,炎症也可局限于附睾头部,或弥漫于整个附睾。脓肿形成,炎症区内出现含细点状回声的液性区,边界不清晰。

急性附睾炎,多伴发精索炎症,表现为精索增粗,回声不均匀增强。患侧阴囊壁明显增厚,回声不均匀。睾丸鞘膜腔少量积液,或含有细点状、细条状回声。

（2）彩色与频谱多普勒:睾丸或附睾血供明显增多,附睾炎血流信号分布不均匀,睾丸炎血流信号呈扇形分布。睾丸动脉及其分支的血流速度加快,频谱呈高速低阻型。

3. 鉴别诊断　急性附睾炎应注意与附睾结核相鉴别,后者有结核病史,附睾胀痛反复发作。急性睾丸炎应注意与睾丸扭转后松解相鉴别。急性炎性,疼痛越明显,睾丸内血供越丰富。扭转松解,疼痛明显减轻,而睾丸内血供增多。

4. 临床价值　阴囊彩色多普勒超声检查,是临床鉴别阴囊急症病因的主要方法。通过检查,能够明确炎症的诊断,并判断其部位、范围及程度。当患者胀痛症状加重,而超声复查睾丸血供却明显减少时,要考虑睾丸有发生缺血坏死的可能。

（二）睾丸附睾结核

1. 病理与临床　大多数的睾丸附睾结核继发于泌尿系结核,结核病灶多位于附睾尾部,也可局限于附睾头部,或弥散于整个附睾。重症者,结核病灶甚至蔓延至精索、睾丸、阴囊壁。结核性肉芽肿、干酪样坏死、脓肿及纤维化、钙化等是其主要的病理改变。临床上,以附睾痛性肿块为常见表现,肿块边界不清晰,并有反复发作史。症状发作时,疼痛加剧,肿块增大,可伴有阴囊壁红肿。重症者,睾丸附睾触诊不清,阴囊壁触及结节或皮肤破溃。

2. 超声表现

（1）附睾结核:多表现为附睾尾部肿大、形态不规则,病灶多呈不均匀低回声,无明显边界。病灶也可局限于附睾头部,或弥散于整个附睾。

（2）睾丸结核:并发于附睾结核,睾丸体积正常或增大,病灶以低回声多见,呈单发块状或散在结节分布。由附睾结核浸润者,睾丸局部包膜不完整。

（3）急性期:病灶以不均匀低回声为主,血供较丰富,脓肿形成时,病灶内含有液性区,内见飘浮的细点状回声。慢性期,病灶多呈等~高回声,分布不均匀,有少量血流信号显示,也可见到斑点状钙化。

（4）阴囊壁结核:阴囊壁局部增厚,回声不均匀,或呈低回声结节,或可见到液性区,常伴有鞘膜腔积脓。

3. **鉴别诊断**　睾丸附睾结核应注意与睾丸附睾炎、睾丸肿瘤鉴别(参见急性睾丸附睾炎、睾丸肿瘤)。

4. **临床价值**　具有睾丸附睾结核的典型声像图表现及相应病史,超声检查容易获得明确诊断。但有的附睾局灶性结核(尤其是慢性期)并无相应的症状与体征,也无典型的声像图表现,不易与慢性炎症及肿瘤相鉴别。睾丸附睾结核大多数是继发于泌尿系结核,当无典型的声像图表现时,可同时检查泌尿系,以便获得有价值的诊断信息。

（三）睾丸附睾肿瘤

1. 睾丸恶性肿瘤

（1）病理与临床:恶性睾丸肿瘤可分为原发性肿瘤和继发性肿瘤。大多数的睾丸肿瘤为原发性恶性肿瘤,其中以精原细胞瘤最为常见,占35%~71%,多发生于30~50岁。胚胎癌和畸胎瘤(癌)好发于青少年,卵黄囊瘤多见于婴幼儿。原发性恶性睾丸肿瘤以淋巴结转移为主,包括腹股沟及腹膜后淋巴结的转移。继发性恶性睾丸肿瘤主要见于白血病睾丸浸润,其他脏器原发癌睾丸转移罕见。

临床表现:睾丸小肿瘤无任何症状和体征,仅在阴囊超声检查时被发现。大肿瘤,睾丸沉重、肿大,质变硬。当肿瘤出血、坏死时,可伴发阴囊疼痛。白血病睾丸浸润,表现为阴囊红肿胀痛。卵黄囊瘤、畸胎癌及60%胚胎癌的患者血清AFP升高;绒癌和50%胚胎癌的患者血清hCG阳性,10%精原细胞瘤的hCG阳性。

（2）超声表现

1）原发性睾丸肿瘤:单发为主,大肿瘤可占据大部分睾丸,睾丸肿大。继发性睾丸肿瘤,多为双侧性,睾丸不同程度肿大,实质内出现散在斑片状回声,或多发低回声小结节,边界清楚或不清楚。肿瘤侵及包膜时,睾丸包膜回声不完整。

2）精原细胞瘤:呈实质性团块,以不均匀低回声多见,境界清楚。畸胎瘤(癌),呈多房性囊性团块,囊腔内含有细点状回声及团状强回声等,边界清楚。胚胎癌、卵黄囊瘤,以实性为主,回声不均匀,可含有少量液性区,边界清楚或不清楚。

3）大多数恶性肿瘤血供丰富,血管分布紊乱,血流速度加快。畸胎瘤,血供不丰富,血流信号主要分布于分隔内。

2. 睾丸良性肿瘤

（1）病理与临床:睾丸良性肿瘤临床不多见,主要有表皮样囊肿、间质性肿瘤等。一般无症状,临床检查不易发现。大肿瘤,睾丸肿大,质变硬。

（2）超声表现

1）表皮样囊肿　单发为主,呈圆形或椭圆形,边界清楚,内部回声不均匀,呈类实性改变。表皮样囊肿典型声像图表现为厚壁,内部呈"洋葱环"征。瘤内无血流信号显示。

2）间质性肿瘤　圆形或椭圆形,内部多呈低回声,分布较均匀,边界清楚。瘤内可有少量血流信号显示。

3. 附睾肿瘤

（1）病理与临床:附睾肿瘤临床甚为少见,多数为单发,以附睾尾部居多。附睾肿瘤大约80%为良性肿瘤,以腺样瘤为居多,其次为平滑肌瘤及囊腺瘤;20%为恶性肿瘤,主要为肉瘤和癌。

临床表现,附睾局部硬结,无压痛或轻微压痛。良性肿瘤,生长缓慢,无明显疼痛。恶性肿瘤生长迅速。

（2）超声表现

1）良性肿瘤：形态呈圆形或椭圆形，边界清楚，有的可显示完整的包膜。瘤体以实性为主，回声分布均匀，低→高回声，血供不丰富。囊腺瘤，瘤体呈多房囊性，分隔见少量血流信号。

2）恶性肿瘤：其形态多表现为不规则，边界不清楚，回声不均匀，内部血供较丰富。

3）附睾尾部肿瘤：可伴有附睾头体部附睾管扩张。

（3）鉴别诊断

1）睾丸良性与恶性肿瘤的鉴别，肿瘤的边界、回声、血流分布以及病史、AFP、β-hCG检测等有助于判别。睾丸肿瘤要注意与睾丸结核、局灶性炎症或坏死相鉴别。原发性肿瘤形态呈球形，多偶然发现；结核、局灶性炎症或坏死，形态不规则，一般无明显球形感，具有相应的症状与体征。

2）附睾肿瘤应与慢性附睾炎、附睾结核相鉴别，参见"附睾结核"。

（4）临床价值：高频彩色多普勒超声检查是诊断睾丸肿瘤的首选方法，它能够发现直径小于5mm的肿瘤，并可进行睾丸肿瘤的分期及预后评估。

（四）睾丸先天发育异常

1. 病理与临床　睾丸先天发育异常包括睾丸先天性下降异常、睾丸发育不良及多睾畸形等，其中最多见的是隐睾。

（1）隐睾：指睾丸在下降过程中因受其他因素影响而停留于同侧腹股沟皮下环以上的腹股沟内或腹膜后。腹股沟隐睾约占75%，腹膜后隐睾约为25%。隐睾容易发生恶变，也可伴发睾丸扭转、炎症，双侧隐睾还可导致不育。临床表现，自幼阴囊空虚，以单侧多见，较大的腹股沟隐睾可触及。

（2）睾丸发育不良：睾丸体积<10ml。原发性睾丸发育不良为双侧性，继发性睾丸发育不良，可为双侧或单侧，发育不良的睾丸不能产生精子和分泌足量的男性性激素。

（3）多睾：是指人体内存在二个以上的睾丸，多为三睾畸形，多睾临床上较罕见。临床上无特异症状，多余的睾丸，大多数位于阴囊内，可触及。

2. 超声表现

（1）隐睾

1）隐睾位于腹股沟或腹膜后，形态呈椭圆形，边界清楚，内部回声均匀。有的隐睾周围存在少量积液。

2）隐睾恶变，睾丸实质内可见低回声团块，边界清楚或不清楚，有的整个隐睾为团块所占据。

3）隐睾合并急性炎症或扭转，睾丸体积较前明显肿大，回声不均匀，触痛明显。

4）腹膜后隐睾、小隐睾血流信号不易显示。隐睾恶变，团块内可见到丰富的血流信号。合并急性炎症的隐睾血供明显增多，而扭转则无血流信号显示。

（2）睾丸发育不良：发育不良的睾丸，位置正常，其体积小于同龄组或健侧睾丸，多小于30%以上。睾丸实质回声均匀，血流信号明显少于正常睾丸。

（3）多睾畸形：多余的睾丸位于阴囊内或其他部位，其体积小于健侧睾丸，同侧睾丸体积也小于健侧睾丸。多余的睾丸呈圆形或卵圆形，回声及血流分布与正常睾丸相似。

3. 鉴别诊断

（1）隐睾要注意与腹股沟或腹膜后肿大的淋巴结及肿瘤相鉴别。腹股沟隐睾在Valsalva动作或外力作用下可滑动，而淋巴结不移动。隐睾回声均匀，淋巴结及肿瘤回声不均匀。

（2）睾丸发育不良要与睾丸萎缩相鉴别，在急性睾丸炎、阴囊外伤或睾丸扭转后，睾丸体积逐渐缩小，则为睾丸萎缩。

（3）位于腹股沟内或腹膜后的多睾要注意与淋巴结区别，阴囊内的多睾要注意与睾丸旁肿瘤相区别。

4. 临床价值　睾丸下降异常是指出生6个月后睾丸仍未降入并固定于同侧的阴囊底部，根据其位置和移动情况，可分为隐睾、滑行睾丸、阴囊高位睾丸、回缩睾丸和异位睾丸。不同的睾丸异常下降类型，治疗方式也不相同。大多数隐睾患者通过超声检查，可获得明确诊断，但小隐睾（<0.5cm，尤其位于腹膜

后)超声不易显示。明确的多睾,临床不必治疗,可通过超声检查进行随访。

（五）睾丸附睾囊肿

1. 病理与临床　睾丸囊肿可分为白膜囊肿、单纯性囊肿和睾丸网囊肿。单纯性囊肿主要因曲细精管、直细精管等局部阻塞、扩张而形成的,睾丸网囊肿主要因睾丸网局部扩张而形成的。白膜囊肿发生于睾丸白膜内,并可向表面凸起,容易触及,无触痛。附睾囊肿,由输出小管、附睾管局部阻塞扩张而形成,以附睾头囊肿多见,体积大的囊肿(>1cm)容易触及,质地软,无触痛。精液囊肿,囊内含有大量精子。

2. 超声表现

（1）睾丸囊肿:单发多见,位于实质内、纵隔内或包膜内,呈圆形或椭圆形,囊壁薄,边界清晰,内透声好,大的囊肿后方回声增强。

（2）附睾囊肿:单发或多发,多见于附睾头内,呈圆形或椭圆形,边界清晰,囊壁薄,内透声好。

（3）精液囊肿:多见于附睾头内或附睾头旁,囊内可见大量细点状回声漂浮或沉积。

3. 鉴别诊断　睾丸附睾囊肿应注意与结核、肿瘤、脓肿、静脉曲张及动脉瘤等相鉴别。病史、临床表现及彩色多普勒检查能够帮助鉴别。

4. 临床价值　高频彩色多普勒超声检查容易识别睾丸附睾囊肿,有助于睾丸附睾结节的鉴别诊断。

（六）睾丸及附件扭转

1. 睾丸扭转

（1）病理与临床:"钟摆"式睾丸是睾丸扭转的主要原因。正常睾丸后侧缘附着于阴囊内壁上、无鞘膜覆盖。当睾丸附着异常,睾丸完全被鞘膜包绕时,则形成"钟摆"式睾丸,阴囊过度收缩、碰撞或剧烈运动都可使睾丸发生扭转。扭转时,精索内血管受压、血流受阻,睾丸淤血、缺氧,以致缺血、坏死。当扭转大于360°、扭转时间超过24小时时,睾丸发生完全坏死。睾丸扭转可分为完全扭转和不完全扭转,后者多见。少数不全扭转可自行松解。

睾丸扭转发病急骤,患侧阴囊剧痛,随后皮肤发红、肿胀,触痛明显。扭转后期(慢性扭转),症状消退,而睾丸体积缩小。扭转自行松解时,疼痛可明显减轻,但也容易再发作。

（2）超声表现

1）二维灰阶超声:

①睾丸完全扭转:睾丸体积轻度增大,实质回声不均匀。

②睾丸不完全扭转早期:睾丸可无增大、或轻度增大,实质回声尚均匀;中期,睾丸淤血肿大,实质回声不均匀;晚期,睾丸缺血坏死,实质内出现小片状低回声区,或放射状低回声。

③精索末段扭曲、增粗,呈"线团"征,并可嵌入"睾丸门"而形成"镶嵌"征。

④附睾肿大,回声不均匀。阴囊壁增厚,回声不均匀。睾丸鞘膜腔少量积液。

2）彩色与频谱多普勒:

①睾丸完全扭转:睾丸及扭曲精索内血流信号消失。

②睾丸不完全扭转:早期,睾丸内血流信号较健侧有所减少,睾丸内的动脉血流频谱呈低阻型;中期,睾丸内血流信号明显减少,睾丸内动脉的血流阻力指数增高;晚期,睾丸内无血流信号显示。

3）超声造影

①不全扭转早期:呈"慢进慢退",到达时间、速度、达峰时间、消退时间有明显改变,但峰值无明显变化。

②不全扭转中期:呈"慢进慢退",到达时间、速度、达峰时间、消退时间、峰值强度均明显改变。

③不全扭转晚期:睾丸内未见造影剂充盈,时间强度曲线为一直线。

（3）鉴别诊断:睾丸扭转应注意与急性睾丸附睾炎相鉴别(参见急性睾丸附睾炎)。

（4）临床价值:睾丸扭转为泌尿外科常见急症之一,临床上容易与急性睾丸附睾炎相混淆。彩色多普勒超声检查已成为临床诊断睾丸扭转的主要方法,分析灰阶图像、彩色及频谱多普勒的表现,能够判别睾丸扭转的程度及其预后。对于睾丸扭转不典型的超声表现,应结合临床表现及超声随诊进行甄别。

2. 睾丸附睾附件扭转

（1）病理与临床：睾丸附件为副中肾管的残留体，附睾附件为中肾管的残留体，两者分别附着于睾丸上极和附睾头。附件多呈卵圆形，直径 2~5mm，有的附件蒂部细而短，在外力的作用下容易发生扭转。扭转的附件淤血肿胀，或缺血坏死，附件附着处组织充血水肿。附件扭转多见于儿童少年，临床表现为一侧阴囊轻度红肿，局部触痛明显。部分患儿，局部阴囊皮肤可呈紫蓝色，即"蓝点"征。

（2）超声表现

1）附件肿大，位于睾丸上极或附睾头旁，呈卵圆形或圆形，回声不均匀。

2）扭转的附件内无血流信号显示，其周围组织血流信号增多。

3）附睾附件的扭转，可使附睾头充血肿胀，回声不均匀，血供增多。

4）睾丸大小、实质回声无改变，患侧阴囊壁增厚、睾丸鞘膜腔少量积液。

（3）鉴别诊断：附睾附件扭转主要与急性附睾头部炎症相鉴别，主要识别有无扭转的附件。

（4）临床价值：超声阴囊检查，快捷方便，患儿容易接受。通过高频彩色多普勒超声检查，绝大多数睾丸附睾附件扭转能够获得明确的诊断。通过保守治疗，大多数的附件扭转的病例可获得痊愈。

（七）阴囊外伤

1. 病理与临床　阴囊外伤可分为开放性损伤和闭合性损伤，大多数阴囊外伤为闭合性损伤。外伤后，阴囊壁水肿充血，或形成血肿，睾丸鞘膜腔积液或积血。损伤时，可合并睾丸、附睾或精索损伤。睾丸损伤可分为钝挫伤、挫裂伤和破碎。

临床表现：阴囊肿胀疼痛，阴囊内容物触诊不清楚。睾丸脱位，指外伤后睾丸脱离阴囊而滑入阴囊周围皮下，多见于精索鞘膜闭锁不良患者。

2. 超声表现

（1）睾丸钝挫伤：睾丸大小正常或轻度增大，包膜回声完整，包膜下局限性积液，损伤区多呈不均匀低回声，边界不清晰。损伤区多无血流信号显示，其周围实质血流信号可增多。

（2）睾丸挫裂伤：睾丸增大，形态不完整，睾丸实质回声不均匀，包膜不连续、不清晰，其周围鞘膜腔内出现回声不均匀团块，形态不规则，为溢出的睾丸内容物或/和血块。

（3）睾丸破碎：阴囊内结构杂乱，睾丸附睾显示不清，或间有不规则液性区，多无血流信号显示。

（4）附睾损伤：附睾局部肿大，回声不均匀，或整个肿大，轮廓显示不清。

（5）精索损伤：精索增粗，回声不均，血管扩张，精索周围积液。

（6）阴囊挫伤：局部壁肿胀增厚，回声不均匀。血肿形成，壁内出现含有密集细点状回声的液性区，形态不规则。睾丸鞘膜腔积液，积血表现为内含有细点状或絮状物回声。

3. 鉴别诊断　睾丸钝挫伤要注意与睾丸肿瘤或局灶性炎症相区别，睾丸破碎要注意与斜疝嵌顿相鉴别。此外，还要注意的是外伤也可导致睾丸扭转。

4. 临床价值　临床检查难以判断阴囊闭合性损伤的程度，超声检查能够快速可靠地对损伤程度进行分型。睾丸挫裂伤、破碎及睾丸脱位需及时手术。

（八）精索静脉曲张

1. 病理与临床　精索静脉曲张多见于青壮年，其主因是精索内静脉瓣缺如或关闭不全，使肾静脉血液通过精索内静脉反流而致蔓状静脉丛扩张、迂曲。曲张的静脉，血液淤滞，睾丸微循环障碍，使睾丸附睾的生精功能下降，严重者导致不育。

临床表现：轻度精索静脉曲张无任何症状和体征，重度精索静脉曲张有阴囊胀痛，长时间站立或行走时尤为明显。

2. 超声表现

（1）二维灰阶超声：蔓状静脉丛扩张，内径>1.5mm。明显曲张者，静脉走向盘曲、杂乱，可见缓慢流动的血液，或伴精索外静脉的扩张。

（2）彩色多普勒超声：Valsalva 试验时，扩张的蔓状静脉丛内出现反向血流，脉冲多普勒检测，反流时间>1s。Valsalva 试验时，如伴有精索外静脉回流增多，提示蔓状静脉丛与外静脉之间交通支开放。

（3）精索静脉反流的彩色多普勒诊断标准:患者站立位,Valsalva 试验时,蔓状静脉丛连续出现反流,时间超过 1s。

（4）精索静脉反流的彩色多普勒分级

1）Ⅰ级,仅在 Valsalva 试验时,蔓状静脉丛出现反流且持续时间≥1s。

2）Ⅱ级,深呼吸时蔓状静脉丛出现反流,Valsalva 试验反流加重。

3）Ⅲ级,平静呼吸时蔓状静脉丛即可出现反流,深呼吸及 Valsalva 试验反流加重。

（5）精索静脉曲张的分型

1）回流型:占大多数,反流的血液沿精索内静脉回流。

2）分流型:部分反流的血液通过精索外静脉回流至髂外静脉。

3）瘀滞型:蔓状静脉丛扩张明显,但反流不显著。

3. 鉴别诊断 在判断精索静脉是否曲张时,要注意识别蔓状静脉丛、精索外静脉及阴囊后壁静脉,后两者血液分别回流至髂外静脉和阴部内静脉,即使曲张也不易出现反流。

4. 临床价值 目前,彩色多普勒超声已替代 X 线静脉造影成为检查精索静脉曲张的主要方法,其临床应用价值在于对精索静脉曲张进行诊断和分级,并指导治疗。同时,可以发现睾丸内静脉是否曲张,其诊断标准是在 Valsalva 动作时,睾丸内静脉扩张(内径≥1.0mm),并充盈反向血流。

（九）鞘膜积液

1. 病理与临床 当睾丸下降时,局部腹膜形成鞘状突并伴随着睾丸通过腹股沟管进入阴囊。包绕精索的鞘状突为精索鞘膜,在睾丸进入阴囊后则闭锁,闭锁不良者可产生精索鞘膜积液。精索鞘膜积液,临床表现为腹股沟或阴囊根部无痛性包块,触及呈囊性感。包绕睾丸的鞘状突形成睾丸鞘膜壁层和脏层。睾丸附睾炎症、阴囊静脉回流障碍、淋巴管阻塞以及低蛋白血症等均可导致睾丸鞘膜积液。睾丸鞘膜积液,临床表现为阴囊无痛性肿大,大量积液时睾丸附睾触诊不清。未闭锁的精索鞘膜与腹腔或及睾丸鞘膜腔相通则形成交通性鞘膜积液,临床表现为站立位腹股沟或阴囊包块增大而平卧后缩小。

2. 超声表现

（1）精索鞘膜积液:积液包绕精索,多呈长椭圆形液性包块,边界清楚。

（2）睾丸鞘膜积液:少量积液,液体聚集于睾丸上下极周围,大量积液,液体可环绕睾丸(除后缘外)。

（3）交通性鞘膜积液:精索或睾丸鞘膜腔内聚集的液体量,在平卧位或挤压时可明显减少,也可合并斜疝。

（4）混合型鞘膜积液:精索下段周围及睾丸鞘膜腔内较多量积液。

（5）伴有炎症、出血时,鞘膜腔积液内出现细点状、带状及絮状物回声。

3. 鉴别诊断 睾丸、精索鞘膜积液要注意与睾丸、精索囊肿相鉴别,积液环绕睾丸、精索,囊肿位于睾丸、精索一侧。

4. 临床价值 超声检查,除了鞘膜积液的诊断、分型外,还可发现引起鞘膜积液的其他阴囊疾病。

（十）斜疝

1. 病理与临床 斜疝是因腹股沟管内腹膜鞘状突未闭锁而导致大网膜或小肠进入腹股沟甚至阴囊。临床表现,多见于少儿及老年人,腹股沟或/和阴囊根部包块,无明显疼痛,多可还纳,即平卧位或挤压时,包块缩小、甚至消失。包块也可持续存在,并逐渐增大。斜疝嵌顿时,局部剧烈疼痛,或伴有肠梗阻表现。

2. 超声表现

（1）斜疝:其形态呈条索状包块,位于腹股沟或/和阴囊根部,其周围常有少量液体聚集。

（2）斜疝内容物为大网膜时,包块呈不均质高回声,无蠕动现象。内容物为肠管时,可见到肠壁、肠腔及肠蠕动。大网膜或肠管壁内有少量血流信号显示。Valsalva 试验,包块向下滑动、体积增大。

（3）嵌顿疝:包块不滑动,包块内无血流信号显示。疝内容物若为肠管,肠蠕动亢进或消失,肠腔明显扩张、积液。

3. 鉴别诊断 斜疝应注意与直疝相鉴别。斜疝,疝内容物经腹壁下动脉外侧的腹股沟管内环进入腹股沟管。直疝,疝内容物经腹壁下动脉内侧的腹股沟三角进入腹股沟区。斜疝应注意与精索肿瘤相鉴别,精索肿瘤不随腹压改变而滑动。

4. 临床价值　超声检查能够帮助临床鉴别腹股沟肿块(如腹股沟斜疝、直疝、精索肿瘤及精索鞘膜积液等)的性质。

(十一)阴囊结石

1. 病理与临床　阴囊结石包括睾丸微小结石、睾丸鞘膜腔结石和阴囊壁结石。

睾丸微小结石,常并发于隐睾和精索静脉曲张。结石是由睾丸曲细精管萎缩、上皮细胞脱落和钙盐沉着所形成的,结石散在分布于双侧睾丸曲细精管内。临床上无特异的症状与体征。

睾丸鞘膜腔结石主要是由睾丸鞘膜腔的坏死、萎缩组织及积液析出物等有形成分经钙盐沉积后形成。患者一般无自觉症状,小结石不易被发现,大结石可被扪及,并可移动。

2. 超声表现

(1) 睾丸微小结石:双侧睾丸实质内,散在分布的点状强回声,后无声影,直径在 1mm 以下。睾丸大小正常,实质内无特异血流动力学改变。可伴发于隐睾和精索静脉曲张等。

(2) 睾丸鞘膜腔结石:结石大多数为椭圆形,单个或多个,位于鞘膜腔积液中,可移动。结石大小多为数毫米,呈点状、团状强回声,可伴有声影。

3. 鉴别诊断　睾丸微小结石应注意与睾丸钙化相鉴别,钙化呈局灶性分布,表现为短棒状、小片状强回声。睾丸鞘膜腔结石要与睾丸鞘膜壁钙化灶鉴别,后者不移动。

4. 临床价值　睾丸微小结石和鞘膜腔结石,超声检查容易明确诊断。鞘膜腔结石,临床触诊有时不易与阴囊其他结节相鉴别。由于睾丸微小结石常并发于精索静脉曲张和隐睾,可能与不育症、睾丸肿瘤有关,因而应定期进行超声复查。

(十二)阴茎纤维性海绵体炎

1. 病理与临床　阴茎纤维性海绵体炎也称 Peyronie 病、阴茎硬结症,好发于中年人。主要病因可能是阴茎的炎症及反复轻微损伤。病理表现,阴茎局部白膜及周围结缔组织淋巴细胞和浆细胞浸润,增生纤维化,呈斑片状,病程缓慢,后期病灶可钙化或骨化。

临床表现:阴茎皮下触及硬结,呈索状或块状,质地较坚硬,轻微触痛。勃起时,阴茎向受损侧弯曲、疼痛,影响性交功能。

2. 超声表现

(1) 病灶单发或多发,多位于阴茎背侧、白膜及其周围组织,包括海绵体。

(2) 病灶形态不规则,多呈斑片状,边界多不清晰,内部多呈高回声,可伴有钙化灶,后伴声影。

(3) 病灶无明显血流信号显示。

3. 鉴别诊断　阴茎纤维性海绵体炎要注意与阴茎癌、阴茎结核相鉴别。阴茎癌主要发生于阴茎头部,海绵体内结核可形成局部纤维化改变,但常伴有阴茎皮肤溃疡。

4. 临床价值　阴茎纤维性海绵体炎,X 线阴茎海绵体造影、MRI 也可发现炎症病灶,但高频超声检查能够观察病损斑块的程度和范围,简便可靠。

(十三)阴茎癌

1. 病理与临床　阴茎癌的主要病因是包皮垢的长期刺激。95% 以上的癌位于包皮内,可侵及阴茎筋膜、阴茎海绵体等,以鳞状细胞癌最常见,可通过腹股沟淋巴结、血行转移。

临床表现:包皮内阴茎癌,不易被早期发现。癌肿隆起、表面溃疡。腹股沟触及肿块,提示淋巴结转移。

2. 超声表现

(1) 肿块位于包皮内,边界不清晰,内部回声不均匀,多为低回声,血供较丰富。

(2) 肿块可包绕龟头,或突破白膜、侵及海绵体。

(3) 淋巴结转移时,腹股沟可见到肿大的淋巴结。

3. 鉴别诊断　阴茎癌应注意与阴茎乳头状瘤、阴茎结核相鉴别。阴茎乳头状瘤生长缓慢,边界清楚,明确诊断要靠活检。

4. **临床价值** 初步判断阴茎癌侵犯范围及是否腹股沟盆腔淋巴结转移。

（十四）包皮嵌顿

1. **病理与临床** 包茎或包皮过长者,包皮上翻后不能及时复位,包皮口紧勒阴茎冠状沟,使阴茎头的血液回流障碍,外观呈暗红色,严重者可导致包皮、龟头的糜烂、坏死。

2. **超声表现** 龟头肿胀,回声不均匀,内无血流信号显示。阴茎皮肤增厚,低回声带分布于肿胀的各层组织间,形成"组织分层"征,无明显血流信号显示。

3. **鉴别诊断** 包皮嵌顿应与单纯阴茎皮肤水肿相鉴别。

（十五）阴茎囊性病变

1. **病理与临床** 阴茎囊肿可分为单纯性囊肿、表皮样囊肿和淋巴管囊肿,好发于冠状沟,也可见于阴茎背部等其他位置。形成阴茎囊肿的病因,可能与阴茎损伤、发育异常等有关。

临床表现:阴茎头部或其他部位触及无痛性肿块,表面光滑,质软,有弹性感,肿块生长缓慢。

2. **超声表现**

（1）囊肿位于阴茎头部、或阴茎其他部位,多为单发。

（2）囊肿呈圆形、椭圆形或其他形状,囊壁清晰,后方回声增强。

（3）单纯性囊肿、淋巴管囊肿,囊内透声好;表皮样囊肿,囊内呈类实性改变,无血流信号显示。

3. **鉴别诊断** 阴茎淋巴管囊肿应与扩张的阴茎静脉相鉴别,表皮样囊肿应与阴茎肿瘤鉴别。

4. **临床价值** 阴茎囊肿,超声检查容易与阴茎结节、肿瘤等疾病相鉴别。

（十六）阴茎外伤

1. **病理与临床** 阴茎勃起时,海绵体充盈、脆性增大,外力作用下可导致阴茎的闭合性损伤。轻者,阴茎挫伤,皮肤青紫,皮下、海绵体瘀血,重者白膜、海绵体破裂,血肿形成,伴有剧痛。治疗不当,可形成假性动脉瘤或继发感染形成脓肿。

2. **超声表现**

（1）阴茎肿胀,局部软组织增厚,回声不均匀,无明显边界,血供增多。

（2）局部白膜及海绵体形态不完整,可见回声不均团块,边界不清,内含液性区,无血流信号。

（3）海绵体假性动脉瘤,局部海绵体出现液性区,多呈圆形。多普勒检查,内显示为动脉血流,可见与之相通的海绵体动脉。

3. **鉴别诊断** 结合外伤病史,超声检查对阴茎损伤容易做出诊断,假性动脉瘤要注意与血肿相鉴别。

4. **临床价值** 超声检查能够判断阴茎损伤的程度,能够观察白膜及海绵体形态是否完整,可为临床治疗提供帮助。

（十七）阳痿

1. **病理与临床** 血管性阳痿可分为动脉性阳痿和静脉性阳痿。动脉性阳痿见于动脉的狭窄、阻塞,常见的病因是阴部内动脉及其分支动脉粥样硬化;静脉性阳痿可见于静脉瓣关闭不全、海绵体间静脉漏、阴茎背深背浅静脉间静脉漏等。

2. **超声表现**

（1）于阴茎海绵体内注射扩血管药物,5min后检测阴茎海绵体动脉和阴茎背深静脉。

（2）动脉性阳痿 阴茎海绵体动脉内径扩张<60%,收缩期峰值流速<30cm/s,阻力指数>0.85,阴茎背深静脉为间断或低速静脉血流。

（3）静脉性阳痿 阴茎海绵体动脉收缩期峰值流速>30cm/s,舒张期流速>7cm/s,阻力指数<0.80,阴茎背深静脉扩张、持续大量回流,有的可检测出静脉漏血流频谱。

（4）混合性阳痿 阴茎海绵体动脉收缩期峰值流速<30cm/s,舒张期流速>7cm/s,阻力指数<0.80,阴茎背深静脉血液持续明显回流。

3. **临床价值** 药物注入阴茎海绵体联合彩色多普勒超声检查是诊断血管性阳痿的主要方法之一。在阴茎根部压迫、阻断阴茎静脉回流,于一侧阴茎海绵体内注射罂粟碱30mg和酚妥拉明1mg,5分钟后解除压迫,并刺激阴茎勃起,然后检测阴茎海绵体动脉和阴茎背深静脉。由于超声难以直接观察到动脉狭窄或静脉漏的具体位置,因而对血管性阳痿的可靠性不如 X 线海绵体造影。

(薛恩生)

第六节　浅表淋巴结

一、概述

(一)解剖概要

1. 解剖　正常人浅表淋巴结主要分布在头颈、腋窝和腹股沟,数目有 300~400 个。淋巴结形态呈豆形,淋巴门位于凹陷的一侧,内有输出淋巴管、动静脉和神经穿过,隆凸的一侧接纳数条输入淋巴管。淋巴结可分为皮质区和髓质区(合称为实质),皮质区位于被膜下,内有淋巴小结、弥散淋巴组织和皮窦。髓质区位于中央、围绕门部,内有髓索和髓窦。淋巴门部位于中央、靠淋巴门一侧,内有输出淋巴管、动静脉、神经及纤维、脂肪组织。

正常淋巴结质地柔软,表面光滑,无压痛,可滑动,大多数浅表淋巴结不易触及。淋巴结收集引流区域的淋巴液,经输入淋巴管流入皮窦、髓窦,再汇入输出淋巴管。

2. 颈部淋巴结分区

(1) Ⅰ区:ⅠA 区位于下颌舌骨肌、舌骨体、两侧二腹肌前腹之间;ⅠB 区位于下颌骨体、二腹肌前后腹、茎突舌骨肌之间。

(2) Ⅱ区:ⅡA 区位于颌下腺后缘、二腹肌后腹后缘、颈内动脉内缘、颈内静脉后缘、舌骨体下缘水平之间;ⅡB 区位于颈内静脉后缘、胸锁乳突肌后缘、乳突尖、舌骨体下缘水平、斜角肌之间。

(3) Ⅲ区:位于舌骨体下缘水平、环状软骨下缘水平、胸骨舌骨肌后缘、颈总动脉内缘、胸锁乳突肌后缘之间。

(4) Ⅳ区:ⅣA 区位于环状软骨下缘水平、颈横动脉水平、胸骨舌骨肌后缘、胸锁乳突肌后缘、斜角肌之间;ⅣB 区位于颈横动脉水平、锁骨、胸骨舌骨肌后缘、胸锁乳突肌后缘之间。

(5) Ⅴ区:ⅤA 区位于舌骨体上缘、胸锁乳突肌后缘、斜方肌前缘、环状软骨下缘之间;ⅤB 区位于环状软骨下缘水平、颈横动脉下缘、胸锁乳突肌后缘、斜方肌前缘之间;ⅤC 区位于颈横动脉下缘、锁骨上缘、胸锁乳突肌后缘、斜方肌前缘之间。

(6) Ⅵ区:位于舌骨下缘或颌下腺下缘、胸骨柄上缘、颈总动脉内缘之间。

(7) 锁骨上淋巴结:位于颈横动脉下缘与锁骨上缘之间,包括ⅣB 区、ⅤC 区的淋巴结。

3. 腋窝淋巴结分区

(1) Ⅰ区:位于胸小肌外下侧,包括外侧群、前群、后群、中央群以及胸大小肌间的 Rotter 淋巴结。

(2) Ⅱ区:位于胸小肌深面的腋静脉周围淋巴结。

(3) Ⅲ区:位于胸小肌内上侧的锁骨下周围静脉淋巴结。

(二)超声检查技术

1. 患者准备　患者一般无特殊准备。

2. 体位　患者取仰卧位或其他体位,充分暴露受检部位。

3. 仪器　使用彩色多普勒超声诊断仪,选择>7MHz 频率的线阵探头。将仪器调至仪器内预设的小器官或浅表器官条件,适当调节频率、增益、聚焦等,清晰显示淋巴结结构。适当调节彩色多普勒频率、血流速度标尺、取样框、灵敏度、壁滤波等,以利于观察淋巴结内血流信号分布。必要时,进行频谱多普勒检测。

4. 检查方法　可根据疾病的发生部位检查相关的浅表淋巴结。对于口腔、咽等疾病,应重点扫查颈部Ⅰ区、Ⅱ区淋巴结;对于甲状腺疾病,应重点扫查颈部Ⅲ区、Ⅳ区、Ⅵ区淋巴结;对于胸腔或腹腔疾病,应重点扫查右侧或左侧锁骨上窝淋巴结;对于乳房疾病,应重点扫查腋窝、锁骨上下窝及胸骨旁淋巴结。

检查时,可沿着淋巴结长轴和短轴分别进行纵断面和横断面扫查。观察淋巴结的排列、形态、大小、边界、内部结构及血流分布特征等,必要时检测淋巴结血流动力学的变化。

（三）正常超声表现

1. **二维灰阶超声**　浅表淋巴结形态,纵切呈扁椭圆形或长条形,横切呈椭圆形,表面光滑,被膜呈线状高回声。淋巴门部位于中央,呈条带状高回声。实质位于门部周围,呈均匀低回声。大多数淋巴结门位于淋巴结凹陷的一侧,与门部及被膜相延续。少数淋巴结门位于淋巴结的一端。

2. **多普勒超声**　淋巴结内血流信号呈稀疏点状或条状分布,部分淋巴结门部及实质内可见到树杈状的血流信号。频谱多普勒检测,动脉血流为低速低阻型或低速高阻型。

3. **浅表淋巴结测量方法及正常参考值**　取纵切淋巴结最大切面,测量其上下径(长径)和前后径(厚径)。正常淋巴结上下径可超过 3.0cm,前后径大多<5mm,两者之比>2。

二、浅表淋巴结疾病

（一）淋巴结炎

1. **病理与临床**　淋巴结炎是由细菌、病毒及真菌等感染引起的。病理表现,淋巴结充血、水肿,中性粒细胞、单核细胞及浆细胞浸润,淋巴细胞、巨噬细胞增生,严重者形成脓肿和坏死。

临床表现:急性淋巴结炎,淋巴结肿大,局部红肿、疼痛,有的周边皮肤可见到淋巴管炎所致的"红线",感染严重者可伴有发热及白细胞增高等。慢性淋巴结炎,淋巴结有反复肿胀史,淋巴结质地中等,可活动,有轻微压痛,局部皮肤无明显炎症表现。

2. **超声表现**

（1）急性淋巴结炎

1）淋巴结体积明显增大,形态呈椭圆形或圆形,大多数长厚径之比>2。被膜清楚,淋巴结之间无融合。

2）实质增厚,呈低回声,门部呈高回声。

3）淋巴结内血供明显增多,沿门部、实质呈放射状分布。多普勒检测,动脉血流收缩期峰值流速加快,频谱为高速低阻型。

4）脓肿形成,出现不规则液性区,门部显示不清,脓肿区则无血流信号显示。

（2）慢性淋巴结炎

1）淋巴结体积轻度增大,形态多呈椭圆形,长径厚径之比>2,被膜清楚。

2）实质增厚,门部也可增厚,两者之间分界清楚,实质呈均匀低回声。

3）淋巴结内血供不丰富,大多分布于门部。

3. **鉴别诊断**　急性淋巴结炎主要与淋巴结结核区别,慢性淋巴结炎应与淋巴结反应性增生区别,可根据病史及其他检查资料进行鉴别。

（二）淋巴结结核

1. **病理与临床**　浅表淋巴结结核主要见于颈部淋巴结,大多数的颈部淋巴结是继发于扁桃体、呼吸道的结核。病理主要改变,淋巴结内肉芽肿、干酪样坏死、寒性脓肿及纤维化。脓肿也可破溃,形成窦道。

临床表现:颈部一侧或双侧多个淋巴结肿大,大小不等,早期可无症状。晚期皮肤色素沉着,淋巴结相互融合成团,并与皮肤粘连。并可出现低热、盗汗、消瘦等全身中毒症状等。

2. **超声表现**

（1）多个淋巴结肿大,形态多呈椭圆形,长径厚径之比<2。被膜完整,也可不清楚,或融合成串珠状。

（2）实质回声不均匀,以低回声为主,门部偏心变形或显示不清,或可见到斑片状强回声灶。

（3）脓肿形成,表现为不规则液性区,含有细点状或絮状回声、可漂动。

（4）脓肿破溃,淋巴结与周围组织融合,后者可见到不规则液性区。

（5）急性期,淋巴结内血流信号增多,分布杂乱。干酪样坏死、脓肿区则无血流信号显示。

3. **鉴别诊断**　淋巴结结核要注意与转移癌、淋巴瘤等鉴别,环绕实质边缘的血流分布特点及其他临床相关资料有助于鉴别。

（三）淋巴结反应性增生

1. 病理与临床　浅表组织器官免疫性疾病或受细菌、病毒等感染可导致相应区域的淋巴结发生免疫反应性增生。病理表现，淋巴结内淋巴细胞、巨噬细胞大量增生，淋巴滤泡增大，而皮髓质结构无明显改变。

临床表现：大多数为局部淋巴结肿大，无明显压痛，局部皮肤外观无改变。肿大的淋巴结可随相应疾病痊愈而复原。

2. 超声表现

（1）淋巴结肿大，呈多发性，包膜完整，形态多呈椭圆形，长径厚径之比>2。

（2）实质增厚较明显，呈均匀低回声，门部形态回声多无改变，两者分界清楚。

（3）淋巴结内血供轻度增多，少数为明显增多，呈"树叉"状分布于门部、实质，或可分布于整个淋巴结。血流速度加快，动脉阻力指数正常或偏低。

3. 鉴别诊断　淋巴结反应增生要与淋巴结结核、恶性淋巴结肿大相鉴别，淋巴结实质均匀增厚和"树叉"状血供分布疾病鉴别要点。

（四）淋巴瘤

1. 病理与临床　淋巴瘤分为霍奇金淋巴瘤和非霍奇金淋巴瘤，霍奇金淋巴瘤主要发生于淋巴结，非霍奇金淋巴瘤发生于淋巴结或结外淋巴组织。病理改变，主要表现为肿瘤细胞替代了淋巴结皮质髓质的正常结构，霍奇金淋巴瘤的肿瘤细胞为多形性及特征性 Reed-sternberg，非霍奇金淋巴瘤的肿瘤细胞为单一形态。

临床表现：浅表淋巴结肿大，病程缓慢。早期淋巴结质较软、可活动、无触痛。晚期淋巴结分布广泛，质硬、固定、融合，或伴有发热、消瘦等全身症状。

2. 超声表现

（1）淋巴结肿大，大小不等，形态呈椭圆形、圆形，长径厚径之比<2。边界清晰或不清晰，或相互融合。

（2）实质明显增厚，呈均匀或不均匀低回声，门部受压变形、或显示不清、或消失，使整个淋巴结呈低回声，甚至为无回声。

（3）淋巴结内血供轻度或明显增多，血管分布杂乱，血流速度明显加快，动脉阻力指数正常或偏高。

（4）放化疗后的淋巴瘤的大小、形态、内部回声及血供可发生相应的改变。

3. 鉴别诊断　淋巴瘤要注意与淋巴结结核、淋巴结转移癌相鉴别。

（五）淋巴结转移癌

1. 病理与临床　原发癌经淋巴系统转移，首先转移至其相应区域的淋巴结。病理过程，癌细胞先种植于淋巴结内的皮窦，而后浸润整个淋巴结，甚至穿透被膜，侵犯周围组织，大量走行杂乱的新生血管形成。

临床表现：淋巴结呈进行性、无痛性快速肿大，触诊质硬、固定或融合成不规则形。

2. 超声表现

（1）淋巴结肿大，多发，形态呈椭圆形、圆形，或融合成团。实质弥漫性增厚或局限性增厚、隆起，门部偏心变形或消失。

（2）淋巴结内回声因原发癌类型不同而异，呈不均匀低回声，或有钙化或液化。甲状腺乳头状癌内的砂砾体也可见于转移淋巴结内，呈现簇状分布的点状强回声。

（3）淋巴结内血供丰富，血管走行扭曲、分布杂乱。由于癌细胞浸润模式不同，血流分布形式可呈边缘（局部）型、中央型和混合型。血流速度明显加快，动脉血流频谱为高速高阻型。

（4）转移癌表现为癌组织的造影剂不均匀分布、低灌注、或充盈缺损，而区别于良性的均匀性增强。

3. 鉴别诊断　淋巴结转移癌，结内回声可呈混合回声、钙化、液化等，血管走向杂乱；淋巴瘤，淋巴结实质明显增厚，呈低回声，血管分支分布杂乱；淋巴结反应性增生或淋巴结炎，实质呈均匀低回声，与淋巴门部分界清楚，血管走向清晰。

4. 临床价值　彩色多普勒超声能够对大部分淋巴结疾病做出诊断,超声造影提供了浅表淋巴结内部的血管灌注和分布的信息,能够提高超声鉴别良恶性淋巴结的能力。对于不典型超声表现的淋巴结,可在超声引导下进行穿刺,以获取细胞学及组织学的信息。

（薛恩生）

参 考 文 献

［1］SINGH AD,HAYDEN BC. Ophthalmic Ultrasonography［M］. Expert consult,2012:5-23.

［2］杨文利.临床眼超声诊断学［M］.北京:科学技术文献出版社,2019:48-61.

［3］邵志敏,沈镇宙,徐兵河.乳腺肿瘤学［M］.第1版.上海:复旦大学出版社,2013.

［4］RUMACK CM,WILSON SR,CHARBONEAU JW,et al. Diagnostic Ultrasound［M］. 4th ed. St. Louis:Elsevier Mosby,2011.

［5］薛恩生.睾丸附睾附件扭转的超声诊断［J］.中华医学超声杂志,2010,7(6).

［6］薛恩生.阴囊及其内容物疾病超声诊断［M］.福州:福建科技出版社,2016.

［7］薛恩生.临床常见浅表器官疾病超声诊断图谱［M］.北京:化工出版社,2019.

第十六章 肌肉与骨骼系统疾病

第一节 肌 肉

一、概述

（一）解剖概要

运动系统由骨骼肌支配,其大小和厚薄悬殊。大者甚至延展超过两个关节,最长的肌肉可超过 50cm,而小者仅数毫米。肌肉组织的特殊构造决定了肌肉对负荷具有极大的适应性。每块肌肉至少由一个肌腹、两个肌腱组成,肌腹通过肌腱和纤维(Sharpey 纤维)骨性连接附着于骨骼上。但也可能有多个肌腹,肌腹之间由纤维间隔分开,如腹直肌;或有多个肌腱而共同延续一个大的肌腹,如肱二头肌、肱三头肌和股四头肌。骨骼肌的内部结构差别较大,取决于其特定的功能。

肌纤维(即肌细胞)是肌腹的最基本单位,该细胞呈细长的圆柱形。每条肌纤维由肌内膜包绕,肌内膜内有毛细血管和神经构成的广泛联络。许多肌纤维成束状被肌束膜包绕,肌束膜(即纤维脂肪性分隔)由结缔组织、血管、神经和脂肪构成。初级肌束组成次级肌束,三、四级肌束形成肌肉,后者由致密结缔组织构成的肌外膜包绕。单一肌肉和肌肉群又被筋膜层(即肌间隔)分隔。

（二）超声检查技术

1. **患者准备** 检查前患者无特殊准备,需充分暴露相关检查部位。

2. **体位** 检查侧肢体自然放松,进行对比扫查时,双侧肢体应该处于相同姿势。

3. **仪器** 肌肉检查最常选用 7~10MHz 线阵探头,体胖者可能需要 5MHz 的探头以增加穿透力。此外,对肌肉检查,具备双幅显示功能的仪器更便于双侧对比。宽景成像技术使超声扫查可以显示延伸跨越多个关节的肌肉,获得长达 60cm 的大幅高分辨力声像图,使不在同一解剖断面的肌肉、肌腱结构(如斜向走行的缝匠肌)和神经血管束得以连续而完整地显示。这种技术的另一个优点是可以准确测量长度,测量误差<2%。

4. **检查方法** 采用探头直接接触法,在某些特殊情况下,检查肌肉可能需要加用水囊,使表浅组织置于探头的最佳聚焦区,以利于显示。当皮肤表面不规则时,利用水囊还可以使图像的显示更加容易,并可利用水囊调整声束与感兴趣区间的夹角。

局部肌肉疼痛时,超声检查的重点应放在疼痛区,探头轻压指定的区域进行详细检查,有人将这种技术称为“超声触诊”。注意加压的强度要尽可能一致。因为筋膜和纤维脂肪间隔是肌肉结构中回声最强的成分,当加压使得这些成分更加紧密时,整个肌肉的回声都会增强,不应误认为异常。检查开始时探头不要施压,进行全面扫查后再逐级加压并配合肌肉等长收缩。松弛状态下的声像图,小的肌肉撕裂可能被掩盖,但在等长收缩时会清楚地显示出来。在进行超声触诊时首先探头在肌肉长轴方向上开始动态检查,确定异常部位后,分别获取松弛状态和等长收缩状态下的图像。然后探头旋转 90°,在横断面上重复上述过程。

肌肉病变往往是单侧的,并且肌肉是活动的组织。因此,单侧静态扫查不能全面评价肌肉状态。静态、主动或被动运动状态下进行双侧对比检查,有时对发现病变异常重要,可以更好地观察肌肉、肌腱及韧带有无撕裂并判断撕裂的程度和范围,明确有无与周围组织发生粘连,了解肌腱有无滑脱等。

（三）正常超声表现

肌肉整体回声低于肌腱和皮下组织,其中肌束表现为低回声,肌束外周包绕的肌束膜、肌外膜、肌间隔及薄层纤维脂肪组织,均呈较强的线状或条状高回声。纵断面二者互相平行,排列自然有序,成羽状、带状或梭形,轻度倾斜于肢体长轴。横断面,每条肌肉略呈圆形、梭形或不规则形,肌束呈低回声,肌束间可见网状、带状及点状强回声分隔。肌肉中较大的血管呈管状无回声,彩色多普勒血流显像(CDFI)和能量多普勒成像(PDI)可显示彩色血流信号。

肌肉收缩时,肌束直径增加,长度缩短,回声强度常减弱。相反,放松或探头加压会导致单位体积内的声界面增多,肌肉回声增高。肌肉发达的运动员肌束肥大也表现为回声减低,可作为评价运动员锻炼水平的指标。

二、肌肉牵拉撕裂伤

（一）病理与临床

肌肉突然的强有力收缩可以产生内部应力,从而导致牵拉撕裂伤。此类损伤易发生于跨越两个关节的肌肉,下肢最常受累,如腘绳肌腱、股直肌、腓肠肌内侧头等。小腿的腓肠肌内侧头撕裂临床常称为"网球腿"。

牵拉损伤导致肌肉撕裂的部位多为肌肉-肌腱连接处,该部位为肌肉-肌腱单位中最薄弱的部分。另外一个常见的部位是肌肉-筋膜连接部(肌纤维与肌束膜或筋膜之间的连接),故而在半羽肌的边缘或羽状肌及环羽肌的中心可以见到,导致肌肉在筋膜下回缩。

根据严重程度,肌肉牵拉撕裂伤可以分为四级,表 16-1。

表 16-1 肌肉牵拉撕裂伤分级

分级	表现
0 级	肌纤维可逆性损伤,不伴结缔组织的损伤
Ⅰ级	受累肌肉的体积<5%,横断面直径 2~1cm,小血肿(<1cm)
Ⅱ级	部分撕裂,累及肌肉体积或横断面直径的 5%~50%,中等血肿(<3cm)
Ⅲ级	整个肌肉的完全撕裂,回缩,大血肿(>3cm)

（二）超声表现

1. 不同撕裂程度,声像图表现存在明显差异

（1）0 级:肌纤维损伤可逆,不累及结缔组织,伤后数小时即可恢复正常功能。超声检查无阳性发现。

（2）Ⅰ级:肌肉整体牵拉撕裂仍在其弹性极限内。超声检查表现为肌腹内不规则的低回声区,外形类似"火焰状",邻近肌肉-肌腱连接部,局部正常肌肉结构消失。病变范围可以很长,但横断面直径很小。有时微小病变很难与伪像区分,必须多断面扫查。

（3）Ⅱ级:肌肉拉伸超出弹性极限造成的广泛损伤,声像图可以清晰地显示肌肉失去连续性,伴有纤维脂肪隔中断。断裂处常填充血肿,呈低回声区,肌肉断端碎片可延伸至血肿内,探头轻微加压可以看到肌肉碎片自由的漂浮,被称作"铃舌征"。肌肉内的低回声血肿、强回声厚壁、"铃舌征"是肌肉裂伤的超声"三联征",这种特征性表现是超声诊断肌肉撕裂的佐证。血肿周围的肉芽组织增生和肌纤维再生形成厚壁,回声增强。损伤的肌肉只有在肌纤维鞘没有断裂的情况下才有可能再生;否则就会被肉芽瘢痕填充,超声表现为线样、结节样或星形的强回声区。肌肉缺损区越大,瘢痕就会越大。

（4）Ⅲ级:肌肉完全性断裂,一般体检也可以发现。超声检查显示肌肉连续性完全中断,边缘呈波浪状,远端肌肉回缩聚成一团,可类似组织肿块。血肿填充肌肉断端回缩形成的空腔。断裂肌肉的筋膜可以完整,超声可以见到血肿沿筋膜间隙蔓延。

2. 肌肉牵拉撕裂伤并发症的超声表现

(1) 血肿:肌肉撕裂,特别是肌肉撕裂几乎都伴有血肿。血肿的大小通常能提示损伤的范围。肌内血肿的动态变化过程与身体其他部位的血肿类似。急性期表现为高回声,几小时后可能表现为均匀的低回声。当细胞成分及纤维蛋白析出后,则形成液-液平面。几天后血肿液化变为均匀的无回声。此时抽吸出的液体表现为"机油"样的外观,具有特征性。血肿重吸收缓慢,如果不加干预,需要数周甚至数月才会逐渐消失。

应用抗凝治疗的患者可以出现自发性血肿。此外,超声检查时必须警惕软组织肉瘤,特别是恶性纤维组织细胞瘤,也可因肿瘤内急性出血而引起肌肉内血肿。对于可疑的老年患者,如顽固性不能重吸收的大腿肌肉内血肿,应考虑到恶性肿瘤的可能,必要时尽早活检。

(2) 骨筋膜室综合征:指由骨、骨间膜、肌间隔和深筋膜形成的骨筋膜室内肌肉和神经因急性缺血而产生的一系列症候群,最多见于前臂掌侧和小腿。常由剧烈运动、创伤、外压等因素使骨筋膜室容积减小而导致骨筋膜室内压力增高所致。全身性低血压、肌肉萎缩或筋膜纤维化挛缩导致肌肉缺血水肿,会引起相同的效应。骨筋膜室综合征室内压力增高引起毛细血管血流灌注受损时,肢体动脉主干仍然是开放的。因此在大多数病例中,受累肢体远端仍可触及动脉搏动,可误导临床医师。

急性骨筋膜室综合征由创伤、骨折或肌肉过度负荷引起。患者多在数小时内出现肢体疼痛和紧迫症状,被动拉伸时明显加重,最常见于小腿的前方、后方和侧方肌间隔室。如果延误治疗会造成肌肉功能和神经的永久性受损,所以必须尽早做出诊断。

直到现在,直接压力测量仍是唯一可以确诊骨筋膜室综合征的方法。局部麻醉下,将导管或开有侧口的细针插入可疑的肌间隔室内进行压力测量,正常压力为 $0 \sim 4mmHg$,超过 $15mmHg$ 时就可引起血流受损和肌肉缺血坏死。

骨筋膜室综合征的声像图表现为患侧肌肉体积增大,包绕肌肉的筋膜呈弓形凸出并显著移位。位于纤维脂肪隔旁的肌纤维因血供相对丰富而损伤最轻,回声可正常,其余的肌纤维回声增强。与化脓性肌炎不同,肌肉内的纤维脂肪隔仍然为强回声。双侧对比检查,可估计患侧肌肉的肿胀程度。当肌肉由缺血向坏死进展时,超声表现为正常肌肉结构消失,肌内出现无回声区,表明骨筋膜室综合征发展到了晚期。随着无回声区域的不断扩展,内部会出现一些高回声物质,可能为广泛的横纹肌溶解所致。此时,临床症状更加严重,表现出神经麻痹,下垂足及缺血性肌挛缩等。

超声检查不仅成为直接压力测量的一个很好的替代方法,而且还可排除其他需要与骨筋膜室综合征进行鉴别的疾病,如损伤后血肿、脓肿、深静脉血栓及腘窝囊肿破裂等。

3. 肌肉撕裂愈合的超声随访 肌肉裂伤较挫伤愈合缓慢,通常需要 $3 \sim 16$ 周才能完全恢复。愈合所需的时间不仅与损伤范围成比例,而且与病变的位置有关,小腿肌肉病变较其他部位恢复得慢。肌肉有很强的自身修复和再生能力,如果肌纤维膜鞘完整,可以通过肌细胞的再生恢复正常的肌肉结构。广泛的损伤通过肌细胞再生和纤维瘢痕形成两种不同的方式修复,这两种过程相互影响。超声可以通过三个方面评估肌肉损伤的恢复程度。

(1) 评估损伤的范围和测量损伤裂口的范围:这是预测瘢痕形成比例最有价值的指标。受累的肌肉范围越大,拉伤缺损越多,形成瘢痕的比例就越高。

(2) 确定愈合的分期:愈合过程中最早的声像图变化是伤口边缘回声增强,并随着愈合的进展逐渐增厚,最后添满整个缺损区。几周后,这个区域进一步机化,并可见带有纤维脂肪隔的正常肌肉结构。这一声像图的动态变化对确定患者何时恢复有限、安全的运动训练极有价值。根据 Chhem 等的经验,当缺损区被高回声填充而无明确的进一步机化表现时,如果恢复训练则导致再损伤的危险增加。过早的恢复训练运动会延长恢复期并增加瘢痕的形成,造成永久性损伤。

(3) 评价瘢痕形成的大小:纤维化在声像图上表现为高回声。拉伸损伤的纤维瘢痕通常呈线样高回声,而挤压裂伤的纤维瘢痕通常为结节状或三角状的高回声。表浅撕裂的纤维瘢痕可造成局部筋膜或肌间隔向病变中心挛缩。评价纤维化的范围可直接评估肌力的损失程度。此外,再损伤的危险也与残留的纤维瘢痕数量密切相关,瘢痕愈多,危险愈大。

（三）鉴别诊断

肌肉牵拉撕裂时多有明确病史,超声诊断一般不难。需要注意,超声检查发现肌肉撕裂的同时,应注意撕裂是否继发于肌肉内肿物。

（四）临床价值

肌肉牵拉撕裂伤最适于超声检查。随着超声仪器分辨力的提高和高频探头技术的改进,超声检查已经成为评价肌肉牵拉撕裂伤的首选影像学方法。

传统的 X 线平片对于评价肌肉撕裂价值很小。CT 检查不能很好地分辨肌肉细微结构。此外,CT 通常是横断面图像,而肌肉损伤时沿长轴回缩,这种改变在横断面图像上很难发现,不适用于评价肌肉损伤。

磁共振成像(MRI)具有较多平面成像能力和 CT 更好的组织分辨力,适用于评价肌肉外伤。但是,MRI 无法进行实时动态检查,且花费较贵。

第二节　肌　　腱

一、概述

（一）解剖概要

肌腱在肌腹的两端,由结缔组织包绕胶原纤维构成。构成肌腱的胶原纤维大都平行排列,走行方向与所承受的牵引力一致。许多胶原纤维组成粗大的纤维束,有的彼此缠绕,增强牢固性。在肌腱的每一纤维束周围,由少量疏松的结缔组织包裹,即腱内膜。较多的纤维束再被同样疏松的结缔组织腱束膜包绕。包绕整个肌腱外的致密结缔组织构成腱外膜。肌腱的血管、淋巴管和神经都沿着腱膜穿行分布。

为了减缓肌腱运动时与骨面的摩擦,肌腱周围一般有辅助结构包绕,如滑囊、腱周组织以及腱鞘。腱鞘最为普遍,为包绕在肌腱周围的鞘管,主要位于活动度较大的腕、指和踝附近。腱鞘帮助肌腱固定于某一位置并减少摩擦。腱鞘分外面的纤维层和内面的滑膜层,纤维层由深筋膜增厚形成,与骨共同构成骨性纤维性管道。滑膜层由滑膜构成双层套管,内含少量滑液,内层贴附肌腱表面,为脏层;外层贴于纤维层内面,为壁层。脏、壁层之间有少量滑液保证肌腱的滑动。

某些肌腱内尚包含小的骨块,称作籽骨,全身最大的籽骨是髌骨,手掌和足底的肌腱中也常含有小的籽骨。籽骨能使肌腱灵活地滑动于骨面,减少摩擦,还可改变肌的拉力方向。

（二）超声检查技术

1. **患者准备**　检查前患者无特殊准备,需充分暴露相关检查部位。

2. **体位**　肌腱走行区域的肢体自然放松,关节多置于使肌腱轻度紧张的状态。其中肩关节、肘关节及踝关节周围的肌腱检查对体位要求较高。

（1）肩关节周围肌腱:患者坐于可以调节高度的旋转椅,这样只需简单地转动座椅就可以完成肩部各部分的检查。检查者先面向患者,从肩关节前面和内侧面开始,通过旋转座椅再依次检查外侧面和后面。

1）肱二头肌长头肌腱:肘关节屈曲 90°,手掌面向上,前臂置于同侧大腿,上肢轻微内旋。

2）肩胛下肌腱:肘关节屈曲 90°,肘部紧贴侧胸壁,肩关节外旋位,并做前臂旋后动作。

3）冈上肌腱:冈上肌腱的检查可有两种体位。①患者上肢置于身后,屈肘,肘尖尽量指向人体后正中线,手掌贴于腰部,该体位更易于显示肌腱-肌肉连接处。②使患者肩关节尽可能内旋,屈肘同时前臂后伸,手背紧贴对侧的后背,肘部紧贴外侧胸壁,肘窝与胸壁不留空隙。这种体位使冈上肌腱更多地移向前方,适于检查者坐于患者正对面检查。

4）冈下肌腱和小圆肌腱:受检者手放在对侧肩上。检查者坐于后方或侧方。

（2）肘关节周围肌腱：肘关节内侧的屈肌总腱。超声检查时患者身体应斜靠向检查侧，前臂尽量外旋，肘部伸展或稍屈曲放于检查台上。将超声探头一端放在肱骨内上髁处行冠状扫查可见位于浅表位置的屈肌总腱起始部，为外形光滑的鸟嘴样结构，左右对称（两侧厚度之差不超过 2mm），内部呈均匀高回声，有明显的纤维状结构。其附着处的内上髁骨表面通常较光滑。

肘关节外侧的伸肌总腱。受检侧前臂屈曲，平置于检查床。将超声探头一端置于外上髁，沿长轴冠状切面扫查可见位于浅表位置的伸肌总腱，加压有助于获得清晰图像，其声像图特点与屈肌总腱相似。深方的桡侧副韧带通过分布位置及纤维条状结构的走行可以帮助区分。伸肌总腱附着处也可利用短轴切面进行扫查，同时，应注意进行两侧对比观察以了解是否存在轻度肿胀。

（3）腕关节周围肌腱：主要分腕关节掌侧面与背侧面两个位置进行扫查。

掌侧面为腕管结构，腕骨形成腕管的底及侧壁，屈肌支持带（腕横韧带）构成腕管顶部。屈肌支持带近端尺侧附着于豌豆骨，桡侧附着于舟状骨；支持带的远端尺侧附着于钩骨，桡侧附着于大多角骨。横断面声像图易于显示，略呈弧形的薄层强回声带。腕管内有拇长屈肌腱，2~4 指浅、深屈肌腱和正中神经通过。拇长屈肌腱被桡侧滑囊包裹，其他肌腱为尺侧滑囊包裹。主动或被动屈伸手指时，可见肌腱的实时滑动。腱周的腱鞘呈薄层低回声，厚 1~2mm。

正中神经在腕管内位置最表浅，紧贴于屈肌支持带深方。正中神经声像图特征与肌腱相似，但总体回声较低，内部的低回声代表神经束，强回声代表神经束膜。与屈肌腱相比，正中神经向远端走行逐渐变细并发出分支，向近端扫查神经逐渐走行于指浅屈肌和指深屈肌之间，形态无明显变化，而肌腱则移行为肌腹。当手指进行屈伸活动时，肌腱滑动幅度明显大于正中神经。

背侧面由伸肌支持带发出分隔，形成 6 个骨纤维管供不同伸肌腱通过。以桡骨下端的背侧结节（Lister 结节）为超声解剖学标志，背侧结节尺侧为拇长伸肌腱，其内侧向尺骨端依次为示指伸肌腱、指伸肌腱、小指伸肌腱（通常位于尺桡关节浅方）、尺侧腕伸肌腱，自背侧结节向桡侧依次有桡侧腕短伸肌腱、桡侧腕长伸肌腱、拇短伸肌腱和拇长展肌腱。

（4）髋关节周围肌腱：内侧最主要的肌腱为髂腰肌腱。患者仰卧位，下肢自然平伸。探头与股骨颈长轴平行矢状连续扫查可依次清晰显示髋关节囊及髂腰肌腱长轴切面；横断面扫查可观察髂腰肌腱、关节囊以及股血管的相互位置关系。髂腰肌腱远端附着于股骨小转子，髋关节和膝关节轻度屈曲、外展、外旋即"蛙腿"位利于显示。

外侧主要观察的肌腱为臀中肌和臀小肌的肌腱，二者均附着于股骨大转子位置，臀小肌腱附着于大转子前缘，臀中肌腱附着于大转子侧面。患者取对侧卧位，探头于大转子表面横断面扫查容易识别。

（5）膝关节周围肌腱：膝关节周围肌腱较多，按照分布的位置不同，依次按关节各面逐一检查。主要扫查肌腱及体位见表 16-2。

表 16-2　膝关节不同扫查区域观察结构

分区	患者体位	膝关节位置	观察肌腱名称
前区	仰卧位	屈曲 15°~20°（腘窝下垫枕）	股四头肌腱、髌腱、髌支持带
内侧区	仰卧位，向患膝轻度倾斜	下肢外旋，髋关节及膝关节轻度屈曲	鹅足腱及滑囊
外侧区	患膝对侧侧卧位	膝关节侧方垫枕	腘肌腱、股二头肌联合腱
后区	俯卧位	伸直（双足垂于床沿）	半膜肌-腓肠肌内侧头肌腱

3. 仪器　大部分肌腱位置表浅，采用 7~15MHz 甚至更高频率的线阵探头可获得最佳成像效果。

4. 检查方法　与肌肉超声扫查时的技术要求一样，对于肌腱也需动态观察、双侧对比等方法。除此之外，由于肌腱的胶原纤维为超声声束的镜面反射体，故只有在与声束呈 90°夹角时才会产生最大反射。如果两者间角度不是 90°，则不论在长轴或短轴图像上，声束均不会被恰当地反射，肌腱会表现为低回声甚至无回声，此现象称为各向异性伪像。尽管肌肉扫查时也会出现，但是在肌腱中最为明显。各向异性伪像的消除办法是使用线阵探头，并且在扫查时通过不断摆动和调整探头，使其与肌腱纤维总是保持垂直。如果通过此方法能够探测到正常的肌腱结构，则表明此肌腱正常；如果应用此方法后，肌腱回声仍呈局限性或弥漫性减低，则表明有病理改变。

有些肌腱较为宽大，仅进行长轴切面扫查容易漏诊，因此要结合短轴切面相互观察。

（三）正常超声表现

由于肌腱的组成结构为胶原纤维，故其声像图特征在长轴切面表现为强弱回声交替分布的平行线状结构，在短轴切面呈网状结构。一般探头频率越高，肌腱的线状结构越清晰。正常肌腱的特点是径线均匀一致且左、右两侧对称，轮廓光滑，无局部增粗或变细，无断裂或缺口，无或有极少量腱周积液。有腱鞘包绕的肌腱，声像图表现为肌腱周围的低回声带，有时可见腱鞘内少量液体，一般不超过 2mm。无腱鞘包裹的肌腱多由腱旁组织包绕或腱周滑囊来减少肌腱运动中的摩擦，腱旁组织为肌腱周围的脂肪，表现为强回声围绕肌腱并勾勒出肌腱轮廓。而腱周滑囊正常情况下多显示不清，如含有少量液体，深度不超过 2mm。

肌腱正常值变异较大，单纯测值并无临床意义，双侧对比更有利于异常的判断。

二、肌腱炎与腱鞘炎

（一）病理与临床

肌腱炎是最常见的肌腱异常之一，因急性创伤或过度劳损所致。肌腱内钙化常见于慢性肌腱炎。肌腱炎的组织病理学表现为肌腱组织退行性改变，确切地说应称为肌腱病。运动劳损引起的肌腱病多累及肌腱附着处，因此又称为末端病，典型的部位如肘关节伸肌总腱出现的肌腱病，临床又称为网球肘。主要症状表现为肘关节外侧疼痛，开始表现为某一动作时出现。随病程进展，症状逐渐加重，变为持续性，甚至影响睡眠。体检局部出现明显压痛。

需要注意的是除局部因素外，某些全身性疾病也可能造成肌腱肿胀，增厚（表 16-3），其声像图表现与肌腱病相似，故超声诊断需密切结合临床。

表 16-3　肌腱增厚性病变

肌腱炎（末端病）	痛风（主要累及跟腱）
手术后（多为跟腱）	高胆固醇血症（主要累及跟腱）
撕裂后的愈合（部分或全部撕裂）	进行性系统性硬化症
类风湿或血清阴性的关节炎（常累及胫后肌腱）	肿瘤（非常罕见）

腱鞘炎（或腱周炎）为腱鞘的炎症表现，也是常见的肌腱异常。急性腱鞘炎常与肌腱炎同时发生。如表 16-4 所示，腱鞘炎病因包括创伤、感染性、炎性、代谢性或机械性因素。典型的炎性病变发生于类风湿和血清阴性的关节炎患者。机械性的原因多为过度劳损、骨性侵蚀、相邻硬物或腱鞘内的关节游离体摩擦。腱鞘炎的主要病理变化是腱鞘内积液，腱鞘增厚。早期肌腱除表面粗糙外，外形大致正常。慢性期，肌腱在腱鞘狭窄部变细，两端水肿呈梭形。

肌腱炎及腱鞘炎患者临床多表现为局部压痛，相应肌腱主动运动时因疼痛而停止，但被动运动仍可完成。慢性患者

表 16-4　腱鞘炎/腱周炎常见病因

创伤后
感染性
炎症:类风湿,血清阴性的关节炎
代谢性:痛风
机械性:继发于过度劳损、骨性侵蚀、相邻硬物的摩擦或腱鞘内游离体

可表现为主动及被动运动均受限。腱鞘炎主要发生在手腕及足踝区。较为常见的如桡骨茎突部腱鞘炎，主要累及拇长展肌和拇短伸肌腱鞘。

（二）超声表现

肌腱病超声主要表现为肌腱肿大、增厚，回声减低，局部结构不清晰。病变绝大多数为局限性，弥漫性全腱病少见。腱体内，邻近滑囊、腱周及腱鞘内可见无回声积液。有时腱纤维鞘（膜）和腱周脂肪组织

增厚,回声增强。肌腱附着处骨面不光滑,可见骨赘形成,腱体内亦可见钙化强回声。CDFI 显示病灶区血流信号明显增多。

腱鞘炎可与肌腱病伴发或单独存在,声像图表现为腱鞘积液,壁增厚,回声减低。肌腱在鞘内滑动可能受限,单纯性急性腱鞘炎时,肌腱表面多光滑完整。慢性腱鞘炎多表现为腱鞘增厚,回声不均匀,积液少见。动态试验肌腱在腱鞘内滑动受限或消失。

（三）鉴别诊断

肌腱病与腱鞘炎的声像图表现明确,结合患者病史有时也能做出病因诊断。值得指出,腱鞘炎时的腱鞘增厚,回声可极低,甚至类似无回声,需要与腱鞘积液鉴别。腱鞘增厚时,探头加压其形态改变不大,腱鞘积液多可被推挤。CDFI 检查可显示增厚腱鞘上的血流信号,积液则无。

（四）临床价值

与 MRI 比较,超声检查的优势在于分辨力高,可动态观察并进行双侧对比,便于随访。但是,超声对早期肌腱病的轻微结构改变敏感性差,而此时 MRI 信号多有改变。

三、肌腱撕裂

（一）病理与临床

青年人多为急性运动损伤,与肌肉撕裂机制相似,由牵拉伤所致。患者有明确的肌肉突然收缩病史,多数患者主诉撕裂瞬间听到"喀"声或感觉患肢局部被踢打。老年人多在肌腱病基础上发生。肌腱撕裂常发生于肱二头肌长头腱、胫后肌腱、髌腱、肩袖、跟腱及股四头肌腱等。根据撕裂的程度不同,可分为完全撕裂和部分撕裂。完全性撕裂,由于断端肌腹回缩,可类似肿物。表 16-5 所列为下肢常见的肌腱撕裂类型及部位。

表 16-5　肌腱撕裂的类型及部位

类型	部位
胫后肌腱	横向撕裂,内踝下方
腓肠肌腱	纵向撕裂,腓骨下方
跟腱	斜向或横向撕裂,跟骨附着点上方 2~6cm 处

（二）超声表现

肌腱的完全撕裂表现为肌腱连续性中断。中断处在急性期由血肿填充,病史较长的患者为瘢痕或肉芽组织填充。断裂两端回缩常见于完全性撕裂,实时扫查时可见相关肌肉收缩和舒张时肌腱不能进行正常的滑动。肌腱的部分撕裂表现为肌腱纤维的部分中断并延至肌腱表面。需要指出,无论何种撕裂,诊断均应在两个相互垂直的超声切面上得到证实以避免假阳性。肌腱撕裂可能是肌腱病的一种延续性改变:即在炎症的基础上,肌腱先出现部分撕裂,如未及时治疗,则可能发展至完全撕裂。在临床上,对肌腱病、腱鞘炎和肌腱部分撕裂的及时诊断可使患者得到有效治疗而避免完全撕裂的发生。

（三）鉴别诊断

肌腱撕裂的超声诊断关键在于判断完全性撕裂与部分性撕裂。除声像图判断肌腱连续性外,还应结合主动及被动运动进行鉴别。完全性撕裂,主动及被动运动时,超声显示撕裂处肌腱断端不能同步运动,甚至呈相向运动。而部分撕裂,肌腱的运动仍可同向传导。

（四）临床价值

肌腱撕裂的超声诊断简单易行,便于随访,已经成为临床的首选影像学方法。

第三节　韧　　带

一、概述

（一）解剖概要

韧带由致密的结缔组织构成,分布在关节周围,加强骨与骨间的连接并限制关节运动。按照韧带与关节囊间的关系可分为囊韧带、囊内韧带和囊外韧带。囊韧带为关节囊纤维层局部增厚的部分,囊内韧带与囊外韧带分别位于关节囊的内、外。

人体内骨骼韧带多达数百个,大部分韧带以起止点命名,如喙肩韧带;有些根据形态命名,如踝关节内侧三角韧带;有些根据与关节间的位置关系命名,如膝关节侧副韧带。

韧带的组织学成分大部分与肌腱类似,即由胶原纤维束沿韧带受力方向排列而成。一些研究也发现,某些韧带如膝关节的前交叉韧带具有类似软骨组织的特征。

（二）超声检查技术

1. **患者准备**　检查前患者无特殊准备,需充分暴露相关检查部位。

2. **体位**　韧带位置较肌肉及肌腱深在,走行方向多变,对扫查体位及手法要求较高,各关节周围韧带的扫查体位需结合解剖位置具体设定。

（1）肩关节周围韧带:肩关节周围韧带主要扫查喙肩韧带,患者取坐位,上臂自然下垂。探头一端置于喙突表面,一端置于肩峰之上,即可显示两者间的喙肩韧带。

（2）肘关节周围韧带:主要观察肘关节内侧的尺侧副韧带。检查体位可有两种方法,受检者坐在医师对侧,身体向检查侧倾斜,手旋后(掌面向前),前臂用力外翻(该动作可由医师协助使受检者被动外翻)置于检查床上,肘关节保持伸直或轻微屈曲。另一种较为舒适的体位是患者坐在检查床上,背对医师,检查侧手掌手指向前,平置于检查床上。探头两端置于肱骨内上髁与尺骨近端,显示屈肌总腱长轴及起点(附着点于内上髁)。该肌腱深面略向尺侧偏转探头即可显示尺侧副韧带的前束。

（3）腕关节周围韧带:主要观察腕关节背侧的腕骨间韧带。手掌平放于检查台上,掌心向下。以桡骨背侧结节为标志,探头横切逐渐向远端移动并结合其他切面扫查,可以较容易地确定诸腕骨的位置和形状,随后即可辨认连接腕骨间的各个韧带。

（4）膝关节周围韧带:主要是膝关节内、外侧副韧带。检查内侧副韧带时患者仰卧位,轻度屈膝,髋及膝关节轻度外旋,或取侧卧位检查。而检查外侧副韧带时则需要髋及膝关节轻度内旋,或取侧卧位检查。

（5）踝关节周围韧带:首先患者取坐位,屈膝,足底平置于检查床,根据韧带位置逐一改变体位要求。

1）距腓前韧带的扫查:踝关节轻度内旋,内收,使胫腓前韧带处于紧张位以利于显示。

2）内侧三角韧带的扫查:踝关节背屈,探头一端指向内踝下缘,另一端分别指向足舟骨、距骨和跟骨,可分别观察胫距韧带、胫跟韧带和胫舟骨韧带的长轴声像图。

3）跟腓韧带的扫查:踝关节内旋、内收。探头上端置于外踝骨下缘(尖部),下端轻度后斜,指向跟骨。

3. **仪器**　根据检查部位和结构,常规使用10MHz的线阵探头,有时也会使用10MHz以上。

4. **检查方法**　超声扫查的关键是明确解剖标示,因为韧带两端均附着于骨表面,扫查某条韧带时,首先寻找和明确其相应的骨性结构,再根据韧带的解剖走行方向调整探头扫查角度。需要指出,韧带的各向异性伪像也很明显。

（三）正常超声表现

韧带的正常声像图表现与肌腱类似,长轴切面呈层状强回声,根据位置不同,薄厚变化很大。如内踝处的胫距韧带,呈肥厚的三角形,而肘关节内侧副韧带前束则较薄。

二、韧带损伤

（一）膝关节内侧副韧带损伤

1. **病理与临床**　剧烈运动时,在膝水平发生的对抗性(如足球运动的阻截性动作)动作常造成内侧副韧带撕裂,在膝关节韧带损伤中占第二位,仅次于前交叉韧带损伤。临床上常见的损伤动作为:膝关节屈曲,小腿突然外展外旋,或大腿突然内收内旋。撕裂的部位多在韧带股骨附着处。受伤后通常表现为膝部内侧突然剧痛,但很快减轻,随即逐渐加重。体检膝关节内侧局部触痛。

内侧副韧带撕裂可分为不完全撕裂和完全撕裂。不完全撕裂扭转力量较小,韧带仍保持完整性,所以膝关节各个位置上均无超过异常范围的膝外翻活动。一般来说,也不会合并膝关节积血。完全撕裂时,可同时合并韧带附着处骨皮质撕脱骨折以及内侧半月板和交叉韧带的损伤,引起关节积血。内侧副韧带完全撕裂时可出现膝关节异常外翻。

　　陈旧性内侧副韧带撕裂可出现内侧副韧带钙化,钙化出现在内侧副韧带附着的股骨内侧髁处,多在损伤后2个月出现。患者表现为上楼梯时膝内侧疼痛。

　　2. 超声表现　膝关节内侧副韧带起自股骨内侧髁,止于胫骨内侧髁,由三层结构组成。长轴切面呈条索样的双层高回声结构,中间夹以薄层低回声带,该低回声代表韧带深浅层间滑囊。韧带浅层宽扁,直接与皮下脂肪层接触,纤维走行在胫骨长轴平行方向及倾斜方向上均有分布。深层与内侧半月板的周缘关系密切,互相延续。

　　内侧副韧带撕裂超声表现为韧带肿胀,回声不均匀。不完全撕裂主要累及股板韧带,声像图表现为形态不规则,回声减低,由于出血可出现不规则的无回声。当超声表现不典型时,应注意与健侧比较观察。合并股骨内侧髁撕脱骨折时,肿胀韧带内可见骨质碎片,呈强回声伴声影。完全撕裂时,韧带连续性中断,断端裂口处可见无回声积液或血肿。陈旧性内侧副韧带撕裂主要表现为韧带近端股骨附着处韧带内出现大小不等的不规则钙化强回声伴声影。

　　3. 鉴别诊断　内侧副韧带撕裂局部出现明显积液时,近端应与收肌腱滑囊炎,远端应与鹅足腱滑囊炎鉴别。超声可同时判断有无合并膝关节积液,但对于伴发的交叉韧带损伤,诊断敏感性差,需进一步做MRI以明确诊断。

　　4. 临床价值　超声检查侧副韧带撕裂是非常可靠的诊断手段,为临床是否采用手术治疗提供参考,也可作为治疗后复查的手段。但是有时单纯超声检查不易区别完全撕裂与不完全撕裂,超声检查时应注意与健侧对比,并注意判断有无合并关节积液以及半月板损伤。

　　（二）踝关节外侧距腓前韧带损伤

　　1. 病理与临床　踝部韧带众多,在保持踝关节灵活运动的基础上,充分维持关节稳定性。由于关节骨性结构的构成特点,外踝部韧带更容易发生损伤。外踝部的韧带由距腓前韧带,距腓后韧带和跟腓韧带组成。外踝部韧带损伤多因足部的强力内翻引起,距腓前韧带损伤最为常见。临床表现为踝外侧疼痛、肿胀、跛行,足内翻时疼痛加剧。

　　2. 超声表现　距腓前韧带的超声检查对体位要求较高,一般要求患者坐在检查床上,患侧足平放在检查床并尽量内旋,此体位目的在于拉紧距腓前韧带,便于发现韧带撕裂。

　　声像图改变不明显者,应与健侧对比,如果超声显示患侧韧带增厚,回声减低以及对应扫查区压痛则提示有损伤;韧带内出现裂口或中断则代表完全撕裂。韧带内的局灶性强回声常代表撕脱骨片或慢性损伤所致的钙化。完全断裂时,还可能表现为韧带不显示。韧带深方的关节隐窝及周围组织内可见血肿回声。

　　3. 鉴别诊断　距腓前韧带损伤多有确切外伤史,结合声像图表现即可明确诊断。

　　4. 临床价值　超声检查距腓前韧带损伤方便、快捷,可以对韧带撕裂与否迅速做出判断,特别利于损伤现场的即刻评估。通过双侧对比、抽屉实验动态状态下评估可敏感判断撕裂程度。

第四节　骨、软骨及关节

一、概述

（一）解剖概要

骨主要由骨组织构成,具有一定的形态和结构,外被骨膜,内容骨髓。全身的骨借关节相连,构成骨骼。关节也称骨连接,分纤维连接、软骨连接和滑膜关节三种形式。纤维连接和软骨连结的两骨相连部分之间分别借结缔组织和软骨相连,无腔隙,具有一定的弹性和坚固性,但活动度小。

滑膜关节一般称关节,基本结构包括骨关节面、关节腔和关节囊。构成关节的两个关节面彼此形态一般相适合,表面覆盖薄层关节软骨。关节软骨为透明软骨,其形状与骨关节面一致,主要作用是将不平的骨关节面变平滑,减少运动时的摩擦;缓冲运动时的震荡与冲击。

关节囊附着在关节面的周缘及附近的骨面。外层为纤维囊,厚而坚韧,由致密结缔组织构成。某些地方增厚形成韧带。内层为滑膜,薄而松软,由疏松结缔组织和滑膜细胞构成,滑膜有丰富的血管网,可分泌滑液,润滑关节,减少摩擦并营养关节软骨。

关节腔为关节软骨和关节囊滑膜共同围成的密闭腔隙,内含少量滑液,正常状态下为负压,以帮助稳定关节。

某些关节在关节凹面周缘可附着纤维软骨形成的软骨环,形成关节唇,以增大和加深关节窝。在一些关节面之间还夹有纤维软骨板,即关节盘。关节盘的周缘附着在关节囊上,将关节腔分为两部分。膝关节的关节盘呈半月形,称关节半月板。

（二）超声检查技术

1. **患者准备**　一般患者无须特殊准备。带既往 X 线片以及其他影像资料,以便参考并相互印证。

2. **体位**　根据不同关节扫查的需要和便于操作,而取不同体位。必要时采用不同角度的屈曲、内收、外展、抬高或内外旋（翻）位等。伸直位便于纵向扫查。

3. **仪器**　首选 5~13.0MHz 高频线阵探头,对于深部软组织、骨及关节（如髋关节）以及关节屈侧声窗受限时可选用 3.0~5.0MHz 凸阵探头。

4. **检查方法**　采用直接接触法扫查。对骨性突起及边缘隆起明显的关节,探头与皮肤间可多敷耦合剂凝胶或导声垫。

关节的检查应围绕关节由内、外、前、后各方面,纵横有序地进行多方位分段扫查。

（三）正常超声表现

各关节形态不同但有共同声像图表现:关节面表面被覆的透明软骨为均匀薄层低回声,完整连续、厚度一致,其厚度在成人指关节 0.4~1.4mm,膝、髋关节 2mm 左右。关节面骨皮质为光滑的强回声。关节间隙或隐窝可含少量关节液呈无回声,关节囊壁为条带样高回声,其内滑膜层过薄不易被超声显示。关节隐窝脂肪组织及关节内脂肪垫为高回声。关节周围均有各自的肌腱、韧带和肌肉包裹。

超声很难完全穿透正常骨组织,不易得到完整的超声图像。在成人仅可见浅表的骨皮质回声,内部骨髓结构与正常骨膜不能显示。正常骨皮质连续性良好、平直光滑,呈致密的强回声带后伴声影。骨的骺端膨大,皮质较薄。透明软骨、软骨性骨骺及骺板显示为低回声,骨化或钙化时可见内部强回声结构,纤维软骨呈中等回声或高回声。

婴幼儿骨组织未发育成熟,骨化不完全,有时可显示部分骨髓。小儿关节的骺软骨,不同年龄厚度不同,其骨化中心为高回声,外形可明显不规则。

二、骨、关节结构常见病变

（一）关节积液与滑膜增生

1. **病理与临床**　各种原因引起的关节炎症病变均可引起关节腔内液体量增加,其基本病理变化主要累及两个方面。

（1）关节滑膜的渗透性改变:各种外界刺激如创伤、细菌、非特异炎性因子等情况下,关节滑膜及纤维囊立即出现充血、肿胀等反应,关节滑膜内毛细血管丛渗透性增加,关节腔内的液体量增加,造成关节积液。

（2）关节内的代谢紊乱:表现为关节液内的糖和黏蛋白含量紊乱,进而关节滑膜增生,滑膜增厚。

关节积液的性质和数量取决于关节滑膜反应程度和致病原因。关节积液可以混浊、稀薄,抽出后可以发生凝结,白细胞计数增加等。按照关节积液生化检查的结果可以将关节炎症分为四类:非炎症性,包括创伤性、出血性;结晶性,如尿酸结晶沉积后的刺激;炎性,如类风湿性关节炎;感染性,如化脓性关节炎。

近端指间关节和掌指关节积液是类风湿性关节炎的常见累及部位。出现关节积液和滑膜增生时,患者多表现为受累关节肿胀,活动受限以及伴随活动的疼痛。根据病因不同,可出现多个关节积液及其他全身症状。

2. **超声表现** 关节积液的声像图表现为关节腔内液性无回声区增加,当积液量较少时,液体多聚集在关节隐窝。由于病因不同,关节积液内可能含有点状或絮状中等回声。在液体的衬托下,关节滑膜可见增厚,形态各异,甚至漂浮在液体内呈水草样或结节样。CDFI 增厚滑膜上可见血流信号。

关节积液的超声检查方法和表现如下:

(1) 肩关节积液:液体受重力影响主要分布于肱二头肌长头腱鞘、后隐窝和腋下隐窝。因此,腋下隐窝检查肩关节积液最为敏感。腋下关节囊附着于外科颈,正常肩关节外展时该隐窝内无液体,当关节出现少量积液,腋下隐窝即分离;二头肌腱鞘与盂肱关节交通,当关节出现积液,液体可流入二头肌腱鞘内。正常情况下二头肌腱鞘内有少量液体,位于腱鞘远端内侧,厚度<2mm,在液体增多时,包绕肌腱周围呈环形低回声晕;在冈下肌与后盂唇之间为盂肱关节后隐窝,正常冈下肌深层纤维与盂唇之间深度<2mm,液深>2mm 表明肩关节积液,肩关节内收、外旋外展动作,可以动态观察关节后隐窝积液的变化,有利于少量液体的检查。同时,后隐窝路径扫查肩关节积液可以同时进行介入抽吸及注射。

(2) 肘关节:从前部或后部探查积液,将肘关节保持在 45°屈曲位可使积液由关节囊的前部间隙移至鹰嘴隐窝,利于积液的观察。关节积液的超声表现主要为:①在骨表面和关节囊之间超过 2mm 的无回声液性暗区;②前脂肪垫移位(肘伸展位最易观察);③后脂肪垫移位(肘屈曲位最易观察);④积液衬出脂肪垫的形态;⑤在关节陷窝内出现有回声物,代表滑膜炎或碎片。脂肪垫的形态和移位程度与积液量相关,也取决于关节囊的扩张程度和囊内压力。

(3) 髋关节积液:首先出现在关节前隐窝,即关节囊股骨颈附着处。关节积液时,沿髋关节前面股骨颈长轴切面显示关节囊与股骨颈间距离增宽,在成人尚无一致标准,一般认为大于 8mm 或双侧对比超过 2mm 有意义。

(4) 膝关节积液:观察位置是髌上囊,髌上囊在股四头肌腱远端的深方与股骨之间,其远段位于髌上脂肪垫与股骨周围脂肪垫之间。常用的检查途径是膝关节适度屈曲,自关节前方扫查髌上囊。正常髌上囊呈不规则低回声,于两个高回声脂肪垫之间部分最易显示,正常人可见少量积液,液深少于 5mm。在关节腔积液时可见髌上囊内液体增加。超声检查髌上囊时应避免过度加压,防止少量积液被推挤而造成假阴性。

(5) 踝关节积液:主要扫查踝关节前隐窝,患者采取仰卧位或坐位,足底平放在检查台上。探头观察胫骨与距骨间的关节隐窝形态,注意不要将距骨顶部呈低回声的正常软骨误认为关节积液,而前陷窝处有 1~3mm 的积液也属正常。

当超声评价关节积液,并判断存在滑膜炎症增生表现后,还要注意其他的病理改变,以缩小鉴别诊断的范围。①游离体:肘关节是发现关节游离体的常见部位,仅次于膝关节。超声可明确诊断,并可帮助确定游离体的位置、数量、大小及移动性。游离体的声像图特点为局灶性强回声,与骨完全脱离并被积液包绕。动态观察是否移动有助于与关节囊及韧带钙化或骨化鉴别。在周围积液少而导致诊断困难的病例,可以通过向关节腔内注入生理盐水使关节囊扩张来更好地观察游离体的位置和移动性。在实时扫查时轻轻晃动肘关节可以帮助关节囊内液体移动至后隐窝内,以便更清楚地显示关节腔内的游离体。②骨质侵蚀:在常规的放射学检查中容易明确诊断,表现为骨表面的不规则。超声较 X 线片更为敏感,在交互两个切面上显示局部骨质的缺损可以明确诊断,也可在受侵蚀区域内观察到滑膜血管翳。③关节周围滑囊炎:滑囊炎表现为滑囊扩张,内部充满液体及多个低回声结节,即关节血管翳病灶。

3. **鉴别诊断** 超声检查关节积液敏感性很高,对于少量积液应注意双侧对比才可能明确。关节囊积液可能的病因包括反应性、损伤性、炎性、感染及出血等。积液可以是单纯性的,混合性的或血性的。液性暗区内的高回声可能是由于出血、感染、痛风或关节内游离体导致。多普勒超声有时可显示关节囊的血流信号增多,但这一表现亦无特异性。鉴别滑膜血管翳和积液并不困难,因积液是无回声且很容易被压瘪,而滑膜增生是实性的低回声结构,它不能完全从关节陷窝处被挤压移开。如果怀疑积液伴有感染,抽吸积液并行实验室检查仍然是明确诊断的唯一方法。如果超声未发现关节囊积液,则提示感染的可能性小。关节抽液时应在超声引导下进行,以避免损伤周围软组织。

4. **临床价值**　关节疾病最早出现的表现是关节积液,尤其在滑膜受累时。在滑膜出现肉眼可见的增生之前,超声就可发现关节腔积液。引起关节积液和滑膜增生的病因很多,需要注意的是,虽然超声探查滑膜炎、关节积液的准确性很高,但声像图的表现对于最终确诊关节炎不具特异性,定性诊断尚需与放射学检查、临床及实验室结果相对照。当临床怀疑关节炎但传统的放射学方法无法探到关节积液时,超声检查最为有用。

此外,超声除检查关节积液外,还可明确有无并发症,如肌腱撕裂或复合感染;对病因不清者,可引导滑膜活检或关节积液抽吸;亦可引导介入性治疗,如激素封闭注射;对于临床治疗的患者还能够评价治疗效果,如积液量程度或滑膜血管翳大小的变化。

（二）关节软骨损伤

1. **病理与临床**　除急性创伤性病变外,关节软骨损伤都继发于关节炎症及退行性变。在类风湿性疾病,关节软骨受累总是继发于滑膜炎症,有些病例滑膜细胞与软骨直接接触,而另一些病例则通过滑膜产生的酶类物质作用在软骨细胞,引起软骨破坏。在滑膜与软骨交界区,增生滑膜向深部软骨浸润,形成早期的边缘侵蚀。增生滑膜形成血管翳,干扰关节软骨摄取营养,最终引起软骨坏死。类风湿性疾病最常见的受累关节依次为手、腕、膝等。临床上以女性为多,可以表现为多关节疼痛及肿胀。早期可以出现低热、乏力等全身非特异症状。

人体应力不均发生的退行性骨关节病最早累及关节软骨。关节软骨首先失去弹性,暴露软骨内的胶原纤维,在关节活动时发生磨损。磨损最大处的关节表面软骨完全消失,而磨损较小的周围部分软骨出现增殖和肥厚,在关节缘形成软骨缘,通过软骨内骨化,形成骨赘。退行性骨关节病多累及膝、髋等下肢关节。临床主要症状为关节疼痛,关节活动障碍。

2. **超声表现**　以手腕部类风湿性关节炎为例,该处受声窗限制超声不易显示腕关节间的关节软骨以及指间关节软骨,但无论从掌侧或背侧均可清晰显示掌指关节处的透明软骨。从背侧扫查时,手指向掌侧轻度屈曲(15°~20°)更有利于关节软骨的显示。掌指关节软骨的平均厚度为 0.8mm(0.4~1.4mm)。

膝关节的髁间软骨超声扫查时需嘱患者最大限度屈曲膝关节,探头置于髌骨上缘,切面呈冠状面方向,正常髁间软骨呈均匀一致的低至无回声结构,厚度均匀一致。

关节软骨破坏时超声表现为软骨表面不规则、变薄,软骨内骨形成。严重者软骨回声消失。

3. **鉴别诊断**　对于能够显示的关节软骨,声像图可清晰显示软骨结构的缺失。需要注意,关节软骨的回声可极低,类似无回声,不要误诊为关节积液。

4. **临床价值**　大部分关节软骨无法被超声充分显示,超声也不能显示软骨的早期病变,进一步的MRI 检查确属必要。

（三）关节周围囊肿与滑囊炎

1. **病理与临床**　滑膜囊肿及腱鞘囊肿是手、腕、膝、踝部最常见的肿物,常贴附于肌腱、肌肉或关节旁。一般认为滑膜囊肿源于关节囊、腱鞘等具有滑膜层的结构,而腱鞘囊肿源于软组织的退行性变。也有理论认为关节滑膜向外疝出增大,呈囊状突出至关节附近,由于此时囊肿内表面为滑膜层,因此称为滑膜囊肿。当囊状疝出物逐渐增大与关节腔脱离,内含液体则吸收浓缩,囊壁滑膜细胞退行性变,此时则称作腱鞘囊肿。病理上二者的主要区别在于滑膜囊肿囊壁上内衬滑膜上皮,囊腔内多为滑膜液;而腱鞘囊肿囊壁由纤维组织形成,内壁为类滑膜细胞衬覆,腔内为无定形的黏稠胶状物。

滑膜囊肿及腱鞘囊肿好发在腕关节背侧、掌侧及手指关节的掌侧、膝关节周围、踝关节前面、足面,邻近肌腱和关节。囊肿大小差异很大,体积过小者,临床触诊不清,称"隐匿型腱鞘囊肿",仅靠超声检出。一般临床表现为局部硬韧肿物,病程可数月甚至数年,肿物体积变化不大,按压后可有轻度不适。囊肿如位于神经附近,可引起神经压迫、刺激症状。

关节附近,肌腱周围的滑囊受外伤、反复摩擦、类风湿等系统性疾病累及时,滑囊内液体聚集,滑膜增生形成滑囊炎。有些滑囊与关节腔相通,关节腔内的炎症及积液也可波及滑囊。临床上多表现局部软组织肿胀,出现红、肿、热、痛等炎症症状。慢性及反复摩擦引起者,症状可不典型而仅表现为局部肿物。

2. 超声表现

(1) 滑膜囊肿及腱鞘囊肿:声像图表现与囊肿的发生时间和位置有关,新近形成的囊肿表现为囊壁光滑无回声,内部无分隔或分隔纤细。陈旧囊肿内部回声增多,可见粗大的分隔,部分腱鞘囊肿可类似实性肿物回声。腱鞘囊肿质韧,探头加压仅部分被压缩,而滑囊积液和腱鞘积液则容易挤压变形。可疑腕背部隐匿型腱鞘囊肿时,手腕过屈位有利于超声显示。

(2) 腘窝囊肿:又称 Baker's 囊肿,属于滑膜囊肿,为腓肠肌内侧头与半膜肌之间的滑囊积液形成,多与膝关节腔相通。成人腘窝囊肿的最常见原因是膝关节的骨关节炎,而儿童和青少年则主要为特发性青少年关节炎,一般可自愈。

无论腘窝囊肿的外形、位置及内容物如何,囊肿总有一颈部自腓肠肌内侧头与半膜肌之间突出,这是超声诊断的关键。体积较大的腘窝囊肿可发生破裂,超声表现为囊肿失去圆钝饱满外形,破裂处局部凹陷,探头追踪扫查常可见液体外渗至腓肠肌浅面或与比目鱼肌之间。

由于腘窝囊肿破裂,囊液外渗导致周围组织继发炎症反应,引起小腿肿胀、疼痛,临床表现类似急性小腿深静脉血栓形成。同时,较大腘窝囊肿压迫静脉回流又会引起深静脉血栓。因此,超声检查腘窝囊肿应常规扫查小腿深静脉。

(3) 滑囊炎:超声诊断主要根据其解剖位置。急性期超声表现为滑囊扩张,囊内充满积液,CDFI 显示囊壁上血流信号丰富。慢性滑囊炎时滑囊内液体减少,滑囊壁增厚,超声表现类似实性肿物。

膝关节髌前及髌下滑囊位于关节前面,超声易于显示。髌前滑囊炎超声显示为髌骨与皮下组织之间扁平的低至无回声区。髌下浅囊位于髌腱胫骨端与皮下组织之间,发生炎症时声像图显示为局部积液,边界欠清晰。正常髌下深囊内可有少量液体,只有液体量较多,局部出现临床症状时才考虑存在滑囊炎。

超声检查时探头加压引起疼痛是诊断滑囊炎的一个阳性体征,但注意不要过度加压,以免液体被挤开造成假阴性。

3. 鉴别诊断　关节周围囊性病变或含液性病变的超声显示简单易行,但是明确诊断关键是判别病变的解剖位置与形态。腱鞘囊肿形态多饱满,位于关节附近。滑囊炎则位于特定的位置,如肌腱附近。

4. 临床价值　超声检查不但可以明确诊断腱鞘囊肿与滑囊炎,还可通过超声引导下的囊液抽吸进行诊断和囊内药物注射治疗。

(四) 骨骼侵蚀及骨折

1. 病理与临床　骨骼侵蚀见于多种关节炎。侵蚀是由于增生滑膜和肉芽组织的直接机械作用所致。早期的骨侵蚀表现为关节皮质消失,主要分布在关节的边缘,即临近关节囊附近。外来机械性压迫也可加速高应力区的骨侵蚀。类风湿性关节炎可导致三种类型的侵蚀,即边缘性、压迫性和表面侵蚀,多见于掌骨头。

骨折主要发生在暴力冲击下,骨皮质的连续性中断,根据严重程度不同出现轴线异常,周围软组织伴随损伤等。

疲劳骨折或应力骨折则是短期大量运动时引起的局部骨小梁破坏。肌肉通过吸收和存储能量来中和张力。反复长时间运动时,肌肉附加力量于骨,牵拉骨质,如果时间和强度足够就会引起骨小梁相应位置发生破裂,即疲劳骨折。疲劳骨折好发于胫腓骨下段、跖骨干等处。

2. 超声表现　超声能够早期发现类风湿性关节炎所引起的骨质侵蚀。声像图表现为骨皮质局部缺损,外形不规则,这种声像图改变需要在两个交互平面均出现才能够诊断。在腕关节最常见的受侵部位是月骨、三角骨和头状骨以及尺骨茎突。在掌指关节更常见破坏掌骨头而非指骨底,典型的部位是第二掌骨头桡侧面。

骨折的超声表现为骨皮质强回声线的连续性中断,断端可成台阶样交错,中间为血肿回声。

疲劳骨折的声像图表现为局部骨皮质连续性完整,但不光滑,周围可见低回声增生骨膜包绕。探头局部加压有明显疼痛,这一征象有助于寻找病灶并帮助确诊。不能明确骨质是否光滑时,可以进行双侧对比。

3. **鉴别诊断** 超声诊断类风湿性关节炎引起的手、腕部骨质侵蚀破坏应注意假阳性发现,即将正常骨表面切迹凹陷误诊为皮质侵蚀。解剖切迹通常位于第 2~5 掌骨头背侧及第 5 掌骨头尺侧,几乎不出现在掌骨头桡侧及指骨底。与骨侵蚀不同,骨表面切迹在任何切面上均表现为边界清晰的局部凹陷,骨皮质外形规则。

4. **临床价值** 超声检查发现类风湿引起的骨侵蚀破坏早于 X 线检查,有助于临床早期诊断。

超声并非骨折的常规检查方法,但是超声检查可以对骨折合并的软组织损伤进行敏感和准确的评价,是 X 线检查的重要辅助工具。同时,对于 X 线片不显影的软骨骨折和疲劳骨折超声检查具有不可替代的优势。

第五节 与肌肉骨骼系统相关的常见软组织肿物

一、概述

(一)解剖概要

软组织指体内非上皮性的、骨外组织结构的总称,但不包括各器官的支持组织和造血/淋巴组织。包含了纤维组织、脂肪组织、骨骼肌、血管和淋巴管以及外周神经系统。软组织多源于中胚层,唯有外周神经由神经外胚层发育而成。

大部分软组织病变的超声检查属于骨骼肌肉系统超声检查的范畴,如关节周围的肌腱、韧带,骨骼肌。除运动相关性病变外,软组织肿物是最常见的超声检查项目。

(二)超声检查技术

1. **患者准备** 软组织肿物超声检查前无须特殊准备,检查时充分暴露检查部位,可先触诊获得肿物位置和深度的初步印象,以便更准确地选择适当的探头频率和扫查条件。

2. **体位** 无特殊要求,肢体自然放松,平置于检查床。

3. **仪器** 软组织肿物位置表浅,一般使用高频或宽频线阵探头,频率至少≥7.5MHz。有时肿物过于表浅,探头频率应选用 14MHz 或更高,甚至于涂满过量耦合剂或垫上导声垫来增加近场距离,使浅表肿物位于声束聚集区。某些情况下,肿物位置较深或体积较大,为明确肿物边界及范围,可选用 5MHz 凸阵探头。

4. **检查方法** 软组织肿物的超声检查除要求多切面观察病变结构外,更重点强调对比扫查和动态扫查:对比扫查即肿物与肿物周围正常区域比较,患侧与健侧比较;动态扫查包括探头加压观察肿物的可压缩性,改变肢体位置观察肿物的形态变化以及肢体运动过程中肿物与周围结构有无粘连。

软组织肿物的超声检查中应特别注意判断病变的局部解剖层次关系。很多软组织占位性病变具有相似的声像图表现,最终的诊断往往根据其解剖位置确定。此外,进行浅表软组织肿物内血流信号检测时,探头应尽量减少压迫,保持探头刚好和体表接触。

(三)正常超声表现

软组织涵盖范围广泛,自皮肤深方与骨之间均为软组织结构。人体皮肤由表皮及真皮组成,不同部位皮肤厚度不同,范围 1.5~4.0mm。临床研究表明,20MHz 以上的超高频探头可以分辨表皮与真皮。但目前临床应用的高频探头尚不能分辨二者,声像图表现为均匀一致的高回声。

1. **皮下组织** 也称皮下脂肪或浅筋膜,由含有脂肪的疏松结缔组织构成。将皮肤连接于深部的深筋膜或骨。皮下组织的厚度随脂肪含量的多少而不同。声像图表现为较均匀的低回声,内部可见网状分布的线样强回声,代表结缔组织分隔。分隔走行大部分与皮肤平行或略倾斜。轻置探头,被压瘪的皮下浅静脉能够被显示,呈位于分隔内的椭圆形或长条形无回声结构。当探头频率足够高(>12MHz)的情况下,仔细分辨可见浅静脉旁的细小皮下神经断面结构,呈筛网状表现。正常情况下,结缔组织分隔内的淋巴管不能被显示。

2. 骨骼肌、肌腱与韧带 见前述。

3. 外周神经 外周神经纵断面声像图表现为多发的相互平行的低回声束,其内可见连续的强回声分隔;横断面表现为多发小圆形低回声束,周边为强回声线包绕形成网状结构。对应的组织学检查表明:低回声束代表神经结构中的神经纤维束,强回声线为包裹在神经纤维束周围的神经束膜。这种束状结构在大多数的外周神经均可见到,探头频率越高,其束状结构越清晰。当探头频率较低、神经受挤压(如穿越神经孔、骨纤维管等狭窄空间时)、神经位置深在或神经较纤细时,这种束状结构可变得模糊不清,甚至仅表现为带状低回声。

二、常见软组织肿物的超声诊断

（一）病理与临床

软组织占位性病变包括肿瘤和瘤样病变,所含病种繁多。患者多以扪及肿物前来就诊,病史可长可短。有些肿物可合并疼痛、肌肉萎缩、关节活动障碍等表现。

（二）超声表现与鉴别诊断

1. 与皮肤层关系密切的肿物

（1）皮脂腺囊肿:非真性肿瘤,为皮脂腺排泄受阻形成的潴留性囊性病变。好发于皮脂腺分布密集的部位如头面及背部。囊肿内为皮脂与表皮角化物聚集的油脂样豆渣物。根据病程的长短,囊肿大小可由数毫米至数厘米。部分患者有挤压排出豆渣样物病史。

声像图表现:边界清晰的圆形或椭圆形病变,多数有完整包膜伴侧边声影,内部为较均匀的点状低回声,后方回声增强。由于皮脂腺位于真皮层毛根旁,开口于毛囊,所以高频超声显示皮脂腺囊肿的位置有三种类型:病变完全位于皮肤层;病变主体位于皮肤层,部分凸向皮下脂肪层;病变主体位于脂肪层内,但有一蒂样结构与皮肤相连。探头勿加压,仔细扫查,多数皮脂腺囊肿浅层可见一纤细低回声延续至皮肤表面,代表毛根区。CDFI 显示皮脂腺囊肿内无血流信号,除非合并感染。

（2）表皮样囊肿:一般认为是由明显或不明显的外伤导致表皮进入皮下生长而形成的囊肿。多见于易受外伤或摩擦的部位,如臀部、肘部、胫前、注射部位。囊肿壁由表皮组成,囊内为角化鳞屑。

声像图表现:边界清晰的圆形或椭圆形低回声病变,边界清晰。由于表皮不断生长角化,典型者内部呈"洋葱皮"样特征或见环形钙化。体积较大者可合并破裂及感染,探头加压内部可见流动征象。合并感染时,周边组织水肿增厚,回声增强并可见血流信号。

（3）钙化性上皮瘤:钙化上皮瘤又称毛母质瘤,约 40% 发生于头颈部,生长缓慢,一般无自觉症状,少数有压痛感。本病可发生于任何年龄,以青少年最为多见,是 20 岁以下青少年最常见的皮肤实性肿瘤。钙化上皮瘤目前多认为来源于毛乳头,钙化是继发性改变,因而瘤体起源于真皮层。

声像图表现:边界清晰的圆形或椭圆形肿物,常见于面、颈部及上肢。瘤体生长缓慢,多数直径<3cm。瘤体主要位于皮肤层内,内部回声欠均匀,以低回声为主。约 85% 的病变内可见钙化灶,为本病典型的声像图特征。CDFI 部分肿物内可见丰富血流信号。

2. 皮下组织肿物

（1）脂肪瘤与脂肪肉瘤:脂肪瘤是最常见的软组织肿瘤,浅表脂肪瘤占全部软组织肿瘤的 16%～50%。脂肪瘤通常位于皮下脂肪层内,但也可位置深在,源于深筋膜、肌间隙以及肌肉内部,深在的脂肪瘤体积较大。浅表脂肪瘤质地软,易于推动,体积很少超过 5cm。最好发于上背部、颈部、肩部、腹壁和四肢远端,大多数无任何症状。

声像图表现:脂肪层内实性结节,质地软,可压缩。大部分脂肪瘤边界清晰,外形呈圆形或椭圆形。典型的脂肪瘤为等回声或稍高回声,内部可见多发的条索样强回声,长短不一,这些条索的长轴与皮肤平行。由于瘤体内结缔组织、脂肪、水等成分的构成不同,以及一些脂肪瘤的变异类型如血管脂肪瘤、成脂细胞瘤的存在,导致脂肪瘤的回声多变。

深部脂肪瘤可以位于肌肉内或肌间隙,较皮下脂肪瘤少见。肌肉内脂肪瘤常见于四肢较大肌肉内,如股四头肌。按生长情况可以分为边界清晰和浸润生长两类。边界清晰的肌肉内脂肪瘤,脂肪组织挤压肌纤维生长,声像图表现为肌肉内边界清晰的卵圆形肿物,内部回声与浅表脂肪瘤相似或呈等回声。当受累肌肉收缩时,可更为突出。浸润生长的肌肉内脂肪瘤,脂肪组织沿肌纤维分布,声像图表现为边界不清晰,内部回声呈强弱交织分布。此类脂肪瘤并非代表恶变,MRI 脂肪成像有助于确诊。

脂肪肉瘤在所有软组织肉瘤中居第二位,好发于 50~70 岁年龄段男性。临床通常表现为无痛性肿块,病程较长,肿块可非常巨大,晚期出现压迫症状。病理类型可分为高分化型、黏液型、圆细胞型、多形型和去分化型。除四肢肌肉和肌间隙外,尚见于腹膜后。声像图表现:瘤体巨大,呈椭圆形或分叶状,内部回声很难与脂肪瘤区别。一旦 CDFI 显示病变内血流信号,则应考虑脂肪肉瘤的可能。黏液型脂肪肉瘤由于瘤体内混合较多的黏液组织,多呈较均匀的低回声,后方回声增强;多形细胞型、圆形细胞型以及去分化型脂肪肉瘤易侵犯邻近骨和发生转移,瘤体内脂肪成分很少,没有特异性的声像图表现。

(2)血管瘤:分为真正的肿瘤,即血管瘤和血管畸形两大类。血管瘤存在内皮细胞增殖,是儿童常见的肿瘤,存在增生期、稳定期和消退期。大部分血管瘤随年龄增大而最终自行消退。常见于面颈部皮肤及皮下组织。血管畸形属于先天性的脉管系统发育异常,无内皮细胞的增殖。按组成成分可分为毛细血管型、静脉型和动静脉型,各型有所重叠和交叉。血管畸形随患者年龄增大而成比例增大,青春期、妊娠、外伤时体积可迅速增大。

静脉型血管畸形,习惯上称为海绵状血管瘤,是最常见的血管畸形,病变主要由充满血液的血窦和薄壁静脉构成。在四肢、躯干均可发生,自皮肤至皮下脂肪层、肌肉层,甚至于骨、关节都可累及。海绵状血管瘤质地柔软,可压缩。病变肢体下垂后肿瘤体积可增大,即体位试验阳性,具有重要的诊断价值。瘤体内可形成血栓,机化后导致钙质沉着形成静脉石。主要声像图诊断要点包括边界不清晰的混合回声区,内部可见多发网格样或不规则的低至无回声区,部分可见到静脉石强回声伴声影。探头加压后比较,肿瘤体积明显压缩。病变处下垂受重力作用,瘤体体积增大。由于瘤体内血流速度缓慢,彩色多普勒超声常不能显示病变内血流信号。当探头反复加压动作时,瘤体内的无回声区内可见液体流动产生的彩色血流信号。

(3)神经纤维瘤及神经鞘瘤:来源于外周神经鞘膜及间质细胞的肿瘤。多为单发结节,生长缓慢,早期常无明显症状,当瘤体增大压迫神经时,则可出现受累神经供应区的感觉异常或疼痛,并向该神经的末梢区放射。两者共同的典型声像图特点为椭圆形肿物、边界清晰光滑、内部为低回声(部分伴有囊性变)、后方回声增强,CDFI 内部可见血流信号,但这些表现并不具有特征性,只有在肿物一端或两端发现与神经相连时,方能与其他软组织肿瘤相鉴别。因此,熟悉外周神经走行路径有助于诊断。但是当肿瘤生长于细小的皮神经或其上下两端的神经被骨骼遮挡时,超声明确诊断则较为困难。

3. 肌肉及肌肉层深方肿物 肌肉层的肿瘤少见,原发肌肉的肿瘤包括横纹肌瘤和横纹肌肉瘤,其中横纹肌肉瘤多见。

(1)肌肉内黏液瘤:是一种缓慢生长的良性病变,瘤体内含有大量黏液和纤维母细胞。40~70 岁的老年女性较为多见,主要累及四肢较大肌肉,如大腿和上臂。声像图表现为肌肉内边界清晰的低回声肿物,后方回声增强,内部可见裂隙样或囊状无回声区,代表瘤体内黏液成分。肌肉内黏液瘤的特征性超声表现为"脂肪帽",即瘤体上下两极处由于少量脂肪包绕显示为三角形的强回声。此征也见于神经源性肿瘤,通过发现肿物与神经相连可与本病鉴别。

(2)韧带样纤维瘤:是来源于深部结缔组织,主要是肌肉内结缔组织及其被覆的筋膜或腱膜的纤维母细胞性肿瘤,瘤体内除纤维母细胞外,还有致密的胶原纤维。肿瘤呈侵袭性生长、易复发,但无转移。虽然在形态上表现为良性,但呈低度恶性的特点,故又称非转移性纤维肉瘤。此外还有称其为肌肉腱鞘瘤样增生、腹壁外纤维瘤病。

本病少见,呈散发性,部分有家族性聚集,病因不明。可发生于任何年龄段,但20~40岁为高发。发生部位以肩颈部、胸背部、骨盆及大腿多见,但是可发生于任何部位。病变常局限于肌肉内或与筋膜相连,边缘浸润肌肉组织,有时侵入骨皮质引起骨侵蚀样改变,似骨韧带样纤维瘤,10%~15%的患者可表现为全身多发病变。临床主要表现为深在缓慢生长的无痛性肿块,质硬,界限不清,大小不等,为5~10cm,大者>20cm。部分患者因肿瘤广泛侵犯周围重要的血管、神经、韧带等组织而出现不同程度的周围神经症状。

声像图表现为较大的团块状或分叶状低回声肿块,沿深筋膜长轴方向分布并包绕肌纤维,肿块边界可清晰,也可模糊不清。内部回声多均匀,致密胶原纤维成分可表现为纤维层状结构伴后方声衰减。若包绕肌腱,内部可出现高回声团;若侵袭骨膜,可出现骨膜增厚,骨皮质不光滑。CDFI检查多数肿瘤内仅可见稀疏点状血流信号。

腹壁韧带样纤维瘤主要发生于腹直肌和腹外斜肌,与口服避孕药、妊娠、腹部手术及外伤明显相关。

(3)弹力纤维瘤:因好发于背部,故开始将其命名为背部弹力纤维瘤。病变由大量增生肥大的弹力纤维构成。目前较为一致的认识是它并非真性肿瘤,而是增生性瘤样病变,多因反复创伤或摩擦造成弹力组织增生退变所致。弹力纤维瘤生长速度缓慢,目前尚无恶变报道。

本病好发于50岁以上老年人,女性多于男性,常位于肩胛下角,多为单发。最典型的发病部位是背部肩胛下角区,6~8肋水平,在前锯肌、背阔肌和菱形肌的深层,与胸壁紧密粘连。此外尺骨鹰嘴沟下方也是较多发的部位。

由于增生纤维与周围组织交织分布,故声像图表现为边界不清,无包膜的肿块。内部有条索状的高回声和低回声,为瘤体内的纤维组织和脂肪组织。CDFI检查多无明显血流信号。弹力纤维瘤无特异性的声像图特征,超声诊断主要依据其特殊的发病部位和病变层次:肩胛下角区肌肉层深方。

4. 关节、肌腱周围常见肿物　腱鞘囊肿与滑膜囊肿、滑囊炎见前述。

(1)腱鞘巨细胞瘤:与色素沉着绒毛结节性滑膜炎为同类病变,病因尚不清楚。目前认为与炎症、局部创伤有关。多数学者认为本病是由局部滑膜瘤样增生或反应性滑膜炎引起。腱鞘巨细胞瘤好发于30~50岁,通常累及手部特别是第1~3指屈肌腱鞘。临床表现为生长缓慢的无痛性肿物。

声像图表现为边界清晰的低回声肿物,主要位置特点是紧邻肌腱。较大的肿物可压迫局部指骨形成皮质破坏。通常病灶内可见少量血流信号。

(2)血管球瘤:源于皮肤中的血管球组织,可发生在全身各处,最好发于手指甲床下。主要表现为刺痛或烧灼样痛,局部按压或寒冷刺激可诱发。超声表现为甲床下低回声结节,局部指骨皮质可被侵蚀破坏。CDFI结节内血流信号丰富。

(3)骨软骨瘤:好发于长骨骨端,瘤体逆向关节面生长,表面覆盖软骨帽。声像图表现为肌肉层深方的强回声肿物伴声影,强回声表面光滑,动态扫查可见颈部与邻近骨皮质延续。强回声长轴方向逆向骨关节面,表面可见低回声软骨回声。

(三)临床价值

许多病变具有相似的声像图表现,超声检查以及CT、MRI等影像学手段都很难给出明确诊断。但是,与其他影像学检查方法不同,超声扫查时医师与患者之间可直接交流,超声医师能够获得相关信息来帮助诊断。如病变的软硬度、病程的长短、有无合并疼痛等,很多时候超声诊断并非完全基于声像图特征而是结合临床信息获得。因此,对于软组织病变的超声诊断,超声医师应首先掌握相应的临床知识并有意识在扫查过程中询问病史等情况。此外,现代高频超声能够清晰地区分皮肤、皮下脂肪层等层次结构,因此多数情况下可以判断病变的组织层次来源,这对诊断也很有帮助。

诊断困难者,还可行超声引导下组织学穿刺活检。

(崔立刚　王金锐)

参 考 文 献

［1］曲绵域,于长隆.实用运动医学［M］.第4版.北京:北京大学医学出版社,2003：481-765.

［2］王金锐,刘吉斌,RETHY K. CHHEM,等.肌肉骨骼系统超声影像学［M］.北京:科学技术文献出版社,2007：139-140.

［3］BEAMAN FD,KRANSDORF MJ,ANDREWS TR,et al. Superficial soft-tissue masses:analysis,diagnosis,and differential considerations［J］. Radiogaphics,2007,27(2);509-523.

［4］江凌,崔立刚,王金锐,等.弹力纤维瘤的声像图表现及其病理基础［J］.中国医学影像技术,2008,24(9):1442-1444.

［5］OSTLERE S,GRAHAM R. Imaging of soft tissue masses［J］. Imaging,2005,17(3):268-284.

第十七章 介入超声

第一节 介入超声技术概述

介入超声技术(interventional ultrasound)即由超声引导完成各种诊断和治疗,如穿刺活检、液体引流、局部注药治疗等,作为现代超声医学的一个分支,介入超声于1983年在哥本哈根世界介入超声学术会议上被正式命名。其主要特点是在实时超声的监视下或引导下,针对体内的病变或目标,通过穿刺或置管技术以达到进一步诊断或(和)治疗的目的。与其他介入诊治方法比较,介入超声技术具有无辐射、操作简便、费用低廉等优点,可在门诊、床旁、手术室等场合完成诊治。介入超声已经成为微创治疗最重要支撑技术之一,临床应用发展迅速,应用广泛,并以此为基础,不断衍生出诸多全新的诊断和治疗技术。

一、介入超声适应证和禁忌证

(一)适应证

1. 诊断性介入超声

(1)穿刺抽液化验检查。

(2)穿刺抽吸细胞学检查。

(3)穿刺切割组织病理检查。

(4)穿刺和置管后注药行X线检查等。

2. 治疗性介入超声

(1)抽液(注药或不注药)。

(2)引流(单纯、清洗或加注药)。

(3)药物注入(乙醇、抗生素、血凝剂、抗肿瘤药及免疫制剂等)。

(4)物理能量导入(射频、微波、核素、冷冻、激光、高强聚焦超声等)。

(二)禁忌证

1. 灰阶超声显示病灶或目标不明确、不清楚或不稳定者。

2. 严重出血倾向者。

3. 伴大量腹水者。

4. 穿刺途径无法避开大血管及重要器官者(粗针及治疗性穿刺更列为禁忌)。

5. 化脓性感染病灶如脓肿可能因穿刺途径而污染胸膜腔或腹膜腔。

二、介入超声术前准备

(一)超声医师

医师术前必须详细了解患者的病史,明确目的。然后,用超声诊断仪仔细观察病灶或靶目标,研究穿刺引导是否可行。同时结合具体适应证和禁忌证,确定患者是否适宜施行介入超声,并告知患者手术的获益和可能出现的风险,签署知情同意书。

（二）化验与器械准备

1. 检查血常规和凝血功能,必要时,检查心功能、肝功能及肾功能。

2. 治疗前一周停服抗凝剂(如阿司匹林等)。

3. 操作前禁食 8h,腹胀明显者应事先服用消胀药或清洁灌肠。

4. 做好患者及其家属的术前谈话,并签署知情同意书。

5. 完成超声引导探头及穿刺针、导管等介入操作器械的清洁、消毒。

（三）介入超声室的基本要求

1. 操作间实用面积>20m^2,易于清洁、灭菌,保持低尘,入室换鞋、戴帽、戴口罩。

2. 要求图像清晰、分辨力高的超声诊断仪,并配备有专用超声引导穿刺探头及引导架。后者须清洁、消毒灭菌。

3. 麻醉设备需备有局麻针、局麻药(皮试)。开展介入治疗的介入超声室宜请麻醉科医师来建立全身麻醉及相关心肺功能监护系统。

4. 针具导管及辅助物品需备有穿刺针、活检针、导管针、导丝、引流管、自动活检枪、负压吸引器等。

5. 治疗设备需备有激光治疗仪、微波治疗仪、射频治疗仪、高能聚焦超声治疗仪或冷冻治疗仪等。

第二节 介入超声的技术原则

一、影响穿刺精确度的因素

介入超声技术的关键是在超声引导下将诊疗器械准确导入靶目标。根据需要和操作者的习惯,可以使用穿刺导向装置(如穿刺架),也可以徒手操作引导穿刺,两者各有利弊。

（一）超声仪器因素

超声切面所显示的图像是一定厚度声束内组织信息的叠加图像即"容积效应",受此影响,声像图所显示的位置与实际位置可稍有误差,当穿刺针接近靶目标时,易出现刺中假象,这是导致超声引导穿刺小病灶或管道发生偏移的重要原因之一,要重视此效应对操作者的误导,并从多方向观察确认针尖位置予以纠正。

目前,新型高档超声仪采用了全程聚焦,改进了性能,使不同深度的声束厚度减小,图像分辨力得到了显著的提高,特别是最近研发的实时三维超声导向技术,使穿刺的准确性得到显著提高。

（二）影响穿刺准确性的其他因素

1. **引导装置不匹配** 开展该项技术前首先需验证超声引导穿刺系统是否准确,可做水槽试验进行校准。具体做法是在平底水桶或水盆中放置数个青霉素瓶塞,水深度为 8~12cm;探头及引导穿刺架置于水浅层,保持水面平静,引导穿刺针沿监视屏引导线穿刺达瓶塞处,反复练习超声引导技术,若排除操作不当原因后,仍不能准确刺中目标中心点,多为穿刺引导装置不匹配所致,应进行调整。

2. **麻醉不足或呼吸造成移位** 应禁止患者做深呼吸。在准备进针或出针前均要求患者平静呼吸,取材时嘱患者屏气,故穿刺前应训练患者控制呼吸。完全无法控制呼吸动作的患者属相对禁忌穿刺对象,技术娴熟者可在患者呼吸中暂停的瞬间迅速进针出针完成穿刺。另外,需重视皮肤至腹膜层的充分麻醉,这样可减少因疼痛引起的肌肉痉挛和靶目标移动。

3. **穿刺造成的目标移位** 穿刺针接触至靶器官时,器官可能会发生移位因而产生穿刺偏离。使用锋利的穿刺针和掌握熟练的穿刺操作可以减少这一影响,日常肌内注射常用的快速加压进针是可参考应用的技巧。

4. **组织过硬** 22G、20G 的活检针细长、有弹性,用于经皮穿刺较安全。但遇到阻力大的组织,如腹壁以及痉挛的肌肉、较硬的韧带或管道结构等,可引起针弯曲变形而发生穿刺针偏移靶目标。对此,采用

16~18G 的粗引导针穿刺皮肤和腹壁,通过引导针穿刺以避免较软的细针偏离引导线。对 14~17G 较粗的针则应先用小尖刀在皮肤上切一小口至肌层或筋膜层,以确保穿刺针顺利通过,防止穿刺针偏移。

二、提高穿刺精确度操作技巧

在对人体行超声引导穿刺时,由于受到呼吸、心跳等干扰,能获准确刺中的靶目标直径至少应达 5mm,但近年来采用可变聚焦的仪器,实验证实超声引导可刺中直径 2~3mm 的靶目标,准确的穿刺仍需依靠精确的引导方法和娴熟的操作。

为了使超声引导穿刺更为精确,操作中要力求使探头声束轴线通过被穿刺目标。当声束未与靶心相交时,容积效应易造成伪像,导致穿刺偏移目标。正确的做法是将探头在靶心点上做小幅度的侧动,向左、向右(或上下)侧动探头,反复 3~4 次微调后,回到正中清晰显示目标靶心,然后,固定探头将穿刺引导线定位在靶目标的中心区域,在靶目标图像显示最清晰状态下实施穿刺即可准确命中;该引导技巧对深部小肿瘤穿刺尤为重要,随着引导技术提高和经验积累,穿刺定位操作过程一般可在 10 余秒之内快速完成。

三、穿刺器具选择

由于穿刺探头及活检针的不断改进使得肿瘤穿刺引导更加精确,经皮活检可达到最低程度的组织侵害并获得明确诊断。普遍认为除常规应用的 21G 细针以外,18G 针作经皮穿刺活检仍然是安全的。特别是弹射式自动活检枪的应用,使取材更为简便,即使较硬的或很小的肿瘤,亦能取得质量好的组织标本,从而大大提高诊断准确率,已成为临床常规应用的活检方法。

(一)超声仪器

目前常用高分辨力实时超声仪为引导穿刺的理想仪器,可监视操作过程,直观性好,定位准确,能实时显示重要脏器、血管、肿块位置以及穿刺针移动过程和针尖的确切位置,彩超仪可观察穿刺途径的血流状况,便于避开较粗大血管,从而可更安全引导穿刺。

(二)探头及引导装置

超声引导穿刺探头种类繁多,用来满足不同部位穿刺的需要。通常,第一类为专用穿刺探头,探头的中部设有供穿刺针具出入的槽沟及控制穿刺方向的引导穿刺架。另一类是在普通探头端侧安装可拆卸引导穿刺架,构成穿刺探头。常用的肝脏穿刺活检探头为凸阵探头、相控阵探头等,性能不同各有特色,各类穿刺探头功能见表 17-1。

表 17-1 穿刺探头及功能特点

穿刺探头	功能特点
电子相控阵探头	探头小、灵活、图像较清晰、引导准确
小凸阵探头	探头小巧灵活、视野宽且图像清晰,超声盲区小,有利于显示膈下肿瘤,为最佳选择
大凸阵探头	视野宽、图像较清晰,应用较广泛
线阵探头	视野宽、图像好,为浅表部位穿刺首选,但定位不便
机械扇形探头	针尖显示好、准确性高、图像欠清晰稳定

目前,多数采用普通探头端侧安装可拆卸穿刺引导装置进行穿刺操作。使用超声穿刺引导器并配备不同规格的针槽,可以保证穿刺针沿预定的穿刺线路和深度,在实时超声监控下准确刺中靶目标。超声穿刺引导器的进针角度一般固定为 5°、10°、25°、30°、45°等,也有可调试,有助于从不同角度穿刺进针。

由于超声成像的局限性,使得学习超声成像对解剖结构的识别与计算机体层成像(CT)和磁共振成像(MRI)相比更难。因此要在介入过程中获得最佳介入路径到达观察目标,可采用影像融合导航系统,即将超声得到的图像和 CT/MRI 断层扫描得到的图像融合到一起。这套系统可以很好地在短时间内帮助提高超声操作技巧。操作者可以同时并且连续地比较超声扫描的图像和 CT/MRI 扫描的图像,从而使得操作者更容易理解解剖结构并进行准确的定位引导。

（三）穿刺针和引导针

1. **常用穿刺活检针**　国际和国内型号与实际粗细比较见表17-2。

表17-2　穿刺针规格型号比较

国际型号/G	22	21	20	18	16
外径/mm	0.7	0.8	0.9	1.2	1.6
内径/mm	0.5	0.6	0.7	1.0	1.4
国产型号	7	8	9	12	16

由于22~20G针较细软，均需配大一号的短粗针（如18G）作为引导针，引导针先刺达腹壁下，以保证细针穿刺过程中不发生偏移，准确刺达目标。

活检针依其使用方法可分为手动、半自动、自动三类。手动活检针利用手动负压切割抽吸获取组织及细胞学标本。自动活检装置又称活检枪，是将穿刺活检针放入自动弹射装置，完成定位后按动扳机，穿刺活检针自动发射，快速切取组织标本。半自动活检指活检针上设有弹射活检装置，活检针进入预设目标后，人工开启弹射装置获取组织。各种方法各有长处，手动活检针一次取材量常多于同型号其他针，成本较低。自动活检装置切割组织速度快，适合切取较硬肿瘤组织。由于半自动活检针与自动弹射装置结合为一体，增加了活检成本，现较少被采用。

根据长期临床应用经验，推荐选择穿刺针如下：

（1）首选手动细针活检，可多次取材并了解靶目标软硬度，方法安全。

（2）取材不满意或肿瘤较硬时改用自动活检针。

（3）良性病变或细针活检诊断不明确者可选用18G针活检。

（4）淋巴结、肝硬化组织选用16~18G针。

（5）疑囊性病变先用手动细针试穿，可根据手感接注射器抽吸。

（6）腹部脏器穿刺推荐采用手动/自动细针活检。

穿刺针的选择取决于靶器官和临床穿刺目的。如肝脏弥漫性病变和肝硬化患者需使用18G或16G针穿刺才能获得准确病理诊断，肝脏肿瘤活检一般选取21~18G活检针。患者出凝血时间、血小板指标符合穿刺活检基本条件，多数是安全的。

2. **引导针**　能通过活检针的短粗针，其尖端锋利，便于刺入腹壁、胸壁，以保证活检针准确刺中病灶；尤其对20~23G细活检针更为重要，不可忽视。其粗细以刚能通过穿刺针为最佳，否则易造成穿刺方向偏移目标。

四、穿刺物品准备及探头针具消毒

（一）穿刺物品的准备

1. **穿刺包内物品**　弯盘1个，20cm钢尺1把，纱布数块，治疗巾3块，镊子1把，无菌钳1把，滤纸（长2cm，宽1cm）数枚，消毒套、无菌瓶。射频包内需准备刀柄1把、钳子3把、治疗巾5块。以上均高压消毒灭菌。

2. **其他物品**　不同规格类型的穿刺针，载玻片数张（细胞涂片用），装有10%福尔马林的小瓶多个（浸泡组织用），局麻药物（2%利多卡因），一次性注射器（5cm及10cm各一支），消毒皮肤用碘伏、75%乙醇，创可贴。如为抽液或置管引流者应事先备好引流瓶。灭菌耦合剂。

（二）探头消毒

探头消毒方法，禁忌浸泡及高压蒸气消毒，亦尽量不采用乙醇、碘酒及碘伏等消毒液频擦，因易损伤探头表面，常用的消毒方法有：

1. **气体消毒法**　具体方法如下：

（1）穿刺前，将探头取下，放入密闭的器皿中，其内放置还氧乙烷或甲醛气体，熏蒸 12~24h（探头接口的金属部分用橡胶或塑料套包裹为宜）。

（2）为了避免交叉感染，穿刺时将无菌塑料薄膜或普通外科手套套在探头外面，探头面与包裹物之间涂以灭菌耦合剂。

（3）穿刺完毕将穿刺架卸下，用乙醇擦净，然后放入戊二醛或其他消毒液中浸泡 10~20min，即可再用。

2. 消毒包裹法　将特制的无菌消毒塑料套将探头包裹，其间涂以消毒耦合剂或适量消毒盐水，排尽塑料套与探头间气体，使之良好接触。

（三）穿刺器具的消毒与处理

1. 目前超声引导穿刺多数采用国外进口的一次性针具，使用后由相关部门负责销毁处理。

2. 自动活检枪内装有不锈钢弹簧，一般不易生锈，但为了保持弹簧的润滑性，本室穿刺时穿刺枪不进行消毒，但操作时切记注意无菌操作。

3. 预备药品　常规抢救药品，抗过敏药物，止血药物等。

4. 氧气、负压吸引器。

（四）术前准备及术中配合

1. 检查血常规和凝血功能，必要时，检查心功能、肝功能及肾功能。

2. 治疗前 1 周停服抗凝剂（如阿司匹林等）。

3. 操作前禁食 8h，腹胀明显者应事先服用消胀药或清洁灌肠。

4. 做好患者及其家属的术前谈话，并签署知情同意书。

5. 完成超声引导探头及穿刺针、导管等介入操作器械的清洁、消毒。

6. 观察皮肤有无感染灶，帮助患者摆好体位，将穿刺部位充分暴露，并询问有无药物过敏史。

7. 向患者解释穿刺过程，取得患者的配合，精神过度紧张者可给予适量镇静剂。

8. 皮肤消毒常用 2% 碘伏，消毒范围要求尽量大，相当于外科较小手术的常规皮肤消毒。

9. 取材成功后，将标本推至滤纸片上，并迅速浸泡于 10% 福尔马林液体中。

10. 观察标本满意程度（大小、质地），取出的标本外形呈细条状，突出于滤纸面；最好将标本集中堆积在滤纸表面，浸泡后观察，若为血肿、坏死、破碎的组织或组织块太小均不能得到满意的病理结果，需再次取材。

11. 细胞片制作。首先应擦净载玻片，并涂少量蛋清甘油，起到固定作用。涂片时将 2 张载玻片重叠，而后轻轻拉开，切忌用力挤压。而后固定于 95% 的乙醇或 10% 福尔马林液中。

12. 穿刺完毕，将穿刺部位擦净，常规包扎伤口。如为甲状腺穿刺患者，为避免术后出血，可用绷带加压包扎或嘱患者自己压迫 5~10min。

13. 术后应注意观察患者有无出血、气胸等并发症，须常规留观 1h。

五、超声引导穿刺操作原则

1. 遵守无菌操作规则，皮肤消毒范围较临床常规腹穿、腰穿更广泛。

2. 重视局部麻醉，一般达壁侧腹膜、胸膜层。

3. 穿刺针进达胸腔腹腔时，嘱患者屏气，避免咳嗽及急促呼吸。

4. 切取组织动作要敏捷、准确，手动负压吸取组织可在病灶范围内上下提插 2 次。

5. 密切注视针尖位置，为防止进针过深，可测量距离并在穿刺针做标记。

6. 自动活检枪在穿刺针刺入肿瘤表面方能打开保险，确认针尖部位后方能按动切割开关。

7. 避免在一个针点反复穿刺，以减少并发症发生的可能性。

8. 除避开主要脏器和大血管以外，常用彩超观察穿刺途径，以避开异常、较粗的血管，并避开血供丰富区域。

9. 对边界清晰、回声均匀的弱~无回声肿块，须用彩超除外动、静脉瘤。

10. 在患者屏气状态下出针,尤自动活检枪切割组织,须快速出针,以减少并发症。

11. 穿刺活检后常规进行超声检查,观察有无出血及气体、液漏等征象。

12. 穿刺时无菌病例在前,感染病例最后;途中发现感染者,为防止交叉感染,应暂停其后穿刺病例。

第三节　穿　刺　方　法

一、穿刺方法选择

以往细针穿刺活检多采用手动抽吸或切割式,操作者把穿刺针刺入肿瘤表面,拔出部分针芯后再刺入肿瘤内摄取组织,其幅度和摄取组织范围均由操作者掌握控制。此方法优点为通过手动可以了解被穿刺肿瘤或组织的软硬度等,并可在肿瘤范围内多次提针切取(2~3 次),以获得较多的组织。其操作方法为穿刺活检的基本技术,有必要掌握。

自动式活检法则是把针刺入肿瘤表面,利用自动活检枪内的弹簧装置,把针弹射进肿瘤组织内进行组织切割,其摄取范围为1.5~2.2cm,摄取肿瘤或组织由自动枪快速切割完成。此方法的优点为操作简便、易掌握、损伤小、取材成功率高。自90年代传入国内,已被超声医师接受,并随着穿刺枪的技术改进深受欢迎而普及。但此针的前端有5mm盲端,并且不易了解被穿刺物的软硬度等不足,故穿刺中须重视方法选择。

1. 对较小或较硬的肿瘤(如含纤维结缔组织多或骨性肿瘤),手动抽吸式活检针常不易获得满意的材料,宜采用凹槽式针及自动活检枪(20G 或 18G),可大大提高取材率。

2. 对深部小肿瘤,尤其后方有重要血管或脏器时,手动抽吸式活检较为适宜;用自动活检枪须谨慎,或精确计算距离,防止误伤后方组织。

3. 对弥漫性肝癌或肝硬化背景下肿瘤边界不清晰时,首先采用手动式穿刺,根据手感了解肿瘤或可疑肿瘤的大体位置,继而再采用自动式活检,可有效提高取材成功率。

4. 一般先采用手动抽吸式切除组织,然后再行自动枪切割,多数患者采用此2种方法互补,提高了穿刺取材成功率,并减少了穿刺次数。

5. 以上2种方法分别均能获得一针二用的效果,即取出组织条后,针管内的残留液可做细胞学检查,但自动枪尤其需仔细并注重取材操作技巧;材料不足时,可在相同部位再取一针。

二、提高穿刺成功率、诊断率的方法

1. 充分解释,消除患者紧张心理,以获得更好的配合。

2. 用金属把针芯前端磨粗糙或划痕,可提高针尖的显示率而提高命中率。

3. 针尖仍显示不满意时,尤重视异常手感,必要时出针可再次穿刺,以防止刺中重要血管脏器。

4. 腹肌紧张收缩易造成细针偏移,除加强局麻或安慰患者外,必要时可调整引导针深度。

5. 对位置较深的小肿瘤,须清晰显示方能进针,以防止探头的厚度效应造成针尖偏移:除侧动探头选择最佳清晰度进针外,多方向的立体定位、不同方向多点穿刺亦可提高准确性。

6. 重视取材部位选择,避开中心部强回声坏死区,肿瘤边缘坏死较少,原发癌宜多点取材。

7. 重视一针两用,即组织、细胞学互补应用。有助于提高诊断率。

8. 肉眼观察固定液中标本,突出纸面的条状肿瘤组织较理想,须排除血液、血块及坏死散渣。

9. 手动穿刺一回取材 2~3 次,若病理标本不满意,可再度穿刺。

10. 部分血管瘤若不能取得满意材料而作出组织学诊断时,应重视结合声像图、CT 等检查结果并用超声随诊观察进行判断。

第四节　超声引导穿刺组织学检查及细胞学检查

对于体内的某些深部病变,在超声引导下行细针组织活检。活检部位包括肝脏、胰腺、胃肠、腹膜后、肺、纵隔及其他部位。结果表明,对某些深部占位病变,该方法准确可靠且简便、安全。但不同部位、不同组织学类型的病变,检查效果有所不同。此外,取材、制片、诊断为影响检查效果的三要素,介绍如下。

一、标本处理和切片制作

切片制作满意,是正确诊断的重要条件。细针穿刺标本较小,取材成功者呈细条状。应根据这一特点,采取与大标本不同的标本的处理和切片制作方法,才能保证切片质量,并能加快出片速度。将穿刺组织标本贴附在滤纸上,及时固定于 10% 中性甲醛溶液,固定时间以 30~40min 为宜。用无水乙醇脱水 10~20min。进蜡 10min,蜡温勿超过 60℃。二甲苯透明 5min。将石蜡包埋组织标本保证外形完整,即保持细条状。24h 内即可出片,并能保证切片质量满意。

每例同时作细胞涂片,半干时固定,固定液可用 95% 乙醇或 10% 中性甲醛,HE 及 Giemsa 染色。

当然,首先是取材成功才能做出质量满意的切片和准确的诊断。下面几种情况会导致不能做出诊断:标本全为坏死组织,组织块过小、破碎,仅取肿瘤的纤维被膜等。理想的标本应是:组织块足够大,取自最有代表性的部位,外形呈凸出纸片的细条状。

二、不同部位、不同类型病变的组织学检查效果

（一）不同部位的检查效果

穿刺组织活检和针吸细胞学的取材成功率均以肝脏病变为高,胰腺最低。穿刺组织活检和细胞学确诊率以肝脏最高,胰腺和胃肠病变较高,腹膜后病变较低。

（二）不同类型肿瘤的检查结果

1. **癌瘤**　包括各种类型肝细胞癌、腺癌、鳞癌,小细胞未分化癌,各器官的原发性和转移癌,穿刺组织学活检对恶性的确诊率达 90% 以上,对组织学类型的确定也较为准确,后者较细胞学检查明显优越。

2. **软组织肉瘤**　确诊率最低,70% 左右,尤以梭形细胞肿瘤(纤维、神经纤维、平滑肌源性肿瘤)的确诊率最低。这些组织的肿瘤,要观察较多的视野,根据核分裂象的多少和总体的分化程度,才能比较准确地划分低度恶性肿瘤还是生长活跃的良性肿瘤。另外,这些肿瘤的组织形态也有相似之处,靠小块组织确定其组织学类型颇为困难,取材达到诊断程度的比例也相对较低。以上也是腹膜后肿物确诊率较低的重要原因。所以,这种肿瘤在超声引导下细针穿刺活检诊断的局限性比较大。其他类型的软组织肿瘤(如脂肪瘤、脂肪肉瘤等),则多数可得到满意的诊断结果。

恶性淋巴瘤对于高度反应性增生与恶性淋巴瘤区分有困难者,手术活检标本亦感困难,穿刺活检则更为困难。淋巴组织制片过程中亦发生组织抽缩,产生人工假象,穿刺活检标本更易发生这类问题,要注意避免。

三、细针组织活检的主要特点

某些细胞学诊断困难病例,组织活检标本由于保留组织结构特征,有利于病理诊断。另外,石蜡包埋的组织块还可做特殊染色或免疫组化染色,均为细胞学诊断所不及。免疫组化染色在穿刺活检组织病理中的应用,能提高病理诊断水平。

以下病变组织活检优于细胞活检:

1. **非均匀脂肪肝**　超声有时与占位病变鉴别困难,细胞学检查仅能诊断未见恶性细胞,不能明确肝脂肪变。但组织学检查一般都可获得明确诊断。

2. **肝细胞腺瘤**　组织活检根据细胞和组织结构特征可进行诊断,细胞学仅能确定为良性病变,不能明确类型。

3. **胃壁胰腺异位**　超声检查发现胃壁占位,穿刺活检在胃壁中见有成熟的胰腺组织,具有小叶结构,符合胰腺异位。

4. **胰岛细胞瘤**　组织学标本见瘤细胞较小,大小、形态较一致,血管丰富,诊断为胰岛细胞瘤。

总之,细针穿刺组织活检使 80% 以上的病例得到准确、肯定的诊断,从而免于手术探查活检。本方法

还具有简便易行、安全、损伤小等优点,对于体内深部肿瘤,不失为一项较好的检查方法。当然本法不能取代手术探查活检,有些病例仍需手术探查活检。有些病例的穿刺活检诊断效果优于细胞学检查,有些病例则不如,所以不能完全取代细胞学检查。两项方法应该互相补充,使确诊率高于其中任何一项单项检查。应该指出的是,穿刺组织活检确实能够解决细胞学所不能解决的一些问题。

四、超声引导下内脏及体表肿物针吸细胞学检查

(一) 临床意义

在超声引导下的细针针吸细胞学检查,用细针抽取少数细胞,制片、染色,在显微镜下作出诊断,该方法具有患者痛苦小,简便易行,准确率高,速度快的优点。可以大大缩短患者的确诊时间。为胸、腹脏器肿物及体表肿物的细胞病理诊断提供了有效的新手段。

1. 优缺点及存在的问题

(1) 准确率在 82%~95%(以 591 例肝脏针吸为例)。突出的价值在于大部分病例可以达到确诊水平。

(2) 操作方法简便、安全、快速、易于被患者接受。

(3) 超声引导下针吸细胞学检查是诊断内脏肿物良、恶性的最好方法之一。

(4) 可用于普查,有助于发现早期恶性肿瘤。

(5) 缺点是存在一部分假阴性。

2. 临床应用

(1) 因胸、腹腔肿物入院患者,当超声针吸细胞病理学诊断为阳性时,可及时进行手术治疗。

(2) 门诊患者在超声针吸细胞病理诊断为阳性时,可及时入院治疗,为挽救患者生命赢得了时间。

(3) 用于普查,经其他方法筛选后确认有问题或可疑恶性患者,可施行针吸确认。

(4) 超声引导下针吸时下列情况有特殊意义:

1) 临床上不适宜手术的患者,针吸检查确诊后,即可进行相适应的化疗、放疗、介入治疗等。

2) 给术前需做放疗、化疗、介入治疗的患者以明确诊断。

3) 区分炎症性病变及肿瘤性病变。

4) 囊性病变与恶性的鉴别诊断,在诊断基础上部分可得到治疗。

5) 对于恶性肿瘤患者,在术前明确诊断,手术时可省去冰冻活检的环节,既省时又能减少患者的焦虑与痛苦。

6) 对于良性疾病,也可提供明确的诊断,便于确定治疗方案。

(二) 针吸涂片方法及注意事项

1. 针吸完毕,将针头取下,针筒内充上空气,再将针头接上,把针头内吸出物打在玻片上,这样重复几次,以保证能完全得到吸出物。

2. 用针头轻轻地把吸出物均匀地向一个方向抹在玻片后 2/3 的位置上。可以涂片、拉片,但不要推片。恶性细胞体积大,会被推向一边,易被推挤变形,影响诊断。

3. 待涂上细胞的玻片自然干燥后,及时放入固定液中固定。

(1) 使用的玻片要干燥、干净、无油。

(2) 固定液配制:①95% 乙醇;②1∶1纯乙醇与乙醚。

(3) 固定时间:10min 以上。

4. 染色方法　常规染色方法:Giemsa 与 HE 染色两种,每个部位的片子均需两种染色。

5. 制片方法与注意事项

(1) 制片时需轻涂、均匀,片子不宜过厚。

(2) 涂片后及时分别固定,防止交叉污染,然后染色、封片。

(3) 做好三查、三对工作。

三查:查针吸部位、查超声编号、查片子张数。

三对:对细胞编号与超声编号、对片号与片数、对前后报告。

6. **对填写申请单的要求**　填写申请单时,病史清楚,穿刺部位要准确,吸出物形状描述贴切,这些都是诊断的重要参考依据。

（三）细胞学诊断标准

1. **分级标准**　细胞学诊断按巴氏五级分级法。

（1）Ⅰ级(良性细胞):①各脏器组织的正常细胞;②各种炎症,包括非特异性炎症及血液中的细胞。

（2）Ⅱ级(包括Ⅱa、Ⅱb):①Ⅱa:细胞在各种原因的刺激下,它的形态、结构、染色质发生了轻度的良性范围内的变化;②Ⅱb:细胞在各种原因的刺激下,它的形态、结构、染色质、排列等发生了较明显的变化。这时染色质可变粗;核仁较明显、数目增多;排列紊乱;体积增大;畸形。但是,细胞排列的极性仍然存在,仍属于良性范围。可是,在临床上要复查,严密观察,不可轻易放过。需要强调一个非常重要的问题,这部分患者中有些为假阴性,占10%~20%。造成假阴性的原因:取材问题或诊断问题。

（3）Ⅲ级:Ⅲ级是可疑癌,可疑恶性。细胞在某一个或两个方面上有恶性特征。可是这些恶性特征不足以定性。在临床上一定要追查。

（4）Ⅳ级:高度可疑癌、高度可疑恶性。细胞在某些方面具备了恶性特征,但仍不能十分肯定。有时是因为细胞分化好;恶性细胞数量少;细胞体积小不典型等,均报Ⅳ级。Ⅳ级报告内定为阳性,病理证实均为阳性。

（5）Ⅴ级:癌细胞、恶性细胞,肯定为恶性。

2. **癌细胞的诊断标准**

（1）涂片中细胞量丰富,多数病例涂片中布满癌细胞。

（2）细胞分布弥漫;排列紊乱;成团,成片互相重叠;有时有噬入现象。

（3）细胞明显增大,胞浆常不明显或裸核,大者可形成瘤巨细胞,有时是小细胞型的。

（4）核大小不一致,常相差两倍以上。

（5）核形态多种多样,呈多形性,边缘不规则,核膜增厚不均匀。

（6）核深染,染色质粗,呈网状、块状、凝块间为透亮区,各种细胞染色质性状深浅不一,一个细胞核内常有染色质不均匀,或半明半暗,核内可有空泡。

（7）核仁明显增大,可达$5\mu m$以上,(稍小于红细胞)。核仁数目增多,达5个以上有诊断价值。

（8）出现异常核分裂象,有突出的诊断价值。

（四）针吸细胞学检查与患者的预后

必须明确指出,针吸细胞学检查所用的针头为细针,属于微小损伤穿刺。无论针吸活检或者其他检查,甚至用力触摸,在理论上都可能造成损伤及血行转移。为此,许多人都进行过详尽的随访研究,其结论都一致认为针吸活检并不影响患者的生存率及存活率。

目前,公认的观点是虽然针吸必然造成损伤,但与其他各种活检方式(包括切取、切除)比较,损伤最小,癌细胞溢出转移机会也更少些,不会比其他方式的危险性更大。

长期以来,认为穿刺会导致肿瘤扩散及转移的传统观念影响很大,使得许多人对针吸望而生畏,几乎把它从肿瘤诊断中排斥出去。实践证明,因穿刺检查而导致扩散机会是微乎其微的。

第五节　超声引导穿刺的腹部应用

一、常规超声引导肝脏病变的穿刺活检

超声能显示肝内1cm左右的占位病变,但小占位的声像图特征往往不典型,良恶性定性诊断困难。自70年代初Holm和Goldberg同时发明穿刺探头以来,实时超声引导下经皮穿刺抽吸细胞学检查成为临床诊断肝脏恶性肿瘤的首选方法。北京市肿瘤防治研究所自1980年开展该项工作,证实该方法安全、简便、准确性高,并能迅速获得细胞学检查结果,但一般难以作出组织学诊断,故存在局限性。1981年Isler

首先报道改进针尖和穿刺技术用细针做组织活检获得成功。由此细针活检技术突破了细胞学的限制，推进到组织学诊断的高度。近年来，细针组织活检在肝脏病变的应用取得较满意的效果，不仅能够作出良恶性病变的鉴别诊断，并能够报告恶性肿瘤的组织学类型和分化程度以及良性病变的组织病理改变，尤活检针的改良、在取得组织学诊断的同时，亦能获得细胞学诊断，这大大提高了诊断的可靠性。

（一）适应证

1. 肝脏占位性病变　凡超声、CT、MR 等影像学检查发现或疑诊肝脏占位性病变，临床要求明确病理性质或需治疗前确诊者皆为适应证。具体包括：

（1）经临床或各种影像学检查有占位病变，但性质不明者。

（2）为治疗需确定肿瘤的组织学分型及分化程度者。

（3）临床诊断肝脏弥漫性病变合并良性占位病变，临床医生或患者要求排除恶性者。

（4）消融或介入治疗前需明确诊断者。

（5）患者既往有其他脏器原发肿瘤，此次肝内占位不能确定原发或转移者。

（6）肝内不同性质占位病变，声像图不典型需分别定性诊断者。

2. 肝脏弥漫性病变

（1）黄疸、肝大、肝内胆管不扩张，原因不明的肝脏弥漫性病变。

（2）病毒性肝病与药物性肝损伤需定性诊断者。

（3）临床原因不明肝病变，为治疗需提供依据者。

（二）禁忌证

肝肿瘤细针穿刺活检虽较安全，但患者仍应具备一定条件，下列情况为禁忌证。

1. 出凝血时间显著异常，有不可控制的凝血障碍、出血倾向者，如血小板$<50\times10^{9}$/L，凝血酶原时间>正常对照 3s。

2. 肿瘤较大突出于肝表面，张力大，穿刺途径无正常肝组织。

3. 肿瘤内血管丰富，或肿瘤组织邻近大血管，穿刺难以避开。

4. 肝硬化门静脉高压合并张力大的门静脉侧支、血管畸形，穿刺时难以避开等。

5. 大量顽固性腹水者，穿刺后易发生肿瘤细胞腹腔内种植和继发出血。

6. 胆系或膈肌周围感染等，穿刺路径需经过感染区，穿刺后易发生继发性感染。

7. 充血性肝大，镰状细胞贫血性肝病，严重贫血。

（三）方法及穿刺要点

1. 负压抽吸活检法

（1）用普通探头扫查病灶，并选择穿刺途径。

（2）按穿刺部位选择适宜体位，右叶肿瘤常采用右前斜位。

（3）常规消毒皮肤，铺上治疗巾。

（4）换上无菌穿刺探头及引导装置，再次确认穿刺点、途径；可用彩超引导以避开血管。

（5）局麻注射 1% 利多卡因 3~4ml。

（6）把引导针注入壁侧腹膜或胸膜层。

（7）选择适宜的活检针刺入肝内肿瘤表面。

（8）拔起针栓针芯后刺入肿瘤内，并在上下范围内提拉 2 次，然后旋转拔针（须保持负压）。

（9）推进针栓针芯以推出针管内组织条，置于纸片的 1cm 范围内，尽量保持组织条完整集中，并立即固定于福尔马林液中。

（10）取出针芯，针管接上注射器，加压反复推 2~3 次，尽可能把残留在针管内的液体推在玻片上，立即固定染色。

2. 无负压活检针穿刺法　操作步骤基本同上。但取样操作不同，如秦氏多孔针，则带着针芯插入肿块内，拔出针芯后在肿块内来回提插 3~4 次，最后拔针，再用针芯将组织块推出，标本处理同上。

3. 槽式自动活检法　方法基本同负压抽吸法，选用 Tru-cut 内槽针，接可调试活检枪，其针芯前段有长 1.5~2cm、宽 0.2mm 的切割槽。活检时带着针芯刺入肿块表面,根据肿块大小确定射程长度;继而打开保险阀,按动开关取材;拔针后从针芯凹槽中取出组织条,并取出针芯,外套管接注射器反复推,亦可获得满意的细胞学诊断。标本处理同上。

细针组织活检可常规在门诊进行,术后留观 1h,注意患者的脉搏、血压以及腹部情况,无异常即可离去。

(四)注意事项和并发症

1. 注意事项

(1)肝内肿块细针活检,选择途经正常肝组织再刺入肿块,以减少出血可能。

(2)穿刺活检在患者屏气状态下进行,操作者须动作灵敏、准确。

(3)肝表面较大肿瘤须谨慎,彩超引导避开血管尤为重要。

(4)引导粗针达肝表面时,呼吸易造成肝表面划伤或出血,应注意避免。

(5)取材不当为假阴性产生的主要原因。对于较大肿块不同回声区或是多发性肿块应分别多点取样,尤其要注重对实性低回声区取样;中心强回声区多为坏死组织。

(6)对肝脏高位近膈面肿块应当避免损伤胸膜腔。有时难免穿过肋膈角,须避免损伤肺底以防发生气胸。

(7)肝血管瘤病例中约 50% 可以获得成功的组织病理切片;其余 50% 病例效果则与针吸取样相似。至于囊肿、脓肿、血肿以及其他液性成分为主的病变仍以细针吸取细胞的诊断效果为佳,不必用组织切割针。

(8)根据穿刺取材决定穿刺次数,一般为 2~3 次;若取材满意有时 1 次也可获得诊断。

2. 并发症 尽管经皮腹部病变细针穿刺活检这一技术是安全的,但不等于无并发症发生,也有发生严重甚至致命并发症的可能。所以,穿刺前应严格掌握穿刺活检的适应证和禁忌证。Smith 等多个学者在 1983—1987 年间进行了 4 次问卷调查,结果显示在 10 766~66 397 次穿刺活检后死亡率为 0.006%~0.031%,在 33 个死亡病例中,21 例为肝病变穿刺,6 例为胰腺穿刺,21 例肝穿刺中有 17 例为继发出血,6 例胰腺穿刺中有 5 例为胰腺炎;穿刺活检后针道种植发生率为 0.003%~0.009%。另有其他腹部穿刺活检的大样本研究结果显示 1 060~3 500 次穿刺活检后死亡率为 0.028%~0.096%,但无针道种植发生。穿刺活检后引起出血的发生率较低,在 0~1%。而脾脏穿刺后出血发生率在 1%~2%,略高于其他腹、盆腔器官穿刺。Gazelle 等采用 14~22G 的 Chiba 型穿刺针对麻醉猪的肝脏和肾脏进行穿刺活检,结果显示在进行肝脏穿刺时粗针出血量多于细针,在进行肾脏穿刺时 18G、20G 和 22G 之间出血量比较无统计学差异,肾脏活检较肝脏活检出血量多,故肾脏活检宜采用更细针。Chang 等采用 Tru-cut 活检针和 end-cutting 活检针进行活检,针道种植发生率为 0.76%(8/1 055),使用 Tru-cut 活检针的 433 例患者无一例发生针道种植,发生种植的 8 例均系采用 end-cutting 活检针。Chapoutot C 报道 150 例经超声引导下肝脏肿瘤穿刺的患者中有 4 例发生针道种植,发生率为 2.66%,但随访发现患者生存期并不受针道种植影响。总之,穿刺操作者应意识到穿刺活检能够引起包括死亡在内的严重并发症,应严格掌握穿刺适应证并具备合理的预防措施;穿刺时应尽可能减少穿刺次数;对于有出血倾向并有恶性可能的肝脏病变进行穿刺活检时应仔细扫查、尽可能采用细针并减少穿刺次数,避免直接穿刺位于表面的病变,经过正常肝组织穿刺病灶可以减少出血。

(五)临床意义

细针组织学活检比细胞学活检具有以下优点:

1. 对恶性肿瘤能明确组织类型及分化程度。

2. 对某些良性病变可作出具体的组织病理诊断。

3. 组织学活检标本经石蜡包埋后除作光镜检查外,还可用作组化或免疫组化等特殊检查,以使诊断更精确。

总之,超声引导经皮细针组织学活检比细胞学检查更优越,它克服了粗针作组织学活检的并发症和危险性,使细针活检突破了细胞学诊断的限制,推进到组织学水平,值得在肝脏病变尤其是局限性实性占位病变的诊断中应用。在对液性、血性或坏死成分为主的病变取样不满意时,细胞学检查仍值得作为一种补充方法,两种方法结合互补,诊断正确率高于其中任何一项单独检查方法。此外,某些弥漫性肝病,如慢性肝炎、肝硬化等,细针所取标本难于满足组织病理诊断的要求,18G 稍粗针组织活检仍然是较安全的确诊方法。

二、超声造影引导下肝脏病变的穿刺活检

随着超声、CT 和 MRI 等影像技术的飞速发展,诊断正确率逐渐增高,但仍没有达到 100%,必要时还需进行经皮穿刺活检。因此,影像引导下的经皮穿刺活检对病变的诊断仍起着至关重要的作用。影像技术的发展使得肿瘤穿刺引导更加精确,使组织的经皮活检达到小型外科手术所不能达到的最低程度的侵害,虽然手术切除活检仍适用于一些病例,如乳腺和脑肿瘤,但经皮穿刺活检已经成为全身大多数肿瘤的诊断标准,与手术切除相比,经皮穿刺活检的优势在于节省时间和金钱并减少并发症。超声引导经皮穿刺活检是目前临床获得肝肿瘤组织病理学诊断最常用的方法,也被确定为鉴别肝脏良、恶性占位病变的金标准。文献报道,穿刺活检的敏感性为 86.0% ~ 95.1%,特异性可高达 100%,诊断正确率为 88% ~ 93.0%,但取材不足发生率可达到 10% ~ 15%,必要时需二次穿刺活检。曾报道大约 10% 的穿刺活检结果是不确定的或是假阴性的。

由于肿瘤过大或过小、位置不佳、合并变性坏死、取材部位不当或操作者经验等原因,穿刺活检存在假阴性或诊断结果与 CT、临床诊断不符者。Schlottmann 等报道将超声造影应用于 12 例肝肿瘤或囊肿患者,认为超声造影有助于对二维超声不能检出的病灶进行活检;Bang 报道了 3 例超声造影引导穿刺活检,指出在超声造影确认的血供丰富区域取材可以获得准确诊断。我院对超声造影引导下肝脏病变穿刺活检进行的对照研究结果亦显示超声造影可有效提高经皮穿刺活检的诊断率并减少穿刺次数。超声造影引导下肝脏病变穿刺活检确定为鉴别肝脏良、恶性占位病变的金标准。

(一) 适应证

1. 病变较小,或常规超声下与周围组织鉴别困难无法明确病灶位置。

2. 病变较大,可能合并变性或坏死,常规超声无法明确变性或坏死区域。

3. 肝内多发占位性病变,常规超声表现不同,可能为不同性质病变,需超声造影明确拟行穿刺的靶目标病灶。

4. 由于取材部位不当或操作者经验等原因,首次穿刺诊断结果与 CT、临床诊断不符,穿刺活检可能为假阴性者。

(二) 禁忌证

1. 常规超声引导穿刺活检禁忌证

2. 超声造影检查的禁忌证

(1) 严重过敏体质者。

(2) 对造影剂或其成分过敏者。

(3) 孕妇及哺乳期妇女,18 岁以下未成年人。

(三) 造影方法

1. **超声造影剂**   采用 SonoVue 超声造影剂,造影微泡为磷脂微囊的六氟化硫(SF_6),微泡直径平均 2.5μm,pH 4.5~7.5。用生理盐水 5ml 溶解造影剂冻干粉,震荡混匀后每次造影量 2.4ml(浓度 5mg/ml,SF_6 有效成分计 12mg/人)经肘部浅静脉用 2~3s 快速注入人体。

2. **超声造影方法**   先用常规二维超声(基波)扫查肝脏,记录病灶的位置、大小、数目及回声特征;启动造影程序,根据病灶深浅度及患者胖瘦调节声功率输出,达低机械指数状态。在注射造影剂同时启动超声仪内置计时器,实时观察病灶的增强灌注变化;在获得实质期有诊断意义的时相后,快速扫查全肝以便发现由于造影剂退出而呈弱回声的新灶结节。造影后,根据录像资料详细记录病灶的大小及位置,确认病灶内的强化区和非强化区的部位及毗邻关系,灌注时相及消退时间,以及周边的血管分布情况等,以供穿刺活检参考。

（四）穿刺方法

1. **穿刺前准备**　穿刺前常规检查血小板、出凝血时间及凝血酶原时间,如有明显异常需纠正后再行穿刺或改用其他诊断方法。

2. **穿刺针**　一般采用21G手动抽吸活检针及20G自动活检针,取材不满意或需再次穿刺采用18G自动活检针。

3. **穿刺方法**　穿刺尽可能途经正常肝组织穿刺病灶(包括表浅病灶)以减少针道种植,如周围无正常肝亦可采用21G细针穿刺并减少穿刺次数;位于肝内的病灶选择最短途径;先行彩超扫查,尽可能避开肝内大血管、异常增粗的动脉;避开胆囊、肋膈角、肺、胃等相邻脏器结构以减少并发症。常规皮肤消毒、铺巾,2%利多卡因局麻。实时观察穿刺全过程,固定探头,先用引导针刺入腹壁,再采用适宜管径的手动或自动活检针进行穿刺活检,在进针与出针时嘱患者屏气。目前一些高档超声仪器配备实时双幅谐波灰阶超声造影软件,可同时显示组织谐波成像模式和造影谐波成像模式。启动程序后,造影谐波成像几乎看不见肝脏的灰阶图像,只能接收来自造影剂的二次谐波信号;而组织谐波成像仍可显示肝脏及病变的情况,可监视穿刺过程。注射造影剂并启动内置计时器后,根据造影显示的病变异常增强或退出区域,在造影同时进行穿刺活检,组织谐波成像可清晰显示病变和穿刺针的位置,使穿刺活检更加准确。如超声仪器未配备实时双幅谐波灰阶超声造影软件,可在造影后即刻在常规超声引导下行穿刺活检,针对增强区域或可疑恶性区域穿刺取材。

根据摄取的标本量及肉眼外观颜色、实体感等,决定穿刺次数,取材不足则需增加穿刺次数。穿刺结束行超声检查,观察有无出血等并发症,留观1h,4h后进食。详细记录病灶不同增强区域取材标本特征。送病理科由两名有经验的病理医师行组织学和细胞学检查。

研究显示超声造影可明显降低常规超声引导的假阴性率,超声造影在确认恶性肿瘤的活性区域、变性或坏死区域以及发现微小肿瘤的基础上引导穿刺活检,可准确获取有病理诊断意义的组织,从而有效提高经皮穿刺活检的诊断率,并减少穿刺次数,成为鉴别肝脏良、恶性占位病变的金标准。

三、肝囊肿穿刺诊断及治疗

（一）诊断、治疗原则

1. **诊断性穿刺**　适用于超声显示的肝囊性占位病变,尤其对声像图不典型或囊肿形态不规则,囊壁厚而不光滑或有乳头状突起,囊腔内有异常回声等。对临床诊断发现其他恶性病变时,超声显示肝内囊性病灶需进一步穿刺明确诊断。

2. 肝囊肿影响患者日常生活或出现继发症状时需进行介入性治疗。

3. 治疗前必须明确病变性质为良性。

（二）适应证

1. 有症状的>5cm单发或多发的较大单纯性肝囊肿。

2. 肝囊肿合并感染。

3. 患者迫切要求治疗,但不适合手术的肝囊肿。

4. 对于多囊肝,虽然本方法的疗效不太显著,但可以缓解因囊肿压迫周围脏器所致的腹胀以及胆道和胃肠道的梗阻。

5. 肝包虫囊肿的诊断及治疗。

（三）禁忌证

1. 乙醇过敏者。

2. 囊肿与胆道有交通者。

3. 囊肿位于穿刺不易到达的部位,或穿刺途径难免损伤邻近脏器及大血管和显著扩张胆道者。

4. 肝、肾衰竭,有严重出血倾向,合并其他严重疾病,精神高度紧张及不合作者。

（四）方法

1. 先用普通探头选择穿刺目标,确定穿刺途径。以囊肿离皮肤较近,并穿过一定厚度的肝组织,而又避开邻近脏器和大血管及胆管为最适宜的穿刺途径。

2. 常规消毒穿刺部位,铺巾后,以消毒的穿刺探头再次确定穿刺点和穿刺径路。

3. 局麻穿刺点,放置穿刺探头,当囊肿显示清晰后固定探头。实时超声监视下,患者屏气,沿着确定的穿刺引导线进针。当针尖到达囊腔中心时,患者可恢复平静呼吸,拔出针芯接上注射器抽液。将最先吸出的一部分囊液留作常规、生化和细胞学以及细菌学等检查。如仅作诊断性穿刺,抽液后即可拔针。对囊肿硬化治疗,则继续抽吸,充分抽尽囊液,直至声像图上显示囊腔塌陷,液性无回声区基本消失。

4. 再次确认穿刺针仍在囊腔内后,向囊腔注入硬化剂(无水乙醇、四环素等)。

5. 注入量为抽出液的 1/3 或稍多;巨大囊肿抽出液>500ml 可适当减量;若乙醇注入量>100ml,应根据患者对乙醇的耐受能力酌情增减或分次治疗。

6. 注入后拔针,保留约半小时,反复翻身、改变体位,其后再进针抽净。

7. 再次从囊肿抽出液体应少于或等于注入量,抽出液体增多时,一般治疗效果欠佳,应再次注入硬化剂。

8. 注入乙醇引起疼痛时适当注入利多卡因。

9. 数周后观察,经治疗后囊肿一般缩小,若囊肿仅轻度缩小或无显著缩小者,数月后可再次治疗。

（五）常见并发症

本疗法有不同的轻度副作用和并发症。注入乙醇后治疗结束拔针时,可出现剧烈的上腹痛,采取拔针前注入少量利多卡因、推净针管内残留乙醇的方法,可明显减少腹痛发生。患者术后发热,可自动退热。肝功一过性增高,1 个月内可恢复正常;少数患者出现过敏、感染,老年患者偶见嗜睡。

（六）注意事项

1. 穿刺进针时嘱患者屏气,抽液、注药时患者平静呼吸,以免划伤脏器。

2. 注入硬化剂前,需确认针尖位于囊内,以免损伤周围肝组织。

3. 防止乙醇外漏,发生腹膜炎。

4. 巨大囊肿可分几次进行治疗。

（七）临床意义

肝囊肿可分为先天性和获得性两种。先天性只有少数伴有症状,如腹部肿块、肝大、腹痛和黄疸。获得性肝囊肿有寄生虫(棘球蚴病)性、外伤性、炎症性和肿瘤性,这些患者大部分有症状。有时单凭声像图鉴别困难。文献报道超声引导细针穿刺有助于良恶性肝囊肿及其他含液性肝病变的诊断与鉴别诊断,特别对于临床高度怀疑恶性病变的不典型肝囊肿更有价值。本方法简便、经济、有效,副作用小,值得进一步推广。

四、胆系介入性诊断及治疗

（一）胆系肿块穿刺活检

1. **意义**　明确胆系肿瘤的性质,尤对疑诊为胆囊癌和胆管癌者作出良、恶性鉴别并获得明确的病理诊断。

2. **适应证**　超声能够显示的胆系肿块,例如胆囊癌、肝外胆管癌、肝门胆管癌,均是穿刺适应证。

3. **禁忌证**　肝门部或肝外胆管癌肿块不明显,仅表现为壁增厚型;胆囊肿块较小,穿刺入路不满意,穿刺活检均较困难。患者一般状况差,不宜穿刺,如大量腹水,严重出血倾向等,均为穿刺禁忌证。

4. **操作方法及胆系肿块细针活检的特点**

（1）胆囊肿块活检时穿刺针入路应经肝脏胆囊床,注意系膜胆囊(即游离胆囊)。

（2）胆囊肿块穿刺取材点宜选择胆囊壁增厚最显著处且着重在黏膜层附近取样。

（3）肝门胆管癌可经肝实质穿刺肿块。

（4）远离肝门的肝外胆管癌一般可选择自腹壁直接进入肿块的穿刺途径,但应注意避免损伤胆管、胆囊及大血管。

（5）穿刺到肿块,抽液量较多时往往是混入胆汁。可将所取液体离心后用沉渣涂片镜检。

5. **注意事项及并发症**

（1）胆囊癌常见胆囊腔内合并胆泥、凝血块、泥沙样结石等，易误认为"肿块"的伪像，而引起穿刺的假阴性。

（2）胆系的高分化腺癌细胞恶性特征不明显，鉴别诊断须特别慎重，应结合细针组织学、细胞学进行诊断。

（3）常见并发症为胆汁性腹膜炎、胆汁漏，应特别重视穿刺入路的选择，取材手法和穿刺次数。其余并发症同其他部位穿刺。

（二）超声引导下经皮经肝胆管引流及经皮经肝胆囊胆汁引流

1. **适应证** 胆系梗阻不能或不宜立即手术者，均适做超声引导下经皮经肝胆管引流（Percutaneous transhepatic cholangial drainage，PTCD）。例如阻塞性黄疸，不能切除的癌肿，胆石症合并黄疸，胆管炎等。胆道低位梗阻时，可行经皮经肝胆囊胆汁引流（Percutaneous transhepatic gallbladder drainage，PTGBD）。例如胆总管下端梗阻，急性化脓性胆管炎等。

2. **禁忌证** 绝对禁忌证很少，有以下相对禁忌证：严重出血倾向者；大量腹水；肝多发转移癌。

3. **操作方法和技术要点**

（1）普通探头扫查，选择穿刺的胆管支。原则上选择扩张显著且距肝门有一定距离的胆管。左支穿刺较方便。PTGBD 原则上选择经肝脏胆囊床进入胆囊的穿刺途径。

（2）于穿刺点常规消毒铺巾。

（3）用无菌探头再次显示欲穿刺胆管支或胆囊，确定皮肤穿刺点。

（4）2%普鲁卡因局麻。

（5）在皮肤进针点用小尖刀戳一深达肌层小口。

（6）将穿刺针放入小口内，调整探头，确认穿刺路径。

（7）患者平静呼吸，当胆管壁最清晰时，嘱患者暂停呼吸，探头固定不动，穿刺针沿引导线方向迅速进针达胆管内。胆囊引流时须经肝脏胆囊床进针。

（8）达胆管壁时，可有突破感。

（9）拔出针芯后，有胆汁溢出或负压吸出胆汁。

（10）将导丝沿穿刺针置入胆管胆囊内。导丝进入胆管内留置长度大于 4~5cm。

（11）固定导丝，抽出穿刺针。

（12）顺导丝方向置入扩张管，扩张至肝实质。

（13）几秒钟后，拔出扩张管。

（14）将引流管沿导丝方向插入胆管（或胆囊）。

（15）拔出导丝，调整引流管。

（16）胆汁引流畅通后，缝扎固定。

注：以上为两步法 PTCD；一步法无导丝，操作简便。

4. **注意事项及并发症**

（1）常见并发症为胆汁漏、胆汁性腹膜炎。另外还可出现胆管出血、腹腔出血、败血症、膈下脓肿等。

（2）为减少并发症可能，尽量减少进针次数，避免误伤大血管。重新穿刺时不必退出肝被膜外。

（3）常规应用抗生素。

5. **临床意义** PTCD 减轻黄疸的效果不逊于手术。在胆系急症和晚期恶性梗阻中临床应用价值已获得公认。超声引导下 PTCD 直观性强，引导准确，提高成功率，降低并发症。

PTGBD 是一种应急措施，常用于危重而不宜剖腹探查者。超声引导 PTGBD 成功率高，可应用于临床。

（三）超声引导下经皮经肝穿刺胆管造影

1. **意义** 超声引导下经皮经肝穿刺胆管造影（Percutaneous transhepatic cholangiography，PTC）能仔细全面地显示胆道系的病理改变，诊断准确率达 90% 左右，已成为临床胆道系统疾病诊断不可缺少的重要方法。应用超声引导 PTC 使该技术操作变得较容易，更准确、并发症更少，减少患者、操作者所受的 X 线辐射,深受临床医师及患者的欢迎。

超声引导下PTC成功后,各类病变有其特征性表现。可对胆石症、胆系恶性肿瘤、胆管良性狭窄、胆道蛔虫等疾病作出诊断。

2. 适应证

(1) 阻塞性黄疸为明确病因,了解梗阻部位和病变范围。

(2) 胆管结石,尤肝外胆管结石,了解结石数量、分布,胆管有无狭窄。

(3) 胆道畸形。

(4) 胆系术后,仍有梗阻症状者。

(5) 传统X线造影失败,ERCP不能确诊,疑为胆系疾病者。

3. 禁忌证

(1) 过敏。

(2) 出血倾向。

(3) 大量腹水,肝肾衰竭。

(4) 胆管扩张<4mm或不扩张,超声引导PTC成功率低。

4. 操作方法及技术要点

(1) 用普通探头扫查,选择穿刺胆管支,确定皮肤进针点,原则上选择扩张显著,靠近腹壁的胆管支,左支或右前下支效果较好。

(2) 消毒皮肤、铺巾。

(3) 更换消毒探头,装好引导器。再次显示欲穿刺的胆管支,确定具体穿刺点,使穿刺引导线位于选定的胆管支。

(4) 穿刺点1%利多卡因局麻。

(5) 18G引导针插入腹壁,针尖位于腹膜前。

(6) 21G穿刺针置入引导针内,嘱患者屏气不动。

(7) 当胆管壁最明显、清晰时,探头固定不动,穿刺针沿引导线方向迅速进针。

(8) 达管壁时,有突破感,此时见针尖位于胆管内。

(9) 拔出针芯后有胆汁溢出或负压吸出胆汁。

(10) 抽出一定量的胆汁后换针管缓慢注入稀释为20%～30%的造影剂,避免混入气泡。

(11) X线透视下观察胆管病变情况,显影满意后拍片、拔针。

5. 注意事项及并发症

(1) 常见并发症有胆汁漏,胆汁性腹膜炎,腹腔内出血,胆系感染致败血症。

(2) 阻塞性黄疸患者,尤梗阻重或合并感染时,原则上先行PTCD,再行造影检查。这样可减少胆汁漏、败血症的发生。

(3) 为预防感染,合理应用广谱抗生素。

五、脾脏细针活检

脾脏是网状内皮系统中最大的器官,原发性疾病较少见,脾脏穿刺活检的目的主要为良恶性病变的鉴别诊断。

(一) 适应证和禁忌证

1. 适应证

(1) 各种影像学检查发现的脾脏占位病变。

(2) 淋巴瘤或血液病患者需了解脾脏浸润情况。

(3) 疑有疟疾或黑热病而血液、骨髓病原学检查未能证实者,可作脾脏细针活检,寻找诊断依据。

(4) 脾脏含液性病变(如脾脓肿),需抽液或置管引流。

2. 禁忌证

(1) 凝血机制障碍及出血倾向者。

（2）淤血性脾大伴有脾功能亢进者。

（3）传染病的急性期患者。

（4）脾周有大量积液者。

（5）脾脏边缘病变无法借助正常脾脏为穿刺路径者。

3. 穿刺前准备及术后注意事项

（1）检查血小板计数、出凝血时间和凝血酶原时间。

（2）穿刺前谈话向患者及家属告知并发症的可能性，签署知情同意书。

（3）必要时穿刺前应用止血药。

（4）术后患者应禁食 3~4h，留观 2h，密切注意生命体征。

（二）操作方法

1. 体位　多为平卧位或右侧卧位，抬高左臂。

2. 穿刺针　应选择 20~21G 手动或自动活检针（枪）。

3. 细针组织活检及细胞学抽吸　常规消毒、局麻，在实时超声引导下，嘱患者暂屏气，迅速将穿刺针沿引导线穿刺入病变区切取组织及抽吸细胞。

4. 脾液性病变抽吸和置管引流　脾脓肿穿刺置管引流的操作与肝脓肿置管引流操作相同。

（三）注意事项及并发症

1. 注意事项

（1）脾脏活检多经肋间隙，探头应与肋骨走向平行，沿肋骨上缘进针。

（2）脾上极病变活检时，进针处应在肋膈角以下 2~3cm，避免损伤胸肺组织。

（3）穿刺应避免在脾边缘较薄处进行，防止脾撕裂伤。

2. 并发症

（1）因脾脏实质较脆，且血运丰富，脾脏破裂出血是穿刺活检最严重的并发症。但严格掌握脾脏穿刺的适应证、禁忌证，选择细针穿刺，严重并发症出现率极低。

（2）脾脏肿瘤较大伴液化坏死时，易引起肿瘤破裂出血。

（四）临床意义

1. 脾肿瘤针吸活检的临床应用和研究　在超声引导下对脾内肿块针吸有助于肿瘤性质的确诊，尤其是组织细针活检对肿瘤的组织类型、分化程度的诊断能为临床治疗提供根据。脾脏是恶性淋巴瘤最常侵犯的腹部实质脏器。在恶性淋巴瘤患者尸检中，脾脏受累率高达 75%。本病初期脾受累浸润的比率为34%~42%。对于恶性淋巴瘤患者，当怀疑脾脏受侵时，可经超声引导下细针穿刺活检获得诊断依据。恶性淋巴瘤细针组织学活检优于细胞学检查，前者有助于对脾脏内恶性淋巴瘤浸润程度进行分析，但目前应用细针对恶性淋巴瘤的组织分型尚有一定困难，因此有必要结合浅表淋巴结手术活检对疾病作出全面诊断。

2. 脾脏肉芽肿及感染性疾病的诊断和鉴别诊断　脾脏肉芽肿和部分感染性疾病在声像图中与肿瘤不易区别。为避免此类疾病被误诊为脾肿瘤而作脾切除术，术前超声引导穿刺活检显然十分必要。脾脓肿和脾结核属于脾脏感染性病变，其声像图表现有时易与肿瘤混淆。超声引导穿刺抽吸则有助于诊断和鉴别诊断。

3. 脾脏含液病变的诊断和处理　脾内含液性病变有单纯性囊肿、囊性淋巴管瘤、血肿、脓肿、结核和包虫性囊肿，偶有脾内假性胰腺囊肿。超声引导穿刺抽液作常规和特殊化验；细菌学或病原学检查有助于疾病性质的确诊。对脾囊肿、脓肿作穿刺抽脓或置管引流有良好的治疗效果。

六、介入超声技术在胰腺、腹膜后病变的应用

由于医疗仪器设备的不断改进，胰腺和腹膜后区域介入超声的应用范围也随之扩大，目前包括超声引导针吸活检（ultrasonographically-guided aspiration and biopsy，USAB）、引导液性病变置管引流、内镜或腹腔镜超声（针对胰腺）、超声引导经皮肝穿胆道造影及引流、介入治疗等方面。然而最为常用的仍然是

USAB,故是本书详细阐述的内容。超声引导引流除需放置引流管和适应证外,术前、术中及术后的方法与 USAB 基本相同。内镜或腹腔镜超声则主要应用于胰腺的精查及外科领域。介入治疗的内容较为复杂,很多方法尚未常规应用,如肿瘤内注药、腹腔神经丛阻滞止痛等,暂不在此详述。

（一）适应证

主要是占位性病变,包括慢性胰腺炎(尤其是局限型胰腺炎)、肿瘤及肿大淋巴结。胰腺的实性、囊实性或囊性肿物,均为穿刺活检的适应证。目的在于通过组织病理学和/或细胞学定性诊断。当胰腺病变本身的 USAB 结果为阴性或不满意时、而临床上或影像学又疑诊恶性肿瘤时,周围淋巴结的定性诊断就显得尤为重要。

（二）禁忌证

急性胰腺炎、慢性胰腺炎急性发作、其他急腹症、有严重出血倾向者、大量腹水者、难以避开大血管者均不宜进行 USAB。

（三）术前准备

术前需要检查血小板计数、出凝血时间、凝血酶原时间,必要时查血清淀粉酶。禁食、禁水 12h,当日早晨尽可能排尽大便,便秘者应清洁灌肠。术前先行腹部超声检查以及其他影像学检查。

（四）操作方法

1. **仪器及用具**　通常采用弹枪式或手动式穿刺针,细针为 20~22G,粗针为 17~18G,长度为 15~20cm;原则上胰腺应使用细针,腹膜后病变和淋巴结应使用粗针,后者主要为能够获得满意的组织,从而作出准确的定性诊断,乃至进一步进行肿瘤的分类和分型。

应尽可能使用彩色多普勒超声诊断仪,从而能够显示血管、避开血管,探头频率常为 3.0~5.0MHz,使用引导器和引导针,这样既能较好地固定穿刺针又可以防止皮下、腹膜外脂肪及腹膜的针道种植转移。

2. **操作方法**

（1）穿刺中一般采取仰卧位或斜位,腹膜后病变有时可取侧卧或俯卧位。

（2）消除患者紧张情绪,训练合适的呼吸幅度和屏气程度,必要时使用镇静剂和/或止痛剂。

（3）常规消毒铺巾,选择能避开血管和胆胰管、避开腹白线、最短穿刺行程的进针点,予 1% 利多卡因局麻至腹膜壁层。

（4）再次确认进针点,用探头适当加压以尽可能推开胃肠。

（5）通过引导器将引导针穿刺至腹膜壁层。

（6）让患者适当呼吸后屏气,迅速将穿刺针穿刺达靶部位。必须先使针尖显示清楚再进行穿刺活检。

（7）采用手动活检针时需旋转、提拉穿刺针数次后再拔针,以使前端组织断离。

（8）将组织集中置于滤纸片上并放入 10% 福尔马林溶液中,做病理组织学检查。随后用 10ml 注射器推注穿刺针套,将其内容物推注于玻片上,放入 95% 乙醇溶液中固定,送细胞学检查。

（9）最后消毒皮肤穿刺点,用创可贴包扎。

（五）并发症

大多数 USAB 患者无并发症,少数患者有轻微疼痛不适,一般无须特殊处理,仅作 30min 观察即可。穿刺后 6h 可进食流质或半流质。极少数患者可有严重的并发症,如引发急性胰腺炎、胰瘘、出血、感染等,此时应予住院对症治疗。针道种植发生率极低。

（六）注意事项

胰腺恶性肿瘤周围常存在炎性区域,应对肿块较深的不同部位取材 2~4 针,取材时避开液化坏死区域,在实性部位取材,取材满意后,尽量减少进针次数。自动穿刺枪与手动穿刺针各有优势,自动穿刺枪适合较硬的肿瘤或炎症,较为常用;手动穿刺针适用于软硬适中的组织,同样针型一次取材量较多;无论使用哪种穿刺针均建议一针两用,即同时作组织学与细胞学检查,结果互补。建议选用扇扫或凸阵探头,利于加压排开气体。

胰腺囊性病变介入治疗时应注意,当明确病灶为良性(假性、真性囊肿)后可作抽吸或引流。多房分隔囊肿,引流效果不佳。当囊壁厚、有乳头状隆起、疑诊恶性或性质不明时,为穿刺引流禁忌,否则可导致广泛转移。

（七）临床意义

胰腺 USAB 有重要的临床意义,对可能切除的胰腺病变做出明确的术前诊断,晚期胰腺癌可避免不必要的开腹探查。胰腺 USAB 的取材成功率达 90% 左右,腹膜后病变约为 80%。和其他任何一种诊断方法一样,均有其不足或局限性。在胰腺方面,突出的问题是胰腺癌的假阴性,为 5%~10%,主要原因是肿瘤周围有明显的炎性反应和纤维组织增生,肿瘤内部间质也较多,可能未穿刺到癌组织所致。弥补的方式只能是再次 USAB,或者予密切追踪,每隔 1~2 个月复查 1 次 USAB,连续 2 次。当超声和其他影像学表现、肿瘤标志物强烈疑诊为癌时,可选择手术治疗。

对于腹膜后病变,主要问题同样也是假阴性,在软组织肿瘤约为 20%,在淋巴结约为 30%,然而成因与胰腺癌不同,主要是由于穿刺获取的组织或细胞对于软组织肿瘤、淋巴结病变的诊断来说相对偏少,另外肿瘤的组织框架在穿刺时或由于内部发生明显坏死而遭到破坏,从而加大了组织病理学诊断的难度,即定性困难或分型困难,这在淋巴瘤尤为多见。弥补的方式也可采取再次 USAB,但如果影像学检查判断其仍可切除,则可选择手术治疗,对不能切除而有探查指征者,也能在探查术中获得较大组织块进行活检而最终确诊。

七、肾脏穿刺活检及治疗

（一）肾脏占位性病变穿刺活检

1. 适应证

（1）实性肾肿瘤的鉴别诊断(声像图不典型或与其他检查结果矛盾者)。

（2）囊性占位不能除外肿瘤者:非典型肾囊肿(出血性肾囊肿、多房性肾囊肿等)、肾囊肿合并肿瘤可能者。

2. 禁忌证　凝血功能障碍、全身状况不良不能配合者。

3. 操作技术及要点

（1）根据病变部位取俯卧位或侧卧位,局麻下进针;进出针均在患者屏气状态下进行。

（2）穿刺点选择肿块显示清晰处。采用纵断、横断切面做立体扫查定位。

（3）穿刺细胞学诊断采用 22G 或 23G 细针,或 20G~21G Sure-cut 针。取组织并可达到一针两用,同时获得组织学和细胞学检查。

（4）用彩超引导避开大血管。

（5）以最短穿刺途径并直接刺入肿瘤。

（6）具体操作详见肝穿有关内容。

（7）囊性占位抽出囊液肉眼观察后送检(生化、细胞、细菌学检查)。如有必要注入 60% 泛影葡胺做 X 线造影,明确以下两点:

1）是否与肾盂、肾盏相通,以便与肾盂源性囊肿或不典型肾积水鉴别;

2）囊壁是否有乳头样突起,是否有肿瘤可能。

4. 注意事项及并发症

（1）细针穿刺小肿块时,尽量采用垂直角度穿刺,以减少肾皮质损伤。

（2）采用细针活检较为安全。

（3）为保证细针准确刺中较小肿块,须采用引导针,穿刺达腰背筋膜,但不进入肾脏,然后插入细针活检,以避免细针偏移。

（4）注意避免损伤肾盂、肾盏、肾门结构及周围重要脏器、血管,如肺、肝缘、胆囊等。

并发症:一般无;少数患者一过性血尿,数天内可消失。

（二）肾囊肿穿刺硬化治疗

1. 适应证

（1）单纯性肾囊肿有以下情况者:

1）出现症状、体征者,如腰痛、腰胀、血尿、腰部包块等。

2）有并发症,如囊肿压迫,引起肾积水或因碰撞、推挤引起血尿者。

3）囊肿过大,>5cm。

4）患者或临床要求。

（2）肾盂旁囊肿易压迫肾盂、肾盏,造成肾积水,应及早硬化治疗。

（3）多发性肾囊肿和含胆固醇结晶肾囊肿。

（4）出血性肾囊肿和多房性肾囊肿经检查排除肿瘤后可进行硬化治疗。

（5）感染性肾囊肿抽脓后注入抗生素治疗。

（6）囊壁钙化性肾囊肿和胶冻样肾囊肿硬化治疗不易成功,一般不做。

2. 禁忌证

（1）多囊肾:一般不做硬化治疗。因硬化剂注入过多损害肾单位,降低肾功能,且易再生。

（2）肾盂源性囊肿和钙乳症肾囊肿:因硬化剂损伤尿路上皮,禁忌注入硬化剂。

（3）肾较大包虫囊肿易播散而禁忌。

（4）肾囊肿合并肿瘤。

（5）重复肾输尿管异位开口,合并上方肾盂积水。

（6）肾功能损害。

（7）出凝血机制不良。

3. 操作方法及技术要点

（1）硬化剂选择

1）乙醇(95%、98%、无水)。

2）其他:50%葡萄糖、Aethoxysklerol合剂、磷酸铋、四环素也曾经用于硬化治疗,但目前已极少使用。

（2）操作方法:

1）患者侧卧位或俯卧位,常规消毒铺巾。

2）选择进针部位。要求避开肺、肝、肠等脏器,必要时允许穿过肾实质、肾盂、肾盏。通过后两者时宜采用22G细针,防止硬化剂损伤集合系统。当液体稠厚时可试用18G针。

3）穿刺角度尽量垂直于皮肤为宜。深度以针尖达囊肿后1/3处为佳。穿刺针进皮后于患者屏气状态下插入肾脏。针尖于囊液中显影,尤以拔出针芯后更清晰。

4）抽出囊液。针尖尽量保持在囊腔中心,以利顺利抽液。

5）于囊液抽净后注入硬化剂。

6）硬化剂入量:乙醇注入量一般为抽出囊液量的1/4~1/5,最大量不宜超过50ml。

7）注入乙醇保留5~10min,使囊壁上皮固定后全部抽出(抽出量≈注入量)。

8）当抽出量明显大于注入量时,说明注入乙醇被未抽净的囊液稀释,不能达到硬化目的,须抽净后再次注入乙醇。

9）穿刺结束,敷料包扎。观察15min,防止并发症。

4. 注意事项

（1）注入硬化剂前务必抽净囊液,否则稀释硬化剂浓度,影响疗效。

（2）避免空气进入囊腔而影响疗效,一经发现,于注射乙醇前抽净。

（3）年轻患者肾上极囊肿须排出重复肾盂积水后注入硬化剂。采用蛋白定性试验,蛋白明显阳性为肾囊肿,阴性为肾积水。少数可例外。

（4）穿刺肾囊肿,尽量避免经过肾盂、肾盏,不能避开时以23G细针为宜,拔针后不保留乙醇,并嘱患者当日禁忌仰卧以免硬化剂损伤尿路上皮。治疗后用生理盐水冲洗囊腔可避免损伤发生。

5. 并发症　常见有腰痛、发热、一过性血尿、醉酒征。

6. 临床意义　治疗1周后囊肿大多重新出现;1个月后半数囊肿开始回缩,余半数继续增大,均未达治疗前水平;3个月后全部囊肿回缩;半年以上囊液吸收,囊肿消失。适应证选择、穿刺注药水平与疗效密

切相关。一般须连续多次治疗,疗程3~4周,每周1次。

第六节　肝脏恶性肿瘤的介入性治疗现状

一、概述

原发性肝癌(Hepatocellular carcinoma,HCC)及转移性肝癌是临床最常见的预后很差的肝脏恶性肿瘤。已证实放疗及化疗等常规治疗效果欠佳。手术切除可能取得治愈效果,但临床上只有不足20%的患者可接受手术治疗;有报道术后5年存活率仅为20%~40%,多数患者死于肝癌复发、病情进展的肝衰竭;术后1~3年复发率分别为42%、62%、81%。因此,很有必要寻求一种有效的、可随肿瘤复发及时反复治疗的微创技术。

局部微创介入治疗使肝癌的治疗理念发生变化,其中超声显像(含彩超及超声造影)是广泛用于引导治疗和监视消融治疗的影像学方法。其具备以下特性:①携带性好,易于移到治疗室或手术室实施治疗;②方向性好,可精确地引导穿刺针或治疗针进入肿瘤或小器官;③可有效地实时监控各种消融的治疗过程;④可在彩超引导下,对肿瘤内血供较丰富区域加强局部消融治疗程度,有利于提高灭活率;⑤可采用不同切面,充分利用超声窗,避开重要脏器结构及大血管,从而使局部治疗更为安全;⑥可灵敏发现微小病灶,同时灭活,减少复发;⑦可确认界定肿瘤浸润范围,有助于整体一次性灭活;⑧在治疗中、治疗完毕及时发现并发症并进行处理。综上,超声所具的优点使其成为最广泛应用于临床进行局部治疗的理想引导手段。

对不适宜外科手术治疗或手术后反复复发、转移的局限型肝脏恶性肿瘤,临床常采用安全和有效的原位灭活病灶的微创替代疗法,以控制肿瘤进展,并可避免外科手术相关的并发症;对非外周区域小肝癌更能达到快速微创的原位灭活效果。局部肿瘤较成熟的介入性治疗方法大致可分成二类:物理消融和化学消融。前者包括热消融(射频消融、激光治疗、微波凝固治疗、高强度聚焦超声和热生理盐水注射)和冷消融(冷冻破坏疗法);后者主要为化学溶液注射(无水乙醇、醋酸等)。

理想的局部肿瘤经皮微创治疗应具有以下优点:①可反馈消融热场区温度,以保证有效杀死肿瘤;②可控制治疗范围,准确引导避开重要脏器;③操作简便、易行并具可重复性;④安全、价廉、可在手术室以外的区域进行;⑤对肝功能损伤小、有利于患者体能恢复并获高生活质量;⑥能获得不低于其他治疗方法的灭活效果及生存率等。能够获得良好效果的重要策略是正确选择适应证并建立规范化治疗。

二、射频热消融治疗

近年来,随着射频仪器性能的完善及显著的消融疗效,医学界对射频消融(radiofrequency ablation,RFA)治疗的兴趣及热情已经远远超过了其他方法,国内外亦已有大量临床应用的报道,在第一届世界肿瘤消融大会上,大会主席Solbiati称RFA是目前治疗局灶性肝脏恶性肿瘤疗程短、疗效高的最理想方法。

(一)RFA原理

RFA系统由电发生器、电极针及皮肤电极组成,通过患者将电极针与皮肤电极形成一闭合环路。目前应用的国内外生产的仪器种类较多,其中消融电极针多分为两种:一种为14G套针,内套针顶端有7~9根纤细电极针,刺入肿瘤内展开呈伞状可形成一个5cm大小球型消融区,另一种为18G单电极针或三根单针组合的集束电极针可产生3.5cm×3.0cm及6.0cm×5.5cm热凝固灶。这些装置可在电流发射中通过循环的冷水,避免针尖周围炭化而产生满意的消融凝固效果。通电后交变电流使电极针周围组织发生离子震荡,摩擦生热并传导至邻近组织,产生一个球形消融区,其大小与交变电流的强度及持续时间呈正比,与肝血流程度呈反比。达70℃以上的温度可使活体组织产生凝固性坏死。紧邻电极的组织被加热到大约100℃,以确保热消融区达到预定范围,如果组织温度上升过快,或紧邻电极针周边的组织温度远高于100℃,使组织快速干燥或炭化将阻滞热能传播而影响消融治疗效果。

（二）适应证和禁忌证

肿瘤越小，完全消融灭活的机会越大，临床适用于不宜手术切除或不能耐受 TACE 者。

1. RFA 适应证

（1）肝癌单发肿瘤≤7cm，或 2~3 个肿瘤，最大径≤5cm。

（2）肝脏多发转移癌，肿瘤数目≤5 个，最大肿瘤直径≤4cm，可行分批治疗。

（3）肝肿瘤位置不佳、位于两叶或侵犯血管。

（4）<2cm 微小肝癌或癌前病变。

（5）肝脏肿瘤切除术后复发不宜再手术者。

（6）多次 TACE 肿瘤未灭活，肝功能不佳者。

（7）肝内单发转移癌在其原发癌手术切除前治疗。

（8）肝转移癌不能耐受全身化疗或局部其他治疗、放疗疗效不显著者。

2. RFA 禁忌证

（1）弥漫性肝癌。

（2）广泛门脉瘤栓。

（3）严重的全身衰竭或抵抗力下降（白细胞<$3×10^9$/L）。

（4）活动性感染。

（5）不可纠正的凝血功能障碍（血小板<$50×10^9$/L，出凝血时间明显延长）。

（6）装有心脏起搏器及严重的大动脉瘤患者应慎重，必要时在专科医生监护下进行。

（三）操作方法及程序

1. 术前准备

（1）术前做增强 CT 检查，确定病灶大小、部位、数目。

（2）肝功能及血常规、AFP 或 CEA 等检查。

（3）查询患者病史、体检，有心脑血管疾患及糖尿病者需了解病情，做好用药准备。

（4）充分向患者解释治疗过程、并发症等，征得患者及家属同意并签字。

（5）患者空腹 6h 以上，行镇痛安定麻醉及局麻，以便患者更好配合。

（6）静脉点滴液体，补液并便于麻醉止血等给药。

2. 手术操作程序

（1）对照 CT 检查结果行超声造影扫查，测量肿瘤最大径，明确数目及确认与邻近结构的关系。

（2）治疗>3.5cm 肿瘤，须行多点重叠消融。

（3）根据肿瘤大小、位置及形状制定治疗方案和消融定位模式、程序，设计消融范围应包括肿瘤及周围 0.5~1.0cm 安全范围。

（4）充分局部麻醉从皮肤至消融区肝被膜（1% 利多卡因 10ml）。

（5）超声引导下，把针刺入定位点并推开内套针，通电开始消融。

（6）用探头从多方向、多部位观察电极针在肿瘤的位置，以便及时纠正补针。

（7）按治疗方案进行逐个球灶消融，完成肿瘤及安全范围的整体消融灭活治疗。

（8）达到消融的温度、时间及阻抗后，设置针道温度达 70℃ 以上即可缓慢拔针。

（9）治疗完毕后常规超声扫查，观察肝周及腹腔内有无积液、积血，以便及时发现并发症。

（四）规范化治疗方案

1. 大肿瘤治疗方案

（1）类球体肿瘤：根据球体覆盖原理建立数学模型，计算出直径 3.6~6.5cm 类球形肿瘤重叠消融的最少布针次数和最佳消融定位模式，并设置布针消融程序，为 RFA 术前方案设计提供了参考依据。用 5.0cm 消融灶治疗 3.5cm 以上肿瘤，3.6~6.5cm 大小肿瘤的消融次数需≥1 次~12 次。消融定位模式为：3.6~3.9cm 肿瘤在距瘤体中心点 0.5cm 处设三点重叠消融；4.0~4.3cm 肿瘤用正四面体法至少消融 4 个点;4.4~5.6cm 肿瘤用正棱柱法至少消融 5~8 个点,5.7~6.5cm 的肿瘤用正十二面体法(三层重叠法)至少消融 12 个点,方能达到较彻底覆盖灭活肿瘤的效果。详细治疗方案设计见表 17-3。

表 17-3 数学计算 RFA 治疗类球体肝癌术前方案设计*

肿瘤直径/cm	治疗范围/cm	定位模式	消融灶数目	消融程序
3.6~3.9	4.6~4.9	三点重叠	3	1/1/1
4.0~4.3	5.0~5.3	正四面体	4	3/1
4.4~4.6	5.4~5.6	正三棱柱	5	3/1/1
4.7~5.1	5.7~6.1	正四棱柱	6	4/1/1
5.2~5.4	6.2~6.6	正五棱柱	7	5/1/1
5.5~5.6	6.5~6.6	正六棱柱	8	6/1/1
5.7~6.5	6.7~7.5	正十二面体 (三层重叠法)	12	3/6/3

*采用 5.0cm 消融灶

(2)椭球体肿瘤:按不同形状主要以扩展应用类球体的方法进行治疗,椭球体的两个短轴<4cm 时,用 5cm 消融球沿其长轴重叠消融;对两个短轴≥4cm 的椭球体,可按球体应用正棱柱法或三层重叠法消融,但其所需的消融灶数目一般少于同样大小的类球体。

(3)不规则体肿瘤:对不规则体肿瘤主瘤体设其外切球或椭球体扩大治疗,其不规则外凸部分,则用小球体补充治疗。

2. 特殊部位个体化治疗方案 根据肿瘤部位不同,邻近肠管、膈肌、胆囊的肿瘤由于消融安全范围受限,需制定个体化治疗方案,即重点针对相邻区域的消融方案:

(1)设置进针方向垂直于胆囊、肠管、膈肌等相邻结构。

(2)首先预测扩展的针尖与相邻结构的距离、范围,设置多个 2~3cm 小灶重叠消融。

(3)再扩针至相邻结构处时,采用提拉式扩针,其后小范围反复提拉扩展的伞针同时嘱患者呼吸以确认消融针未刺入相邻结构后开始消融。

(4)邻近膈肌的肿瘤消融范围不足或因肿瘤较硬,扩针受限致深部区域消融不足时,多采用"追加消融法"进行弥补:即消融 4cm 或 5cm 灶后回收伞针,继而向长轴方向(深方)进针 1cm,直接开伞达 5cm 完成椭球体消融,应用的仪器条件及消融时间与从 4cm 扩展到 5cm 相同。

(5)胃肠旁区域肿瘤消融多采用右前斜位,使消化管向左侧足侧下移,有利于横结肠胃小弯等与肝脏分离。治疗中患者加大呼吸幅度,避免肠管等局部区域持续接受高温,治疗后输液并延长禁食时间达 24~48 小时等措施预防肠穿孔。

(6)完成相邻区域的消融后,余肿瘤参照上述原则及计算方案治疗。

(五)疗效

1996 年,Rossi 等报道了他们 7 年内治疗 50 例肝癌的经验。39 例 HCC 结节的长径均小于 3cm,11 例肝转移结节长径均小于 3.5cm。做 1~8 次治疗,平均随访时间为 22.6 个月。已报道的 1 年、2 年、3 年及 5 年生存率分别是 94%、86%、68% 及 40%。41% 的 HCC 患者肝肿瘤复发,肝转移患者仅有 2 例无癌生存,未见与治疗相关的并发症。1999 年 Livraghi 等报道了 86 例 112 个小于 3cm 的 HCC 射频及乙醇注射的对比研究,术后至少 4 个月增强 CT 评价结果,显示射频组 52 个肿瘤中 47 个(90%),乙醇注射组 60 个肿瘤中 48 个(80%)呈完全坏死。证实射频治疗更优于乙醇注射(PEI)消融。2000 年 Livraghi 等报道射频消融治疗一组较大肝肿瘤,126 个 HCC 平均大小 5.4cm(范围 3.1~9.5cm),随访 5~30 个月,3.1~5.0cm 肿瘤的完全坏死率为 61%(49/80),>5cm 肿瘤的完全坏死率仅为 24%(11/46),因此确认不同大小肿瘤的局部疗效具有显著差异($p=0.001$)。2001 年 Solbiati 等报道了 117 例 179 个结直肠癌肝转移射频消融治疗,平均大小 2.8cm,随访 6~52 个月,平均生存期为 35.4 个月,不同大小肿瘤局部复发存在差异,≥4.1cm 的 19 个肝肿瘤局部复发高达 68.4%。

（六）并发症

近年来,随着 RFA 方法的广泛应用和治疗病例的增加,有关 RFA 治疗引起的并发症的报道也逐渐增多,主要包括介入性操作引起的机械性损伤、热消融治疗导致的热损伤以及其他原因引起的感染等。文献报道射频治疗肝肿瘤的严重并发症发生率为 2.2%~8.9%,病死率为 0.09%~1.6%。

1. **出血** 腹腔内出血包括肿瘤邻近肝被膜或肝实质撕裂、针道出血、肝内血肿或肿瘤破裂、肝动脉假性动脉瘤延迟破裂等,发生率为 0.46%~1.6%,其中病死率为 0.05%~0.09%。经皮治疗与腹腔镜或开腹术中 RFA 治疗引起出血的发生率分别约 0.8% 和 0.3%。

2. **邻近组织及脏器损伤** 包括邻近消化道、膈肌、肾脏及血管、胆管系统损伤,最常见者为胃肠道穿孔。Livraghi 等报道的 2 320 例中,7 例发生胃肠道穿孔,发生率为 0.3%（7/2 320）,其中 2 例死亡。7 例穿孔者肝肿瘤均位于距肝包膜 1cm 以内并邻近胃肠腔,其中 6 例既往有结肠切除病史,术中可见胃肠道与肝之间存在纤维粘连,导致肠管的正常蠕动和远离肝脏的移动消失,容易受热造成灼伤。由于结肠位置相对固定,而结肠壁较胃壁薄,蠕动较小肠弱,故结肠较胃和小肠更易发生灼伤穿孔。

3. **脓肿** 肝脓肿是射频术后较常见的严重并发症。发生率约 0.2%~0.66%,并可引起败血症、感染性休克甚至多器官衰竭、死亡。

4. **门静脉或肝静脉栓塞** RFA 可使直径<3mm 的血管闭塞,但>4mm 的血管很少出现栓塞。节段性门静脉栓塞可无临床症状。

5. **电极板灼伤** 在早期研究中多见,当射频输出能量较高、治疗时间较长或仅使用单个电极板时容易发生电极板处皮肤灼伤,可致轻度至Ⅲ度皮肤烧伤,发生率约 0.2%。

6. **胸部并发症** 包括血性胸腔积液、气胸、肺栓塞等,发生率约 0.2%。血性胸腔积液多见于经肋间穿刺途径,可能由于肋间血管被刺破所致。超声引导下发生气胸多见于肿瘤位置较高时。Livraghi 等报道 1 例肺栓塞和 1 例对侧气胸。de Baere 等报道 4 例射频治疗后自限性低氧血症,发生原因尚不明,可能与术后全身炎性反应引起细胞因子过度表达,导致急性肺损伤有关。

7. **针道种植转移** 针道种植转移发生率最高可达 12.5%,但多数研究报道仅为 0.2%~2.8%,造成差异的原因尚不明。针道转移多见于未进行针道消融的病例,肿瘤位于肝表面或呈低分化时常见。回收射频电极针时对针道进行消融可有效灭活黏附于电极针上的活性肿瘤细胞,减少针道转移的发生。Livraghi 等报道 12 例（0.5%）针道转移,为治疗后 4~18 个月发现,其中 9 例肿瘤位于肝表面,3 例位置较深的低分化肿瘤虽然进行了针道消融,但仍发生针道转移。

术后轻微并发症包括腹痛、胆囊损伤、肩痛（膈肌损伤）、发热、肝功能异常等。不同程度的腹痛 3~7 天内可得以缓解,一般无须服或少量服止痛药物;但癌灶位于近肝膈肌,可致膈肌灼伤疼痛,以右肩痛显著,适当口服止痛药。术后发热也较为常见,通常不超过 39℃,若体温超过 39℃ 或发热时间过长,需取血标本进行培养,以排除菌血症并进行相应的治疗。

三、微波热消融

（一）原理

微波被定义为波长为 300GHz~600GHz 的电磁波。若频率超出 10GHz,则其能量不足以穿透组织,因此不能用于高热研究。医疗最常用的频率是 433MHz、915MHz 及 2 450MHz。这些频率均可用于加热组织。如温度超过 50℃,组织即被凝固。微波加热组织有 3 个不同的生物学过程,即离子震动、原子及分子偏震和持续存在的双极子偏震,这三个过程均可导致摩擦生热。

（二）适应证

微波消融治疗以≤3cm 肿瘤为主,其他同射频消融。

（三）设备

关于微波的大部分文献来自日本,所有设备外形相似。目前使用的微波设备主要是 150W 电子发生器,发生频率为 2 450MHz,与之相配的是长 17cm 的 14G 套针以及长 25~30cm 的 15G 同轴电极针。电极针是直的,在针末端 1cm 处有一双极部件。已公开发表的研究均使用超声作为引导技术。

（四）技术

微波消融治疗仅需局部麻醉。在皮肤做一小的切口,在超声引导下将 14G 套针插入肿瘤。拔出针芯,将 15G 微波电极通过套针插入肿瘤。发生器与电极通过可弯曲电缆连接。发生器功率设置为 60W,时间定为 60~120s。消融结束后,将电极退出过程中,针道也被凝固。与射频消融类似的是,微波消融在治疗区域产生许多微气泡,通过超声易于识别。单独 1 次消融可在电极尖端周围产生直径 1.6~2.4cm 的热毁损区。<2cm 的肿瘤可 1 次或 2 次消融。更大的肿瘤需多点重叠消融。

（五）疗效

1994 年 Seki 等报道了 18 例不能手术切除的 HCC 患者使用微波消融的结果。所有肿瘤均<2cm。作者使用 Mirotaze 消融产品。采用静脉内给予镇静药及局麻药进行治疗。每次消融的参数为 60W,120s。≤1.5cm 的肿瘤用 1 或 2 次消融治疗,1.5~2.0cm 肿瘤用 3 或 4 次消融。消融治疗后 11~33 个月的随访 CT 显示,所有患者的肿瘤均得到完全消融。在随访时间内,3 例患者出现了新的肿瘤,但远离消融区。未见严重并发症报道。大约 1/2 的患者在治疗后有低热和一过性疼痛。

Murakami 等在 1997 年的另一篇报道中,详细报道了使用微波治疗 24 例 HCC 及转移性肝癌患者的经验。与先前的研究一样,在微波治疗前大部分患者均进行了动脉插管肿瘤栓塞。使用仪器与前相同。每一消融的参数为 60W,60s。每一肿瘤进行了 1~12 次消融,但每次治疗不会超过 4 次消融。退针时,每一针道均被烧灼。使用 CT 来判断已治疗肿瘤的生长或萎缩。60% 的 HCC 及 57% 的转移性肝癌被完全杀死。作者发现,与>3cm 肝癌相比(53% 灭活),较小肝癌(<3cm)疗效满意(70% 灭活)。在判断 HCC 分化级别时,作者发现分化良好的 HCC 85% 被完全杀死,中等分化的 HCC25% 被完全杀死,分化差的 HCC 对消融治疗无反应。所有治疗过的患者中,83% 在 1 年时存活,69% 在 2 年时存活。

国内董宝玮等报道治疗原发性肝癌 396 例 705 个结节的疗效为肿块平均直径 3.6cm±1.6cm。经增强 CT 或增强 MRI 检查证实,肿块完全坏死率达到 90%,5 年生存率达到 55.01%。主要副作用及并发症是发热、右上腹痛、反应性胸腔积液、针道皮肤烫伤及肝被膜下血肿,均不严重,多自行愈合。Lu 等报道超声引导经皮微波凝固治疗肝细胞肝癌 50 例 107 个结节,≤2cm 的 46 个结节用单电极,>2cm 的用多电极消融治疗,结果技术性成功率分别为 98% 和 92%,1 年、2 年及 3 年生存率为 96%、83% 和 73%。

四、激光热消融

（一）原理

高能光可用于加热及毁损活体组织。低强度光可加热组织,光强度增加后,间质及细胞内水分被蒸发而使细胞死亡。高强度光可产生瞬间气化及靶组织毁损。医疗上目前使用三种激光,包括 10 600nm 的二氧化碳激光,488 及 514nm 的氩激光,1 060nm 的 Nd:YAG 激光。此三种激光均可在靶组织中产生凝固性坏死,但 Nd:YAG 激光更适合于深部组织的热毁损。使用 Nd:YAG 激光时,若功率为 5 瓦,时间为 20mn,则可产生 2.5×3.0cm 热毁损灶。

（二）适应证

激光消融肝肿瘤的临床适应证与微波消融治疗相似。

（三）仪器

Nd:YAG 激光发生器与纤维光学电缆相连,电缆外部直径为 800nm,内部石英纤维芯为 400nm。在激光纤维的设计上略有不同,有些人使用裸露光纤维,另一些人在纤维顶端装有扩散器。与无扩散器顶端的纤维相比,使用纤维顶端装有扩散器的研究者认为,该特点可在纤维顶部周围产生更大的坏死区。有报道裸露光纤维可产生 1.6cm 的坏死区,顶端装有扩散器的纤维可产生直径 2.4cm 的毁损区。也有人同时用多根纤维产生更大的毁损区。一些研究者正在使用的是呈正方形分布的 4 根光纤维,这些纤维之间彼此相隔1.5cm。用此仪器,他们可创建出直径4cm的毁损区。

（四）技术

用一根18G针进入肿瘤,针末端定位于需要治疗的肿瘤位置。激光纤维通过套针进入,其裸露端置于套针的末端。将套针退出以避免针道加热。开始消融前,将另一些针插入到肿瘤周边。每根针末端有一热敏电阻来探测所治疗肿瘤周边的温度。全部针到位后,开始激光治疗,功率设置为2~10W,直至组织温度升高于60℃以上或高于45℃并维持15min。到达靶温度的时间依正在被加热的组织血运状况而不同。报道中的消融时间为5~45min。

（五）疗效

Nolsoe等1993年发表了他们治疗11例结肠癌患者的16个肝转移结节的经验。肿瘤平均大小为2.6cm(1~4cm)。使用Nd:YAG进行激光消融,波长为1 064nm。研究者使用顶端装有扩散器的光纤维,参数为4~8W。每次消融时间为5~45min。随访的影像学资料显示16个转移结节中12个完全消融。此技术在治疗较大肿瘤时常常失败。大约一半的患者有一过性疼痛及发热。

Amin等在1993年报道治疗21例患者的55个转移结节的经验。大部分肿瘤原发灶在结肠,大小为1~15cm。1/2以上的患者在激光消融之前或之后进行化疗。所有患者在治疗过程中均使用静脉内镇静药及抗生素。研究者使用Nd:YAG进行激光消融,每根纤维的参数为2W,每次消融约需8min。使用19G的2~8根穿刺套针,套针之间相隔1.5cm。2~4根光纤维同时工作。治疗后CT扫描显示,38%的肿瘤为100%坏死,在另外的44%患者中,至少有50%的坏死。因随访资料不全,故不能判断局部肿瘤复发率或存活率。无严重并发症。1996年,Parcella等报道了14例20个转移肿瘤的临床经验(原发肠道肿瘤数目为14个,乳腺癌数目为5个,肺癌数目为1个)。平均肿瘤直径为2.9cm。所有消融均使用Nd:YAG激光及标准石英光纤维。纤维通过18G~21G的套管针进入肿瘤。功率设置为5W,消融持续5~6min。用CT评价消融是否完全。平均随访时间为6个月。直径小于3cm的肿瘤均获得了完全坏死,但大于3cm的肿瘤仅有44%完全坏死。

Vogl等回顾分析激光消融肝肿瘤2 132个结节,严重并发症:死亡3例(0.11%),胸腔积液需要胸腔穿刺16例(0.8%),肝脓肿须引流15例(0.7%),胆管损伤4例(0.2%),叶段梗死3例(0.1%),出血须引流1例(0.05%)。一般并发症:发热710例(33.3%),胸腔积液(轻)155例(7.3%),肝被膜下血肿69例(3.2%),皮下血肿24例(1.1%),气胸7例(0.3%)及出血(轻)2例(0.1%)。

五、经皮高温生理盐水瘤内注射

经皮热生理盐水注射治疗(percutaneous hot saline injection therapy,PSIT)可也作为HCC消融治疗的一种方法。PSIT引起靶区的损害是通过热凝固坏死,而不是蛋白质变性。因为热生理盐水在冷却后变成生理性的,因此没有乙醇和醋酸那样的毒性。Veltri等人发现用热生理盐水治疗较大肝细胞性肝癌病灶副作用小。他们的研究报道显示热生理盐水治疗肝细胞性肝癌效果满意。

（一）操作技术

将生理盐水加热到最高温度(沸腾)时,用21G穿刺针经皮注入病灶内,其温度达到瘤内一般可保持在80℃以上。每次治疗分1~2次注入8~30ml,治疗时用超声监视肿瘤局部呈强回声改变的过程,当显示高温生理盐水流向肝外或血管、胆管时,应停止注射或采用乙醇注射的同样措施。

（二）并发症

在总共59次的治疗中,无严重需要特殊处理的并发症发生。多数有中度的烧灼疼、20%(12/59)有发热、5%(3/59)发生了少量的右侧胸腔积液;有时穿刺部位产生局部皮肤烫伤。

（三）疗效

每次注射10ml沸腾水可造成约2.0cm类圆形坏死区,一组20例23个<3cm的HCC病灶在超声引导下进行PSIT治疗,均在门诊局麻下进行。经影像、肿瘤标志物和组织病理学检查对治疗后的患者随访2~36个月,半数患者少于或等于12个月。CT表现为低密度区,在治疗后随访至少6个月的患者中,病灶均

有所缩小。有 4 例治疗前后均做了血管造影,其肿瘤染色均消失。在治疗前 AFP 水平高者均下降。8 例作了穿刺活检和 1 例手术切除的标本均显示为坏死,无存活的肿瘤。经 2~36 个月的随访,无局部复发现象,但有 3 例在肝脏的其他部位有新病灶发生。由于一半的患者仅随访了 1 年或少于 1 年,因此不能总结出生存率的情况。

该方法在某些方面优于乙醇注射,在瘤内容易弥散,并且对肝组织无损害,故适用于肝硬化严重、肝功能差的患者。但在操作中有些不便,易发生误伤而限制了推广应用。目前,该技术已很少在临床使用。

六、乙醇注射治疗

经皮乙醇注射技术(percutaneous ethanol injection therapy,PEI)在 1983 年由日本的杉蒲等首次报道可单独用于治疗小肝癌。从那时起至今,已有广泛的临床应用报道。

(一)适应证

PEI 用于治疗不能切除以及复发的 HCC。此外,也用于治疗转移性肝肿瘤,尤对结直肠癌的肝转移治疗和其他肿瘤。PEI 还适用于多发小结节型肿瘤分布于肝脏多个区域不宜手术切除者或严重肝功能不全、心肾功能不全以及肿瘤浸润大血管、膈肌等重要结构而不易手术切除者;凡是超声能够显示的肝内局限性肿瘤均适宜 PEI 治疗。

(二)禁忌证

1. 晚期巨大肝癌、弥漫型肝癌或合并门静脉癌栓者。
2. 不可控制的凝血性疾病。
3. 不可控制的顽固性腹水、肝功能严重损害、黄疸和较广泛的肝外转移。

(三)作用机理

乙醇弥散到细胞内,引起蛋白质的变性,细胞脱水,从而导致凝固性坏死。随后发生的纤维化和小血管血栓也可引起细胞死亡。其作用仅限于注射区域,对远处转移灶无效,也对病灶周围的正常肝组织和机体无损伤;因此,对肝功能不全者的治疗优于经导管动脉化学栓塞治疗(TACE)和肝部分切除术。

(四)治疗方法

1. **注射剂量计算** 使用的乙醇为浓度 99.5% 或以上的纯乙醇。每个病灶的乙醇注射总量要根据球形体积公式计算。Shina 等人建议在计算乙醇注射总量时应将肿瘤体积加其周围 0.5cm 的安全带。其计算公式为:$V = 4/3\pi(r+0.5)^3$,V 是肿瘤体积所需的乙醇容量,r 为肿瘤的半径,半径加上 0.5cm 是足够剂量的乙醇,能够杀死肿瘤及周围肝组织(即安全带),以保证肿瘤的完全灭活。治疗点数及每点注入的乙醇剂量一定要根据肿瘤的体积计算。

2. **乙醇剂量**

(1) 应用 Shina 公式,3cm 的病灶需要 30~35ml 的乙醇。当一点注射治疗时,使用该剂量;两点治疗时每点为 15~20ml。

(2) 4cm 大小的瘤灶所需的乙醇量为 65ml,5cm 大小的瘤灶所需的乙醇量为 113ml,可分成 3~4 个点注射。

(3) Ebaro 等报道不同大小肿瘤的乙醇注射量约为 1cm 者 8ml,2cm 者 15ml,3cm 者 25ml。

3. **注射方法**

(1) 当使用多点治疗时,一定要密切监测乙醇的弥散区,以保证整个肿瘤得到覆盖和凝固治疗。

(2) 最初,研究者们对每个病灶限制一个或多个穿刺点注射的乙醇量为 2~10ml。病灶的大小、数目和患者的耐受程度都影响乙醇注射的剂量。

(3) 林礼务等报道一组动物实验,A 组为足够量乙醇每天注射 1 次,B 组为足够量每 10 天注射 1 次,C 组为半量乙醇每 10 天注射 1 次;结果为 A 组肿瘤坏死面积>80% 者占 89.5%,B 组肿瘤周边可见癌细胞残留与少量炎性细胞与纤维组织,C 组周边癌细胞生长旺盛并有纤维束形成。结果证实乙醇量化与间隔 3~5 天注射 1 次的方法对提高疗效有重要意义。

4. 麻醉

通常多次穿刺 PEI 治疗需要做局部麻醉,也可以局麻配合镇痛剂或镇静剂如米唑安定和酚酞尼。治疗前后一般不需要抗生素。虽然接受小剂量治疗者可在门诊治疗,但术后要观察患者 3h 左右。接受单次大剂量治疗者则需要住院治疗,并且需要全身麻醉。

5. 疗程

(1) 江原等的研究表明,≤3cm 的病灶,每周注射 2 次,每次 2~10ml,共注射 4~6 次;

(2) >3cm 的病灶,每次乙醇的剂量达到 30~40ml 时仍很安全。

(3) >5cm 的病灶或多发性小病灶的实性结节每次注射间隔时间是一周或两周,一般需要 4~12 次治疗。

(4) 根据患者 CT 及甲胎蛋白等追访结果,确定追加治疗的次数,对≥3cm 肿瘤作者常采用追加疗程以巩固疗效。

(5) Livraghi 等在全身麻醉下,一次性治疗大病灶或多发病灶的乙醇平均剂量为 49~75ml,最多可用到 210ml。

6. 注意事项

(1) 如果在注射乙醇时沿着针道发生过多的逆流应减缓注射速度;患者发生不可缓解的腹痛时应停止注射。

(2) 注射阻力较大时,可上下稍移动针尖或旋转针尖斜面方向,缓解压力。

(3) 乙醇进入到胆管、血管或周围正常肝组织内时应立即停止注射,可小幅度调整针尖的位置或方向后再进行注射。

(4) 避免直接用玻璃注射器推药,可用延长的尼龙管连接注射器及注射针,以控制注射压力及速度。

(5) 在注射结束时,穿刺针应在原位停留 1~2min,位置较深时可采用分段拔针以减少乙醇沿着针道逆流而引起腹膜刺激症状和疼痛。

7. 操作技术

(1) 肝脏区域体表广范围消毒,在穿刺点行局部麻醉。

(2) 在超声引导下将 18G 粗细的引导针刺入腹壁层,继而将 20~21G 带针芯的套管针插到病灶的深部边缘。

(3) 确认针尖位置后缓慢注射纯乙醇。观察到乙醇从针尖向肿瘤周围弥散或包绕肿瘤后,可在同点继续注射。

(4) 由深部开始,逐向肿瘤中心及肿瘤浅部缓慢边退针边推注 0.5~1ml,此时可观察到乙醇扩散至肿瘤不同深度和范围。

(5) 为了使乙醇弥散至整个肿瘤,往往需要通过多个穿刺点多方向进针,或一次进针后多方位布针注射。

(6) 大肝癌中心部多合并坏死,故尤需重视肿瘤周边范围充分注射。

(7) 有必要在注射前后应用彩色多普勒观察肿瘤内血流信号;注射完毕后观察仍有血流信号可局部追加治疗。

(五)疗效

多数≤3cm 小肿瘤经 PEI 治疗后可达到完全性坏死,较大肿瘤也可控制肿瘤生长,甚至灭活。Ebara 报道一组 272 例小肝癌的治疗效果,其中≤2cm 占 60%,2.1~3.0cm 占 40%;完全性坏死的病例复发率较少。累积局部复发率 3 年仅为 6.1%。与其他方法治疗不同的是,肿瘤即使发生完全性坏死也有不立即显示缩小,而仅在 CT 显示不增强者。林礼务报道一组 122 例 HCC 的治疗结果,≤3cm 的 64 例中 1 年、2 年、3 年、4 年、5 年生存率分别为 94%、85%、72%、63%;>3cm 的 58 例的生存率分别为 84%、64%、

58%、52%。

（六）并发症

1. 发热、疼痛和乙醇的毒性反应是最常见的并发症,持续较短暂,可经保守治疗缓解。重视把局麻药注射达肝包膜,推注乙醇及拔针时缓慢,可缓解疼痛。

2. 少数患者可发生节段性化学性门静脉血栓形成,在1~6个月血栓可自动吸收。

3. 多次 PEI 治疗早期并发症包括胸腔积液、气胸、腹水,血细胞压积下降、血红蛋白尿、血管迷走神经反射、一过性低血压、血性胆汁、胆管炎、腹膜腔出血、肝脓肿、脾脓肿和所治疗的肿瘤内或邻近部位的节段性肝梗死等,发生率较少。

4. 迟发性并发症更为少见。有报道 RFA 1 年以后发生右胆管狭窄伴局部胆管扩张和肝萎缩的病例;1 例近肝门部的 5cm 肿瘤在 3 次注射后出现门静脉主干狭窄,出现大量腹水及肝功能明显损害、黄疸,停止注射后,2 个月逐渐恢复。

5. 少数有肿瘤种植的报道。

七、经皮醋酸注射

（一）适应证

经皮醋酸注射可以作为 PEI 的替代方法对小肝肿瘤(<3cm)进行治疗。引起组织坏死的机制与乙醇相似,利用强酸作用使组织脱水和蛋白质发生凝固变性。适应证主要是对于单发小肝癌患者。

（二）技术

Ohnishi 等在对人体的试验中使用 50% 的醋酸溶液治疗单发小 HCC。在局麻和使用镇静剂后,用 20G、10~15cm 长度的穿刺针插入病灶内,注入 50% 的醋酸溶液。注入的醋酸量按肿瘤大小而定。直径 1~2cm 者每次注射 1.4ml,直径 2~3cm 者每次注射用量 3.4ml。对直径 1~2cm 和 2~3cm 的 HCC 平均治疗的次数为 2.4 次和 3.4 次。

（三）疗效

由于注射到瘤内的醋酸多数能渗透穿过肝癌的纤维间隔,在瘤内弥漫分布,故疗效优于 PEI。由 CT、血管造影和活检证实所有患者首次治疗均可产生坏死。在随访中,有 48% 的肿瘤显示不清,其他可显示的肿瘤也缩小。在治疗前 AFP 大于 200μg/L 者,AFP 水平明显下降。随访无局部复发,有 4 例在肝脏的其他部位发生了新病灶。有 2 例患者在经皮醋酸注射治疗后 6 个月和 20 个月时进行了手术切除,其病理标本均呈现完全性坏死。治疗 1 年后有 6 例进行了穿刺活检均无存活肿瘤,而是凝固性坏死和纤维化。未手术者治疗的小肝癌 1 年、3 年、5 年、9 年生存率分别可达 96%,79%,54%,34%。复发率均在 3% 以下,效果与其他局部治疗相似。

（四）并发症

最常见的副作用是在注射时多数患者出现局部疼痛和超过 38℃ 短暂性发热,不超过 3 天。血清转氨酶、胆红素或肌酸酐仅有轻度升高。

目前,该技术已很少在临床使用。

八、冷冻消融技术

冷冻技术已在临床使用,为手术切除提供了另一个补充手段。冷冻的主要问题是冷冻电极针较大,不能用于经皮治疗,因此开腹术是标准途径。此外冷冻术的并发症率及死亡率均较高,该技术较射频消融及微波消融应用局限。

九、总结

毫无疑问,对那些手术不能切除的肝肿瘤,超声引导下介入治疗是可选用的微创性技术,其特点为简便易行、价廉、并发症低、不需要常规的治疗前的住院、并可取得存活率与外科切除相似的疗效,已显示其优越性和较高的临床应用价值。我国肝肿瘤发病率居世界之首,重视推广普及该领域技术,实施规范治疗、积极培训等措施,将提高我国原发肝癌和肝转移癌的整体治疗水平,并有益于改善患者的生存质量。

第七节　胸部疾病介入超声

胸肺疾病的穿刺活检,临床常采用在 X 线片及 CT 引导下进行。超声因受肺气体及骨骼的影响,一度被认为诊断价值有限。但近年来随着超声对肺胸疾病的应用研究显示超声能较好显示肺周围型占位病变,在超声引导下可对 1cm 大小肺周占位病变进行穿刺活检,其对良恶性病变诊断价值已得到临床公认。近年来仪器性能的提高及扫查方法的改善,通过无气肺或胸腔积液,超声显示肺中心型较小的肿瘤也已成为可能,从而为中心型肺肿瘤的穿刺提供了依据。此外,对胸壁胸膜病变及纵隔肿瘤的穿刺活检、胸腔穿刺抽液、置管引流等亦已在临床常规应用。

一、胸壁胸膜及肺周围型占位病变

(一) 适应证

1. 经 X 线片、CT 发现胸壁、胸膜及肺周围占位病变,经超声检查能显示肿块者,均为适应证。

2. 外周性病灶的良恶性鉴别诊断及恶性肿瘤的组织学类型确定。

3. 胸壁、胸膜增厚>1cm,肺肿块大小达 1cm 或以上,能较好控制呼吸者。

4. 表面有少量肺气体覆盖而隐约显示的肺肿块,有经验术者亦可施行。

(二) 禁忌证

1. 肿块大,内有较粗大支气管气相,位于肺表面者应谨慎避开或列为禁忌。

2. 肿块较小,患者不能控制呼吸者应列为禁忌。

3. 彩超检查见胸膜内动脉血流丰富、高速,穿刺时不易避开者为禁忌。

(三) 操作方法及技术要点

1. 穿刺途径以穿刺针直接穿入肿块内为佳。取材方法同肝脏肿瘤。

2. 参照 CT 片定位,选择病变显示良好的捷径。对声窗较小或病变隐约显示者,可参考 CT 定位,测量深度,并尽可能保证一针取材成功。

3. 局部麻醉重视肋间肌及神经麻醉,同时试探穿刺入路。从肋骨上缘进针。

4. 采用 21G 手动组织切割活检针,取材不满意可改用 18G 同类活检针。

5. 取材部位选择,应避开坏死区,较大的肿瘤以周边部位取材为宜。

6. 拔针后先摄取组织,继而把针腔内残留液体做细胞学检查;或把抽吸的内容液做细胞学检查或细菌培养。

7. 重视手感。若为无气肺或肺炎实变,穿刺时多感无阻力;穿过囊壁时有突破感;遇实性肿瘤则有实物感。

8. 感觉针下不是实体时,可拔出针芯,接注射器抽吸常可吸出内容液而避免穿刺失败。

9. 穿刺次数为 1~3 次,一般为 2 次。

10. 脓肿应尽可能抽净脓液,经冲洗后可注入抗生素,以期早日恢复。

(四) 注意事项

1. 穿刺在患者屏气状态下进行,操作者须灵敏快速。

2. 麻醉注射进针太深易造成气体外漏,病灶显示不良。

3. 穿刺须避开含气支气管相,以减少气胸并发症。

4. 正确判读图像,辨识实变的无气肺与肿瘤,并重视穿刺手感,可提高位于无气肺深部肿瘤的穿刺成功率。

（五）并发症

可能出现的并发症有咯血和气胸。咯血的主要原因为病灶较小,穿刺时针尖显示不良,尤其炎性实变时常因下手无阻力感等原因致使穿刺部位过深而致。经观察1~2h,血痰逐渐减少,色减淡而自愈;气胸多因超声窗小,病变显示不清而致。轻者无须治疗,重者需请外科会诊。

（六）临床意义

临床诊断中X线片、CT能灵敏地显示肺周占位性病变的部位及大体形态,但良恶性鉴别有时困难;而支气管镜检查有时不易取到满意的病理结果。因而临床上有相当一部分病例不能得到及时确诊而延误治疗。而超声检查则在X线片及CT的定位下,能较迅速地显示贴近肺胸膜的病灶。超声引导细针活检对较小肿瘤的确诊具有较高的优越性。本方法操作简便,可避开含气肺准确穿入肿瘤,并可避开坏死区及空洞、含气支气管等结构,因而安全、有效,为患者提供了治疗依据,亦避免了不必要的手术;其临床实用价值高,已成为必不可少的确诊手段之一。

二、中心型肺肿瘤

（一）适应证

1. 经X线片、CT检查见胸腔积液、肺实变,并发现或疑诊中心部有肿瘤者。

2. 经痰培养、支气管镜检查未能取得确诊者。

3. 高龄等原因不适宜做支气管镜的肺占位患者。

4. 超声通过实变肺能显示中心部肿瘤,肿瘤大小达1.5cm或以上者。

（二）禁忌证

1. 病变较小,不能屏气者。

2. 肿瘤周围扩张肺动脉及粗大支气管气相难以避开。

3. 肿瘤小位置过深,小于1~2cm则不易穿中,应慎重。

（三）操作方法及技术要点

1. 根据CT片选择最佳穿刺角度、途径。

2. 彩超观察肿瘤周围血管,并避开大血管。

3. 合并大量胸腔积液可先抽出适量胸腔积液再穿刺活检。

4. 取材方法同肝肿瘤。

5. 高度重视手感及针尖位置,尤其对较小肿瘤。

6. 对中心型较小的肿瘤强调用21G手动负压抽吸组织活检细针,并尽可能减少穿刺次数(1~2次)。

7. 其他同肺周占位病变。

（四）注意事项

1. 通过无气肺或胸腔积液刺入肿瘤,尽可能避开血管、心脏及含气肺。

2. 穿刺针尖的确认尤为重要,当针尖显示不良时,有必要拔出针后再次穿刺,以保证准确刺中小肿瘤。

3. 穿刺次数原则上仅限于2次,第二次穿刺应稍改变方向、部位。

4. 重视手感,尤对边缘、范围不清晰或针尖显示不良时,手感是非常重要的参考因素。

5. 避开脓肿或坏死区取材。

6. 其他参考肺周占位病变。

（五）并发症

并发症同肺周占位病变。

（六）临床意义

临床对肺中心部肿瘤的组织病理学诊断主要依靠支气管镜检查。对支气管镜取材不满意,诊断仍不明确以及因高龄等原因不能行支气管镜的患者可进行超声穿刺活检,该方法具有以下优点:

1. 超声对软组织的分辨能力高,因此摄取肿瘤组织的成功率高。

2. 穿刺一次同时能获得组织学、细胞学诊断,有助于提高诊断率。

3. 通过无气肺实时显示针尖位置,便于避开心脏、大血管及大气管,故并发症少,方法较安全。

4. 方法简便,患者感觉较支气管镜检查痛苦小。故已成为临床及患者欢迎的确诊方法之一。

三、纵隔肿瘤

(一) 适应证

1. X 线检查或 CT 检查发现纵隔区增大或有肿块者为超声检查对象。

2. 超声检查在胸骨旁或胸骨上窝、锁骨上缘、背部扫查,显示上、前、后纵隔肿瘤,并确认为实性肿瘤者,原则上可施行。

3. 需了解实性肿瘤病理诊断,以确定治疗方案者。

4. 良、恶性肿瘤鉴别困难者。

(二) 禁忌证

1. 肺源性心脏病、严重的肺气肿、心肺功能不全者。

2. 血管性疾病(异常扩张之动静脉)。

3. 难以避开肿瘤内丰富高速血流。

4. 剧烈咳嗽,不能控制者。

(三) 操作方法及技巧

1. 超声清晰显示肿瘤,穿刺途径以直接刺入肿块内为最佳。前纵隔肿瘤常采用胸骨左侧缘肋间穿刺;后纵隔肿瘤常采用右肩胛旁穿刺;上纵隔肿瘤多采用胸骨上窝穿刺。

2. 彩超扫查,以避开肋间及肿块内血管丰富高流速区域。尤其是胸骨上窝穿刺注意避开大血管。

3. 取材方法同肝肿瘤活检,须重视避开坏死液化区。

4. 较小的肿瘤采用 21G 手动组织切割针,较大的肿瘤可采用自动活检枪,更易取到足量的病理组织。

5. 穿刺中发现不是实性肿块时,应拔出针芯,换上注射器抽吸液体,并注意引导针勿进针太深,以免损伤囊壁致液体外漏。

6. 进针与出针在患者屏气状态下进行。

7. 其他同肺周占位病变。

(四) 注意事项

1. 防止严重并发症发生最为重要,重视患者的选择,严格掌握适应证、禁忌证。

2. 操作灵敏准确,尤较小肿瘤的穿刺应由有一定经验的医生执行。

3. 穿刺点的选择采用彩超扫查避开大血管。

4. 注意测量深度,防止进针过深。

(五) 并发症

并发症主要为气胸、咯血。文献报道气胸发生率可达 3%,其原因多为肺源性心脏病的老人,呼吸不配合,术中咳嗽及操作者不慎造成。国内胡氏提出误刺入肺静脉致空气栓塞造成严重并发症应引起重视,并提出如疑有气栓产生应让患者取头低足高位,使气泡远离右心室流出道而进入右心室、右心房,必要时立即进行复苏术,予以高压氧治疗。

(六) 临床意义

X 线片或 CT 发现的纵隔肿块,多数能为超声显示,但定性诊断均较困难。尤超声检查受胸骨、肋骨、肺气体等影响,常不能显示肿块全貌。超声引导穿刺活检对实性肿瘤术前获得明确组织学诊断的同时,超声可观察到肿瘤与周围大血管、肺的界限和运动状态,对浸润和粘连可做出某种程度的诊断,从而为手术方案的选择提供参考依据。超声引导纵隔穿刺活检操作简便,定位准确;加用彩超便于避开大血管,为一安全可靠、诊断率高的确诊方法。

四、胸部囊性病变的穿刺及液体引流

（一）适应证

1. 胸腔积液中少量,超声引导下穿刺抽液,做细菌学或细胞学检查,确定胸腔积液性质。

2. 大量胸腔积液、脓胸抽吸液体或置管引流。

3. 脓胸或肺脓肿抽吸脓液注入抗生素治疗。

4. 癌性胸腔积液抽液并注入抗癌药。

（二）禁忌证

少量积液或超声观察积液不明显时应视为相对禁忌证,具体为以下几点。

1. 大叶性肺炎(下叶肺实变)或合并极少量积液(反应性胸膜炎)。

2. 胸膜增厚占优势的包裹性积液,积液已基本吸收。

3. 巨大的胸膜间皮细胞瘤合并极少量积液。

4. 叶间胸膜炎伴有叶间积液,经体表超声检查定位困难者。

（三）操作方法及技术要点

1. 确定胸腔积液的范围、流动性和包裹情况。

2. 少量胸腔积液可采用坐位,腹侧朝向椅背并双臂置于颌下。年老病重者可采用半卧或侧卧位。

3. 穿刺点宜选择积液区的下部或液层最厚部,穿刺前测量确定进针深度。

4. 常规消毒、麻醉。

5. 超声引导下将穿刺针刺入囊液中,液体浓稠时选用较粗针。

6. 少量液体抽吸中缓慢向外边退针边抽吸,以便抽净胸腔积液。

7. 肺脓肿或脓胸在尽可能抽净脓液后,用盐水反复冲洗抽吸,然后注入抗生素。尤其对肺脓肿,穿刺、抽脓、冲洗、注药宜一次完成,以免污染胸腔。

8. 置管引流为保持引流通畅,引流置管于脓液的低水平位。

9. 其他参考肝脓肿穿刺或膈下积液置管引流。

（四）注意事项

1. 注意进针方向,尤少量积液者防止误伤肝、脾、肾、横膈。

2. 进针、出针应在屏气状态下进行,穿刺中出现剧咳时应立即拔针,防止并发症,待平静后再进针。

3. 进出针及抽吸中换注射器时,均应封堵针管或及时插入针芯,以防止气体进入胸腔。

4. 大量胸腔积液一次不宜抽净或引流净。一般首次不超过 500~1 000ml,留置导管可抽至 800ml 后休息 5~10min。在无不良反应下继续引流 800ml。如此重复引流直至肺张充气或抽不出水为止。大量积液抽吸时,可利用三通阀以简化操作。

5. 抽液中应不断用超声监视,发现胸腔积液量减少、肺张充气时,应适当退针,以免划伤肺表面而产生气胸。

6. 癌性胸膜炎的穿刺抽液,穿刺点应选择胸膜光滑平整或正常部位,避开胸膜增厚或有隆起的转移部位。

7. 患者如有出冷汗、头晕、血压下降等表现,应立即拔针,平卧,必要时注射 0.1% 肾上腺素 0.3~0.5ml。

8. 置管引流应注意引流液的性质,并保持引流管通畅。

9. 穿刺的并发症主要为气胸、出血、误伤其他脏器,重视以上操作要点及注意事项,有助于克服。

（五）临床意义

超声能灵敏地显示胸膜腔积液以及包裹性积液;大体估计液体量,观察有无分隔及其流动性;对胸腔微量胸腔积液的判断优于 X 线片,有助于胸膜肿瘤良恶性的判断。由于超声对水和软组织的分辨力较高,因此当 X 线片或 CT 诊断为胸腔积液时,超声可客观地判断是否为胸腔积液或增厚的胸膜及其他。超

声引导下的胸腔积液定位准确、穿刺成功率达95%以上,不仅应用于抽液治疗,并对胸腔积液的性质迅速做出判断。超声引导经皮穿刺置管引流治疗脓胸或肺脓肿较其他方法简便安全,可获得较好的治疗效果。

第八节　浅表器官的超声引导下穿刺活检

一、临床意义

1. 根据细胞学和/或组织病理学诊断,明确病变性质以及肿瘤分型分类。
2. 穿刺抽吸物细菌培养。
3. 辅助治疗,主要指淋巴结、甲状腺或甲状旁腺高功能腺瘤的乙醇局部注射治疗。

二、适应证及禁忌证

（一）适应证

乳腺、颈部(包括甲状腺、甲状旁腺、腮腺、颌下腺、淋巴结、软组织等)、腋下和腹股沟淋巴结、躯干四肢浅表软组织的炎症、肿瘤、术后改变等。

（二）禁忌证

一般无禁忌证。少数患者由于病变太小(尤其是<1cm者),而不能确保穿刺准确时,或者病变离大血管较近而难以避开的,均导致不能穿刺。另外有严重出血倾向者不能穿刺。

三、器械

1. **超声仪器**　通常采用具有高频(6MHz~10MHz)线阵探头的彩色多普勒超声诊断仪。可不配备引导器。
2. 仅做细胞学检查时采用4~7cm长、21~22G细胞学吸引针,有侧孔者较好。
3. 组织切割活检时采用9~15cm长、16~20G自动活检枪,同时使用16~18G引导针。
4. 穿刺消毒包包括弯盘一只,镊子一把,弯钳一把,小碗一个,无菌套一个,纱布数块等。
5. 穿刺探头的消毒可用固体福尔马林熏蒸消毒或用碘伏、乙醇擦拭,亦可在探头外套无菌套。

四、术前准备

1. 检查血常规和凝血三项。
2. 一般无须禁食,但尽量少进食。

五、操作方法

（一）穿刺体位

取能使穿刺部位面向穿刺者并能较好伸展的体位。甲状腺一般取头部轻度后仰位。

（二）术前扫查

注意观察病变的内部结构,应注意囊实性、回声是否均匀、内部血供情况,以及周边和前方的血管。

（三）穿刺部位和途径的选择

1. 对于实性为主的肿块尽量选择回声较均匀的部位,应避开坏死囊变区。
2. 尽量避开病变内及前方血管。
3. 穿刺针射程要尽可能包括在病变内,以便取得足够数量的组织。
4. 估计进针角度,测量穿刺部位的深度。

（四）操作步骤

1. **局部消毒铺巾**　1%利多卡因溶液局部麻醉;除较深的病变以外,单纯细胞学检查因针较细,损伤较小,可不用麻醉。组织活检时,用引导针先穿透皮肤达皮下,使皮肤有一定的松懈度,以利穿刺针顺利通过。

2. 进针方法有以下几种(不用引导器时)

(1)侧斜法:将要穿刺的病变扫查致探头扫查层面中央,穿刺针从探头侧面中央倾斜进针,进针角度同病变深度有关,病变越深,进针角度就越小或越趋向于垂直。此法针尖显示较清晰,但针道显示稍差。

(2)端斜法:从探头一端中央倾斜进针,以15°~45°为宜,进针角度同病变深度和大小有关。此法针道针尖均显示较清晰,但较小较浅的病变由于穿刺针的倾斜度过大而不易穿刺到靶部位。

(3)垂直法:确定病变中央切面后移开探头,于此处垂直进针,探头再在针旁探查针尖位置。国外报道认为此法效果较好。

3. 取材方法

(1)细胞学:当看到针尖已进入要针吸的部位时,即可提拉针芯,保持在5~10ml的负压状态下进行吸取,可来回提拉2~3次,同时在病灶内做小幅度上下移动2~3次后拔针。

(2)组织学:针尖刺入病变周边部即可穿刺活检,用自动活检枪时,须选择好取材长度(10~22mm不等),一般不易过长,以免穿透病变造成周围组织的损伤。若病变较小,小于穿刺针弹射取材最小的距离,而且后方有重要器官时,应把不能缩短的弹射距离留在肿块前方,但需注意避免偏离方向。

(3)细胞学和组织学同时取材乃是最常用的方法,一般先取组织学,随后用10ml注射器推注穿刺针套,获得用于细胞学检查的液体。

4. 将抽吸物推置于玻片上,适当涂抹后固定于95%乙醇中或不做固定即送细胞学检查。组织条附于滤纸上,固定于20%福尔马林溶液中送组织学检查。

5. 一般穿刺2~3针。

六、价值及局限性

(一)价值

主要体现在高成功率(约90%),其决定因素如下。

1. 在超声实时监视下穿刺活检,可以观察到针道和针尖,确保了针尖准确到达穿刺部位。例如对于囊实性或伴有较明显出血变性坏死的肿物,可以在超声实时监视下准确穿刺到实性部分或肿瘤周边的活性组织。

2. 穿刺前用CDFI预先检查,可有助于避开肿物前方、边缘、内部血流丰富的区域,减少出血。

3. 与CT或MRI引导穿刺活检相比,超声引导在浅表部位具有操作简捷、几乎无不良反应或并发症以及费用低的特点。

4. 取样少,对组织损伤小;皮肤没有切口,不会产生永久性瘢痕。

(二)局限性

1. 对于<1.0cm的病变,取材成功率较低。

2. 某些病变,如淋巴瘤侵及之淋巴结,取材成功率略低而易造成假阴性,或取材量不足难以进行肿瘤的分型分类。

七、并发症

偶有出血,在穿刺血供丰富的部位及穿刺技术不熟练时易发生,局部压迫后易止血。

八、注意事项和要点

1. 进针时务必用手固定肿块周围的皮肤,防止肿块的滑动,尤其对于甲状腺和乳腺肿块。

2. 注意进针方法的选择和进针角度。

3. 必须先观察到针道和针尖再行取材。

4. 细胞学检查提拉套管时,注意不要改变针尖位置。

5. 用活检枪时,注意不要损伤周围重要脏器,如气管、食管、颈部大血管、肺等。注意活检枪弹射深度不要超过深侧的骨骼,以免针头弯曲和折断。

九、乳腺介入超声

除超声引导下乳腺病变穿刺活检外,乳腺介入超声还包括以下三个方面:乳腺囊肿或脓肿穿刺抽液;术前放置定位针;真空辅助乳腺切开术。其中真空辅助乳腺切开术临床应用趋于广泛,其适应证为普通穿刺活检难以明确的病变。通常使用 11G 的穿刺针;用于病变的治疗性切除时,也可用 8G 的穿刺针。其优势为:①每次取样可以提供 5 倍于普通穿刺的组织;②取样针无须穿过病变区,把针放在邻近部位就可得到满意的标本;③对于小簇不确定的微钙化和普通穿刺活检难以达到的部位尤其有效;④探头可以灵活地旋转 360°,能更轻松地获得广泛的组织;⑤对于较小的良性病变,可以彻底切除。

第九节　介入超声并发症和处理

对介入超声安全性的认识问题是阻碍其技术普及和发展的最重要原因之一。在讨论介入超声并发症之前,我们有必要首先指出,任何一种医学诊疗手段,即便是非创伤性技术,其安全性始终也是相对的。大量的国内外文献和研究资料证明,由于介入超声采用高分辨力,实时超声显像仪作为监护和/或引导装置,已极大地提高了经皮穿刺诊疗操作的准确性和安全性。但是,作为一项创伤性诊疗技术,在许多情形下产生某些并发症有时仍是难以避免。

一、介入超声并发症主要因素

介入超声并发症的诱因通常具有多样性。它们既有临床因素,又有解剖因素,既有器械因素还有操作因素。介入超声的并发症可能非常轻微,不需临床处理,但也可能是致命性的。因此,术者不可以掉以轻心。了解和熟悉这些可能发生的并发症,及时采取相对应的治疗措施,对保证介入超声的正常开展和推广应用具有十分重要的意义。

（一）严格筛选适应证

介入超声诊疗技术必须严格筛选适应证。如肝脏表面的血管内皮肉瘤或脾脏较大肿瘤都不是穿刺的适应证。

（二）临床因素

指对介入超声诊疗技术的适应证和禁忌证原则掌握不当。选择病种、病例过于轻率,术者对可能发生的并发症认识不足,未采取必要的预防措施或者出现并发症后未予以重视,未及时采取有效的对策导致的各种并发症及并发症的恶化。

（三）解剖因素

指对介入超声诊疗术前未充分认识到患者已经存在的生理或病理解剖变异,以及因个体原因、病理变化致使超声图像显示质量下降,未达到足够清晰度,所造成误伤重要器官等并发症的发生。

（四）器械因素

指介入超声诊疗过程中,对所用器械性能和特点缺乏认识,选用器材类别、规格不当或者器械本身质量问题引起的并发症。

（五）操作因素

指术者不具备扎实的超声诊断基础,导致对声像图的理解判断错误引起的误穿刺;或术者对介入器械的使用不熟练和违反有关操作规程(包括用力过大等)引起的并发症。严重并发症的发生率与术者的操作经验直接相关。

（六）药物因素

指术者在使用药物中存在治疗剂量、治疗部位错误,违反配伍禁忌证问题和药物本身副作用所引起的并发症。

二、介入超声常见并发症

引起并发症的原因多种多样,患者体质条件各不相同,因此同一并发症的临床表现和临床转归也可能是迥然不同的。认识各种类型并发症以达到事前预防和事后给予及时有效处理的目的。

(一)发热

发热可能是感染性因素引起,也可能是非感染性因素造成,后者抗生素治疗无效。术后所致的低热可以不予特殊处理。但是,组织活检和非感染性良性病变的穿刺诊疗术后,引起的发热应保持必要的警惕。

(二)出血

穿刺部位有微量出血是正常的。此处出血是指临床具有明显体征和/或医学影像技术检测到穿刺后出血、血肿证据者。据统计,细针经皮穿刺引起的出血发生率在0.04%~0.05%之间。因其发生率极低,有学者认为可以忽略不计。但是,有文献资料分析认为粗针经皮穿刺的出血发生率高于细针穿刺,应引起术者重视。

(三)感染

穿刺部位的皮肤和皮下组织可以有红、肿、热、痛等炎性表现,多数非常轻微,可自行消失。在脏器深部穿刺诊疗区也可以发生感染,严重者局部形成脓肿,如肝脓肿等。感染的发生多由于穿刺器械被污染或其他消毒隔离措施不当所致。如果遵守诊疗常规,这样的并发症是可以避免的。

(四)低血压

经皮穿刺治疗术后,可有轻度血压减低。究其原因可能,一是迷走神经反射所致,尤其是在操作时间过长的病例中容易发生;二是药物、血容量不足等引起。并且,可能还是某些严重并发症的先兆。

(五)脏器损伤

多因所用的穿刺针外径过粗,穿刺路径中未能有效避让邻近脏器或大血管等、刺入脏器表面不果断或在同一穿刺点反复多次穿刺所致。可以造成器官误伤、穿刺局部血肿形成、内出血、动静脉瘘形成等。

(六)血栓形成

血栓形成的主要原因有:①误伤血管;②对血管穿刺和插管操作时间过长;③血管插管使用的导管口径过大、过硬和表面粗糙。

(七)胆汁性腹膜炎

主要发生于胆系介入操作,PTCD穿刺不顺利时较易发生,尤其肝硬化患者穿刺中胆汁易漏到肝外;另外行PTGBD(经皮经肝胆囊穿刺引流)时,由于较粗的穿刺针直接刺入胆囊或因胆囊张力较大,胆汁经针道溢漏到腹膜腔内引起致剧烈腹痛,血压下降,甚至休克发生。

(八)胰腺炎或胰瘘

主要发生于胰腺肿块穿刺活检后,当穿刺针穿通扩张的胰管时,胰液可渗漏至胰腺周围,形成胰瘘。

(九)药物反应

造影剂和局麻药都可引起过敏反应(如碘化油等)。尽管发生这种并发症的发生率不高,但来势可能十分凶险,后果有时非常严重。因此,使用此类药物之前应当严格按使用要求进行必要的试验。另外在使用化疗药物过程中,也可出现造血系统、消化系统和肝、肾、心功能的改变,比较常见的有白细胞下降、食欲减退等。

(十)针道种植转移

针道恶性细胞种植转移的发生率极低,据统计在0.003%~0.009%。一般认为针道种植转移的发生主要与下列因素有关:①肿瘤细胞类型;②多次重复穿刺;③穿刺针口径过大等。

三、介入超声并发症预防

随着介入超声诊断和治疗技术的不断推广和普及,在许多疾病的诊断和治疗过程中都会经常使用到本技术,为了保证这种技术在医疗实践中安全开展,给更多的患者带来诊疗方便,我们应当十分重视介入超声并发症的预防。

（一）出血的预防

1. 术后应立即测定并记录患者的生命体征,例如心率、呼吸、血压等,并注意腹部体征,做到早发现、早处理。

2. 一般性门诊穿刺治疗术后,平卧观察时间不应少于 2h。对粗针穿刺和经皮置管引流或灌注化疗的病例,原则上应一律留院观察,加强医疗监护措施。

3. 在满足诊断及治疗要求的前提下,穿刺针和引流导管的选择应坚持"先细后粗"的原则,防止粗针、粗导管在经皮穿刺术中的滥用。

4. 穿刺过程中当针尖抵达脏器表面时应要求患者短暂屏气,术者立即果断进针,使穿刺针迅速通过脏器包膜,防止因进针犹豫使针尖斜面对脏器包膜形成切割样损伤。

5. 严格掌握穿刺适应证和禁忌证,对凝血机制有异常的患者应谨慎,在纠正后再安排穿刺诊疗术。采用减少穿刺次数、必要时注射止血敏等措施。

6. 对搏动性肿块进行穿刺时需注意用彩超观察肿瘤与周围动脉的关系而避开大血管,对动脉瘤及血栓应列为禁忌。

7. 减少粗针穿刺次数,胆囊穿刺应途经肝胆囊床,防止通过腹膜直接进入胆囊,迅速减压等措施,有助于减少胆汁性腹膜炎的发生。

（二）感染的预防

1. 穿刺诊疗室应有良好通风条件,并保持内环境干燥和整洁。

2. 重视穿刺过程中各个环节的无菌操作观念,所有穿刺用具、敷料均需严格消毒。诊疗操作符合无菌要求。

3. 穿刺诊疗术中尽量减少室内人员走动。污染与非污染物品应分开摆放。

4. 为防止发生逆行感染,在对病灶未予以彻底引流时,避免在病变区域注入过量造影剂或灌入过量清洗药液。

（三）血栓的预防

1. 对血管插管要注意操作方法,严格执行操作规程。

2. 必要时术前 3~5d 口服适量阿司匹林,或者穿刺前静脉滴注右旋糖酐 500ml。

3. 插管用具如导管、导丝等保持清洁,无破损。这些用品在使用前、使用中和使用后应严格按要求进行肝素化处理。

（四）脏器损伤的预防

1. 穿刺目标、穿刺路径解剖结构和穿刺针尖显示不清时应立即停止进针。

2. 注意采用正确的穿刺技术和使用适当的穿刺器材。

3. 熟练掌握穿刺针具的使用要领和性能特点。

4. 避免对同一目标在同一穿刺点旁作反复多次穿刺操作。

5. 对不能配合经皮穿刺手术的病例应慎重对待,原则上不采用本法诊疗。

6. 对深部微小病灶且邻近脏器边缘或重要解剖结构的病例,应谨慎使用自动活检技术。

（五）针道恶性细胞种植转移的预防

1. 尽可能采用细针穿刺,应减少穿刺次数。

2. 穿刺针进入病灶区退出体外后,不应在未经消毒处理情况下,再次经皮刺向病灶。

3. 穿刺前若估计到需反复进退针,最好同时使用引导针进行穿刺诊疗术。这种方法可有效减少因反复进针而引起恶性肿瘤细胞沿针道播散种植的机会。

4. 对病灶活组织检查尽量采用自动活检装置进行活检,文献资料表明采用这种自动活检可有效减少针道种植转移发生率。

（陈敏华　吴薇）

参 考 文 献

[1] 吴薇,陈敏华,付颖,等.466 例肝细胞癌射频消融治疗远期疗效.北京大学学报(医学版),2010,42;716-721.

[2] 陈敏华.介入超声应用指南. 第 2 版. 中国医刊(增刊),2016.

[3] 陈敏华.中华介入超声学[M].北京:人民卫生出版社,2017.

第十八章 超声新技术

第一节 超声组织谐波成像

组织谐波成像(Tissue harmonic imaging,THI)和差频组织谐波成像(differential THI,DTHI)是非线性超声图像处理技术,可以改善传统灰阶声像图质量。1997年,研究者在研究微泡产生谐波时发现自然组织也能产生具有诊断价值的谐波。组织在不注射微泡造影剂时也能产生谐波,但是比超声造影成像所产生的谐波信号弱。THI和DTHI都是自然组织谐波成像。2005年,DTHI技术问世,它结合了传统基波成像(穿透力佳)和THI(组织边界显示更清晰,斑点减少)的优点。本节主要包括以下几方面内容:基波成像、线性传播、非线性传播,谐波频率,谐波产生的原理,消除基波的技术,THI的优缺点,安全性,DTHI的原理,THI和DTHI的临床应用。

一、超声组织谐波成像原理

(一)谐波的形成

1. 超声波的线性传播和非线性传播 线性传播和非线性传播是描述超声波传播过程中软组织如何响应的术语。超声波在人体中以纵波形式传播,传播的过程中,对组织产生正负压交替的机械作用,形成组织的压缩和稀疏。入射声压小时($<0.5MPa$),这种作用很弱,组织仍然表现为均匀的弹性特性,在同一种介质中传播速度各处相等,对声波的波形影响很小,几乎不产生畸变,称之为线性传播。但是,当入射声压增大时($>0.5MPa$),在声波正半周期(正压区)组织被压缩,密度增加,致使声波传播速度加快,传播时间缩短;而在声波负半周期(负压区)组织被拉伸,密度减小,使声波传播速度减慢,传播时间延长。因此,随超声波传播距离的延长,声波的正压半周期峰值区逐渐接近负压半周期峰值,声波波型出现畸变(对称的正弦波变形成锯齿波)。这种物理现象称之为超声波非线性传播。且声压越大,正压区的传播速度越快,负压区的传播速度越慢。也即声压越大,声波传播过程中组织相邻疏密区的传播速度差别越大。声波传播越远,畸变也越显著。可见,波形的畸变取决于发射脉冲的振幅(强度)和传播的距离。低振幅脉冲的畸变可忽略不计。皮肤处的谐波几乎为零。但随着深度的增加,声波的强度会逐渐减小。因此,谐波随传播深度的增加先逐渐增强,在某个深度达到最强,之后逐渐减弱。

2. 谐波的频率 非线性传播引起的畸变波形,波谱内包含了复杂的频率。通过傅里叶转换就会在原有频率f_0的基础上分解出$2f_0$、$3f_0$、$4f_0$等整数倍频率的声波。这里f_0为基波,$2f_0$、$3f_0$、$4f_0$等称为谐波。虽然非线性传播产生许多频率的谐波,但二次谐波的频率处于探头可接收频段内,且振幅相对较高,而更高次谐波的振幅非常小,振幅很低。因此,目前组织谐波成像主要利用二次谐波($2f_0$)。

畸变的声波除了频率为基波频率整数倍的谐波外,还包含了频率为基波分数倍(如$f_0/2$、$f_0/3$等)的次谐波频率(Subharmonic frequencies)。次谐波频率低,衰减小,在传播过程中还会产生整数倍于次谐波频率的超谐波频率(ultraharmonic frequencies),是基波频率的 $3f_0/2$、$5f_0/2$ 倍等。次谐波频率低,穿透力好,可用于深部组织成像。

同样,在超声波发生界面反射时也包括非线性因素,特别在非线性比较强的场合,例如使用造影剂的时候,反射波的波形和入射波的波形不同,从而出现较强的谐波。

(二)自然组织谐波成像

1. 自然组织谐波成像的原理 谐波成像技术应用于非超声造影时称为自然组织谐波成像(nature tissue harmonic imaging,NTHI)或组织谐波成像(tissue harmonic imaging,THI)。如上所述,THI 是用一定频率的探头向组织发射单一频率为 f_0 的超声波,组织界面回声中有谐波成分,其中二次谐波的强度相对较大,接收时通过窄带滤波器滤除基波信号 f_0,仅提取二次谐波($2f_0$)成分进行成像。这是因为更高次数的谐波不仅振幅很小,能量很低,而且声波频率越高,衰减越大,微弱的高频谐波难以成像。此外,探头带宽也限制了更高频谐波的接收。此外,由于声束旁瓣和栅瓣的振幅很小,不足以产生传播,几乎不产生谐波,因此,THI 可以有效抑制旁瓣伪像。

2. 消除基波的技术 二次谐波的频率 2 倍于基波。理论上,其成像在空间分辨力和图像对比度方面会有很大的改善和提高。但是由于二次谐波的能量远远小于基波,二者同时被接收,不会凸显二次谐波的优势。为了抑制和消除基波回声的影响,使二次谐波具有良好的信噪比,信号接收系统需要有很高的接收灵敏度和动态范围。另外,在发射系统中,为了降低换能器的旁瓣信号和谐波渗漏,需要发射窄带信号,但是却降低了成像的轴向分辨力。而高质量的 THI 主要取决于能否完全消除回波中的基波。近年来发展起来的多种技术被用于消除 THI 中的基波,包括带宽接收过滤、脉冲编码激励技术、脉冲反相/相位抵消、并行相位抵消等。

(1)带宽接收过滤(bandwidth receive filtering):带宽接收过滤是一种信号处理技术,通过设置接收器的中心频率为发射脉冲中心频率的 2 倍来实现过滤基波,接收二次谐波。该技术能减少噪声,提高对比。但变窄接收带宽会降低轴向分辨力。

(2)脉冲编码激励(pulse-coded excitation):由于谐波频率高且能量低,成像的探查深度会变浅。很难在提高信号噪声比和成像深度方面两者兼顾。在带宽超声换能器下,利用编码激励技术,可以在不增加发射脉冲强度的前提下,发射较长的编码脉冲,通过对编码脉冲回波的压缩处理,不仅显著提高了回波强度和信-噪比,增加扫查深度,还可以有效改善空间分辨力和对比分辨力。

(3)脉冲反相/相位抵消(pulse inversion/phase cancellation):脉冲反相是通过在每条扫描线上连续发射两个脉冲,第二个脉冲为第一个脉冲的反相形式来实现的。如果这两个脉冲进行线性传播,对回波进行叠加则它们会互相抵消。如果出现非线性传播,那么基波和奇数谐波能抵消,而偶数谐波不会互相抵消,而且振幅会增加。该技术的优点是不降低轴向分辨力,能更好地保持组织对比度。但是,由于每条扫描线均需发射两组脉冲,会降低帧频。在这两个脉冲期间,组织必须保持稳定,组织运动会显著降低超声成像质量。

(4)并行相位抵消(side-by-side phase cancellation):并行相位抵消类似于相位抵消,但它是在两条相邻的扫描线上发射两个反相脉冲,然后叠加这两条相邻扫描线的回波,以消除基波和奇数谐波。同相位抵消技术,并行相位抵消技术也保留了带宽。

3. THI 的优势和缺陷 THI 更利于显示囊肿及包含脂肪、钙化及气体的病变。临床应用中具有明显优势:①提高对比分辨力:提高信噪比,使微小的实质异常更突出;②减小了声束厚度,提高侧向分辨力和横向分辨力;③减少部分伪像(包括旁瓣伪像、栅瓣伪像、多重反射伪像等),强化部分伪像(包括后方回声增强、声影、彗星尾征);④减少斑点噪声。但是其缺陷为近场和深部非聚焦区内组织的声像图分辨力较差。

其原因为:

(1)低振幅(低能量)声波几乎不产生谐波,有效消除栅瓣、旁瓣引起的伪像。

(2)谐波随传播深度的增加先逐渐增强,之后逐渐减弱。近皮肤处,声波传播距离短,几乎没有谐波产生,所以利用 THI 抑制基波回声,能有效消除近场的多重反射伪像。

（3）谐波的产生与基波强度的平方成正比。在声束聚焦区声束最窄,声波强度最大,所以产生的谐波最强。所以谐波的宽度比基波宽度窄,可以提高侧向分辨力。

近探头处的主声束与晶片直径大致等宽,之后向聚焦区逐渐变窄,聚焦区以远又逐渐变宽。远处声束的宽度有可能超过晶片的宽度。位于探头范围以外声束宽度以内的强反射体可以产生回声。超声显示设备假定这些回波来源于探头宽度显示的范围。成像中,声束宽度伪像可以出现组织机构的重叠显示,如膀胱内出现回声。谐波的宽度比基波宽度窄,所以能减弱或消除声束宽度伪像。也可以通过调节聚焦让感兴趣在聚焦区内,提高空间分辨力,消除声束宽度伪像。

（4）有利于改善肥胖患者图像质量。除了可以通过消除来源于胸壁、腹壁的多重反射和散射引起的伪像外,因含脂肪成分丰富的组织具有最大的非线性系数,其产生的谐波强度增加,能提高肥胖患者的成像质量。

（5）THI 的安全性、热指数和机械指数与传统超声成像一样,所以将 THI 用于常规临床应用被认为是安全的。

（6）由于超声波在传播过程中的畸变是随着声强和传播距离的增加而加剧,因此近场声波畸变程度小,在远场非聚焦区内的强度也会显著减弱,加之高频的衰减增大,导致近场和深方的成像效果较聚焦区差。

（三）差频组织谐波成像

1. 差频组织谐波成像（differential tissue harmonic imaging，DTHI）原理　THI 只将探头带宽的一半用于成像,下半（低频）部分用于发射脉冲,上半（高频）部分用于接收回波。DTHI 也称为多频非线性组织谐波成像（multitone nonlinear THI）,利用了整个探头的带宽,它结合了传统灰阶超声和 THI 的优点,特别利于深方组织（>8cm）成像。DTHI 除了需要宽频探头,还需要快速信号处理技术。探头同时发射中心频率分别为 f_1 和 f_2 的两个脉冲,回波中包含 f_2-f_1、f_2+f_1,二次谐波和基波。基波利用剪影技术（subtraction technique）（类似脉冲反相技术）消除。探头能检测到 f_2-f_1 和 $2f_1$,而其他信号落在探头带宽以外。

2. DTHI 优点　DTHI 在以下方面优于 THI:提高细微分辨力、提高图像质量、提高评价局灶性肝脏异常的对比分辨力。

此外,参量阵差频波成像是发射两个频率的基波,接收差频波来成像。差频波具有较强的透声能力并且其波束宽度相对于同频的基波较好。所有的研究结果表示非线性声参量可作为生物组织定征及超声诊断的新参量,在医学超声中有潜在的应用价值。

（四）超谐波成像技术

三次以上的高次谐波成分尽管与基带相隔较远且波束更窄,其能量较二次谐波更低。但 Bouakaz 利用 3 阶、4 阶和 5 阶等高次谐波成分线性组合成的超谐波进行了模拟试块的成像,图像的清晰度及对比度都优于二次谐波的成像。

由高次谐波叠加得到超谐波可采用两种方式,即带相位的叠加和不带相位的直接幅度叠加。采用带相位叠加时,由于不同阶谐波的相位差异,声波会产生干涉效应,使幅度产生明显起伏。采用直接幅度叠加的方法,将 3 阶、4 阶、5 阶谐波的幅度直接相加得到超谐波的幅度及图像。体外实验结果显示,超谐波成像的空间分辨力和对比分辨力优于二次谐波成像。但是只有当声源强度超过 0.7MPa 时超谐波的强度才能超过二次谐波强度。此外,超谐波的频率很高,必然影响其穿透力,这将严重限制其成像范围,至今未走出实验室。

二、组织谐波成像的临床应用

（一）提高病变的边缘分辨力

使用 THI 可以明显增加病变与周围组织分界的对比度,有利于发现病变并确定其范围。THI 使胆囊和膀胱黏膜、心内膜边缘更为清晰,减少含液腔内的伪像。

（二）提高实质器官病灶的检出率

实质器官内部分病灶与周围组织的回声差别较小,对比度较差,如肝硬化背景下的早期肝癌、胰腺内的小肿瘤等,常规声像图不容易发现,THI 可以明显增加病变与周围组织的对比度,提高诊断的灵敏度。

（三）消除超声伪像

THI 对基波形成的多重反射、旁瓣伪像、斑点噪声有很好的滤除效果,对提高图像的清晰度,改善分辨力有重要价值。

第二节　超 声 造 影

增强对比度已成为临床提高影像诊断能力的常规方法（如 CT、MRI）。在过去的二十多年,超声造影（contrast-enhanced ultrasound CEUS）成像在科研和临床诊断中的应用逐渐拓展和普及。与技术同步改进超声设备和造影剂已经开发以满足这种快速扩展领域的成像需求。超声造影剂迅速发展受灰度成像的空间分辨力和多普勒灵敏度的限制,在一定程度上影响其重要的临床应用。本节旨在概述超声造影的原理和技术及当前的临床应用。

自 1968 年 Gramiak 发现使用吲哚菁蓝染料（indocyanine green dye）心内注射,在超声心动图上产生"云雾"状回声,首先提出超声造影的概念之后,人们为了改善超声显像存在的局限性,提高超声诊断的能力,就开始不断地研发可用于超声造影显像的方法。研究几乎同时从两个方面进行:一是造影剂（ultrasound contrast agent,UCA）,二是造影剂散射信号的提取和显示。前者关注造影剂微泡的物理特性（体积、稳定性等）。理想的造影剂必须具备下列条件:①无毒性,最终可降解或排出体外,对人体安全;②具有很强的散射特性;③其直径应足够小,小于红细胞的直径（7μm）,确保能通过肺毛细血管,到动脉循环,达到造影效果而不会产生栓塞;④具有足够的稳定性,在血液内保留的时间允许超声成像显示其在组织内的灌注（增强）和廓清（消退）过程;⑤有明确的破坏阈值,具有可预测性及可重复性,能够被较快地清除;⑥易于生产,便于储存,价格适宜。其研发经历了从自由微泡至包被微泡的不断改进。同时,微泡内的气体成分也由早期的空气发展到最新一代的惰性气体。而后者则致力于研究血液中微泡反射信息的提取,即微泡的成像技术。这一技术的发展和逐渐成熟是基于充分认识微泡在声场中的特殊散射模式。

在早期的研究中,来自造影剂和组织的基波散射信号同时被探头接收,结果造影剂信号和组织信号同时显示,不能被突显。近年来,通过对超声与微气泡相互作用的研究,促进了超声成像系统的研发。数字化成像系统和宽频带探头的出现,使调控声波发射和信号接收的能力和后处理技术逐步完善。造影剂在超声成像方面的优势已突显出来,超声造影越来越被临床医师重视和接受,成为了超声应用和研究的热点。将超声造影剂与专用的造影剂散射成像新技术相结合,能够有效地增强心肌、肝、肾、颅脑等器官灰阶超声图像的对比分辨力和血管内血流多普勒信号的敏感性。随着分子影像学的迅速发展,特异性或功能性超声造影剂也在迅速进展,将对疾病诊断及治疗带来新的希望,被称为超声医学的第三次革命,或超声医学进展的第三个里程碑。

一、声学造影成像的物理基础

（一）超声造影剂的发展简史

1972 年,Ziskin 研究认为心腔内注射产生云雾状回声（造影）的原理是由于注射在液体内形成了气体微泡所致,并认为造影效果取决于液体的理化性质。从此,人们开始寻找各种较为理想的液体进行超声造影,包括生理盐水、右旋糖酐、山梨醇、葡萄糖溶液、甘露醇、乙醚、双氧水、碳酸氢钠加盐酸等都曾作为研究的对象。利用物理震荡、化学反应等方法使液体内产生微气泡。由于游离微气泡既无成膜物质包裹,稳定性很差,又因粒径较大,无法通过肺毛细血管。因此,经静脉注射仅能够产生短暂的右心显影,或通过心导管插入主动脉或左心腔内来实现左心室和大动脉显影。其应用受到了很大的限制。这些方法当时主要被用于发现先天性心脏病心内分流或反流。但是,因为游离微泡有阻塞肺循环造成患者不良反应或严重并发症甚至死亡的风险使得造影剂的研发进展非常缓慢。直到 1984 年美国的 Feinstein 发明了能成功通过肺循环并可使左心显影的人体白蛋白包裹微泡,有关超声造影剂的研究才找到了新的途径。即出现了以包裹空气的人血清白蛋白微泡为代表的第二代超声造影剂。其构造为非常薄的外壳包裹的微气泡,经静脉注射后可通过肺循环使左心及动脉系统显影。Albunex 是第二代造影剂的典型代表,1993年和 1994 年分别在日本和美国被批准上市,成为世界上第一个能通过肺循环使左心显影的商品化超声造影剂。其后,研究者们以全氟化碳等高分子量气体取代空气作为填充物,显著提高了微泡在的血流中的稳定性,可在心血管系统中反复循环,甚至能够通过冠状动脉循环获得心肌显影。同时,微泡的膜层材料也逐步多样化,包括表面活性剂、磷脂、聚电解质、蛋白质、多糖等多种材料。显著改善了微泡的反射性能,能够显著增强超声造影散射信号,被认为是最好的血管性造影微泡的原材料成分。近年来,基于不同材料和不同制备方法的超声造影剂纷纷出现并逐步投入临床使用,如 Optison、SonoVue、Definity、Sonazoid、Sonovist 等。

（二）超声造影剂的物理特性

超声造影的物理基础是利用血液中气体微泡在声场中的非线性传播的特性和所产生的强烈背向散射来获得对比增强图像。作为增强剂的造影微泡可以通过静脉注入,随血流分布到全身,以血液的示踪形式反映正常和异常组织的血流灌注特点。

当在血液中加入的声阻抗值与血液相差巨大的造影剂(气体微泡)时,则会发生强背向散射,这就是超声造影增强显像的基本原理。但是,传统成像模式下造影剂微泡带来的背向散射增强与血管周围组织比较强度相近,还不足以凸显血管结构,不能达到"血管造影"的效果。此后,研究者在深入了解造影剂微泡在声场中特性的基础上,创建了更特异的成像方法,即造影谐波成像技术,能够显著提高血流信噪比,显示组织内微小血管构架和组织灌流特征。

造影剂的声学特性

（1）微气泡的散射:造影剂微气泡能够在周围液体(如血液)和有包膜的气体之间产生很大的声阻差,是很强的声波散射体。微气泡与组织不同的是在超声波作用下振动时它同时成为声波的发射体(微小声源)。根据 Rayleigh 声散射理论,发自一个小的散射体的散射,声波可以被认为是远场的球面波(即波恩近似)。因此,散射声强 I_s 是入射声强 I_0 和散射体的散射截面积二者可以用简单的函数表示:

$$I_s = I_0 \sigma / 4\pi z^2 \tag{式 18-1}$$

式中 z 是散射声强的测量点离开散射体的距离。σ 是散射横截面积,取决于散射体和周围媒介之间的可压缩性系数 κ 和密度 ρ:

$$\sigma = \frac{4\pi}{9} \kappa^4 R^6 \left[\left(\frac{\kappa_s - \kappa}{\kappa} \right)^2 + \frac{1}{3} \left(\frac{3(\rho_s - \rho)}{2\rho_s + \rho} \right)^2 \right] \tag{式 18-2}$$

对于一个体积 V 中有多个同样大小的散射体,散射声强和入射声强的关系为:

$$\frac{I_s}{I_0} = \frac{1}{9} nV \frac{k^4 - R^6}{z^2} \left[\left(\frac{k_s - k}{k} \right)^2 + \frac{1}{3} \left(\frac{3(\rho_s - \rho)}{2\rho_s + \rho} \right)^2 \right] \tag{式 18-3}$$

式中 n 是同样大小的散射体的数量密度。要注意公式 18-2 式和 18-3 式表明散射横截面积正比于散射体半径的 6 次方。这样的关系对于不同材料的造影剂都是适用的。因此,上面的方括号中的表达式(在 18-2 式或 18-3 式中)是用于比较不同造影剂的关键。理论上,通过简单的计算就可以看到气体微泡的散射截面要比同样大小的固体粒子大近百万倍。这是气体微泡造影剂的有极强对比增强效果的原因。

（2）造影微泡与声衰减:强散射所带来的必然结果是强衰减,这是造影剂消极的一面。计算绝对的散射分数还需要知道声衰减系数。已有文献表明,依赖于频率的声衰减代表了一种对微泡的浓度和大小分布的指标:

$$a(f) = \int_{R_{min}}^{R_{max}} n(r) \sigma(r) \, dr \tag{式 18-4}$$

式中 R_{max} 和 R_{min} 是最大和最小的微泡半径,$n(r)$ 是微泡的浓度。公式表示假定在某一频率 f 测量的衰减值和对应的正比关系。

声散射和声衰减是相互依存的,两者皆取决于造影剂中散射体的浓度。在理论上,当散射体直径远小于波长,且呈松散分布时,背向散射强度与散射体的数目(浓度)呈线性相关,然而上述关系并非线性的正比关系。因此,在低浓度下,声散射和衰减都随浓度增长而增高;当浓度升高时,由于微泡之间的多重散射,声衰减占了支配地位。这就限定了可用的造影剂浓度上限,超过这一浓度,造影剂便失去了它的造影功能。

此外,微泡的背向散射强度还与包膜的厚度有关。微泡的包膜虽然可以降低微泡的散射强度,但又是延长微泡造影剂的体内存留时间所必需。衰减必然带来超声回波信号的变化,使超声图像发生明显的改变,给图像分析造成困难。

(3) 造影微泡的谐振特性:当某一特定入射超声波的频率等于微泡的固有振动频率时,在声场交替声压的作用下可产生谐振,这种能引起微泡谐振的入射频率称为谐振频率。这种谐振效应将入射声波的能量最有效地被微泡吸收,形成谐振散射。其振幅会被显著放大,使谐振微泡的有效声散射截面比其几何截面增加百倍甚至千倍,远大于其实际散射面积。例如,谐振中 $3\mu m$ 微泡的散射截面积达到其几何截面的 135 倍。谐振散射产生很强的回声信号(谐波),使血液与组织的回声强度比显著提高,达到对比增强效果。

谐振频率与微泡的直径成反比,即微泡越小谐振频率越高。对于一个在水中的空气微泡,由 Anderson 和 Hampton 给出一个估算谐振频率的简单表达式:

$$f_0 \approx \frac{1}{2\pi R}\sqrt{\frac{3\gamma P_0}{\rho_0}} \qquad\qquad (式 18\text{-}5)$$

式中 γ 为绝热气体常数,R 为微泡的半径。假设微泡周围液体的阻尼黏滞可以被忽略,并且微泡表面张力和热传导的影响也被略去不计。不同大小的微泡的谐振频率可参照表 18-1。

表 18-1　不同大小微泡的谐振频率

微泡直径/μm	1	3	5	8
谐振频率/MHz	9.5	2.4	1.3	0.8

从表中可见,使用高频探头造影,需要粒径更小的微泡。目前市售超声造影剂的平均直径约 $3\mu m$,是其用于高频探头造影效果较差的原因之一。然而,微泡谐振频率还与微泡的弹性密切相关,弹性包膜增加了微泡振动的恢复力。de Jong 等为计算有薄弹性包膜的空气微泡的谐振频率,在方程 18-5 式中加入了壳的弹性参数 S_e。为了提高在较小($<5\mu m$)微泡计算中理论和测量的一致性,壳层中的摩擦参数也应被引入,即:

$$f_0 = \frac{1}{2\pi r}\sqrt{\frac{3\gamma}{\rho}\left(P_0 + \frac{\pi}{3\gamma}\frac{S_e}{r}\right)} \qquad\qquad (式 18\text{-}6)$$

方程 18-6 式计算的谐振频率的测量值略高于方程 18-5 式得出估计值。

必须指出的是某一造影剂所包含的微泡直径并不均一,如造影剂 SonoVue 的微泡直径 $1\sim8\mu m$。因此,不同造影剂的瞬时谐振行为取决于其全部微泡的粒径分布和每一个微泡当时的谐振行为。声场频率越接近造影剂微泡分布的平均直径的谐振频率,微泡的散射性越强。因此,预知造影微泡的谐振频率对探头频率的选择很有必要。此外,估测造影剂的谐振频率对评估此造影剂的衰减值与频率的关系也是必需的。

(4) 非线性效应:谐振是超声造影微泡的最重要的特性。在低声强(MI)的声场中,微气泡直径无明显变化,可认为是处于静止状态,仅作为散射体。在足够声强的谐振频率下(诊断超声频率内),随入射声强逐渐增加,微气泡在入射声波交替声压的变化下,随入射声波频率进行同步膨胀(负压)和压缩(正压)振动,在一定声压范围内,二者间频率仍呈线性关系,即在声波正半周期微泡半径压缩的程度与在负半周期微泡半径膨胀的程度几乎是一致的。由于微泡压缩困难,而膨胀容易,在声波周期的正压相,将微泡压缩到一定小的容积所需时间较长;而在声波周期的负压相,由于被压缩微泡的恢复和伸展更容易,所以所需的时间相对短,即微气泡的膨胀速度大于收缩速度。这就导致了从微泡散射的声波发生畸变,与入射声波产生非同步振动。造成超声造影微泡的非线性振动效应。在更高压力下微泡谐振变得更加复杂,偏离简单的球形改变,进一步成为非线性性质的超声散射体。当声强大到使微泡膨胀的极限,微泡破裂,产生短暂而强烈的非线性信号。可见,触发声波的强度不可过低也不可过高。过低不足以产生有效的谐振,过高则会使微泡爆裂。能触发较强谐振而又不致击破微泡的声强度约为 50~500kPa,取决于微泡的类型。诊断超声用机械指数(MI)标量声波强度,不同造影剂和不同仪器使用的 MI 差别很大。

高振幅的非线性谐频信号包含在散射信号的频谱中,可看作是入射超声频率(基波)的谐频波,与组织谐波一样,这种畸变的谐频频谱中包含了数倍于基波频率的谐频信号,经快速傅里叶转换可提取谐波($2f_0$、$3f_0$、$4f_0$ 等)分量和次(亚)谐波($f_0/2$、$f_0/3$ 等)分量,离开中心频率越远的谐波,其振幅(声能量)越小。

(5)造影剂与声速:超声造影剂注入血管后不仅改变了血液和组织的超声特性(如背向散射系数、衰减系数、声速及非线性效应),产生造影效果,而且超声波传播速度也发生很大变化,视介质的可压缩性及密度而异。在入射频率低于游离微泡的谐振频率时,声速与微泡浓度有较大关系;而在高入射频率(远高于谐振频率)时,声速几乎不随微泡浓度而变化。造影微泡的这一声学特性可能应用于人体中通过声速测量来计算微泡的浓度。

(三)超声造影剂的分类

超声造影剂可以根据微泡气体成分和成膜材料分类。但是目前几乎所有微泡都使用氟碳气体做充填,几乎不用空气,因此,造影剂主要以其包膜的材料分类。大致分为白蛋白、非离子表面活性剂、糖类、磷脂类化合物和高分子多聚物等五大类。

1. 白蛋白为成膜材料的造影微泡 最早期的造影剂微泡以人血白蛋白作为包膜,是 20 世纪 80 年代由 Feinstein 等采用超声声振的方法获得。由于蛋白质分子中的羧酸基与氨基之间形成了氢键,增强了分子间的相互作用力,可以形成具有一定机械强度的薄膜。此类造影剂容易制备,但是稳定性较差,而且在一些人体中会产生异体蛋白的免疫反应。其商品以 Optison(FS069)为代表,为变性后的血清蛋白包被的全氟丙烷。由于氟碳气体分子量大,在微球中不易扩散,同时变性的白蛋白作为包膜可以有效阻止气体泄漏,而且无免疫反应,这都决定了 Optison 可以作为血池示踪剂随血流分布到全身得到良好的显影效果。其于 1997 年由美国 FDA 批准率先上市。主要用于心脏超声增强左心室的显像。推荐剂量 0.5~3ml。

2. 以表面活性剂为成膜材料的造影微泡 表面活性剂类物质具有降低溶液表面张力的特性,因此均具有良好的起泡性能,被广泛用于微泡的制备。目前的超声造影剂中大都或多或少含一些表面活性剂成分。在形成微泡的过程中,表面活性剂的疏水端伸向气体,亲水端伸向液体,形成一层牢固的膜。受破坏后有自我修复的能力。目前的 ST 系列造影剂基于一些非离子表面活性剂成膜材料,S 指的是 Span(山梨醇脂肪酸酯)类表面活性剂,T 指的是 Tween(吐温)类表面活性剂。ST 系列中常见的是 ST44 和 ST68。

3. 以糖类为成膜材料的造影微泡 单糖和寡聚糖用来制备微泡时采用了微泡形成的基本物理原理:在任何被气体过饱和的液体中,微泡首先在液体中的一些固体表面形成,如容器表面和分散在液体中的糖类物质的固体粉末位点,而且形成的微泡可以存在很长时间。采用这一原理制备出的微泡粒径分布集中,微泡也有足够的存活时间。多聚糖如淀粉可被加入到一些配方中用来提高微泡的稳定性。基于糖类物质的微泡造影剂一般均具有很好的安全性和生物相容性。基于半乳糖的微泡造影剂 Echovist 和 Levovist 可以通过肺循环而进入动脉循环,持续时间 1~5min。

4. 以磷脂类化合物为成膜材料的造影微泡 脂类化合物包被的造影微泡膜分两种形式:一种是脂质分子形成单分子层,包裹气体微泡;另一种是脂质形成类似于细胞膜的双分子层结构。此类造影剂具有更多的优势性。一是脂质进入人体后,易被富含网状内皮细胞的组织如肝、脾等摄取;二是稳定性好,一方面常温下可保存数月不变化,易于商品化;另一方面在血液循环中更能耐压,且造影持续时间长,能显著增加造影效果;三是使用安全,脂质体的磷脂膜可生物降解,对人体无害。其商品包括:

Definity 为外覆单层磷脂类壳的八氟丙烷微泡,平均直径 2.5μm,可经静脉注射。美国和加拿大等国家通过审批,用于临床心脏和腹部超声造影检查。

Sonazoid 是磷脂类壳内包含全氟丁烷微泡,粒径相对均匀(平均3μm),特点是微泡谐波频带宽、嗜网状内皮系统、增强效果好。电子显微镜下显示,Sonazoid 在肝脏延迟相具有特殊的亲 Kupffer 细胞特性。中国于 2020 年批准其临床使用。

SonoVue 膜材料由聚乙二醇 4000 和磷脂组成,内填充六氟化硫气体,采用冻干干燥法制得。微泡平均直径约为 2.5μm,90% 的微泡小于 8μm,微泡浓度为 $(1.0\sim5.0)\times10^8$/ml。数个表面活性剂保证了微泡的稳定性,包括聚氧乙烯、磷脂和棕榈酸。SonoVue 对声压抵抗性好,回声散射强,持续时间长,半衰期为 6min,超过 80% 的成分 11min 后由肺呼出。在欧洲和中国,SonoVue 被批准用于心脏和腹部造影检查,为目前临床中较为常用的一种造影剂。

5. 以高分子多聚物为成膜材料的造影微泡 随着高分子化学的发展,人们可以利用可生物降解聚合物材料来替代人血白蛋白和磷脂等自然物质作为微泡的包膜,从而可以使超声造影剂更符合临床诊断和治疗的要求,是近年来超声造影剂的研究重点。Sonovist(SHU 563A)是由乳液聚合体产生的平均直径 2μm 的气体微泡,微泡的壳厚 100nm,为可生物降解的丁基-氰基丙烯酸盐黏合剂聚合体,在血池循环中保持 10min,最终在延迟相被网状内皮系统(主要是 Kupffer 细胞)俘获,是具有特异性显像功能的造影剂。聚合物的缺点是微泡外壳较硬,弹性差,因此需要较高的声能输出才能引起微泡的非线性振动和造影效果。高声能输出时,可能引发不良的生物学效应,如引起细胞溶解、毛细血管破裂等,因此一直未在临床应用。

(四) 靶向超声造影剂

靶向性微泡造影剂是指微泡表面有特异性配体的微泡,这种微泡可以通过血液循环积聚到特定的靶组织上,从而使靶组织在超声影像中得到特异性增强。与普通造影剂相比,由于靶向造影剂能够从分子水平识别并结合于病灶,在靶点产生特异性显影,因而能够提高超声诊断的敏感性和特异性。理想的靶向微泡应具有以下特点:①微泡能够到达靶目标,在靶目标聚集,与靶结合牢固,能耐受血流的剪切力作用;②在超声检测期间微泡具有足够的稳定性。

1. 靶向造影微泡的制备 目前常用的靶向配体包括单克隆抗体及其碎片、蛋白多肽(peptides)、去唾液酸糖蛋白(asialoglycoprotein,ASGP)和多聚糖(polysaccharide)、适体(aptamers)等。制备靶向超声造影剂的关键是将靶向配体连接到微泡的表面上。连接方式有赖于微泡的化学组成,常用的方法主要有三种:

(1) 静电吸附法:这种方法相对简单,但是配体和微泡结合往往不够牢固,在实际应用上受到限制。例如利用脂质微泡外壳固有的电荷特性和抗体的两性特性,通过静电吸附法将靶向配体或者靶向配体混合物直接连接到泡壁成分上。

(2) 共价连接法:在制备好的造影微泡上将功能活性化学物(如醛等)与造影剂表面相结合,作为一种化学桥与靶向性配体结合。

(3) 亲合素-生物素连接法:亲合素与生物素间有高度亲合力。在生理条件下两者即可发生快速而稳定的结合。制备造影剂时,首先获得生物素标记的配体如单克隆抗体,它能与特异性的分子表面抗原决定簇进行靶向结合;然后将亲合素与配体的生物素标记部分相结合;最后加入生物素标记的造影微泡,并使之与亲合素上的生物素结合区相结合,从而制备出似"三明治"样的配体-亲合素-造影微泡结构。

2. 纳米靶向造影微泡 纳米级的粒径可赋予超声造影剂极强的组织穿透力和在血液循环中更长的半衰期。纳米级微泡的出现为高效、特异性超声造影剂的研制开拓了新的思路,为超声造影在超声分子成像领域中开辟了崭新的天地。不同于微米级造影剂的成像原理,纳米级造影剂为聚集成像,即只有当大量造影微泡聚集于病灶后,才会在靶区产生明显增强的回声信号,从而在清晰的背景环境下有效地探测到增强的靶病灶。因此,纳米微泡高度符合分子显像对造影剂的要求。

靶向造影微泡是进行超声分子显像的物质基础,目前超声分子成像是建立在以单克隆抗体修饰造影微泡基础上的血管内分子成像。这种以单克隆抗体-微泡复合物构筑的靶向超声造影剂具有分子量大、组织穿透力弱、静脉注入后局限于血管内、实际到达靶组织的浓度低、显像效果不理想等缺陷。寻找高效、特异度强、稳定性好、穿透力强的靶向造影剂已成为目前超声分子成像领域最为重要的研究方向。纳米抗体的化学结构简单，能被单基因编码，可大规模生产，价格低廉，易于普及应用。Cortez-Retamozo 等以纳米抗体作为靶向分子构建的造影剂穿透性好，亲合力高，在数小时内肿瘤组织的成像效果明显提高，在正常组织中没有发现显影剂的存在。因此，纳米抗体是构建理想靶向超声造影剂的良好靶向分子。最近，特异性短肽及小分子叶酸等物质因具有分子量小、组织穿透力强等优点，也被证实是构建理想靶向超声造影剂的良好配体。纳米级超声造影剂的出现有力地推动了超声分子成像与靶向治疗向血管外领域拓展。若将纳米抗体、短肽及叶酸等小分子配体作为纳米级超声造影剂的靶向分子，定会使它们的优势得到更好的体现，从而制备出新型高效的靶向超声造影剂，更好地实现血管外组织的靶向显影与治疗。

3. 靶向造影微泡在诊断和治疗中的应用前景 最近的研究表明，将亲炎症（磷脂酰丝氨酸、内皮细胞黏附因子）、血栓（特异性寡肽）、肿瘤（$\alpha v \beta 3$）的特异性配体等物质结合于微泡表面，可以通过血液循环靶向性积聚到上述特定的病变部位，从而使病变在超声影像中得到特异性增强。这对提高诊断敏感性和特异性具有重要应用前景。此外，靶向微泡还可以携带基因或者药物作定点靶向治疗，在溶栓治疗、基因治疗，以及抗肿瘤治疗等方面具有重要的应用价值。

未来的超声靶向造影剂可能向多模态多功能方向发展，既"聪明"又"能干"的超声造影微泡不但能够在多种成像技术条件下很好显像，而且兼具治疗功能。

二、超声造影成像方法和临床应用

（一）超声造影成像方法

1. 常规灰阶、频谱及彩色多普勒成像 静脉注射造影剂后，血管内的信号可增加 20dB。应用常规超声仪器及普通探头也可获得心脏和大血管增强的有益的信息。特别是心脏超声，二维声像图造影剂微气泡能够清晰勾画出心腔的边界，使得评价心脏收缩功能和射血能力更加准确。但是，与周围组织的背向散射信号比较，仍然较低。因此，对于组织器官内微小血管的显示，造影剂增强在常规灰阶声像图并不理想。如果增加造影剂剂量，则带来显著的后方声衰减，干扰血管及周围组织结构的显示。而且常规声像图的造影剂增强信息，很大部分来源于微气泡破坏所产生的强烈背向散射。组织器官内的小血管和微循环处的血流速度缓慢，微气泡破坏后由血液流动补充的速度远远小于实时超声的帧频，造成造影剂缺失。

造影剂带来的背向散射增强，使传统的频谱、彩色及能量多普勒信号明显增强，位置深在的小血管得以显示并可进行血流速度测量，有学者称之为"多普勒援救（Doppler rescue）"。然而，微气泡带来多普勒信号增强的同时也带来诸多伪像。同样，微气泡的破坏使超声无法连续显示血管内多普勒信号，因而无法实时观察和评价组织的血流灌注。

2. 高通滤波谐波灰阶成像（窄频带谐波技术） 由于普通探头的发射和接收频率相同，因此无法有效地分辨微气泡谐波频率的信号成分。为了凸显造影剂谐波信号，抑制基波回声，在接收回声时采用高通滤波，将探头的接收频率设定为发射频率的两倍，即只接收二次谐波频率，滤除基波回声。如探头发射频率为 3.0MHz 时，其接收谐波频率则为 6.0MHz。虽然实性的组织颗粒也能在声压下产生谐波信号，但比微气泡小。因此，利用超声系统抑制和滤过组织反射信号，能达到增强显示造影剂信号的目的，使有气泡和无气泡区域产生在声像图上显示强烈的对比效果。

最初，二次谐波成像使用窄频带技术以减低和滤除基波信号，这种窄频带技术的缺点是声像图的空间分辨力低于常规超声成像，限制了组织结构的显像。为了克服这一缺点，采用宽频复合脉冲谐波技术，目前成为超声造影的主流方法。由于不同的造影剂气泡有其特有的谐波谐振频率范围，主要与气泡的直径和外壳的材料有关。当使用某一种造影剂时，应考虑到探头的基波频率，以便获得最佳造影效果。

3. 彩色和能量多普勒谐波成像（color and power Doppler harmonic imaging） 注射造影剂后，应用彩色或能量多普勒谐波成像对于造影剂微泡产生的谐波信号更敏感，可提高信噪比达 35dB。由于谐波信号主要来自局限在血管内的气泡反射，因此多普勒谐波成像技术不但增强了血流显示和抑制了组织反射信号,同时也减少了血管壁搏动产生的运动伪像和彩色溢出现象。但是,微泡破裂对彩色和能量多普勒谐波成像会产生严重干扰,必须使用很低的机械指数。

4. 间歇发射谐波灰阶成像(intermittent harmonic gray-scale imaging) 也称触发成像(trigger imaging)。在连续声波作用下,微气泡的非线性振动在产生二次谐波的同时,微气泡在声场中也不断地爆破和消失。由于实时超声波的帧率每秒达 10 幅以上,声束断面下的微气泡被不断破坏,造成瞬间单位面积的微气泡达不到高浓度。结果不仅影响到造影的持续性也影响到造影增强程度。间歇发射谐波灰阶成像技术正是用于补偿和减少在声压作用下微气泡的破坏,克服连续声波发射造成的造影剂显像不佳问题。其原理和方法是通过间歇地发射超声波,当声波发射停止时,断面外的微气泡可即时流入断面组织,从而获得高造影剂浓度。显然,这种技术失去了实时显像的优点,但明显提高了增强效果。

5. 闪烁成像技术(flash echo imaging) 也类属于间歇成像范畴。Burns 用闪烁成像技术改善了血管探测的敏感性和持续性。研究发现,气泡爆破时二次谐波显示的回声放大峰值较常规回声峰值高50%。造影增强信号的持续时间是常规实时成像的 5 倍。Moriyasu 等的研究表明当声能低于可导致微气泡破裂的域值以下时,信号强度取决于声波发射的时间间隔,门控式瞬间闪烁超声技术直接影响其造影的效果,并且认为每秒一幅的帧率成像效果最佳。闪烁成像用于心脏时,先利用一个或数个高 MI 脉冲击碎心肌组织内的造影剂微泡,然后使用低 MI 状态下显示造影剂再充填过程,这种方法可估测局部组织血流灌注的差异。

6. 低 MI 成像 传统的成像方法使用高 MI,造成造影剂微气泡大量破坏,间歇扫查法使得超声检查失去了实时性的优势,滤波谐波成像限制了带宽,降低了图像轴向分辨力并且滤过了大量微气泡谐波信息。因此,研究者们设法降低入射超声波能量(低 MI),减少微气泡的破坏,同时有效的提取微气泡的谐波信息。由于不同造影剂微气泡包膜的强度和柔韧性不同,使得目前尚无统一接受的标准来定义高 MI或低 MI。一般认为 MI 数值达 1.0 即为高 MI,而数值为 0.2 则认为是低 MI。

(1)反向脉冲谐波成像(pulse inversion harmonic imaging,PIHI):PIHI 基本原理是当超声波发射的第一个脉冲信号与第二个脉冲信号呈相反位相时,线性(组织)和非线性(微气泡)散射体的表现是不同的。组织散射体在脉冲的正压相和负压相所产生的组织谐波信号几乎等于零,而其线性反射回来的基波信号叠加后,由于相位相反,叠加为零,被抑制。而微气泡在脉冲的正压相和负压相表现与组织颗粒则截然不同。在负压相峰值时,微气泡可膨胀数倍,而正压相则快速缩小,结果使微气泡散射体在脉冲的正负压相之间产生很强的谐波信号,两个脉冲之间的谐波信号相位并非反向,信号叠加后得以保留。当使用宽频带反向脉冲谐波成像技术时,可充分利用其较高空间分辨力,抑制组织反射的同时特异性显示微气泡的强信号,获得高质量造影效果。显然这种技术和造影效果优于单纯二次谐波成像方法。但是,由于超声探头需要同时发射两个脉冲,增加了图像处理时间,降低了帧频。

(2)相干造影成像(coherent contrast imaging):为提高成像速度,发展了相干造影成像(coherent contrast imaging)方法,此时每条超声扫描线上并未同时发射两个相位相反的脉冲,而是在一条扫描线发射一个脉冲后,相邻的扫描线发射相位相反的脉冲,将相邻扫描线的回波信号叠加,亦可抑制基波信号。该技术同样属于宽频反向脉冲谐波的范畴,可有效提高时间分辨力,但是由于不同扫描线存在时间差异,使得回波叠加后,基波信号抑制的效果不如 PIHI。

(3)功率调制的反向脉冲成像(power-modulated pulse inversion imaging,PMPI):反向脉冲(PI)可以同功率调制(PM)结合起来称为功率调制的反向脉冲成像,也称造影脉冲序列成像(contrast pulse sequence,CPS)。这种方法将两个脉冲的相位和振幅均被调制,低幅的回波信号幅度也被重新调整,然后与高幅的回波信号相加以提取造影的非线性信号。利用 PMPI 方法,从多个发射脉冲中处理多种信号,以提取其一阶或多阶的非线性信号。从造影剂回声的基频波频带中提取出基波的非线性能量。为了获取发射超声基频波中的非线性能量,在扫描过程中利用脉冲编码技术向同一方向发射多个脉冲,并在发射脉冲数中插入振幅调制和相位调制信息,每次发射的脉冲有不同的幅度或相位。每次发射后把接收到的波形存储起来,一并处理,提取非线性基频波,从而获得比二次谐波更强的造影微泡信息。这样得到的非线性信号能够利用探头的最佳频带,同时兼顾了分辨力和灵敏度。这一技术的最大优势是可以改变脉冲的个数和各个脉冲的幅度,设计不同的专门的脉冲编码技术,达到提取某一阶的反射波或抑制某一阶的反射波等不同目的。近年来编码脉冲超声成像技术发展很快,发射波已经完全数字化,可以控制发射脉冲的各种性质。同时建立在相关成像基础上的组合波束技术,能够实现比较高的帧频。由于超声成像使用的脉冲大多具有振荡性质,因此也可以通过调节各个脉冲的相位。例如可以发射两个相反的脉冲,它们的相位相差 180°。这时得到的两个反射波信号中偶数阶反射波的作用是相同的,奇数阶反射波的作用是相反的。如果把这两个信号相加,得到的是偶数阶反射波的成分。这些技术能够满足造影剂的应用和对探测非线性反射波提出的更高要求,达到较高的空间分辨力和灵敏度。

（二）临床应用

1. **心脏** 超声造影最先应用于心脏。早在 1969 年 Gramiak 首先发现使用吲哚菁蓝染料（indocyanine green dye）心内注射会在超声心动图上出现"云雾"状回声,并提出超声造影的概念以来,人们就开始了心腔超声造影的研究。经过几十年的发展,特别是各种稳定而安全的左心造影剂的面世以及超声成像技术的进步,心脏超声造影已经成为一门比较成熟的、广泛应用于心血管疾病的无创诊断技术。美国食品药品监督管理局（FDA）和欧盟已批准了几种造影剂用于显示心内膜边界、心腔内实时血流分布、心肌灌注等心脏超声检查。对诸如心内分流、瓣口反流、大血管位置异常、心室结构、瓣膜功能和房室壁运动等评价都发挥了重要作用。此外,对心肌灌注和再灌注评估也具有重要价值。已经证实心脏超声造影使左心室体积和射血分数的测量更准确。德国 Firschke 的最新研究评估了心脏骤停后心肌梗死和缺血的实时心肌灌注,并将结果与单光子发射计算机断层扫描（SPECT）比较,其检测异常节段的总体灵敏度和特异度高度相关（K=0.84）,表明超声造影是确定梗死面积的有效方法。特别是对肥胖、肺气肿、胸壁畸形等声窗差的患者更为重要。为诊断、随访和治疗心血管疾病提供了具有独特价值的有效工具。

2. **肝脏** 尽管超声显像在探测肝脏疾病方面起到非常重要的作用,但是对于病变的定性和鉴别诊断有时比较困难。原因之一是无法像 CT 和 MR 显示病变的血流特征。CEUS 技术弥补了常规超声的这一缺憾,能实时显示肝脏病变的血流特征,而且比增强 CT 和 MR 更敏感,为鉴别诊断提供了重要帮助。特别是在肝脏局灶性病变的显示,肝肿瘤良恶性的鉴别诊断,肝肿瘤消融治疗的术中监控和术后随访,药物治疗的疗效评价,肝脏血流动力学的评价,肝移植术前对肝脏血管解剖的评估、术中引导和监视、术后并发症的诊断等方面发挥了非常重要的作用。有报道推荐应用 CEUS 对肝硬化患者进行随访监测,有助于发现很早期的微小肝细胞肝癌。此外,对肝移植术中监测和术后随访也有重要价值。

3. **胆道** 一些已发表的报告描述了 CEUS 在胆道肿瘤的诊断和鉴别诊断的应用,特别是对肿瘤浸润范围的评估有较大价值。利用胆道引流管或术中逆行胆管 CEUS,可以清楚显示胆管是否通畅,安全而便捷。

4. **泌尿生殖系统** 自超声造影成像技术面世以来,人们很快就开始探索其在肾脏疾病诊断中的应用,并且已经积累了一定的经验,在某些方面取得了较好的效果。通过造影不仅为病变的诊断和鉴别诊断提供更多有用信息,也为肾脏的超声成像提供了新的研究领域。

（1）肾脏实性肿瘤的鉴别:超声造影有助于区分肿瘤与发育异常,如肾柱肥大、分叶肾、脾侧隆凸等"假肿瘤"。后者的血流灌注与正常肾组织的相同,表现为同步等增强并同步廓清。超声造影在良性和恶性肾肿瘤可能出现相同的增强表现。因而,到目前为止,仍然缺乏区分良恶性肿瘤的可靠超声造影标准,对肾细胞癌与血管瘤、肾嗜酸细胞瘤以及平滑肌瘤的鉴别有时存在困难。尽管如此,根据超声造影增强的特点,仍有助于提高肾肿瘤的定性诊断能力。如超声造影还能够有效地显示恶性肿瘤假包膜和内部囊性变的特征,这对鉴别肿瘤的良恶性比增强模式更重要。

（2）复杂肾囊性的分级:超声造影能显著改善超声对肾囊性病变囊壁和分隔血供的显示能力,对复杂性肾脏囊肿的分级与基于增强 CT 的 Bosniak 分级有高度一致性。对恶性囊性肾病变的诊断灵敏度、特异度、阳性预测值与增强 CT 无统计学差异,有较大的临床应用价值,超声造影可能成为对肾囊性病变危险分级的可靠方法。

（3）肾外伤:对于肾脏外伤,通过造影能够:①显著提高诊断肾损伤的灵敏度;②准确评价损伤程度,包括损伤范围、深度、有无并发症等;③准确显示肾脏活动性出血的部位和出血的严重程度;④用于临床采取保守治疗过程中的监测及评价术后伤肾恢复程度;⑤超声导向止血剂注射治疗。超声造影对于评价肾脏外伤具有重要价值,有待于应用和推广。

（4）评价肾血管疾病:超声造影可以提高肾动脉狭窄的检出率,发现较小的肾静脉瘤栓或血栓。

（5）在肾脏的其他应用包括评估肾脏灌注、肾脏移植和监测肿瘤消融过程。

（6）膀胱输尿管反流:本病是引起反复尿路感染的最常见原因。既往都使用膀胱尿道造影(VCU)诊断,不仅敏感性差,而且有辐射暴露。使用微泡行尿路超声造影(VUS)已被引入作为替代 VCU 的技术。在膀胱充盈和排尿期间通过留置导管连续超声输尿管和肾脏进行反流检测,观测微泡反流入输尿管的水平,已被证明是替代 VCU 的更敏感和特异的准确可靠方法,现在已成为常规方法用于临床。

5. **前列腺**　前列腺癌的主要病理学行为是病灶呈多中心性发生、并主要发生在周边腺体。由于前列腺癌病灶的多发性和声像图不易显示病灶的特点,超声引导下多点穿刺活检是临床常用的诊断方法。CEUS 能明显提高前列腺癌的显示率。引导对异常增强部位穿刺,检出率比常规灰阶超声引导明显提高。

超声造影剂能够清楚显示前列腺血管走向和血流分布形式,并可获得组织血流灌注增强图像。在超声造影引导下进行前列腺癌的消融治疗,对彻底灭活肿瘤和保护周围正常组织发挥重要作用。

6. **胰腺**　胰腺癌的诊断,尤其是与局限性慢性胰腺炎的鉴别,即使使用增强 CT、MRI、ERCP 等多种影像方法的组合都较困难。北野的研究发现 67% 的胰腺导管癌中 CEUS 显示的肿瘤血管特点与增强 CT 一致。在小于 2cm 胰腺肿瘤检测中,增强 CT 的灵敏度为 68%,而 CEUS 达 95%。其他初步报告显示,相对于常规超声,CEUS 显著改善了胰腺癌的显示。

7. **甲状腺和甲状旁腺**　超声造影剂已用于评价甲状腺结节的血供特征,分化型乳头状癌通常表现为低增强,但造影剂的到达时间明显早于结节增生性良性结节和腺瘤,有可能区分良性病变和恶性病变,并显示常规超声观察不到的富血供恶性结节。此外,CEUS 有助于区分甲状旁腺结节和甲状腺病变。

8. **胃肠道**　CEUS 已经被用于更好地观察食管静脉曲张来评估门静脉高压症患者,在改善内脏静脉曲张的早期检测和随访治疗反应方面具有巨大潜力。CEUS 可用于检测肠缺血,并有助于区分胃肠道间质瘤的良、恶性。

既往胃肠道检查的常用方法是 X 线钡剂透视和内窥镜检查。它们都不能显示黏膜下壁结构。常规超声联合 CEUS 为评价胃肠壁及其病变的结构和血供特点提供了可靠手段,对提高胃肠疾病的诊断水平有重要价值。

由二甲基硅油包覆的纤维素口服造影剂能够通过吸收和置换肠道气体来改善胃肠道和邻近结构的显示。在超声检查之前,患者服用这种造影剂或用这种造影剂灌肠,也可用于显示胃和肠道疾病。如胃肠肿瘤、溃疡、憩室等。同时,可以显著改善胰腺、腹腔淋巴结和其他相邻结构的显示。特别是对提高超声检测胰腺肿瘤的能力有很大帮助。

9. **淋巴结**　临床上,确定恶性肿瘤患者淋巴结有否受累,对于肿瘤的分期、治疗方案选择和预后评估有重要意义。其中最重要的是了解前哨淋巴结(sentinal lymph node,SLN)的情况。利用皮下注射特异性网状内皮系统造影剂(sonazoid)对淋巴超声造影显像,通过淋巴引流很容易追踪到前哨淋巴结。充盈造影剂的前哨淋巴结在灰阶谐波声像图上表现为均匀回声增强,发生转移的前哨淋巴结表现为不均匀性增强或出现无增强区。联合静脉淋巴结超声造影(双重造影),对肿瘤前哨淋巴结的定位和有无转移的评估有较明显的优越性。

10. **妇科疾病**　妇科疾病超声造影同样也引起广泛兴趣,包括对子宫肌瘤、腺肌瘤及子宫内膜癌增强特点的研究,对卵巢肿瘤与附件肿瘤良恶性鉴别诊断的研究都表明了超声造影在这一领域的临床应用潜力。研究发现,根据肌瘤的增强特点,造影能明显提高不典型子宫肌瘤诊断的准确度;通过肌瘤与腺肌瘤不同的增强方式可以帮助二者的鉴别。造影还能够提供更多的卵巢肿瘤和附件包块的血流信息,对常规超声表现类实性的囊肿、部分附件包块的良恶性鉴别都有较大临床价值。此外,在子宫肌瘤的消融治疗中,超声造影也是一个很好的评价消融疗效的影像方法。

子宫-输卵管超声造影对子宫畸形、宫腔病变、输卵管通畅性的评估较其他造影方法具有更大的优势。

11. 血管

（1）脑血管：经颅多普勒检查可以因超声造影剂的存在得到显著改善。超声造影剂能更好地显示颅外和颅内的正常血流、闭塞、假性闭塞、狭窄和侧支。对于颅外颈动脉 CEUS 可以增加残余管腔的可视性，增加诊断信心，并减少不确定检查的次数。有研究报道 CEUS 脑组织血流灌注评估对脑梗死诊断的灵敏度为 75%~86%，特异度在 96%~100%。开发特异性靶向造影剂可用于血栓的鉴别和脑肿瘤的检测。除了诊断，使用造影剂微泡作为药物载体的治疗应用正在研究中。有望利用造影微泡与治疗物质的协同作用提高溶栓效果，同时能够对疗效进行监测和评估。

（2）外周血管：由于 CEUS 可以提供高分辨力的实时动态血流图像，较 CDFI 更敏感而无伪像，使常规 CDFI 难以评估的血管，例如深部血管和小毛细血管得以清楚显示。作为 CDFI 的补充，CEUS 尽管会影响多普勒定量分析，但是可以清楚显示狭窄残腔及斑块形态，提高评估狭窄程度的准确度，并显示侧支循环状态。CEUS 还可以发现常规超声易漏诊的斑块及斑块溃疡和出血，并能实时动态观察颈动脉粥样硬化斑块内的新生血管，无创性评价粥样硬化斑块的易损性。此外，CEUS 已经用于动脉支架植入的监测。一份报告描述了与 CTA 或 MRA 进行的比较，CEUS 检测到了所有确认的内漏。

对深静脉血栓，CEUS 能够正确识别血栓形成的静脉段（86%）和范围，较常规超声更敏感而准确。

（3）组织灌注评估

1）超声造影对组织血流灌注的研究：借用由核医学、CT、MRI 发展起来的分析技术。其原理是基于超声造影增强的强度与微泡在血液中的浓度呈线性关系。造影增强随时间的改变可被描记为时间-强度曲线（time-intensity curves，TIC）。在这个曲线中包含了两个部分信息：一是时间相关联的改变，二是造影剂量关联的改变。前者是机械的，受心脏功能等影响。后者依赖于感兴趣区微泡浓度和增强强度之间的固定关系。在线性情况下，不同浓度间的这种固定关系是正确的。因此，在低浓度情况下，超声造影用于组织灌注的评价是有效的。评估组织血流灌注的数学函数较多，目前，多数超声造影定量分析软件使用了两个函数公式，常用两种方法：

一是持续滴注-击破再灌注模式。Wei 等根据背向散射强度随时间的变化规律提出时间与增强强度的负指数幂函数表达公式：

$$y = A(1 - e^{-\beta t}) + C \tag{式 18-7}$$

式中，A 为曲线上升的幅度，β 为曲线的起始斜率，C 为本底强度

这一公式的前提是确保循环中的造影剂浓度低于饱和水平。采用稀释后的造影剂持续滴注法，血液循环中的造影剂浓度将逐渐增加，并达到一稳定状态，此时造影剂进入和离开感兴趣区域的速度恒定，其速率取决于血流速度。利用超声间歇高能脉冲发射技术，使成像层面内的微泡被高能脉冲发射连续爆破。微泡破坏后，组织微泡再灌注的速度依赖于破坏性脉冲之间的间隔时间以及微泡的流速。当施加下一个破坏性声束时，回声强度依赖于流入成像层面内的微泡的数目，并且随着间隔时间的延长而增强。如果将这个过程持续反复进行几个间隔，就可以获得时间-强度曲线。在理论上，微泡在微循环中的平均流速与斜率直接相关，平台期回声增强强度 A 与局部血流量相关。该方法对于探头和组织间位置的相对移动十分敏感，因为这种相互移动会出现一个新的成像层面，而该层面内的微泡并没有被之前的声波所破坏，故而产生误差。因此，这个指数模型只有在破坏性脉冲发射链后立即进入 ROI 内的微泡浓度恒定时才适用。从时间-强度曲线可以提取以下参数来反映组织的血流灌注变化：①"本底"背向散射强度；②峰值背向散射强度；③达峰时间（是指由开始增强到峰值强度所需的时间）；④峰值背向散射强度变化；⑤曲线斜率（灌注斜率 β）。

二是团注法。团注法是目前超声造影最常用的方法，也是研究血流灌注最常用的方法，这种方法的原理是根据指示剂稀释定理和中心容积定律：血流量＝血容量/平均通过时间。通常是团注超声造影剂后，连续测量组织内感兴趣区造影剂浓度随时间的变化，获得其时间-强度曲线（time-intensity curve，TIC），然后通过函数公式对原始信号进行拟合：

$$Y = A t e^{(-\alpha t)} \tag{式 18-8}$$

　　TIC 可以获得反映组织血流灌注随时间变化的参数:峰值强度、达峰时间、曲线下面积等灌注信息。这种评价组织血流灌注的方法是间接的,尽管是半定量参数,并且其理论依据不充分,但是与放射性微球测量(目前的"金标准")的组织血流灌注参数有很好的相关性。加之团注法是超声造影最常用的方法,因此被广泛用于评价组织的血流灌注。

　　必须指出的是,对于非线性成像模式下的新型造影剂,这种信号强度与造影剂浓度间的关系非常复杂,影响因素很多,有些尚不十分明确。但是可以肯定的是当微泡浓度增高到一定限度时,期望的线性关系必然会破坏。此外,显而易见的因素除了简单的衰减之外,这种关系还随着感兴趣区的深度、聚焦区的不同而改变。因此在不同深度和不同聚焦情况下比较时是不真实的,甚至是错误的。在利用超声造影进行组织灌注临床评价和科学研究时必须注意。

　　2)渡越时间(transt time):血管型超声造影剂经外周静脉注射后与红细胞一样在血液循环中流动,由于其不能进入组织间隙,所以是理想的血池示踪剂。团注法注入超声造影剂后,通过检测其在肝动脉、门静脉、肝实质和肝静脉相继显影的时间关系,了解肝脏的血流动力学变化。如果发生肝内动静脉短路,就会使造影剂到达肝静脉的时间提前。利用超声造影剂测定肝静脉渡越时间或肝动静脉渡越时间可以用于纤维化程度的评估和肝转移癌的诊断。

　　3)肿瘤血管生成和抗血管生成治疗的疗效评价:现代肿瘤治疗学最重要的进步之一就是抗血管生成靶向药物的临床应用。由于抗血管生成治疗最终导致肿瘤坏死,但并不一定引起肿瘤体积的显著变化,因此,评价治疗前后肿瘤组织内血流微灌注改变,是临床上监测抗肿瘤血管生成治疗效果的最重要指标。灌注超声造影剂后,用增强灰阶超声比较肿瘤及其周边组织在治疗前后的血流灌注变化,可以敏感的显示对肿瘤的治疗反应,为临床医师选择抗肿瘤药物提供参考依据。

　　12. 创伤　CEUS 技术的出现为腹部实质器官创伤的诊断提供了方便、快捷、准确的影像学方法。可清楚显示肝、脾及肾脏创伤的部位、范围及程度,并确定创伤后活动性出血,显著提高了诊断水平。超声造影引导经皮治疗技术为创伤的早期救治开拓了新途径。能够在重症监护病房的床边进行检查,并用于连续监测,以确定是否存在持续的活动性出血。

　　13. 基因和药物递送及靶向药物　使用靶向微泡对特定组织进行超声成像代表了一种新的方法。该方法包括了如前所说的微泡设计和合成。靶向造影微泡可被活化的中性粒细胞和单核细胞完整吞噬,并可通过超声成像检测。这些发现表明,对比增强超声可用于分子成像,作为无创评估炎症和跟踪治疗反应的有用手段。超声微泡的另一个可能的治疗应用是基因递送。超声可以通过增加细胞渗透性和声穿孔来增强基因转移。靶向微泡最终可能具有超出其诊断属性的效用。通过将递送剂(微泡)设计到感兴趣的部位来靶向治疗的能力可能最终发展为另一个强大的临床技术。

　　14. 介入和术中应用　介入和术中应用射频消融术是一种越来越受欢迎的技术。在手术过程中评估坏死范围和有无残余存活肿瘤至关重要。常规超声检查,即使与彩色/能量多普勒结合,也不能准确预测消融治疗的效果。临床上,CEUS 已被用于消融前病变的诊断以及监测消融手术的结果。超声和病理测量的热损伤大小没有显著差异。

　　在手术中,超声造影不仅可以准确定位病变,而且能够检出术前未发现的病变。

第三节　三维超声成像

一、概述

　　三维超声(three-dimensional ultrasound image,3D-US)最早出现于 20 世纪 80 年代末,是一项不断发展的技术,在过去几年里迅速获得了医生的认可。

　　3D-US 所获取、存储和显示的是三维空间(体积)参数,每个体积可以被视为三个垂直切面以及无数任意倾斜的切面参数的空间堆积。它能够更好地显示组织结构的解剖特征和空间关系,允许从各个任意角度切割、旋转观察,为医生提供非常直观的表面和内部空间结构图像。

早在 1961 年,Baum 和 Greewood 首先提出三维超声成像的概念,并在采集一系列平行的二维超声断面的基础上,用叠加的方法获得器官的三维图像。之后,人们尝试用多种方法进行了三维重建的研究。其中代表性的有机械臂方法(Dekker,1974 年)、回声标记定位方法(Moritz,1976 年)、电磁场定位方法(Raab,1979 年)以及 Duke 大学研制的二维面阵探头体积射束方法(VonnRalnm 等,2001 年)等。Dekker 在 1974 年完成了首例心脏三维重建。1976 年奥地利制作了一台 16 阵元旋转鼓扫查仪,获得深度为 75mm,16 层断面图像组合的立体图。1986 年,Martin 利用经食管超声探头(IEE)获得了心脏静态的三维图像。但是,当时由于计算机处理速度太慢和超声换能器等技术的限制,三维超声成像的研究和应用进展缓慢。直至 90 年代后期,在计算机技术飞速发展的带动下,又重新激起人们对三维超声成像技术的研究兴趣。以 Echo Scan 体元模型成像软件为代表的多种三维重建方法应运而生,重建速度的大幅度提升使三维超声成像在临床的应用变得可行。进入 21 世纪后,随着二维面阵探头技术的成熟和大容量高速计算机的应用,三维超声成像技术无论在成像速度还是像素密度方面都取得了实质性进展,发展为容积成像技术,已经实现了高分辨力的实时三维成像,有人称其为“四维”超声成像,并且迅速得到临床的青睐,在妇产科、心脏、腹部等领域的应用进展迅速,表现出独特的优势和巨大潜力。与彩色多普勒血流成像、能量多普勒、超声造影融合的动态三维超声成像技术,使其功能进一步强大。正像世界著名的超声医学家 B. B. Goldberg 曾经预言的,三维超声成像已成为当代超声医学三大进展之一。

二、三维超声成像的基本原理

三维超声成像是通过灰阶和/或彩色多普勒超声诊断仪从人体某一部位(器官)的几个不同位置获取若干数量的灰阶图像和彩色多普勒血流成像,然后将这些图像信息和它们之间的位置和角度信息一起输入计算机,由计算机进行快速组合和处理,最后在屏幕上显示该部位(器官)的立体图像,描绘出器官的三维自然分界面和血管树。既可以显示组织的结构层次和血管分布,又可以人为地作任意剖面,了解内部结构的细节。三维超声成像的方法大致分以下四个步骤:

(一) 三维超声的数据采集

1. 手动扫查(freehand scanning)　最初是手持探头在目标器官表面匀速平行滑动或扇形摆动,获取一系列二维切面图像。但是由于图像不稳定,即每帧图像的间距或相互夹角都不一致,很难获得理想数据供计算机处理,一直未能真正实用。

2. 机械驱动扫查(motorized drive scanning)　将探头固定于机械臂,由马达带动探头做平行(parallel scanning)、扇形(fan-scanning)或旋转扫查(rotational scanning),扫描范围可覆盖近似长方体或四棱锥体的空间,顺次获得空间内以极坐标形式连续排列的一组二维切面信息。由此构成三维重组的二维超声扫描数据流。机械驱动扫查现已很少使用。

3. 磁场空间定位扫查　由空间电磁发生器和感知磁场的接收器及相应的电子装置构成。将磁场发生器固定于检查床或贴附于患者体表,产生空间变化的电磁场。接收器固定于探头,接收器内有 3 个正交的线圈用于感知探头在三维空间内的运动轨迹。如同常规超声随意扫查,就可以实现对探头位置和方向的实时跟踪,来确定所获得的每帧二维图像的空间坐标(x,y,z)及图像方位(α,β,γ)。将带有空间坐标和图像方位信息的数字化图像储存于计算机中,为精确地重组三维图像备用。电磁式定位系统的缺点是对噪声和误差比较敏感。

4. 容积探头扫查(volume transducer scanning)　原理与机械驱动扫查相似。不同的是将微型马达或电磁驱动器与一组晶片(多为微型线阵探头)共同组装在一个电子控制的探头内(容积探头),在不启动驱动器时可做二维超声扫查。需要采集三维数据时,操作者只需启动驱动器摆动内部的线阵探头,即可自动采集到连续的断面图像,获得三维重建数据。

5. 二维阵探头　动态三维超声成像所用矩阵排列换能器(matrix array transducer)由美国 Duke 大学提出,换能器由纵向、横向多线均匀切割为矩阵排列的正方形的阵元(elements),阵元非常微小,置于探头的前端。所有阵元分别通过上万条通道与探头内的微型线路板及主机相连接。矩阵换能器由计算机控制,每一阵列阵元的扫描方式类似相控阵探头,依据多方位声束快速扫描原理进行工作。探头虽然固定不动,但所发出的声束却能自动偏转扫查,沿 Z 轴方向扇形摆动。由于声束在互相垂直的 3 个方向进行扫描,覆盖靶目标的三维空间结构,获得"金字塔"形图像数据。

晚近的二维阵探头又有了新的进展,探头阵元密度(晶片数)进一步增加,通道数也随之增加,使空间的扫描线数更加密集,加之计算机的存储容量和处理速度的大幅度提升,信息处理技术的改进和创新,采用内部连接技术和微波束成像技术,使每个阵元都有各自的微波束形成器通道,通过控制发射与接收信号的时间与幅度达到聚焦和扫描方向控制,实现了探头全部晶片的几乎同时发射和接受,即发射金字塔形体积声束对物体进行探测。其获取立体空间信息的数量之多和速度之快已经可以观察器官立体细微结构随时间的变化,这可能是解决动态三维超声成像的最终方案。

(二)二维数据的存储

所采集的二维扫描断层数据,以深度或扇扫摆动角度的矩阵方式存储在计算机存储器内,每一个二维切面为一个文件,数据的元素为二维切面像素的总和,供后期图像处理。数据的存储速度直接影响到三维重建速度和图像的分辨力。

运动器官的三维重建需要存储的二维图像都以被检测物体在空间的绝对位置不发生变化为前提。只有这样,才能通过从不同角度或不同位置得到的人体器官二维切面重构出器官的三维形态。然而,被检测器官均受到呼吸等运动的影响,在采集过程中会发生各种形式的运动,使三维重构不易实现。对此,一般采用经典的相关技术来确定内插路径,用以估计更正确的投影值。也可以通过分析和比较相邻的投影数据细节特征来识别患者的运动情况,从而减少运动对重建图像的影响。

(三)三维重建与图像处理

对存储的二维断面图像重新组合,是三维超声成像的关键。

1. 数字扫描变换 为了使显示的图像能够直观地反映扫查目标的立体结构而又不失真,需要对数据进行数字扫描变换(digital scan converter,DSC)处理。即通过不同的处理方法对原始数据作坐标变换与数据插补。存储的二维超声断面的横坐标是扫描角度(或断面的间距),纵坐标是扫描深度,坐标中的数值为像素值。三维超声成像需要从一系列二维超声图像提取信息,进行图像重建。首先在三维空间中确定二维图像组的相对位置与方向,然后由它们的二维像素决定相应的三维像素。

2. 三维超声成像的分割 图像分割是三维超声成像中最困难的问题之一。将感兴趣的目标(如心脏或血管、心室等)从周围的组织结构中分离出来是对其表面和解剖结构进行显示的必要步骤,也是某些医学三维定量测量的前提。但是,由于超声成像固有的斑点(speckle)噪声、回声失落等伪像的干扰,超声图像往往分辨力较低、对比度较差,分割非常困难。人们尝试了很多超声图像分割方法,目前可以实用的三维超声图像分割有两种:一种是对二维断面图像做二维分割,而后将各断面重组得到图像的三维分割结果;另外一种途径是体积意义下的三维分割,即直接从三维角度进行分割。

3. 三维重建

(1)基于表面轮廓的重建:方法是忽略二维原始数据的内部像素细节,将原始数据中的部分灰度属性映射成平面或曲面,形成清晰的等值面图像,通过平滑、伪彩着色、添加灯光等效果处理,可以形象地描绘出脏器的表面轮廓。由于轮廓的数据量小,处理速度快,容易进行实时显示。

(2)基于体素重建:是将所得到的极坐标等角度(间隔)二维断面图上的各个像素点投影到 x、y、z 直角坐标系中,未投影到的区域以圆插补法补足。这样能够得到与 z 轴垂直的各个断面的像素点。直接由二维数据产生屏幕上的三维图像。而其实质是一定体积组织内细微结构回声(像素)按其空间位置的堆砌。此方法产生的图像质量高,但数据量极大,耗时长,观测时需要从不同角度进行切割,旋转。

此外,如果原始数据有彩色血流信号或超声造影血管增强信号,都会在重建的三维图像上显示,经过处理,可以突出显示这些感兴趣的结构。

晚近二维阵探头的应用使三维超声成像技术得到巨大进展,实现了真正意义上的动态三维成像。有人称其为超声四维成像。但是这一称谓没有得到公认。

(四)三维图像显示

对感兴趣区进行三维重建后立体图像的重建和显示方式根据目的而定,常用的显示形式有以下几种。

1. 表面成像模式 显示表面重建获得的图像轮廓。早期包括网格式和薄壳式成像。前者已不再使用。随着计算机信号处理技术的进展,后者的图像越来越逼真,并且可以实时动态显示,被广泛用于显示心腔内壁和瓣膜的轮廓和活动,以及非活动性器官的表面轮廓,如含液性器官的内壁,胎儿脸部、四肢等轮廓。对器官畸形的诊断、不规则体积和容积的计算等具有重要临床应用价值。

2. 透明成像模式 为体素重建的显示形式之一。由于体素重建的图像内部结构间的灰度差小,无法清楚显示实质性器官内部结构的空间位置关系。用透明成像算法,淡化软组织结构的灰阶信息,使之呈透明状态。通过调节透明度可突出所希望清晰显示的部位和结构,既可以显示器官内部回声较强的结构又可以部分保留周围组织的灰阶信息,使重建结构具有透明感和立体感。特别是对超声造影进行透明模式三维超声显示,可以直观地评估血管与病变或多灶病变之间的空间关系,直观而逼真。这对消融治疗或外科手术有重要帮助。

3. 体素重建模式 将采集的灰阶图像信息重建为组织真实回声的空间立体图像,图像为海量像素的堆积,必须通过切割、旋转进行观察。通常在屏幕显示四幅图像,一幅为透明模式或表面模式显示的整体三维容积图像,在三维图像上选择并标记表面。其他三幅分别为不同方位的切割断面图像。也可以将系列断面逐层排列显示供分析。这被是认为是最实用和最有价值的显示模式。

4. 彩色模式 在采集的数据中有彩色多普勒信息,可以进行血管内彩色血流三维重建。通过透明、滤波等处理,不但能够从不同角度观察组织结构内血管的空间分布,还可以实时跟踪血管走向,发现血管异常。

5. 实时三维造影 注射造影剂后进行三维数据采集,可以获取感兴趣区更加细微而逼真的血管空间构架及其血供特征。

6. 其他方法

(1)旋转:对三维重构后的立体轮廓图,可以从各个不同方向和角度进行旋转、翻转观察。达到俯视、仰视、侧视等目的。

(2)切割:用所谓"电子刀"对基于体素重建的三维图像进行任意切割,不仅勾勒出感兴趣部位的立体轮廓,而且通过灰度断面图反映其内部信息,有助于对目标各断层面内部进行定位观测或测量、分析。

(3)距离和容积测量:将重建三维图像上的像素换算成距离或选取三维数据集在 X、Y、Z 轴方向上对应的实际距离进行体积计算,特别是对于不规则体,可以准确测知其几何参数及其随时间的变化。

三、三维超声成像的临床应用进展

三维超声成像具有以下基本特征:①显示感兴趣结构的立体形态和内部结构;②表面特征;③空间位置关系;④单独显示感兴趣结构,并精确测量容积和体积。因此,三维超声成像对疾病的定性、定位和定量诊断能起到重要的辅助作用。

(一)产科

1. 妊娠早期 妊娠早期的超声评估已成为结构和染色体异常的有效筛查方法。3D-US 已经被证实是一个全面详细评估胚胎的极好工具。3D-US 可以用经阴道换能器采集的体积数据识别胎儿的结构,而与采集平面无关。在妊娠早期,3D-US 可以用更短的扫描时间一次性对胎儿的头部、面部、颈部、躯干、四肢、内脏等的空间结构及羊膜、胎盘进行全方位显示,获取极为丰富的信息。这对有染色体异常风险的病例尤为重要。对 NT、鼻骨、颅脑等参数的测量更加便捷而准确。对胎儿四肢及其运动可以用实时动态3D-US(4D-US)来观察。

2. 胎儿面部 母亲一生中最迷人的时刻之一是在婴儿出生时第一眼看到他的脸。3D-US 的引入能够在孩子出生前就向父母提供这种体验。但是这不应该成为 3D-US 检查胎儿的目的。产前超声最有价值的功能之一是诊断面部异常。在大多数中心,二维超声常规筛查对面部异常仅有 21% 至 30% 的检出率。3D/4D-US 能够在同一次检查中用数秒钟的短时间内获取全面面部图像,敏感地显示唇腭裂的存在及其形态。4D 扫描还允许检查者识别进出裂口的胎儿舌头来扩展评估内容。使用 3D 图像与整形外科医生进行产前咨询可以帮助父母在孩子出生前评估矫正手术的可行性和效果,并规划手术。然而,尽管通过使用 3D-US 使与唇裂相关腭裂的识别率有所增加,但对孤立性腭裂的识别率无明显提高。一个重要的原因是周围的骨骼声影的干扰。偶尔唇腭裂只能在 3D-US 的冠状切面检测到。3D-US 在胎儿耳朵、牙胚、下颌、眼眶等异常的检出也有很大帮助。这些异常可能是染色体异常的软标志。

3D/4D-US 同样受胎儿体位、羊水、伪像等的影响,同时潜在的人为因素也难以避免。因此,即使使用 3D/4D-US 进行了密集筛查,仍然有至少 21.6% 被认为患有或不患有腭裂的孤立性唇裂的胎儿在分娩后发现有其他畸形。

3. 中枢神经系统 中枢神经系统是使用产前超声检测到的最常见的先天性畸形,它们通常与不良结局有关。使用 3D-US 能够将获得的立体容积旋转到标准解剖方向,通过连续的轴向平面显示脑室、丘脑、胼胝体、小脑蚓部、脊髓的结构,任意旋转以分析和解释获得的图像,同时使用 CDFI、表面加权渲染等技术,可以更好地显示颅内的血管、皮肤的连续性等,对于识别神经系统缺陷及其程度非常有帮助。

4. 骨骼 用 3D-US 是对胎儿脊柱、肋骨、颅缝和四肢评估的有价值补充。3D-US 可以使用骨骼成像、最大强度渲染或加强表面渲染等技术,将低回声结构(如内脏)与高回声骨骼分离。容易发现颅缝早闭、脊柱裂、半椎体、成骨不全、短肢、足内翻等多种骨骼异常。3D-US 还可以帮助发现握紧的手。

5. 胎儿心脏 有报道每 1 000 例活产中有 8 例发现先天性心脏缺陷。其中一半被认为是重要的,约占所有因先天性异常围生期死亡的三分之一。诊断主要依赖于常规超声的筛查。为了改善先天性心脏病的产前检出率,美国医学超声学会(AIUM)和美国放射学会(ACR)已经将心脏四腔视图的评估作为产前超声标准切面的一部分。研究表明门控三维超声心动图,特别是叠加了 CDFI 后,能够更好地实现胎儿心脏解剖、舒缩和血流的实时可视化。对任何一个感兴趣的特定区域都可以通过心脏旋转、慢回放来观察其结构和腔内血流随心动周期的实时变化。具有获取图像快、质量好、直观、易于解释等优势。还可以存储图像供以后解释,或者通过互联网发送专家远程会诊。对提高胎儿疑难、复杂先心病的产前诊断水平发挥主要作用。

3D-US 对胎儿其他方面的应用包括测量膀胱容积、估计体重、肺容积、肝脏容积等。凡是胎儿结构异常,都可以借助 3D-US 的特殊优势和功能辅助评估。

(二)心脏

心脏的运动是在三维空间方向的运动。传统的 2D 超声心动图(2D-ECG)对心脏运动的检测,只能反映切面的二维运动参数,而且,舒缩旋转和摆动的心脏结构会离开声束切面。因此,在理论上,2D-ECG 存在较大的局限性。实时 3D 超声心动图(3D-ECG)能够获取心脏整体容积,直观显示房室壁、腔室、瓣膜、瓣环等结构的三维立体形态,及其随心动周期的实时动态变化,是发现心脏结构异常、功能异常的重要辅助手段。加用彩色血流模式或斑点追踪技术,不仅能实时观察反流或分流的来源、范围和程度,还能够检测心动周期内心肌不同节段的径向和圆周运动(应变、应变率)等特征,提供室壁运动异常、收缩同步性等重要的心功能参数。此外,3D-ECG 联合超声造影,能够清晰显示心内膜的界限,据此能够准确测量心脏收缩功能。

(三)介入超声诊断和治疗

1. 引导穿刺诊断或治疗 3D-US 是在三维方向显示介入械具与靶目标的相对空间关系,能够准确引导穿刺针避开血管、肠管进入靶目标。显著提高了穿刺的安全性和准确度。与 CT 或 MR 融合成像,借助人工智能规划介入路径和布针策略,使既往无法穿刺和消融治疗的肿瘤得以安全消融治疗。

2. 实时监测 心脏外科手术和介入治疗在瓣膜置换、室间隔和房间隔缺损封堵术中,对封堵的监视和引导、手术效果的即时评价,提高手术成功率具有巨大的潜在应用价值。

(四)其他应用

三维超声成像可显示感兴趣结构的立体形态和内部结构、表面特性、空间位置关系。也可减去周围组织,单独显示感兴趣结构,并计算其体积或容积。主要应用于以下方面。

1. 含液结构 显示含液结构(眼球、胆囊、膀胱、胃、肠管等)和病变(囊肿、积液、脓肿等)的立体形态、内部结构、内壁特征及内容物等。

2. 实质性组织   由于三维超声分辨力的限制,目前主要用于观察组织结构和病变之间的空间位置关系。如采用透明成像中的最大回声强度模式,可显示高回声病灶(如血管瘤)的立体形态及其与周围血管结构之间的空间位置关系。也可显示胎儿的骨骼系统。

3. 血管系统   利用彩色或能量多普勒血流成像、超声造影对血管系统(血管树)进行三维重建。对血管瘤、血管扩张、狭窄或异常交通支等病变的定位、定性有重要价值。

4. 体积测量   能够准确自动测量不规则体的体积(或容积)。

小　　结

3D-US 在二维超声成像的基础上,可以提供非常形象直观的三维立体图像,显示感兴趣区的立体形态,内部结构、表面特征,空间位置关系,有助于疾病的定位、定性和定量诊断。但是,其空间和时间分辨力较低是最重要的缺陷。随着三维超声技术的进展,和其他影像技术的融合,必将成为超声诊断学中最重要组成部分之一。

第四节   组织多普勒成像

组织多普勒成像(tissue Doppler imaging,TDI)是以多普勒原理为基础,通过特殊方法直接提取心肌运动所产生的多普勒频移信号进行分析、处理和成像,对心肌运动进行定性和定量评价的一项超声成像技术。

一、TDI 的原理

根据多普勒效应原理,超声波在介质中传播遇到运动的组织,其回声也会产生多普勒频移。来自活体心脏的多普勒频谱除了心腔内血液流动所产生的高频(高速,$10 \sim 100cm/s$)低振幅频移信号外,还包含了心肌组织运动所产生的低频(低速)高振幅频移信号。传统彩色多普勒血流成像技术(CDFI)通过设置高通滤波器,将反映心肌运动的低频信号滤除,从而只显示血流信息。TDI 则是通过低通滤波器和增益控制器,将来自血流的高频频移信号滤除,然后采用自相关信号处理等技术,对来自心肌运动的低频多普勒频移信号进行提取、放大、处理和彩色编码,再以不同的显示方式加以成像。包括组织速度成像(TVI)、组织同步化成像(TSI)及组织应变成像(SI)等。

二、TDI 的临床应用

(一)心肌应变和应变率

心肌应变(strain)及应变率(strain rate)的概念由 Mirsky 和 Parmley 于 1973 年首先系统阐述。人体非侵入性测量应变的技术首先应用于 MRI。MRI 测量心肌应变和应变率的优点是在可取的空间分辨力的情况下,提供三维的速度信息,但其帧频<30 帧/s,不能提供足够的运动随时间变化信息。而超声的组织多普勒成像(TDI)能够在高帧频的情况下提供实时的局部速度信息,同时在二维模式下具有高的轴向和足够的侧向分辨力,可以实时测量心肌各点的运动速度,根据两点间的运动速度变化和距离变化得到心肌的应变率,但目前此种方法还仅限于显示纵行心肌的运动。众所周知,心肌的机械运动是一种螺旋扭转运动,这与心肌纤维独特的螺旋状排列结构有关,而这种心肌纤维结构在心室扭转运动中起到关键作用,它使心脏在心动周期中发生纵向、环向和径向三个方向的运动,每种运动对心脏功能都有很大的影响。因此,测定心肌环向和径向的运动对观测心脏运动和功能具有重要意义。

技术原理:心肌应变是指心肌收缩或舒张的长度变化率,即

$$S = (L - L_0)/L_0 = \Delta L/L_0 \tag{式 18-9}$$

L 是心肌即时长度,L_0 是心肌原始长度,ΔL 心肌瞬时的长度变化。

心肌应变率是心肌应变随时间的变化率,即

$$SR = S/t = (\Delta L/L_0)/t = \Delta L/L_0 t \tag{式 18-10}$$

计算单位是$[L/s]$或$[s^{-1}]$。应变率可以通过心肌运动速度计算得出:$SR = (Va - Vb)/d$,单位:L/s,其

中($Va-Vb$)表示 a、b 两点的即时组织速度差,d 表示两点之间的即时距离。

因此,测得了心肌即时的组织速度,就可以求得心肌应变率,以二维动态图像为基础(而不是使用组织多普勒的方法),利用斑点追踪技术来测定心肌组织的位移和运动速度,从而建立了心肌矢量应变和应变率成像方法。随着计算机速度的大幅提升,目前已经可以在三维空间对心肌的轴向、径向、旋转、扭转运动进行全方位的评价,对深入了解心肌在生理和病理状态时的生物力学特征及重构机理提供了重要手段。近年来,超声心动图二维和三维斑点追踪应变分析在评估心脏室壁运动的同步性以及心脏再同步化治疗(cardiac resynchronization therapy,CRT)响应等方面的应用有长足进展。能够明确区分心肌的主被动运动,尤其是在辅助心脏起搏器植入治疗方面有重要应用价值。

（二）评价心脏收缩功能

在常规超声心动图中,左室射血分数(LVEF)作为评价左室整体收缩功能的客观指标,但它不能反映局部心肌节段的收缩状态,而且受左室腔几何形状的估计、内膜线的清晰程度、操作者的经验等因素影响。而 TDI 显示的是心动周期中心肌组织和瓣环的实时运动信息。因此,能够定量局部心肌节段的收缩运动状态,如电-机械耦联时间、速度、加速度、方向和同步性等。此外,由于组织多普勒频移虽然频率低,但是幅度(强度)高,因此受胸壁和肺组织衰减的影响较小,在常规超声心动图显示不佳时,TDI 仍然可较好地测量心肌运动速度。为评价心肌节段的局域收缩功能提供了可靠方法。

（三）评价心脏舒张功能

研究表明,TDI 可敏感地反映左室局部和整体的舒张功能。它是通过 TDI 测量左室壁或二尖瓣环的舒张早期峰值速度(E_m)、舒张晚期峰值速度(A_m)及 A_m/E_m 实现的。在常规超声心动图检查中,通过测量二尖瓣口血流舒张早期与心房收缩期峰值速度比(E/A)可反映心脏整体舒张功能,但它受前负荷、心率、心房颤动等因素影响。特别是在舒张功能严重受损的情况下,A 峰反而降低,出现假阴性。与之比较,E_m 和 A_m 相对不依赖前负荷。A_m/E_m 可准确反映左室舒张功能异常。

（四）评价心肌缺血或梗死范围

研究显示,因缺血而运动减弱或消失的心肌组织在 TDI 图像上表现为色彩暗淡区域,与正常心肌组织的金黄色分界明显,TDI 和超声造影心肌灌注显像(myocardial contrast echocardiography,MCE)显示的平均左室心肌缺血区面积无显著差异,虽都大于病理梗死心肌内膜面积,但均高度相关。三种方法显示的内膜总面积无显著差异。表明 TDI 可作为定量心肌缺血范围的可靠方法。

将 TDI 技术与 MCE 技术相结合,由于 TDI 不受心肌运动速度高低和角度的影响,静脉注射造影剂后,根据心肌组织能量信号的强弱可了解造影剂在心肌组织内的分布,从而评价心肌组织的血流灌注情况。

（五）TDI 在评价肥厚型心肌病（HCM）中的应用

HCM 早期舒张功能可用左室局部松弛异常和非同步运动的增强来评价。研究显示,心肌运动速度阶差是一个研究局部心肌功能的新指标,由 TDI 测量心内膜和心外膜的速度获得。这个指标可用来区分是生理性还是病理性左室肥厚,也是评价代偿性左室肥厚向心力衰竭转变的一个敏感指标。同时,TDI 评价压力负荷增大左室肥厚的左室收缩舒张功能障碍比其他超声检查更敏感,并可以预示压力情况正常化后心肌功能的早期恢复情况。

（六）TDI 对心脏电生理研究

心脏活动的电-机械耦联特性是 TDI 评价心脏电活动的生理基础。兴奋沿心室肌的传导顺序可根据室壁心肌收缩运动的先后顺序推知,基于高帧频 TDI 的曲线解剖 M 型技术可作为检测、证实局域室壁异常运动的有效方法,从而可用于检测心脏激动传导通路及异位起搏点的位置。

（七）对心肌起搏收缩同步性的应用

TDI 的很多参数都可作为心脏再同步化治疗(cardiac resynchronization therapy,CRT)响应的评价指标。它可以测量心肌各节段室壁的纵向运动时相的一致性,评估心肌节段运动速度的变化及速度达峰时间的差异,即定量心脏收缩同步指数(Ts-SD),分析缺血心肌纵向速度达峰时间延迟(IMLVD)的程度等。TDI 在 CRT 手术患者的选择及程控心脏起搏的植入和随访程控参数的调节中起着非常重要的作用。然而 TDI 也有角度依赖性,需要较高帧频,且不能区分心肌的主动和被动牵拉运动。

第五节　超声斑点追踪成像

一、成像原理

（一）斑点噪声的形成及特征

超声探头发射的波束在人体组织中传播时,遇到组织中的小界面(粗糙的组织颗粒)就会发生散射,其中的背向散射是超声二维灰阶成像的基础。但是,由于这些密集的背向散射波的相位不同,就会发生相互干涉,形成相干波。以波干涉原理,其中频率、相位相同的散射波叠加后振幅显著增高(相长干涉),而频率相同、相位相反者叠加后则振幅减弱,甚至完全抵消。在声像图上就形成高回声和弱回声斑点(Speckle)噪声。这对二维灰阶成像显然会造成严重干扰,必须设法对其抑制。然而,因人体内不同组织间散射体的差别,导致不同组织有与其相对应的斑点。而同一组织内的斑点又因散射体数目与位置的不同以及与入射声束之间夹角的不同,致使斑点即便在同一组织内也不相同,因此组织背向散射波形成的斑点具有唯一性。此外,若组织内散射体之间的空间位置相对固定,从而使得斑点与斑点之间的相对位置也会保持不变,即斑点又具有相对的稳定性。

（二）斑点追踪成像

由于斑点噪声具有唯一性和稳定性的特征。因此,背向散射斑点表征了组织的空间位置信息。研究者利用这一特征,采用最佳模式匹配技术,对心肌组织背向散射产生的众多超声斑点在高帧频二维超声图像中逐帧追踪,捕获感兴趣区内心肌组织中的斑点运动,通过逐帧比较相邻切面的斑点位移,运用空间和时间处理算法计算其空间运动矢量(位移大小和方向)并实时显示,即斑点追踪成像(speckle tracking imaging,STI)。利用 STI 技术,可以获得局部心肌组织在心动周期内的运动速度、加速度、应变、应变率及扭转角度等丰富的空间运动信息。

1. 二维斑点追踪成像　二维斑点追踪成像(two dimensional speckle tracking imaging,2D-STI)采用灰阶超声技术追踪心肌内回声斑点的运动,由于这些声学斑点稳定地分布于心肌内,与组织同步运动,并且在相邻帧形态没有发生很明显的改变,因此可以根据这些斑点在二维切面内的运动轨迹定量显示心动周期内心肌组织在不同方向的运动,连续逐帧追踪每个斑点并计算其运动轨迹。用以记录心肌组织的实时运动与变形,并准确定量检测心肌在全面内的运动速度、应变、应变率、心室扭转等参数,描绘局部心肌的运动曲线,了解局部心肌的功能。

与 TDI 相比,2D-STI 能够更准确地反映心肌切面内的实时运动特征,其优点为:①不受多普勒取样角度的限制,可以二维切面内显示任意方向的运动;②定量分析心肌在切面内各个方向上的运动位移、形变以及运动时相和顺序;③可重复性好。

但是,心肌的收缩和舒张是三维空间的复合运动,除了临床关注的长轴(轴向)和短轴(径向)运动外,同时还伴随扭转和旋转(圆周)运动。显然,在一个二维平面内追踪斑点,运动心肌及其斑点可能离开扫查切面而逃逸,即 2D-STI 追踪的斑点噪声不可能是源于同一心肌组织,导致追踪非同一斑点,因此不能真实反映心肌组织的三维空间运动信息,存在明显误差。

2. 三维斑点追踪成像　三维斑点追踪成像技术(three-dimensional speckle tracking imaging,3D-STI)是近年来在 2D-STI 技术和实时三维超声成像基础上形成的新技术,可在三维立体空间内追踪心肌自然声学斑点的实时运动矢量,克服了 2D-STI 的缺陷。3D-STI 的原理类似于实时 3D 超声成像,超声探头获取均匀分布于心肌组织内的稳定超声散射斑点在心动周期内随时间的空间位移,并进行实时三维显示。称为实时三维斑点追踪成像(real-time three-dimensional speckle tracking imaging)。

与 2D-STI 相比,3D-STI 的优势在于:①能够追踪源于心肌组织的同一稳定斑点,在较大的锥体三维空间内准确地跟踪同一个斑点随心动周期的运动轨迹,在很大程度上避免斑点逃逸;②无角度依赖,可以准确量化心肌在三维空间内任意方向(包括旋转)的运动参数;③能够同步直观显示并量化不同部位心肌的激动时间,对全面评价心脏收缩和舒张功能有重要价值。

二、临床应用

（一）定量评价心脏收缩功能

可以较准确地获取三维左心室容积,计算平均三维左心室射血分数、整体纵向应变评价心室整体收缩功能。

（二）计算感兴趣区心肌节段的三维应变和应变率

评价局部心肌收缩功能。

1. **纵向应变**　在心尖切面测量心肌沿纵行纤维方向上的应变值。心肌缩短时应变为负值,伸长时则为正值。

2. **径向应变**　在心脏短轴切面测量心肌径向应变值,该值反映了室壁收缩期的增厚程度,室壁增厚时为正值,变薄时为负值。

3. **圆周应变**　在左心室短轴切面测量心肌沿着圆周方向的平均应变值。心肌节段短轴时为负值,伸长时为正值。

（三）评价左心室旋转和扭转运动

研究证实心脏的旋转和扭转对左心室收缩和舒张起重要作用。定量并比较左心室的扭转平均达峰值、达峰平均时间、左心室旋转角度、旋转率、扭转角度、扭转率等参数,对发现左心室收缩和舒张功能有一定价值。

（四）评价心脏再同步化治疗（cardiac resynchronization therapy，CRT）

心肌收缩的同步性是其功能的重要指标。双腔起搏器植入是治疗难治性心力衰竭的有效方法,但是若起搏心肌收缩不同步,就不能奏效。心肌各节段最小容积达峰时间和应变达峰时间标准差的大小是衡量 CRT 效果的最重要指标。通过 3D-STI 可以计算上述参数,评价 CRT 疗效。

3D-STI 可从三维空间的生物力学角度获取左心室心肌各阶段局部和整体的应变及其随心动周期的变化,定量评估左心室的功能,并且在鉴别各种特殊性心脏病、评价心脏其他房、室功能中都有重要的应用价值。为全方位评价心脏功能提供了新的重复性高的便捷方法。

三、斑点追踪成像的局限性

3D-STI 受容积三维最大取样角度的影响,角度小有时不能完全包纳心脏体积,可能影响心尖部追踪信息的准确度。由于 3D-STI 需要采集和处理的数据量巨大,因此帧频较 2D-STI 低得多,仅为 20~30 帧/s,严重影响时间分辨力。此外,3D-STI 要求锥形三维容积内的心肌组织都能清晰成像,对图像的质量要求较高。这对声窗较差的患者受到限制。

第六节　超声弹性成像

生物组织弹性的变化与其病理状态相关。不同的组织以及同一组织的不同病理状态之间的弹性存在差异。

超声评估组织弹性的研究工作可以追溯到 20 世纪 70 年代,但是直到 20 世纪 90 年代初期,Jonathan Ophir(1991 年)和 Parkeret(1990 年)等才首先提出了利用超声方法检测组织弹性。通过施加外部压力来获取组织对压力的响应数据,用于形成基于静态压力的软组织应变剖面图,将其命名为超声弹性成像(ultrasound elastography),并于 2003 年植入商用超声仪器。经过十余年的研究,超声弹性成像技术不断改进,并成为近年来医学超声成像的热点研究领域之一。

一、超声弹性成像的基本原理及分类

弹性成像技术是探测组织内部弹性模量等力学属性的重要方法。超声弹性成像的基本原理是对组织施加一个外部的或内部(包括自身生理活动)的动态或静态机械力激励,用超声检测受力组织对激励的响应。并以数字图像对这种响应信息进行直观显示或量化表达,从而直接或间接地估计不同组织的弹性模量及其分布差异。

根据施加外在机械激励方式的不同和提取信号的不同,超声弹性成像大致可分为基于组织应变的弹性成像和基于声辐射力剪切波传导速度的动态弹性成像二大类。前者称为应变成像(strain elastography,SE),后者称为剪切波成像(shear wave elastography,SWE)。晚近,欧洲医学和生物学超声学会联盟、日本医学超声学会、世界医学和生物学超声联盟相继编写和发布了包括超声弹性成像的基本原理、术语定义和临床应用内容的建议,内容相似。表18-2综合了目前商用仪器所采用的超声弹性成像方法。

表18-2　超声弹性图像技术分类

	技术名称	施力方法	施力类型	检测信息	参数	定性/定量
应变弹性成像(SE)	应变弹性成像(SE)	外部施力(探头)/内部生理活动(呼吸、心脏、脉搏)	静态/准静态力	边界位移	应变评分、应变比值(strain ratio)	定性
	应变率成像(SR)	心肌收缩力		位移时间	单位时间应变(strain rate)	定量
剪切波弹性成像(SWE)	声辐射力脉冲成像(ARFI*)	聚焦声脉冲在指定深度施力	动态力	边界位移	评分	定性
	点剪切波弹性成像(VTQ**)			剪切波速度	剪切波速度(m/s)/杨氏模量(Kp)	定量
	二维剪切波弹性成像	连续聚焦声脉冲辐射力施力				
	瞬时弹性图(TE***)	体外机械震动(敲击)				

* "ARFI"通常指利用声脉冲辐射力作为激励产生弹性图像,无论检测的物理性质如何(测量应变/位移,或测量剪切波传播速度),而"ARFI成像"则特指使用声脉冲辐射力产生激励,并测量或显示脉冲力施加区域的组织位移或相关物理指标量。使用AFRI激励并测量剪切波传播速度的方法则被称为定量ARFI法(VTQ)。

**点剪切波弹性成像这一术语是指:使用ARFI激励后测量特定区域(假定为均质,通常大小为$1cm^2$)的平均剪切波传播速度。

***瞬时弹性成像(TE),又叫点剪切波速度测量,但是这个名词指的是激励的方式而不是需要测量的物理值。

除瞬时弹性图法(transient elastography,TE)显示的是速度斜率之外,其余都显示为超声弹性图(ultrasound elasticity imaging)。需要说明的是,物理学中硬度和弹性是二个不同的概念。但是就黏弹性组织而言,二者密切相关。因此,习惯将弹性模量高的组织称为较硬的组织。

(一)静态弹性成像

弹性成像(elastography)一词最初出自采用静态压缩的超声弹性成像,是应用压力使组织产生应变来计算其硬度。因此,也有称其为压迫弹性成像(compression elastography)、应变图像(strain image)或弹性图像(elastogram,elasticity image)。不同厂家采用的方法不尽相同,目前常用的方法有以下几种。

1. 外部施压(助力)　采用对组织轻度加压或不加压二种方法。前者需要操作者通过探头反复手动压迫和释放,或通过加压装置连续施压;后者借助生理活动(呼吸、心脏的收缩、或血管搏动)对组织的推压。分别采集组织压缩后和压缩前沿探头纵向的组织边界位移信号和超声散射信号,通过斑点追踪技术、多普勒速度检测或复合互相关(combined autocorrelation method,CAM)等分析方法估计出组织内部不同位置的应变,然后经过数值微分计算出组织内部的应变分布情况,并以灰度图或者伪彩图的形式显示感兴趣区(ROI)内的应变分布情况或者标准化后的应变值。即两个相距L的点的位移差与L的比值:

$$\varepsilon=(\delta_2-\delta_1)/L \qquad (式18-11)$$

用来反应组织的应变在理论上是纵向位移的导数,在实际计算时要采用数值微分的方法。

根据胡克定律,如果应力σ和应变ε已知,就可以计算出杨氏模量($E=\sigma/\varepsilon$)。然而实际上很难知道施压后生物体内的应力分布,所以只能假定组织受到的应力是一致的。据此,弹性模量(E)大的组织应变(ε)小,弹性模量小的组织应变大,就可以用应变来表示组织的相对硬度。在超声仪器上,将弹性模量小(软)的组织(受激励后位移变化幅度大)显示为红色,弹性系数大(硬)的组织(受激励后位移变化幅度小)显示为蓝色,弹性系数中等的组织显示为绿色。以色彩对不同组织的应变编码,借其间接显示组织内部的弹性模量分布,反映病变与周围组织相比较的相对硬度值。

2. 声辐射力脉冲激励(acoustic radiation force impulse excitation)　此方法也称声辐射力弹性成像(acoustic radiation force imaging, ARFI)。与压迫式弹性成像类似,通过调制的低频聚焦超声脉冲波束的能量推动组织发生形变,测量特定感兴趣区内声束聚焦区组织发生的相应位移,并显示出感兴趣区(ROI)内的应变分布。这种成像方法和施压式弹性成像方法提供的信息相似,只是施力的方式不同,或力的来源不同,目的都是使组织发生应变。与压迫式弹性成像一样,这种方法也不能对组织弹性模量进行定量分析。

如前所述,因为 SE 的量化需要体内压力分布的信息,其本质是一种定性的检查方法,所以,在不同的病例间进行定量比较是不客观的。但是,为了比较,有许多试图解决这一问题的替代方法。如在假定条件下,通过应变或位移,定量地评估弹性模量。这些方法的临床应用仍处于研究阶段。已经被临床应用的有应变成像的几何测量值包括低应变区的大小和形状、局部病变应变与其周围组织的应变比(strain ratio)、同一切面弹性图中的病变范围与灰阶图中病变范围的大小之比(E/B)。尽管这些都是假定量的方法,但是有其病理学基础,有一定的临床应用价值。

心肌弹性成像的原理与采用静态压缩的弹性成像类似,但利用的是心脏自身的收缩和舒张时心肌沿探头径向的位移信息,从而得到心肌的应变、应变率和速度等参数的空间分布及其随时间的变化。研究证实心肌弹性成像能够较准确客观地对局部心肌功能进行定量评价,可应用于心肌梗死和心肌缺血的定位或心肌收缩功能的评价。

尽管不同厂家采用的激励技术不尽相同,对于信号的处理方法和图像的彩色编码表示方法也有差别。但是采用静态超声弹性成像是最基本的方法,很多其他方式的超声弹性成像也是用同样或类似的方法进行位移估计或者应变估计。

需要指出的是静态超声弹性成像是需要在同一位置获得稳定的多帧图像供应变信息的捕获和相关比对分析。因此,对操作者的技术要求很高,施压力度的大小、方向、频率、稳定性、患者自身呼吸运动的非同步性等都会对图像产生不同程度的影响,以致严重影响结果的可重复性。为了克服这一缺陷,虽然晚近的仪器在屏幕上有操作者施压强度和频率是否适当的标记,用于指导操作,但是,严格的操作训练仍然非常必要。在实际应用中,必须对其影响因素进行有效控制,才可能获得重复性较好的稳定弹性图。

(二)剪切波弹性成像(shear wave elastography, SWE)

1. 瞬时弹性成像(transient elastography, TE)　也称点剪切波速度测量(point shear wave speed measurement)。通过可控的脉冲波激励(或外在的机械振动力)使组织内部产生瞬时剪切波,测量出感兴趣区内的剪切波速度平均值,然后将其转化为杨氏模量。

第一台基于瞬时弹性成像概念而产生的剪切波测量仪器(2003)是 FibroScan。该系统利用了机械激励装置(用活塞击打测试部位的表面)产生剪切波,随后使用超声探头检测剪切波在组织的传播。这种探头有固定的聚焦装置,所测量的剪切波速是探头聚焦深度线上剪切波速的均值。FibroScan 通过公式($E=3\rho V^2$)计算出相应的杨氏模量。目前,这种计算杨氏模量方法主要应用于在没有灰阶超声图像时肝脏纤维化程度的评估而非成像。

2. 剪切波速度成像(shear wave speed imaging)　向组织发射聚焦的低频声辐射力脉冲,即利用长脉冲"推力波"(push pulse)的压力向组织器官的感兴趣区传递动能,产生剪切波,然后使用超高频(>10 000 次/s)的超快速(ultrafast)超声成像系统采集射频数据,采用互相关方法来估计不同位置剪切波到达的时间,从而得到剪切波在组织内的传播速度。这一信息既可以通过感兴趣区内的平均值传播速度或转换为弹性模量表示,也可以以声像图的方式呈现出来。

对于以剪切波速度为依据的弹性成像技术,物理量是剪切波速度本身。假设生物组织具有等密度、

同质、各向同性和不可压缩性,剪切波在均质组织中传播的速度和组织的硬度成正比。那么 Young's 模量的表达式为:

$$E = 3\rho C^2 \quad\quad\quad （式 18-12）$$

ρ 是组织的密度(在肝组织中接近常数),C 是剪切波传播速度。

多家机构对声脉冲激励技术的应用进行了相关研究。Nightingale 等 2001 年报道了声脉冲辐射力技术(acoustic radiation force impulse, ARFI)。其原理是利用短周期脉冲声压(<1ms)在组织内部产生局部位移,这种位移可通过基于超声相关性的方法进行追踪。在 ARFI 为基础的成像技术中,探头既发射脉冲压力同时又接收射频回波数据,实现了利用压力产生组织位移,证明利用局部组织自然属性进行成像是可行的,并很快应用于临床。该技术可在获得感兴趣区肝组织弹性模量,同时实时直观地显示弹性模量的二维分布,因此可以在选择探测区时尽可能地避开血管和胆囊等可能影响弹性结果的区域。

声辐射力脉冲可以使用单聚焦点或者多聚焦点,每一个聚焦区域高速惯续激发,类似"马赫锥"形成原理,使得剪切波前在比较大的深度以近似圆柱形向周围传播,实时剪切波弹性图即基于此形成。最新研究应用射频超声容积捕获技术,可以获得高质量的二维、三维弹性图。

SWE 可计算组织硬度的绝对值,达到定量分析的目的。同时由于 SWE 无须压迫,对操作者依赖性小,所以操作相对容易。但是,与压迫弹性成像一样,诸多干扰因素可以严重影响 SWE 定量测值的准确性和稳定性,以致其临床应用受到限制。

（三）剪切波成像的伪像

软组织具有非线性,黏滞性及不均质的特点。这些特点将会影响测量的准确性。例如,将组织黏性加入考虑范围时,组织硬度计剪切波波速的测量将会随脉冲波频率的改变而改变,这种现象被称为驱散(dispersion)。驱散现象使得同一人在不同商业系统中所测量的剪切波速不同。

组织的非线性(例如高弹性模量)使组织的应变(应力为探头的加压或者声辐射力脉冲等)与最初的组织应变不相关,例如组织所测量的弹性模量值伴随组织受压力度的改变而改变,这种误差同样出现在剪切波测量系统。不论在乳腺或者前列腺中,探头压力的增高使得所测量剪切波波速增高。门脉高压时肝脏所测量的剪切波速也增高,这是肝组织非线性的自然现象。这种一直被人们所忽略的现象至今原因不明。因而,扫查时尽可能减小加压力度(例如在 3cm 的乳腺组织中加压幅度小于 0.3mm)可以提高弹性成像的可重复性。

在测量过程中,非均质的物质会使测得的剪切波速误判。这是因为非均质物质的界面会导致剪切波的反射,从而产生伪像。例如非常坚硬的物质会出现"柔软中心"。这一伪像出现在 BI-RADS5 类乳腺结节的剪切波声像图中。在使用"点测量"的剪切波成像技术中,避免测量灰阶超声所显示的组织边缘对避免这种伪像有所帮助。

"BGR 征"和"靶征":囊性病变的超声弹性图特征性地显示病变深方一条红色条带,红色的条带上方可以看到绿色和蓝色的区域,因此,该征象被称为"BGR(blue-green-red)征"。这种独特的征象说明病变为液体成分。在某些使用灰阶弹性图的仪器则表现为中心白色和周围黑色环状信号,该征象被称为"靶征",病变后方白色信号,这可能与成像时液体的流动有关。在一项多中心研究中,该征象对良性囊肿的阳性预测值很高。

（四）声辐射力的安全性

评估超声诊断的安全性需要检测与组织发热相关的热指数(TI)和与组织空化效应(例如气泡高速猛烈破碎,将会导致局部组织较大损伤)相关的机械指数(MI)。不同的声辐射力激发波具有近似的振幅(1.0<MI<1.9)与较长的激发长脉冲(几百个波),占空比远大于用于常规诊断超声的脉冲(多普勒使用 10~20 个波)。商业声辐射力脉冲系统所设计的用于诊断的设备没有有害的生物效应,目前也尚未见报道。但是诊断性超声的生物效应在一些特殊的病例中被报道,在这些病例中如果增加声辐射力脉冲的持续作用时间,生物效应将如期出现,或者更加显著。ALARA 原则指出,在生物学效应进一步研究出现之前,声辐射力脉冲最好不要在这些特殊病例中使用。文献报道,在 MI>0.4 的情况下,使用诊断超声造影时或观察含气组织(例如肺)时更容易产生空化效应;扫查肝脏时 MI 设置 1.9 则会产生空化效应。另外,尽管这些生物学效应并未证明对人体有害,但声辐射力脉冲所使用的振幅高于常规灰阶超声或者多普勒超声,对于婴儿的声辐射力范围临床前研究需要先使用 ALARA 原则来评估其影响。

二、弹性成像的临床应用及局限性

目前弹性成像主要应用于乳腺、前列腺、甲状腺等表浅器官,尤其在乳腺肿瘤方面研究较多,技术相对成熟。此外,组织弹性成像还可应用于肝纤维化的诊断、局部心肌功能评价以及肿瘤消融的检测与评估。尽管最近有几个弹性成像应用的指南发布,对应用的适应证、操作技术、图像解读、局限性等做了介绍,但是,已有的多数研究证明这一技术还只能是常规超声检查的部分补充,成为独立的诊断工具尚存在诸多问题,需要改进和完善。

(一)肝脏

1. 瞬时弹性成像(TE)

(1)方法:进行瞬时弹性成像时,要求患者空腹,仰卧位,右上肢上举。探头放置于 9~11 肋间,在实时超声的引导下,选择皮肤深方 25~65mm,周围没有大血管的肝脏组织。测量的肝脏容积呈椭圆形,长 4cm,宽 1cm。通过软件判断每次测量是否成功。如果测量不成功,则不会显示具体数值。如果 10 次测量均没有数值,则认为 TE 测量失败。

(2)测量成功的判断指标:①测量成功次数>10 次;②成功测量的比例>60%;③测量的四分位距(IQR)<测量肝脏中位硬度的 30%(反应测量的变异程度)。

(3)对结果的解释:所获得的结果用千帕(kPa)值来表示,正常范围在(5.5±1.6)kPa。对于 TE 检查结果的解释应该在综合患者年龄、性别、病因及实验室检查结果的前提下做出判断,要十分慎重。特别是在低级别的肝纤维化、脂肪肝、肥胖患者中重复性比较低。

(4)肝纤维化分级的准确性:TE 是诊断肝纤维化的有效方法。与预测肝纤维化相比,排除肝纤维化的可靠性要更高。例如,当肝脏的硬度在 2.5~7kPa 之间,纤维化的程度应该很轻或没有,当硬度值超过 12.5kPa 的时候,就很有可能是肝硬化了。

(5)弹性成像在肝脏的应用:主要是肝纤维化程度的评价、监控疾病进展及评估预后。

1)门脉高压:TE 的结果能够预测患者是否出现显著的门脉高压,但并不能够预测是否出现食管静脉曲张。

2)预后评估:近期有人提出 TE 可以用于预测慢性肝病患者的预后。与血清学指标相比,TE 预测 5 年内肝脏相关死亡的价值最高。调整混杂因素(年龄、治疗、坏死炎症分级)后,依旧可以得到相同的结论。

3)监测抗病毒治疗反应:TE 可以监测治疗反应,并评估肝脏纤维化的恢复情况。已有文献证实,对于持续病毒消失,肝穿刺显示肝组织显著恢复的患者。其肝脏硬度与治疗前基线值相比显著降低。

必须指出,TE 测量的肝脏硬度值会受到 ALT 水平与炎症的影响。而且,肝脏硬度的降低可能由于炎症的减轻所致,并非纤维化的减轻。

(6)局限性

1)检测失败和结果不可靠:对于肥胖或肋间隙窄的患者,TE 很难进行,而且对于腹水患者,TE 也无法进行。如前所述,测量的四分位距(反映测量的变异程度)应小于测量肝脏中位硬度的 30%(即 IQR/LSM<30%),从而保证诊断的准确性。

2)影响因素多:肝脏周围包裹了可扩展但坚韧的被膜(Glisson 被膜)。当出现水肿、炎症、肝外胆汁淤积、充血性心衰的时候,都可以增加所测量得出的肝脏硬度,而与肝脏本身的纤维化无关。此外,在病毒性肝炎的患者中,坏死炎症的活动也会增加 TE 所测得的肝脏硬度值。脂肪肝是否影响肝脏硬度目前尚无定论。无论是肝硬化、门静脉高压症的患者,还是健康对照,进食后肝脏的硬度都会增加。因此患者在进行 TE 和其他肝脏弹性成像检查前均应空腹。

2. 点剪切波速度测量（PSWSM）和剪切波速度成像（SWSI）

（1）方法：PSWSM 和 SWSI 的应用条件包括以下几点。①空腹；②仰卧位，右上肢上举过头以增加肋间隙宽度；③深吸气后屏住呼吸；④感兴趣区（ROI）置于肝被膜下 1.5~2.0cm 处，从而避免多重反射伪像及高估硬度；⑤ROI 的选取应避开大血管；⑥使用 PSWSM 测量 5~10 次，取中位值；使用 SWSI 测量 4 次，取平均值。

特殊建议包括：①使用 SWSI 时，取样框应足够大，以减少每次测量的差异。SWSI 平均了多个点的平均硬度，因此更具有代表性；②对于 PSWSM，ROI 应垂直于探头中心，因为入射角很小偏差就会对结果造成较大的影响。

（2）对结果的解释：在慢性病毒性肝炎肝纤维化的不同阶段，截断值有很大的重叠。由于使用仪器的不同，测值范围在不同仪器间的可比性差。和常规超声一样，SWSI 也是对操作者具有依赖性。

（3）局限性：SWSI 的准确性影响因素较多，甚至在不同肝叶中，肝脏的硬度值有较大差异。此外，体型（肥胖、肋间隙窄）也会对结果造成影响。

由于组织弹性特征是频率依赖的，因此在比较不同技术的定量值结果的时候一定要非常谨慎。SWSI、PSWSM 和 TE 之间的结果尽管单位都是 m/s，但不具有可比性。

3. 应变弹性成像（SE） 应变弹性成像（SE）在肝脏的应用主要依赖的是心脏搏动推移组织，探头略偏向心脏的方向，通过灰阶图像选择没有其他干扰（血管）的肝组织作为 ROI（建议 2.5cm×2.5cm）；嘱患者屏气，获得持续的 SE 图像。SE 目前存在多种成像模式和分析方法，尽管多数研究结果与肝脏纤维化程度均有显著的相关性。但是影响因素更多，而且无法定量评估肝纤维化程度。对结果的解释更应谨慎。

综合目前的研究结果，可以肯定肝脏弹性成像有助于评估肝脏弥漫性病变，并且可以减少对肝穿刺的依赖。其中 TE 评估的证据等级很高，PSWSM 的证据等级中等，而 SWSI 和 SE 的证据等级偏低。其中 TE 已经有超过 10 年的使用经验，而其他一些方法只是近期出现的，这导致使用不同方法研究的差异性很大。

（二）乳腺

目前弹性成像在乳腺的应用主要作为灰阶成像的辅助。

与对肝脏的检测一样，SE 和 SWSI 检测乳腺的方法规范至关重要。探头位置、声束角度、加压力度和频率等都会影响检测结果。乳腺的组织结构与质地、病灶位置等也是重要影响因素。

1. 操作方法 欲获得可靠的乳腺弹性图像，正确的操作至关重要。操作中，应该遵循以下三点建议。

（1）首先获得高品质的灰阶图像。检查者应将灰阶图像调整至最佳后再进行弹性成像。

（2）保持探头垂直于皮肤。无论是外压式还是声辐射力弹性成像，即使探头角度出现轻微的变化，也会导致目标与探头出现相对位移，所获得结果就没有意义。应找到一个合适位置放置探头，以确保按压均匀稳定，并且嘱咐患者保持体位不变化（如屏气）。

（3）对于应变弹性成像，应根据需要施加最佳的施压力度与速度。目前有"无按压""轻微颤动"及"显著按压"三种类型的压迫或震颤方式。成像时，对于浅表病变无须颤动或压迫，但深部病变需要较大施压幅度。

1）无按压：探头置于病变上方，垂直置于皮肤放置，避免压迫或震动，不要加压。此时操作者施加与患者自身的震颤能量是无法避免的。然而，这种微小颤动在一些病例中（例如较厚乳腺或者深方病变）则是必需的。

2）轻微颤动：适用于位于浅表或中等深度的病变以及大小约几毫米的非肿块型病变。保持探头轻轻地接触皮肤，使探头垂直并施加轻微的颤动，颤动幅度≤1mm。

3）显著按压：适用于较大或者位置较深的病变。探头垂直接触皮肤，施加较大的压力然后放松（幅度 1~2mm）。这种方法与常规超声的动态检查类似。

2. 弹性成像的评价指标 目前主要使用三类指标对乳腺病变进行诊断。每种指标都有各自优缺点，并不是所有的临床证据都支持某一类指标。

（1）弹性评分（tsukuba score）：在基于彩色编码或者灰阶成像的应变弹性成像模式中，利用视觉评估得到的分数做出诊断。

（2）E/B 比、宽度比、长度比：比较病变在弹性成像和灰阶图像的面积比值做出诊断。

（3）应变比,弹性模量,剪切波速度：利用硬度(组织弹性)的相对值做出诊断。

3. 弹性指标的应用和评价

（1）弹性评分、应变比可作为鉴别乳腺肿物良恶性的指标。

1）Tsukuba 评分：是将可疑肿瘤的弹性图进行硬度的视觉赋分。若仪器编码红色为软,蓝色为硬(目前不统一),分值标准为：①红色为 1 分,肿瘤整体发生较大的变形；②红和蓝镶嵌的"马赛克"状为 2 分,表示肿瘤大部分发生变形,但仍有小部分未变形；③中心为蓝色,周边为红色为 3 分,表示肿瘤边界发生变形,中心部分未变形；④仅肿瘤整体蓝色为 4 分,肿瘤整体无变形；⑤肿瘤和周边组织均为蓝色为 5 分,表示肿瘤整体及周边组织均无变形。弹性评分 1~5 分代表组织的硬度由软到硬。良性病变以 1~3 分多见,而恶性病变以 4~5 分多见。

选择感兴趣区 ROI 时,需要包括各种组织类型,如脂肪、腺体和胸大肌,病变本身大小应不超过 ROI 的 1/4。其局限性在于评分相对主观且不能评估较大的肿瘤。此外,弹性评分的准确性随病变深度的变化而变化,因此控制其准确性是必要的。

2）应变比(strain ratio)：多数研究发现良性病变的灰阶图像范围小于弹性成像显示的范围,而恶性病变相反。因此,在同一切面无论肿瘤弹性成像的面积(E)与灰阶成像的面积(B)比(E/B)还是经线比对于良恶性肿物的鉴别具有高度的特异性,可以增加肿物的分类的可靠性。

需要指出的是致密型乳腺中的纤维腺瘤或者纤维囊性病变难以使用该类比较指标,该病变的弹性值与周围腺体组织的弹性相似,有可能将病变及其周围的乳腺组织视为一个病变,使假阳性率增加。

（2）剪切波弹性成像：目前,较公认的价值是联合使用 SWE 和 BI-RADS 分类,可以提高常规超声 3 类或者降低 4 类肿物的级别,避免不必要的穿刺或遗漏必需的穿刺。

（3）弹性成像应用中的特殊征象

1）"BGR 征"和"靶"征：为含液性病变的特征性表现,对良性囊肿的阳性预测值很高。

2）SWE 无彩色和"硬环"征：剪切波在过硬的病变中可能无法传播,例如浸润性癌。因恶性肿瘤周围存在间质反应,硬度增加,即出现"硬环"征。

使用 pSWE(声触诊组织定量技术)仅在较小的感兴趣区内获得一个测量值,不能在常规超声图像上确定硬度最大的区域。测量值通常以"x. xx"的方式显示。这意味着没有获得足够用于评估病变的剪切波,病变很有可能是恶性的。这一征象尽管敏感性低,但是特异性很高。

（三）甲状腺

参照乳腺的弹性评分方法对甲状腺单发结节患者行超声弹性成像评估,并与外科手术切除或针吸细胞学检查对照,结果显示甲状腺囊性病灶具有特征性的"BGR"征象；腺瘤或增生结节的弹性评分多为 1~2,而甲状腺癌多为 3~4。但当良性肿瘤发生纤维化、钙化等,或者恶性肿瘤病灶很小及发生液化坏死时,也会导致误诊及漏诊,尚需积累更多经验。

（四）前列腺

对前列腺异常的筛查标准一直是以直肠指检和血 PSA 水平为主。在筛查前列腺癌时,弹性成像能提供常规经直肠前列腺超声扫查的有用补充信息。可能发现常规超声检查未显示的病灶,有助于引导穿刺活检。

经直肠扫查技术因为探头声束在探头顶端发射的特点,可能造成操作者在扫查时无意中过度按压,引发伪像。

（五）其他

弹性成像在心脏、脾脏、肾脏、肌肉骨骼、皮肤及热消融治疗评估等方面的应用也有研究报道,但是尚无高等级的循证医学证据支持其临床应用效能。

（六）局限性

超声弹性成像是一种全新的成像技术,它提供了生物力学信息,成为二维灰阶超声和超声对比造影之外的另一个独立诊断参数,在临床实践中逐步体现出独特的应用价值。但是,目前弹性成像的局限性和存在的问题也非常明显。

物质的应变,位移及剪切波速成像描述了组织的物理特性。就其本身而言,如果没有伪像存在,则这些物理特性的可信度非常高。在理论上,SE 具有更高的空间分辨力,而 SWE 则具有更高的组织对比性(即能分辨出更微小的硬度上的差异)。

然而,由于超声弹性成像涉及力学、材料学、声学、信号处理等相关学科的诸多领域,而目前的商用超声弹性成像仪器都是基于不同的简化假设模型及信号处理方法进行成像,几乎没有考虑人体组织的黏弹性特征,所以,都不能准确反映人体黏弹性组织的真实物理属性,不同的系统得出的图像无可比性。在病理情况下,组织的非线性降低了弹性声像图的可比性。因此,无论是 SE 或者 SWE,组织的非线性(非均质性、黏滞性、各向异性等)、病变线度及其周围组织力学环境和声学环境特性对触发力、波传导、检测波等异常错综复杂的影响,造成信息的不确定性和伪像,致使弹性成像在不同个体、不同部位和不同设备之间不具可比性,使其临床应用受到明显限制。

1. **组织结构的影响** 组织的黏滞性、非均质性、各项异性都会影响超声弹性成像的测值。晚近,有专门针对组织黏弹性研发的测量方法,以克服常规超声弹性成像未考虑黏弹性影响的局限性。但是目前还缺乏其效能的循证证据。

2. **深度影响** 无论是静态 SE 还是 SWE,施加的压力分布都会随着传播距离的增加而扩散,当达到一定深度后,组织内部的应力显著减小,应变也会变得非常微弱,使获取的信号信噪比很小,特别是边界位移信号小而模糊,以至图像杂乱、重复性极差,无法判定组织的弹性分布差异。因此,目前弹性成像仅在表浅组织的应用中效果较好,对深部组织的检查效果差。

3. **信号提取困难** 由于超声在组织中传播的复杂性,超声成像本身固有的来自多方面的噪声影响,使原本微弱的组织内部位移信号的识别和提取相当困难。特别是位置较深时,更为不易。

4. **生理活动影响(呼吸、心跳、动脉搏动)** 被检查者本身无法避免的生理活动对组织产生的推移、振动在组织中的传导,可能会与外部施加压力的效应互相干扰。

5. **患者条件** 肥胖、过度消瘦的患者都会影响弹性成像的效果。

6. **操作者的技术因素** 如前所述,使用静态弹性成像时对操作者的技术要求很高,施压力度的大小、方向、频率、稳定性都会对反应应变的回声信号造成影响和干扰。操作者自身及操作者之间都不具可比性,使其临床应用受到明显限制。

7. **重复性差** 由于上述影响因素的综合影响,致使弹性成像的重复性至今难如人意。也直接影响了对其临床应用价值的客观评价和相关研究的可比性。是目前超声弹性成像的最大障碍之一。

小 结

超声弹性成像是一种对组织生物力学特征评价的新技术。作为一种全新的成像技术,在理论上开拓了超声成像的新领域,扩展超声医学的范围,弥补了常规超声的某些不足,是继 A 型、B 型、C 型、D 型、M 型超声成像模式之后又一大进展,有人称其为 E 型(elastography)模式,尽管刚起步,但是在临床实践中逐渐显现出其独特的应用价值和潜在的发展前景。随着弹性成像设备的不断完善,信号处理技术的不断进步及临床应用经验的不断积累,超声弹性成像必将像 CDFI 和超声造影一样,成为超声诊断重要的组成部分和辅助手段。

第七节 其他新技术

一、双通道 M 型和解剖 M 型成像法

M 型(M-mode)是由英文 Motion Mode 的首写字符而得名,故 M 模式能够看到运动状态的反射源随时间的变化。

双通道 M 型的成像原理与常规单通道 M 型的成像原理相同,只是多增加了一条取样线。在理论上,其时间分辨力会较单通道降低。但是仍然具有非常高的时间分辨力。主要用于同步获取不同心瓣膜和/

或心肌的运动。便于比较分析心动周期内不同瓣膜启、闭的时间差异及其与心肌运动的关系。

解剖 M 型不是在单一的声束线上获得的,而是利用数字扫描转换器(DSC)中的计算机技术,在帧频存储器中每一帧都取一个地址的信号,形成一条特定形状的取样线,最终读取显示出来。地址是扫查深度,信号是灰度信号,形成纵轴;每一帧都有一个时间差,形成横轴。这样我们就能获得任意形状(包括曲线)的 M 型图像。但是如果超声设备档次较低,帧存储器所存帧数密度不够的话,就会在临床上得不到连续的 M 型图像。

解剖 M 型的时间分辨力较单通道 M 型明显下降,临床应用较少。可用于比较不同部位心肌的运动时相和速度差别。

二、超声组织定征成像法

超声组织定征成像法(ultrasonic tissue characterization,UTC)是探讨组织声学特性与超声表现之间相互关系的基础与临床研究方法,是近年发展起来的一种无创性超声检测新技术,可对超声图像进行量化检测,以期达到区别不同组织、正常及异常情况以及辨别病变性质、程度的目的,具有较高的临床应用价值。但由于超声通过组织的传输和反射特性的复杂性,超声和组织相互作用的原理尚未十分明了,人们只能从声速、声衰减、散射、组织硬度、回声强度、声学参数测量与组织成分的对照、超声显微镜等不同方面对超声组织定征进行探讨。其中,在国内研究较多且较有发展前途和实用价值的方法是射频法的超声背向散射积分(integrated backscatter,IB)和视频法的回声强度(echo intensity,EI)。背向散射参数测定技术是超声组织定征研究中相对较为成熟的方法,对诊断心脏疾病、肝脏病变等多种全身性疾病,有良好的应用前景。但是,目前由于所使用的仪器及相关分析软件仍不完善,探头频率、增益、扫描深度及个体差异等因素的影响,使在不同研究对象间、不同的研究中甚至同一研究对象在不同时间的研究不具有可比性,难以标准化,以及目前所用分析软件的误差较大,组织的声学特性的角度依赖性等问题亟待解决,从而使研究结果的客观性、准确性等都存在问题,使其难以在临床上广泛实际应用。

成像原理为常规二维超声成像是对超声探头发出的超声波经人体内组织各不同界面反射回来的信号进行处理,以回波幅度量化为显示灰阶(如 256),在显示器上获得解剖结构的显示。但这个回波幅度是原始射频(RF)信号的外包络,即处理的是经原始射频信号检波得到的信号。其实原始射频中包含了许多组织特性的信息,若对同一方向回来的信号连续接收分析,可知在不同深度经频谱分析后的信号完全不同,即蕴含了不同组织的特性。

超声信号在人体组织内传播,与组织发生了各种交互作用,但回波信号只有原始射频信号才保留了组织所有特性的信息。回波射频信号是组织对超声波各种交互作用的结果,其中包括了三种主要作用:

①线性作用:相长干涉和相消干涉,组织或/和病理结构的衰减特征。

②非线性作用:在软组织或体液传播中波形畸变产生的谐波信息,以及由超声造影剂气泡产生的谐波及次谐波等信息。

③组织在外力作用而产生特性变化致使局部传播速度的变化等。

原始射频信号全波段内的信息包含了超声在人体组织内线性、非线性等作用,分析频谱分量和频率成分可以获得组织信息及用于区分各组织的特性。

(王金锐)

参 考 文 献

[1] RUMACK CM,LEVINE D. Diagnostic ultrasound[M]. 5th ed. Philadelphia:Elsevier,2018:53-73.

[2] 刘吉斌,王金锐. 超声造影显像[M]. 北京:科学技术文献出版社,2010:3-47.

[3] 施红,蒋天安. 实用超声造影诊断学[M]. 北京:人民军医出版社,2013:2-27.

[4] LIU JB,MERTON DA,FORSBER F,et al. Contrast-Enhanced Ultrasound Imaging. In McGahan JP,Goldberg BB. Diagnostic Ultrasound[M]. 2nd ed. Philadelphia:Lippincott Raven. 2010:39-59.

[5] GENNISSON JL,DEFFIEUX T,FINK M,et al. Ultrasound elastography:Principles and techniques[J]. Diagn Interv Imaging,2013,94:487-495.

［6］ LUO CC,QIAN LX,LI GY,et al. Determining the in vivo elastic properties of dermis layer of human skin using the supersonic shear imaging technique and inverse analysis［J］. Med Phys,2015,42(7):4106-4115.

［7］ BAMBER J,COSGROVE D,DIETRICH CF,et al. EFSUMB Guidelines and Recommendations on the Clinical Use of Ultrasound Elastography. Part 1:Basic Principles and Technology［J］. Ultraschall Med,2013,34(2):169-184.

［8］ COSGROVE D,PISCAGLIA F,BAMBER J,et al. EFSUMB guidelines and recommendations on the clinical use of ultrasound elastography. Part 2:Clinical applications［J］. Ultraschall Med,2013,34(3):238-253.

［9］ SHIINA T,NIGHTINGALE KR,PALMERI ML,et al. WFUMB guidelines and recommendations for clinical use of ultrasound elastography:Part 1:basic principles and terminology［J］. Ultrasound Med Biol,2015,41(5):1126-1147.

［10］ BARR RG,NAKASHIMA K,AMY D,et al. WFUMB guidelines and recommendations for clinical use of ultrasound elastography:Part 2:breast［J］. Ultrasound Med Biol,2015,41(5):1148-1160.

［11］ FERRAIOLI G,FILICE C,CASTERA L,et al. WFUMB guidelines and recommendations for clinical use of ultrasound elastography:Part 3:liver［J］. Ultrasound Med Biol,2015,41(5):1161-1179.

附录一　高级卫生专业技术资格考试大纲

（超声医学专业　副高级）

一、专业知识

（一）本专业知识

1. 熟练掌握超声医学技术专业的基础理论，如超声物理学原理、超声诊断学基础等，并熟悉系统解剖学、生理学、病理学、病理生理学、组织胚胎学等相关知识。

2. 熟悉超声成像原理及超声诊断仪器结构，类型，工作原理及调节使用。

3. 掌握本专业的操作常规及规章制度，了解与本专业有关的法律法规。

（二）相关专业知识

了解与本专业密切相关学科的理论与临床知识，包括：放射学、核医学、内科学、外科学、妇产科学、儿科学、眼科学、耳鼻喉科等多个临床相关专业的知识。

二、学科新进展

了解超声医学专业国内外各种新技术及新进展，并了解各种超声新技术的临床应用。如三维超声成像、超声造影、多普勒组织成像、高能聚焦超声、腔内超声、介入超声等多项新技术。

三、专业实践能力

（一）掌握各系统超声检查方法的规范化操作及各种超声技术的临床应用。

（二）掌握下述各病种的超声诊断与鉴别诊断。

附常见病种

（一）心血管超声诊断

1. 二尖瓣狭窄
2. 二尖瓣关闭不全
3. 主动脉狭窄
4. 主动脉瓣上狭窄
5. 主动脉瓣下狭窄
6. 扩张型心肌病
7. 肥厚型心肌病
8. 限制型心肌病
9. 心包积液
10. 缩窄性心包炎
11. 主动脉夹层
12. 真性主动脉瘤
13. 假性主动脉瘤
14. 冠心病（心肌梗死）
15. 房间隔缺损
16. 室间隔缺损
17. 动脉导管未闭
18. 心内膜垫缺损
19. 主动脉窦瘤破裂
20. 冠状动脉瘘
21. 主动脉二瓣化畸形
22. 先天性主动脉瓣狭窄
23. 主肺动脉间隔缺损
24. 法洛三联症
25. 法洛四联症
26. 共同动脉干
27. 左侧三房心
28. 完全性肺静脉畸形引流
29. 肺动脉瓣狭窄
30. 三尖瓣闭锁
31. 三尖瓣下移畸形
32. 右室双出口

33. 双腔右心室

34. 肺动脉闭锁合并室间隔缺损

35. 大动脉转位

36. 单心室

37. 主动脉弓离断

38. 心内膜弹力纤维增生

39. 高血压心脏病

40. 肺动脉栓塞

41. 肺动脉高压

42. 心功能评价

（二）胸、腹部超声诊断

1. 胸膜腔积液、胸膜肥厚和胸膜粘连

2. 腹水

3. 原发性肝癌

4. 转移性肝癌

5. 肝内胆管细胞癌

6. 肝血管瘤

7. 肝囊肿、多囊肝、脓肿、血肿

8. 肝棘球蚴病

9. 肝局灶性结节增生、炎性假瘤

10. 肝硬化

11. 门静脉高压症

12. 脂肪肝

13. 巴德-基亚里综合征

14. 胆囊炎（急性、慢性）

15. 胆道急症（胆囊穿孔、胆道蛔虫）

16. 胆囊结石

17. 胆囊息肉

18. 胆囊腺肌增生症

19. 胆囊癌

20. 胆管癌

21. 胆囊胆固醇沉着

22. 先天性胆管囊性扩张

23. 胰腺癌

24. 壶腹周围癌

25. 胰腺囊腺瘤和囊腺癌

26. 胰腺炎（急性、慢性）

27. 胰腺内分泌肿瘤

28. 胰腺囊肿（真性、假性）

29. 游走脾

30. 脾囊肿

31. 脾破裂

32. 脾肿大和副脾

33. 脾淋巴瘤

34. 脾转移瘤

35. 脾血管瘤

36. 脾梗死

37. 肾先天变异和发育异常

38. 肾和输尿管结石

39. 肾积水

40. 肾囊肿（单发、多发）多囊肾

41. 肾肿瘤（肾癌、肾盂癌、肾母细胞瘤、肾脏错构瘤）

42. 输尿管肿瘤

43. 膀胱结石、异物和出血

44. 膀胱肿瘤

45. 嗜铬细胞瘤

46. 肾上腺肿瘤（常见囊性和实性肿瘤）

47. 胃肠肿瘤

48. 胃肠急腹症（急性化脓性阑尾炎、肠套叠、肠梗阻、消化道穿孔）

49. 腹膜腔常见肿瘤（囊、实性鉴别）

50. 腹膜后肿瘤（定位诊断、常见囊性和实性肿瘤）

（三）妇产科超声诊断

1. 不全流产

2. 异位妊娠

3. 多胎妊娠

4. 死胎

5. 胎儿宫内发育迟缓

6. 巨大胎儿

7. 宫颈功能不全

8. 晚期产后出血

9. 胎儿面部畸形

10. 胎儿中枢神经系统发育异常

11. 胎儿心脏常见畸形

12. 胎儿胸部发育异常

13. 胎儿腹腔脏器发育异常

14. 胎儿腹壁发育异常

15. 胎儿泌尿系统发育异常

16. 胎儿骨骼系统发育异常

17. 胎儿水肿综合征

18. 淋巴系统发育异常

19. 羊膜带综合征

20. 胎儿肿瘤

21. 双胎输血综合征

22. 前置胎盘

23. 胎盘早剥

24. 胎盘植入

25. 胎盘血管瘤

26. 胎盘囊肿

27. 羊水过多
28. 羊水过少
29. 先天性米勒管发育异常
30. 子宫腺肌病
31. 子宫肌瘤
32. 子宫肉瘤
33. 恶性滋养细胞疾病
34. 葡萄胎
35. 子宫内膜息肉
36. 子宫内膜增生过长
37. 子宫内膜癌
38. 人流和药流后组织物残留
39. 子宫穿孔
40. 宫颈肌瘤
41. 宫颈癌
42. 卵巢囊肿
43. 卵巢过度刺激综合征
44. 卵巢巧克力囊肿
45. 卵巢囊腺瘤
46. 卵巢畸胎瘤
47. 卵巢实性良性肿瘤
48. 卵巢恶性肿瘤
49. 急、慢性盆腔炎症
50. 盆腔淤血综合征
51. 盆腔动静脉畸形

（四）浅表小器官超声诊断

1. 单纯性甲状腺肿
2. 结节性甲状腺肿
3. 甲状腺囊肿
4. 甲状腺腺瘤
5. 甲状腺癌
6. 甲状腺功能亢进
7. 亚急性甲状腺炎
8. 桥本氏甲状腺炎
9. 甲状旁腺瘤
10. 甲状旁腺癌
11. 甲状旁腺增生症
12. 乳腺炎症,脓肿
13. 乳腺增生性疾病
14. 乳腺纤维腺瘤
15. 乳腺囊肿
16. 乳管内乳头状瘤（癌）
17. 乳腺癌（硬癌、髓样癌、炎性乳癌等）
18. 乳腺肉瘤

19. 腮腺囊肿
20. 腮腺混合瘤
21. 腮腺淋巴瘤
22. 鳃裂囊肿
23. 唾液腺炎症
24. 唾液腺肿瘤
25. 晶体脱位
26. 晶体混浊
27. 视网膜剥离
28. 脉络膜玻璃
29. 玻璃体混浊
30. 皮肤软组织肿块（脂肪瘤、血管瘤、纤维瘤等）
31. 全身淋巴结肿大
32. 前列腺肥大
33. 前列腺癌
34. 精索静脉曲张
35. 睾丸肿瘤
36. 睾丸扭转
37. 睾丸、附睾炎症
38. 附睾囊肿
39. 附睾结核
40. 睾丸鞘膜积液
41. 腘窝囊肿
42. 腱鞘囊肿
43. 关节腔积液

（五）周围血管超声诊断

1. 下肢静脉瓣膜功能不全
2. 下肢深静脉血栓形成
3. 下肢动脉粥样硬化
4. 血栓闭塞性脉管炎
5. 肢体动脉闭塞或栓塞症
6. 多发性大动脉炎
7. 颈动脉粥样硬化
8. 锁骨下动脉盗血征
9. 椎动脉狭窄性疾病
10. 颈静脉扩张
11. 肢体血管动静脉瘘

（六）腹部血管超声诊断

1. 腹主动脉瘤（真性、假性及夹层动脉瘤）
2. 肾动脉狭窄
3. 肠系膜上动脉病变
4. 下腔静脉病变（血栓、瘤栓等）

附录二 高级卫生专业技术资格考试大纲

（超声医学专业 正高级）

一、专业知识

（一）本专业知识

1. 熟练掌握超声医学技术专业的基础理论，如超声物理学原理、超声诊断学基础等，并掌握系统解剖学、生理学、病理学、病理生理学、组织胚胎学等相关知识。

2. 掌握实时超声成像原理及超声诊断仪器结构，类型，工作原理及调节使用。

3. 掌握本专业的操作常规及规章制度，熟悉与本专业有关的法律法规。

（二）相关专业知识

熟悉与本专业密切相关学科的专业理论与知识，包括：放射学、核医学、内科学、外科学、妇产科学、儿科学、眼科学、耳鼻喉科等多个临床相关专业知识。

二、学科新进展

及时深入了解超声医学专业国内外各种新技术及新进展，并熟悉各种超声新技术的临床应用。如三维超声成像、超声造影、多普勒组织成像、高能聚焦超声、腔内超声、介入超声等多项新技术。

三、专业实践能力

（一）熟练掌握各系统超声检查方法的规范化操作及各种超声技术的临床应用。

（二）熟练掌握下述各病种的超声诊断与鉴别诊断。

附常见病种

（一）心血管超声诊断

1. 二尖瓣狭窄
2. 二尖瓣关闭不全
3. 主动脉狭窄
4. 主动脉关闭不全
5. 主动脉瓣上狭窄
6. 主动脉瓣下狭窄
7. 扩张型心肌病
8. 肥厚型心肌病
9. 限制型心肌病
10. 心包积液
11. 缩窄性心包炎
12. 主动脉夹层
13. 真性主动脉瘤
14. 假性主动脉瘤
15. 冠心病（心肌梗死）
16. 房间隔缺损
17. 室间隔缺损
18. 动脉导管未闭
19. 心内膜垫缺损
20. 主动脉窦瘤破裂
21. 冠状动脉瘘
22. 主动脉-左室隧道
23. 主动脉二瓣化畸形
24. 先天性主动脉瓣狭窄
25. 主肺动脉间隔缺损
26. 法洛三联症
27. 法洛四联症
28. 共同动脉干
29. 左侧三房心
30. 完全性肺静脉畸形引流
31. 肺动脉瓣狭窄
32. 三尖瓣闭锁

33. 三尖瓣下移畸形

34. 右室双出口

35. 双腔右心室

36. 肺动脉闭锁合并室间隔缺损

37. 大动脉转位

38. 单心室

39. 心脏位置异常

40. 主动脉弓离断

41. 心内膜弹力纤维增生

42. 高血压心脏病

43. 肺动脉栓塞

44. 肺动脉高压

（二）胸、腹部超声诊断

1. 胸膜腔积液、胸膜肥厚和胸膜粘连

2. 腹水

3. 原发性肝癌

4. 转移性肝癌

5. 肝内胆管细胞癌

6. 肝血管瘤

7. 肝囊肿、多囊肝、脓肿、血肿

8. 肝棘球蚴病

9. 肝局灶性结节增生、炎性假瘤

10. 肝硬化

11. 门静脉高压症

12. 脂肪肝

13. 巴德-基亚里综合征

14. 胆囊炎（急性、慢性）

15. 胆道急症（胆囊穿孔、胆道蛔虫）

16. 胆囊结石

17. 胆囊息肉

18. 胆囊腺肌增生症

19. 胆囊癌

20. 胆管癌

21. 胆囊胆固醇沉着

22. 先天性胆管囊性扩张

23. 胰腺癌

24. 壶腹周围癌

25. 胰腺囊腺瘤和囊腺癌

26. 胰腺炎（急性、慢性）

27. 胰腺内分泌肿瘤

28. 胰腺囊肿（真性、假性）

29. 脾囊肿

30. 脾破裂

31. 脾肿大和副脾

32. 脾淋巴瘤

33. 脾转移瘤

34. 脾血管瘤

35. 脾梗死

36. 肾先天变异和发育异常

37. 肾和输尿管结石

38. 肾积水

39. 肾囊肿（单发、多发）、多囊肾

40. 肾肿瘤（肾癌、肾盂癌、肾母细胞瘤、肾脏错构瘤）

41. 输尿管肿瘤

42. 膀胱结石、异物和出血

43. 膀胱肿瘤

44. 嗜铬细胞瘤

45. 肾上腺肿瘤（常见囊性和实性肿瘤）

46. 胃肠肿瘤

47. 胃肠急腹症（急性化脓性阑尾炎、肠套叠、肠梗阻、消化道穿孔）

48. 腹膜腔常见肿瘤（囊、实性鉴别）

49. 腹膜后肿瘤（定位诊断、常见囊性和实性肿瘤）

50. 其他

（三）妇产科超声诊断

1. 不全流产

2. 异位妊娠

3. 多胎妊娠

4. 死胎

5. 胎儿宫内发育迟缓

6. 巨大胎儿

7. 宫颈功能不全

8. 晚期产后出血

9. 胎儿面部畸形

10. 胎儿中枢神经系统发育异常

11. 胎儿心脏常见畸形

12. 胎儿胸部发育异常

13. 胎儿腹腔脏器发育异常

14. 胎儿腹壁发育异常

15. 胎儿泌尿系统发育异常

16. 胎儿骨骼系统发育异常

17. 胎儿水肿综合征

18. 淋巴系统发育异常

19. 羊膜带综合征

20. 胎儿肿瘤

21. 双胎输血综合征

22. 前置胎盘

23. 胎盘早剥

24. 胎盘植入

25. 胎盘血管瘤
26. 胎盘囊肿
27. 羊水过多
28. 羊水过少
29. 先天性米勒管发育异常
30. 子宫腺肌病
31. 子宫肌瘤
32. 子宫肉瘤
33. 恶性滋养细胞疾病
34. 葡萄胎
35. 子宫内膜息肉
36. 子宫内膜增生
37. 子宫内膜癌
38. 人流和药流后组织物残留
39. 子宫穿孔
40. 宫颈肌瘤
41. 宫颈癌
42. 卵巢囊肿
43. 卵巢过度刺激综合征
44. 卵巢巧克力囊肿
45. 卵巢囊腺瘤
46. 卵巢畸胎瘤
47. 卵巢实性良性肿瘤
48. 卵巢恶性肿瘤
49. 急、慢性盆腔炎症
50. 盆腔淤血综合征
51. 盆腔动静脉畸形

（四）浅表小器官超声诊断

1. 单纯性甲状腺肿
2. 结节性甲状腺肿
3. 甲状腺囊肿
4. 甲状腺腺瘤
5. 甲状腺癌
6. 甲状腺功能亢进
7. 亚急性甲状腺炎
8. 桥本氏甲状腺炎
9. 甲状旁腺瘤
10. 甲状旁腺癌
11. 甲状旁腺增生症
12. 乳腺炎症,脓肿
13. 乳腺增生性疾病
14. 乳腺纤维腺瘤
15. 乳腺囊肿
16. 乳管内乳头状瘤（癌）
17. 乳腺癌（硬癌、髓样癌、炎性乳癌等）

18. 乳腺肉瘤
19. 腮腺囊肿
20. 腮腺混合瘤
21. 腮腺淋巴瘤
22. 鳃裂囊肿
23. 唾液腺炎症
24. 唾液腺肿瘤
25. 晶体脱位
26. 晶体混浊
27. 视网膜剥离
28. 脉络膜玻璃
29. 玻璃体混浊
30. 皮肤软组织肿块（脂肪瘤、血管瘤、纤维瘤等）
31. 全身淋巴结肿大
32. 前列腺肥大
33. 前列腺癌
34. 精索静脉曲张
35. 睾丸肿瘤
36. 睾丸扭转
37. 睾丸、附睾炎症
38. 附睾囊肿
39. 附睾结核
40. 睾丸鞘膜积液
41. 腘窝囊肿
42. 腱鞘囊肿
43. 关节腔积液

（五）周围血管超声诊断

1. 下肢静脉瓣膜功能不全
2. 下肢深静脉血栓形成
3. 下肢动脉粥样硬化
4. 血栓闭塞性脉管炎
5. 肢体动脉闭塞、栓塞症
6. 多发性大动脉炎
7. 颈动脉粥样硬化
8. 锁骨下动脉盗血征
9. 椎动脉狭窄性疾病
10. 颈静脉扩张症
11. 肢体血管动静脉瘘

（六）腹部血管超声诊断

1. 腹主动脉瘤（真性、假性及夹层动脉瘤）
2. 肾动脉狭窄
3. 肠系膜上动脉病变
4. 下腔静脉病变（血栓、瘤栓等）

附录三 高级卫生专业技术资格考试大纲

（超声医学技术专业 副高级）

一、专业知识

（一）本专业知识

1. 掌握超声医学技术专业的物理基础

2. 掌握二维、M 型及多普勒超声技术基础及应用

3. 掌握超声仪器原理与结构；熟悉仪器正确调节和使用；了解日常保养知识及维修

4. 掌握超声临床诊断基础

（二）相关专业知识

掌握与本专业密切相关学科的专业理论与知识，包括：解剖学、生理学、病理学、病理生理学、放射医学、核医学、内科学、外科学、妇产科学、儿科学、眼科学、耳鼻喉科等学科。

二、专业实践能力

熟练掌握：头颈部，胸部，心脏及大血管，周围血管，消化系，腹壁、腹腔、腹膜后，妇产科，泌尿系及男性生殖系，表浅器官，骨、关节、软组织等疾病的病因病理、超声检查方法及超声诊断和鉴别诊断。

熟悉介入超声诊疗技术的基本理论、基础知识及技术操作和临床应用。

掌握腔内及术中的超声检查。

三、学科新进展

初步了解本专业国内外现状及发展趋势，尽可能将新理论、新知识、新技术应用于医疗实践。

掌握超声造影、三维超声成像、组织多普勒等超声新理论、新技术和新方法及临床应用。

附本专业病种

1. 瓣膜病：二尖瓣疾病、主动脉瓣疾病、三尖瓣疾病、感染性心内膜炎、人工瓣膜

2. 冠心病

3. 心肌病：扩张型心肌病、肥厚型心肌病、限制型心肌病

4. 心包疾病及心脏占位性病变：心包积液、缩窄性心包炎、心包及心腔占位性病变

5. 主动脉疾病：主动脉夹层、真性主动脉瘤和假性主动脉瘤

6. 先天性心脏病：房间隔缺损、室间隔缺损、动脉导管未闭、心内膜垫缺损、主动脉窦瘤破裂、冠状动脉瘘、主动脉瓣二瓣化畸形、主动脉瓣狭窄、主动脉瓣上缩窄、主动脉瓣下隔膜性狭窄、主动脉-肺动脉间隔缺损、共同动脉干、左侧三房心、完全性肺静脉畸形引流、肺动脉瓣狭窄、法洛四联症、法洛三联症（房间隔缺损合并肺动脉瓣狭窄）、三尖瓣闭锁、三尖瓣下移畸形、右心室双出口、肺动脉闭锁合并室间隔缺损、大动脉转位、单心室、主动脉弓离断

7. 其他心脏病：心内膜弹力纤维增生症、高血压心脏病、肺动脉栓塞、肺动脉高压、心功能评价等

8. 胸壁、胸膜腔疾病：胸壁肿瘤及其他病变、胸膜肿瘤及其他病变、胸腔积液

9. 肝脏、胆道系统、脾脏、胰腺疾病：肝脏、胆道系、脾脏、门静脉系统疾病和胰腺疾病

10. 胃肠疾病

11. 泌尿及男性生殖系统疾病：肾脏、输尿

管、膀胱及尿道、前列腺及精囊、阴囊及睾丸疾病等

12. 腹壁、腹腔、腹膜后间隙及大血管、肾上腺疾病

13. 妇科疾病：子宫良性疾病、子宫体癌、卵巢良性疾病、卵巢良性肿瘤、卵巢恶性肿瘤、盆腔良性疾病

14. 产科：正常妊娠及异常妊娠

15. 颈部及四肢疾病：颈部血管、四肢血管及软组织等疾病

16. 浅表器官疾病：眼部、腮腺、甲状腺、甲状旁腺、乳腺等疾病

附录四 高级卫生专业技术资格考试大纲

（超声医学技术专业 正高级）

一、专业知识

（一）本专业知识

1. 熟练掌握超声医学技术专业的物理基础

2. 熟练掌握二维、M型及多普勒超声技术基础及应用

3. 熟练掌握超声仪器原理与结构；熟练掌握仪器正确调节和使用；熟悉日常保养知识及维修

4. 熟练掌握超声临床诊断基础

（二）相关专业知识

熟练掌握与本专业密切相关学科的专业理论与知识，包括：解剖学、生理学、病理学、病理生理学、放射医学、核医学、内科学、外科学、妇产科学、儿科学、眼科学、耳鼻喉科等学科。

二、专业实践能力

熟练掌握：头颈部，胸部，心脏及大血管，周围血管，消化系，腹壁、腹腔、腹膜后，妇产科，泌尿系及男性生殖系，表浅器官，骨、关节、软组织等疾病的病因病理、超声检查方法及超声诊断和鉴别诊断。

熟练掌握介入超声诊疗技术的基本理论、基础知识及技术操作和临床应用。

熟练掌握腔内及术中的超声检查。

三、学科新进展

熟悉本专业国内外现状及发展趋势，能将新理论、新知识、新技术应用于医疗实践。

熟练掌握超声造影、三维超声成像、组织多普勒等超声新理论、新技术和新方法及临床应用。

附本专业病种

1. 瓣膜病：二尖瓣疾病、主动脉瓣疾病、三尖瓣疾病、感染性心内膜炎、人工瓣膜

2. 冠心病

3. 心肌病：扩张型心肌病、肥厚型心肌病、限制型心肌病

4. 心包疾病及心脏占位性病变：心包积液、缩窄性心包炎、心包及心腔占位性病变

5. 主动脉疾病：主动脉夹层、真性主动脉瘤和假性主动脉瘤

6. 先天性心脏病：房间隔缺损、室间隔缺损、动脉导管未闭、心内膜垫缺损、主动脉窦瘤破裂、冠状动脉瘘、主动脉瓣二瓣化畸形、主动脉瓣狭窄、主动脉瓣上缩窄、主动脉瓣下隔膜性狭窄、主动脉-肺动脉间隔缺损、共同动脉干、左侧三房心、完全性肺静脉畸形引流、肺动脉瓣狭窄、法洛四联症、法洛三联症（房间隔缺损合并肺动脉瓣狭窄）、三尖瓣闭锁、三尖瓣下移畸形、右心室双出口、肺动脉闭锁合并室间隔缺损、大动脉转位、单心室、主动脉弓离断

7. 其他心脏病：心内膜弹力纤维增生症、高血压心脏病、肺动脉栓塞、肺动脉高压、心功能评价等

8. 胸壁、胸膜腔疾病：胸壁肿瘤及其他病变、胸膜肿瘤及其他病变、胸腔积液

9. 肝脏、胆道系统、脾脏、胰腺疾病：肝脏、胆道系、脾脏、门静脉系统疾病和胰腺疾病

10. 胃肠疾病

11. 泌尿及男性生殖系统疾病：肾脏、输尿

管、膀胱及尿道、前列腺及精囊、阴囊及睾丸疾病等

12. 腹壁、腹腔、腹膜后间隙及大血管、肾上腺疾病

13. 妇科疾病:子宫良性疾病、子宫体癌、卵巢良性疾病、卵巢良性肿瘤、卵巢恶性肿瘤、盆腔良性疾病

14. 产科:正常妊娠及异常妊娠

15. 颈部及四肢疾病:颈部血管、四肢血管及软组织等疾病

16. 浅表器官疾病:眼部、腮腺、甲状腺、甲状旁腺、乳腺等疾病

中英文名词对照索引

图 1-1　超声在人体中的传播方向

图 3-1　超声波成像过程

图 3-2　线阵扫描示意图

图 3-3　扇扫探头示意图

图 3-4　超声波的电子聚焦示意图

图 3-5　分辨力示意图

图 3-6 不同频率声场及不同阵元直径声场

图 3-9 多点聚焦示意图

图 3-19　脉冲多普勒混叠现象

图 3-20　镶嵌血流现象

图 3-21　自相关示意图

图 3-22　超声获取速度信息示意图

A. 原发孔型　　　　　　　　　　　　B. 继发孔型

C. 上腔静脉型　　　　　　　　　　　D. 下腔静脉型

图 5-3　房间隔缺损分型

	膜周部		流出道(嵴上)		膜周部或流出道
	流入道		流出道(嵴下)		肌部

图 5-4 室间隔缺损分型

①部分型心内膜垫缺损　　　②完全型心内膜垫缺损　　　③过渡型心内膜垫缺损

图 5-5 心内膜垫缺损分型模式图

图 5-7　三尖瓣反流频谱

图 5-8　动脉导管未闭频谱